7th EDITION

SNUH

MANUAL OF Medicine

SNUH Manual of Medicine 제7판 발간에 부쳐

여러 교수님들의 각고의 노력 끝에 서울대학교 의과대학 내과학교실에서 <SNUH Manual of Medicine> 일곱번째 판을 발간합니다. 본 매뉴얼은 1993년 <전공의 진료편람>, 1999년 <내과지침서>, 2002년 <내과진료지침>을 근간으로 합니다. 그리고 현장에서 바로 적용할 수 있는 지침에 대한 의국원들의 염원을 담아 2012년 1월, 서울대학교병원·분당서울대학교병원·서울특별시 보라매병원·서울대학교병원 강남센터 모든 내과 의국원들이 <SNUH Manual of Medicine> 첫번째 판을 낸 이후, 지금까지 13년 넘게 이어지면서 국내 의학 매뉴얼의 선두를 지켜가고 있습니다. 좀더 일찍 독자분들을 찾아갈 수 있었지만, 2024년 의정사태로 인해 늦어진 점에 대해서 죄송한 말씀을 드립니다.

이번 제7판은 기존 개정판들의 기조를 더욱 충실하게 이어 나가고자 하였습니다. 즉, 점점 더 의료 현장에서 알아야 할 것이 급증하는 시대에 우리의 후배·제자들이 부딪힐 임상적 문제에 대해 실제적이면서도 최신의 해답을 제시하는 책이어야 한다는 점입니다. 또한, cure가 아닌, care도 중요하고 복잡다단한 여건을 고민해야 할 상황이 많아지는 시점에서 '완화 의료' 챕터를 새로이 개설하여 좀 더 통합적인 진료에 도움이 되고자 하였습니다. 한편으로는 의료현장에서 환자를 직접 진료하시는 내과 전문의들도 적극적으로 참조할 수 있는 내용을 포함되도록 노력했습니다.

이러한 노력들이 쌓이다 보니 분량이 조금 더 많아졌음에도 불구하고, 여전히 본 매뉴얼이 모든 문제에 대한 해답을 제시할 수 없으며 부족한 점도 많을 것입니다. 부디 본 매뉴얼이 진료 현장에서 부딪힐 상황 해결의 첫걸음을 제시할 수 있다면 더할 나위 없이 기쁘겠습니다.

의정사태로 심신이 지쳐가는 와중에, 새로운 개정판을 낼 수 있도록 기꺼이 시간을 내어 즐거운 마음으로 참여한 많은 집필자들, 편집위원들, 그리고 여러 의국원들의 헌신에 내과를 대표하여 깊이 감사드립니다. 고려의학 김영환 대표님을 비롯, 이하 여러 직원들의 노력과 정성에도 감사의 말씀드립니다. 무엇보다도 매뉴얼이 7판까지 이어질 수 있게 해주신 많은 독자들의 사랑과 피드백에 대하여 가장 감사를 드립니다.

아무쪼록 이 책이 내과 전공의, 의과대학 학생 및 여러 분야 의사 선생님들께 정말 필요할 때, 꼭 도움이 되는 책이 되기를 진심으로 바랍니다.

2025년 2월

서울대학교 의과대학 내과학교실 주임교수 주권욱

SNUH Manual of Medicine 제7판을 발간하며

2022년 2월 제6판이 출간되고 3~4 달 뒤, 제7판에 대한 작업을 시작할 시점이 되자 여러 고민을 하였더랬습니다. 과장님께서 머리말에 쓰셨듯이 저희가 알아야 할 의학 지식의 양은 많아지고 깊이도 깊어지기에 이런 모든 것을 저희 매뉴얼에 다 담을 수 있을지부터 고민이 되었습니다. 또한, 부족한 제 능력으로 이를 감당할 수 있는지에 대한 걱정도 앞섰습니다.

여러 날의 고민 끝에 저와 제7판 편집위는 본 매뉴얼의 방향성을 먼저 정립하는 것이 중요하다고 생각하였고 다음의 원칙에 따라 만들기 위해 노력하였습니다. 첫째, 이론에 대한 설명은 가급적 축약하고 바로 임상 현장에 적용 가능한 책으로 만들자. 둘째, 임상 현장은 늘 바쁜 쳇바퀴처럼 흘러가니 더 간소화하고 직관적으로 만들자. 셋째, 가장 최신의 가이드라인을 담기 위해 노력하고 가급적 reference는 최신의 것으로 바꾸자. 그렇게 해서 2025년 2월, 제7판이 탄생되었습니다. 이러한 노력들을 담다보니 기존에 2년마다 출판하던 매뉴얼이 불가피하게 1년 더 늦게 출간되었습니다.

후배·제자들이 현재는 현장을 떠났지만 언제건 어디에서건 의업을 이어나갈 것이고 저희는 그러한 후배·제자들과 같이 환자의 건강을 고민해야 하기에 실질적 도움을 주고픈 마음으로 만들려고 노력하였습니다. 욕심 같아서는 더 일찍 후배·제자들에게 더 많은 것을 전수하고 싶었고 더 의욕적으로 새로운 형태, 깊이 있는 내용 등을 제7판에 담고 싶었지만 이는 한 번에 되는 것이 아님을 잘 알고 있습니다. 그러기에 제8판의 편집위에 더 진일보된 매뉴얼에 대한 고민이라는 또 하나의 숙제를 남기게 된 것을 미안하게 생각합니다.

제 7판을 내는 과정이 쉽지만은 않았지만 이렇게 결과물이 나온 것을 보니 뿌듯한 마음이 듭니다. 한편으로는, 거대한 의학 지식들을 하나의 간단한 책으로 축약하는 과정 속에서 늘 겸손한 마음으로 진료해야겠다는 숙연함마저도 듭니다. 요란하지는 않지만 매번의 업데이트마다 돌 하나를 더 얹는 심정으로 매뉴얼을 만들다 보면 조금씩 더 완전한 진료지침·매뉴얼이 될 것이라 확신합니다. 그리고 이 힘든 과정을 군말없이 묵묵하게 같이 짊어준 유수종, 곽수헌 부편집위원장과 각 분과 편집위원 교수님들 및 여러 훌륭한 집필자들께 고개 숙여 감사드립니다. 또한, 그동안 물심양면으로 수고해 주신 고려의학 출판사에도 깊이 감사드립니다.

2025년 2월
서울대학교병원 내과학교실 제7판 편집위원장 이승표

제1판 머리말

지금도 종종 그 옛날 내과 전공의 근무하던 시절이 생각납니다. 제가 맡은 환자들은 매일매일 크고 작은 증상이나 징후를 제게 가져다 주었고, 새로운 검사 결과가 나올 때마다 모자라는 지식과 경험에 가슴 답답하였고 안타까워하였습니다. 두터운 교과서는 늘 부담스러웠고, 현장에서 당장 급한 지식을 알아내기는 결코 쉽지 않았습니다. 그래도 그 시절에 당장 급한 마음을 추스르고 대책을 세우는데 가장 요긴했던 책은 제 가운 포켓 속의 "The Washington Manual of Medical Therapeutics"이었습니다. 이 Washington Manual은 의과대학을 졸업하고 선배의 권유로 가장 먼저 샀던 의료서적으로 몇 년간 저와 가장 가까이 지냈던 책이었습니다. 그러나 이 책은 우리와는 질병 양상이나 의료환경이 크게 다른 미국 의사들에 의해 쓰여지었기에 미흡하거나 아쉬운 부분이 적지 않았습니다. 언젠가 우리의 현실을 그대로 반영하는 우리나라 환자를 위한 우리의 매뉴얼을 만들어야겠다는 생각을 가진 것은 비단 저만이 아니었습니다.

이러한 마음으로 1993년에 서울대학교병원에서는 "전공의 진료편람"을 각 과별로 만들었고, 이 책은 처음으로 환자 진료를 접하게 되는 수련의와 전공의 들에게 좋은 입문서 혹은 직업 교육서로서 큰 역할을 하였습니다. 1999년에는 서울대학교 의과대학 내과학교실에서 내과 영역 질환의 문제 해결을 위한 새로운 지견들을 대폭 보완하여 "내과지침서"를 발간하여 그 역사를 계승하였습니다. 그로부터 3년 후인 2002년에는 "내과진료지침"이라는 제목으로 개정판을 내놓으면서 새로이 업데이트한 의학 지식이 임상에서 잘 활용되도록 하였습니다. 다시 5년 후인 2007년에 개정판을 준비하였으나 여러 현실적 어려움으로 발간이 지연되었습니다.

이러한 역사의 바탕 위에 그 동안 서울대학교병원, 분당 서울대학교병원, 보라매병원, 강남헬스케어센터에서 쌓아온 풍부한 임상경험과 의학의 최신 지견을 엮어 새로이 책을 내놓습니다. 새롭고 젊은 편집진을 구성하였고, 병실에서 흔히 접하는 문제들을 중심으로 최신의 진단기술과 치료법을 망라하고, 임상에서 real-time으로 적용할 수 있는 포켓 매뉴얼을 주문하였습니다. 이번에 발간되는 SNUH Manual of Medicine이 새로이 진료 현장으로 들어오게 되는 내과 전공의는 물론 다른 과의 전공의나 수련의들의 포켓 속의 quick reference로서 진료에 큰 도움이 되고 환자들의 건강을 지키는 길잡이가 되기를 진심으로 바라 마지 않습니다. 끝으로 SNUH Manual of Medicine이 나오기까지 많은 시간과 땀을 쏟아준 편집진, 최신 지견과 현장 경험을 모아 옥고를 마련한 집필진께 심심한 감사를 드리며 아울러 까다로운 요구와 반복되는 수정과 교정을 다 받아준 고려의학에 고마움을 전합니다.

2012년 1월

서울대학교 의과대학 내과학교실 주임교수 방영주

목차

Part 01 호흡기 Pulmonology / 1

Part 02 순환기 Cardiology / 95

Part 03 소화기 Gastroenterology / 243

Part 04 혈액종양 Hematology & Oncology / 389

Part 05 내분비 Endocrinology / 491

Part 06 알레르기 Allergy / 623

Part 07 신장 Nephrology / 679

Part 08 감염 Infectious Diseases / 801

Part 09 류마티스 Rheumatology / 867

Part 10 중환자 Critical Care Medicine / 947

Part 11 노인병 Geriatrics / 995

Part 12 수술전 컨설트 / 1033

Part 13 완화의료 Palliative Care / 1073

찾아보기 / 1088

Part 1

Pulmonology

호흡기

CONTENTS

CHAPTER 01

호흡곤란과 호흡부전 핵심역량

Dyspnea and Respiratory failure

김중엽

I. 호흡곤란(Dyspnea)의 정의

환자가 느끼는 주관적인 증상을 표현하는 용어임. 호흡에 불편함을 느끼는 상태를 통칭하며 그 강도는 매우 다양함. 호흡일(work of breathing)의 증가를 시사하는 징후(sign)와는 구별되어야 함

II. 호흡곤란의 평가

표 1-1-1. 호흡곤란 스케일(Modified Medical Research Council [mMRC] scale)

Severity	Score	Level of Breathlessness
None	0	격렬하게 운동하거나 힘든 일을 할 때만 숨이 차다.
Mild	1	평지를 빨리 걷거나 언덕을 올라갈 때 숨이 차다.
Moderate	2	평지를 걸을 때 숨이 차서 동년배 사람들보다 천천히 걸어야 하거나 본인의 평소 속도로 걷기 위해서는 중간에 쉬어야 한다.
Severe	3	평지를 100 m 정도 걷거나 2~3분만 걸어도 숨이 차서 쉬어야 한다.
Very Severe	4	숨이 너무 차서 집을 나설 수 없거나 옷을 입고 벗을 때조차도 숨이 차다.

III. 감별 진단

1. 호흡계통과 관련된 호흡곤란

1) 기도질환: 예 만성 폐쇄성 폐질환, 천식 등
2) 흉벽질환: 예 척추후측만증, 신경근육질환 등
3) 폐실질의 질환: 예 간질성 폐질환, 폐렴 등

2. 심혈관계통과 관련된 호흡곤란

1) 좌심질환: 예 심부전, 허혈성 심질환, 심근증 등
2) 폐혈관질환: 예 폐색전증, 폐동맥고혈압 등
3) 심낭질환: 예 심낭염, 심낭 삼출 등
4) 부정맥

3. 그 외의 호흡곤란

빈혈, 비만 등과 관련하여 발생할 수 있음

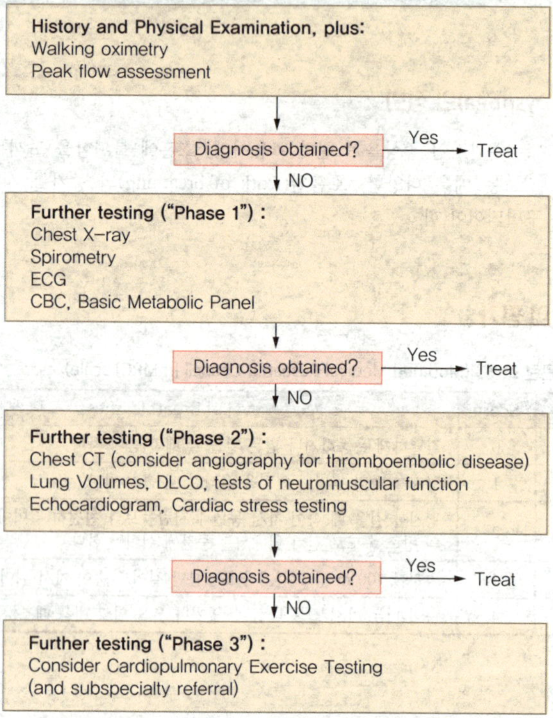

그림 1-1-1. 호흡곤란 환자의 평가

출처: Harrison's Principles of Internal Medicine (21e.) Chapter 37

IV. 호흡곤란 환자에의 접근

1. 병력청취 및 호흡곤란의 양상 확인

1) **급성 호흡곤란:** 허혈성 심질환, 폐색전증, 기관지연축 등
2) **만성 호흡곤란:** 만성 폐쇄성 폐질환, 간질성 폐질환, 만성 혈전색전증 등
3) **좌위 호흡(orthopnea):** 심부전, 횡경막 마비, 비만 등
4) **편평 호흡(platypnea):** 간폐 증후군 등
5) **간헐적 호흡곤란:** 천식 등

2. 신체검진 및 활력징후 확인

1) 활력 징후: 호흡수, 산소포화도, 심박수, 혈압, 체온

2) 흉부 진찰: 호흡음(천명음, 수포음 등), 심음(심잡음)

천명(wheeze) 핵심역량: 주로 400 Hz 이상의 고음조(high pitch)의 연속적인 부잡음으로, 기도가 수축하거나 여러 가지 이유로 좁아지는 상황에서 발생할 수 있음(COPD, 천식, 세기관지염, 기관지협착 등). 천식 환자에서 흔하게 관찰되나 천명음이 곧 천식을 의미하지는 않음(ie: 폐부종에서도 천명음이 들릴 수 있음)

3) 부호흡근 사용 여부, 경정맥 확장, 결막(빈혈 여부), 청색증, 부종 등 확인

청색증(cyanosis) 핵심역량: 피부 혹은 점막 혈관 내에 탈산소혈색소의 농도가 증가하여 피부나 점막이 파랗게 보이는 현상임. 동맥혈 내의 산소 농도가 낮을 경우 혀, 입술, 구강점막 등 중심부에서 주로 나타나는 중심 청색증이 관찰될 수 있으며, 손가락 등의 신체 말단 부위에서 관찰되는 말초 청색증의 경우 산소 농도가 정상이면서 심박출량이 적거나 혈류의 저하 등으로 인해 발생할 수 있음. 급성으로 발생하는 중심청색증은 심한 호흡기 질환 특히 급성 기도 폐쇄와 연관이 있음

3. 검사

1) 기본 영상검사(Chest PA, lateral view)

- 폐침윤, 폐용적, 심비대, 흉수 등 확인
- 대칭적 폐침윤이 있는 경우 심인성 폐부종 등 감별
- 정상인 경우 천식, 폐색전증의 가능성 고려

2) 심전도

- 심혈관계 질환 확인(허혈성 심질환, 심낭질환, 부정맥 등)

3) 혈액검사

(1) ABGA: 호흡곤란 환자에서 가장 중요한 검사 중 하나로 산염기 균형 및 동맥산소분압, 동맥이산화탄소분압을 확인할 수 있다. 대표적인 저산소혈증의 원인은 다음과 같으며, 이를 감별하기 위해 그림 1-1-2의 흐름으로 평가할 수 있다.

① 낮은 흡기산소분율(FiO_2)

② 저환기(hypoventilation)

③ 환기 - 관류 불균형(V/Q mismatch): 저산소혈증의 가장 흔한 원인임

④ 단락(shunt)

⑤ 확산장애(diffusion impairment)

(2) Plasma BNP (brain natriuretic peptide): 심실 충만압에 반응해 분비되는 호르몬으로 심부전 환자에서 상승되어 있음. 건강한 노인에서도 100~400 pg/mL까지 상승할 수 있으나 음성 예측률이 높아 100 pg/mL 미만일 경우에는 심부전의 가능성 낮음

(3) D-dimer: 섬유소분해산물로 파종성 혈액 내 응고장애(DIC) 및 혈전색전증에서 상승됨. 음성 예측률이 높은 검사로 정상 범위일 경우 혈전색전증일 가능성 낮음

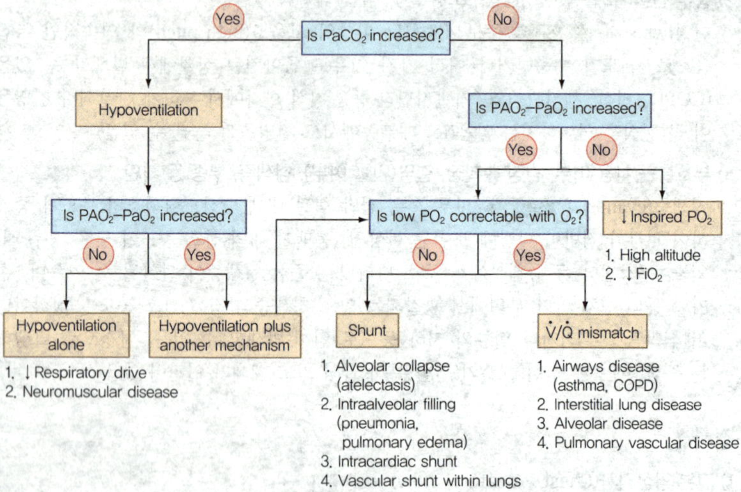

그림 1-1-2. 저산소혈증이 있는 환자에의 접근

$P(A-a)O_2 = FiO_2 \times (PB-PH_2O)-PaCO_2/R\text{-}PaO_2 = FiO_2 \times 713-1.25 \times PaCO_2 - PaO_2$
(대기의 FiO_2= 0.21, PB: 대기압 = 해수면에서 760 mmHg, PH_2O: 수증기압 = 47 mmHg, R: 호흡상수 = 0.8) 정상: 15 mmHg 이하(30세 이하), 노인에서는 30 mmHg까지 가능
출처: Harrison's Principles of Internal Medicine (17th ed.) Chapter 246.

4) 폐기능 검사(Spirometry)

(1) 폐활량(그림 1-1-3)

(2) 폐확산능(Diffusing capacity): DLCO (% pred) 또는 DL/VA (% pred) 수치로 판독(VA, ventilation area alveolar volume)

① > 140%: increased diffusion capacity

② 80~140%: normal

③ 60~79%: mildly decreased

④ 41~59%: moderately decreased

⑤ ≤ 40%: severely decreased

(3) 폐용적

① TLC (% pred) > 120%: increased TLC

② TLC (% pred) 80~120%: normal TLC

③ TLC (% pred) < 80%: decreased TLC

(4) 폐기능검사 결과의 해석(그림 1-1-3)

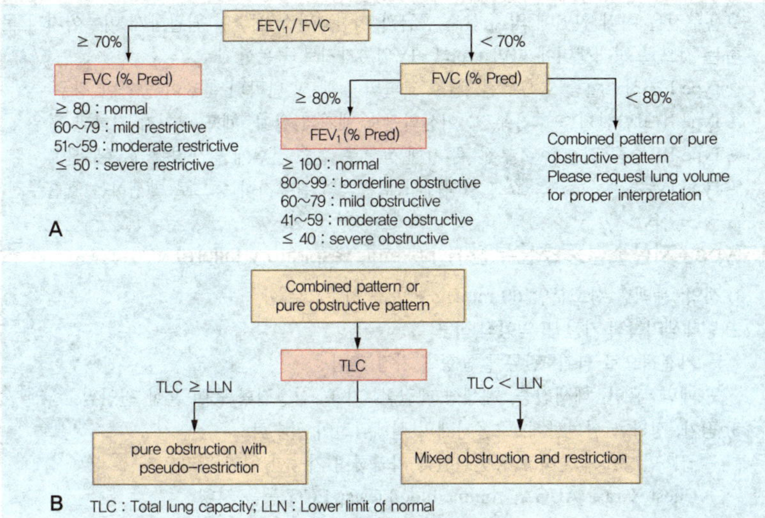

그림 1-1-3. 폐활량 측정법의 판독기준

Positive bronchodilator response: 기관지 확장제 투여 후 FEV_1 또는 FVC 두 값 중 하나 이상이 증가하는 정도가 기저치의 12% 이상이면서 동시에 200 mL 이상 증가한 경우로 정의. 서울대학교병원에서는 LLN (Lower limits of normal)의 기준을 80%로 삼고 있음

출처: Am Rev Respir Dis 1991;144:1202-18.

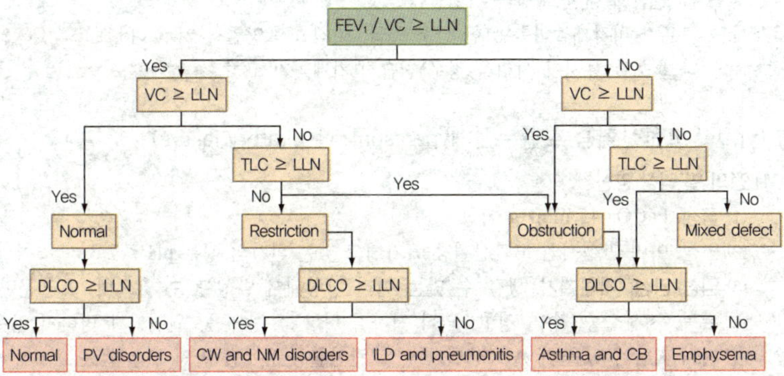

그림 1-1-4. A simplified algorithm to assess lung function in clinical practice

LLN, lower limits of normal(*서울대학교 병원에서는 LLN의 기준을 80%로 삼고 있음); PV, pulmonary vascular; CW, chest wall; NM, neuromuscular; ILD, interstitial lung disease; CB, chronic bronchitis.

출처: ATS/ERS task force: Standardization of lung function testing. Eur Respir J 2005: 26: 948-968.

V. 호흡부전(Respiratory Failure)

호흡부전은 여러 원인에 의해 산소 공급과 이산화탄소 배출이 원활하게 이루어지지 못하는 것으로 병태생리에 따라 type I~IV의 4가지로 구분함

- Type I 저산소혈증 호흡부전: 산소 교환의 실패 및 단락의 분율이 증가한 경우
- Type II 고탄산혈증 호흡부전: 이산화탄소 제거의 실패, 폐포 환기가 저하된 경우
- Type III 수술 전후 호흡부전: 무기폐 등으로 수술 전후에 발생하는 호흡부전
- Type IV 저관류/쇼크: 쇼크 환자에서 호흡근의 관류저하 등으로 발생하는 호흡부전

1. Type I 저산소혈증 호흡부전(Hypoxemic respiratory failure)

1) 정의: 동맥혈 산소분압 60 mmHg 미만을 기준으로 함

2) 병태생리학적 기전 및 임상적 접근: 그림 1-1-2 참고

- 기전적으로 환기-관류 불균형이 가장 흔함
- 폐렴, 흡인, 폐색전증, 폐쇄성 폐질환, 기흉, 심장질환 등이 흔한 원인임

3) 평가: 정확한 심혈관계, 호흡기계의 신체검진이 필수적

- 급 · 만성을 구분하고 동반질환을 파악하며 가능한 원인 평가
- Chest X-ray, ABGA, routine blood tests, ECG 등을 시행
- 활력 징후, 산소포화도, 심전도를 모니터링함

4) 치료

(1) Airway, breathing, circulation의 ABC를 평가하여 확보

(2) 산소를 공급하고 정맥주사 경로를 확보

- 동맥혈의 산소 분압(PaO_2)을 증가시키고 헤모글로빈, 심박출량을 적절히 유지
- 각 원인에 대한 교정을 시행함
- 고유량 비강캐뉼라를 통한 산소 공급, 비침습적 양압 환기 고려 Chapter 11. 참고
- 자발 호흡 유지가 어려울 경우 침습적 기계환기 고려 Part 10. 중환자 참고

2. Type II 고탄산혈증 호흡부전(Hypercapnic respiratory failure)

1) 정의 및 임상 양상

(1) **급성**: $PaCO_2$ 45 mmHg 이상

(2) **만성**: 이미 만성적인 고탄산혈증을 가지고 있는 환자의 경우 $pH < 7.3$

(3) **임상 양상**: 저환기가 생길 수 있는 여러 상황에서 발생할 수 있으며, 호흡곤란, 두통, 저산소증, 수면 경향, 의식 저하가 나타날 수 있음. 원인이 분명하지 않은 의식 저하가 있을 때 ABGA를 통해 고탄산혈증 유무를 확인

2) 분류

(1) **중추성 환기 드라이브의 저하**

약물(진정제, 마약성 진통제 등), 뇌간(brainstem)의 손상, 수면 무호흡, 심한 갑상선 저하증 등

(2) 호흡기계 신경근육기능의 저하
- 말초근육 위약이 동반된 경우나 검사 소견에 비해 호흡곤란이 심한 경우 의심
- Maximal inspiratory pressure (MIP)/횡경막 움직임 확인
- 경부 척수 손상, 횡경막 신경 손상, 근육신경질환(myasthenia gravis, amyotrophic lateral sclerosis, Guillain-Barre syndrome) 등

(3) 기도 저항의 증가
- 급성 기도 수축(bronchospasm), 천식
- COPD: 가장 흔한 급성 환기부전의 원인 Chapter 04. 참고

(4) 폐 유순도(compliance)의 감소
폐부종, 무기폐, auto-PEEP

(5) 흉벽 유순도의 감소
기흉, 흉수, 복부 팽만

(6) Minute ventilation 요구량의 증가
패혈증, 사강(dead space)의 증가가 동반된 폐색전증 등

3) 치료

(1) 환기부전의 원인을 교정
(2) 비침습적 양압 환기: 특히 COPD의 급성 악화 시 도움이 됨 Chapter 04, 11. 참고
(3) 침습적 기계환기: 비침습적 양압 환기의 금기(예 의식의 저하)이거나 비침습적양압 환기로 충분하지 않은 경우 적용 (ROX index 반복 계산)

Tip

병실에서 환자가 급성 호흡곤란을 호소할 경우

1. 활력징후(호흡수, 산소포화도, 심박수, 체온, 혈압)을 반드시 확인
   산소포화도가 정상이라도 호흡수가 증가하거나 심박수가 증가할 경우 간과하지 말 것
   ex) 심하지 않은 폐색전증의 경우 산소포화도의 감소 없이 빈맥, 빈호흡 등만 관찰될 수도 있음
2. 반드시 환자를 직접 검진하고 청진을 시행하여 수포음, 천명음 등을 확인(천명음 ≠ 천식)
   천식 이외에도 폐부종, 세기관지염 등 여러 원인으로 천명음이 발생할 수 있음
3. 산소포화도가 심하게 낮을 경우 우선 바로 산소를 공급하고 산소포화도가 심하게 낮지 않다면 빨리 ABGA를 시행 후 산소를 공급
   - pH, $PaCO_2$를 포함한 동맥혈 가스 지표를 확인
   ex) 패혈증에서 대사성 산증이 진행하게 되면 호흡 보상이 발생하게 되며 이 과정에서 빈호흡, 호흡곤란 등이 발생할 수 있음
4. 호흡곤란의 원인을 반드시 찾아볼 것(흉부 X-ray 시행, ABGA 해석)
   - 원인에 대한 평가 및 교정 시행
   - 호흡기계 원인이 아닌 다른 원인(심부전, 패혈증 등)의 가능성도 항상 고려할 것
5. 기관절개관(T-cannula)이 있는 경우 반드시 patency 확인(suction 및 필요 시 T-cannula 교환)
6. 병실 처치에도 불구 호흡부전 진행 시 기관삽관 및 침습적 기계환기 적용이 늦어지지 않도록 할 것

••• 참고문헌 •••

1. Harrison's Principles of Internal Medicine, Chapter 37. 21e. McGraw Hill, 2022.
2. Nadel's Textbook of Respiratory Medicine (7th ed.).
3. Parshall MB, Schwartzstein RM, Adams L, et al. An official American Thoracic Society statement: update on the mechanisms, assessment, and management of dyspnea. Am J Respir Crit Care Med. 2012;185(4):435-52.

CHAPTER 02

객담 및 객혈
Sputum and Hemoptysis

이예진

Sputum

I. 정의

하부 기도로부터 기침을 통해 나오는 담

II. 평가 항목

1. 육안 평가: 색상, 점도

1) **혈담**: 기관지염, 폐암, 폐포 출혈, 결핵, 기관지확장증, 폐농양 등
2) **녹색담**: 폐농양, 기관지 확장증, 만성 기관지염 등 오래된 호흡기 감염 시사
3) **화농성담**: 백혈구 다량 함유된 가래를 뜻함, 급성이며 기저 폐질환이 없는 경우 항생제 사용이 꼭 필요함을 의미하는 소견은 아님
4) **거품 섞인 담**: 폐부종을 시사

2. 그람 염색 및 배양

저배율에서 25개 이상의 상피세포 관찰되는 경우에는 침 성분 오염을 뜻함

3. 세포 병리 검사

Hemoptysis

I. 정의

1. 기도로부터 혈액이 섞인 객담을 배출하는 현상
2. 대량 객혈: 24시간 동안 400 mL 이상, 또는 한 번에 150 mL 이상의 객혈, 응급 질환에 해당 Tracheobronchial tree의 용적은 약 100~200 cc로 객혈로 인한 위급 상황은 출혈량자체보다는 혈액으로 기도가 막히는 질식으로 인한 것임을 명심

II. 병력과 신체검진

1. 병력

1) 구강, 비강, 상기도 출혈, 위장관 출혈과 감별이 최우선임
2) 객혈의 양
3) 발열, 오한, 또는 기침 동반하는 경우 감염증을 시사
4) 흡연력, 체중 감소 동반은 악성 종양을 시사
5) 흡입 손상 가능성, 기관지 확장증과 같은 만성 폐질환, 혈관염 등의 병력 확인

2. 신체검진

1) 활력징후, 산소포화도
빈맥, 저혈압, 산소포화도 저하 유무 확인
2) 비강, 구강 검진
3) 호흡음, 심음 청진
4) 하지 부종 확인, 목정맥 확장 유무 확인

III. 주요 원인질환

1. 폐 감염

1) **세균 감염과 동반된 기관지염**: Streptococcus pneumoniae, Haemophilus influenzae, 또는 Moraxella catarrhalis가 대표적으로 기도 내 염증을 증가시키며 객혈을 일으킴
2) **폐 농양**: Staphylococcus aureus, Klebsiella pneumoniae, 그리고 구강내 혐기균이 흔하며 농양 및 괴사로 인한 객혈 발생
3) **폐결핵**: 전 세계적으로 객혈의 가장 흔한 원인으로 알려짐. Cavity가 있는 경우 더 쉽게 발생한다. 드물지만 cavity 내에 있는 pulmonary artery aneurysm의(예, Rasmussen's aneurysm) erosion은 대량 객혈을 유발한다.
4) **기타 폐 감염**: fungi (Aspergillus), Norcadia, Nontuberculous mycobacteria (NTM), 기생충 감염 (Paragonimiasis)

2. 기관지확장증

1) **정의**: 기도의 반복적인 감염, 염증으로 인해 발생한 기도의 지속적인 확장
2) **진단**: 흉부 CT
3) **임상적 중요성**: 반복적인 호흡기계 감염, 객혈, 만성적인 기류 제한, 호흡곤란 등을 유발할 수 있다.

4) 치료

⑴ 흉부 물리 요법 및 체위성 배액

⑵ 기관지 확장제

⑶ 항염증치료: azithromycin, erythromycin

⑷ 항생제치료: 항생제를 요구하는 급성 악화가 연간 3회 이상이거나 중증의 경과를 동반하는 경우 장기간 흡입 항생제 치료를 고려해볼 수 있다.

예 nebulized tobramycin 160 mg bid for chronically colonised *Pseudomonas aeruginosa*

⑸ 수술: 내과적 치료에 반응하지 않는 국소적 질환의 경우

⑹ 객혈 치료: 기관지동맥색전술 또는 수술적 치료

3. 암

1) 폐암: 40세 이상 또는 흡연자와 같은 고위험군에서는 반드시 CT, 기관지내시경 검사를 통해 확인이 필요함. 특히나 객혈을 동반한 폐암의 경우는 기관지 침범을 의미한다.

2) 기타 암: 폐로 전이를 잘하는(melanoma, sarcoma, breast and colon cancer, RCC) 고형암

4. 혈관

폐동맥고혈압, 폐색전증, 승모판 협착증, 폐동정맥 기형(arteriovenous malformation), 미만성 폐포출혈 증후군(diffuse alveolar hemorrhage, DAH), 폐부종, Granulomatosis with polyangiitis (Wegener's granulomatosis), 항응고제, 혈전 용해제, 외상 등

IV. 진단적 접근

1. 흉부 단순촬영

출혈의 원인이 확인되지 않는 경우, 폐암 고위험군에서는 흉부 전산화단층촬영을 시행

2. CBC, Adm Panel, Electrolytes, Coagulation Panel, Urinalysis

3. 미만성폐포출혈(Diffuse Alveolar Hemorrhage) 의심되면 ANCA, Anti-GBM Ab, ANA 시행

4. 객담 그람염색 및 항산균 염색, 배양검사

5. 기관지 내시경 검사

1) 다른 검사들에서 출혈 원인이 확인되지 않는 경우 고려
2) 흡연력이 있는 환자에서 새로 객혈이 발생하였을 때
3) 시행 시기: 환자의 활력징후가 안정적이고 급성 출혈이 멈춘 후 시행

V. 치료

1. 소량 및 중등도 객혈: 철저한 진단적 검색과 원인에 대한 치료가 중요

2. 대량 객혈: 기도유지와 지혈을 위한 응급처치의 선행이 중요

1) 출혈부위가 아래로 되도록 측와위 자세 유지(반대편 폐로 흡인 예방)
2) 기도 확보, 기도 삽관(Intubation)은 꼭 필요한 경우에만 시행함. 혈액 및 응고혈 배출은 기침 반사를 통하는 것이 endotracheal tube를 통해 제거하는 것보다 더 효과적임. 기도 삽관 시에는 피가 안 나는 쪽 폐를 보호하는 것이 중요함. 어려운 경우에는 double-lumen endotracheal tube 삽입하거나 피가 안 나는 폐에만 선택하여 삽입

3. 내과적 약물 치료

1) 기침 억제: Codeine 20~40 mg tid, Tranexamic acid 250~500 mg tid PO or 1A (500 mg/5 mL) q6~8hr IVS
2) 감염증 동반된 경우 경험적 항생제 투여

4. 기관지 동맥 색전술(bronchial artery embolization, BAE)

내과적 치료에 호전이 없거나 생명을 위협하는 대량 객혈인 경우

5. 폐절제술

내과적 치료에 반응이 없는 경우나 해부학적으로 일측에 국한된 병변이 있을 때 고려할 수 있음

6. 기관지 내시경

출혈의 focus를 찾는데 도움이 될 수는 있는 효과 보다는 출혈을 찾는 시기를 놓칠 수 있으며, 폐혈관 조영술등을 선행하는 것이 좋으며 활력징후가 안정화 된 뒤 피가 멈췄는 지 확인하는 목적의 기관지내시경을 권고함.

VI. 객혈 환자의 평가

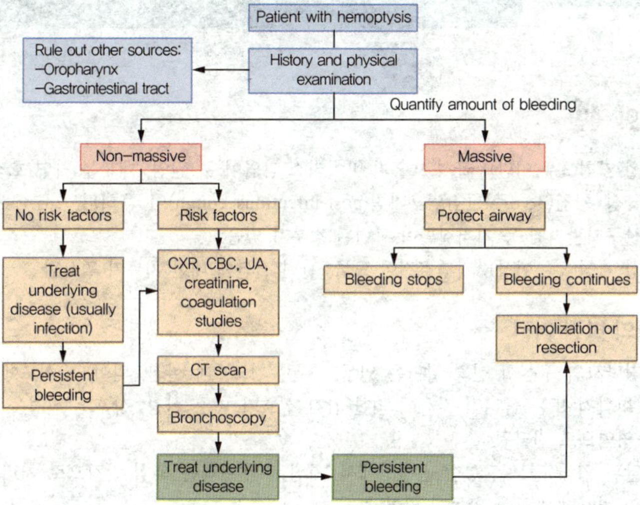

그림 1-2-1. Approach to the management of hemoptysis

출처: Harrison's Principles of Internal Medicine (21th ed.) Chapter 39.

••• 참고문헌 •••

1. Harrison's Principles of Internal Medicine, Chapter 39. 21e. McGraw Hill, 2022.
2. Bidwell JL et al., Am Fam Physician 2005 72: 1253-60.
3. Radchenko C, Alraiyes AH, Shojaee S. A systematic approach to the management of massive hemoptysis. J Thorac Dis;9(Suppl 10).
4. Kathuria H, Hollingsworth HM, Vilvendhan R, et al. Management of life-threatening hemoptysis. J Intensive Care. 2020 Apr 5;8(1):23.

CHAPTER 03

기침 핵심역량
Cough

이서영

I. 기침의 원인

- 급성 기침(3주 미만): 급성 호흡기 바이러스 감염이 주 원인. 대부분 자연 호전
- 아급성 기침(3~8주): 감염후기침(post-infectious cough)이 흔하나 일부에서 천식, 호산구기관지염 등 기저질환이 관련된 경우가 있음
- 만성 기침(8주 이상): 자연호전이 드묾. 관련 질환에 대한 치료가 필요함

1. 기침의 발생 기전

- 기침반사의 구심성 신경 말단은 인두, 후두, 기도, 폐 실질, 외이도, 식도에 위치하여 화학적 또는 물리적 자극에 의한 감각 신호가 미주 신경, 상후두 신경을 통해 뇌간 영역으로 전달됨
- 전달된 입력 정보는 통합 신경망에서 '기침 충동'이라는 의식 감각으로 처리되어 일련의 비자발적 근육 활동이 일어남

2. 만성 기침의 원인이 되는 질환들

- 해부학적으로 기침반사 회로와 가까운 곳의 만성 질환들이 기침의 원인이 되는 경우가 흔함

표 1-3-1. 만성 기침 원인 질환

Upper airway cough syndrome (UACS)	Pulmonary tuberculosis
Asthma	Pertussis
Non-asthmatic eosinophilic bronchitis (NAEB)	Bronchiectasis
Gastroesophageal reflux disease (GERD)	Bronchitis
Angiotensin converting enzyme inhibitor (ACEI)	Interstitial lung disease
Smoking/Chronic bronchitis	Lung neoplasm
Chronic exposure to environmental irritants	Somatic cough
Congestive heart failure	Tic disorders

- 상기도 기침 증후군(Upper Airway Cough Syndrome, UACS): 비염, 부비동염, 또는 상기도 바이러스 감염에 의한 후비루(postnasal drainage)는 인후두에 위치한 기침반사 수용체를 자극하거나 기관으로 흡인되어 기침을 유도함. 분비물에 의한 물리적인 자극이 없더라도 염증 자체가 기침반사 수용체를 자극할 수 있음. 병력 청취에서 콧물, 재채기, 코막힘, 후비루 증상이 동반된 경우 의심해봐야 함. 비경에서 분비

물 증가, 코 점막의 부종, 용종 등이 관찰되며 비강내시경에서 후인두벽을 따라 흐르는 분비물, 자갈모양 점막(cobblestone appearance)이 관찰됨. 부비강의 압통은 부비동염을 시사함

- 천식: 기침과 함께 호흡곤란, 천명, 가슴답답함을 호소하면 천식을 의심할 수 있음. 흉부 청진에서 다성음의 천명(polyphonic wheezing)이 들리면 강하게 천식을 시사하나, 천식이라도 시간에 따라 천명음이 들리지 않는 경우가 많고 기침 이외에 다른 동반증상이 전혀 없는 기침이형천식(cough variant asthma)도 있음. 천식이 의심되면 폐기능검사와 기관지확장제 반응성 검사, 프로보콜린 기관지유발검사(양성기준: PC20 ≤ 16 mg/mL)를 시행함
- 호산구성 기관지염(non-asthmatic eosinophilic bronchitis, NAEB): 기관지유발검사에서 음성이지만 유도객담에서 호산구 3% 이상, 또는 FeNO 50 ppb 이상일 때 진단. 흡입스테로이드에 잘 반응함
- 위산 역류에 의한 기침: 위 내용물이 하부 식도로 역류될 때 식도 점막의 기침반사 수용체를 자극하여 기침을 유발할 수 있음. 속쓰림, 식후 소화불량, 식후 또는 누운 자세에서 가슴 화끈거림 등의 동반 증상이 있는 경우 위산역류에 의한 기침을 시사함. 역류의 빈도와 수준을 정량화 하기 위해서는 식도 pH를 측정하기 위한 침습적인 절차가 필요하기 때문에 경험적으로 프로톤펌프 억제제를 사용하여 진단하기도 함
- 감염성 질환, 악성 질환: 발열/체중감소/객혈/monophonic fixed wheezing 등이 동반될 때 의심
- Somatic cough, tic 등 신경정신적인 원인으로도 기침을 할 수 있음

3. 기질적인 원인이 없는 만성 기침(기침과민성 증후군, Cough hypersensitivity syndrome)

- 가능한 진단적 검사, 경험적 치료에도 특별한 원인을 찾지 못한 경우 의심
- 기침반사를 담당하는 말초 감각신경 말단, 구심성 신경경로가 감작되어(sensitization)되어 다양한 자극에 대해 역치가 낮아져 과도한 기침을 유도하는 것으로 만성 신경병증 통증, 또는 만성 특발성 가려움증과 유사한 기전
- 건조함, 인후두 자극에 민감하여 말하거나 웃을 때 악화
- 남성보다 여성에서 흔하며 수년간 지속될 수 있음
- 기침반사 신경회로의 억제가 치료의 초점이 됨

II. 기침 환자에서의 진단적 접근

- 초기에 시행하여야 할 병력 청취와 검사에서 의심되는 원인이 발견되면 그에 대한 추가 검사와 치료를 하고 반응을 관찰함
- 병력 청취와 초기 검사에서 이상이 발견되지 않을 경우 만성 기침의 흔한 원인과 유병률을 고려하여 추가 검사와 치료를 경험적으로 진행

표 1-3-2. 기침의 초기 접근: 병력 청취와 검사

병력 청취	초기에 포함해야 할 검사
기침의 특성 동반되는 증상(호흡곤란, 천명, 가래, 콧물, 코막힘, 후비루, 발열, 가슴 통증, 반복적인 사레 들림) 기침을 유발하는 자극, 악화 요인 직업적인 노출 흡연력 약물(ACEI) 복용력 알레르기/호흡기질환의 과거력	CBC with differential count Admission panel ESR, CRP Chest PA PNS Routine (Caldwell, Water's view) PFT with BDR

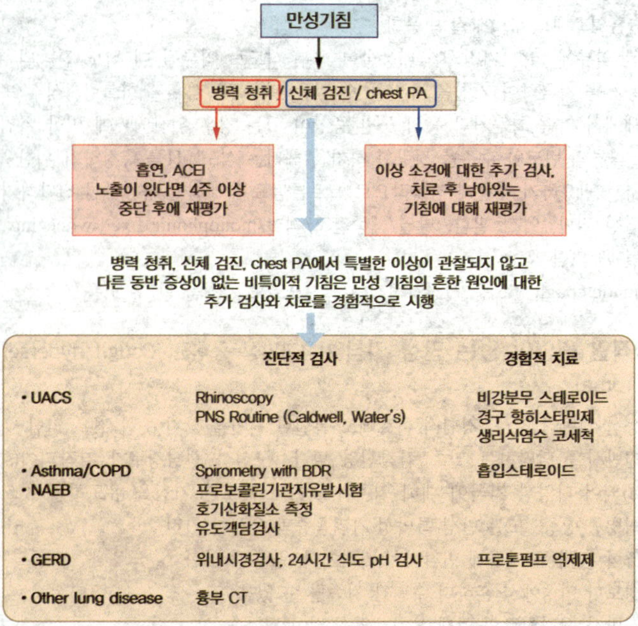

그림 1-3-1. 만성기침의 접근 방법

III. 치료

기침이 심하고 오래가는 경우 기침 자체만으로 구토, 요실금, 흉통, 갈비뼈 골절, 의식 소실까지 동반될 수 있어 원인 치료와 더불어 적극적인 기침 조절이 필요함

1. 원인이 되는 요인을 우선적으로 회피: 흡연, ACEI
2. 기침의 흔한 원인에 대한 치료 (표 1-3-3)
3. 기침 자체가 심하거나 다른 원인이 불분명할 때 증상 조절을 위한 약제 (표 1-3-4)
4. 비약물적 치료: 약물치료 단독으로는 효과가 부족한 경우 생활습관 교정과 행동치료가 필요. 특히 행동요법은 모든 환자에게 활용을 권장 (표 1-3-5)

표 1-3-3. 기침의 흔한 원인에 대한 처방

상기도기침증후군(UACS) *알레르기파트 콧물/코막힘 약물치료 참고	역류성식도염(GERD) *치료 반응 평가는 2개월 뒤에 실시
• Antihistamine (± decongestant) – antihistamine chlorpheniramine 4 mg tid-qid levocetirizine 5~10 mg qd ebastine 10~20 mg qd azelastine 1~2 mg bid – combination ebastine/pseudoephedrine 1cap qd-bid triprolidin/pseudoephedrine 1 tab bid-tid levocetirizine/pseudoephedrine 1 tab bid-tid • Nasal saline irrigation • Nasal spray – glucocorticoids: mometasone, fluticasone, ciclesonide, budesonide, triamcinolone 2 puff/time/day – antihistamine: azelastine, olopatadine twice a day – anticholinergics: ipratropium 2~3/day	• Antacid H2 receptor antagonists – cimetidine 200 mg tid – famotidine 20 mg bid • Proton pump inhibitors – lansoprazole 15 mg qd – omeprazole 10 mg qd – pantoprazole 20 mg qd – esomeprazole 20 mg qd • Prokinetics – metoclopramide 5 mg tid – domperidone 12.72 mg tid – itopride 50 mg tid • Alginate 1 pack tid • Dietary changes • Elevation of head and torso during sleep
천식 *알레르기파트 천식 약물치료 참고	**NAEB**
• Inhaled glucocorticoids (high-dose, for 2~4 weeks) – budesonide 640 mcg/day (divided into two doses) – beclometasone 400 mcg/day – fluticasone propionate 1000 mcg/day – fluticasone furoate 200 mcg/day • β-agonist bronchodilators – salbutamol (as needed) • Leukotriene receptor antagonists – montelukast 10 mg qd – pranlukast 50 mg bid	

표 1-3-4. 기침의 증상 조절을 위한 약제

분류	알아둘 점
비마약성 기침억제제 – levodropropizine 60 mg tid – theobromine 300 mg bid – 1st generation antihistamine	
마약성 기침약 – codeine 10 mg qd – 20 mg qid – dihydrocodeine(이 포함된 정제 또는 시럽) – morphine	개인별 대사의 차이가 커 낮은 용량에도 오심, 구토, 어지러움이 발생할 수 있으므로 초기에 저용량으로 시작하여 증량
중추신경계 작용약제 – gabapentin – pregabalin – amitriptyline	기침 반사의 감작과 과민성을 완화하기 위한 목적으로 cough hypersensitivity가 의심되는 경우 사용함. 비마약성 기침억제제를 1~2주 이상 복용하였음에도 기침이 지속적으로 심할 때 단기간, 저용량으로 사용 가능하며, 코데인의 장기적 사용이 우려되는 경우에도 사용할 수 있음. 중추신경계 부작용이 나타날 수 있어 소량부터 최대 상용량까지 서서히 증량

표 1-3-5. 기침조절을 위한 행동요법

교육	1. 뱉어내야 할 나쁜 가래가 없음을 교육 2. 기저 질환이 없는 기침과민성이라는 질병 현상이 있음을 교육 3. 기침을 꼭 할 필요가 없음을 교육
기침 조절법	1. 기침 유발 자극(향수, 찬 공기 등)을 파악하여 미리 회피할 수 있도록 함 2. 기침 전구 증상(목 가려움, 목 이물감 등)을 인지하도록 함 3. 전구 증상 발생 시 주의를 다른 곳으로 분산시키거나, 얼음/찬물을 마시도록 하거나, 침을 꿀꺽 삼키는 등 기침 조절법을 교육함
음성 위생	1. 후두 자극을 줄이는 노력: 흡연 회피, 코로 호흡, 건조해지는 식품(술, 카페인 등) 회피, 약물 가글/멘솔 가글 회피, 목을 쉬게 함 2. 충분한 수분 공급: 가습기 사용, 평소 충분한 수분 섭취
심리 교육	1. 기침으로 인해 유발되는 정신적, 신체적, 사회적 고통을 공감해 주도록 노력함 2. 정신적 지지

••• 참고문헌 •••

1. Harrison's Principles of Internal Medicine, Chapter 38. 21e. McGraw Hill, 2022.
2. Middleton's Allergy: Principle and Practice, Elsevier, 2020
3. Sb M, L M. Mechanisms and Rationale for Targeted Therapies in Refractory and Unexplained Chronic Cough. Clin Pharmacol Ther. 2021;109(3).
4. Morice AH, Millqvist E, Bieksiene K, et al. ERS guidelines on the diagnosis and treatment of chronic cough in adults and children. Eur Respir J. 2020 Jan;55(1):1901136.
5. 대한천식알레르기학회, 만성기침진료지침 2018.

CHAPTER 04

만성 폐쇄성 폐질환
Chronic obstructive pulmonary disease, COPD

이현우

I. COPD의 정의와 발병 위험 요인에 따른 분류

1. 정의

기도 이상(기관지염과 세기관지염) 과 폐포 이상(폐기종)으로 인해 만성 호흡기 증상과 지속적인 기류제한이 종종 진행하는 특징을 가진 이질적인 폐질환이다.

2. COPD의 발병 위험 요인에 따른 분류(표 1-4-1)

표 1-4-1. COPD의 발병 위험 요인에 따른 분류

분류	발병 위험 요인
Genetically determined COPD (COPD-G)	Alpha-1 antitrypsin deficiency Other genetic variants
COPD due to abnormal lung development (COPD-D)	Early life events (premature birth, low birthweight)
Environmental COPD Cigarette smoking COPD (COPD-C)	Exposure to tabacco smoke (including in utero or via passive smoking) Vaping or e-cigarretter use Cannabis
Biomass and pollution exposure COPD (COPD-P)	Exposure to houshold pollution, ambient air pollution, wildfire smoke, occupational hazards
COPD due to infections (COPD-I)	Childhood infections, tuberculosis-associated COPD, HIV-associated COPD
COPD & asthma (COPD-A)	Particually childhood asthma
COPD of unknown cause (COPD-U)	

출처: GOLD report 2023.

II. COPD의 진단과 평가

1. 진단

① 발병 위험 요인 + ② 임상적 증상(만성 기침, 만성 객담, 호흡곤란) + ③ 폐활량측정법(spirometry)에서 완전히 회복되지 않는 기류 폐쇄 확인

2. 완전히 회복되지 않는 기류 폐쇄의 정의

폐활량측정법에서 속효성기관지확장제 사용 후 측정한 $FEV_1/FVC < 0.7$인 경우

3. 질환 평가

① 환자의 증상: mMRC 점수, CAT (COPD Assessment Test)점수

표 1-4-2. mMRC 호흡곤란 점수

mMRC 호흡곤란점수	호흡곤란 내용
0	힘든 운동을 할 때만 숨이 차다.
1	평지를 빨리 걷거나, 약간 오르막 길을 걸을 때 숨이 차다.
2	평지를 걸을 때 숨이 차서 동년배보다 천천히 걷거나, 자신의 속도로 걸어도 숨이 차서 멈추어 쉬어야 한다.
3	평지를 약 100 m 정도 걷거나, 몇 분 동안 걸으면 숨이 차서 멈추어 쉬어야 한다.
4	숨이 너무 차서 집을 나설 수 없거나, 옷을 입거나 벗을 때도 숨이 차다.

나는 전혀 기침을 하지 않는다	0	1	2	3	4	5	나는 항상 기침을 한다	
나는 가슴에 전혀 가래가 없다	0	1	2	3	4	5	나는 가슴에 가래가 가득 차 있다	
나는 전혀 가슴이 답답함을 느끼지 않는다	0	1	2	3	4	5	나는 가슴이 아주 답답함을 느낀다	
나는 언덕이나 계단을 오를 때 전혀 숨이 차지 않는다	0	1	2	3	4	5	나는 언덕이나 계단을 오를 때 아주 숨이 차다	
나는 집에서 활동하는 데 전혀 제약을 받지 않는다	0	1	2	3	4	5	나는 집에서 활동하는 데 많은 제약을 받는다	
폐질환에도 불구하고 나는 외출하는 데 자신이 있다	0	1	2	3	4	5	폐질환으로 인하여 나는 외출하는 데 전혀 자신이 없다	
나는 잠을 깊이 잔다	0	1	2	3	4	5	폐질환으로 인하여 나는 잠을 깊이 자지 못한다	
나는 기운이 왕성하다	0	1	2	3	4	5	나는 전혀 기운이 없다	

그림 1-4-1. COPD 평가검사(COPD Assessment Test, CAT)

② 급성 악화력 평가: 지난 1년 간 급성 악화 빈도, 입원이 필요했던 악화 횟수

③ 동반질환에 대한 평가(심혈관계 질환, 골격근 기능이상, 대사증후군, 골다공증, 우울증, 폐암 등)

4. COPD 환자의 복합적 평가 및 분류

① GOLD 지침: 환자의 증상(mMRC or CAT 점수), 중등증 또는 중증 급성 악화에 대한 평가에 따라서 A, B, E군으로 분류함 (그림 1-4-2)

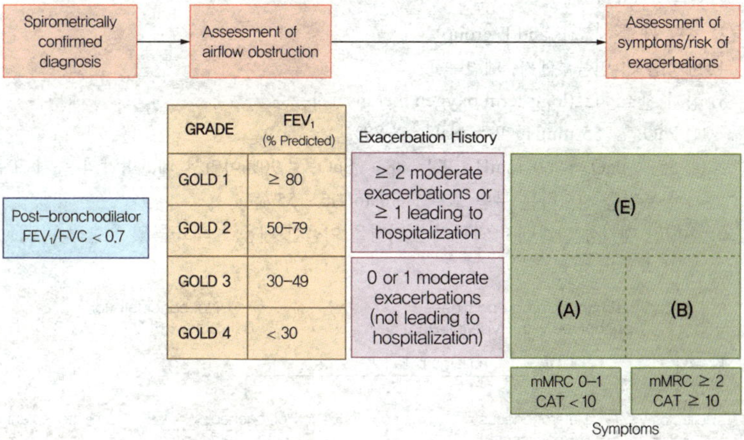

그림 1-4-2. COPD 환자의 평가 및 분류

출처: GOLD report 2023

② 국내 지침: FEV_1 60%, 환자 증상 및 급성 악화력을 함께 고려하여, '가', '나', '다' 군으로 분류(그림 1-4-3)

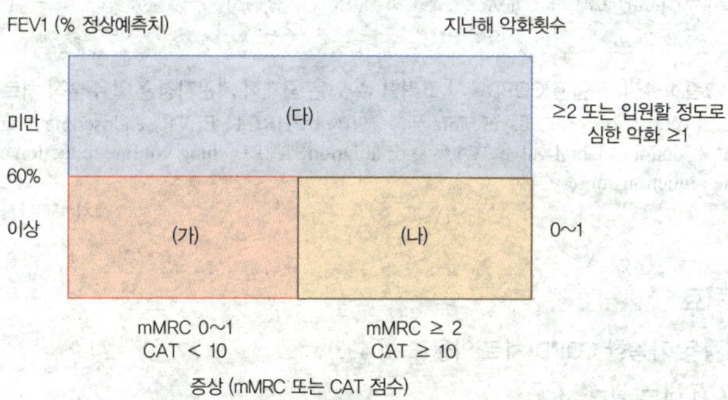

그림 1-4-3. 국내 진료지침에 따른 COPD 환자의 분류

출처: 국내 COPD 진료지침 2018

III. 안정상태의 치료

1. 비약물 치료

1) 금연
2) 운동
3) 호흡 재활 치료(B and E group)
4) 예방접종: 인플루엔자, 폐렴구균
5) 장기 산소 치료(long-term oxygen therapy) 적응증
   (1) PaO_2 ≤ 55 mmHg 또는 SaO_2 ≤ 88%
   (2) 55 < PaO_2 < 60 mmHg 또는 88 < SaO_2 < 90%이면서 폐고혈압의 증거 또는 심부전을 시사하는 부종 또는 Hematocrit > 55%
6) 진행된 폐기종 환자에서 기관지 내시경을 이용한 폐용적 축소술 및 수술적 치료

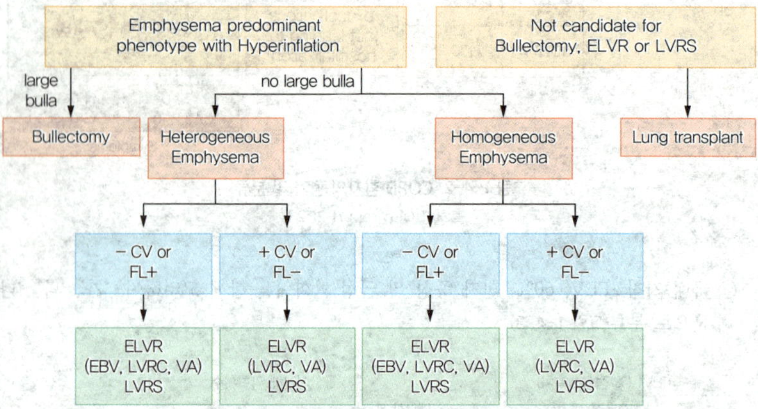

그림 1-4-4. 진행된 COPD에서 고려할 수 있는 중재적 기관지경술 및 수술적 치료
CV, collateral ventilation; FI+, fissure integrity >90% by HRCT; ELVR, endoscopic lung volume reduction; EBV, endobronchial valve; VA, vapor ablation; LVRC, lung volume reduction coil; LVRS, lung volume reduction surgery

출처: GOLD report 2023

2. 약물 치료

1) 국내사용 가능한 COPD 치료 약물(표 1-4-3)

2) 안정 시 약물 치료 선택

COPD 질환 평가에서 분류된 A, B, E군에 따라서 초기 치료 약물 선택하여 치료를 시작함(그림 1-4-5). 단일 흡입기 사용은 복수의 흡입기 사용보다 더 편리하고 효과적임.

표 1-4-3. COPD 치료제

성분명	상품명	함량	용법
흡입 속효성 베타2 작용제(short-acting beta2 agonist, SABA)			
Salbutamol	벤토린(Ventolin)	100 μg/dose (pMDI) 2.5 mg/dose (nebulizer)	필요시 2 dose/회 1일 최대 4회(pMDI) 최대 10 mg (nebulizer)
흡입 속효성 항콜린제(short-acting muscarinic antagonist, SAMA)			
Ipratropium	아트로벤트 (Atrovent)	250 μg/dose (nebulizer)	100~500 μg/회 1일 3-4회
흡입 지속성 베타2 작용제(long-acting beta2 agonist, LABA)			
Indacaterol	온브리즈(Onbrez)	150 μg/dose, 300 μg/dose (breezhaler)	1 dose 1일 1회
흡입 지속성 항콜린제(long-acting muscarinic antagonist, LAMA)			
Tiotropium	스피리바(Spiriva)	18 μg/dose (handihaler) 2.5 μg/dose (respimat)	1 dose 1일 1회 (handihaler) 2 dose 1일 1회 (respimat)
Aclidinium	에클리라(Eklira)	400 μg/dose (genuair)	1 dose 1일 2회
Umeclidinium	인크루즈(Incruse)	62.5 μg/dose (ellipta)	1 dose 1일 1회
흡입 스테로이드제/지속성 베타2 작용제(ICS/LABA)			
Fluticasone propionate/ Salmeterol	세레타이드 (Seretide) 포스피로(Forspiro)	250/50 μg/dose (diskus) 125/25 μg/dose (pMDI)	250/50 μg/회 1일 2회
Budesonide/ Formoterol	심비코트 (Symbicort)	160/4.5 μg/dose (turbuhaler) 320/9 μg/dose (turbuhaler)	320/9 μg 1일 2회
Fluticasone furoate/ Vilanterol	렐바(Relvar)	100/25 μg/dose (ellipta)	1 dose 1일 1회
Beclomethasone/ Formoterol	포스터(Foster)	100/6 μg/dose (pMDI) 100/6 μg/dose (Nexthaler)	1~2 dose 1일 2회
흡입 지속성 베타2 작용제/지속성 항콜린제(LABA/LAMA)			
Vilanterol/ Umeclidinium	아노로(Anoro)	25/62.5 μg/dose (ellipta)	1 dose 1일 1회
Indacaterol/ Glycopyrronium	조터나(Xoterna)	110/50 μg/dose (breezhaler)	1 dose 1일 1회
Olodaterol/ Tiotropium	바헬바(Vahelva)	2.5/2.5 μg/dose (respimat)	2 dose 1일 1회

Formoterol/ Aclidinium	듀어클리어 (Duaklir)	12/400 μg/dose (genuair)	1 dose 1일 2회
흡입 스테로이드제/지속성 베타2 작용제/지속성 항콜린제 (ICS/LABA/LAMA)			
Fluticasone furoate/ Vilanterol/Umeclidinium	트렐리지(Trelegy)	100/400/74.2 μg/dose	1 dose 1일 1회
경구 약제			
Roflumilast	닥사스(Daxas)	500 μg/dose	1 dose 1일 1회
Theophylline	테오필린	100~400 μg/dose	1일 100~400 μg
Acetylcysteine	뮤테란 등	200 mg/dose	1 dose 1일 2~3회

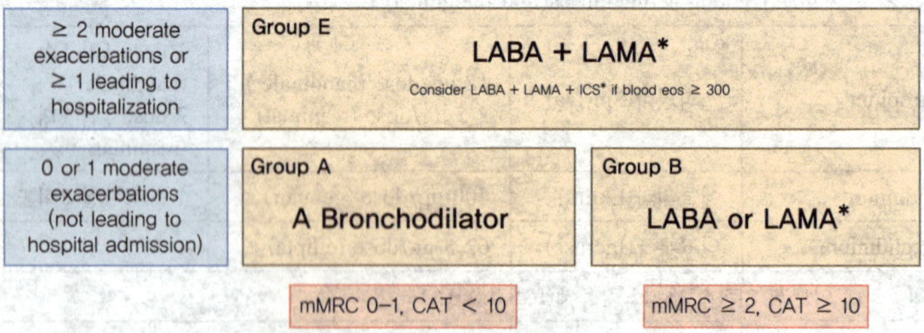

그림 1-4-5. 안정상태 COPD 환자의 초치료 약물 선택
출처: GOLD report 2023

3) 흡입 스테로이드(ICS)의 선택 시 고려해야 할 사항

ICS의 경우 LABA+LAMA 복합 치료 시 폐렴 위험 및 장기간 사용에 따른 관련 위험성을 고려하여 선택해야 한다(그림 1-4-6).

4) 초기 치료 후 추적 평가에서 증상 변화 및 악화 빈도에 따른 약물 치료

초기 약제 치료 후 호흡곤란 증상의 개선 여부나 악화 조절 상태에서 따라서, 약제의 추가 또는 제거를 고려할 수 있다(그림 1-4-7).

5) 국내 진료 지침에 따른 초기 약물 선택 및 추가 약물 치료(그림 1-4-8)

ICS를 지속성기관지확장제에 추가할 때 고려해야할 요인들:
(ICS를 중단을 고려할 때와는 다름)

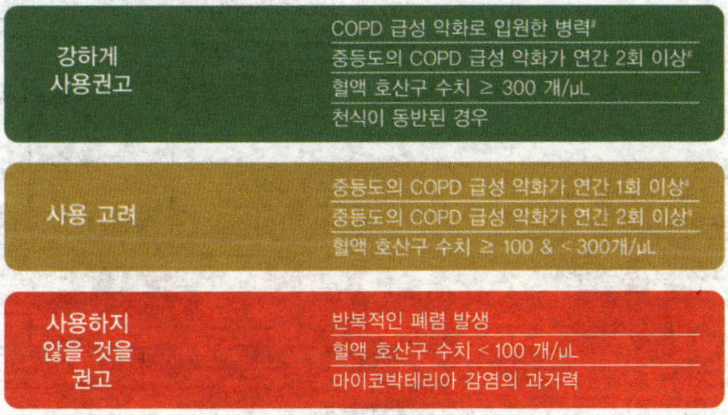

적절한 지속성기관지확장제 유지요법에도 조절이 안되는 경우

그림 1-4-6. ICS 의 선택 시 고려해야할 사항
출처: Agusti A. et al. Eur Respir J. 2018; 52(6):1801219

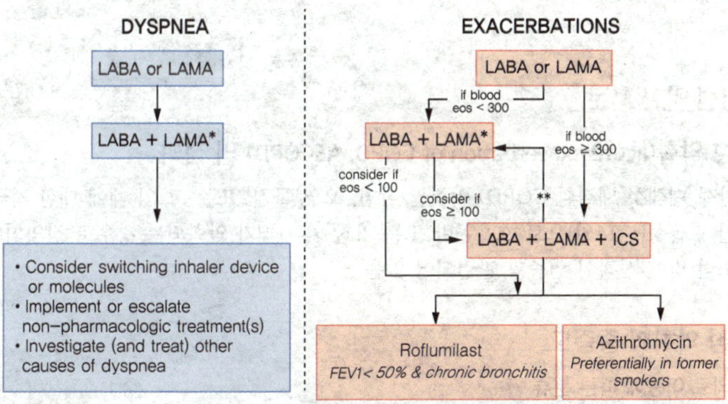

*Single inhaler therapy may be more convenient and effective than multiple inhalers
**Consider de-escalation of ICS if pneumonia or other considerable side-effects. In case of blood eos ≥ 300 cells/μl de-escalation is more likely to be associated with the development of exacerbations

그림 1-4-7. 추적 평가 후 치료 약물의 변경 흐름도
출처: GOLD report 2023

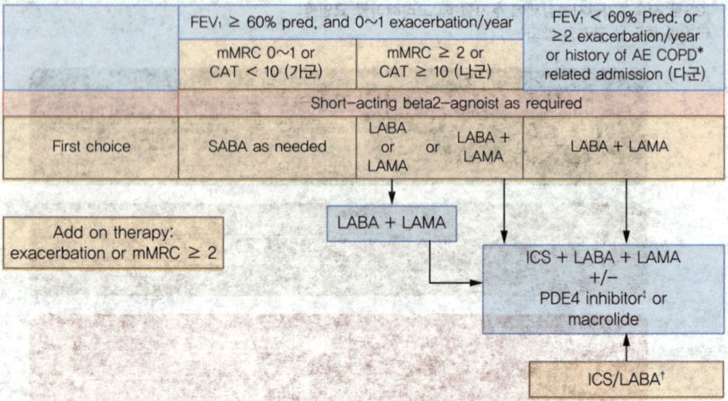

그림 1-4-8. 국내 지침에 따른 안정 시 COPD의 약물 치료 단계

* AE COPD: Acute exacerbation of COPD. † Asthma overlap or high blood eosinophil ‡ 급성악화 병력이 있고 만성기관지염을 수반한 COPD: 1) FEV1 < 50% 정상 예측치 또는 흡입지속성베타-2작용제나 흡입지속성항콜린제 등의 지속 투여에도 연 2회 이상 급성악화가 발생한 경우,
SABA: Short-Acting Beta2-Agonists, LABA: Long-Acting Beta2-Agonists,
LAMA: Long-Acting Muscarinic Antagonist, ICS: Inhaled Corticosteroids
출처: 국내 COPD 진료 지침 2018

IV. 급성 악화 치료

1. 급성 악화(acute exacerbation of COPD, AECOPD) 의 정의

: 만성 폐쇄성 폐질환(COPD) 악화는 감염, 오염 물질, 또는 그 외 폐에 대한 자극으로 인해 급성(< 14일)으로 호흡곤란 또는 기침 및 가래가 악화되는 경우로 정의되며, 국소적 및 전신적인 염증과 관련되어 있음

2. 급성 악화의 중증도

1) 의료 이용에 따른 분류

- 경증 악화: 속효성기관지확장제 치료만 필요한 경우
- 중등증 악화: 속효성기관지확장제와 항생제 또는 경구스테로이드 치료가 필요한 경우
- 중증 악화: 응급실 방문이나 입원이 필요한 악화, 급성 호흡부전 동반 가능

2) Rome proposal 에 따른 분류(표 1-4-4)

표 1-4-4. Rome proposal 에 따른 분류

Severity	Variable thresholds to determine severity
Mild (default)	• Dyspnea VAS <5 • RR <24/min • HR <95 bpm • Resting SpO_2 ≥92% AND change ≤3% • CRP <1 mg/dL
Moderate (≥3)	• Dyspnea VAS ≥5 • RR ≥24/min • HR ≥95 bpm • Resting SpO_2 <92% AND/OR change >3% • CRP ≥1 mg/dL *If obtained, ABGA may show hypoxemia (PaO_2 ≤60 mmHg) AND/OR hypercapnia ($PaCO_2$ >45 mmHg) but no acidosis
Severe	• Dyspnea, RR, HR, SaO_2 and CRP same as moderate ABGA show new onset/worsening hypercapnia and acidosis ($PaCO_2$>45 mmHg and pH < 7.35)

출처: Celli BR et al. Am J Respir Crit Care Med. 2021; 204(11):1251-1258

3. 원인

1) 호흡기 감염

(1) 세균: *S. pneumoniae*, *H. influenzae*, *M. catarrhalis*, *P. aeruginosa* (특히, FEV_1 < 50% 인 경우)

(2) 바이러스

2) 대기 오염

3) 기타: 심부전, 폐색전증

4) 원인이 불분명한 경우: 20~35%

4. 초기 평가

1) 호흡곤란 정도, COPD의 중증도, 급성 악화 병력, 사용 중인 약물

2) 신체 검진: 활력징후, 의식상태, 부호흡근 사용, 역설적 호흡운동, 청색증, 부종

3) Chest x-ray, SpO_2 측정, ABGA, ECG, CBC, CRP

5. 산소 치료

1) 목표: SpO_2 88~92%

2) O_2 1~2 L/min nasal prong으로 시작하여 ABGA 30~60분 뒤 추적하여, 산소분압 상승 및 CO_2 retention, acidosis 평가

3) 가온 가습 고유량비강캐뉼라 산소요법(high-flow nasal therapy, HFNT; high-flow nasal cannula, HFNC) Chapter 11. 참고

급성 호흡부전이 있는 COPD 환자에서 표준 산소치료요법이나 NIV의 대체 수단으로 사용 가능하며, 저산소혈증 호흡부전 환자에서 기도 삽관 가능성을 낮추는 경향이 있음. 안정된 hypercapnic COPD에서도 사용 가능하나, 급성호흡부전에서 적용 시 CO_2 저류 발생 여부는 평가해야 함

5. 기관지 확장제

초기 치료로 속효성 기관지확장제(SABA +/− SAMA)를 Nebulizer 또는 pMDI + spacer 형태로 투여함. Methylxanthine은 추천되지 않음

6. 스테로이드

1) 전신 스테로이드: 폐기능과 산소포화도를 개선시키고, 회복 기간과 입원 기간을 줄일 수 있다. Prednisolone 40 mg을 5일간 사용하는 것이 추천된다 (경구 또는 IV 투여, 효과는 동일)
2) 전신 스테로이드를 사용하기 어려울 경우, Budesonide 네뷸라이저를 대신하여 사용할 수 있고 전신 스테로이드와 비슷한 효과를 가진다.

7. 항균제

1) 적응증

⑴ 호흡곤란 악화, 가래 양 증가, 가래 색이 진해지는 3가지 핵심 증상이 모두 있는 경우 가장 효과적(가래 색이 가장 중요)
⑵ (비침습적 및 침습적) 기계 환기가 필요한 급성 악화일 때

2) 투여 기간: 5~7일

8. 비침습적 기계환기(noninvasive ventilation, NIV) Chapter 11. 참고

1) 비침습적 기계환기 적응증

COPD 환자의 급성 호흡부전에서는 침습적 기계환기보다 우선적으로 고려해야 함

⑴ 호흡성 산증($PaCO_2$ ≥ 45 mmHg and pH ≤ 7.35)
⑵ 임상적으로 호흡근 피로, 호흡일 증가를 시사하는(부호흡근 사용, 늑간 함몰, 역설적 복부–흉곽 움직임 등) 심한 호흡곤란
⑶ 산소투여에도 지속되는 저산소증

2) 중환자실 치료를 고려해야 하는 경우

⑴ 초기 응급치료에 적절히 반응하지 않은 심한 호흡곤란
⑵ 의식 변화(confusion, lethargy, coma)
⑶ 산소공급 및 NIV 치료에도 저산소혈증(PaO_2 < 40 mmHg) and/or 호흡성 산증 (pH <7.25)이 개선되지 않거나 악화되는 경우

(4) 침습적 기계환기가 필요한 경우
(5) 혈역학적으로 불안정한 경우

9. 침습적 기계환기(Invasive ventilation)(표 1-4-5) Part 10. 중환자 Chapter 01. 참고

표 1-4-5. 침습적 기계환기 적응증

1. NIV를 할 수 없거나 NIV에 실패한 경우
2. 호흡 또는 심정지 이후 상태
3. 의식이 떨어지거나 psychomotor agitation이 조절이 안 되는 경우
4. 다량의 흡인 또는 지속적인 구토
5. 지속적으로 가래를 제거하기 어려운 경우
6. 수액 치료와 약제에 반응하지 않는 심한 혈역학적 불안정성
7. 중증의 심실성 또는 상심실성 부정맥
8. NIV를 견딜 수 없는 환자에서 치명적인 저산소증

출처: GOLD report 2023

••• 참고문헌 •••

1. Global Initiative for Chronic Obstructive Lung Disease (GOLD). Global Strategy for Diagnosis, Management, and Prevention of COPD 2023 (http://www.goldcopd.org)
2. 대한결핵및호흡기학회. COPD 진료지침 2018(http://lungkorea.org)
3. Agusti A, Fabbri LM, Singh D, et al. Inhaled corticosteroids in COPD: friend or foe? Eur Respir J. 2018;52(6):1801219
4. Celli BR, Fabbri LM, Aaron SD, et al. An Updated Definition and Severity Classification of Chronic Obstructive Pulmonary Disease Exacerbations: The Rome Proposal. Am J Respir Crit Care Med. 2021;204(11):1251-8.

CHAPTER 05

폐결절 및 폐암

Pulmonary nodule and Lung cancer

김연욱

I. 폐결절

1. 폐결절의 정의

1) 영상소견상 경계가 명확한 원형이나 난원형의 3 cm 이하 단일 병변
   (1) 3 cm보다 큰 경우는 종괴(mass)로 표현
   (2) 고형 결절(solid nodule), 부분고형 결절(part-solid nodule), 간유리음영 결절 (pure ground glass nodule) 로 분류됨
2) 정상 폐조직에 의해 둘러싸여 있으며 무기폐, 폐문부 종대, 흉막 삼출이 동반되지 않음

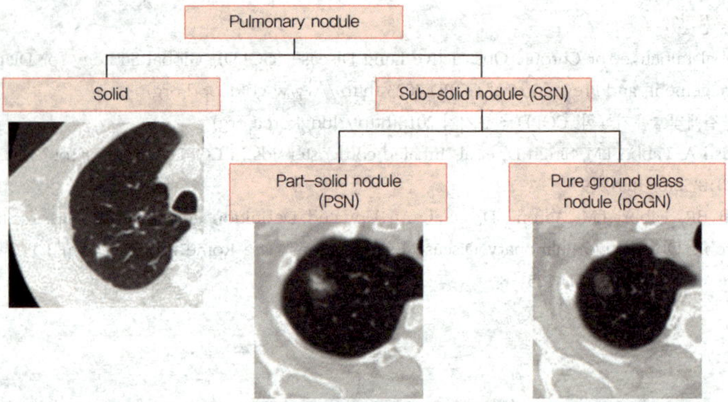

그림 1-5-1. classification and CT appearance of pulmonary nodules
출처: Thorax. 2015; 70: 794-798.

2. 악성의 가능성이 높은 경우(조직검사를 고려해야 하는 경우)

1) 연령: 45세 이상
2) 흡연력
3) 암 발생의 과거력
4) 병변의 크기가 크고 석회화가 없는 경우
   cf) 양성을 시사하는 전형적인 석회화: 중심성, 적층형(laminated popcorn pattern)
5) 결절의 경계가 뾰족한 경우(spiculated margin, corona radiata sign)

6) 흉부 증상이 있는 경우
7) 폐허탈, 폐렴 및 림프절 종대가 동반된 경우
8) 과거 흉부 방사선 사진 또는 CT에 비하여 크기가 증가한 경우

3. 평가 알고리즘과 추적

- 임상병력과 폐결절의 영상적 특성을 고려하여 종합적으로 판단한다.
- 과거 영상 소견이 있다면 반드시 비교하도록 한다.
- 크기가 작고 악성의 가능성이 낮은 소견을 보일수록 CT를 통한 추적검사를 권고하며, 크기가 크거나 악성의 가능성이 높은 소견을 보일수록 조직검사를 포함한 추가적인 work-up을 고려하게 된다.

1) 악성도 평가

- 폐암 위험도 평가 계산모델(lung cancer risk calculator)을 이용하면 해당 폐결절의 악성 확률을 계산할 수 있다.
- 대표적인 모델: Brock model (https://brocku.ca/lung-cancer-screening-and-risk-prediction/risk-calculators/) Mayo model, Herder model, VA model, Cleveland clinic model

2) 결절의 추적과 추가검사에 대한 진료지침

미국영상의학회(ACR)가 권고하는 폐암검진 CT 보고 및 자료 체계(Lung-RADS)가 임상에서 흔히 쓰임(최신 version: 2022)

표 1-5-1. Lung-RADS v2022

Lung-RADS	Category Descriptor	Findings	Management
0	**Incomplete** Estimated Population Prevalence: ~1%	Prior chest CT examination being located for comparison (see note 9)	Comparison to prior chest CT;
		Part or all oflungs cannot be evaluated	Additional lung cancer screening CT imaging needed;
		Findings suggestive of an inflammatory or infectious process (see note 10)	1-3 month LDCT
1	**Negative** Estimated Population Prevalence: 39%	**No lung nodules OR**	12-month screening LDCT
		Nodule with benign features: • Complete, central, popcorn, or concentric ring calcifications **OR** • Fat-containing	
2	**Benign** - Based on imaging features or indolent behavior Estimated Population Prevalence: 45%	**Juxtapleural nodule:** • < 10 mm (524 mm³) mean diameter at baseline or new **AND** • Solid; smooth margins; and oval, lentiform, or triangular shape	
		Solid nodule: • < 6 mm (< 113 mm³) at baseline **OR** • New < 4 mm (< 34 mm³)	
		Part solid nodule: • < 6 mm total mean diameter (< 113 mm³) at baseline	
		Non solid nodule (GGN): • < 30 mm (< 14,137 mm³) at baseline, new, or growing **OR** • ≥ 30 mm (≥ 14,137 mm³) stable or slowly growing (see note 7)	
		Airway nodule, subsegmental - at baseline, new, or stable (see note 11)	
		Category 3 lesion that is stable or decreased in size at 6-month follow-up CT **OR** Category 4B lesion proven to be benign in etiology following appropriate diagnostic workup	

3	**Probably Benign -** Based on imaging features or behavior Estimated Population Prevalence: 9%	**Solid nodule:** • ≥ 6 to < 8 mm (≥ 113 to < 268 mm³) at baseline **OR** • New 4 mm to < 6 mm (34 to < 113 mm³)	6-month LDCT
		Part solid nodule: • ≥ 6 mm total mean diameter (≥ 113 mm³) with solid component < 6 mm (< 113 mm³) at baseline **OR** • New < 6 mm total mean diameter (< 113 mm³)	
		Non solid nodule (GGN): • ≥ 30 mm (≥ 14,137 mm³) at baseline or new	
		Atypical pulmonary cyst: (see note 12) • Growing cystic component (mean diameter) of a thick-walled cyst	
		Category 4A lesion that is stable or decreased in size at 3-month follow-up CT (excluding airway nodules)	
4A	**Suspicious** Estimated Population Prevalence: 4%	**Solid nodule:** • ≥ 8 to < 15 mm (≥ 268 to < 1,767 mm³) at baseline **OR** • Growing < 8 mm (< 268 mm³) **OR** • New 6 to < 8 mm (113 to < 268 mm³)	3-month LDCT; PET/CT may be considered if there is a ≥ 8 mm (≥ 268 mm³) solid nodule or solid component
		Part solid nodule: • ≥ 6 mm total mean diameter (≥ 113 mm³) with solid component ≥ 6 mm to < 8 mm (≥ 113 to < 268 mm³) at baseline **OR** • New or growing < 4 mm (< 34 mm³) solid component	
		Airway nodule, segmental or more proximal - at baseline (see note 11)	
		Atypical pulmonary cyst: (see note 12) • Thick-walled cyst **OR** • Multilocular cyst at baseline **OR** • Thin- or thick-walled cyst that becomes multilocular	
4B	**Very Suspicious** Estimated Population Prevalence: 2%	**Airway nodule,** segmental or more proximal - stable or growing (see note 11)	Referral for further clinical evaluation
		Solid nodule: • ≥ 15 mm (≥ 1767 mm³) at baseline **OR** • New or growing ≥ 8 mm (≥ 268 mm³)	Diagnostic chest CT with or without contrast; PET/CT may be considered if there is a ≥ 8 mm (≥ 268 mm³) solid nodule or solid component; tissue sampling; and/or referral for further clinical evaluation Management depends on clinical evaluation, patient preference, and the probability of malignancy (see note 13)
		Part solid nodule: • Solid component ≥ 8 mm (≥ 268 mm³) at baseline **OR** • New or growing ≥ 4 mm (≥ 34 mm³) solid component	
		Atypical pulmonary cyst: (see note 12) • Thick-walled cyst with growing wall thickness/nodularity **OR** • Growing multilocular cyst (mean diameter) **OR** • Multilocular cyst with increased loculation or new/increased opacity (nodular, ground glass, or consolidation)	
		Slow growing solid or part solid nodule that demonstrates growth over multiple screening exams (see note 8)	
4X	Estimated Population Prevalence: < 1%	Category 3 or 4 nodules with additional features or imaging findings that increase suspicion for lung cancer (see note 14)	
S	**Significant or Potentially Significant** Estimated Population Prevalence: 10%	**Modifier:** May add to category 0-4 for clinically significant or potentially clinically significant findings unrelated to lung cancer (see note 15)	As appropriate to the specific finding

II. 폐암

1. 폐암검사 흐름도(그림 1-5-2)

2. 폐암검사의 세부사항(표 1-5-2)

1) 병력청취 및 위험인자 파악

(1) 운동수행능력: ECOG performance status 사용

(2) 흡연력 정의

① 비흡연자: 평생 5갑(100개비) 미만의 흡연력

② 과거 흡연자: 1달(4주) 이내에 흡연하지 않은 경우

③ 현재 흡연자: 평생 100개비 이상 흡연하였고 최근 4주 이내에 흡연한 적이 있는 경우 pack year (PY)까지 정확히 기록해야 함

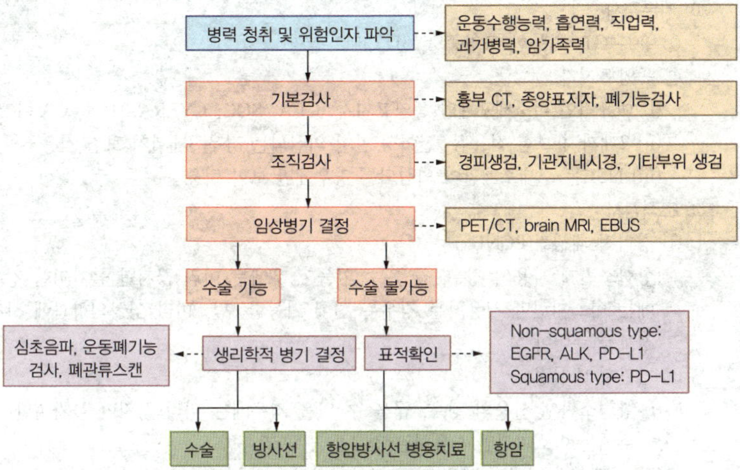

그림 1-5-2. 폐암검사 흐름도

표 1-5-2. 폐암진단과 병기설정을 위해 필요한 검사

	Mandatory	Optional
General	Medical history[a] Physical examination[a] Assessing comorbidity PS	
Imaging	CT thorax and upper abdomen[a] PET-CT[a] MRI brain[c]	X-ray thorax[b] Bone scintigraphy Contrast-enhanced CT brain
Laboratory	Blood cell counts Renal function Liver enzymes	Bone parameters[d]
Cardiopulmonary function	FVC, FEV1, DLCO, ECG if indicated: CPET	Ejection fraction, CAG
Tissue procurement	Bronchoscopy[c,e] EBUS/EUS mediastinal nodes[a] CT-guided biopsy	Mediastinoscopy
Genomic profiling	*EGFR* mutation status	*ALK* fusion status
Other biomarkers	PD-L1 expression (for unresectable NSCLC)	PD-L1 expression (for completely resected NSCLC)

(3) 기본검사

① 흉부 CT: 가능한 조영증강, 3D CT로 촬영

② 종양표지자

(i) 대표적인 비소세포폐암 종양표지자: CEA, SCC, CYFRA 21−1, CA−125

(ii) 2개까지 보험 적용됨. 전이성 암이 의심되는 경우 3개까지 보험 적용

(iii) NSE는 소세포폐암이 의심되는 경우에만 보험 적용

(4) 조직검사

① 경피적 폐생검(PCNBx)

항혈소판제 사용의 경우, 끊을 수 있을 경우에는 미리 끊지만 불가피한 경우에는 아스피린만 사용하는 경우는 진행 가능함. 단, 미리 영상의학과에 사전 정보를 주어야 함

② 기관지 내시경

(i) 항혈소판제 사용의 경우, 끊을 수 있을 경우에는 미리 끊지만 불가피한 경우에는 아스피린만 사용하는 경우는 진행 가능함

(ii) 기관지내 병변이 있을 경우 기관지내시경적인 조직검사를 시행할 수 있고, 종격동에 가까이 위치한 중심성 병변은 EBUS를 통한 접근을 시행함

(iii) 기관지내병변이 관찰되지 않는 말초성 병변은 영상기술이 접합된 특수진단내시경(Electromagnetic Navigation Bronchoscopy, Radial EBUS, Robot-assisted bronchoscopy)를 시행할 수 있음

(iv) 병변에 대한 조직검사와는 별개로, EBUS를 이용한 종격동 림프절 관찰 및 림프절 조직검사를 통해 종격도 병기검사 (N staging)을 진행함

(5) 임상병기 결정

① PET/CT, brain MRI는 원칙적으로 암 진단을 확인하고 중증 적용(산정특례)을 한 뒤 시행

② EBUS-TBNA를 반드시 시행해야 하는 경우

(i) CT나 PET/CT에서 종격동 림프절 전이가 의심되는 경우

(ii) CT나 PET/CT에서 N1이 의심되는 경우

(iii) 원발 종양이 3 cm 이상이거나 중심성 위치(central type)인 경우

③ 척추 전이가 의심되는 경우, whole spine MRI를 시행한다.

(6) 수술 및 생리학적 병기

임상병기에서 수술이 가능하지만, 환자의 기저 폐기능이 좋지 않거나, 수술 후 심각한 합병증의 발생이 예상되는 경우에는 수술을 할 수 없음. 따라서 초치료로 수술을 시행할지는 다학제적인 진료를 통해 결정해야 함

① 수술 후 폐기능 예측(Predicted postoperative FEV_1 [or DLCO], ppoFEV_1 [or DLCO])

• 공식: ppoFEV_1 (or DLCO)% = preop FEV_1 (or DLCO)% × (1−%functional lung tissue removed/100)

(i) segment method: 양쪽 전체 폐의 19개 segment 중 절제될 segment로 계산

예 preop FEV_1 1.6 L(80%), DLCO 60%인 환자가 우상엽절제술을 받는 다면, 전체 19개 segment 중 3개 segment가 제거되므로

: ppoFEV_1% = 1.6 L × 16/19 = 1.35 L

: ppoFEV_1% = 80% × 16/19 = 67%

: ppoDLCO% = 60% × 16/19 = 51%

(ii) regional method: lung perfusion scan (LPS)에서 절제될 부분의 퍼센트를 계산

예 preop FEV_1 1.6 L (80%), DLCO 60%인 환자가 우상엽절제술을 받을 예정. LPS에서 우상엽의 기능은 20%로 계산됨

ppoFEV_1% = 1.6 L × (100−20) = 1.28 L

ppoFEV_1% = 80% × (100−20) = 64%

ppoDLCO% = 60% × (100−20) = 42%

② 폐관류스캔(lung perfusion scan or lung perfusion scan & SPECT)을 통해 수술로 제거될 부위의 %를 직접적으로 계산하여 추정

③ 운동폐기능검사: 심혈관 고위험군이나 ppoFEV_1(or DLCO) < 60%인 경우 운동폐기능검사를 고려

(7) 표적 확인

① non-squamous cell carcinoma: EGFR, ALK (D5F3), ROS−1, PD-L1 검사 (22C3, SP263)

② squamous cell carcinoma: PD-L1 검사 (22C3, SP263)

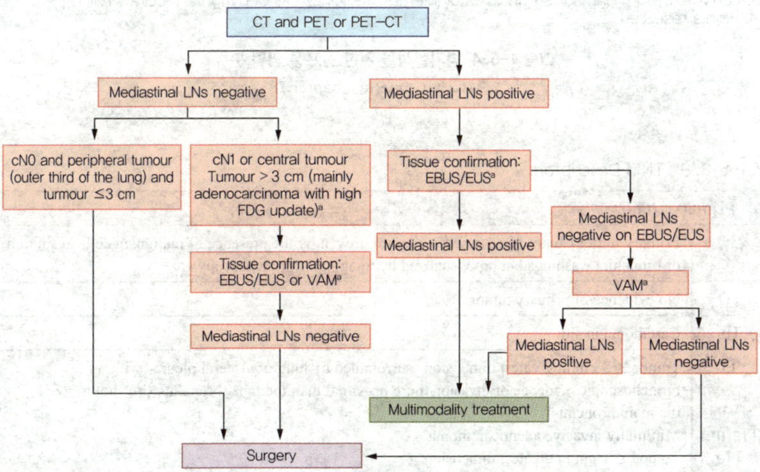

그림 1-5-3. 임상병기 결정 과정

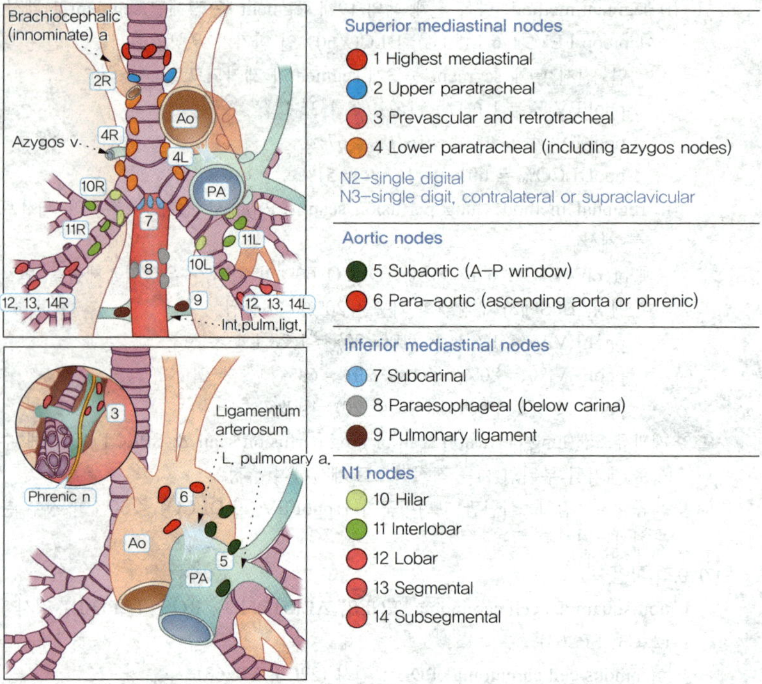

Source: Joseph Loscalzo, Anthony Fauci, Dennis Kasper, Stephen Hauser, Dan Longo, J. Larry Jameson: Harrison's Principles of Internal Medicine, 210 Copyright McGraw Hill.

그림 1-5-4. 병기설정을 위한 림프절 영역 분류

출처: Harrison 21e, Chapter 78

표 1-5-3. 9th TNM Descriptors

T: Primary tumor	
TX	Primary tumor cannot be assessed, or tumor proven by the presence of malignant cells in sputum or bronchial washings but not visualized by imaging or bronchoscopy
T0	No evidence of primary tumor
Tis	Carcinoma in situ
T1	Tumor ≤ 3 cm in greatest dimension, surrounded by lung or visceral pleura, without bronchoscopic evidence of invasion more proximal than the lobar bronchus (i.e. not in the main bronchus)
T1a(mi)	Minimally invasive adenocarcinoma
T1a	Tumor ≤ 1 cm in greatest dimension
T1b	Tumor >1 cm but ≤ 2 cm in greatest dimension

T2	Tumor >3 cm but ≤ 5 cm or tumor with any of the following features: • Involves main bronchus regardless of distance from the carina but without involvement of the carina • Invades visceral pleura • Associated with atelectasis or obstructive pneumonitis that extends to the hilar region, involving part or all of the lung
T2a	Tumor >3 cm but ≤ 4 cm in greatest dimension
T2b	Tumor >4 cm but ≤ 5 cm in greatest dimension
T3	Tumor >5 cm but ≤ 7 cm in greatest dimension or associated with separate tumor nodule(s) in the same lobe as the primary tumor or directly invades any of the following structures: chest wall (including the parietal pleura and superior sulcus tumors), phrenic nerve, parietal pericardium
T4	Tumor >7 cm in greatest dimension or associated with separate tumor nodule(s) in a different ipsilateral lobe than that of the primary tumor or invades any of the following structures diaphragm, mediastinum, heart, great vessels, trachea, recurrent laryngeal nerve, esophagus, vertebral body, and carina
N: Regional lymph node involvement	
NX	Regional lymph nodes cannot be assessed
N0	No regional lymph node metastasis
N1	Metastasis in ipsilateral peribronchial and/or ipsilateral hilar lymph nodes and intrapulmonary nodes, including involvement by direct extension
N2a	Metastasis in ipsilateral mediastinal and/or subcarinal lymph node(s) – single station involvement
N2b	Metastasis in ipsilateral mediastinal and/or subcarinal lymph node(s) – multi station involvement
N3	Metastasis in contralateral mediastinal, contralateral hilar, ipsilateral or contralateral scalene, or supraclavicular lymph node(s)
M: Distant metastasis	
M0	No distant metastasis
M1	Distant metastasis
M1a	Separate tumor nodule(s) in a contralateral lobe, tumor with malignant pleural or pericardial effusion
M1b	Single extra-thoracic metastasis
M1c1	Multiple extra-thoracic metastases involving a single organ system
M1c2	Multiple extra-thoracic metastases involving multiple organ systems

[a] The uncommon superficial spreading tumor of any size with its invasive component limited to the bronchial wall, which may extend proximally to the main bronchus, is also classified as T1a.
[b] Solitary adenocarcinoma, ≤ 3 cm with a predominately lepidic pattern and ≤ 5 mm invasion in any one focus.
[c] T2 tumors with these features are classified as T2 a if ≤ 4 cm in greatest dimension or if size cannot be determined, and T2b if > 4 cm but ≤ 5 cm in greatest dimension.
[d] Most pleural (pericardial) effusions with lung cancer are due to tumor. In a few patients, however, multiple cytopathologic examinations of pleural (pericardial) fluid are negative for tumor, and the fluid is nonbloody and is not an exudate. When these elements and clinical judgment dictate that the effusion is not related to the tumor, the effusion should be excluded as a staging descriptor.
[e] This includes involvement of a single distant (nonregional) lymph node.
출처: J Thorac Oncol 2023; 10: 1258-1260

표 1-5-4. TNM Staging Groupings (9th edition)

T/M	Label	N0	N1	N2		N3
				N2a	N2b	
T1	T1a ≤1 cm	IA1	IIA	IIB	IIIA	IIIB
	T1b >1 to ≤ 2 cm	IA2	IIA	IIB	IIIA	IIIB
	T1c >2 to ≤ 3 cm	IA3	IIA	IIB	IIIA	IIIB
T2	T2a	IB	IIB	IIIA	IIIB	IIIB
	T2a >3 to ≤ 4 cm	IB	IIB	IIIA	IIIB	IIIB
	T2b >4 to ≤ 5 cm	IIA	IIB	IIIA	IIIB	IIIB
T3	T3 >5 to ≤ 7 cm	IIB	IIIA	IIIA	IIIB	IIIC
	T3 Invasion	IIB	IIIA	IIIA	IIIB	IIIC
	T3 Satellite nodules	IIB	IIIA	IIIA	IIIB	IIIC
T4	T4 >7 cm	IIIA	IIIA	IIIB	IIIB	IIIC
	T4 Invasion	IIIA	IIIA	IIIB	IIIB	IIIC
	T4 Ipsilateral nodules	IIIA	IIIA	IIIB	IIIB	IIIC
M1	M1a Contralateral nodules	IVA	IVA	IVA	IVA	IVA
	M1a Pleural, pericardial effusion	IVA	IVA	IVA	IVA	IVA
	M1b Single extra-thoracic lesion	IVA	IVA	IVA	IVA	IVA
	M1c1 Multiple extra-thoracic lesions in a single organ system	IVB	IVB	IVB	IVB	IVB
	M1c2 Multiple extra-thoracic lesions in multiple organ system	IVB	IVB	IVB	IVB	IVB

출처: WCLC 2023

3. 치료

1) 소세포폐암

(1) 제한 병기: 항암화학요법 + (병행) 방사선 치료

① 완전관해, 방사선 치료 후의 흔적 또는 원래 종양 크기의 10% 이하로 감소: 예방적 두부 방사선 치료

② 부분관해: 예방적 두부 방사선 치료 고려

(2) 진행 병기: 항암화학요법

① 뇌 전이가 동반된 경우 전뇌 방사선 조사 추가

② SVC 증후군, 대엽성 폐색, 뼈 전이 등이 동반되어 증상 유발 시 방사선 치료 추가

2) 비소세포폐암(그림 1-5-5)

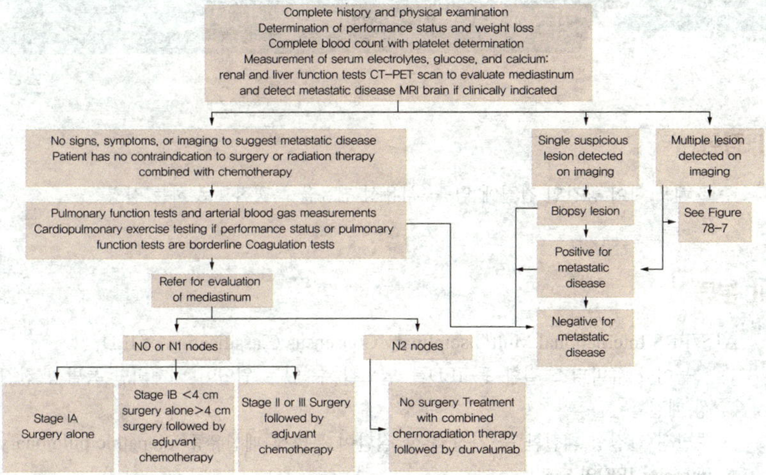

Source: Joseph Loscalzo, Anthony Fauci, Dennis Kasper, Stephen Hauser, Dan Longo, J. Larry Jameson: Harrison's Principles of Internal Medicine 21 Copyright McGraw Hill. All rights reserved

그림 1-5-5. 비소세포폐암의 치료

출처:Harrison 21e, Chapter 78

••• 참고문헌 •••

1. Baldwin et al, Thorax 2015;70:794-798.
2. Brunelli et al., Chest 2013; 143: e166S-e190S.
3. Remon et al. Ann Oncol. 2021; 32: 1637-1642.
4. The IASLC Lung Cancer Staging Project: Proposals for the Revision of the TNM Stage Groupings in the Forthcoming (Eighth) Edition of the TNM Classification for Lung Cancer J Thorac Oncol 2016 11: 39-51.

CHAPTER 06

간질성 폐질환
Interstitial lung disease, ILD

권병수

I. 정의

주로 폐포 사이 공간인 간질에 염증-섬유성 침윤을 특징적으로 하는 질병

II. 분류

ATS/ERS International Multidisciplinary Consensus Classification of ILD

1. 약물이나 류마티스 질환 등 ILD를 일으킬 수 있는 원인이 배제되면 특발성 간질성 폐질환
2. 특발성 간질성 폐질환 중 가장 흔한 질환이 특발성 폐섬유증(idiopathic pulmonary fibrosis, IPF)임

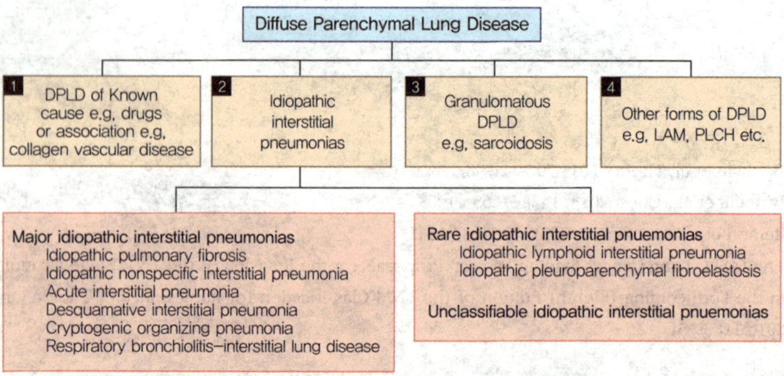

그림 1-6-1. Classification of diffuse parenchymal lung disease (DPLD)

1: 원인을 알 수 있는 DPLD: 약제, 류마티스 질환 등과 관련된 경우
2: 원인을 알 수 없는 DPLD: IPF는 원인 미상의 DPLD 중 가장 흔한 질병
3: 조직검사에서 granuloma를 형성하는 DPLD
4: CT에서 특징적인 모양으로 나타나는 DPLD (LAM, lymphangioleiomyomatosis; PLCH, pulmonary Langerhans cell histiocytosis)

출처: Am J Repir Crit Care Med 2013; 188: 733-748

표 1-6-1. 주요 특발성 간질성 폐질환의 임상 양상에 따른 분류

Category	Clinical-Radiologic-Pathologic Diagnoses	Associated Radiologic and/or Pathologic-morphologic Pattern
Chronic fibrosing IP	Idiopathic pulmonary fibrosis Idiopathic nonspecific interstitial pneumonia	Usual interstitial pneumonia Nonspecific interstitial pneumonia
smoking-related IP	Respiratory bronchiolitis interstitial lung disease Desquamative interstitial pneumonia	Respiratory bronchiolitis Desquamative interstitial pneumonia
Acute/subacute IP	Cryptogenic organizing pneumonia Acute interstitial pneumonia	Organizing pneumonia Diffuse alveolar damage

출처: IP=interstitial pneumonia, Am J Repir Crit Care Med 2013; 188: 733-748

III. 간질성 폐질환의 진단

임상적, 영상학적, 병리학적 소견을 종합해서 진단해야 함(clinico-radiologic- pathologic diagnosis)

1. 임상적 평가

1) 병력

(1) 유병기간
(2) 가족력, 흡연력, 직업력, 작업장/거주 환경
(3) 류마티스 질환을 포함한 과거 병력
(4) 감염력, 약제/기타 물질의 흡입력
(5) GERD, recurrent aspiration

2) 이학적 검진

(1) 청진에서 흡기 시에 양폐 기저부에 fine crackle (Velcro-like crackle)이 가장 흔함
(2) Cyanosis, clubbing, cor pulmonale 동반될 수 있음
(3) 류마티스 질환의 가능성에 대한 신체 검진(예 관절통, 피부 발진, 피부 광과민성, 입마름, Raynaud phenomenon 등)

3) 혈액검사 소견

(1) LDH 상승: 흔하지만 비특이적임
(2) 결체조직 질환을 동반할 경우: ANA, RF, anti-CCP Ab, ANCA 등
(3) Angiotensin-converting enzyme: sarcoidosis의 경우 증가하지만 진단적이지는 않음

4) 폐기능검사

(1) Spirometry: restrictive pattern

(2) TLC, FVC, RV, DLCO: decreased

5) 동맥혈가스검사

(1) Resting ABGA: 정상 또는 저산소혈증, 호흡성 알칼리증

(2) CO_2 retention: 드물지만, 진행된 질환에서 가능

6) Bronchoalveolar lavage (BAL)

(1) 진단에 특이적이지는 않으나 감염과 같은 다른 질환을 배제하기 위해서 시행

(2) BAL fluid 양상을 관찰하고 quantitative culture, cytospin (cell count) 시행

(3) 일부 질환에서는 특징적인 소견

예 Pulmonary alveolar proteinosis: milky fluid

Diffuse alveolar hemorrhage-progressive bloody return

Acute / chronic eosinophilic pneumonia: 폐포세척액의 호산구 증가증

7) 6분 보행검사(Six-minute walk test)

6분간 보행한 거리와 산소포화도를 측정, 수치가 낮을수록 예후가 나쁨

2. 영상학적 평가

1) Chest X-ray: 진단의 시작으로서 중요, bibasilar reticular pattern

2) 고해상도 흉부전산화단층촬영(High-resolusion computed tomography)

(1) 미만성 간질성 폐질환의 진단에 매우 중요

(2) 특발성 간질성 폐질환(idiopathic interstitial pneumonia, IIP)으로 판단되는 경우, HRCT에서 전형적인 UIP pattern을 보인다면 폐조직검사를 진행하지 않고 IPF진단 가능

(3) 전형적인 UIP CT 소견: 양측 폐 하부에 늑막하 망상형 변화(reticular change)와 벌집모양 양상(honeycombing)(그림 1-6-2)

(4) HRCT 소견이 IPF에 전형적이지 않은 경우 폐조직검사로 확진

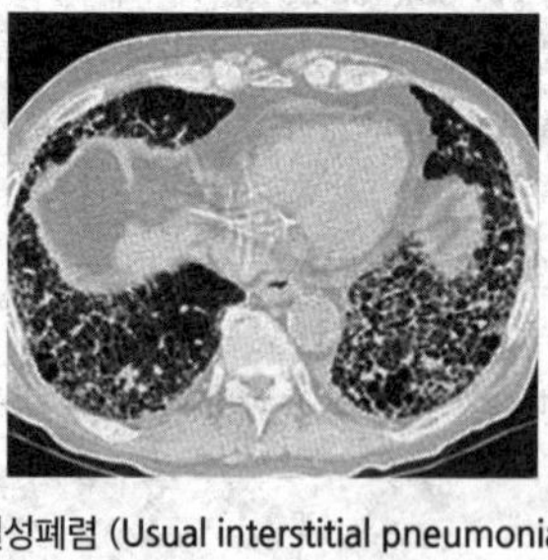

그림 1-6-2. 통상간질성폐렴 (Usual interstitial pneumonia, UIP) 을 보이는 IPF

3. 초기 의심 환자에서 시행해야 하는 검사

1) CBC with ESR, admission panel, CRP, autoantibody (ANA, RF, anti-CCP, ANCA) ACE (sarcoidosis 의심 시), ABGA
2) spirometry, DL_{CO}, HRCT
3) Bronchoscopy: BAL, biopsy(고려해볼 수 있음)

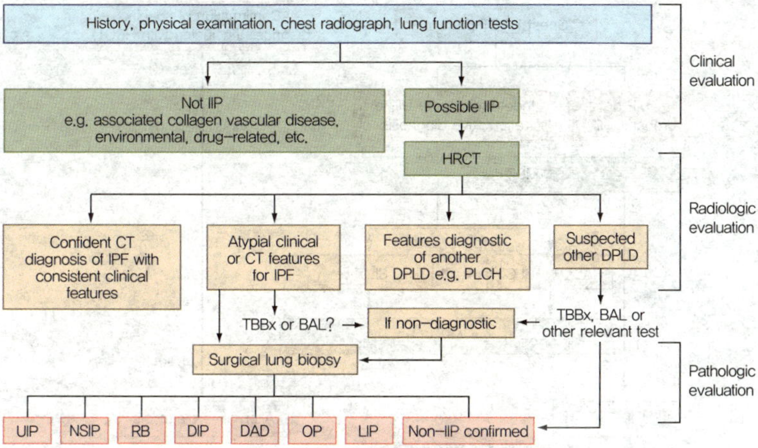

그림 1-6-3. Diagnostic process in idiopathic interstitial pneumonia (IIP)

출처: Am J Respir Crit Care Med 2011; 183: 788-824

4. 병리학적 평가

임상적, 영상학적 검사로 진단되지 않는 경우 시행

1) 조직검사 방법
   (1) 수술적 폐생검: Video-assisted thoracoscopic surgery (VATS)로 시행
   (2) 경기관지내시경냉동폐생검(transbronchial cryobiopsy)
   (3) 경기관지폐생검(transbronchial lung biopsy)
2) 조직검사 위치: HRCT에서 활동성 염증부위에서 시행하며, 말기 섬유성 병변에서는 시행하지 않음
3) 조직검사 검체에서 배양검사가 필요한지 확인 → 수술의에게 미리 알려야 함
4) IIP에서 임상 진단과 병리학적 진단명의 관계를 이해

5. IPF의 진단 알고리즘(그림 1-6-4)

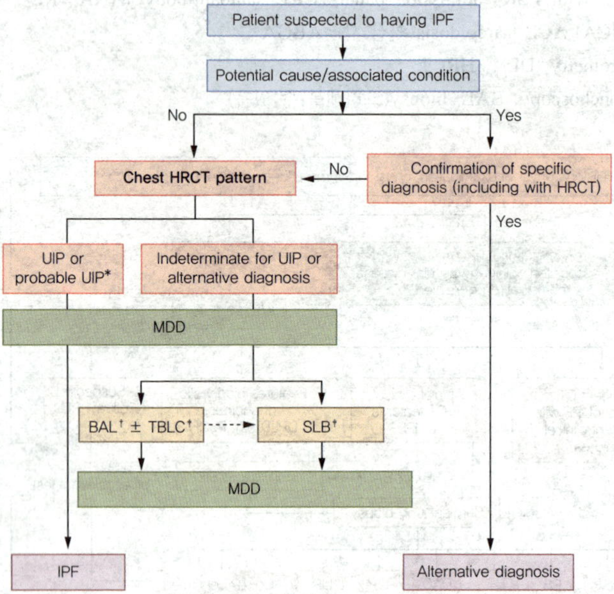

그림 1-6-4. Diagnostic algorithm for IPF (multidisciplinary discussion, MDD)

출처: Am J Respir Crit Care Med 2018; 198: e44-e68 UPDATE

IV. 간질성 폐질환의 치료

1. 치료

1) IPF

(1) 병을 호전시킬 수 있는 효과적인 치료법이 없어 산소요법을 비롯한 고식적 치료에 의존

(2) pirfenidone (NEJM 2014;370:2083-2092)과 nintedanib (NEJM 2014;370:2071-2082)이 폐기능 감소 속도를 늦추는 것으로 증명됨.

(3) 부작용: pirfenidone – 광과민성, 발진, 소화장애, 식욕부진, nintedanib – 설사

(4) 일부 환자에서 폐이식을 고려

2) Non-IPF

(1) NSIP: corticosteroid에 호전될 수 있으나 일부는 만성 섬유화로 진행됨. 초기 용량은 prednisolone 0.5~1.0 mg/kg 또는 40~60 mg로 시작, 1개월 가량 유지한

뒤 수개월에 걸쳐 서서히 감량.

(2) COP: corticosteroid 치료에 반응이 좋으나 감량이나 중단하였을 때 재발하는 경우가 흔함

(3) AIP: 대부분 기계호흡 치료 및 고용량의 corticosteroid 치료가 필요, 예후가 불량함

(4) CTD-ILD: 치료의 근간은 corticosteroid±면역억제제, 류마티스내과 협진 필요

(5) PPF (progressive pulmonary fibrosis) UPDATE

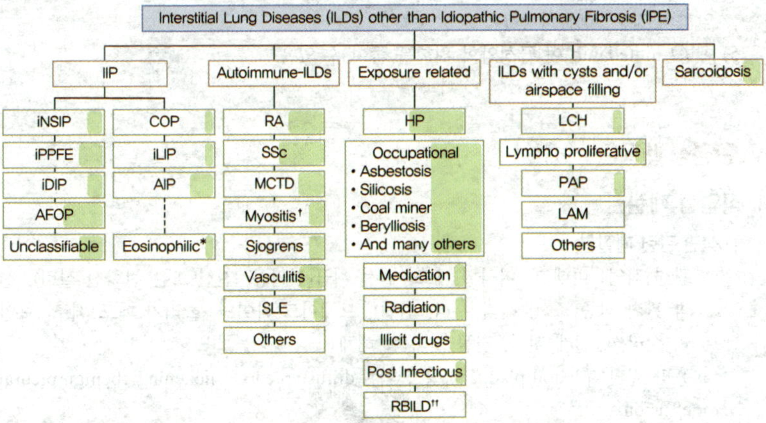

그림 1-6-5. 간질성 폐질환에서 PPF 진행 비율

출처: Am J Respir Crit Care Med 2022; 205: e18-47 UPDATE

① 정의: non-IPF-ILD 중 적절한 치료에도 반응하지 않고 진행하는 형태의 폐섬유화를 일으키는 질병 군.

② 진단기준: 아래 세 가지 중 두 가지 이상 조건을 만족

- 증상의 악화
- 폐기능 저하: 1년 이내 추적 기간 동안 FVC 절대값 5% 이상 또는 DL_{CO}의 10% 이상
- 영상 악화: 견인성 기관지확장증, 간유리음영, 망상음영, 봉와양폐 악화, 또는 폐용적 감소 소견 중 1개 이상 관찰될 경우

③ 치료: Nintedanib 이 PPF에서 IPF와 유사하게 FVC감소 보호효과를 보여 투약을 고려할 수 있음(NEJM 2019;381:1718-1727)

2. IPF의 급성 악화(Acute exacerbation of IPF, AE-IPF)

1) 전형적으로 1달 이내에 급격히 호흡곤란과 영상 소견(양측 폐 간유리 음영 증가 동반), 저산소혈증이 악화되는 경우
2) 감염, 폐색전, 기흉, 흉수, 심부전 등의 질환과 감별이 필요함
3) 통상 고용량의 corticosteroid 치료(methylprednisolone 1 mg/kg qd, 심한 경우에는 methylPd 1 g pulse for 3 days: 용법 및 용량에 대한 근거 미약)를 많이 하지만 잘 설계된 연구 필요
4) 예후: IPF 환자의 흔한 사망 원인. 단기 사망률 50%, 기계환기가 필요한 중증 급성 악화의 경우 90% 사망률
5) 예방: nintedanib 이 급성악화 위험을 줄여 수 있음

V. 환경성 폐질환

1. 직업성 폐질환

1) 석면 관련 폐질환

(1) 관련 직업: 비행기, 미사일 제조, 전선 취급(전기공, 전선 또는 전화선 설비), 선박 관련 직종(조선, 선박 수리, 선원), 브레이크 라이닝, 클러치 패드 제조, 보일러 수리, 단열재 철거, 건물 및 선박 해체
(2) 흉막 질환: pleural plaque(가장 흔함), diffuse pleural thickening, benign pleural effusion
(3) 석면폐증(asbestosis): interstitial pneumonitis + fibrosis, BAL fluid 또는 폐조직에서 asbestos body 확인, IPF와 감별 필요
(4) 폐암, 중피종(mesothelioma)

2) 규폐증(silicosis)

(1) 관련 직업: 채석장, 석재가공, 도자기 공장, 주물공장
(2) 상엽 중심의 결절성 섬유화, 결절이 1 cm 이상으로 커질 경우 progressive massive fibrosis (PMF), 폐문 림프절의 계란 모양 석회화(egg-shell calcification), 결핵 발생률이 높음
(3) 단기간에 심한 노출인 경우 급성 규폐증도 가능

3) 탄광부 진폐증(Coal worker's pneumoconiosis)

석탄 광산의 광부, 상엽 중심의 작고 둥근 결절성 음영, PMF로 진행하기도 함

2. 과민성 폐렴(hypersensitivity pneumonitis)

1) **정의**: 유기 분진 또는 화학 물질이 반복적으로 흡입되면서 면역학적 기전에 의해 발생

2) **원인 항원**: 건초 더미의 세균이나 습한 곳의 곰팡이, 조류 배설물 등, 페인트의 isocyanate 또는 중금속의 화학물질 등 다양한 항원이 가능(표 1-6-2)

표 1-6-2. 과민성 폐렴을 일으키는 주요 항원

Farming / food processing	Farmer's lung Bagassosis Cheese washer's lung Coffee worker's lung Mushroom worker' lung	Grain, moldy hay Sugarcane Cheese Coffee beans Mushrooms
Bird / other animals	Bird fancier's lung Duck fever Fish meal worker's lung	Bird feathers, droppings Ducks Fish meal
Occupational / Environmental exposure	Chemical worker's lung Humidifier fever Sauna taker's lung	Polyurethane foam, vanish humidifiers and air conditioner Sauna water

출처: Harrison's Principles of Internal Medicine (20th ed.) Chapter 282

3) **분류**: 과거에는 발병 시기에 따라 급성, 만성으로 나누었으나, 만성임에도 불구하고 양호한 임상 경과를 보이는 경우가 존재. 이는 섬유화 여부에 따라 예후가 달라질 수 있음이 밝혀짐. 따라서 최근에는 섬유화 유무에 따라 비섬유성 과민성폐렴과 섬유성 과민성 폐렴으로 구분함

4) **진단**: 가능한 원인 항원에 대한 철저한 문진, HRCT, BAL 및 필요시 병리학적 진단

5) **치료**: 원인 물질 회피 또는 스테로이드. 진행성 섬유화를 보이는 경우 항섬유제 (nintedanib)

••• 참고문헌 •••

1. Harrison's Principles of Internal Medicine, Chapter 293. 21e. McGraw Hill, 2022
2. Raghu G, Remy-Jardin M, Myers JL, et al. Am J Respir Crit Care Med 2018;198(5):e44-e68
3. ATS/ERS International Multidisciplinary Consensus Classification of the Idiopathic Interstitial Pneumonias. Am J Repir Crit Care Med 2002;165(2):277-304
4. Idiopathic Pulmonary Fibrosis (an Update) and Progressive Pulmonary Fibrosis in Adults: An Official ATS/ERS/JRS/ALAT Clinical Practice Guideline. Am J Repir Crit Care Med 2022; 205 (9); e18-e47
5. Diagnosis of Hypersensitivity Pneumonitis in Adults: An Official ATS/JRS/ALAT Clinical Practice Guideline 2020;202(3):e36-e69

CHAPTER 07

흉막질환
Pleural disease

이정규

I. 흉수(pleural effusion)

1. 정의

어떤 원인에 의해 흉강액이 과도하게 생성되거나 잘 제거되지 않아 흉강 내에 과도하게 축적되어 있는 상태

2. 진단적 접근법(그림 1-7-1)

1) 육안 소견: serous(여출액), bloody/serosanguineous(혈흉, hemothorax; 폐색전증; 악성 흉수), pus(농흉, empyema), milky(유미흉, chylothorax)

2) 정상 흉막액의 성분

(1) 양: 0.1~0.2 mL/kg

(2) 세포: 1,000~5,000/mm^3

(3) 단백질: 1~2 g/dL(알부민 50~70%)

(4) glucose: serum level의 60~80%

(5) LDH: serum level의 60% 미만

(6) pH: ≥ 7.6

3) 흉수검사의 실제: 흉수검사 오더 시 다음의 항목 포함

Body fluid cell count/differential count panel, body fluid chemistry (LDH, protein, glucose, amylase 포함됨), ABGA (또는 pH), albumin, hematocrit, 일반미생물 배양(blood culture bottle), AFB panel (stain and culture), M. tuberculosis PCR(또는 Xpert MTB/RIF assay), ADA, CEA, cytospin, cytology, cell block

cf) 육안으로 우윳빛깔일 경우: triglyceride, cholesterol 추가

4) 삼출액(exudate)의 조건: Light's criteria

(1) 흉수/혈청 단백질 비 > 0.5

(2) 흉수/혈청 LDH 비 > 0.6

(3) 흉수 LDH > serum upper normal limit의 2/3

* 위의 3가지 중 한 가지라도 있으면 삼출액으로 진단함. 모두 만족하지 않을 경우 여출액(transudate)으로 진단함

* Light's criteria는 삼출액에 민감한 조건으로, 최대 25%의 여출액이 삼출액으로 잘못 분류될 수 있음. 따라서 임상적으로 여출액이 의심되는 상황에서, 혈청과 흉수의 단백질 차이(serum-to-pleural fluid protein gradient)가 3.1 g/dL를 초과하

게 될 경우, 또는 혈청과 흉수의 알부민 차이(serum-to-pleural fluid albumin gradient)가 1.2 g/dL를 초과하게 될 경우, 위의 기준과 관계없이 여출액으로 분류함(위삼출액, Pseudo-exudate)

5) WBC 수에 따른 원인

(1) Total > 50,000, neutrophilia: 감염/농흉

(2) Total < 5,000: 여출액, 악성 종양의 만성적인 상태, 결핵

(3) Lymphocytosis (> 85%): 결핵, 림프종, 류마티스 관절염, 유육종증, 위삼출액

(4) Eosinophilia (> 10%): 기흉, 혈흉, 류마티스 관절염, 진균감염, 기생충감염, 약물, 악성 종양, 석면증

(5) Mesothelial cells (> 5%): 정상, 여출액

6) 여출액(transudate)의 원인

울혈성 심부전(흉수 NT-proBNP > 1,500 pg/mL이 진단에 도움), 간경변증(hepatic hydrothorax, 주로 우측에 발생), 신부전, 용적 과부하

7) 삼출액(exudate)에서 추가적 검사

(1) Protein 상승

① > 3 g/dL: 대부분의 여출액, 위삼출액

② > 4 g/dL: 결핵

③ > 7~8 g/dL: 혈액세포질환

(2) LDH > 1,000 IU/L: 농흉, 류마티스 관절염, 악성 종양, 폐흡충증

(3) Glucose < 60 mg/dL: 악성 종양, 세균 감염, 류마티스 관절염, 루프스, 식도파열

(4) Cytology (+), tumor marker (e.g. CEA) 상승, 림프구 우세: 악성 종양

(5) ADA > 40 IU/L, TB-PCR (+), AFB smear or culture (+), 림프구 우세: 결핵

(6) Amylase > serum level: 식도파열, 급성 췌장염, 췌장의 가성낭, 악성 종양

(7) Gram stain (+), culture (+), 호중구 우세: 부폐렴성 흉수

(8) Triglyceride > 110 mg/dL: 유미흉

(9) Hematocrit > 말초혈액 hematocrit의 1/2: 혈흉

(10) Serum D-dimer 상승, CT (+): 폐색전증

(11) 원인 불명의 삼출액: 흉막 생검 고려(medical thoracoscopy, closed pleural biopsy, VATS 또는 open pleural biopsy)

3. 원인별 치료

1) 심부전: 가장 흔한 흉수의 원인

(1) 이뇨제 치료

(2) 진단적 흉수 천자 시행의 적응증

- 일측성이거나 양측 흉수 양의 차이가 확연할 때
- 발열이 동반된 경우

– 흉막성 흉통이 동반된 경우
– 이뇨제에 반응이 없는 경우

2) 부폐렴성 흉수(parapneumonic effusion): 가장 흔한 삼출성 흉수의 원인; 세균성폐렴, 폐농양, 기관지 확장증과 연관

(1) 항생제 치료
(2) 흉관(chest tube) 삽입 또는 경피적 배액술(percutaneous catheter drainage, PCD)의 적응증
① Loculated pleural fluid
② Pleural fluid pH < 7.20
③ Pleural fluid glucose < 60 mg/dL
④ Pleural fluid Gram stain (+) or culture (+)
⑤ Pleural space gross pus
(3) 흉수가 남아 있으나 효과적인 배액이 안 될 경우
흉강 내 섬유소 용해술(intrathoracic fibrinolysis) 고려: 뒤의 내용 참조 Thoracoscopic adhesiolysis, surgery (thoracic decortication)

3) 악성 흉수(Malignant pleural effusion)

(1) 항암 치료 또는 증상 치료
(2) Indwelling pleural catheter 또는 흉관 삽입(± 흉막 유착술)의 적응증
① 호흡곤란으로 일상생활의 장애 호소
② 치료적 흉수 천자로 증상 완화
③ 폐가 펴지지 않을 조건(trapped lung, obstruction)이 없는 경우

4) 결핵성 늑막염: 항결핵제 치료

5) 유미흉(chylothorax)

(1) 원인: traumatic injury, malignancy, tuberculosis 등
(2) 원인에 대한 치료
(3) 흉관 삽입 + octreotide 투여, 저지방고단백식이(중쇄중성지방 경구보충 또는 지방질 정맥보충 고려)
(4) 상기 치료 실패 시: 흉막유착술, 림프관 색전술/파쇄술(lymphatic embolization/disruption), 흉관결찰술(thoracic duct ligation), 흉복간 단락술(pleuroperitoneal shunt)

6) 혈흉(hemothorax)

(1) 흉관 삽입 후 출혈 양 모니터링
(2) VATS 또는 thoracotomy: bleeding > 200 mL/h 시

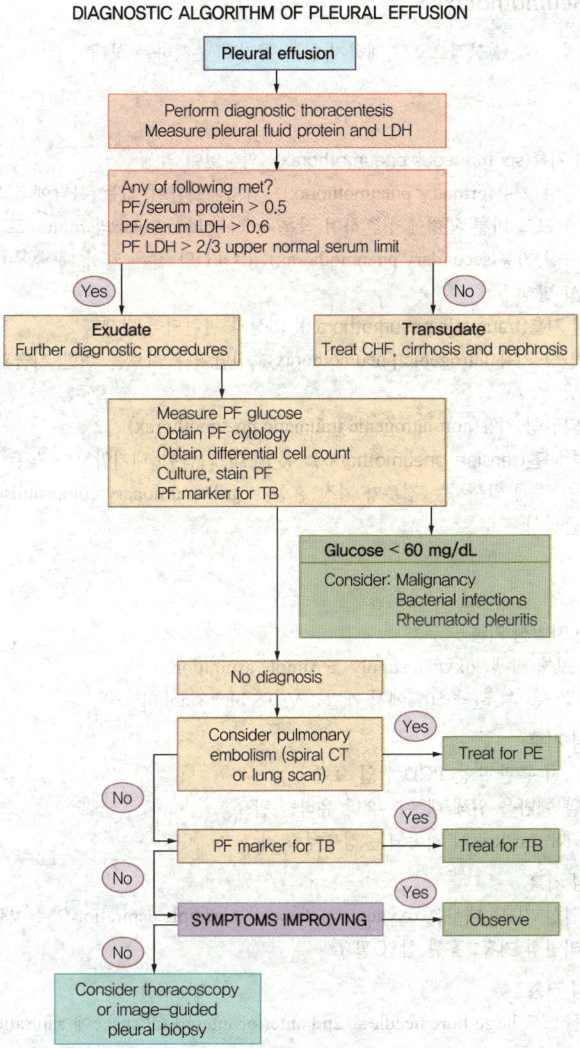

그림 1-7-1. Approach to the diagnosis of Pleural Effusion

PF; pleural fluid, CHF; congestive heart failure, TB; tuberculosis, PE; pulmonary embolism

출처: Harrison's Principles of Internal Medicine (21th ed.) Chapter 294

II. 기흉(pneumothorax)

1. 정의: 흉강 내에 정상적으로 존재하지 않는 공기가 존재하는 상태

2. 분류

1) 자발성 기흉(spontaneous pneumothorax): 외상없이 발생

(1) 일차성 기흉(primary pneumothorax): 기저폐질환이 없는 사람에서 발생, 대개 키가 크고 마른 체형에서 흔하며 작은 apical pleural bleb의 rupture로 기인

(2) 이차성 기흉(secondary pneumothorax): COPD와 같은 기저 폐질환이 있는 사람에서 발생

2) 외상성 기흉(traumatic pneumothorax): 외상과 관련되어 발생

(1) 의인성 기흉(iatrogenic pneumothorax): 진단이나 치료를 위한 시술과 관련되어 발생

(2) 비의인성 기흉(non-iatrogenic traumatic pneumothorax)

3) 긴장성 기흉(tension pneumothorax): 흉강 내 기압이 대기압보다 높은 상태로 양압 환기 중에 발생하는 경우가 가장 흔함. Cardiopulmonary compromise를 유발하는 응급상황

3. 치료

1) 일차성 자발성 기흉

(1) 첫 번째 발생: oxygen supply ± simple aspiration

(2) 재발하는 경우(약 50%에서 재발): VATS bleb stapling

2) 이차성 기흉

(1) 반드시 흉관 또는 PCD 삽입 요함

(2) 재발 예방을 위해 대부분 흉막 유착술 필요

(3) VATS: air leak이 지속되는 경우에 고려

3) 외상성 기흉

(1) 의인성 기흉: 대부분 oxygen supplement ± simple aspiration으로 치료 가능

(2) 비의인성 기흉: 흉관 삽입 필요

4) 긴장성 기흉

(1) 응급으로 large-bore needle로 2nd anterior intercostal space에 aspiration 시도

(2) 흉관 삽입

III. 흉막과 관련된 시술

1. 흉수 천자(thoracentesis)

1) 흉수 천자의 준비: 환자의 자세(그림 1-7-2)

2) 흉수 천자 위치 결정

(1) Chest X-ray: Decubitus view에서 최소한 1 cm 두께의 shifting fluid가 있음을 확인. 견갑골(scapula)의 아래모서리로부터 거리 등을 참조하여 effusion의 대략적인 위치를 확인

(2) 신체검진: 아래로 내려오며 vocal 및 tactile fremitus가 소실되는 지점 또는 타진에서 탁음(dullness)이 들리기 시작하는 위치로부터 1개 아래 갈비사이공간(intercostal space)에서 시행. 위치가 결정되면 볼펜 등으로 위치를 표시

(3) 늑골(rib)의 바로 위를 천자

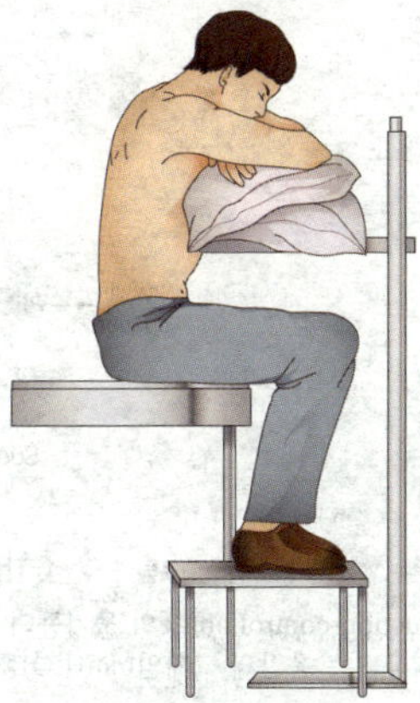

그림 1-7-2. 환자의 흉수 천자 준비 자세

출처: Pleural Diseases (6th ed.) Chapter 28

3) 흉수 천자

(1) 국소 마취: 천자부위 피부, 늑골의 골외막(periosteum), 흉막을 마취(그림 1-7-3)

(2) 흉수 천자: 공기가 흉강 내로 들어가지 않도록 water-seal과 3-way connector등을 이용, 절대 natural drain 시키지 않는다.

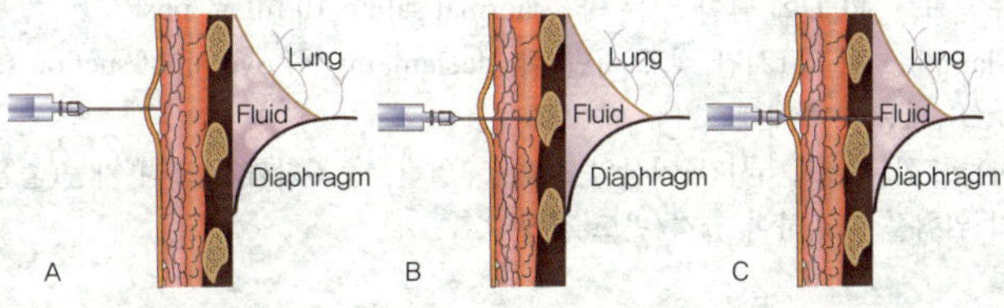

그림 1-7-3. 흉수 천자

A. 천자 부위 피부에 국소 마취, B. 늑골의 골외막(periosteum)에 국소 마취, C. 흉강 안으로 들어가 흉수 천자

출처: Pleural Diseases (6th ed.) Chapter 28

2. 흉관 삽입(thoracostomy) 후 bottle system 연결법(그림 1-7-4)

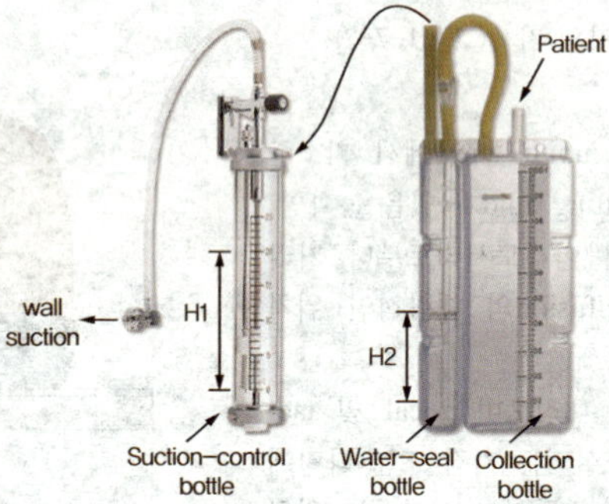

그림 1-7-4. Three-bottle collection system의 실제 적용모식도

Suction-control bottle의 물기둥의 높이(H_1)와 water-seal bottle의 물기둥의 높이(H_2)의 차이가 환자에게 적용되는 음압의 크기임(cmH_2O)

3. 흉강 내 섬유소 용해술(intrapleural fibrinolysis)

1) 적응증: 부폐렴성 흉수 및 농흉이 적절하게 배액되지 않을 경우

2) 실제 방법

(1) 혈전용해제 준비: alteplase 10 mg을 normal saline 30 mL에 mix한다.

(2) 흉관 또는 PCD를 통하여 천천히 주입

(3) 흉관 또는 PCD에 남아 있는 약을 normal saline 10 mL로 push

(4) Clamping 하고 1시간 정도 지난 뒤, declamping 후 overnight suction (−20 cmH_2O) 적용하여 배액

(5) 하루 2회(적어도 6시간 이상의 간격), 3일간, 총 6회까지 고려 가능(출혈 합병증의 위험을 고려하여 간격/빈도 결정)

4. 흉막 유착술(pleurodesis)

1) 적응증

(1) 기흉의 재발 방지

(2) 반복적인 악성 흉수로 인해 호흡곤란이 있는 환자

2) 실제 방법

(1) Air leak이 지속되는 기흉 환자의 경우는 튜브를 clamping 할 수 없으므로, 우선 chest bottle의 위치를 다음과 같이 조정함: 환자의 chest tube line에 rubber extension을 길게 연결하여 chest bottle 걸이와 함께 폴대에 걸어 환자의 몸보

다 bottle이 높게 위치하도록 함(그림 1-7-5). Thoracic suction은 −20 cmH_2O을 유지함

(2) 전처치

- Pethidine 50 mg을 5% dextrose 50 mL와 mix하여 IV 투여
- 1% lidocaine 20 mL를 normal saline 20 mL에 mix하여 흉관 또는 PCD로 투여. Distal tube는 clamping 했다가 20분 후 declamping 함
- EKG로 monitoring을 시행

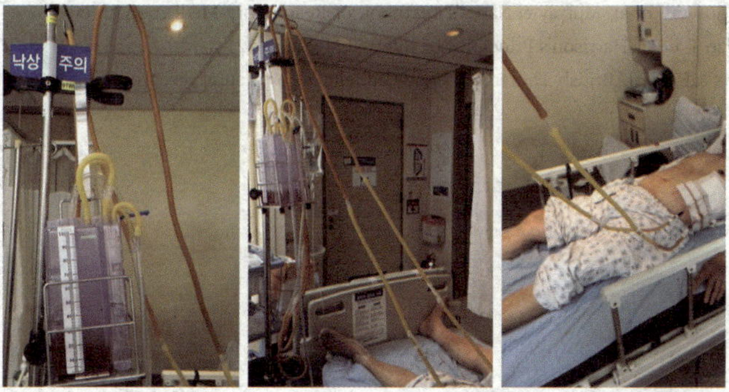

그림 1-7-5. Air leak이 지속되는 환자에서 흉막 유착술 시행 전 chest bottle의 위치

(3) 흉막 유착술 용액을 흉관 또는 PCD를 통해 주입함

- Talc (slurry): Talc 4~5 g bottle에 normal saline 50 mL 넣어 희석, 50 mL syringe 2개에 나눠 담고 각각 normal saline 25 mL 추가로 담아 총 100 mL
- Betadine: (betadine 10% 10 mL + normal saline 40 mL) 섞은 50 mL syringe 2개(총 100 mL)
- Blood: 채혈된 환자 혈액 100 mL
- Minocycline: minocycline 50 mg/cap 6 cap + normal saline 100 mL

*통증이 심하게 발생할 수 있으므로 적극적으로 통증을 조절하되, NSAIDs 사용은 피할 것

(4) 흉관에 남아있는 약을 normal saline 15~20 mL로 push

(5) Chest tube를 clamping 하고 30분 간격으로 체위 변화(앉기, 똑바로 눕기, 좌로 눕기, 우로 눕기, 엎드리기)를 함

*주의: 단, air leak이 지속되는 환자에서 유착술을 시행할 경우 절대 clamping을 하면 안 됨(declamping 되어 있는 상태로 pleurodesis를 진행할 것).

- Clamping 시간: talc slurry 1~2시간, betadine/blood 4시간, minocycline 최소 2시간

  - Blood의 경우, 수분 내에 blood clot이 형성되므로 체위 변화하지 말 것

(6) Chest bottle을 올려놓았던 경우, bottle을 원래 위치로 내려놓음

(7) Chest tube declamping 후 chest X-ray를 촬영, 이후 24시간 동안 음압(5~20 cm-H_2O) 적용

••• 참고문헌 •••

1. Light WR. Pleural Diseases. (6th ed.).
2. Broaddus VC, et al. Murray & Nadel's Textbook of Respiratory Medicine (7th ed).
3. Loscalzo J, et al. Harrison's Principles of Internal Medicine (21th ed.).
4. Roberts ME, et al. British Thoracic Society Guidelines for pleural disease. Thorax 2023;78(Suppl 3):s1-s42.

CHAPTER 08

폐렴
Pneumonia

박지명

I. 정의

폐렴은 폐실질에 발생한 염증으로 바이러스, 세균, 진균, 기생충 등의 미생물의 폐 감염에 의해 발생함. 영상소견에서 이전에 관찰되지 않던 새로운 음영이 확인되고, 감염성 질환의 임상 증거(새로 발생한 발열, 화농성 객담, 백혈구 증다증 등)가 있을 때 진단 가능함

***Classification**

1. 지역사회획득 폐렴(community acquired pneumonia, CAP)
2. 병원획득 폐렴(hospital acquired pneumonia, HAP): 입원 48시간 이후에 발생
3. 기계환기 관련 폐렴(ventilator-associated pneumonia, VAP): 기계환기 시작 48시간 이후에 발생

II. 지역사회획득 폐렴

1. 원인균

1) Typical (*S. pneumoniae*, *H. influenzae*, *S. aureus*, Gram negative bacilli), atypical organism (*Mycoplasma*, *Chlamycia*, *Legionella*, Respiratory viruses)
2) 지역사회 및 환자의 역학적인 상황(표 1-8-1)이나 폐렴의 중증도에 따라 원인균의 차이가 있음

2. 진단적 검사방법

1) 객담 그람염색 및 배양

(1) 항생제 투여 전에 시행하는 것이 바람직하며, 적응이 되는 모든 입원 폐렴 환자(중환자실 치료가 필요한 심한 폐렴; MRSA, *P. aeruginosa* 등 내성균 감염 위험성이 있는 경우; 최근 90일 이내에 입원력 및 주사 항생제 치료력이 있는 경우 등)에서 시행함

(2) 적절한 검체의 기준: 구강분비물에 오염되지 않은 하기도 검체일 것(현미경 저배율 시야에서 상피세포 10개 미만, 백혈구 25개 이상이 관찰될 경우)

(3) 객담 획득이 어려운 경우, endotracheal aspiration (ETA)을 시행할 수 있으며, 기관지 내시경을 시행하여 bronchial washing 또는 bronchoalveolar lavage (BAL), protected specimen brush (PSB)을 시행할 수 있음(배양 양성 판정의 기준: ETA > 10^5 CFU/mL, BAL > 10^4 CFU/mL, PSB > 10^3 CFU/mL)

표 1-8-1. 역학적 요인과 주요 폐렴 원인균 분포

Conditions	Possible agents
Alcoholism	*S. pneumoniae*, *K. pneumoniae* Oral anaerobes, *Acinetobacter* spp., *M. tuberculosis*
COPD and/or smoking	*H. influenzae*, *P. aeruginosa*, *S. pneumoniae*, *M. catarrhalis*, *Legionella* spp., *C. pneumoniae*
Structural lung disease (e.g., bronchiectasis)	*P. aeruginosa*, *B. cepacia*, *S. aureus*
Dementia, stroke, decreased level of consciousness	Oral anaerobes, Gram-negative enteric bacteria
Lung abscess	*S. aureus*, Oral anaerobes, Fungus *M. tuberculosis*, NTM
Local influenza activity	Influenza virus, *S. pneumoniae*, *S. aureus*
Exposure to infected humans	SARS-CoV-2

출처: Harrison's principal of internal medicine 21th Chapter 126

2) 혈액배양검사

가능하면 항생제 투여 전에 시행, 균 검출률은 5~14% 정도로 높진 않으나, 진단적 가치가 높고 항생제 내성과 관련된 중요한 정보를 제공함

3) 소변 항원검사

Legionella urinary Ag, *S. pneumoniae* urinary Ag(단, 급성 감염 후에도 수개월 지속됨을 주의)

4) 혈청검사 및 PCR

Chlamydia, Mycoplasma, Legionella 등의 비정형 폐렴균에 대한 검사로서 혈청검사(IgM 및 IgG 항체 검사)를 시행할 수 있으나 일반적으로 초기 진단이나 치료방침 결정에는 도움을 주지 못함. 반면 PCR 검사는 민감도 및 특이도가 높으나 고비용의 검사이므로 임상적인 상황을 고려하여 검사 시행

5) 인플루엔자 바이러스 검사

계절 인플루엔자 유행 시기

6) 코로나-19 검사

코로나 역학 상황을 고려하여 코로나-19 신속 항원 검사 및 PCR 검사

3. 중증도 분류 기준 및 입원 치료 여부 결정

1) 임상적 판단이 중요. 객관적 지표로 Pneumonia Severity Index(PSI, 표 1-8-2) 또는 CURB-65(또는 CURB, CRB, CRB-65) 기준(표 1-8-4) 활용 가능

표 1-8-2. Pneumonia Severity Index (PSI) score

인자	점수	
환자 나이		
남성(나이) 여성(나이)	나이 나이−10	
요양시설 거주	+10	
동반질환		
암 간질환 울혈성 심부전 뇌혈관질환 만성 신질환	+30 +20 +10 +10 +10	– 암: 1년 이내(cutaneous basal cell carcinoma 또는 cutaneous squamous cell carcinoma 제외) – 간질환: 임상적 또는 조직학적 간경변 또는 활동성 만성간염
이학적 검진상 징후		
급성 의식변화† 호흡수 ≥ 30회/min 수축기혈압 < 90 mmHg 체온 < 35℃ or ≥ 40℃ 맥박수 ≥ 125회/min	+20 +20 +15 +15 +10	– 울혈성 심부전: 병력, 이학적 검진 또는 실험실검사 결과 – 뇌혈관 질환: 임상적으로 뇌졸중이 의심되거나, CT 또는 MRI로 확인된 경우
검사결과		
동맥혈 pH < 7.35 BUN ≥ 30 mg/dL 혈청 sodium < 130 mEq/L 혈청 glucose > 250 mg/dL Hb < 9 g/dL (Hematocrit < 30%) PaO_2 < 60 mmHg (SaO_2 < 90%) at room air 흉부 X선에서 흉수	+30 +20 +20 +10 +10 +10 +10	

† 의식변화: 인물, 장소 및 시간에 대한 인식능력의 저하, 또는 최근의 의식저하
출처: Tuberc Respir Dis 2009; 67: 281-302

표 1-8-3. PSI에 따른 예측 사망률, 위험도 및 입원 결정 권고안

분류	PSI score	예상 사망률(%)	위험	권고
Class I	50세 이하, 기저질환 및 중증의 임상징후가 없는 경우	0.1~0.4	낮음	외래 치료
Class II	1~70	0.6~0.7		외래 또는 단기간 입원 치료
Class III	71~90	0.9~2.8		
Class IV	91~130	8.2~9.3	중등도	입원 치료
Class V	> 130	27.0~31.1	높음	중환자실 치료

출처: Tuberc Respir Dis 2009; 67: 281-302

표 1-8-4. CURB-65 및 이에 따른 사망률, 위험도 및 입원 여부 결정 권고안

임상적 요소	CURB-65 score	사망률 (%)	위험	권고
C (Confusion)	0	0.7	낮음	외래 치료
U (Blood urea): > 19 mg/dL	1	2.1		
R (호흡 수): ≥ 30/min	2	9.2	중등도	입원 치료
B (혈압): 수축기혈압 < 90 mmHg 또는 이완기혈압 ≤ 60 mmHg	3	14.5	높음	중환자실 치료
	4	40		
65 (나이): ≥ 65세	5	57		

출처: Thorax 2003; 58: 377-382

4. 초기 경험적 치료 시 항생제 선택

1) 원인 가능균 및 폐렴의 중증도에 따라서 표 1-8-5와 같이 약제를 선택할 수 있음
2) 국내 상황에서는 결핵 환자인데 의심하지 못하고 fluoroquinolone을 사용하면 결핵의 진단을 지연시킬 가능성이 있음. 따라서 결핵을 배제할 수 없는 상황이라면 경험적 1차 약제로 fluoroquinolone 선택은 피하는 것이 바람직함

5. 치료 기간

1) 통상적인 치료 기간

(1) 지역사회 획득 폐렴의 경우 5일 이상 치료하는 것이 일반적임. 원인균, 환자 상태, 항생제 종류, 동반질환, 합병증 유무 등에 따라서 치료 기간 달라짐. 치료 종료를 위해서는 48~72시간 발열이 없는 등 임상적으로 안정 상태여야 함

(2) 단기 치료로 불충분한 경우: 초기 항생제가 확인된 병원균에 적절하지 않았거나, 초기 치료에 효과적이지 않았을 경우, 폐외 장기 감염(수막염, 심내막염 등)이 동반된 경우, 균혈증을 동반한 *S. aureus* 폐렴, 공동을 형성했거나 조직 괴사징후가 있는 폐렴 등은 장기간 치료함. *Legionella* 폐렴은 최소 14일 이상 치료함

2) 경구 약제로 전환하는 기준

(1) 혈역학적 안정 및 임상적 호전

① 체온 ≤ 37.8℃
② 심박수 ≤ 100회/분
③ 호흡수 ≤ 24회/분
④ 수축기혈압 ≥ 90 mmHg
⑤ 산소 포화도 ≥ 90% or PaO_2 ≥ 60 mmHg on room air
⑥ 경구 섭취 가능
⑦ 정상 의식상태

표 1-8-5. 초기 경험적 치료 시 항생제 선택(2018 국내 지역사회획득 폐렴의 치료지침 권고안)

외래에서 경험적 항생제	
• β-lactam: amoxicillin, amoxicillin-clavulanate, cefditoren, cefpodoxime (cefuroxime은 *S. pneumoniae* 내성률로 제외) • Respiratory fluoroquinolone(경구) gemifloxacin, levofloxacin, moxifloxacin *β-lactam + macrolide는 비정형 폐렴이 의심되는 경우에 한하여 권고함 *경구 macrolide 는 심혈관계 위험인자가 있어 고령에서 주의하여야 하며 clarithromycin 은 사용을 권장하지 않음 *2019 ATS/IDSA guideline은 macrolide, doxycycline 단독 치료도 권고하고 있으나 *S. pneumoniae*의 높은 내성률을 고려하여 우리나라에서는 받아들여지지 않음	
일반 병동으로 입원하는 경우 경험적 항생제	
일반 병동으로 입원하는 경증 또는 중등도 폐렴	• β-lactam 단독: cefotaxime, ceftriaxone, ampicillin/sulbactam 또는 • Respiratory fluoroquinolone 단독: gemifloxacin, levofloxacin, moxifloxacin *2019 ATS/IDSA guideline은 β-lactam와 macrolide의 병용 투여를 권장하고 있으나 한국 지침은 비정형세균 감염 또는 중증 폐렴 환자에서 제한적으로 권장
중환자실로 입원하는 경우 경험적 항생제	
P. aeruginosa 감염이 의심되지 않는 경우	• β-lactam + azithromycin 또는 • β-lactam + fluoroquinolone cefotaxime, ceftriaxone, ampicillin/sulbactam + gemifloxacin, levofloxacin, moxifloxacin
P. aeruginosa 감염이 의심되는 경우	• Antipneumococcal, antipseudomonal β-lactam (cefepime, piperacillin/tazobactam) + ciprofloxacin 혹은 levofloxacin • Antipneumococcal, antipseudomonal β-lactam + aminoglycoside + azithromycin • Antipneumococcal, antipseudomonal β-lactam + aminoglycoside + antipneumococcal fluoroquinoline (gemifloxacin, levofloxacin, moxifloxacin)
Community acquired MRSA 고려할 경우	• Vancomycin or linezolid

*2019 ATS/IDSA guideline은 일반 병동 입원 환자더라도 이전에 균이 동정된 바 있거나 중환자실 치료가 필요한 경우는 우선적으로 MRSA, *P. aeruginosa*를 cover 하고 균검사 확인 후 deescalation을 고려하도록 하고 있음. 또한 일반병동 입원환자로 다른 위험인자(90일 이내 입원 또는 주사 항생제 투여)가 있을 경우는 균검사에서 확인되면 치료하도록 하고 있음

6. 치료반응 평가 및 치료에 반응하지 않은 폐렴에서 고려해야 할 사항들

1) 치료 반응은 치료 시작 3일째 평가를 해야 하며, 임상적 악화가 의심될 경우에는 그보다 더 빠른 반응 평가가 필요함. 반응이 있는 경우 발열은 약 2일 정도면 호전되고 CRP나 WBC는 치료 후 3~5일 후면 정상화됨. 호흡기 증상은 보통 14일 정도면 폐렴 전의 상태로 호전되고 전반적인 삶의 지표는 최대 6개월 정도 지나야 증상 전의 상태로 회복됨
2) 흉부 X선의 이상 소견은 폐렴의 임상 소견보다 훨씬 더 서서히 호전됨. 대부분의 경우는 첫 치료 후 약 4주 내에 방사선 소견에서 거의 소멸되지만, 고령의 환자에서

는 약 12주까지 추적 검사가 필요함

3) 입원이 필요한 CAP의 6~15%는 초기 치료에 반응하지 않을 수 있음. 초기항생제 치료에도 임상적으로 호전되지 않는 경우 표 1-8-6의 사항들을 고려해야 함

표 1-8-6. 항생제 치료에 반응이 없는 폐렴의 경우 고려해야 할 사항들

기여 원인	고려해야 할 사항들
진단이 틀린 경우 – 감염성 폐렴이 아닌 경우	
울혈성 심부전, 폐색전, 악성 질환, 혈관염, 간질성 폐질환 등	
진단이 적절한 경우	
환자의 문제	국소 부위: 기관지 폐쇄, 이물질 폐렴의 합병증: 농흉, 부폐렴성 흉수, 폐농양
약제의 문제	약제 선택, 용량, 투여방법이 적절하지 않았을 때 약열 등의 부작용 또는 약제 상호작용
미생물의 문제	약제 저항성 세균 흔치 않은 미생물 감염(mycobacterium, nocardia, fungus, virus 등)

출처: Harrison's principal of internal medicine 21th chapter 126

III. 기계환기 관련 폐렴, 병원획득 폐렴

1. 개요

항생제에 대한 내성 여부가 VAP/HAP 치료에 중요하기 때문에 표 1-8-7과 같이 VAP과 HAP에 있어 다제내성균(MDR pathogen including MRSA, MDR Pseudomonas)에 대한 위험인자를 제시함

표 1-8-7. 다제내성균에 대한 위험인자

MDR VAP에 대한 위험인자	– 90일 내 주사용 항생제 사용력 – 패혈증 쇼크에 동반된 VAP – ARDS가 선행하는 VAP – VAP 생기기 전 5일 이상의 입원력 – VAP 시작 전 급성 신장 대체 치료(acute renal replacement therapy)
MDR HAP에 대한 위험인자	– 90일 내 정맥 주사용 항생제 사용력
MRSA VAP/HAP에 대한 위험인자	– 90일 내 정맥 주사용 항생제 사용력
MDR Pseudomonas VAP/HAP에 대한 위험인자	– 90일 내 정맥 주사용 항생제 사용력

출처: Clin Infect Dis. 2016; 63(5): e61-e111

2. HAP/VAP에 대한 경험적 항생제 치료

1) HAP/VAP에 대한 지역 역학 및 다제내성균에 대한 위험인자와 중증도를 고려하여 경험적 항생제를 선택함(표 1-8-8, 1-8-9)

2) 경험적 항생제는 *S. aureus* (MRSA, MSSA)와 *P. aeruginosa* 및 그람음성균을 target으로 하여 사용하되 임상적으로 해당 내성균의 감염 가능성이 얼마나 될지 고려하여 결정

3. HAP/VAP 원인균이 확인되었을 경우 항생제 치료

1) 원인균이 확인되면 해당 원인균의 약제 감수성 결과에 따라 항생제 조정

표 1-8-8. MRSA와 Anti-pseudomonal/Gram-negative coverage가 필요한 VAP에서 경험적 항생제 선택

A. Gram-Positive Antibiotics With MRSA Activity	B. Gram-Negative Antibiotics With Antipseudomonal Activity: β-Lactam-Based Agents	C. Gram-Negative Antibiotics With Antipseudomonal Activity: Non-β-Lactam-Based Agents
Glycopeptides Vancomycin 15 mg/kg IV q8-12h(consider a loading dose of 25~30 mg/kg × 1 for severe illness)	Antipseudomonal penicillins Piperacillin-tazobactam 4.5 g IV q6h	Fluoroquinolones Ciprofloxacin 400 mg IV q8h Levofloxacin 750 mg IV q24h
OR	OR	OR
Oxazolidinones Linezolid 600 mg IV q12h	Cephalosporins Cefepime 2 g IV q8h Ceftazidime 2 g IV q8h	Aminoglycosides Amikacin 15~20 mg/kg IV q24h Gentamicin 5~7 mg/kg IV q24h Tobramycin 5~7 mg/kg IV q24h
	OR	OR
	Carbapenems Imipenem 500 mg IV q6h Meropenem 1 g IV q8h	Polymyxins Colistin 5 mg/kg IV × 1 (loading dose) followed by 2.5 mg × (1.5 × CrCl + 30) IV q12h (maintenance dose) Polymyxin B 2.5~3.0 mg/kg/d divided in 2 daily IV doses
	OR	
	Monobactams Aztreonam 2 g IV q8h	

출처: Clin Infect Dis. 2016; 63(5): e61-e111

표 1-8-9. HAP 환자(non-VAP)에서 초기 경험적 항생제 선택

Not at High Risk of Mortality and no Factors Increasing the Likelihood of MRSA	Not at High Risk of Mortality but With Factors Increasing the Likelihood of MRSA	High Risk of Mortality or Receipt of Intravenous Antibiotics During the Prior 90 d
One of the following:	One of the following:	Two of the following, avoid 2 β-lactams
Piperacillin-tazobactam 4.5 g IV q6h	Piperacillin-tazobactam 4.5 g IV q6h	Piperacillin-tazobactam 4.5 g IV q6h
OR	OR	OR
Cefepime 2 g IV q8h	Cefepime or ceftazidime 2 g IV q8h	Cefepime or ceftazidime 2 g IV q8h
OR	OR	OR
Levofloxacin 750 mg IV q24h	Levofloxacin 750 mg IV q24h Ciprofloxacin 400 mg IV q8h	Levofloxacin 750 mg IV q24h Ciprofloxacin 400 mg IV q8h
OR	OR	OR
Imipenem 500 mg IV q6h Meropenem 1 g IV q8h	Imipenem 500 mg IV q6h Meropenem 1 g IV q8h	Imipenem 500 mg IV q6h Meropenem 1 g IV q8h
	OR	OR
	Aztreonam 2 g IV q8h	Amikacin 15~20 mg/kg IV q24h Gentamicin 5~7 mg/kg IV q24h Tobramycin 5~7 mg/kg IV q24h
		OR
		Aztreonam 2 g IV q8h
	Plus	Plus
	Vancomycin 15 mg/kg IV q8 – 12h with goal to target 15~20 mg/mL trough level (consider a loading dose of 25~30 mg/kg × 1 for severe illness)	Vancomycin 15 mg/kg IV q8 – 12h with goal to target 15~20 mg/mL trough level (consider a loading dose of 25~30 mg/kg IV × 1 for severe illness)
	OR	OR
	Linezolid 600 mg IV q12h	Linezolid 600 mg IV q12h

출처: Clin Infect Dis. 2016; 63(5): e61-e111

••• 참고문헌 •••

1. Harrison's Principles of Internal Medicine, Chapter 126. 21e. McGraw Hill, 2022
2. 성인지역사회획득 폐렴의 치료지침 권고안. 대한감염학회 2018
3. Metlay JP, Waterer GW, Long AC, et al. Diagnosis and Treatment of Adults with Community-acquired Pneumonia. An Official Clinical Practice Guideline of the American Thoracic Society and Infectious Diseases Society of America. Am J Respir Crit Care Med 2019;200:e45-e67
4 Kalil AC, Metersky ML, Klompas M, et al. Management of Adults With Hospital-acquired and Ventilator-associated Pneumonia: 2016 Clinical Practice Guidelines by the Infectious Diseases Society of America and the American Thoracic Society. Clin Infect Dis. 2016;63(5):e61-e111

CHAPTER 09

결핵 및 비결핵항산균 폐질환
Tuberculosis and Non-tuberculous mycobacterial lung disease

곽낙원

I. 결핵

1. 결핵의 진단

1) 증상

(1) 호흡기 증상: 2~3주 이상 지속되는 기침(가장 흔함), 흉막 삼출, 호흡곤란, 흉막성 흉통

(2) 전신 증상: 발열, 전신무력감, 식욕부진, 체중감소, 야간발한

2) 흉부 방사선 소견

(1) 주로 상엽 첨분절 또는 후분절, 하엽 상분절에 경계가 불명확한 음영증가, 위성결절 및 공동성 병변

(2) 당뇨 및 면역억제 상태의 환자는 비전형적인 방사선 소견을 보이는 경우가 흔함

(3) 활동성 결핵을 시사하는 소견: 공동, 소엽중심성 소결절(tree-in-bud), 흉수, 농흉, 기관지흉막루(bronchopleural fistula)

3) 세균학적 진단

(1) 객담 검체

① 가능한 3번(진료일 즉시, 다음 날과 그 다음 날 아침 객담 2회), 침을 뱉지 않도록 주의

② 유도객담: 객담 채취 어려울 경우, 3~15%의 고장성 생리식염수를 분무기 통해 흡입 후 객담을 채취할 수 있음.

(2) 항산균 도말 검사

① 객담 1 ml 당 5,000~10,000 이상의 결핵균이 있어야 관찰 가능하므로 민감도가 낮음(25~80%)

② 위양성이 가능함: 비결핵항산균, Nocardia, Actinomyces, Legionella 등

(3) 결핵균 배양 검사

① 고체배지(Ogawa media 등)는 3~8주 소요

② 액체배지(MGIT 등)는 2주 정도 소요(민감도가 높지만, 오염의 가능성이 고체배지보다 높음)

4) 분자 생물학적 진단(PCR)

(1) 결핵이 의심되는 모든 경우에 시행할 것을 권고

(2) 항산균 염색(도말) 양성인 검체에서 결핵균인지 혹은 NTM인지를 구분할 수 있음

(3) Xpert® MTB/RIF assay가 가장 많이 사용되며 결핵 여부 및 리팜핀 내성 여부도 동시에 확인할 수 있다는 장점이 있음

5) 기관지 내시경

⑴ 폐결핵이 강력히 의심되지만 환자가 가래를 뱉지 못하는 경우

⑵ 폐결핵이 강력히 의심되지만 항산균 염색이나 PCR에서 반복적으로 음성인 경우

⑶ 기관, 기관지 결핵이 의심되는 경우

6) 인터페론감마 분비검사(Interferon-gamma release assay, IGRA)

⑴ 피부반응검사보다 특이도가 높고 BCG 접종의 영향을 덜 받음(위양성 낮음) → 결핵균 감염 여부를 확인하는 것이므로 활동성 결핵, 과거 결핵 및 잠복결핵 환자에서 모두 양성일 수 있음.

⑵ Quantiferon-TB GOLD In-Tube® assay가 주로 사용되며 ELISA 방법으로 interferon-gamma의 농도를 측정함(0.35 IU/mL 이상이면 양성으로 판정)

7) 조직학적 진단

⑴ 폐종괴로 발현한 경우나 폐외 결핵의 경우에 시행

⑵ 건락성 괴사(caseous necrosis) 소견을 통해 추정하며, 조직에서 결핵균이 배양되거나 TB-PCR 양성이면 결핵으로 확진 가능

⑶ 조직 배양을 의뢰할 경우, 검체는 접수 전까지 멸균식염수에 냉장 보관하여야 함.

⑷ 조직에서 DNA를 추출해 PCR을 시행하는 것이 결핵의 확진에 도움이 됨.

※ 건락성 괴사를 동반한 육아종: 비결핵 항산균, Cryptococccus, Histoplasmosis에서도 관찰

8) 약제 감수성 검사

⑴ 우리나라 다제내성 결핵 환자 비율은 약 3%로, 균주가 배양되었을 때 반드시 신속내성검사 및 약제 감수성 검사를 의뢰해야 함

⑵ Xpert MTB/RIF 검사에서 리팜핀 내성이 확인될 경우, 재치료 환자의 내성 양성 예측률은 90% 이상이지만 초치료 환자의 경우에는 양성 예측률이 70% 이하로 감소하므로, 리팜핀 내성의 가능성이 낮다면 재검을 시행하거나 다른 감수성 검사를 시행할 수 있음

9) 폐결핵의 진단 과정

⑴ 도말 양성이면서 결핵균 핵상증폭검사 양성인 경우: 폐결핵으로 진단하고 이에 대한 치료 시작

⑵ 도말 양성이면서 결핵균 핵상증폭검사 음성인 경우: 비결핵항산균에 의한 폐결핵으로 잠정 진단. 추후 배양결과 확인

⑶ 도말 음성이면서 결핵균 핵상증폭검사 양성인 경우: 폐결핵으로 진단하고 이에 대한 치료 시작

⑷ 도말 음성이면서 결핵균 핵상증폭검사 음성인 경우: 증상 및 영상 소견이 폐결핵이 의심되나, 항결핵 효과가 없는 광범위 항생제 치료에 반응이 없다면 진료의사의 판단에 따라 도말 음성 폐결핵으로 진단 및 치료 가능

2. 결핵의 치료

1) 원칙

(1) 다제 병합 요법: 내성 획득 방지
(2) 장기간 치료: 규칙적으로 충분한 용량과 기간 동안(6개월 이상)
(3) 치료 시작 전 검사: 간기능검사, 혈청 크레아티닌, CBC, 임신 여부, 시력(에탐부톨 투여 시), 청력(아미노글리코시드 투여 시)

2) 표준 처방

(1) 표준 6개월 치료: 집중 치료기 2개월 이소니아지드(isoniazid, INH), 리팜핀(rifampin, RIF), 에탐부톨(ethambutol, EMB), 피라지나마이드(pyrazinamide, PZA) → 유지 치료기 4개월 INH, RIF, EMB (EMB는 제외 가능)
(2) 9개월 INH, RIF, EMB (PZA를 사용할 수 없거나 빠진 경우)
(3) INH, RIF 모두에서 모든 약제에 감수성이 확인되면 유지 치료기에서 EMB은 중단할 수 있음
(4) INH에 의한 말초신경병증 예방을 위해 피리독신(Vit B6) 10~50 mg/day를 같이 처방 가능함

3) 추적 검사

(1) 치료 시작 후 도말 및 배양 검사가 2회 연속 음성이 나올 때까지 매달 객담 및 도말 배양검사 시행
(2) 치료 종결 시점에 마지막 객담 검사를 시행
(3) 치료 종결 후 시행한 객담 배양이 음성이며, 그 전에 한 번 이상 배양 음성이면 완치로 판정
(4) 치료 4개월 후 또는 그 이후 배양 양성인 경우에는 치료 실패로 판정

3. 결핵 치료 중 부작용 발생 시 대처방법

1) 위장장애: 가장 흔한 부작용. 간독성과 관련이 없다면, 식후 30분 복용, 취침 전복용, 혹은 아침/저녁 분복, 위장관계 약제를 같이 복용하는 방법을 고려

2) 간독성

(1) INH, RIF, PZA가 흔한 유발 약제
(2) 약제 중단하는 경우
① AST/ALT가 정상의 5배(약 > 150~200 IU/L)
② 간염 증상(황달) + 정상의 3배(AST/ALT > 120 IU/L)
③ 만성 간염 환자의 경우 평소 수치의 3~5배

표 1-9-1. 항결핵 약제 용량 및 부작용

항결핵제	용량(최대용량)	투여 방법	부작용
이소니아지드(H)	5 mg/kg	하루 한 번, 공복 시 300 mg	간독성, 말초신경병증, 피부과민반응
리팜핀(R)	10 mg/kg (600 mg)	하루 한 번, 공복 시 450 mg(< 50 kg) 600 mg (≥ 50 kg)	간독성, 독감양증후군(flu-like syndrome), 피부과민반응, 혈소판 감소증
에탐부톨(E)	15~20 mg/kg (1,600 mg)	하루 한 번, 공복 시 또는 식후	시신경병증(시력저하 및 색각의 변화)
피라지나마이드(Z)	20~30 mg/kg (2,000 mg)	하루 한 번, 공복 시 또는 식후 1,000 mg (< 50 kg) 1,500 mg (50~70 kg) 2,000 mg (> 70 kg)	간독성, 관절통, 위장장애
카나마이신	50세 미만: 15 mg/kg (1,000 mg) 50세 이상: 10 mg/kg (750 mg)	근육주사 또는 정맥주사	이독성, 신독성 입주위 저린 증상
아미카신			
스트렙토마이신			
카프레오마이신			
레보플록사신	750~1,000 mg	하루 한 번, 공복 시 또는 식후	위장장애, 두통, 어지러움, 관절통
목시플록사신	400 mg		

출처: 결핵 진료지침 개정 위원회 2017년 결핵 진료지침

(3) 재투여 방법: ALT 수치가 정상 상한치 2배 이하로 감소하면 한 가지씩 재투여

① 재투여 시도: RIF (150 mg) → RIF (450/600 mg) → INH (100 mg) → INH (300 mg) 순으로, RIF과 INH가 성공적으로 재투여되면, PZA를 간독성의 원인으로 간주하고 재투여하지 않음

3) 피부 부작용

(1) RIF 복용 시 자반 혹은 점상출혈을 동반한 발진은 혈소판 감소증을 시사함(CBC 확인)

(2) 발열, 점막 침범 증상이 동반: 스티븐스-존슨 증후군 가능성이 있어 모든 약제를 중단

4) 관절통: PZA에 의한 관절통은 소염제를 투여하며 지켜볼 수 있으나, 통풍 발생 시에는 즉시 중단

4. 약제내성 결핵

1) 이소니아지드 내성 결핵: 이소니아지드 단독 내성이 확인된 시점부터, RIF, EMB, PZA 그리고 레보플록사신으로 6개월간 치료함 UPDATE

2) 다제내성 결핵 및 광범위내성 결핵

(1) 정의

① 다제내성 결핵(Multidrug-resistant tuberculosis, MDR-TB): INH와 RIF 동시에 내성이 있는 경우

② 전광범위 약제내성 결핵(Pre-extensively drug-resistant tuberculosis, pre-XDR-TB): 다제내성 결핵에 더하여 퀴놀론계 약제에 내성이 있는 경우 UPDATE

③ 광범위내성 결핵(Extensively drug-resistant tuberculosis, XDR-TB): 전광범위 약제내성 결핵에 해당되면서 베다퀼린 혹은 리네졸리드 중 최소 한 가지 약제에 내성이 있는 경우 UPDATE

(2) 치료 원칙

① 환자의 병력 및 약 복용력을 면밀히 검토하여 약제를 선택할 것

② 효과가 없는 약제의 조합에 새로운 약제를 한 가지만 추가해서는 안 됨

③ 신속내성 검사에서 리팜핀 내성이 확인되면, 약제감수성 결과 보고 전까지 다제내성결핵에 준하여 치료

④ 퀴놀론계 약제 중 레보플록사진/목시플록사진, 베다퀼린, 리네졸리드, 델라마니드, 클로파지민 등의 약제가 효과적이라고 알려져 있으며, 다양한 약제의 조합으로 장기간(20개월 이상) 치료가 필요하므로 전문가에게 의뢰할 것

⑤ 2022년 개정된 WHO 지침을 따라 치료할 경우, 베다퀼린, 프레토마니드 및 델라마니드를 치료 시작부터 사용할 수 있는데 이 경우 질병관리청의 전문가 사전 심사 제도를 활용할 것 UPDATE

5. 폐외결핵

1) 결핵성 흉막염

(1) 흉수 도말 양성률은 10% 이하, 배양 검사 양성률은 30% 미만

(2) 도말 및 배양 음성이더라도 림프구가 우세한 삼출액의 ADA (Adenosine deaminase) 가 70 IU/L 이상일 경우, 결핵성 흉막염의 가능성이 매우 크며, 반대로 40 IU/L 이하일 경우 가능성은 떨어짐

(3) 치료는 일반적인 폐결핵과 동일함

(4) 객담 도말 및 배양검사를 반드시 실시할 것(폐실질 병소가 발견되지 않더라도 객담에서 배양 양성일 수 있음)

2) 폐외 결핵에서의 스테로이드 사용

(1) 기관지 결핵: 주기관지를 침범하여 협착이 발생하였거나, 협착 가능성이 높을 경우 투여 가능

(2) 결핵성 수막염: 모든 결핵성 수막염에서 스테로이드 사용을 권고

(3) 결핵성 심낭염: 다량의 심낭액이 있거나 협착성 심낭염의 조기 징후가 있는 경우 선택적 사용 가능

6. 잠복결핵(Latent tuberculosis infection)

1) 잠복결핵의 진단

(1) 전염성 결핵환자의 접촉자, 결핵 발병위험이 높은 군, 의료인을 대상으로 검사를 시행함

① 활동성 결핵의 진단: 흉부 X선 사진과 객담이 있을 경우 객담 항산균 도말 및 결핵균 배양검사를 시행하여 활동성 결핵 여부 확인

② 잠복결핵의 진단 방법: 투베르쿨린 검사(Tuberculin skin test) 혹은 인터페론 감마 분비검사(Interferon-gamma releasing assay IGRA)를 각각 혹은 병합하여이용 가능함

③ 정상면역 성인에서 잠복결핵 감염의 진단(결핵 진료지침 개정 위원회 2020년 결핵 진료지침)(그림 1-9-1)

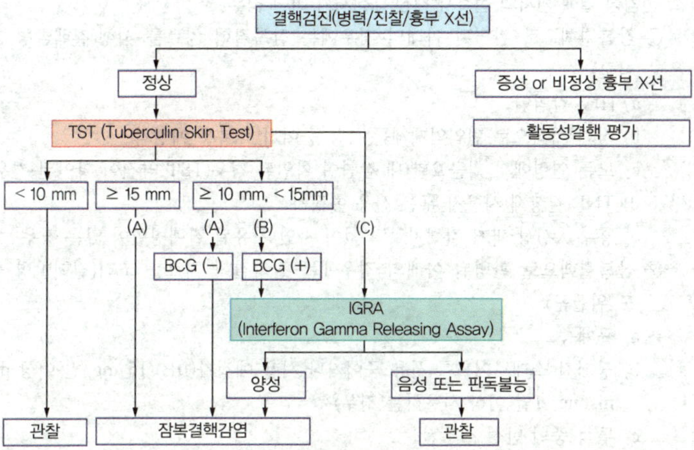

그림 1-9-1. 정상 면역 성인에서 잠복결핵의 진단

TST 단독(A), TST/IGRA 2단계 검사(B), IGRA 단독 검사(C) 중 상황에 따라 적절한 방법을 선택할 수 있다. 출처: 결핵 진료지침 개정 위원회 2020년 결핵 진료 지침

2) 잠복결핵의 치료 적응증

(1) 전염성 결핵 환자의 접촉자 검진 대상자인 경우

① 잠복결핵검사 결과와 무관하게(접촉상황을 고려하여) 치료를 시행

a. HIV 감염인

② 첫 TST가 음성이어도 잠정적으로 잠복결핵 치료를 시행, 접촉 종료 8주 후에 TST를 반복하여 잠복결핵 치료 지속 여부를 결정

a. 장기 이식으로 면역억제제를 복용 중이거나 복용 예정자

b. TNF 길항제 사용자 혹은 사용 예정자

③ 잠복결핵으로 판명되면 치료를 시행

a. 65세 이하

b. 학교, 군대, 요양시설, 교정 시설 등 집단생활 시설에서 전염성 결핵 발병이 확인된 경우

c. 장기간 스테로이드를 사용 중이거나 사용 예정자(15 mg/일 이상 prednisone, 1달 이상 사용하는 경우)

d. 투석 중인 만성 신부전

e. 당뇨병

f. 두경부암 및 혈액암

g. 위절제술 혹은 공회장우회술(jejunoileal bypass) 시행 혹은 시행 예정자

h. 규폐증

⑵ 전염성 결핵 환자의 접촉자 검진 대상자가 아닌 경우

① 잠복결핵으로 판명된 아래의 경우에는 잠복결핵 치료를 시행(결핵발병 고위험군)

a. HIV 감염인

b. 장기 이식으로 면역억제제를 복용 중이거나 복용 예정자

c. 모든 연령에서 최근 2년 내 감염이 확인된 경우(TST 양전이 확인된 경우)

d. TNF 길항제 사용자 혹은 사용 예정자

e. 흉부 X선상 과거 결핵치료력 없이 자연 치유된 결핵병변이 있는 경우

② 잠복결핵으로 판명된 아래의 경우에는 잠복결핵 치료를 고려(결핵발병 중등도 위험군)

a. 규폐증

b. 장기간 스테로이드를 사용 중이거나 사용 예정자(IIB)(15 mg/일 이상 prednisone, 1달 이상 사용하는 경우)

c. 투석 중인 만성 신부전

d. 당뇨병

e. 두경부암 및 혈액암

f. 위절제술 혹은 공회장우회술(jejunoileal bypass) 시행 혹은 시행 예정자

3) 잠복결핵의 치료

⑴ 이소니아지드(5 mg/kg, 최대 300 mg 하루 한 번), 총 9개월(9H)

⑵ 리팜핀(450 mg 혹은 600 mg 하루 한 번), 총 4개월(4R)

⑶ 이소니아지드/리팜핀 3개월 혹은 12회(주 1회) 이소니아지드/리파펜틴

7. 결핵 감염관리

1) 전염성 결핵이 의심되면, 확진 전이라도 격리 조치를 할 것

2) 환자는 격리실 밖으로 나갈 시 수술용 마스크를 착용하며, 환자 이외의 모든 사람은 N95 마스크 착용
3) 격리 해제 후 일반 병실로 전실하기 위한 조건
   (1) 도말 음성 환자: 최소 1주간의 결핵 치료 및 임상적 호전의 확인
   (2) 도말 양성 환자: 최소 2주간의 결핵 치료, 임상적 호전 및 객담 도말 검사에서 연속 3회 음성
   (3) 리팜핀 내성, 다제내성 결핵: 최소 2주간의 결핵치료, 1주 간격 객담 도말검사에서 연속 3회 음성

II. 비결핵항산균 폐질환

1. 정의 및 역학

1) 결핵균(*M. tuberculosis complex*), 나병균(*M. leprae*)을 제외한 항산균을 이름
2) 토양 하천 등에 널리 분포하며 사람 사이에 전파는 일반적으로 일어나지 않음
3) 우리나라에서 흔히 동정되는 종: *M. avium-intracellulare*, *M. abscessus*
4) 비결핵항산균에 의한 질환: 폐질환, 림프절염, 피부/연조직/골감염증, 파종성질환

2. 진단

1) 집락 형성균(colonizer) 혹은 병원균인지 판단해야 함
2) 2020년에 미국흉부학회/유럽호흡기학회/유럽임상미생물학및감염질환학회/미국감염학회 지침에 근거해 비결핵항산균 폐질환(NTM lung disease)으로 판단(표 1-9-2)

3. 치료

1) 비결핵항산균 폐질환의 진단 기준을 만족시키더라도 반드시 즉시 치료를 시작하는 것은 아님
2) 비결핵항산균이 분리되면 이를 바로 동정하여(NTM ID) 어떤 종류의 비결핵항산균인지를 확인하여야 함(균종에 따라 질환을 일으키는 발병력이 다르기 때문임)
3) 일반적인 항결핵약제에는 반응하지 않으며 아지스로마이신(azithromycin), 클라리스로마이신(clarithromycin) 등의 새로운 마크로라이드(macrolide) 제제에 반응함

4) 감수성 검사

(1) 결핵 약제에 대한 약제 감수성 결과를 비결핵항산균에 그대로 적용할 수 없음
(2) 그럼에도 *M. avium complex*와 *M. abscessus* 의 경우에는 클라리스로마이신, *M. kansasii* 의 경우에는 리팜핀에 대한 감수성 검사를 확인해야 함

5) 비결핵 항산균 폐질환의 치료

(1) *M. avium-intracelluare* 폐질환의 치료

① 마크로라이드를 중심으로 한 3가지 이상의 약제(에탐부톨, 리팜핀)를 사용하여 치료하며, 병변이 광범위하거나 공동이 동반된 경우 아미카신/스트렙토마이신 주사를 같이 투여할 수 있음

② 마크로라이드 단독 치료는 내성을 유발할 수 있으므로 피해야 함

③ 일반적으로 객담 배양음전이 이루어진 후 최소한 12개월 동안 더 치료함

(2) *M. abscessus* 폐질환의 치료

① 경구 제제만으로 치료 반응이 좋지 않아서, 초기에 마크로라이드, 클로파지민, 리네졸리드 등의 경구 약제 외에도 이미페넴, 세폭시틴, 아미카신, 티제사이클린 등의 약제를 병합하여 치료해야 함

② 치료 성적은 좋지 않으며 치료 기간 역시 정립되어 있지 않음

표 1-9-2. 비결핵 항산균 폐질환의 진단지침(ATS guideline)

임상적	호흡기 증상(예 기침)이 있으며 결핵 등의 다른 질환이 배제된 경우
방사선학적	Chest X-ray: 결절 혹은 공동 또는 HRCT: 다발성 기관지 확장증과 다발성 소결절
미생물학적	1. 두 개 이상의 객담에서 비결핵 항산균이 배양된 경우 또는 2. 기관지 세척액(washing) 또는 기관지 폐포세척액(BAL)에서 비결핵 항산균이 한 번 이상 배양된 경우 또는 3. 경기관지조직생검(TBLB) 혹은 기타 폐조직에서 AFB 도말양성이거나 육아종성 염증 소견 그리고 조직에서 비결핵 항산균이 배양된 경우(또는 객담이나 기관지 세척액에서 한 번 이상 비결핵 항산균이 배양된 경우)

출처: Clin Infect Dis 2020; 71(4):e1-e36

••• 참고문헌 •••

1. 2020 결핵진료지침 (4판), 결핵 진료지침 개정 위원회
2. Daley CL, Laccarino JM, Lange C, et al. Treatment of Nontuberculous Mycobacterial Pulmonary Disease: An Official ATS/ERS/ESCMID/IDSA Clinical Practice Guideline. Clin Infect Dis. 2020;71(4):905-13
3. WHO consolidated guidelines on tuberculosis, Module 4: Treatment- Drug-Resistant Tuberculosis Treatment, 2020 (https://www.who.int/publications/i/item/9789240007048)

CHAPTER 10

폐색전증
Pulmonary embolism, PE

김형준

I. 정의와 위험인자

1. 정의

체내 또는 체외 물질이 폐동맥 내로 유입되어 호흡곤란, 흉통, 저산소증 등 소견을 보이는 질환

2. 위험인자(표 1-10-1)

표 1-10-1. 정맥혈전색전증의 위험인자

Strong risk factors (odds ratio > 10)	Moderate risk factors (odds ratio 2~9)	Weak risk factors (odds ratio < 2)
Fracture of lower limb Hospitalization for heart failure or atrial fibrillation/flutter (within previous 3 months) Hip or knee replacement Major trauma Myocardial infarction (within previous 3 months) Previous VTE Spinal cord injury	Arthroscopic knee surgery Autoimmune diseases Blood transfusion Central venous lines Intravenous catheters and leads Chemotherapy Congestive heart failure or respiratory failure Erythropoiesis-stimulating agents Hormone replacement therapy (depends on formulation) In vitro fertilization Oral contraceptive therapy Post-partum period Infection (specifically pneumonia, urinary tract infection, and HIV) Inflammatory bowel disease Cancer (highest risk in metastatic disease) Paralytic stroke Superficial vein thrombosis Thrombophilia	Bed rest >3 days Diabetes mellitus Arterial hypertension Immobility due to sitting (e.g. prolonged car or air travel) Increasing age Laparoscopic surgery (e.g. cholecystectomy) Obesity Pregnancy Varicose veins

출처: Circulation 2012;125:2092-2099; Circulation 2003;107:I9-I16; Eur Heart J 2020; 41: 543-603

II. 임상양상

1. 증상이 비특이적이므로 증상만으로 폐색전증을 진단하기는 어려움. 다른 이유로 설명되지 않는 호흡곤란, 흉통, 기침, 객혈, 심계 항진, 불안, 두통이 있을 경우 의심해야 함
2. 흔한 징후: 빈호흡, 빈맥, 미열, 천명음, 수포음, 경부 정맥 확장
3. 동반된 DVT에 의한 증상, 징후: 하지 부종, pitting edema

III. 진단 알고리즘

1. 한가지의 임상 소견으로 폐색전증을 진단하기는 거의 불가능함. 위험인자가 있는 환자에게서 증상 있을 때 여러 인자를 참고하여 임상적으로 의심하는 것이 중요함
2. 폐색전증의 임상적 가능성을 계산하기 위하여 아래와 같은 점수 체계를 활용함
3. 계산된 임상적 가능성에 따라 아래의 알고리즘을 활용하여 진단을 진행함

표 1-10-2. Revised Geneva clinical prediction rule

Items	Clinical decision rule points	
	Original version	Simplified version
Previous PE or DVT	3	1
Heart rate		
75-94 bpm	3	1
≥95 bpm	5	2
Surgery or fracture within the past month	2	1
Hemoptysis	2	1
Active cancer	2	1
Unilateral lower-limb pain	3	1
Pain on lower-limb deep venous palpation and unilateral edema	4	1
Age > 65 years	1	1
Clinical probability		
Three-level score		
Low	0-3	0-1
Intermediate	4-10	2-4
High	≥11	>5
Two-level score		
PE-unlikely	0-5	0-2
PE-likely	≥6	≥3

출처: Ann Intern Med 2006;144:165-171; Arch Intern Med 2008;168:2131-2136

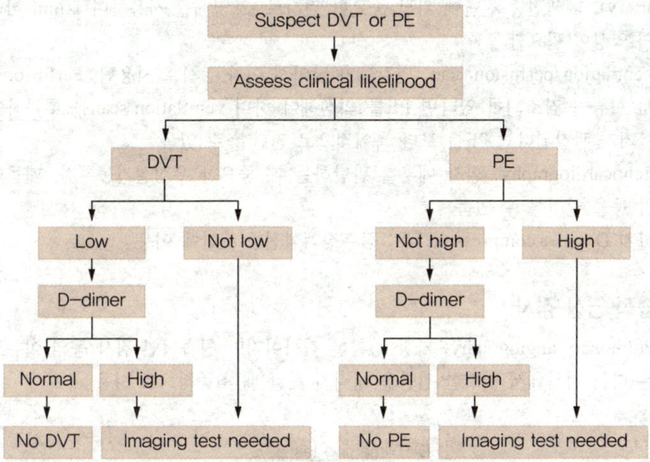

그림 1-10-1. 심부정맥혈전증 및 폐색전증의 영상 검사 시행 알고리즘
출처: Harrison's Principles of Internal Medicine, 21th edition

IV. 진단을 위한 검사

1. 혈액 및 심전도 검사

1) ABGA: $PaCO_2$ 감소, PaO_2 감소, respiratory alkalosis, P(A-a) DO_2 상승

2) D-dimer

(1) 기준치로 500 ng/mL 초과일 경우 PE 및 DVT에 대한 민감도(sensitivity)는 각각 > 95%, > 80%임.

(2) 고령 환자에서는 D-dimer가 상승할 수 있으므로 age-adjusted D-dimer 기준치를 활용하도록 권고함: 나이 x 10 ng/mL (예 70세 환자의 upper limit은 700 ng/mL).

(3) 특이도(specificity)가 낮아 위양성 주의(위양성의 예 심근경색, 폐렴, 패혈증, 암, 수술 후, 임신)

3) ECG: sinus tachycardia, non-specific ST-T change, 심한 경우 S1Q3T3 (S wave in lead I, Q wave in lead III, T wave inversion in lead III)

2. 비침습적 영상 및 기능 검사

1) Chest x-ray: 정상인 경우가 많음

2) CT pulmonary angiography (CT chest PTE + DVT or CT angio + 3D pulmonary

artery): 폐색전증 진단에 가장 중요한 검사로, 조영제를 사용하며 1 mm 이하 간격의 영상이 필요함

3) Ventilation/perfusion scan: 민감도가 낮아서 이차 검사로 사용됨. Perfusion scan에서 혈류가 감소되어 있다면 PE를 의심해야 하며 ventilation scan을 추가하여 정상 환기가 관찰된다면 PE를 보다 특이적으로 진단할 수 있음
4) Echocardiography: 환자 예후를 판단하는 데 중요한 우심실기능부전, 폐동맥 고혈압 등을 알아볼 수 있음
5) 하지 Doppler compression US: 심부정맥혈전증 진단에 이용

3. 침습적 영상 검사

1) Pulmonary angiography: 가장 정확한 검사이지만 침습적인 검사 등의 이유로 현재는 다른 검사에서 정확한 진단을 내리지 못할 때 최종적으로 사용

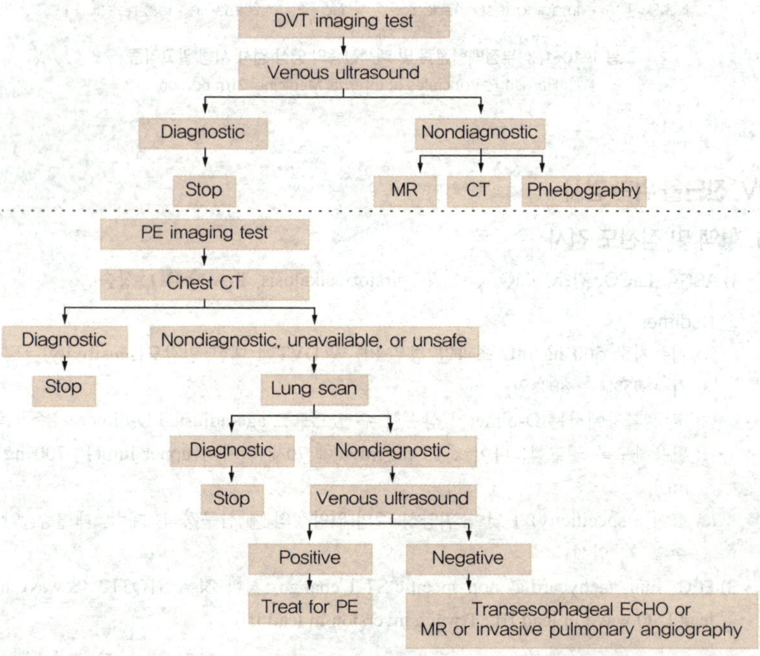

그림 1-10-2. 심부정맥혈전증 및 폐색전증 진단을 위한 영상 검사 알고리즘
출처: Harrison's Principles of Internal Medicine, 21th edition

V. 폐색전증의 급성기 치료

1. 혈역학적 불안정성 확인 (아래 중 하나에 해당한다면 불안정함)

1) 심정지

2) 폐쇄성 쇽

(1) 수축기 혈압 <90 mmHg 또는 혈압≥90 mmHg에 도달하기 위하여 승압제가 필요 그리고

(2) 말단 장기 손상 (의식 저하; 차고 축축한 피부; 소변량 감소; 혈액 검사상 lactic acid 증가)

3) 지속적 저혈압

(1) 수축기 혈압 <90 mmHg가 15분 이상 지속

또는

(2) 수축기 혈압 감소 ≥40 mmHg가 15분 이상 지속

2. 초기 위험도에 따른 치료 계획

1) 혈역학적 불안정성을 보인다면 혈전 용해술, 수술과 같은 적극적인 치료가 필요

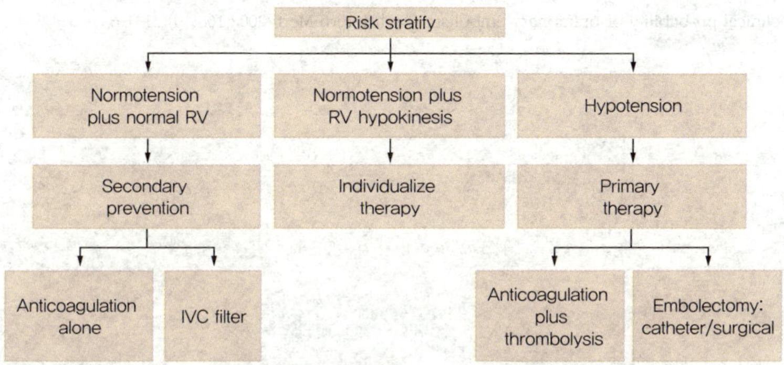

그림 1-10-3. 폐색전증의 급성기 치료 선택

출처: Harrison's Principles of Internal Medicine, 21th edition

3. 이외 대증 치료

1) 산소 공급

2) 수액 공급

(1) 저혈량증이 의심될 경우 Normal saline이나 Ringer's lactate solution 500 ml를 15~30분에 걸쳐 공급함

(2) 과도한 수액 공급은 우심실 과팽창으로 인한 우심실 허혈을 악화시킬 수 있어 주의가 필요함

3) 승압제: Norepinephrine과 dobutamine을 활용

4. 항응고제 치료: Part 4. 혈액종양 Chapter 10. 항응고제 치료 참고

••• 참고문헌 •••

1. Harrison's Principles of Internal Medicine, Chapter 279. 21e. McGraw Hill, 2022
2. Konstantinides SV, Meyer G, Becattini C, et al. 2019 ESC Guidelines for the diagnosis and management of acute pulmonary embolism developed in collaboration with the European Respiratory Society (ERS). Eur Heart J. 2020;41(4):543-603.
3. Rogers MA, Levine DA, Blumberg N, et al. Triggers of hospitalization for venous thromboembolism. Circulation. 2012;125(17):2092-9.
4. Anderson FA Jr, Spencer FA. Risk factors for venous thromboembolism. Circulation. 2003;107(23 Suppl 1):I9-16.
5. Le Gal G, Righini M, Roy PM, et al. Prediction of pulmonary embolism in the emergency department: the revised Geneva score. Ann Intern Med. 2006;144(3):165-71.
6. Klok FA, Mos IC, Nijkeuter M, et al. Simplification of the revised Geneva score for assessing clinical probability of pulmonary embolism. Arch Intern Med. 2008;168(19):2131-6.

CHAPTER 11

산소요법과 비침습적 기계환기
Oxygen therapy and Noninvasive ventilation

황현택

I. 동맥혈 가스검사(ABGA)

저산소증 외에도 환자의 환기 상태, 가스 교환, 산 염기 상태 및 이의 원인 파악, 치료 효과 판정 등에 중요

1. P(A-a)DO_2(폐포-동맥혈 간 산소 분압 차이) Chapter 01, 그림 1-1-2 참고

1) 저환기에 의한 저산소증을 배제하고 환기-관류 불균형과 단락의 정도를 파악
2) 대기압에서 P(A-a)DO_2 = 150−$PaCO_2$/0.8−PaO_2
3) 정상적으로는 20 mmHg을 넘지 않음

II. 저산소증의 임상상

1. 호흡기계: 빈호흡, 청색증
2. 순환기계: 심박출량 증가, 빈맥, 부정맥, 저혈압, 흉통, 혈관확장, 발한, 쇼크
3. 중추신경계: 두통, 판단력 저하, 이상행동, 착란, 섬망, 간질, 의식저하, 혼수
4. 신경근육계: 위약, 진전
5. 대사: 염분 및 수분 저류, 젖산산증

III. 산소요법의 적응증

1. 급성의 저산소증이 있는 경우: 원인에 관계없이 적응됨

1) 치료 반응 평가: PaO_2 혹은 SaO_2가 매우 유용
2) 치료의 목표
   (1) 과탄산혈증 가능성이 없는 경우: 90~94 % (96%를 넘을 경우는 중단권고)
   (2) COPD와 같이 만성적인 과탄산호흡부전 가능성이 있는 경우는 산소공급이 과탄산혈증을 악화시킬 수 있으므로 주의(예 심한 비만, 흉곽기형, 신경병증): 88~92%

2. 저산소증을 동반하지 않은 조직저산소증의 경우

1) 산소요법과 비침습적 기계환기의 효과는 잘 확립되어 있지 않지만 일반적으로 다음의 경우 추천됨

- 심근경색, 심부전, 외상 혹은 저혈량 쇼크, 일산화탄소 중독(고압산소요법을 고려), 기흉

2) PaO_2 혹은 SaO_2로 치료 반응을 평가하기 어려움
3) 여러 임상상이나 상황에 맞는 지표를 모니터해야 함

IV. 산소요법의 종류

1. 저유량시스템(Low flow system)

대부분의 산소 공급 장치가 이에 속함. 저유량으로 산소가 공급되므로 환자의 호흡양상에 따라 지속적으로 FiO_2가 달라짐. 그러므로 표 1-11-1에 표시된 저유량시스템의 FiO_2는 근사치에 불과함. 환자의 일회호흡량이 클수록, 호흡수가 빠를수록 실제 흡입되는 공기의 FiO_2는 낮아짐

2. 고유량시스템(High flow system)

FiO_2를 매우 엄밀하게 조절해야 하거나, 저유량시스템으로 충분한 양의 산소가 공급되기 어려울 때 고려. FiO_2를 비교적 일정하게 유지할 수 있음. venturi mask와 고유량비강캐뉼라산소요법이 이에 속함

표 1-11-1. Estimate of effective FiO_2 in oxygen delivery systems

100% Oxygen flow rate (L/min)	FiO_2 (%)
Nasal cannula	
1	24
2	28
3	32
4	36
5	40
6	44
Transtracheal catheter	
0.5~4	24~40
Oxygen mask	
5~6	40
6~7	50
7~8	60
Mask with reservoir bag	
6	60

7	70
8	80
9	90
10	〉99
Non-rebreathing mask	
4~10	60~100

V. 고유량비강캐뉼라산소요법(high flow nasal cannula oxygen therapy, HFNC)

1. 정의

비강캐뉼라를 이용하여 고온가습의 혼합가스를 환자의 흡기유량을 초과하는 유량으로 공급하는 치료. 통상적으로 40~60 L/min의 유량을 공급

2. 기대 효과

1) 일회호흡량 이상의 용적을 공급함으로써 대기와 섞이지 않고 원하는 흡입 산소 분압을 공급
2) 비인두에서 호기말가스를 밀어냄으로써 기도 내 호기말양압을 형성(< 7 cmH_2O)
3) 비인두 및 구강 내 이산화탄소를 제거

3. 적응증

과탄산혈증이 동반되지 않은 급성호흡부전에서 비침습기계환기(NIV)에 열등하지 않은 효과가 있음

1) 폐렴이나 급성호흡곤란증후군에 의한 급성 저산소혈증호흡부전
2) 수술 후 발생한 급성 저산소혈증호흡부전
3) 만성 저산소혈증 폐 질환의 급성 악화
4) 기도 발관 이후 또는 기도 삽관 이전

4. 모니터링

1) 고유량비강캐뉼라산소요법을 사용한 후에도 환자의 산소포화도, 호흡수, 호흡보조근의 사용여부를 지속적으로 평가하여 필요 시 기도삽관이 지연되지 않는 것이 중요
2) ROX index: (SpO_2 (%) ÷ FiO_2) ÷ Respiratory rate (breaths/min)
   (ex. SpO_2 90%, FiO_2 0.6, RR 20/min인 경우 ROX index= 90 ÷ 0.6 ÷ 20 = 7.5)
   - 폐렴에 의한 급성호흡부전 환자에서 HFNC 적용 후 2, 6, 12시간 ROX index를 계산하여 치료 실패(기도 삽관이 필요)를 예측

– HFNC 적용 후 2, 6, 12시간째 ROX index가 4.88 이상이면 치료 실패 가능성이 낮고, 3.85 미만인 경우 치료 실패 가능성이 높다. 3.85 이상 4.88 미만인 경우 1~2시간 후 다시 ROX index를 구하고, 증가하는 추세면 치료 실패 가능성이 낮고, 감소하는 추세면 치료 실패 가능성이 높다.

VI. 비침습적 기계환기(noninvasive ventilation, NIV)

1. 고려해 볼 수 있는 임상적 상황들

1) COPD 심한 악화나 약물 치료 실패 시
2) 급성 심인성 폐부종에 의한 급성호흡부전
3) 수술 후 환자, 일부 COPD 환자에서 발관 촉진을 위해
4) COPD나 다른 고탄산혈증 환자에서 발관 실패 시
5) 삽관거부 환자에서(주로 COPD 악화나 급성 심인성 폐부종) 사용 가능

2. 성공의 예측인자

1) 협조 가능
2) 기도확보가 가능
3) 급성 악화가 심하지 않을 때
4) 적용 1~2시간 내 반응이 좋을 때

표 1-11-2. COPD 환자에서 비침습적 기계환기 비침습적 기계환기(NIV)의 적응증

적응증
• 호흡산증(pH ≤ 7.35 or $PaCO_2$ ≥ 45 mmHg) • 호흡보조근의 사용, 역설적 복근운동, 또는 늑간수축(함몰)이 관찰될 정도의 심한 호흡곤란 • 산소치료에도 불구하고 저산소혈증 지속

출처: 2018 COPD 진료지침, 대한결핵 및 호흡기학회, p.78

3. 기기의 선택과 초기 세팅

1) 대부분 COPD 환자는 저산소혈증이 심하지 않아 산소혼합기가 없는 bilevel blender로 충분하며 이때 산소는 15 L/min, FiO_2 45~50%까지 제공할 수 있음
2) 초기에는 얼굴마스크가 추천되며 적절한 크기의 마스크 선택과 얼굴에 마스크가 밀착되는 것이 중요함
3) 용적제한모드보다 압력제한모드에서 환자가 더 잘 견딤
4) 흡기양압(IPAP), 호기양압(EPAP)의 차이가 PSV의 수준으로, 압력제한모드에서 8~12 cmH_2O의 IPAP, 4~5 cmH_2O의 EPAP(또는 PEEP)을 사용함
5) 보통 흡기압 ≤ 20 cmH_2O, 호기압 ≤ 8 cmH_2O를 유지

4. 모니터링

급성 환자는 중환자실이나 준중환자실에서 안정될 때까지 치료하며, 환자가 안정될 때까지 침상 옆에서 관찰. 적용 후 처음 수 시간이 중요하며 동조(synchrony)를 위해 계속 격려와 지도가 필요함. 호전되면 환자의 호흡수가 감소하고 흉쇄유돌근 활동의 감소, synchrony 등이 관찰됨

표 1-11-3. COPD 환자에서 비침습적 기계환기 비침습적 기계환기(NIV) 적용 시 모니터링

- 환자의 편안함
- 마스크 착용과 공기의 샘(leak)
- 환자-호흡기 비동기
- 흉쇄유돌근 사용 여부
- 활력징후
- 산소포화도
- 동맥혈가스분석검사(최초와 30~120분 후, 이후는 필요할 때마다)

표 1-11-4. 비침습적 기계환기(NIV) 적용 시의 합병증과 대처

합병증	대처
마스크 착용에 따른 불편 공기의 과도한 샘(leak) 욕창	마스크 크기 확인 헤드기어를 느슨하게 한다. 마스크 스타일 교체 콧등에 드레싱 적용
코/입 점막 건조 비울혈	가습 식염수 코 세척, 항울혈제 도포, 턱 끈을 이용하여 입을 다물게 한다. 안면마스크 고려
마우스피스를 통한 공기 유출	노스클립(nose clip) 적용, Oral appliance 적용
위팽만	최소 tidal volume 적용, 소화제
흡인	환자 선택에 유의
점액에 의한 기도폐쇄	충분한 수분 공급 적절한 가습 과도한 산소유량을 피한다. 기침을 유도하기 위해 간헐적인 NIV 휴식
저혈압	과도한 압력을 피한다($\leq$ 20 cmH_2O).

표 1-11-5. 침습적 기계환기의 적응증

- 비침습적 기계환기법을 환자가 견디지 못하거나 치료에 실패한 경우
- 호흡정지 또는 심정지
- 의식상태의 저하 또는 진정제로 조절되지 않는 정신운동초조(psychomotor agitation)
- 다량의 흡인, 지속적 구토
- 가래를 배출할 능력이 없는 경우
- 수액 치료나 승압제 투여에도 심한 혈류역학장애가 호전되지 않는 경우
- 중증 심실성 부정맥
- 비침습적 기계환기법을 견디지 못하는 환자 중 치명적인 저산소증이 있는 경우

출처: 2018 COPD 진료지침, 대한결핵 및 호흡기학회, p.78

••• 참고문헌 •••

1. Bazuaye EA, Stone TN, Corris PA, et al. Variability of inspired oxygen concentration with nasal cannulas. Thorax. 1992;47(8):609-11.
2. Bateman NT, Leach RM. ABC of oxygen. Acute oxygen therapy. BMJ. 1998;317(7161):798-801
3. Nishimura M. High-flow nasal cannula oxygen therapy in adults. J Intensive Care. 2015;3(1):15.
4. Chaudhuri D, Trivedi V, Lewis K,et al. High-Flow Nasal Cannula Compared With Noninvasive Positive Pressure Ventilation in Acute Hypoxic Respiratory Failure: A Systematic Review and Meta-Analysis. Crit Care Explor. 2023;5(4):e0892.
5. Roca O, Messika J, Caralt B, et al. Predicting success of high-flow nasal cannula in pneumonia patients with hypoxemic respiratory failure: The utility of the ROX index. J Crit Care. 2016;35:200-5.
6. Roca O, Caralt B, Messika J, et al. An Index Combining Respiratory Rate and Oxygenation to Predict Outcome of Nasal High-Flow Therapy. Am J Respir Crit Care Med. 2019;199(11):1368-76.
7. O'Driscoll BR, Howard LS, Davison AG, et al. BTS guideline for emergency oxygen use in adult patients. Thorax. 2008;63 Suppl 6:vi1-68
8. Harrison's Principles of Internal Medicine, Chapter 40. 21e. McGraw Hill, 2022
9. Murray and Nadel's Textbook of respiratory medicine. (7th ed.).
10. 2018 COPD 진료지침, 대한결핵 및 호흡기학회

CHAPTER 12

수면무호흡
Sleep apnea

조재영

I. 수면 관련 호흡장애의 분류

1. 폐쇄성 수면 무호흡(obstructive sleep apnea)
2. 중추성 수면 무호흡(central sleep apnea)
3. 수면 관련 저환기 장애(sleep-related hypoventilation disorders)
4. 수면 관련 저산소 장애(sleep-related hypoxemia)

II. 수면다원검사(polysomnography, PSG)

1. 정의: 수면 중 뇌파, 안전도, 근전도, 심전도, 호흡 기류, 호흡노력, 산소포화도, 체위, 코골이 등 다양한 생체 신호를 기록하여 수면 질환을 진단하거나 수면 상태를 평가하기 위해 검사

2. 수면검사(sleep study)의 종류

표 1-12-1. 수면검사의 종류

	Number of leads Types of leads	Body position Setting	Description
Type 1	≥7 EEG, EOG, EMG, ECG airflow, effort, oximetry	Objectively measured Attended [usually in a sleep center]	Standard PSG performed in a sleep laboratory [reference standard to which the other monitors are compared]
Type 2	≥7 EEG, EOG, EMG, ECG airflow, effort, oximetry	Optional Unattended	Comprehensive portable PSG
Type 3	≥4 ECG, airflow, effort, oximetry [at least two channels are respiratory movements or respiratory movement and airflow]	Optional Attended or unattended	Portable testing limited to sleep apnea
Type 4	1~2* Oximetry and other [usually airflow]	Not measured Attended or unattended	Continuous recording of 1~2 signals

*sometimes type 4 may measure ≥ 3 parameters, but does not meet all the criteria of a higher category.

출처: Eur Respir Rev 2013;22:312-24

1) 타입 1 수면검사가 관찰자가 있는 검사실에서 시행하는 수면다원검사(in-lab attended polysomnography)임

3. 호흡 사건의 정의

1) **무호흡(apnea)**: 호흡진폭이 기저호흡진폭에 비하여 90% 이상 감소된 상태가 10초 이상 지속되는 경우
   (1) 폐쇄성 무호흡(obstructive apnea): 사건 동안 호흡에 대한 노력이 유지되거나 증가되어 있는 경우
   (2) 중추성 무호흡(central apnea): 사건 동안 호흡에 대한 노력이 없는 경우
   (3) 혼합성 무호흡(mixed apnea): 사건 초반에는 호흡에 대한 노력이 없는 중추성의 특징을 보이나 후반부에는 다시 호흡노력이 증가되는 경우
2) **저호흡(hypopnea)**: 호흡진폭이 기저호흡진폭에 비하여 30% 이상 감소된 상태가 10초 이상 지속되고, 이러한 호흡 감소상태가 3% 이상의 산소포화도 감소 또는 각성(arousal)을 동반하는 경우
3) **호흡노력 관련 각성(respiratory effort-related arousal, RERA)**: 무호흡이나 저호흡의 기준에는 만족하지 못하나, 호흡에 대한 노력이 증가하거나 호흡기류의 파형이 편평하게 변화하는 기류제한(flow limitation)이 10초 이상 지속되고, 각성을 유발하는 경우

4. 무호흡-저호흡지수(apnea-hypopnea index, AHI)

시간당 무호흡 및 저 호흡의 발생빈도

cf. 호흡장애지수(respiratory disturbance index, RDI): 시간당 무호흡, 저호흡 및 호흡노력 관련 각성의 발생빈도

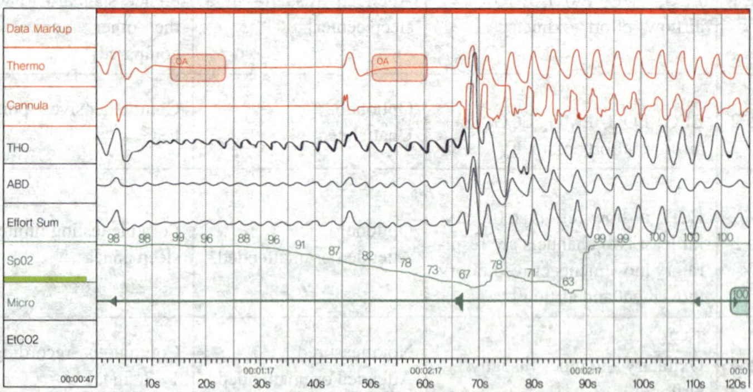

그림 1-12-1. 폐쇄성 무호흡

출처: Clinical Atlas of Polysomnography Chapter 13

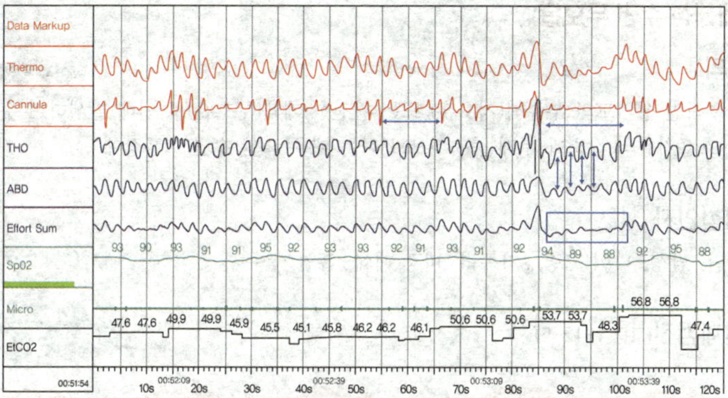

그림 1-12-2. 폐쇄성 저호흡

출처: Clinical Atlas of Polysomnography Chapter 13

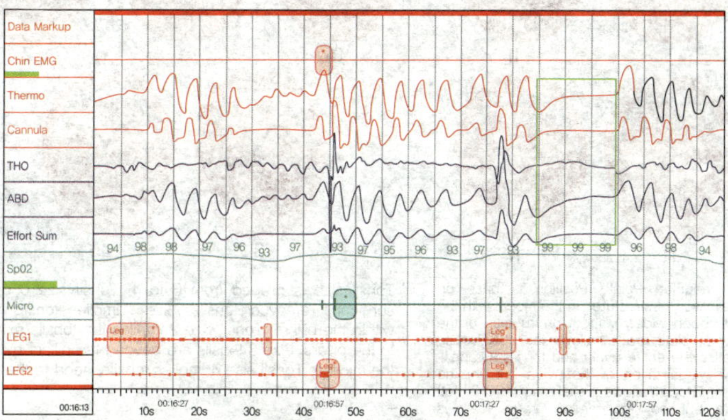

그림 1-12-3. 중추성 무호흡

출처: Clinical Atlas of Polysomnography Chapter 13

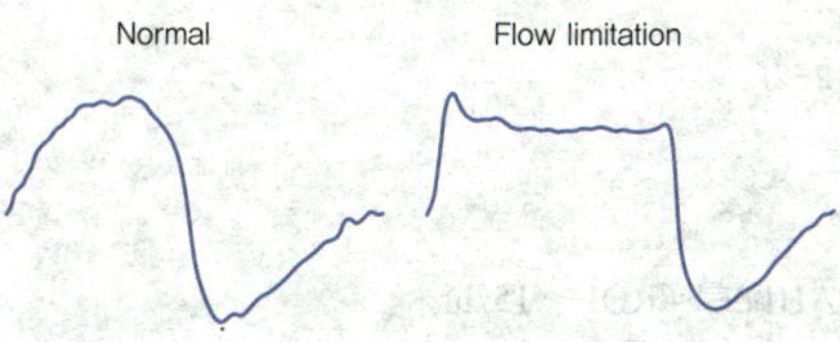

그림 1-12-4. 기류제한

출처: Harrison's Principles of Internal Medicine (20th ed.) Chapter 291

III. 폐쇄성 수면 무호흡

1. 정의

반복적인 상기도의 부분적(저호흡) 또는 완전한 폐쇄(무호흡)로 인해 발생하며 수면 동안 호흡기류의 감소나 부재를 특징으로 하는 매우 흔한 수면 호흡장애

2. 위험인자

비만, 남성, 나이(고령), 가족력, 비강 폐쇄, 흡연, 음주 등

3. 신체검진(그림 1-12-5)

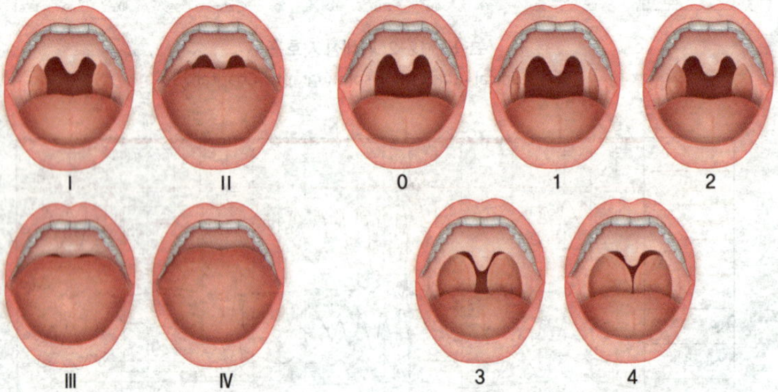

The Friedman Palate Position is base on visualization of structures in the mouth with the mouth open widely without protru-sion of the tongye. Palate grade I allows the observer to visualize the entire uvula and tonsils. Grade II allows visualization of the uvula but not the tonsils. Grade III allows visualization of the soft palate but not the uvula. Grade Ⅳ allows visualization of the hard palate only.

Tonsil size is graded from 0 to 4. Tonsil size 0 denote surgically removed 1onsils. Size 1 implies tonsils hidde within the pillars. Tonsil size 2 implies the tonsils extendin to the pillars. Size 3 tonsils are beyond the pillars but not t the midline. Tonsil sise 4 implies tonsil extend to the midlin

그림 1-12-5. Friedman palate position(좌)과 tonsil size(우)

출처: Laryngoscope 2004;114:454-9

4. 진단기준(표 1-12-2)

5. 중증도 분류

1) 경증: 5/hr ≤ AHI 또는 RDI < 15/hr

2) 중등도: 15/hr ≤ AHI 또는 RDI ≤ 30/hr

3) 중증: AHI 또는 RDI > 30/hr

표 1-12-2. 폐쇄성 수면 무호흡의 진단기준

(A and B) or C satisfy the criteria
A. The presence of one or more the following: 1. The patient complains of sleepiness, non-restorative sleep, fatigue or insomnia symptoms 2. The patient wakes with breath holding, gasping or choking 3. The bed partner or other observer reports habitual snoring, breathing interruptions or both during the patient's sleep
B. Polysomnography (PSG) or out-of-centre sleep testing (OCST) demonstrates: 1. Five or more predominantly obstructive respiratory events [obstructive and mixed apneas, hypopneas or respiratory effort-related arousals (RERAs)] per hour of sleep during a PSG or per hour of monitoring (OCST)
C. PSG or OCST demonstrates: 1. Fifteen or more predominantly obstructive respiratory events (apneas, hypopneas or RERAs) per hour of sleep during a PSG or per hour of monitoring (OCST)

출처: International Classification of Sleep Disorders, 3rd ed. Text Revision

6. 치료

1) 행동 요법: 체중 감량 및 운동, 비앙와위 자세(non-supine position)로 수면, 금주 및 약제사용 조절

2) 양압기 치료(positive airway pressure, PAP)

(1) 치료의 적응증

수면다원검사에서 무호흡-저호흡지수가 시간당 15 이상인 경우, 또는 무호흡-저호흡지수가 15 미만이면서 5 이상인 경우에는 주간졸림증 등의 증상이 동반되거나 고혈압 등 기저질환이 있는 경우

(2) 양압기 치료의 종류

① 지속형 양압기(continuous PAP, CPAP)

② 자동형 양압기(autotitrating PAP, APAP)

③ 이중형 양압기(bilevel PAP, BPAP)

3) 구강내 장치: 구강 내에 장착해서 상기도 내경을 넓혀주는 장치

4) 비강수술, 연구개수술, 설근부수술, 다구간 수술, 양악수술

IV. 중추성 수면 무호흡

1. 정의

상기도 폐쇄소견 없이 수면 중 무호흡이 반복되는 것이 특징으로 환기 조절 시스템(ventilatory control system)의 이상이 주된 기전임

2. 위험인자 또는 동반질환

고산지대, 마약성 진통제, 심부전, 뇌졸중(심부전이나 뇌신경 질환에서 Cheyne-Stokes breathing이 동반되기도 함)(그림 1-12-6)

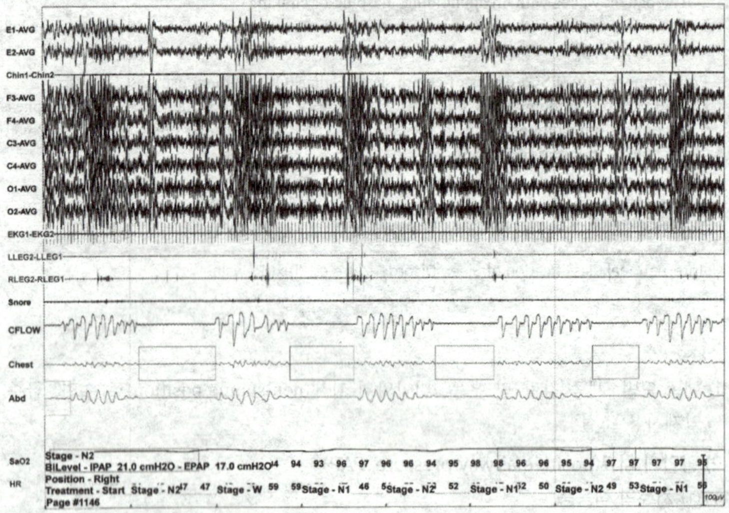

그림 1-12-6. Cheyne-Stokes breathing을 동반한 중추성 수면무호흡

출처: Atlas of Polysomnography Chapter 4

3. 치료

원인 질환의 치료, 산소 공급, 양압기 치료

••• 참고문헌 •••

1. International Classification of Sleep Disorders, 3rd ed.
2. Clinical Atlas of Polysomnography, Chapter 13. 1st ed. Apple Academic Press, 2018
3. Harrison's Principles of Internal Medicine, Chapter 297. 21e. McGraw Hill, 2022
4. The AASM Manual for the Scoring of Sleep and Associated Events.
5. Atlas of Polysomnography (3rd ed) Chapter 4

Part **2**

Cardiology
순환기

2

순환기

CONTENTS

CHAPTER 01

흉통 핵심역량

Chest pain

황도연

I. 진단방법 및 주의사항

1. 흉통

허혈성 심질환의 가장 흔한 증상(그림 2-1-1), 폐/혈관/위장/신경근육/감염/정신질환 감별 필요

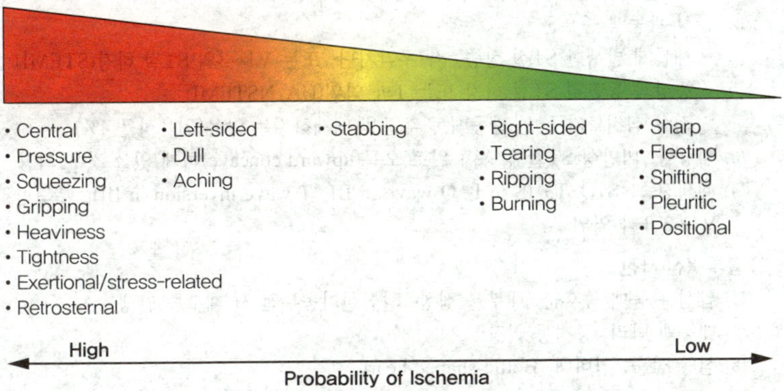

그림 2-1-1. 흉통의 양상과 허혈성 증상과의 관련성

출처: 2021 AHA/ACC/ASE/CHEST/SAEM/SCCT/SCMR Guideline for the Evaluation and Diagnosis of Chest Pain: A Report of the American College of Cardiology/American Heart Association Joint Committee on Clinical Practice Guidelines

2. 병력 청취

- 발생 시점: 갑자기 시작되었다면 정확한 발생시각 확인, 반복되는 통증이 발생하는 특정 시점이 있는지
- 시간: 몇 초/몇 분/수십 분/수시간, 아프다 말다하는지, 지속적으로 아픈지
- 위치: 가슴 중앙부(명치부터 아래턱)/가슴 바깥쪽, 넓은 범위/좁은 범위
- 양상: 쥐어짜는지, 짓누르는지, 고춧가루 뿌린 듯 따가운지, 찢어지는 것 같은지, 콕콕 쑤시는지 등
- 강도: numeric rating scale (NRS)로 지표화하여 평가
- 유발/악화 인자: 운동 시 악화, 휴식 시 호전되는지,

- 동반증상: 호흡곤란, 오심, 구토, 식은땀, 의식 흐려짐 또는 의식 소실, 방사통(왼쪽 팔 안쪽, 어깨, 등, 턱 등)
- 동맥경화의 위험인자: 고령, 남성, 흡연, 당뇨, 고혈압, 고지혈증, 가족력, 비만, 운동부족 등

3. 신체검진

심음(수축기 잡음 여부), 호흡음(폐부종의 유무 평가), 혈압(좌/우)/맥박 등의 활력징후, 경정맥/사지 검진

4. 검사

1) 심전도

(1) 급성 흉통 환자에서 10분 이내 시행, 필요시 반복 시행

(2) 급성 관동맥 증후군
- 새롭게 발생한 ST절 상승, 좌/우각차단, 또는 V1~3의 ST절 하강(STEMI)
- 증상과 동반된 ST절 하강 또는 T파 역위(UA/NSTEMI)
- 정상 심전도가 급성 관동맥 증후군을 배제하지는 않음(위음성률 4%)

(3) 심낭염: 미만성 ST절 상승이 위로 오목(upward concave)하게 있을 경우 의심

(4) 폐색전증: S1Q3T3 (S in I, Q wave in III, T wave inversion in III), 우축편위, V1~3 T파 역위

2) 흉부 X선 사진

(1) 급성 관동맥 증후군: 대부분 정상, 좌심실기능부전 시 폐부종 발생

(2) 대동맥 박리: 종격동 확장

(3) 심낭 삼출: 심비대, Bottle-shaped heart

(4) 폐렴 또는 기흉 확인

3) 심근 마커

(1) Troponin
- CK-MB보다 심장 손상에 특이적
- 급성 심근경색에서 흉통 발생 4~6시간 동안은 음성 가능(TIP)
- 반감기 1주일 이상, 심근경색의 발생 시점을 추산하는 데에는 부적절
- 빈맥, 심부전, 고혈압 위기, 중증 질환 등에서 비특이적으로 상승(표 2-1-1)

(2) Creatine kinase MB isoenzyme (CK-MB)
- CK-MB가 CK의 2.5~5%로 상승한 경우 심근의 손상 시사
- 반감기가 수일 내로 짧으므로 심근 손상의 정도 추적에 도움

(3) 심근 마커의 사용 기준
- 급성 관동맥 증후군 의심 시
- 급성 관동맥 증후군 가능성이 낮은 환자에서는 도움이 안 되고 오진 유도 가능
- 3시간 이내의 흉통 환자의 심근마커가 음성일 경우, 1~3시간 이내에 다시 반복

표 2-1-1. troponin 상승과 관련된 급성 심근경색 이외의 상황

Reduced myocardial perfusion
Coronary artery spasm, microvascular dysfunction
Coronary embolism
Non-atherosclerotic coronary artery dissection
Sustained bradyarrhythmia
Hypotension or shock
Respiratory failure
Severe anemia
Increased myocardial oxygen demand
Sustained tachyarrhythmia
Severe hypertension with or without left ventricular hypertrophy
Other causes of myocardial injury
Cardiac conditions
Heart failure
Myocarditis
Cardiomyopathy (any type)
Takotsubo syndrome
Cardiac contusion or cardiac procedures (CABG, PCI, valvular interventions, ablation, pacing, cardioversion, or endomyocardial biopsy)
Systemic conditions
Sepsis, infectious disease
Chronic kidney disease
Stroke, subarachnoid haemorrhage
Pulmonary embolism, pulmonary hypertension
Infiltrative diseases (e.g. amyloidosis, sarcoidosis, haemochromatosis, scleroderma)
Myocardial drug toxicity or poisoning (e.g. doxorubicin, 5-fluorouracil, trastuzumab, snake venoms)
Critically ill patients
Hypo- and hyper-thyroidism
Strenuous exercise
Rhabdomyolysis

출처: 2023 ESC Guidelines for the management of acute coronary syndromes.

Tip

- 흉통 발생 0/1 시간 또는 0/2시간째 high sensitivity troponin 검사를 통해 비ST 분절상승 급성 관상동맥증후군을 감별하는 알고리즘(그림 2-1-2)
- 흉통 발생 시(0h) troponin 측정하여 upper limit of normal (ULN)의 5배 이상 높으며 임상적으로 의심될 경우 invasive management 요함(troponin의 측정치 기준은 분석 방법에 따라 다를 수 있다.)

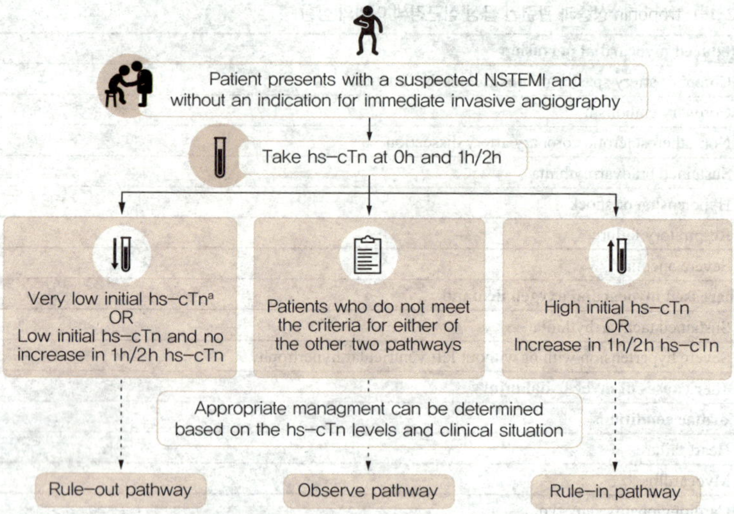

그림 2-1-2. High sensitivity troponin을 이용한 흉통의 감별 진단 알고리즘

Observe pathway 의 경우 hs-cTn을 3시간 뒤에 측정을 하면서 심초음파를 환자의 상태에 따라 시행한다. [a]흉통이 3시간 이전에 발생한 경우에만 적용 가능하다.

hs-cTn = high-sensitivity cardiac troponin; NSTEMI = non-ST-segment elevation myocardial infarction.

출처: 2023 ESC Guidelines for the management of acute coronary syndromes.

4) Coronary CT angiography

높은 음성 예측도로 배제 진단에 도움. 급성 흉통 환자의 응급실 체류시간을 감소

5) 심초음파

bedside에서 좌심실기능 및 국소벽운동장애, 상행대동맥, 우심실 기능 등 평가, 흉통 자체를 감별하는 데는 제한적이며 임상 상황과 함께 고려해야 한다.

II. 감별진단 및 진단적 접근법

1. 급성 관동맥 증후군의 진단(그림 2-1-3)

2. 감별진단(표 2-1-2)

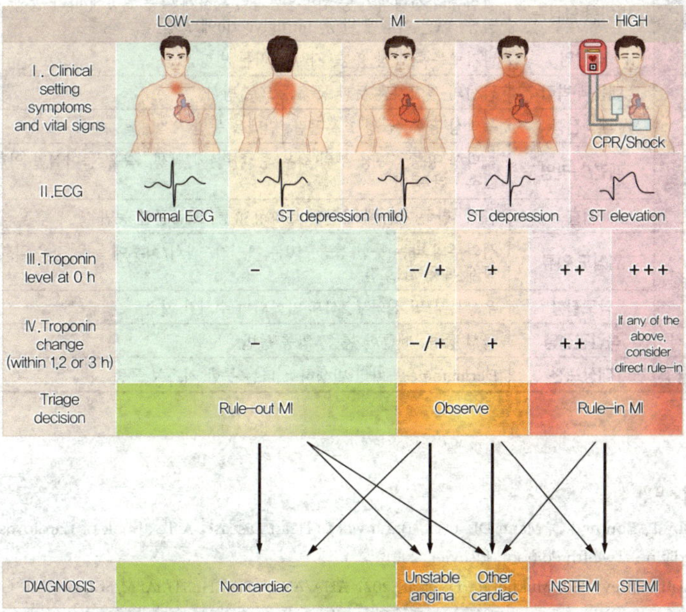

그림 2-1-3. 임상상황, 심전도, 심근마커를 활용한 급성 관동맥 증후군의 진단

ACS = acute coronary syndrome; ECG = electrocardiogram; hs-cTn = high-sensitivity cardiac troponin; NSTE-ACS = non-ST-elevation acute coronary syndrome; NSTEMI = non-ST-elevation myocardial infarction; STEMI = ST-elevation myocardial infarction.

출처: 2023 ESC Guidelines for the management of acute coronary syndromes.

표 2-1-2. 급성 흉통의 흔한 원인 질환들과 전형적인 증상/징후 및 신체검진 소견

심장	협심증	Retrosternal, 짓누르는/타는 듯한/무거운 통증, 목/턱/어깨/심와부/좌측팔 방사통, 운동/추운 날씨/스트레스에 의해 악화, 2~10분
	불안정협심증	상동, 정도가 더 심할 수 있음. 20분 이내
	급성 심근경색증	상동, 정도가 더 심할 수 있음. 30분 이상 지속. 식은땀, 호흡곤란, 오심, 구토 동반
	변이형 협심증	협심증의 전형적인 증상이 운동과 무관하게 일중 변동에 따라 발생. 주로 밤중, 이른 아침에 발생. nitroglycerin에 호전.
	심낭염	날카로운 늑막성 흉통. 자세에 따른 변화 있음
혈관	대동맥 박리	급성의 찢어지는 듯한 통증 등으로 방사
	폐색전증	늑막성 흉통, 급성 호흡곤란, 빈맥을 동반
폐	폐렴/늑막염	늑막성 흉통. 특정 부위(좌우 중 한쪽)에 발생, 숨을 들이쉬면 악화됨, 호흡곤란 동반
	기흉	급성, 한쪽 가슴에 국한된 늑막성 흉통, 호흡곤란 동반
소화기	위식도 역류	심와부의 타는 듯한 통증, 10분~1시간, 과식/식후에 누울 경우 악화, 제산제 복용 시 호전
	담도질환	우상복부 및 심와부, 식후 악화되며 수시간 지속
근골격	늑간관절염	급성 통증, 뻐근한 통증, 압통 동반
감염	대상포진	Dermatome을 따라 발생하는 타는 듯한 지속성 통증

••• 참고문헌 •••

1. Libby P, Bonow RO, Mann DL, et al. Braunwald's Heart Disease: A Textbook of Cardiovascular Medicine. Twelfth edition., Elsevier, 2021.
2. Gulati M, Levy PD, Mukherjee D, et al. 2021 AHA/ACC/ASE/CHEST/SAEM/SCCT/SCMR Guideline for the Evaluation and Diagnosis of Chest Pain: Executive Summary: A Report of the American College of Cardiology/American Heart Association Joint Committee on Clinical Practice Guidelines. Circulation. 2021;144(22):e368-e454.
3. Byrne RA, Rossello X, Coughlan JJ, et al. 2023 ESC Guidelines for the management of acute coronary syndromes. Eur Heart J. 2023;44(38):3720-826.

CHAPTER
02

두근거림 (핵심역량)
Palpitation

임우현

I. 개요

- 자신의 심장 박동이 비정상적으로 느껴지는 것을 의미
- 내과 또는 순환기내과 외래를 방문하는 환자들의 흔한 증상 중 하나
- 조용히 휴식을 취하고 있을 때, 보통 외부 자극이 거의 없는 시간대에 주로 증상 발생
- 대부분 양성이지만, 가끔 생명을 위협하는 질환의 증상일 수도 있음
- 치료 가능한 질환을 놓칠 수 있다는 두려움 때문에 고가의 불필요한 검사를 하게 되는 경우가 많음

II. 원인

- 심장 원인과 비심장 원인으로 나눌 수 있음(표 2-2-1). 한 연구에 따르면 두근거림의 원인은 부정맥이 41% (16%는 심방세동/조동, 10%는 심실상성빈맥, 그리고 2%는 심실빈맥), 정신적 원인이 31%, 구조적 심질환이 3%, 전신 질환이 4%, 그리고 약물이나 물질 사용이 6% 정도를 차지함

표 2-2-1. 두근거림의 주요 원인

부정맥	전신 질환
심실상성/심실성 기외수축 심실상성/심실성 빈맥 심방세동/조동 서맥성 부정맥: 심한 동서맥, 동정지, 2차 또는 3차 방실 차단 심박동기 및 삽입형제세동기의 기능 또는 프로그램 이상	갑상선기능항진증, 저혈당증, 폐경후증후군, 발열, 빈혈, 임신, 혈량저하증, 기립저혈압, 체위 기립성 빈맥증후군(POTS), 크롬친화세포종, 동정맥루
구조적 심질환	**약물 및 기분전환제의 효과**
승모판막탈출증 중증의 승모판막역류증 중증의 대동맥판막역류증 유의한 션트를 동반한 선천심질환 심비대 그리고/또는 다양한 원인의 심부전 비후성심근병증 기계인공판막	펌프 흡입기형 교감신경작용제, 혈관확장제, 항콜린제, 하이드랄라진 베타-차단제의 최근 중단 알코올, 코카인, 헤로인, 암페타민, 카페인, 니코틴, 대마, 합성마약 다이어트약
정신 질환	
불안증, 공황장애 우울증, 신체화 장애	

출처: Europace 2011 13:920-934.

III. 진단

1. 진단적 접근

1) 생명을 위협할 수 있는 부정맥 또는 상태에 의한 증상인지 평가해야함
   (1) 심실성 부정맥: 기존에 관상동맥질환이 있거나 관상동맥질환의 위험인자가 많을 경우 고려. 특히, 실신 또는 어지러움이 동반될 경우 의심
   (2) 지속성 빈맥: 관상동맥질환 환자에서 발생하면 흉통 또는 호흡곤란 동반 가능. 심부전, 대동맥판막협착증, 비후성심근병증, 또는 승모판협착증이 있으면 호흡곤란 동반 가능
2) 간헐적인 두근거림, 특히 맥이 건너뛰는 느낌은 심방 또는 심실조기박동에 의해 흔히 발생
3) 규칙적이고 지속적인 두근거림은 심실상성 또는 심실성 빈맥일 수 있음
4) 불규칙적이고 지속적인 두근거림은 심방세동일 수 있음
5) 정신적 원인으로 공황장애, 불안장애, 신체화(somatization) 등이 있음. 이러한 두근거림은 보통 더 오래 지속되고(15분 이상) 다양한 증상이 동반될 수 있음

2. 병력 청취

1) 두근거림의 기술(description)
   (1) **양상**: 속도, 지속성 및 규칙성(두근거림을 책상을 두드려 표현해 보라고 하거나 두근거림을 느낄 때 맥박을 만져보라고 하는 것은 진단에 유용할 수 있음)
   (2) **악화/완화 요인**: 스트레스, 운동, 수면, 자세, 음식, 카페인, 음주, 약물 등과의 연관성을 조사
   (3) **동반 증상 여부**: 실신, 현기증, 어지러움, 호흡곤란, 흉통 등 → 기질적 질환이 동반되었을 가능성이 높음
   (4) **시작 및 종료**: 가끔 한 박동씩 발생하는 경우에는 조기박동, 서서히 시작 및 종료되는 경우 동빈맥 또는 심방빈맥, 시작과 종료가 분명한 경우 회귀성 상심실성 빈맥 혹은 심실성 빈맥을 시사
2) **동반 질환 여부**: 빈혈, 갑상선기능항진증, 저혈당, 갈색세포종, 임신, 공황장애 및 불안장애 관련 병력
3) **복용 약물 조사**: 모든 약제 및 불법 약물(코카인, 암페타민 등)
4) **가족력 조사**: 가족 중에 심근병증 혹은 유전성 부정맥 병력이 있는지 확인

3. 신체검사

두근거림을 유발하는 구조적 심질환 또는 동반 질환을 찾아내려고 노력해야 함

1) 활력징후 측정, 경정맥 관찰
2) 맥박 확인: 박동의 속도 및 규칙성을 파악
3) 심음 청진: 심잡음 등으로 구조적 심질환 예측

표 2-2-2. 임상 소견과 그에 따른 가능성 높은 진단

증상 및 징후	가능성 높은 진단
한 번씩 빠지는 박동	이소박동
숨을 내쉬기 어려운 느낌	심실조기박동
한 차례 덜컹하는 느낌	심실조기박동
빠르고 규칙적인 목 부위의 쿵쾅거림	상심실성 빈맥
저녁에 악화되는 두근거림	이소박동 혹은 심방세동
심리적 스트레스에 의해 악화되는 두근거림	심리적 원인 혹은 카테콜라민 민감성 부정맥
운동과 관련된 두근거림	관상동맥질환
전반적인 불안감	공황장애
약물복용	약물유발성 부정맥
운동과 관련된 빠른 두근거림	상심실성 빈맥, 심방세동
자세 변화에 따라 변하는 두근거림	방실결절빈맥, 심낭염
더위를 못 견디고 떨리고 갑상선 비대	갑상선기능항진증
어린 시절부터 지속된 두근거림	상심실성 빈맥
빠르고 불규칙적인 맥	심방세동, 차단을 동반한 빈맥
미주신경 자극에 의해 종료되는 빈맥	상심실성 빈맥
심잡음	심장판막질환
수축중기 클릭	승모판막탈출증
마찰음	심낭염

출처: Am Fam Physician 2011; 84(1): 63-69.

4. 12-유도 심전도

- 부정맥 및 이를 유발할 수 있는 심질환을 확인할 수 있는 가장 기본적인 검사

5. 추가 검사

1) 심초음파(Echocardiography): 구조적 심질환을 확인하는데 유용

2) 혈액검사

① CBC, admission panel, electrolyte panel, TFT (free T4, TSH, T3), 의심시 갈색세포종선별검사(serum metanephrine, normetanephrine)

② 그 외 환자의 상태에 따라 검사 항목 추가

3) 연속 심전도 검사: 증상 발생이 간헐적이거나, 증상 없이 발생하는 부정맥 진단

① 홀터 모니터(Holter monitor): 보통 24–48시간 검사

② 웨어러블 심전도 검사기(Wearable ECG monitor): 48시간에서 14일까지 검사

4) 사건기록계(Event recorder): 1~2주 동안 기계를 가지고 있다가 증상 발생시 스스로 심전도 기록

5) 운동부하검사(Treadmill test): 두근거림이 운동, 신체 활동과 관련 있거나 허혈성심질환이 의심될 때

6) 심장 전기생리학 검사(Electrophysiologic study): 충분한 비침습적 검사로도 원인 불명인 심계항진 또는 이미 부정맥이 진단된 환자에서 치료 목적으로 시행

7) 이식형 사건기록기(Implantable loop recorder): 환자의 흉골 옆 피하에 기계를 삽입해 이상 심전도가 감지되면 자동으로 기록하고 추후 기기 분석을 통해서 부정맥 확인 가능. 최장 3년간 기록 가능

IV. 치료

1. 원인 질환 치료. 원인을 찾지 못한 경우, 정상 심기능이라면 대증적 치료
2. 심방 또는 심실 조기 수축: 증상이 심할 경우 베타-차단제 투여
3. 술, 담배, 또는 약물 등에 의해 두근거림 유발: 유발 요인 회피, 약물의 경우 대체 약물 선택
4. 정신적 원인에 의한 두근거림: 정신건강의학과 의뢰하여 인지 치료 또는 약물 치료 고려

V. 요약(그림 2-2-1)

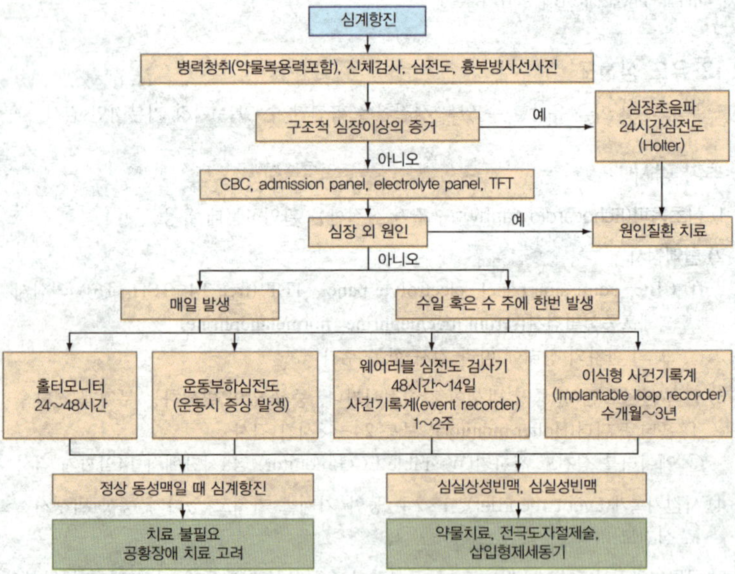

그림 2-2-1. 두근거림의 진단 순서도 핵심역량

••• 참고문헌 •••

1. Harrison's Principles of Internal Medicine (20th ed.), Chapter 39.
2. Zimetbaum P et al., N Engl J Med 1998 338:1369-1373.
3. Thavendiranathan P et al., JAMA 2009 302:2135-43.
4. Abbott AV. Am Fam Physician 2005 71:743-50.
5. Randell K. et al., Am Fam Physician 2011 84(1):63-69.
6. Raviele A et al., Europace 2011 13:920-934.

CHAPTER 03

실신 (핵심역량) Syncope

이지현

I. 정의

1. 일과성 의식소실(Transient loss of consciousness, TLOC)

- 인지 능력이 없는 상태
- 짧은 시간 지속, 의식 소실 기억이 없음, 비정상적인 운동제어가 나타남, 자극에 반응이 없음

2. 실신(Syncope)

- 일시적인 뇌혈류의 감소로 발생하는 일과성 의식 소실(TLOC)
- 빠른 시작, 짧은 기간, 자발적이고 완전한 회복이 특징

3. 전실신(Presyncope)

실신 전조 증상, 혹은 실신 전조 증상과 유사하나 실신으로 이어지진 않은 상태

II. 분류

일과성 의식 소실은 그림 2-3-1과 같이 여러 하위 그룹으로 분류. 실신은 비외상성 일과성 의식 소실의 원인 중 하나이며 반사성 실신, 기립성 저혈압, 심장성 실신으로 나눌 수 있음

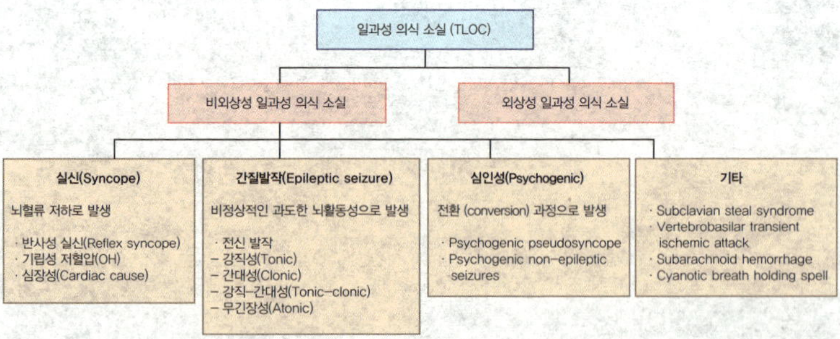

그림 2-3-1. 일과성 의식소실의 분류

TLOC, transient loss of consciousness; OH, orthostatic hypotension

출처: European Heart Journal 2018;39:1883-948.

III. 실신의 병태생리

저혈압으로 인한 뇌혈류량 감소가 실신의 주요 병태생리임. 심박출량과 말초저항 중 하나라도 감소하면 실신이 유발 가능하며, 두 요인이 모두 관여되는 경우가 흔함

1. 반사성 실신(Reflex syncope or neurally mediated syncope)

1) 미주신경 실신(Vasovagal syncope): 가장 흔함
- 감정적 자극(두려움, 통증, 피 공포증 등), 기립성 부하로 인한 교감신경 항진 → 부교감 신경의 과항진 → 실신
- 재발: 흥분하거나 심한 통증, 장시간 서 있을 때
- 전조 증상: 박명 시(dim vision), 현기증, 하품, 발한, 구역 등
- 증상: 서서히 의식 소실 → 창백, 발한, 서맥 → 누우면 의식 회복

2) 상황성 실신(Situational syncope)
- 유발 인자: 배뇨, 삼킴, 배변 활동, 운동 후, 기침, 재채기

3) 경동맥동 실신(Carotid sinus syncope)
- 갑자기 고개를 돌리거나, 면도를 하거나 목이 죄는 옷을 입었을 때
- 경동맥동을 자극하였을 때, 3초 이상의 pause, 수축기압이 50 mmHg 이상 하강

4) 비전형 형태(전조 증상이나 유발 인자 없이 발생함)

2. 기립성 저혈압에 의한 실신(Syncope due to orthostatic hypotension)

: 노인에서 흔함. Venous pooling이 되는 상황(운동 후, 식후, 장기간 bed rest)에서 심하게 나타남, 대부분 기립 후 3분이내 발현.

1) 약물에 의한 기립성 저혈압(가장 흔함): 술, 혈관확장제, 이뇨제, 항우울제 등

2) 체액량 부족: 출혈, 설사, 구토 등

3) 일차성 자율신경장애: 자율신경 단독 장애, 파킨슨병, Lewy bodies 치매 등

4) 이차성 자율신경장애: 당뇨, 아밀로이드증, 척추신경 손상, 자가면역 질환 등

3. 심장성 실신(Cardiac syncope)

1) 서맥
- 동기능 부전 증후군, 방실전도 장애

2) 빈맥
- 상심실성 빈맥, 심실빈맥, 심실세동

3) 구조적 심질환
- 급성 심근경색
- 판막질환, 인공판막 기능 이상, 비후성 심근병증

– 심장종양(좌심방 점액종, 악성 종양 등), 심막질환 또는 심낭압전
– 선천성 심질환, 선천성 관상동맥기형
– 폐색전증, 폐동맥고혈압, 급성 대동맥 박리

4) 기전: 심박출량의 심한 감소로 인한 뇌혈류 감소

5) 전조 증상 및 경련, 요실금, 발작 후 혼란, 외상 등이 일반적으로 동반되지 않음

IV. 진단 및 감별진단

1. 진단적 접근법

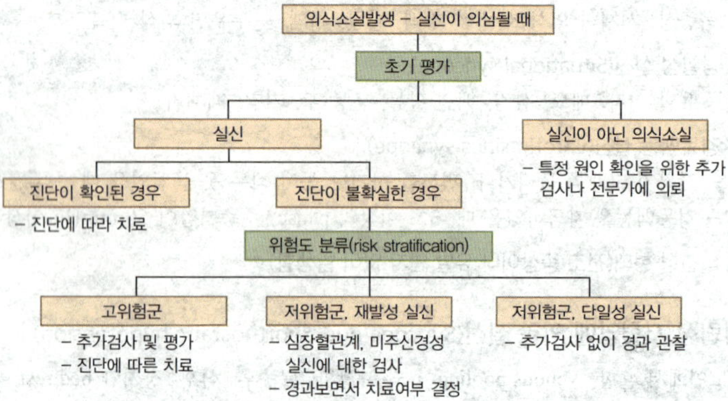

그림 2-3-2. 의식 소실 시 진단적 접근법
출처: European Heart Journal 2018;39:1883-948.

2. 초기평가

1) 병력청취 및 진단에 도움이 되는 임상양상

(1) 반사성 실신을 시사하는 소견
- 오랜 기간 재발성 실신, 40세 이전 발생, 혼잡하고 더운 곳에서 실신
- 장기간 서 있은 후 실신, 식사 중 실신
- 실신 전 자율신경 항진(창백해짐, 다한, 오심 구토)
- 고개를 돌릴 때나 경동맥동에 압력이 가해질 때 실신(타이트한 넥타이, 면도, etc)
- 구조적 심질환 없음

(2) 기립성 저혈압으로 인한 실신을 시사하는 소견
- 서 있는 동안 혹은 서서 얼마 되지 않아 실신

- 운동 후 일어설 때 실신, 식사 후 일어설 때 실신
- 최근 약제 변경(혈압약, 이뇨제 etc)
- 자율신경 기능장애가 있거나 파킨슨병이 있는 경우

(3) 심장성 실신

- 운동 중 실신, 누워 있는 중 실신
- 실신 전 두근거림
- 젊은 나이에 발생한 급사의 가족력
- 구조적 심질환 존재
- 심전도 이상

2) 기립 혈압 측정

누워 있을 때, 기립 후 3분 간격으로 혈압 측정

(1) 기립성 저혈압의 진단 기준

- 기저 혈압에 비해 수축기 혈압 20 mmHg 이상 혹은 이완기 혈압 10 mmHg 이상 감소하거나, 수축기 혈압이 90 mmHg 이하로 감소

(2) 체위 기립성 빈맥 증후군 (Postural Orthostatic Tachycardia Syndrome)

기립 후 심박수 상승(기저 맥박수에서 30 bpm 초과 상승 or 120 bpm 초과), 두근거림 증상을 유발하나 혈압 감소는 없음

3) 심전도: 서맥, 방실 전도장애, WPW syndrome, long QT syndrome, 비후성 심질환, 부정맥 유발성 우심실 형성이상 등 감별

4) 심초음파: 기존에 심질환 여부를 알고 있거나, 심질환에 의한 실신이 의심될 때

5) Holter monitoring: 부정맥이 의심될 때

3. 위험도 분류

입원 평가 및 치료가 필요한 소견이 있는지 확인

1) 심한 심장의 구조적 이상이나 관상동맥질환

- 심부전, 낮은 심실 구혈률(left ventricular ejection fraction)
- 이전 심근경색 병력

2) 부정맥을 시사하는 임상적 또는 심전도상 소견

- 운동 중, 혹은 누워 있던 중 발생, 실신 당시 두근거림
- 심장 돌연사의 가족력
- Nonsustained VT, bifascicular block, bradycardia, long QT interval
- Preexcited QRS complex, Brugada pattern, Epsilon waves 등

3) 동반질환: 심한 빈혈, 전해질 이상 등

4. 실신의 평가에 쓰이는 추가검사

1) 기립 경사대 검사(Head-up tilt test)
   - 반사성 실신과 기립성 저혈압 소인을 확인
   - 양성: Tilting 후 혈압저하 및 실신이 발생하는 경우(표 2-3-1)
2) 이식형 사건 기록기(Implantable loop recorder): 실신의 원인이 명확치 않고 부정맥으로 인한 실신이 의심될 때
3) 운동 부하 검사: 운동과 관련하여 실신이 발생한 경우, 흉통 관련하여 발생했을 때, 관상동맥 질환의 고위험군일 때
4) 정신건강의학과, 신경과 검사: 정신과적 문제, 간질 등이 의심될 때
5) 전기 생리학 검사

표 2-3-1. 기립경 검사 결과에 따른 미주신경성 실신의 분류

미주신경성 실신의 유형	실신 당시 심박수	실신 중 asystole 기간
vasodepressor type	검사 중 최고 심박수의 10% 이상 감소하지 않음	–
cardioinhibitory type	< 40 bpm인 시간이 10초 이상	3초 이상
mixed type	검사 중 최고 심박수의 10% 이상 감소하지만 > 40 bpm이거나 < 40 bpm인 시간이 10초 이내	3초 이내

출처: Europace 2000;2:66-76.

V. 치료

목적: ① 실신 관련 사망의 방지, ② 외상 방지, ③ 실신의 재발 방지

1. 반사성 실신

1) 실신 상황 회피 교육 및 전조 증상 시 안전 확보 교육
2) 전조 증상시 다리를 꼬거나, 스쿼팅, 팔을 당기는 maneuver
3) midodrine 2.5 mg po bid or tid: 고혈압, 심부전, 뇨저류 증상이 없을 때
4) Cardioinhibitory type: 증상이 심한 경우 인공심박동기 고려

2. 기립성 저혈압에 의한 실신

1) 적절한 수분 보충과 소금 섭취, 압박 스타킹
2) midodrine 2.5 mg po bid or tid
3) fludrocortisone 시작용량 0.1 mg po qd, 최대용량 0.3 mg po qd

3. 심장성 실신

1) 부정맥이나 기질적인 심질환에 대한 치료
2) 서맥의 경우 인공 심박동기
3) 심실성 부정맥의 경우 삽입형 제세동기(ICD)

••• 참고문헌 •••

1. Moya A et al., European Heart Journal 2009 30: 2631-71.
2. Brignole M et al. Journal of the American College of Cardiology 2008 51:284-7.
3. Braunwald' Heart Disease - A Textbook of Cardiovascular Medicine, 10th Ed. Ch. 40.
4. Shen WK et al. 2017 AHA Guidelines for the Evaluation and Management of Patients With Syncope. 2017;70:620-63.
5. Brignole M et al. Practical Instructions for the 2018 ESC Guidelines for the diagnosis and management of syncope European Heart Journal 2018;39:e43-80.
6. Brignole M et al. 2018 ESC Guidelines for the diagnosis and management of syncope. European Heart Journal 2018;39:1883-948.
7. 박준범 외 13인. 2018년 대한부정맥학회 실신 평가 및 치료 지침. Int J Arrhythm 2018;19:126-44.

CHAPTER 04

안정협심증

Stable coronary artery disease

한정규

I. 개요

1. 정의

- 협심증은 증상임
- 안정협심증은 증상발현의 안정성 여부에 따라 정의함.
- 대개 운동에 의해 유발되고 휴식에 의해 완화되며 개별 환자에서 재현성이 있고, 변동성이 작은 통증으로 나타남.

2. 병태생리

- 심근세포의 산소요구량과 공급량의 불균형으로 인해 발생하는 질환
- 한 개 이상의 관상동맥의 협착에 의해 발생하며 대개 죽상동맥경화증에 의함

3. 위험인자

- 고혈압
- 당뇨
- 고지혈증
- 운동 부족
- 비만
- 흡연
- 조기 관상동맥질환의 가족력(남자 < 55세, 여자 < 65세)

II. 안정협심증(Stable angina)

1. 증상

1) 흉통의 양상

(1) 위치: 전흉부 흉골 근처에서 발생. 상복부, 양어깨, 양팔, 목, 턱까지도 가능함

(2) 성격: 압박감, 조이거나 짓누르는 느낌, 찌르거나 타는 듯한 느낌을 호소하는 경우도 있음

(3) 기간: 대개 서서히 나타나 수분에 걸쳐 최고조에 도달하고 5~15분 내에 소실함(수초간 지속되는 증상은 협심증의 가능성이 낮음)

(4) 유발 및 완화 인자: 운동, 감정적 스트레스에 의해 악화, 휴식이나 nitroglycerin에 의해 완화

Tip

흉통의 임상적 분류

- 전형적 협심증(typical angina): 다음 3가지 기준을 모두 만족하는 경우
  - 늑골하 흉부 불편감으로 특징적인 성격과 지속 시간
  - 운동이나 감정적인 스트레스에 의해 유발
  - 휴식이나 nitroglycerin에 의해 호전됨
- 비전형적 협심증(atypical angina): 위의 3가지 중 2가지 기준을 만족하는 경우
- 비협심증성 흉통(nonanginal chest pain): 위의 3가지 중 하나의 기준만 만족하거나 하나도 만족하지 않는 경우

2) Canadian Cardiovascular Society (CCS)에 따른 협심증의 중증도 분류

표 2-4-1. CCS에 따른 협심증 중증도

Class I	걷기, 계단 오르기 등과 같은 일상생활에서 협심증이 유발되지 않으나 스트레스, 평상시보다 심한 활동에 의해 협심증이 유발되는 경우
Class II	일상생활에 약간의 장애가 있는 경우. 빠르게 걷거나 층계를 오를 때, 언덕을 올라갈 때, 식사 후나 추울 때나 감정적 스트레스에서 또는 깨어난 후 몇 시간 내에 걷거나 층계를 오를 때 흉통 발생, 정상 상태 및 정상 속도로 두 블록 넘게 걷거나 보통 층계를 한 층 넘게 오르는 것임
Class III	뚜렷하게 일상생활에 장애가 있는 경우. 정상 속도 및 정상 상태에서 1~2블록을 걷거나 층계를 한층 올랐을 때 흉통 발생
Class IV	흉부 불편감 없이 어떠한 신체 활동도 할 수 없음. 흉통 증상이 휴식 때에도 있을 수 있음

2. 비침습적 검사

1) 기본 혈액검사: CBC(특히 혈색소), 당뇨 검사(공복 혈당, 당화혈색소), lipid profile (TC, LDL, HDL, TG 포함), 신기능 평가(serum creatinine), 심근 마커(증상이 불안정하거나 급성 관동맥 증후군이 의심되는 경우), 갑상선기능검사

2) 휴식시 심전도: 안정형 협심증 환자의 대략 절반에서는 정상 심전도를 보이며 가장 흔하게 관찰되는 비정상 소견은 비특이적 ST-T 분절 변화임

3) 휴식시 심장 초음파 또는 심장 MRI (cardiac MR)

4) 흉부 X선 촬영: 다른 흉강내 질환의 의심하는 경우나 심부전이 동반된 경우에 도움이 됨

5) Non-invasive functional test

(1) 심근벽 운동 이상 관찰: 운동부하/약제부하 심초음파(stress echoCG), 약제부하심장 MRI (stress CMR)

(2) 심근 관류 이상 관찰: 운동부하 또는 약제부하 방사성 동위원소 심근관류 신티그라피(myocardial SPECT), 양전자 방출 단층촬영(positron emission tomography, PET)

(3) 운동부하심전도(Treadmill test)

Tip 영상 검사가 발전하면서 exercise ECG(treadmill test)가 폐쇄성 관상동맥 질환을 진단하거나 배제하는 능력은 상대적으로 떨어지게 됨. Exercise ECG는 영상검사를 시행할 수 없는 상황에서, 혹은 운동 능력이나 증상, 부정맥 유발, 혈압 반응 등을 평가하기 위한 목적으로 수행.

6) 관상동맥조영 컴퓨터단층촬영(coronary CT angiography, CCTA)

(1) 비침습적으로 심혈관 질환 상태를 상당히 높은 정확도로 평가할 수 있음

(2) 50~90% 정도의 협착이 있는 경우 기능적 유의성(fuctional significance)를 평가하기 위한 추가적인 검사가 필요할 수 있음

Tip

Noninvasive functional test가 선호되는 경우	CCTA가 선호되는 경우
- 심혈관질환 의심 수준이 상대적으로 높은 경우 - 재관류술이 필요한 것으로 기대되는 경우 - 해당 기관의 경험치와 이용가능성을 고려 - 심근생존(viability)에 대한 평가도 필요한 경우	- 심혈관질환 의심 수준이 상대적으로 낮은 경우 - 좋은 영상을 얻을 수 있을 것으로 기대되는 환자 - 해당 기관의 경험치와 이용가능성을 고려 - 관상동맥경화에 대한 상세한 정보가 필요할 때 - 과거 관상동맥질환 병력이 없는 경우

3. 관상동맥조영술(침습적 검사)

(1) 비침습적인 검사에서 고위험으로 평가되거나 재관류시술이 필요하다고 판단되는 경우 시행하게 됨.

(2) 조영술 중 FFR(fractional flow reserve)등을 이용한 혈류량에 대한 기능적 평가가 재관류술의 여부과 범위를 정하는 데 도움을 줌

(3) 적응증

① 내과적 치료에도 불구, 증상이 심해서 재관류시술(PCI 또는 CABG)이 필요하다고 판단될 경우

② 임상적으로 문제가 되는 증상이 있어 허혈성 심질환 여부 확진이 필요할 때

③ 급성 심장사에서 소생한 환자로, 협심증이 의심되거나 병력이 있는 경우

④ 임상적으로 또는 비침습적 검사상 고위험군인 환자

⑤ 좌심실 기능이 저하되어 있으며, 비침습적 검사에서 심근허혈이 확인된 환자

4. 치료

1) 위험인자 교정

(1) 금연

(2) 건강한 식습관

(3) 운동

(4) 체중 관리

(5) 고혈압, 이상지질혈증, 당뇨 관리

(6) 허혈을 악화시키는 빈혈과 같은 동반된 질환을 치료

2) 항협심증 제제

(1) Nitrates

① 설하 nitroglycerin

- 흡수와 작용이 빠른 것이 특징
- 증상 발생시 투약. 또는 증상 유발이 예상되는 신체 활동 5분전에 투약

② 지속성 nitrates: 흉통 완화 목적의 장기 투약

③ Nitrates 내성: 24시간 동안 붙이는 첩포제나 경구제제에서 모두 생길 수 있음. 적어도 10~12시간의 nitrates 자유기가 있어야 치료 효과가 높아짐. 잠시라도 끊기 어려운 경우에는 내성 극복을 위하여 고용량 투여 필요

(2) 베타차단제

- 심근경색의 과거력이 있거나 좌심실구혈률이 감소한 경우 심혈관 사망 등 주요심혈관사건 발생을 낮출 수 있음
- 그렇지 않은 경우 흉통 완화 목적으로 투약함
- 안정시 맥박수 55~60/분을 목표로 용량 조절

(3) 칼슘통로차단제

3) 항혈소판제

① Aspirin

- 경구 투여 15~30분 후부터 효과, 투여 중단시 7~10일(혈소판 수명)간 효과 지속
- 저용량의 aspirin 사용(75~100 mg/일)
- 위장관 출혈: 연 1% 정도로 발생

② Clopidogrel (P2Y12 inhibitor)

- aspirin 대용으로 사용 가능
- coronary intervention을 시행한 경우 aspirin과 병합요법으로 투여

4) Statin

- 모든 환자에서 최대내성용량을 투약하여 LDL이 최소한 기저치보다 50% 이상 떨어지도록 함

- statin 최대내성용량으로 LDL 목표에 도달하지 못한 경우 ezetimibe, PCSK9 inhibitor를 차례대로 추가할 수 있음

5) 재관류술(revascularization)

(1) 관상동맥성형술(percutaneous coronary intervention, PCI)
- Drug eluting stent (DES)의 지속적인 발전으로 재협착 위험과 재시술 필요성이 감소되었음
- PCI 후 6개월 간 aspirin, clopidogrel 조합의 이중항혈소판요법을 시행하는 것이 권고되며, 출혈 위험이 높은 경우 1~3개월로 단축할 수 있음

(2) 관상동맥우회술(coronary artery bypass graft surgery, CABG)
- 특히 당뇨환자이거나 삼중혈관병변(three vessel disease)을 가진 환자 등에서 관상동맥 우회술의 성적이 PCI보다 우월할 가능성이 있어, 기관의 숙련도와 환자의 수술 거부감 등을 감안하여 충분한 논의 후 시술 방침을 결정하는 것이 필요함

III. 이형협심증(Variant Angina)

1. 정의

1) 통상적인 관동맥 질환은 동맥경화반에 의해 유발되지만, 관상동맥의 연축에 의해 발생하는 질환
2) 관상동맥의 연축으로 흉통 및 심전도에서 일시적 ST 분절의 상승을 특징으로 함
3) 증상이 있는 관상동맥 연축은 특징적으로 고정된 죽상경화증의 병변이 있는 곳에서 발생하나, 정상 동맥에서도 발생할 수 있음

2. 진단

1) 흉통의 발생시기가 운동 시보다는 수면 시, 새벽 시간에 발생함. 일시적 ST 분절의 상승이 관상동맥 연축의 지표이며 활동 심전도 감시가 도움이 됨
2) 관상동맥조영술 시 ergonovine이나 acetylcholine의 정주 혹은 관상동맥 내 주입은 이형협심증 환자에서 국소적 관상동맥 연축을 유발할 수 있음
3) 진단은 전형적인 흉통이 자발적으로 또는 유발 시에 나타나면서 동시에 관상동맥 내경이 좁아진 것을 증명하면 확진이 됨

3. 치료

1) 급성기에는 설하 nitroglycerin에 대부분 반응
2) 지속성 nitrate나 칼슘통로차단제는 장기적 치료에서 흉통의 빈도를 줄임(non-selective beta-blocker: vasospasm을 악화시킬 수 있어 금기)
3) 금주

••• 참고문헌 •••

1. Loscalzo J, Fauci A, Kasper D, et al., editors. Harrison's Principles of Internal Medicine. 21st ed. New York: McGraw Hill; 2022.
2. Libby P, Bonow RO, Mann DL, et al., editors. Braunwald's Heart Disease: A Textbook of Cardiovascular Medicine. 12th ed. Philadelphia: Elsevier; 2022.
3. Virani SS, Newby LK, Arnold SV, et al. 2023 AHA/ACC/ACCP/ASPC/NLA/PCNA Guideline for the Management of Patients With Chronic Coronary Disease: A Report of the American Heart Association/American College of Cardiology Joint Committee on Clinical Practice Guidelines. Circulation. 2023;148(9):e9-e119.
4. Vrints C, Andreotti F, Koskinas KC, et al. 2024 ESC Guidelines for the management of chronic coronary syndromes. EHJ. 2024;45(36):3415-537.

CHAPTER 05

급성 관동맥 증후군
Acute coronary syndrome, ACS

강지훈

I. 정의

1. 관상동맥 혈류량 부족으로 급작스런 심근조직 허혈 및 괴사가 일어나는 질환. 심혈관계 중환자실에 즉시 입원하여 주의 깊은 내과적 치료를 요하는 응급질환임
2. 병태생리는 동맥경화반파열, 혈전 형성, 관동맥 연축이 있음
3. 불안정협심증(unstable angina)과 급성 심근경색(acute myocardial infarction)으로 나뉘고, 급성 심근경색은 ST 분절-비상승 심근경색(NSTEMI), ST 분절 상승 심근경색(STEMI) 으로 나뉨. 불안정협심증과 ST 분절 비상승 심근경색은 ST 분절 비상승급성관동맥 증후군(NSTE-ACS)으로 분류되기도 함. 분류와 무관하게 임상양상, 병태생리가 유사하여 하나의 spectrum 질환으로 간주함

II. 불안정협심증(Unstable Angina)

1. 진단

1) 다음 세 가지 증상 중 한 가지 이상이 존재하고,
   (1) Resting angina: 휴식 시 발생하여 10분 이상 지속되는 흉통
   (2) New-onset angina: 2주 이내에 새롭게 발생한 CCS class III 이상의 흉통
   (3) Crescendo angina: 이전에 비해 자주 발생하고, 오래 지속되며, 심한 흉통
2) 심근 마커(cardiac troponin I or T)의 상승이 없는 경우

2. 기전

죽상경화반 파열 또는 균열로 혈전이 생성되고, 관상동맥 긴장도가 증가하여 발생

3. 심근경색의 위험

1) 증상과 함께 심전도상 1 mm 이상 ST-T파의 변화나 T파 반전이 생기는 경우
2) 20분 이상 지속되는 휴식기 흉통이나 치료 개시 후에의 반복되는 흉통
3) 심부전의 증상이 있거나 S3 심음, 새로운 수축기 잡음, 저혈압이 있는 경우
4) 심근마커의 상승이 있는 경우(cardiac troponin I or T, CK-MB)

III. 급성 심근경색(Acute Myocardial infarction)

1. 진단

심근마커의 증가(정상 범위의 상위 99% 이상) 혹은 증가 후 감소 소견이 보이고, 다음과 같은 소견이 보일 때, 급성 심근경색으로 정의함

1) 심근 괴사로 인한 임상 증상 or
2) 새로이 나타난 ST 분절-T파의 변화 또는 좌각차단 or
3) 병적 Q파 or
4) 영상 검사에서 생존 심근의 소실이나, 새롭게 발견된 이상벽운동장애 or
5) 조영술 또는 부검을 통해 관상동맥 내 혈전을 확인하는 경우

IV. 진단

1. 병력

1) 급성 심근경색과 연관된 흉통
2) 협심증에서의 통증과 비슷하나 더 심하고, 지속시간이 더 김
   : 휴식이나 니트로글리세린(nitroglycerin)에 의하여 호전되지 않음
3) 호흡곤란, 오심, 구토, 피로감, 발한, 심계항진 등의 동반 증상
4) 수술 직후, 노인, 당뇨병 환자에서는 흉통이 없이도 발생할 수 있음
   : 호흡곤란, 의식저하, 쇠약감 등 비전형적 증상의 빈도가 높음

> Tip
> 급성 심근경색과 비슷한 임상양상으로 발현하지만, 감별 진단이 중요한 질병
> • 급성 심근경색은 갑작스러운 흉통으로 발현하나, 여러 가지 질환이 비슷한 임상양상으로 발현할 수 있으므로, 명확한 감별진단이 필요함. 특히, 대동맥박리증, 폐색전증, 기흉은 빠른 진단과 치료가 중요하며, 적절한 조치가 이루어지지 않으면 사망과 같은 중증의 임상 이벤트가 발생할 수 있으므로 감별진단이 매우 중요함.

2. 신체 검진

1) 초기 검진은 혈역학적 불안정과 폐울혈 여부 확인이 중요
2) 섭씨 38.3도까지 체온이 상승할 수 있으며 발병 후 4~5일까지 지속될 수 있음
3) 전벽 심근경색증의 1/4에서 교감신경항진에 의해 빈맥 및 고혈압, 하벽심근경색증의 반수 이상에서 부교감신경항진에 의해 서맥과 저혈압이 나타날 수 있음
4) 심인성 쇼크의 지표: 저혈압, 차가운 피부, 발한, 혼란 등
5) 심잡음 청취: 허혈성 승모판 폐쇄부전증이나 심실중격결손증 가능성 고려 TIP 참고

급성 심근경색에서 수술적 치료가 필요한 경우

Tip

- 급성 심근경색 환자에게 심실중격결손증 및 급성 승모판 폐쇄부전증이 병발하면 수술적 치료가 우선 고려되어야 하므로 1차 신체검진에서 심잡음의 청취가 중요함.
- 급성 심근경색에서 심실중격결손증은 1% 이하이나 심인성 쇼크가 있는 경우에는 3.9%에서 발견됨. 심실중격결손증에 대한 적절한 수술적 치료를 하지 않을 경우 90%가 두 달 사이에 사망함. 급성 승모판 폐쇄부전증은 급성 심근경색으로 인한 유두근 파열로 발생하며, 심인성 쇼크 환자의 6.9%에서 발견됨. 광범위한 심근의 괴사가 발생하지 않기 때문에 사망률은 55%로 심실중격결손증보다 약간 양호함.

3. 심전도

1) 연속적인 심전도가 필수: 입원 당시와 심혈관계 중환자실 입원 기간 중 매일 시행. 반복적인 흉통 또는 부정맥이 있는 경우에도 반복해야 함. 이전 심전도와 반드시 비교하여 해석해야 함
2) 초기 심전도 소견이 진단적이지 않은 경우는 5~10분 간격으로 12유도 심전도를 반복하거나 지속적인 심전도 감시를 시행해야 함
3) ST 분절의 상승: 가장 중요한 조기 변화로 Q파 경색증[전층(transmural) 경색증인 경우가 많음]의 초기 변화임. 즉각적 재관류 요법 시행 여부를 결정하는 기준임. 적어도 2개 이상의 인접 유도에서 1 mm 이상의 ST 분절 상승이 있고 전형적으로 재귀변화(reciprocal change)가 경색 부위의 반대편 유도에서 관찰됨

4. 심근마커

- 심근마커 검사가 심근경색증의 확진과 경색의 크기 평가에 유용
- 심근마커 검사 결과 확인을 위해 재관류 치료가 지연되어서는 안 됨

1) 심근 트로포닌 - I/T

CK-MB와 비교하여 심장 손상에서 가장 높은 특이도와 민감도를 보여 우선 선호됨. 급성 심근경색 후 3~6시간부터 상승하여 5~14일 후에 기저치로 돌아오므로 증상 발생수일 후에 진단해야 하는 경우 도움이 되나 심근경색이 재발했을 때 진단에 혼선을 주기도 함. 이 경우 CK-MB와 troponin을 같이 측정하는 것이 도움이 됨

2) CK-MB

95% 이상의 민감도와 특이도로 심근손상을 의미하며, 급성 심근경색에서는 심근괴사의 범위에 따라서 CK-MB가 흉통시작 3~6시간 안에 상승하기 시작하여, 12~20시간에 최고치를 보이고, 36~48시간 안에 기저치로 돌아옴

Tip

급성 심근경색에서 심장마커의 추적관찰

흉통 환자 신체 검진 및 문진 시 급성 심근경색을 의심한다면, 즉각적 심전도 검사와 심장마커 검사가 필요함. 초기 검사에서 확진이 되는 경우가 있으나 그렇지 못할 경우에는 심전도와 심장마커 검사의 반복적인 측정이 필요함. 특히, 심장마커의 추적 검사 시 CK-MB, Troponin I/T 검사를 모두 시행하는 것이 중요함. 심장마커의 추적 검사에서 CK-MB와 Troponin I/T 의 증감 여부를 비교하면 경색의 진행 상황에 대한 정보를 얻을 수 있음 그림 2-5-1. 심근마커의 상승과 감소 곡선 참고

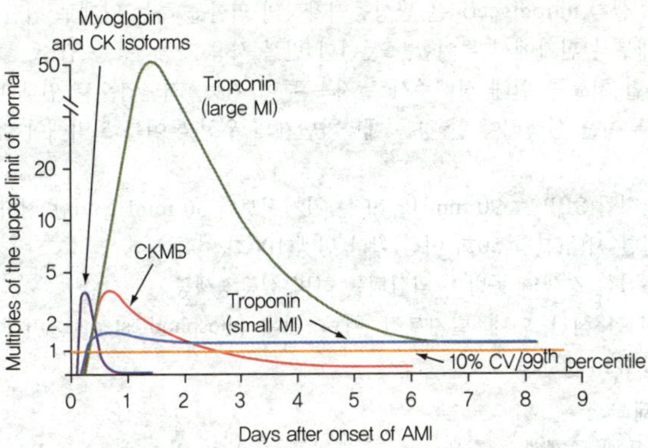

그림 2-5-1. 급성 심근경색 이후 여러 심근마커의 상승과 감소 곡선

3) NSTE-ACS 진단과 치료에 관한 유럽심장학회 2023 가이드라인

유럽심장학회가 2023에 발표한 "ACS 진단과 치료에 관한 유럽심장학회 2023 가이드라인"에서는 '신속 진단/배제 알고리즘(Rapid 'rule-in' and 'rule-out' algorithm)'을 강조하였음. 트로포닌 검사 채혈을 1시간 혹은 2시간 간격으로 2회하여 결과치의 초기 결과 및 상승 여부에 따라 NSTE-ACS 의증 환자의 진단과 향후 치료계획에 도움을 받을 수 있음을 명시하였음 그림 2-1-2, 2-1-3 참고

5. 영상검사

진단에 보조적인 역할. 이를 위해 재관류 치료가 지연되어서는 안 됨

1) **대동맥 박리증의 감별**: 흉부방사선 촬영, 심초음파, CT 혹은 MRI 등 급성 흉통으로 발현하여 급성 심근경색증과 감별진단이 필요한 대표적 응급질환으로 대동맥박리증, 폐색전증이 있으며, 흉막질환, 골질환, 폐실질 질환 감별을 위해 CT가 도움이 될 수 있음

2) **심초음파**: 급성 심근경색증의 진단을 명확히 하고 위험도를 평가하는 데 이용될 수 있음. 좌각차단, 인공심박기, 후벽 심근경색증 등에서는 특히 진단에 도움이 될 수 있음

V. 치료

초기 환자의 치료 목표는, 환자의 위험도에 따른 치료 및 이송 방침 결정과 흉통의 조절, 그리고 재관류 치료 방침의 결정임

1. 초기 치료

1) Nitrate 제제

(1) 용법: 설하 nitroglycerin은 관상동맥확장의 역할을 하는 약제로 허혈성 흉통을 가진 대부분 환자에서 투여함. 5분마다 반복 사용 가능. 흉통 감소, 혈압 조절이나 폐울혈 치료를 위해 정맥주사로 지속 투여 가능. 저혈압으로 인해 베타차단제와 병용투여를 선택해야 할 경우 베타차단제의 우선 투여를 고려해야 함

(2) 금기

① 저혈압(SBP ≤ 90 mmHg, 또는 기저치보다 30 mmHg 이상 저하)

② 심한 서맥(분당 50회 이하)이나 빈맥(100회 이상)

③ 우심실 경색의 동반이 의심되는 하벽 심근경색증

④ 24~48시간 이내 발기부전 치료 위해 phosphodiesterase 저해제를 복용한 경우

2) 항응고제

(1) 관상동맥 중재시술 혹은 수술적 재관류 치료시, Heparin 혹은 Enoxaparin을 시용할 수 있음

(2) Heparin: 일시 정주 투여(80 U/kg)에 이어 18 unit/kg/hr 초기 점적주입 후 aPTT를 정상에 비해 1.5~2.0배 유지하도록(대략 50~70초) 용량을 유지함

(3) Enoxaparin [혈청 creatinine < 2.5 mg/dL(남자), < 2.0 mg/dL(여자)에서 사용 가능]: 75세 이하 환자들에게 1 mg/kg 12시간마다 피하 투여. 75세가 넘는 환자들에서 0.75 mg/kg 감량 투여

3) Morphine: 통증 조절 위해 투여. 혈관 확장 및 미주신경 차단 효과도 있음

4) 산소요법: 저산소혈증이 있는 경우(SaO_2 <90%)

5) 항혈소판제(anti-platelet agent): 장용코팅이 되지 않은 아스피린 300 mg을 즉시 씹어서 복용. 이후 하루 100 mg을 평생 지속 복용. 관동맥 중재술을 시행하는 경우에는 추가로 clopidogrel 600 mg의 부하용량 투여. 최근 clopidogrel보다 P2Y12 차단 효과가 강하고 약제 반응이 균일한 prasugrel(부하용량 60 mg, 유지용량 10 mg qd)과 ticagrelor(부하용량 180 mg, 유지용량 90 mg bid)을 사용할 수 있음. 항혈소판제 사용은 중재술 이후에도 유지요법으로 필수. 항혈소판제 유지용법(이중항혈소판제의 종류 및 사용 기한)을 결정하는데에 환자의 출혈 위험성과 허혈 위험성을 고려해야 함

2. 재관류 치료

재관류 치료의 선택: ST 분절 상승의 여부, 증상 발현 이후 소요된 시간, 심근경색증의 위험도, 출혈의 위험도, 숙련된 중재시술기관까지의 이송 시간과 같은 사항들에 대한 고려가 필요함.

1) 혈전용해요법

(1) 응급실 도착 후 30분 이내(door to needle time)에 시행. 지속적인 흉통과 ST 분절의 상승이 있으면, 심근경색 후 12시간 이후라도 시행할 수 있음

(2) 적응증: 증상 발현 12시간 이내(가능한 흉통 후 6시간 이내)의 환자로 심근허혈의 증상이 있고, 하벽, 전벽, 측벽 적어도 연속된 2개 이상의 유도에서 0.1 mV(>1 mm) 이상 새로운 ST 분절 상승 또는 새로운 완전 좌각차단이 있는 경우

(3) 치료 경과의 추적 관찰

혈전용해요법 후 60~180분 이상 ST 분절의 하강 여부, 부정맥의 발생, 임상적 증상의 호전을 관찰. 흉통의 호전, 혈역학적 또는 전기적 안정성의 유지, 그리고 60~90분 시점의 ST 분절 상승의 50% 이상 감소 등이 성공적인 재관류를 시사하는 소견임

표 2-5-1. 혈전용해제 사용의 금기증

절대적 금기증
• 이전 두개내 뇌출혈의 병력 • 구조적 뇌혈관질환(예 동정맥기형) • 두개내 악성 종양(일차성 또는 전이성) • 3개월 이내의 허혈성 뇌졸중 병력(3시간 이내의 급성 허혈성 뇌졸중 제외) • 대동맥 박리증 의증 • 출혈 또는 출혈성 소인(월경 제외) • 3개월 이내 두부 또는 안면부의 심각한 외상 • 2개월 이내의 척추 혹은 두개골 수술 병력 • 약제에 반응하지 않는, 조절되지 않는 중증 고혈압
상대적 금기증
• 잘 조절되지 않는 중증 만성 고혈압의 병력 • 증상 발현 시 조절되지 않는 중증 고혈압(수축기 혈압 180 mmHg 이상 또는 이완기 혈압 110 mmHg 이상)† • 3개월 이상 경과한 허혈성 뇌졸중의 병력, 치매 또는 절대적 금기증에 해당하지 않는 두개내 질환 • 외상성 또는 장시간(10분 이상)의 심폐소생술 • 3주 이내의 대수술 • 2~4주 이내의 내부출혈 • 내부출혈 병력 압박지혈이 불가능한 혈관 천자 • 임신 • 활동성 소화성 궤양 • 항응고제 치료: INR (international normalized ratio)이 증가할수록 출혈의 위험도 증가

† 저위험군 심근경색증 환자에서는 절대적 금기증으로 적용될 수 있음.

(4) 혈전용해요법 이후 관상동맥중재술의 시행

다음의 경우에 관상동맥중재술을 시행하거나, 시행이 가능한 병원으로 이송해야 함

① 심근경색 발생시간에 상관없이, 심인성 쇼크 혹은 급성 심부전이 발생할 경우

② 재관류요법이 실패하거나, 재폐색이 의심되는 경우

③ 성공적인 혈전용해요법을 시행하고 3시간에서 24시간 이내에 안정적인 환자

2) 일차적 경피적 관상동맥중재술(primary PCI)

(1) ST 분절의 상승이나 새로운 좌각차단이 있는 심근경색 환자에서 증상 시작 후 12시간 이내 또는 지속적인 흉통과 ST 분절의 상승이 있으면, 12시간 이후라도 시행될 수 있음. 60~90분 안에 시술이 가능하고(door to balloon time < 90 min) 기술적 시설과 인력이 있다면 시행. 특히 선택이 가능한 경우라면 혈전용해요법에 비해 관동맥중재술을 우선적으로 고려할 것을 추천. ST 분절 상승 급성심근경색 환자가 관상동맥중재술이 가능하지 않은 병원에 도착한다면, 심근경색의 발생시간에 상관없이 관상동맥중재술이 가능한 병원으로 이송되어야 함(Class I, LOE: C)

(2) 혈전용해제를 투여 받은 환자에서 아래 항목 중 어느 것이라도 있다면 관상동맥중재시술(또는 응급 관상동맥우회수술)을 시도할 목적으로 관상동맥조영술을 시행하는 것이 추천됨(Rescue PCI)

① 혈관재개통술이 가능한 심인성 쇼크

② 심한 울혈성 심부전이 있거나 이에 동반된 폐부종이 있는 경우

③ 혈역학적으로 악화되는 심실성 부정맥

④ 혈역학적 혹은 심전도상에 전기적인 불안정성이 있는 경우이거나 계속되는 심근 허혈의 증상이 있는 경우, 혈전용해제 치료가 실패한 경우(ST 분절의 상승이 혈전용해제 90분 이후에도 50% 미만으로 호전되는 경우)에 rescue PCI를 시도할 의도로 관상동맥조영술을 시행하는 것이 합당함

Tip

심전도를 통한 ST 분절 상승 심근경색의 원인 관상동맥 예상

최근에는 우리나라의 종합병원에 ST 분절 상승 심근경색 환자 내원 시, 특별한 금기증이 없다면 primary PCI를 시행. 초기 심전도에서 ST 분절 상승 심전도를 통해 원인혈관 예측이 가능함

① V_1-V_4, I, $_aV_L$의 ST 분절 상승: 심장 전벽 허혈. LAD가 원인 혈관일 가능성 높음

② V4-V6의 ST 분절 상승: 심장 측벽 허혈. LCX가 원인 혈관일 가능성이 높음

③ II, III, $_aV_F$의 ST 분절 상승: 심장 하벽 하혈. RCA가 원인 혈관일 가능성이 높음

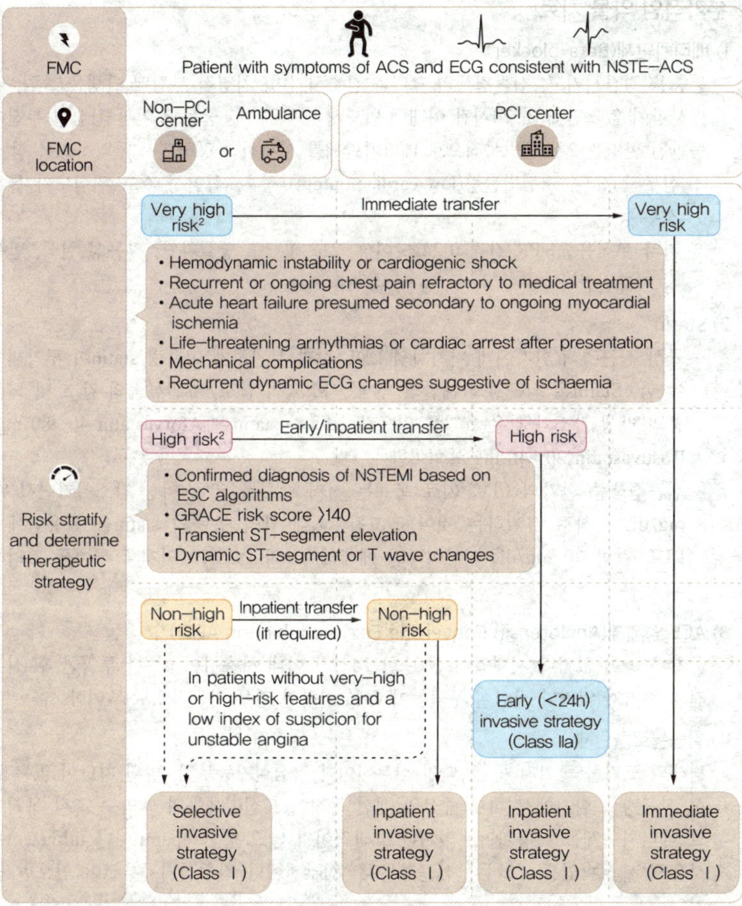

그림 2-5-2. ST 분절 비상승 급성 관동맥 증후군 환자의 재관류요법

ST 분절 비승상 급성 관동맥 증후군이 의심되는 환자 중에서 'very high-risk'의 항목을 만족하는 환자는 즉시 재관류술을 고려해야함(Class I, LOE: C). 또한, 'high-risk'의 항목을 만족하는 환자에게는 24 시간 이내의 재관류술을 고려할 수 있음(Class IIa, LOE: A).

ACS, acute coronary syndrome; CS, cardiogenic shock; ECG, electrocardiogram; FMC, first medical contact; GRACE, Global Registry of Acute Coronary Events; hs-cTn, high-sensitivity cardiac troponin; NSTE-ACS, non-ST-elevation acute coronary syndrome; NSTEMI, non-ST-elevation myocardial infarction; PCI, percutaneous coronary intervention; UA, unstable angina.

출처: 2023 ESC Guidelines for the management of acute coronary syndromes

4. 부가적인 약물 치료

1) 베타차단제(Beta-blocker)

통증을 경감시키고, 심근경색의 크기를 감소시키며, 치명적 부정맥 발생을 줄임. 금기사항이 없으면 초기 24시간 이내에 반드시 경구 투여. 중등도 이상 좌심실 부전이 동반된 환자는 2차 예방목적으로 베타차단제를 서서히 증량하면서 투약하도록 함

(1) 심부전 징후, 저심박출량(low cardiac output) 징후, 심인성 쇼크 위험도가 높은 경우 등

(2) 기타 부적응증: PR 간격 0.24초 이상, 2도 및 3도 방실차단, 활동성 천식, 반응성 기도질환 등

2) Statin

- 급성 심근경색 환자에게 기저치의 LDL 값과 무관하게 고용량 statin이 투약되어야 함. Statin은 심근경색 재발의 억제, 사망률의 감소, 재관류술의 감소 및 뇌졸중의 발생 감소와 같은 효과를 일으킴. 고용량 statin은 Atorvastatin 40~80 mg, Rosuvastatin 20~40 mg을 의미함.
- 심근경색증 환자의 LDL 치료 목표는 기저 수치를 50% 이상 감소시키면서 70 mg/dL 이하로 유지하는 것이 권고됨. 최대 내약 용량의 statin을 복용함에도 LDL 값이 70 mg/dL 이상이라면 에제티미브와 PCSK9 억제제 투여를 고려할 수 있음

3) ACE 억제제(Angiotensin Converting Enzyme Inhibitor, ACEI)

금기 사항이 없거나 저혈압이 없는 한 24시간 이내 사용하여 6주간 투약한 후 심부전의 증거가 있거나 좌심실 구혈률이 40% 이하인 경우 지속적으로 투여함

4) 칼슘통로차단제

경색의 크기를 줄이지 못함. 다만 심부전이나 좌심실기능부전, 방실 차단이 없는 급성 심근경색 환자에서 허혈 증상의 개선 목적이나 심방세동의 맥박수 조절 목적으로 베타차단제를 복용할 수 없거나 효과적이지 않으면 verapamil이나 diltiazem을 사용해 볼 수 있음. 그러나 심근경색 후 심부전이나 좌심실기능부전이 있으면 금기임

VI. 합병증

1. 부정맥

심근경색 첫 24시간 내에 흔히 발생하며, 이 기간 동안에는 집중 관찰이 필요함

1) 무맥성 심실빈맥과 심실세동

즉시 제세동 시행. Biphasic은 120~200 J, monophasic은 360 J 전기충격을 줌. CPR을 진행하면서 3차례 이상 반복적 전기 충격에도 반응이 없으면 amiodarone

150 mg IV bolus를 투여. 전해질 수치(칼륨 > 4.0 mEq/L, 마그네슘 > 2.0 mg/dL)와 산-염기 불균형 교정이 필요함

2) 심실빈맥

혈역학적으로 안정적인 단형 심실빈맥은 amiodarone 혹은 100 J의 synchronized cardioversion을 시도할 수 있음. amiodarone은 10분간 150 mg 부하 후 6시간 동안 1.0 mg/min으로 주사한 이후 0.5 mg/min으로 유지함. 혹은 상태에 따라 부하 투여 후 10~15분마다 동일 용량을 반복 투여할 수 있음. 일일 최대 용량은 2.2 g 이내로 하는 것이 좋음

2. 기계적 합병증

1) 급성 승모판 폐쇄부전증

(1) **진단**: 50%에서 특징적인 전수축기 잡음이 있으며 폐부종을 동반함. 심인성 쇼크와 유두근 파열 또는 심한 유두근기능부전이 연관되어 있는 경우가 많음

(2) **초기 치료**: nitroglycerin 또는 nitroprusside 정주로 후부하를 감소시킴. dobutamine은 경계성 저혈압이 있는 환자에서 유용함

2) 심실중격의 파열

(1) **진단**: 좌흉골 하연에서 들리는 전수축기 잡음이 수축기 진전과 동반됨

(2) **치료**: 초기 치료는 심인성 쇼크 환자의 치료와 유사하며 관혈적인 혈역학 감시가 포함되어야 함. Nitroglycerin이나 nitroprusside와 같은 혈관확장제가 후부하를 줄이기 위하여 필요함

3) 좌심실 자유벽 파열(심파열)

심근경색 사망의 10%와 관련됨. 여자, 관동맥 질환의 첫 발현으로서의 심근경색 환자, 고혈압 환자, 부신피질호르몬 또는 NSAIDs를 투약 받은 환자에서 흔함

4) 심실류: 심근경색 이후에 지속적인 ST 분절 상승, 치료에 반응하지 않는 심부전 또는 잘 조절되지 않는 심실부정맥의 경우에 의심할 수 있음

(1) **진단**: 심초음파와 좌심실조영술이 좌심실벽의 심실류의 범위를 정하는 데 유용하며 이면성 심초음파를 이용하여 혈전의 존재를 판별할 수 있음

(2) **치료**: 혈전이 있는 환자에서는 항응고요법을 시행하여야 함

5) 가심실류

심낭에 부분적으로 혈액이 유출된 심파열의 일종으로 좌심실과 가심실류 사이에 자유로운 교통이 존재함. 이면성 심초음파로 진성 좌심실류와 구별할 가능하며 가심실류는 파열의 가능성이 높기 때문에 즉시 수술하여야 함

VII. 재활

1) 심근조직의 재생은 심근경색 6주 후까지 완전하게 되지 않으나 입원 기간과 활동 정도는 개인별로 조절할 수 있음
2) 일반적으로 합병증이 없는 심근경색 환자에서 입원 기간은 7~10일로 심전도 감시가 되어 있는 병실에 있어야 함
   (1) **초기:** 침상안정. 침대에서 움직이거나 침대 끝에서 다리를 움직이는 정도 권유
   (2) **입원 24시간 이내:** 합병증이 없는 환자에서 의자에 앉거나 세면대를 사용할 수 있음. 면도, 화장실의 사용, 식사 등을 자유롭게 할 수 있도록 추천함
   (3) **입원 3일 후:** 실내에서 걷기 시작
   (4) **입원 5~7일 사이:** 전과 같은 활동을 하도록 함
   (5) **퇴원 전:** 성적 활동을 포함한 생활에 대한 지침을 퇴원 전에 교육. 일반적으로 걷는 정도의 활동은 감당할 수 있으나 운동부하검사에서 최대로 견딜 수 있기 전에는 다이빙, 역도, 힘든 등산은 피하도록 함. 운동 재활 프로그램을 퇴원 전에 시작할 수 있음
   (6) **심근경색 후 회복된 환자:** 일주일에 적어도 3~4회 가벼운 운동(걷기 운동, 조깅, 자전거 타기, 그 외 유산소 운동)을 최소 30분간 시행해야 하며 일상생활 참여도 늘려나가야 함. 경색의 범위에 따라서 환자는 퇴원 후 4~8주 사이에 원래 직장으로 복귀할 수 있음

VIII. 2차 예방

1) 금연
2) 혈압 관리: 일반적으로 140/90 mmHg 이하, 당뇨병이나 만성 신질환의 경우 130/80 mmHg 이하로 유지
3) 지질 관리: LDL cholesterol을 100 mg/dL 이하로 하며, 고위험 소견의 경우 70 mg/dL 이하로 조절을 고려. 이때 중성지방을 포함 non-HDL cholesterol을 LDL 목표치 +30 mg/dL 이하로 유지함. 하루 섭취 콜레스테롤 양이 200 mg 이하가 되고, 포화지방이 전체 열량의 7% 이하가 되도록 유지하고 omega-3 지방산의 섭취를 권장함(약보다는 식품으로)
4) 육체적 활동: 30분씩 주당 3~4회의 운동 권유
5) 체중 관리: BMI 18.5~22.9 kg/m^2
6) 당뇨병: HbA1c $\leq$ 7%

••• 참고문헌 •••

1. Chang K, Ahn Y, Lim S, et al. 2021 Korean Society of Myocardial Infarction Expert Consensus Document on Revascularization for Acute Myocardial Infarction. Korean Circ J. 2021 Apr;51(4):289-307.
2. 한국지질·동맥경화학회 진료지침위원회, 이상지질혈증 진료지침 5판, 2023.
3. 김효수 외. 심혈관 진료 매뉴얼 3판. 군자출판사. 2024.
4. Thygesen K, Alpert JS, Jaffe AS, et al. Fourth Universal Definition of Myocardial Infarction, J Am Coll Cardiol. 2018 Oct 30;72(18):2231-2264.
5. Levine GN, Bates ER, Bittl JA, et al. 2016 ACC/AHA Guideline Focused Update on Duration of Dual Antiplatelet Therapy in Patients With Coronary Artery Disease: A Report of the American College of Cardiology/American Heart Association Task Force on Clinical Practice Guidelines. J Am Coll Cardiol. 2016 Sep 6;68(10):1082-115.
6. Byrne RA, Rossello X, Coughlan JJ, et al. 2023 ESC Guidelines for the management of acute coronary syndromes. Eur Heart J. 2023 Oct 12;44(38):3720-3826.
7. Cho H, Kang J, Kim HS, et al. Ethnic Differences in Oral Antithrombotic Therapy. Korean Circ J. 2020 Aug;50(8):645-657.
8. Mach F, Baigent C, Catapano AL, et al. 2019 ESC/EAS Guidelines for the management of dyslipidaemias: lipid modification to reduce cardiovascular risk. Eur Heart J. 2020 Jan 1;41(1):111-188.

CHAPTER 06

심부전
Heart failure

박진주

I. 정의 및 분류

1. 정의

심장의 구조적 또는 기능적 이상으로 인해 심장이 혈액을 받아들이는 충만기능(이완기능)이나 짜내는 펌프기능(수축기능)이 감소하여, 결과적으로 심장이 신체 조직에 필요한 혈액을 제대로 공급하지 못하는 상태를 통칭하는 개념

표 2-6-1. EF에 따른 심부전의 분류

분류	특징
HF with reduced EF (HFrEF) 박출률 저하 심부전	HF with LVEF < = 40%
HF with mildly reduced EF (HFmrEF) 박출률 경도 저하 심부전	HF with LVEF 41~49% 이전에 HF with mid-range EF 또는 HF with borderline EF 라고 불린 환자군. 임상양상과 치료는 HFrEF과 유사하나 추가 연구가 필요함
HF with preserved EF (HFpEF) 박출률 보존 심부전	HF with LVEF > = 50%
HF with improved EF (HFimpEF) 박출률 개선 심부전	HF with a baseline LVEF 40%, a 10 point increase from baseline LVEF, and a second measurement of LVEF > 40%

출처: Universal definition and classification of heart failure; European Journal of Heart Failure (2021) 23, 352-380

2. 단계에 따른 분류

1) Stage A: structural heart disease나 심부전 증상은 없으나 심부전의 고위험군
2) Stage B: structural heart disease가 있으나 심부전의 증상이 없는 경우
3) Stage C: structural heart disease가 있으면서 심부전 증상이 있는 경우
4) Stage D: 적절한 처치에도 조절되지 않는 심부전 증상이 있는 경우

3. 심부전의 원인질환(높은 빈도 순으로)

1) ischemic cardiomyopathy
2) cardiomyopathies (dilated, hypertrophic, restrictive, infiltrative cardiomyopathies)
3) valvular heart disease

4) hypertensive
5) arrhythmia (tachycardia, bradycardia)
6) myocarditis, inflammation (e.g. sarcoidosis)
7) toxic agent (e.g. alcohol, chemotherapy related)
8) others (congenital heart disease, Vit B1 deficiency) & unknown

II. 증상 및 징후

조직관류(tissue perfusion) 저하와 울혈(congestion)에 의하여 증상이 나타남

표 2-6-2. 심부전의 증상 및 징후

증상		징후	
전형적	비전형적	특이적	비특이적
호흡곤란 좌위호흡 발작성 야간 호흡곤란 운동능력 피로감, 운동 후 회 복지연 발목 부종	야간기침 천명 체중 증가(> 2 kg/주) 체중 감소 포만감 식욕저하 착란 우울 두근거림 실신	경정맥압 상승 간 경정맥 확장 제3심음 심첨박동 전위 심잡음	말초부종 폐비빔소리 (Pulmonary crepitations) 폐기저부 타진시 둔탁음 빈맥 불규칙한 맥박, 빈호흡 (> 16회/분) 간비대 복수 전신쇠약

표 2-6-3. 뉴욕심장학회 (New York Heart Association, NYHA) 기능등급

I	신체 활동에 제한이 없음. 일상 활동에서 증상이 없음
II	신체 활동에 약간의 제한이 있음. 안정 시에는 증상이 없으나, 일상 활동에는 증상이 있음
III	신체 활동에 심한 제한이 있음. 안정 시에는 증상이 없으나, 일상 활동보다 낮은 활동 시에도 증상이 있음
IV	안정 시에도 증상이 있으며, 신체 활동으로 증상이 심해짐

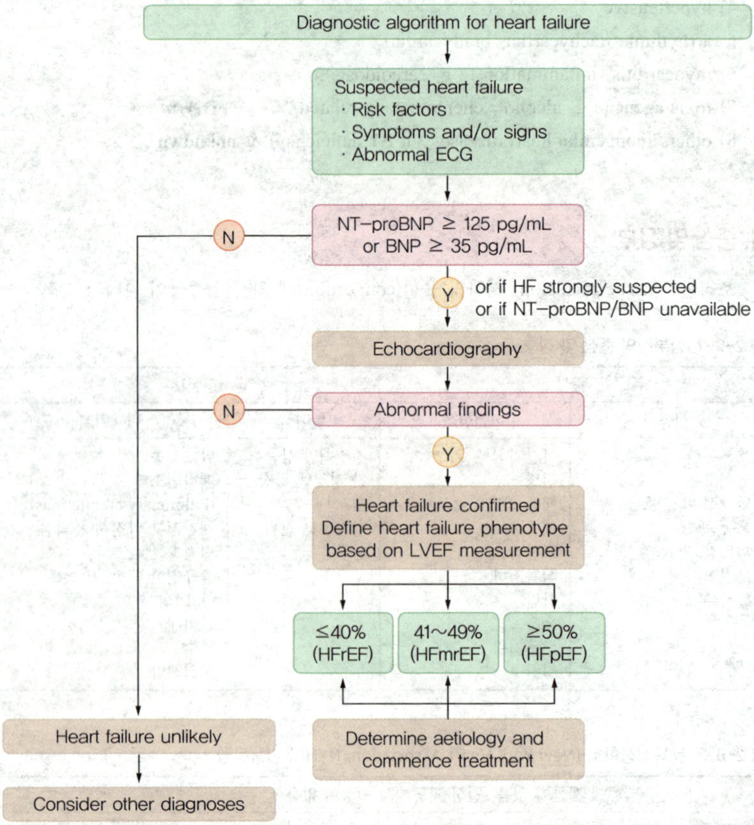

그림 2-6-1. 심부전 환자의 진단 알고리즘 UPDATE

출처: 2021 ESC guidelines for the diagnosis and treatment of acute and chronic heart failure.European Heart Journal (2021) 42, 3599-3726.

IV. 치료

각 병기에 따라 심부전을 예방하고 교정 가능한 원인을 찾아 치료를 해야함

심부전 치료의 목적은 크게 증상 개선 및 예후 개선으로 분류할 수 있음

- 급성심부전(acute heart failure) 에서는 이뇨제를 사용하여 과도한 체내 수분을 제거해서 증상을 완화하는 것이 일차 목표 이며 급성심부전으로 입원 중 예후 개선 약제를 시작하는 것이 이차 목표임

– 만성심부전(chronic heart failure) 에서는 좌심실 박출률에 따라(박출률 보전/저하심부전) 약물적-비약물적 치료로 환자의 예후를 개선하는 것이 목표임

1. 박출률 감소 심부전 환자의 치료 전략 UPDATE

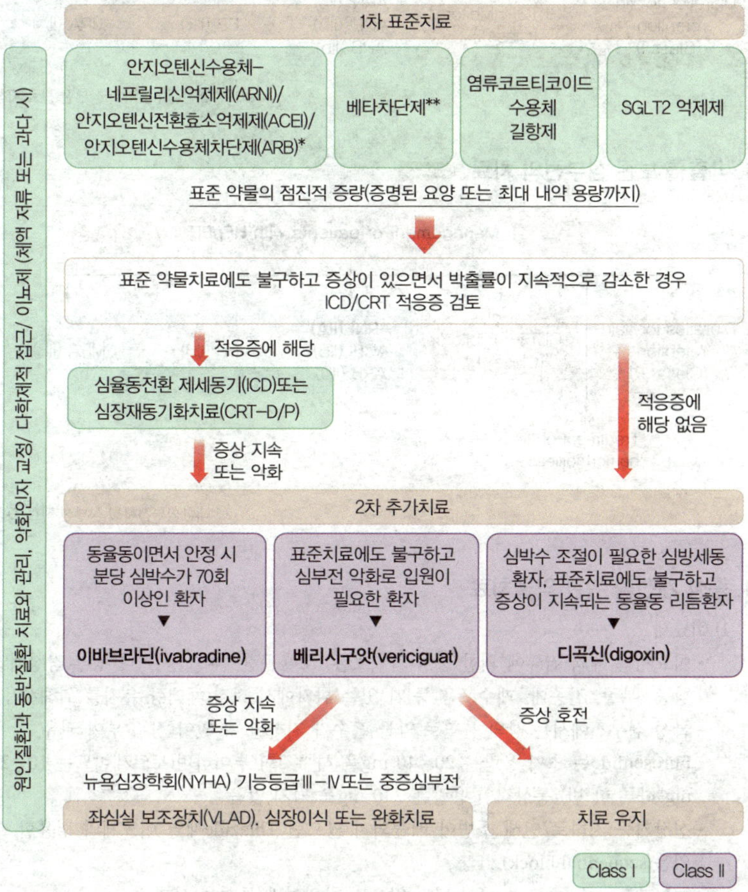

그림 2-6-2. 박출률 감소 심부전 환자의 치료 전략

* ARNI 또는 ACEI에 대한 내약성이 없는 경우 ARB를 대체제로 권고한다.

** 박출률 감소 심부전 환자에서 임상적 이득이 확인된 베타차단제(본문 참조).

2. 박출률 경도 감소 심부전의 치료 UPDATE

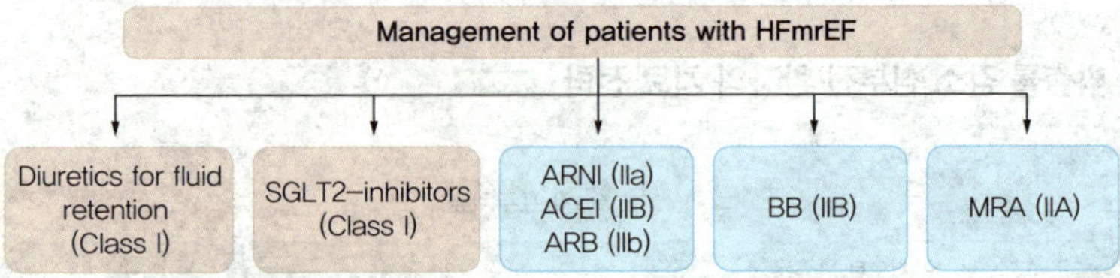

2022 대한심부전학회 심부전 진료 지침

3. 박출률 보존 심부전의 치료 UPDATE

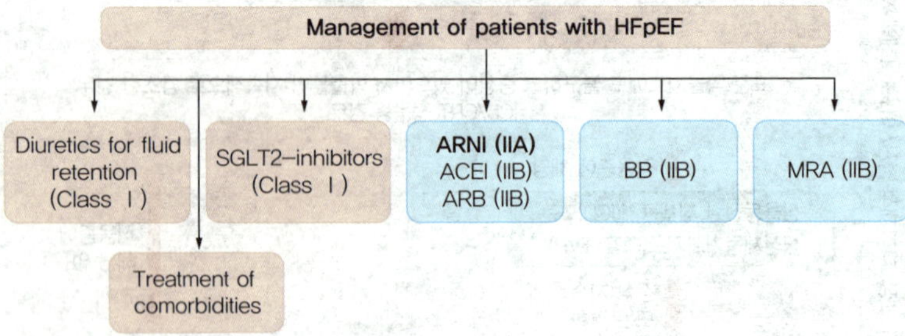

2022 대한심부전학회 심부전 진료 지침

4. 증상 개선을 위한 약물치료

1) 이뇨제

- 이뇨제는 체액 저류에 의한 증상(좌위호흡, 호흡곤란, 부종 등)이나 징후(경정맥압 상승, 부종, 간종대, 폐수포음 등)가 있는 환자에서 적정 체액량 유지를 위해사용.
- 급성 심부전에서는 장의 울혈로 약물 흡수가 저하될 수 있어 정주 투여 권유.
- Furosemide는 초기 용량은 20~40 mg을 하루 2회 투여하며(토르세미드는 10~20 mg 하루 한 번) 통상적인 용량은 240 mg을 넘지 않음
- 신장기능 저하로 인해 소변이 배출되지 않으면 Thiazide계열 이뇨제와 병용할 수 있음(sequential block)
- 이뇨제로 volume control이 되지 않으면 한외여과/투석을 시행
- 이뇨제의 종류

① Thiazide 이뇨제(hydrochlorothiazide, chlorthalidone)

– 경한 이뇨가 필요한 정상 신기능을 가진 환자에서 초기 치료제로 사용

② 고리이뇨제(furosemide, torsemide, bumetanide, ethacrynic acid)

- 이뇨가 필요한 환자와 신기능이 현저히 감소한 환자에 사용될 수 있음
- Furosemide: 정주하였을 때 직접 정맥을 확장시켜 전부하를 줄임 → 심한 심부전 또는 급성 폐부종의 치료에 특별히 유용하게 사용할 수 있음

③ 칼륨 보존 이뇨제(spironolactone, triamterene, amiloride)

- 단독으로는 효과가 작으나 thiazide나 고리이뇨제와 함께 사용 시 정상 혈청 칼륨 농도를 유지할 수 있다는 장점

2) 수분 및 염분 제한

- 중등도 이상의 심부전 환자는 하루 2 g(소금 7~8 g) 이하 나트륨 섭취를 권고
- 수분은 저나트륨혈증(Na < 130 mEq/L)을 제외하고는 제한하지 않음

3) 디곡신(Digoxin)

- 심실기능저하가 있는 심부전 환자에서 증상을 호전시키기 위해, 심방세동이 있는 환자에서 심실박동수를 조절하기 위해 사용할 수 있음
- 사망률 감소에는 효과 없음
- 저칼륨혈증, 약물상호작용에 의한 부작용과 overdose에 의한 부작용의 발생 주의
- digoxin toxicity: 부정맥이나 위장관 증상, 신경정신 증상 등의 증상을 보임
  ① digoxin 중단, 심전도 감시
  ② 증상성 서맥이 있는 경우 atropine 정주 또는 일시적 심박조율
  ③ 심실성 부정맥이 있는 경우 phenytoin 또는 lidocaine 투여
  ④ 혈중 칼륨을 정상치의 상한선으로 교정

5. 예후 개선을 위한 약물 치료

1) ARNI (angiotensin receptor neprilysin inhibitor, sacubitril/valsartan)

- 안지오텐신 수용체 길항제와 네프릴리신의 이중 저해제
- 박출률 저하 심부전 환자에서 ACE 억제제 대비 심부전 입원율과 사망을 감소

2) ACE inhibitor

- ARNI 사용하지 못하는 환자에서 사용 권유
- 좌심실의 remodeling을 안정화시키고 증상을 호전시키며 입원율을 감소시킬 뿐만 아니라 생명을 연장시킴

3) Angiotensin receptor blockers

- ARNI 및 ACE 억제제를 사용하지 못하는 환자에서 사용.
- 베타차단제와 병용 시 환자 증상 호전, 입원 예방, 생명 연장의 효과가 있음

4) 베타차단제(β-blocker)

- 만성 교감신경 자극에 의한 심장효과를 차단하여 직접적인 심근세포 손상을 막고 심장 베타수용체의 하향 조절을 유도
- ACE 억제제와 같이 사용 시 환자 증상 호전, 입원율 감소, 생명 연장의 효과가 있음

- 심박출률 40% 미만인 환자에서 증상의 유무와 무관하게 사용
- 저용량부터 조심스럽게 증량, 수분저류에 주의

5) Mineralocorticoid receptor antagonists
- NYHA class IV 또는 심박출률 35% 미만인 class III 환자에서 표준화된 치료법(ACE 억제제, 베타차단제)에 추가하여 사용함으로써 사망률과 유병률을 감소시킴
- 금기: serum Cr > 2.5 mg/dL in men, > 2.0 mg/dL in women or K^+ > 5.0 mEq/L

표 2-6-4. 심부전에 흔히 사용하는 약물의 용량 UPDATE

	Starting dose (mg)	Target dose (mg)
ARNI		
Sacubitril/Valsartan	50 bid	200 bid
ACE inhibitor		
Captopril	6.25 tid	50 tid
Enalapril	2.5 bid	10~20 bid
Lisinopril	2.5~5.0 qd	20~35 qd
Perindopril	2 qd	8~16 qd
Ramipril	1.25~2.5 qd	5 bid
Trandolapril	0.5 qd	4 qd
ARB		
Candesartan	4~8 qd	32 qd
Valsartan	40 bid	160 bid
Losartan	50 qd	150 qd
Beta-blocker		
Bisoprolol	1.25 qd	10 qd
Carvedilol	3.125 bid	25~50 bid
Metoprolol succinate(CR/XL)	12.5~25 qd	200 qd
Nebivolol	1.25 qd	10 qd
Mineralocorticoid receptor antagonist		
Eplerenone	25 qd	50 qd
Spironolactone	25 qd	50 qd
If channel inhibitor		
Ivabradine	2.5~5 bid	Titrate to heart rate 50~60BPM. Max dose 7.5 bid
SGLT2-inhibitor		
Dapagliflozin	10 qd	10 qd
Empagliflozin	10 qd	10 qd
Soluble guanylate cyclase receptor stimulator		
Vericiguat	2.5 qd	10 qd

6) Ivabradine

- SA node의 Funny channel 차단제로서 전신 교감 신경계에 작용하지 않아 혈압저하 없이 심박동수를 낮출 수 있음
- NYHA class II~IV의 sinus rhythm의 심부전 환자(HFrEF, EF < 35%)에게서 베타차단제, ACE 억제제, mineralocorticoid antagonist 3가지 약물을 사용 중에도 심박수가 분당 70 이상일 때 심박수 감소를 위해 ivabradine을 추가할 것을 권고(ESC guidelines 2016, B, IIa)

7) SGLT2-inhibitor

당뇨병 유무와 상관없이 박출률 저하 및 보존 심부전 환자에서 환자의 예후를 개선

8) Hydralazine and isosorbide dinitrate combination

- NYHA class II 이상 심부전의 흑인 환자에서 베타차단제와 ACE 억제제에 추가하여 시도해 볼 수 있음

9) Vericiguat UPDATE

soluble guanylate cyclase receptor stimulator로 cGMP 생성을 늘리고 NO 민감도를 회복시켜주는 약제로 심부전악화를 경험한 좌심실 박출률 45%미만 심부전 환자에서 사용할 수 있음

6. 기타 약물치료

1) Anticoagulation (NOAC/warfarin): 심부전 환자에서 좌심실기능 저하로 인하여 혈액의 저류가 발생하고, 혈전의 생성에 대한 위험도가 증가하기 때문에 다음의 경우 항응고 치료를 권하고 있음
   - 심부전이 있으면서 심방세동이 있는 경우
   - 전신 혹은 폐동맥 색전증의 병력이 있는 경우, 뇌경색이나 뇌허혈이 있었던 경우

2) Aspirin: 허혈성 심질환을 동반한 경우 심근경색과 사망을 줄이기 위해 저용량요법을 권유

3) 부정맥의 치료
   - 심방세동: 15~30%의 환자에서 발생, 심장기능을 저하시키는 대표적인 원인
   - 대부분의 항부정맥제(amiodarone, dofetilide 제외): negative inotropic effect와 pro-arrhythmic effect 보임
   - amiodarone: 심부전 환자에서 동율동 회복, 유지, electrical cardioversion 성공률 제고를 위해 선호. Digoxin, warfarin 등과 약물상호작용을 주의해서 사용

7. 심실재동기화 치료 및 기계순환보조

1) 심실재동기화 치료(Cardiac resynchronization therapy, CRT) UPDATE

CRT는 좌심실 박출률, 심방세동 및 방실차단 유무에 따라 삽입할 수 있음

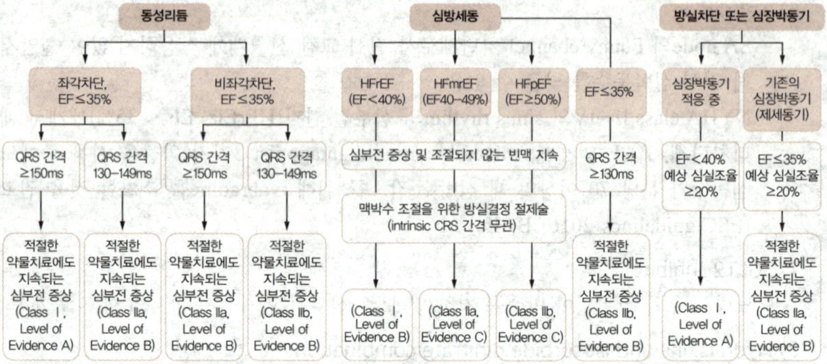

그림 2-6-3. CRT의 적응증 알고리즘

2) 삽입형 제세동기(implantable cardioverter defibrillator, ICD)

- 심박출률 ≤35% & NYHA class II~III인 환자에서 예방적으로 삽입 시 심장급사를 예방 Chapter 08-VI. 참고

3) 기계순환보조(Mechanical circulatory support)

- 심각한 심장기능부전 또는 불응성 폐부종 환자에게는 Intraaortic balloon counterpulsation (IABP)과 Extracorporeal membrane oxygenator (ECMO) 등의 기계적 순환보조를 고려할 수 있음. 기구 삽입 후에는 항응고요법이 필요

8. 심실보조장치(Ventricular Assist Device, VAD) UPDATE

- INTERMACS Profile 2-4이 환자에서 삽입가능

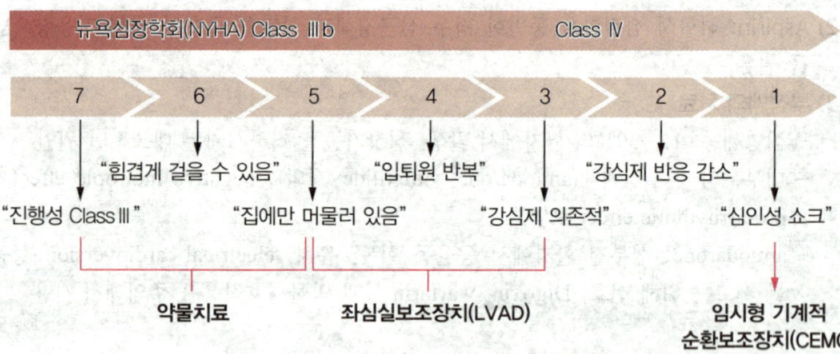

그림 2-6-4. INTERMACS 프로파일 별 치료법

• 적응증

표 2-6-5. 삽입형 좌심실보조장치(LVAD)의 다양한 적응증

Bridge to candidacy (BTC)	현재로써는 심장이식에 대한 금기증이 있는 환자에서 LVAD를 통해 금기증을 해결하고 최종적으로 심장이식을 시도해 볼 목적
Bridge to transplantation (BTT)	LVAD를 심장 공여자가 나올 때까지 유지하여 사망이나 비가역적인 장기 손상 등으로부터 보호하여 성공적인 심장이식을 수행하기 위한 목적
Bridge to recovery (BTR)	보조장치 없이도 환자의 생명을 유지하는 데 문제가 없을 정도로 심장 기능이 회복되어 최종적으로 LVAD를 제거할 목적
Destination therapy (DT)	심장이식이 불가능한 환자에서 LVAD를 사용하여 생명을 연장하는 목적

심장이식의 대상이 되는 심박출률이 감소한 심부전 환자에서 심부전 치료를 위한 가교치료(Bridge to Transplantation, BTT)나 심장이식 대체치료(Destination Therapy, DT)로 시행 가능한 급여 인정 치료

1) 대상

(1) 심장이식 대기자로 등록된 말기 심부전 환자의 심장이식 가교 치료(BTT)

(2) 이식이 부적합 말기 심부전 환자에서 적절한 약물치료 또는 기계순환보조(IABP, ECMO)에도 심한 증상이 2개월 이상 지속되고, 다음 중 한 가지 이상만족

- LVEF < 25% 또는 이에 준하는 심실 기능부전의 증거가 있으며 peak VO_2 < 12 mL/kg/min
- IV inotrope에 의존적인 경우
- 점진적 신장 혹은 간장 부전이 있고, 심부전이 원인으로 증명된 경우(PCWP ≥20 mmHg이며 SBP ≤ 90 mmHg 또는 Cardiac index ≤ 2.0 L/min/m2)

9. 심장이식

확장성 심근증, 말기 허혈성 심장질환, 선천성 심장기형 환자, 난치성 심실부정맥 환자를 포함해 내과적, 다른 외과적 치료에도 해결되지 않는 말기 심장질환자 대상

1) 심장이식의 대상자

- NYHA class III~IV의 진행된 심부전, 튼튼한 정신사회적 기반을 가지며 다른 치료 방법이 없으며 수술 후 기능적 회복을 제한하거나 이식 후 합병증을 초래할 불가역적인 심장 외 다른 장기에 기능장애가 없는 환자
- 말기 신부전 동반시 심장 단독이식의 금기증. 심장 · 신장 동시 이식을 고려

2) 생존율

- 최근에는 1년 생존율 90%, 5년 생존율 80%, 10년 생존율 50%로 향상되었음
- 일반적으로 기능적 능력과 삶의 질은 심장이식 후 현저히 향상됨

3) 면역억제요법
- ATG, OKT3, IL-2 monoclonal antibody
- 부신피질호르몬
- Calcineurin inhibitors (CNI): cyclosporine, tacrolimus
- Antimetabolite: azathioprine, mycophenolate mofetil
- Proliferation signal inhibitor (PSI): everolimus, sirolimus

4) 이식 후 합병증
- 급성 거부, 면역억제에 의한 감염, 면역억제제로 인한 부작용 등
- 심장이식 후 감염과 급성 거부반응이 첫 1년간 가장 많은 사망의 원인임
- 이식 5년 후에는 40~50%의 환자에서 관동맥조영술로 증명되는 관동맥질환(cardiac allograft vasculopathy)을 가진다고 알려져 있으나, 동양인에는 서양인에 비해 빈도가 드물고, 발생하여도 비교적 경미한 경우가 많음

V. 심부전의 급성 악화의 치료 UPDATE

1. 신생 급성 심부전 환자의 진단

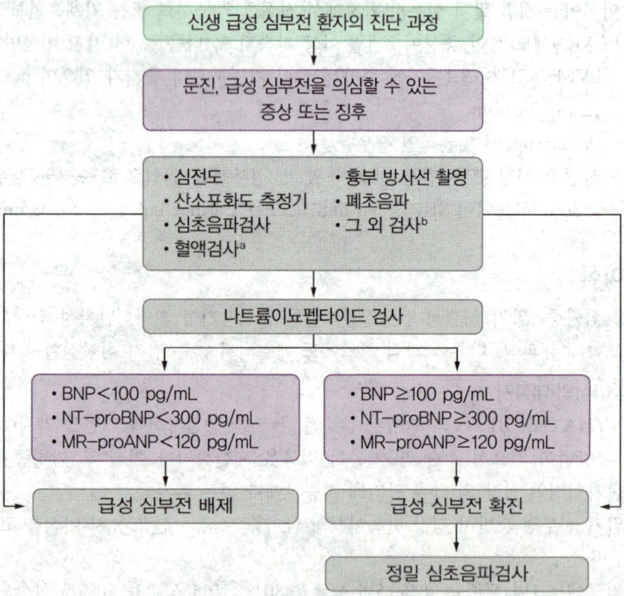

그림 2-6-5. 신생 급성 심부전 환자의 진단

2. 급성 악화의 원인(원인을 교정하는 것이 치료의 시작점)

표 2-6-6. 급성 심부전의 악화인자

악화인자	
급성관동맥증후군	감염(감염성 심내막염 포함)
부정맥(빈맥: 심방세동, 심실빈백, 서맥: 전도장애)	수술 및 수술 합병증
과도한 혈압 상승	교감신경 항진, 스트레스심근병증
저염/수분제한 약물복용 불이행	대사성 호르몬장애(예 갑상선기능 이상, 당뇨병케토산증, 부신피질기능장애, 임신 및 주산기 관련 이상)
독성 물질(알코올, 각성제)	
약물(예 비스테로이드항염증제, 스테로이드, 심장독성 항암제)	뇌혈관 손상
만성폐쇄성폐질환의 악화	급성 구조적 손상: 심근파열을 유발하는 급성관상동맥증후군(심실외벽파열, 심실중격파열, 급성 승모판막 역류), 흉벽 손상 혹은 관상동맥중재술, 심내막염에 의한 급성 판막 인공판막 부전, 대동맥박리증 혹은 혈전증
폐색전증	

3. 급성 심부전의 세부 분류

1) Forrester classification: 치료 방침을 결정하는 데 가장 중요한 혈역학적 소견은 좌심실 충만압과 심박출량. 이를 종합하면 혈역학적 분류를 하게 됨. 각 상태에서 정상 충만 압과 심박 출량 상태로 되돌리기 위한 치료 방침을 정함

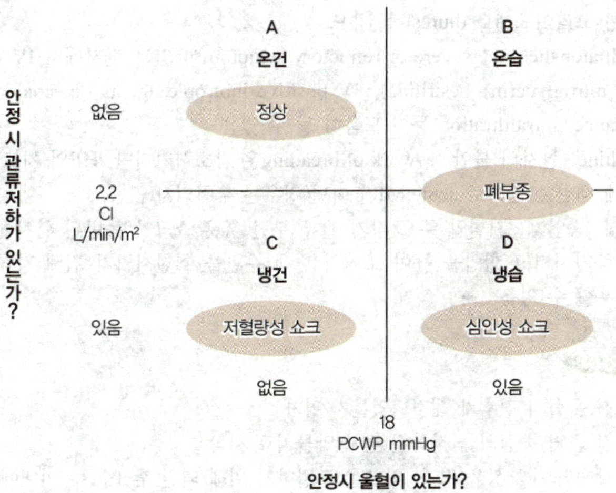

2) 급성 심부전의 세부 분류

	급성 비대상성 심부전	급성 폐부종	단독 우심부전	심인성 쇼크
작용 기전	좌심실 기능부전 나트륨과 수분의 신장 저류	후부하 상승 또는 좌심실 이완기 장애 판막성 심장병	우심실 기능부전 또는 전모세혈관 폐고혈압	심한 심장 기능부전
증상의 주요 원인	체액 축적, 심실 내 압력 증가	폐로 체액이 재분배되어 급성 호흡부전 발생	중심정맥압 상승과 전신 관류저하	전신 관류저하
발병 양상	서서히(수일에 걸쳐)	급성(수 시간)	서서히 혹은 급성	서서히 혹은 급성
혈역학적 이상 소견	LVEDP와 PCWP 상승 정상 혹은 낮은 심박출량 정상 혹은 낮은 수축기 혈압	LVEDP와 PCWP 상승 정상 심박출량 정상 혹은 높은 수축기 혈압	RVEDP 상승 낮은 심박출량 낮은 수축기 혈압	LVEDP와 PCWP 상승 낮은 심박출량 낮은 수축기 혈압
임상 소견	온-습 혹은 냉-습	온-습	냉-습	냉-습
치료	이뇨제 강심제/혈관수축제 (말초 관류저하/저혈압이 있는 경우) 필요시 임시 기계적 순환보조 또는 신대체 요법	이뇨제 혈관이완제	말초 부종에 대해 이뇨제 강심제/혈관수축제(말초 관류저하/저혈압이 있는 경우) 필요시 임시 기계적 순환보조 또는 신대체 요법	강심제/혈관수축제 임시 기계적 순환보조 신대체요법

4. 급성 심부전의 치료 알고리즘(그림 2-6-6)

- 산소 공급, 필요시 인공호흡기 적용
- 정주형 고리이뇨제로 diuresis를 유도
- vasodilator therapy: severe or refractory symptom이 있는 환자에서 IV vasodilator (e.g. nitroglycerin, nesiritide), IV positive inotropic agents, mechanical cardiac assistance, ultrafiltration 등이 도움이 될 수 있음
- morphine: 환자의 불안 및 work of breading은 감소시키지만, HF의 치료효과 및 안전성에 대한 논란으로 acute MI가 아닌 경우는 추천되지 않음
- 강심제, 승압제: 저혈압 주요 장기 관류 부전 혹은 쇼크가 동반된 환자에서 심박출량을 증가시키고 혈압을 높여 조식의 혈액 순환을 호전시키기 위해 강심제/승압제를 사용할 수 있음

5. 퇴원 UPDATE

- 퇴원 전 울혈의 징후가 해결되었는지 평가
- 퇴원 전 근거 중심의 최적화된 경구 약물치료 시작
- 울혈 상태와 내약성을 평가, 약제를 조절하기 위해 퇴원 후 1-2주 이내에 추적관찰
- 철결핍이 동반된 심부전 환자에서는 증상 개선 및 재입원 감소를 위해 ferric carboxymaltose 치료 고려

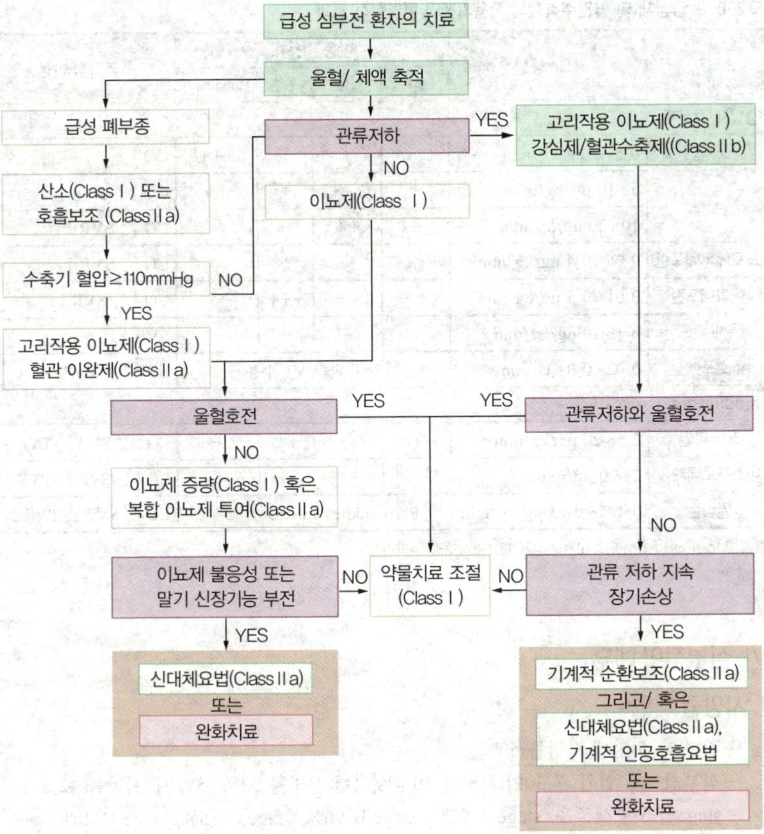

그림 2-6-6. 급성 심부전의 일반적인 치료 알고리듬

출처: 대한심부전학회 심부전 진료지침 CI, Cardiac Index; PCWP, Pulmonary capillary wedge pressure.

표 2-6-7. catecholamines 의 작용 수용체와 각 수용체의 작용 부위 및 효과

Receptor	Location	Effect
β1	Myocardium SA node AV node	Increase atrial and ventricular contractility Increase heart rate Increase AV conduction
β2	Arterioles Lungs	Vasodilation Bronchodilation
α	Arterioles	Vasoconstriction

표 2-6-8. 강심제 및 혈관수축제의 작용기전과 혈역학적 효과

약제	사용 용량	반응 수용체				혈역학적 반응
		α1	β1	β2	Dopamine	
승압제/강심제						
도파민	0.5~2 μg/kg/min	−	+	−	+++	CO↑
	5~10 μg/kg/min	+	+++	+	++	CO↑↑, SVR↑
	10~20 μg/kg/min	+++	++	−	++	CO↑, SVR↑↑
노르에피네프린	0.05~0.4 μg/kg/min	++++	++	+	−	CO↑, SVR↑↑
에피네프린	0.01~0.5 μg/kg/min	++++	++++	+++	−	CO↑↑, SVR↑↑
페닐에페드린	0.1~10 μg/kg/min	+++	−	−	−	SVR↑↑
바소프레신	0.02~0.04 U/min	혈관 평활근 V1 수용체				SVR↑↑, PVR↔
Inodilators						
도부타민	2.5~20 μg/kg/min	+	++++	++	−	CO↑↑, SVR↓, PVR↓
이소프로테레놀	2~20 μg/min	−	++++	+++	−	CO↑↑, SVR↓, PVR↓
밀리논	0.125~0.75 μg/kg/min	Phosphodiesterase-3 억제제				CO↑, SVR↓, PVR↓

출처: Modified from Circulation 2017;136:e232-e268

VI. 심부전의 예후

1. 사망률

- 진단 후 5년 내 사망률 50%
- 심부전으로 입원 후 30일 사망률 10.4%, 1년 사망률 22%, 5년 내 사망률 42.3%
- stage별 5년 생존율: stage A 97%, stage B 96%, stage C 75%, stage D 20%

2. 입원율

- 심부전으로 입원 후 한 달 재입원율: 25%

••• 참고문헌 •••

1. Forrester JS, Diamond GA, Swan HJ. Correlative classification of clinical and hemodynamic function after acute myocardial infarction. Am J Cardiol 1977;39:137-45.
2. Loscalzo J, Fauci AS, Kasper DL, Hauser SL, Longo DL, Jameson JL. Harrison's principles of internal medicine. (No Title) 2022.
3. Libby P. Braunwald's heart disease-E-book: a textbook of cardiovascular medicine: Elsevier Health Sciences; 2021.
4. McDonagh TA, Metra M, Adamo M, et al. 2021 ESC Guidelines for the diagnosis and treatment of acute and chronic heart failure. Eur Heart J 2021;42:3599-726.
5. McDonagh TA, Metra M, Adamo M, et al. 2023 Focused Update of the 2021 ESC Guidelines for the diagnosis and treatment of acute and chronic heart failure: Developed by the task force for the diagnosis and treatment of acute and chronic heart failure of the European Society of Cardiology (ESC) With the special contribution of the Heart Failure Association (HFA) of the ESC. European Heart Journal 2023;44:3627-39.
6. Heidenreich PA, Bozkurt B, Aguilar D, et al. 2022 AHA/ACC/HFSA Guideline for the Management of Heart Failure: A Report of the American College of Cardiology/American Heart Association Joint Committee on Clinical Practice Guidelines. Circulation 2022;145:e895-e1032.
7. Hyun J, Cho JY, Youn J-C, et al. Korean Society of Heart Failure Guidelines for the Management of Heart Failure: Advanced and Acute Heart Failure. Int J Heart Fail 2023;5:111-26.
8. Park SM, Lee SY, Jung M-H, et al. Korean Society of Heart Failure Guidelines for the Management of Heart Failure: Management of the Underlying Etiologies and Comorbidities of Heart Failure. Int J Heart Fail 2023;5:127-45.
9. Cho JY, Cho D-H, Youn J-C, et al. Korean Society of Heart Failure Guidelines for the Management of Heart Failure: Definition and Diagnosis. Int J Heart Fail 2023;5:51-65.
10. Youn J-C, Kim D, Cho JY, et al. Korean Society of Heart Failure Guidelines for the Management of Heart Failure: Treatment. Int J Heart Fail 2023;5:66-81.

CHAPTER 07

심전도의 판독
ECG interpretation

이소령

I. 심전도 판독의 원칙과 순서

- 심전도는 항상 임상 소견과 더불어 판독
- 전극의 위치, artifact의 흔적, 심전도의 scale (1 mV=10 mm) 확인
- 심전도 판독의 순서
  ① 심방박동수 → ② 심실박동수 → ③ 전체 율동의 규칙성 → ④ P파(모양, 크기, 폭) → ⑤ PR 간격 → ⑥ QRS군(전기축, 모양, 크기, 폭) → ⑦ QT 간격 및 QTc 간격 → ⑧ ST 분절 → ⑨ T파의 모양 → ⑩ U파의 모양 → ⑪ 기타–[특히 부정맥 진단 시, P파의 발생 부위와 규칙성 및 박동수, P파와 QRS군과의 관계, 조기박동(premature beat)과 이탈 박동(escape beat)의 발생부위를 고려]

II. 심전도의 파형과 간격

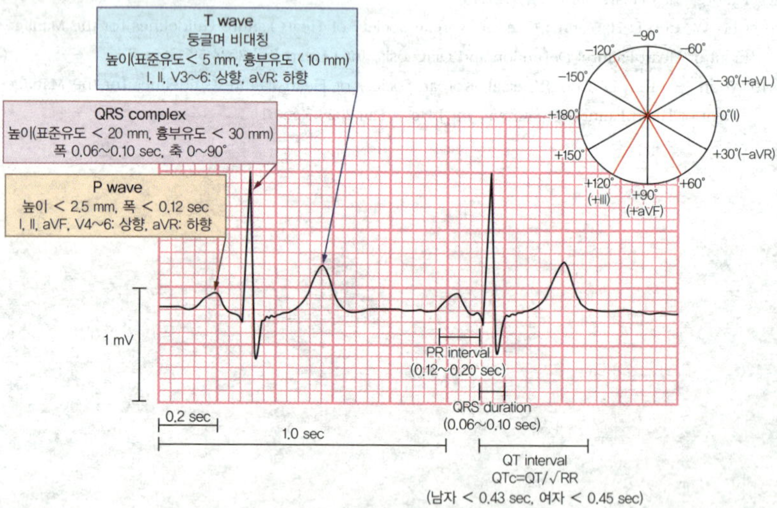

그림 2-7-1. 심전도의 파형과 간격

III. 심장 비대

1. 심방 확장

표 2-7-1. 심방 확장

확장 심방	설명	심전도
좌심방	V1: P-terminal force ≥ 0.04 sec I, II: 폭 ≥ 0.12 sec, notch 모양	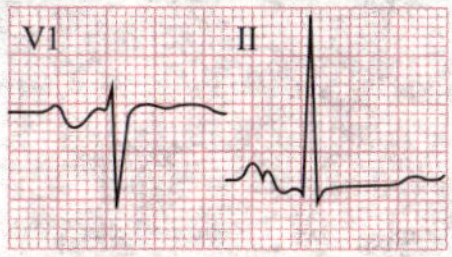
우심방	P-pulmonale II, III, aVF: 높이 ≥ 2.5 mm, 가늘고 뾰족 V1: 뾰족하거나 biphasic or 하향의 P파	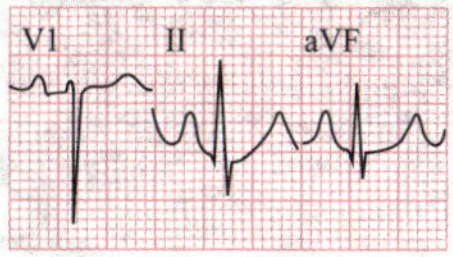
양심방	좌심방 확장 + 우심방 확장 소견 V1: 양성 부위 높아지고 음성 부위는 깊어짐	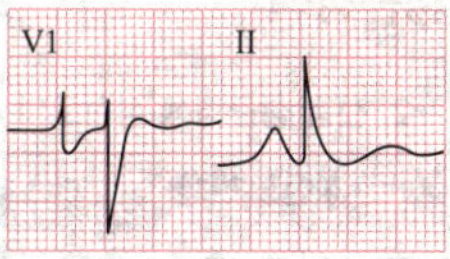

2. 심실 비대

1) 좌심실 비대

35세 이하, 발열, 빈혈, 갑상선기능항진증 등에서는 좌심실 비대 없이도 전압을 증가 시키므로 이들의 경우에 QRS 크기만으로 좌심실 비대를 진단해서는 안 됨

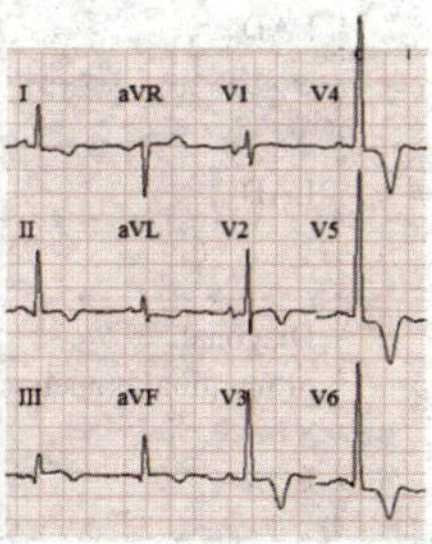

*Romhilt-Estes Criteria

① Limb leads R or S ≥ 20 mm 혹은 SV1~2 or RV5~6 ≥30 mm (3점)
② LV strain pattern: with (1점) or without (3점) digitalis
③ Left atrial enlargement (V1: p-terminal force ≥ 0.04) (3점)
④ Left axis deviation ≥ −30°(2점)
⑤ QRS duration ≥ 0.09 sec (1점)
⑥ V5~6 심실활성시간(ventricular activation time) ≥ 0.05 sec (1점)

총 13점 중,
5점 이상: 좌심실 비대(LVH)
4점: 좌심실 비대 의증(probable LVH)

2) 우심실 비대

정상 성인에서 좌심실벽이 우심실벽보다 약 3배나 두껍기 때문에 우심실 비대의 심전도 소견이 나타나기 위해서는 우심실이 상당히 비대되어야 함

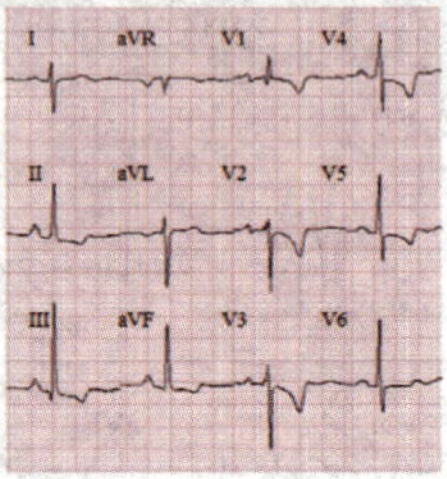

① V1이나 V3R에서 RS, qR 혹은 R/S >1
② 모든 흉부유도에서 rS형
③ V1이나 V3R에서 심실활성시간 > 0.03초
④ 우축편위
⑤ V1~3에서 ST 분절 하강과 T파 역위

IV. 심근경색

표 2-7-2. 전층 심근경색 심전도의 시간에 따른 변화

심전도 변화	발생	소실
Hyperacute T wave	즉시	6~24시간
ST elevation	즉시	1~6주
pathologic Q wave	즉시~수일 후	수 년 혹은 평생
T wave inversion	6~24시간 후	수개월 내지 수 년

표 2-7-3. 심근허혈/손상-심전도의 변화

Ischemia location	Diagnostic leads	LV quadrants	Coronary artery
전중격부 (anteroseptal)	V1~V3(상승)	중격	LAD
전체 전벽 (extensive anterior)	V1~V4(상승) I, aVL(상승) V4~V6(상승) II, III, aVF(하강)	중격 전벽 측벽 하벽	LAD
중간 전벽 (mid-anterior)	I, aVL(상승) III, aVF(하강)	전벽	Diagonal or marginal branch
측벽(lateral)	V4~V6(상승) V1~V2(하강)	측벽	LCX
하벽(inferior)	II, III, aVF(상승)	하벽	PDA

전체 하벽 (extensive Inferior)	II, III, aVF(상승) V1, V2R(상승)	하벽과 우심실	RCA

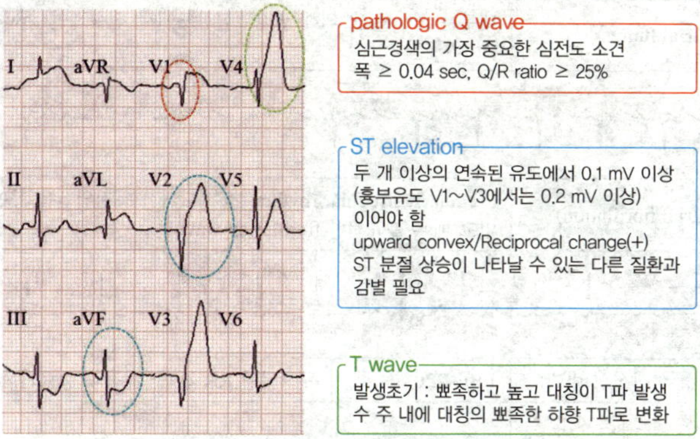

그림 2-7-2. 심근경색의 심전도 소견

V. 빈맥의 감별

1. Narrow-QRS tachycardia

- 대부분 상심실성 빈맥(fascicular VT 등은 상대적으로 narrow-QRS를 보일 수 있어 감별 필요)
- 상심실성 빈맥이라도 aberrant conduction, antidromic AVRT, 기존의 각 차단 환자일 경우 wide-QRS tachycardia로 보일 수 있음을 고려할 것

표 2-7-4. 상심실성 빈맥의 종류

빈맥의 종류	심방의 박동수	특징
동성 빈맥 (Sinus tachycardia)	주로 100~160회 (그 이상도 가능)	P파는 I, II, aVF에서 양성, aVR에서 음성. 시작과 종료가 완만
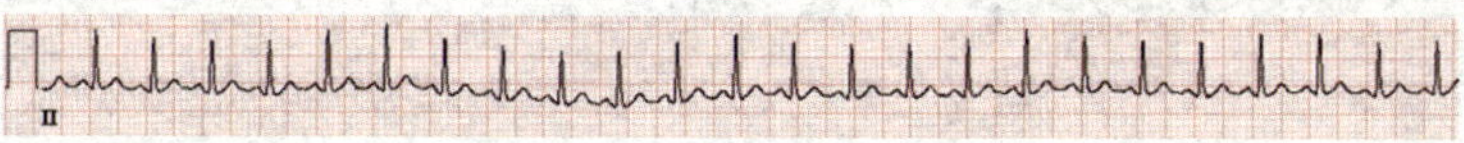		
심방빈맥(Atrial tachycardia)	120~200회	P′파(Abnormal P)의 확인. Long RP interval. P′와 P′사이에서 등전위선 확인 가능. QRS와 T파는 대부분 정상적인 형태. 빈맥 중 방실차단이 발생하여도 AT는 지속

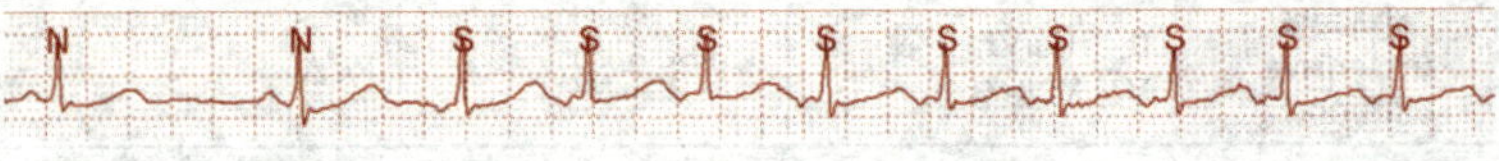		
심방조동(Atrial flutter)	대부분 reentry에 의해 발생. 심전도에서 전형적인 saw-tooth pattern의 F파	
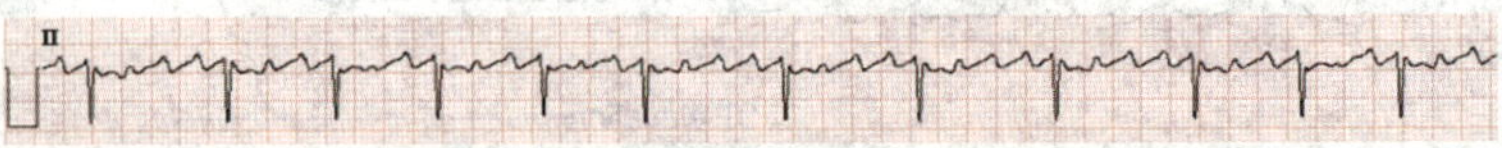		
심방세동(Atrial fibrillation)	irregularly irregular rhythm. 심전도에서 등전위선을 확인할 수 없고 매우 불규칙한 fibrillation wave	
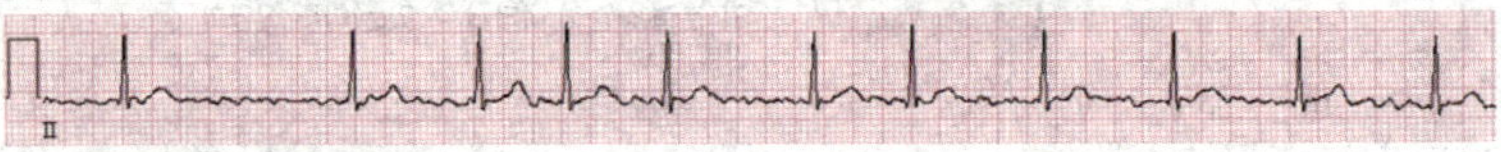		
PSVT(발작성 상심실성 빈맥)	150~220회	규칙적인 RR 간격. 시작과 종료가 돌연함
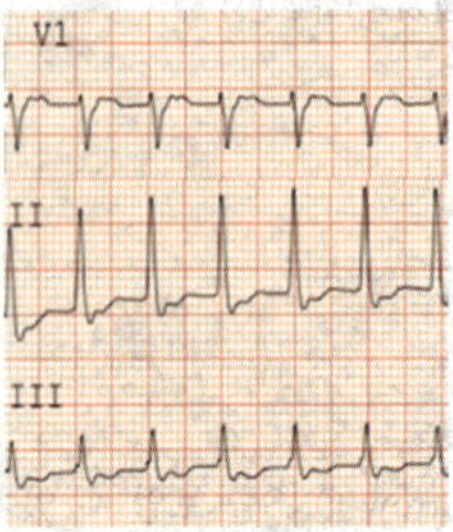	AVNRT (방실결절회귀)	Dual AV nodal pathway (주로 slow/fast)에 의해 발생) p′파가 QRS군 내에 숨으면서 V1에서 pseudo r′ wave, II, III, aVF에서 pseudo s′ wave로 나타날 수 있음
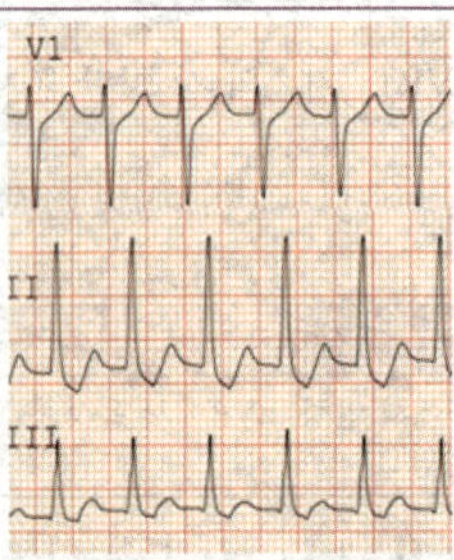	AVRT (방실회귀)	orthodromic(정방향)/ antidromic(역방향) 가능. 정방향에서 p′파는 QRS 뒤에 나타나며 부전도로의 위치에 따라 모양은 다양. short RP interval. QRS alternans나 ST depression 흔함

2. Wide-QRS tachycardia

표 2-7-5. 심전도에 의한 wide QRS 빈맥의 감별 진단

	편위전도된 상심실빈맥	심실빈맥
	경동맥동자극으로 종료 긴 심주기 후 발생	방실해리 융합박동 포획박동 QRS폭 > 0.14초 좌축편위 (−30°이상 혹은 −30°± 180°) QRS군이 흉부유도에서 모두 같은 모양
RBBB형		
V1의 QRS형	삼상성, rsR′	단상성 혹은 이상성
V1의 QRS 초기파형	동율동과 같다.	동율동과 다르다.
V6의 QRS형	R/S > 1	R/S < 1
전기축	정상 혹은 우축편위	좌축편위
LBBB형		
V1의 QRS형	r파는 없거나 좁다.	R파 > 30 msec S파 downslope에 notching QRS파 시작부터 S파 최저부까지 > 70 msec
흉부유도에서 음성파	V1~3에서 가장 깊다.	V4~5에서 가장 깊다.
V6의 QRS형	초기 q파가 없다.	qR형
전기축	정상 혹은 좌축편위	우축편위

표 2-7-6. 편위전도된 상심실성 빈맥과 심실빈맥의 차이

편위전도된 상심실성 빈맥(SVT with aberrancy)	심실빈맥(VT)
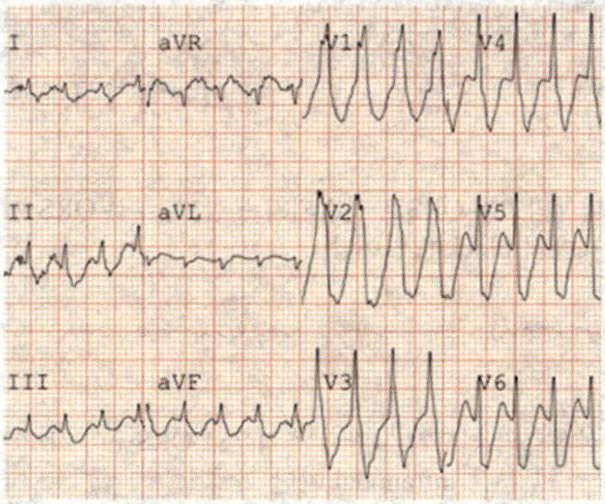	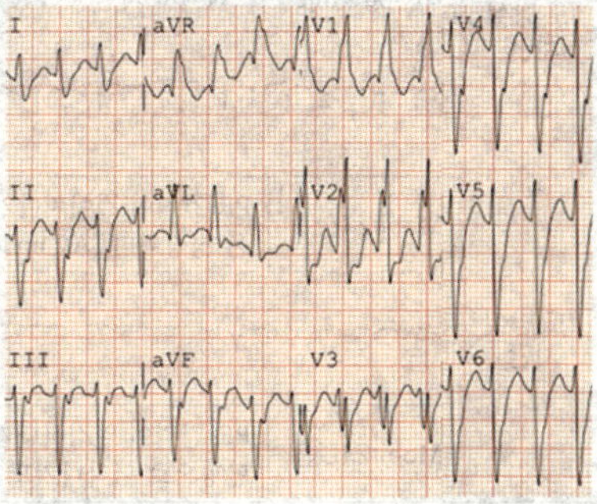
SVT with aberrancy	idiopathic VT (Left posterior fascicle origin)

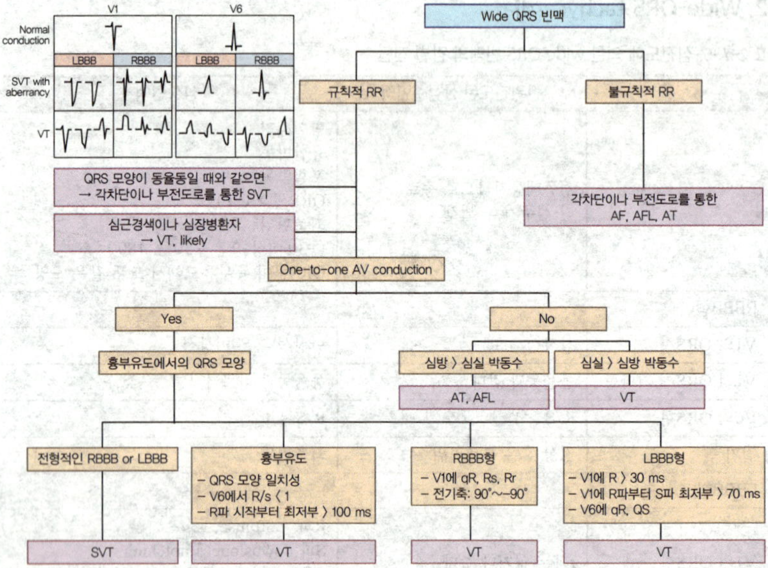

그림 2-7-3. Wide QRS 빈맥의 심전도에 의한 감별 진단

VI. 전도장애

표 2-7-7. 방실차단

1도 방실 차단	PR > 200 ms (PR 간격에 변동 없음), P파: QRS파 = 1:1 주로 AV node에서 차단이 발생 → PR > 200 ms이고 QRS 모양에 영향 없음 His-purkinje 시스템에서 차단 → PR 간격의 연장과 함께 각차단이 발생	
	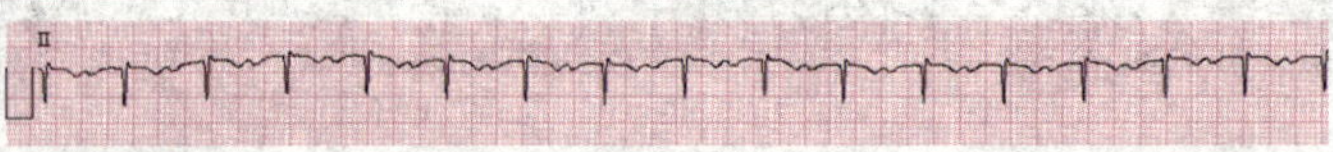	
2도 방실 차단	Mobitz I형	PR 간격이 길어지다가 마지막 P는 QRS로 연결되지 못함. 대부분 QRS군은 정상이며, AV node 내에서 block이 일어남.
	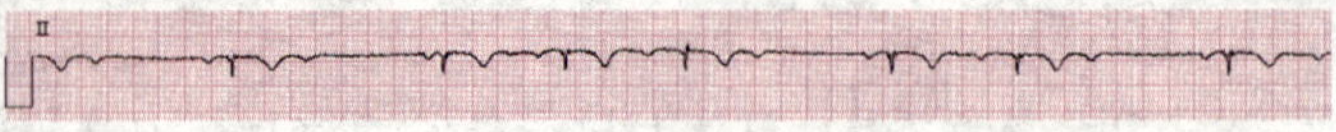	
	Mobitz II형	PR 간격이 일정하다가 심실로의 전도가 차단되는 경우로 QRS군이 각 차단형으로 나타나기도 함. 대부분은 infranodal 차단

2도 방실차단	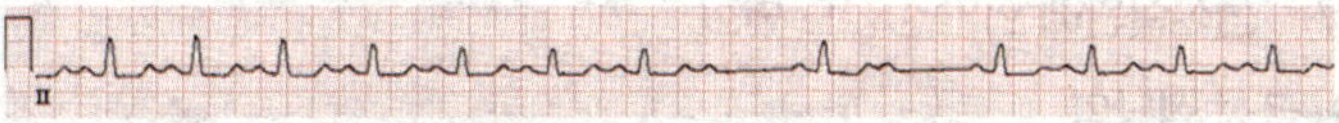	
	High-degree	두 개 이상의 P파 후에 QRS군이 나타나는 2:1, 3:1, 4:1 등의 방실 차단을 고도 방실차단이라 하며 운동부하를 통해 차단부위를 진단 가능(운동으로 악화되면 infra-His/운동으로 호전되면 방실 결절차단)
3도 방실차단	모든 P파가 심실로 전도 안됨. 심방은 동율동/심방세동/심방조동 등 모두 가능. QRS 군이 정상 모양(Junction에서 이탈박동형성) → 방실결절/His 속내차단 심실박동수가 30회 미만 → His 속하차단 심실박동수가 30~50회 → 어느 부위든 차단 가능	
	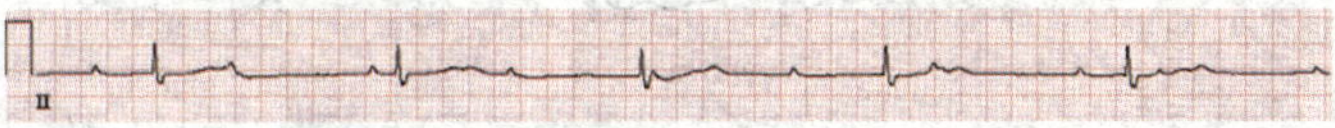	

표 2-7-8. 각차단과 섬유속 차단

우각차단(Complete RBBB)	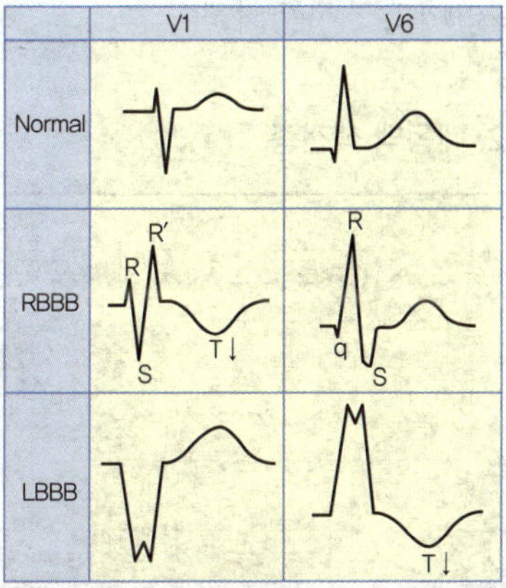
QRS 폭 ≥ 120 msec, QRS 모양은 rsR′ 혹은 rR′, ST 분절 하강과 T파 역위를 동반. I 및 V5/6에 깊고 넓은 S파. V1/2에서 심실 활성 시간은 0.06초 이상	
좌각차단(Complete LBBB)	
QRS 폭 ≥ 120 msec QRS 모양은 qrS, rS 혹은 QS 형태 ST 분절의 상승과 상향의 T파를 동반. I, aVL, V5/6에 slurred R, rsR′ 혹은 RsR′이 나타나며 초기 q파가 없음. V5/6에서 심실활성시간은 0.09초 이상	
좌전 섬유속 차단(left anterior fascicular block, LAFB)	
심한 좌축편위(−40°~−90°) I, aVL에서 qR이며 II, III, aVF에서 rS 모양 정상 QRS폭	
좌후 섬유속 차단(left posterior fascicular block, LPFB)	
우축편위(+90°~+120°) I, aVL에서 rS이며 II, III, aVF에서 qR 모양의 QRS군 정상 QRS폭	
RBBB + LAFB	우각차단과 심한 좌축편위(−45°~)
RBBB + LPFB	우각차단과 우축편위(+120°~)
RBBB + LAFB + LPFB	PR 간격 연장(> 200 ms) + 우각차단 + 좌축편위
RBBB + LBBB	우각차단과 좌각차단이 번갈아 관찰

VII. 전신질환에 의한 심전도 변화

1. 급성 심낭염

표 2-7-9. 급성 심낭염과 심근경색 심전도의 감별

	급성 심낭염(Acute pericarditis)	급성 심근경색(AMI)
ST segment 모양	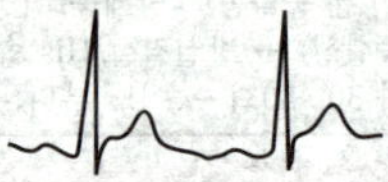 위로 오목	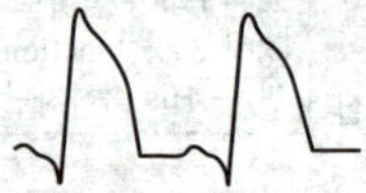 위로 블록
ST 분절 상대변화 (lead I, III)	I과 III에서 모두 상승	한 유도에서 상승하면 한 유도에서 하강
Q파	없다	있다
진행기간	수주	수개월

2. 폐동맥 색전증

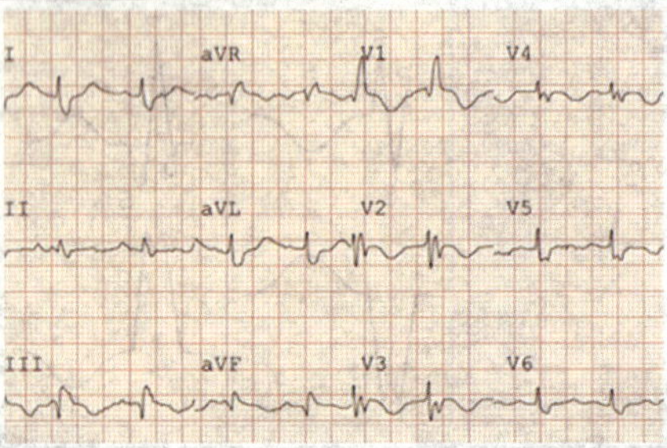

1) S1Q3T3: I에서 우축 편위로 S파가 나타나고 III에 Q파가 나타나고 ST 분절은 상승 하고 T파는 역위
2) 심한 폐색전으로 폐동맥압이 증가하면 우심실을 확장시켜 심전도에서 시계방향 외전, 우축편위, 우각차단의 소견이 나타날 수 있음
3) 급성 폐색전에서는 Q파가 III에서 크고 II에서는 의미 없게 작지만, 하벽 심근경색에서는 Q파가 II와 III에서 비슷한 크기

그림 2-7-4. 폐동맥 색전증의 심전도 소견

3. Digitalis effect

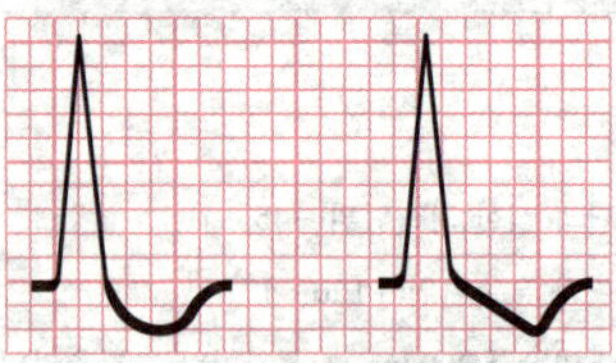

흉부유도 ST 분절 하강: 특징으로 둥글게 아래로 축 쳐진 모양(sagging/scooped) 1st degree AV block/T inversion/short QT interval Digitalis toxicity: 각종 부정맥이 모두 가능

4. 칼륨 불균형(Potassium imbalance)

표 2-7-10. 고칼륨혈증 및 저칼륨혈증의 심전도 소견

Hyperkalemia	Hypokalemia
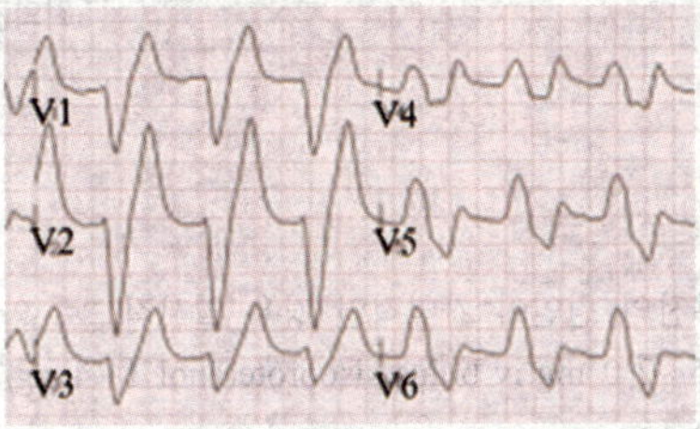	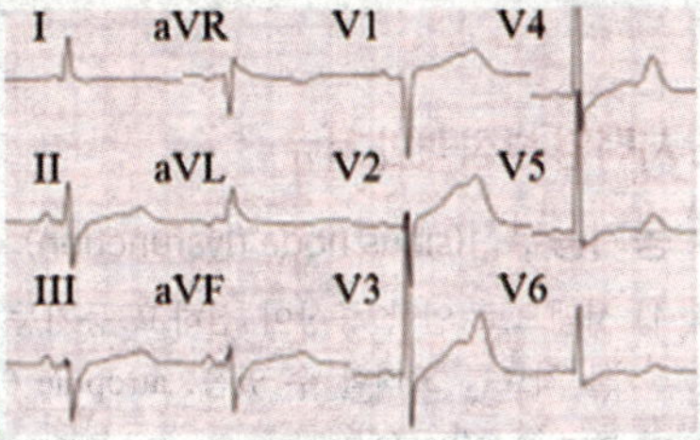
뾰족한 T파/P파 소실/prolonged PR interval/ QRS widening/ST depression	ST depression/prominent U wave U > T wave이면 보통 $K^+ \leq 2.7$ mEq/L

••• 참고문헌 •••

1. 최윤식. 임상 심전도학. 제 5판. 서울대학교출판문화원. 2009.
2. Bonow et al., Braunwald' Heart Disease, Ninth Edition. Elsevier Health Sciences. 2012.
3. Mithilesh Kumar Das and Douglas P. Zipes. Electrocardiography of Arrhythmias: A Comprehensive Review: A Companion to Cardiac Electrophysiology. Elsevier Health Sciences. 2011.
4. Galen S. Wagner. Marriott' Practical Electrocardiography. Lippincott Williams & Wilkins. 2008.

CHAPTER 08

부정맥의 치료
Treatment of Arrhythmia

최의근

I. 서맥형 부정맥의 치료

1. 동기능부전(sinus node dysfunction)

1) 서맥으로 인한 증상이 심하고 동기능부전의 원인이 가역적인 경우 일시적으로 약물 치료를 고려할 수 있음: atropine 0.5~2.0 mg iv bolus, isoproterenol 1~4 μg/min iv infusion
2) 가역적인 원인이 없고, 동기능부전에 의한 증상이 있는 경우 영구형 심장박동기 삽입 고려

2. 방실차단(AV block)

1) 1도 방실차단 및 2도 방실차단 모비츠 1형: 대부분 특별한 치료를 요하지 않음
2) 2도 방실차단 모비츠 2형: 대개 예후가 불량하여 심장박동기 삽입 고려
3) 3도 방실차단: 가역적 원인이 없는 경우 심장박동기 삽입 고려
3. 심장박동기 삽입 주요 적응증(표 2-8-1)

표 2-8-1. 심장박동기 삽입 주요 적응증

동기능부전	방실차단
1. 증상을 유발하는 서맥 또는 동정지 2. 증상을 유발하는 심박수 변동부전 3. 의학적 이유로 사용이 꼭 필요한 약물 치료가 증상을 동반한 서맥을 유발할 경우 4. 서맥과 관련된 임상적으로 의미 있는 증상은 있지만 증상과 서맥과의 관련성이 검사에서 입증되지 않았을 때 각성 상태에서 심박수가 40회/분 미만인 경우	1. 3도 또는 2도 2형 방실차단 2. 각성 상태에서 증상이 없는 심방세동에서 5초 이상의 무 수축 심정지가 증명된 경우 3. 방실차단 부위와 관계없이 서맥으로 인한 증상이 있는 2도 방실차단 4. 심근허혈 소견이 없이 운동 중 발생한 2도 또는 3도 방실차단 5. 긴(long) PR 간격을 보이는 1도 또는 2도 방실 차단으로 방실 부조화로 인한 심박동기 증후군이나 혈역학적 증상이 있는 경우 6. 무증상의 2도 방실차단에서 임상전기생리학적 검사 결과 차단부위가 His 속 내부 또는 그 아래인 경우

II. 심장박동기

1. 심장박동기의 종류

1) 경피형 심장박동기(transcutaneous pacemaker)

- 단기간 내 서맥이 회복될 가능성이 많을 경우에 경정맥 심박 조율 전까지 임시로 사용
- 전극판은 흉곽의 앞뒤로 부착(앞: 심전도 V3 위치, 뒤: 앞 전극판의 반대편)

2) 임시 경정맥 심장박동기(transvenous temporary pacemaker)

- 영구형 심장박동기 시술 전, 또는 서맥이 회복이 예상되어 일시적으로 심박동이 필요한 경우, Torsades de pointes 환자에서 overdrive pacing이 필요한 경우
- 전극 삽입: 대퇴정맥, 쇄골하정맥, 내측 경정맥

3) 영구형 심장박동기

(1) 대표적인 심장박동기의 종류

① 심내막조율 (endocardial pacing): 심실박동시 우심실첨부 또는 우심실중격/유출로에 전극을 위치시킴. 심방박동시 우심방이에 전극을 위치시킴

② 심외막조율 (epicardial pacing): 개흉수술시 시행

③ 전도계조율 (Conduction system pacing): His속 박동 또는 좌각부위조율 (left bundle branch area pacing)을 통해 전기생리학적 심실 박동을 시도함

④ 무선조율 (Leadless pacing): 대퇴정맥을 통해 우심실에 무선심박동기 삽입술을 시행함. 심실 또는 심방 감지 및 박동을 시행함

(2) 심장박동 모드

① AAI 모드

② VVI 모드: 만성 심방세동과 같이 심방 조율이 불가능한 경우 사용

③ DDD 모드: 방실 동기화가 가능하여, 정상 심장과 비슷하게 작동함

(3) 기타 주의사항

① 수술 중 전기 소작술, MRI 촬영, 쇄석술 등은 전자기적 영향을 줄 수 있음

- 전자기적 영향을 심장박동기에 주는 수술 또는 시술을 하는 경우 심장박동기 모드를 전자기적 영향을 받지 않는 VOO 또는 DOO 모드로 변경 후 수술 또는 시술을 시행하면 됨
- 최근 MRI 검사가 가능한 심장박동기의 사용이 보편화 되고 있어 검사 전에 모드 변경을 하는 경우 MRI 검사가 가능함. 단, MRI 검사의 안전성이 입증되지 않은 구형 심장박동기의 경우 MRI 검사에 대해 전문가와 상의가 필요함

② 심장박동기 삽입 환자에서 제세동(또는 동리듬 전환술)을 실시할 경우 주의사항

- sternum-apex보다는 anterior-posterior 위치에서 shock
- paddle은 generator에서 최소 10 cm 이상 떨어지도록 유지
- 시술 후 심장박동기 기능검사 시행

III. 조기박동(premature beats)

- 조기박동 빈도가 적고 증상이 없는 경우 대부분 치료가 필요하지 않음
- 유발인자(흡연, 커피, 술, 스트레스) 조절만으로도 증상 호전에 효과적이나, 증상이 심한 경우 치료를 고려할 수 있음

1. 심방조기박동의 치료

- 증상이 있을 경우 베타차단제 우선 사용

2. 심실조기박동의 치료

1) 기저 심질환에 대한 치료 우선
2) 베타차단제: 특히 허혈성 심질환 동반 시
3) 항부정맥제(flecainide, amiodarone 등): 다른 약제에 저항성일 경우
4) 전극도자 절제술
   - 약물 치료에도 불구하고 심실조기박동으로 인한 증상이 심하고 빈도가 잦을 경우 또는 좌심실기능 부전이 동반되어 있는 경우 고려할 수 있음

IV. 빈맥형 부정맥의 치료

1. 좁은 QRS 빈맥(narrow QRS tachycardia)

1) 발작성 심실상성 빈맥(paroxysmal supraventricular tachycardia, PSVT)

(1) 혈역학적으로 불안정한 경우: 전기적 동리듬 전환(biphasic 50~100 J)
(2) 안정적인 경우: vagal maneuver(경동맥동 마사지, valsalva 수기)
(3) 약물 치료: 혈역학적으로 안정적이고, vagal maneuver에 반응하지 않는 경우

① adenosine
- 용량: 6 mg 정주 1~2분 후까지 효과가 없는 경우 후 12 mg으로 증량 투여. 효과가 없는 경우 12 mg 정주를 반복해 볼 수 있음
- 투입 요령: 속효성을 고려하여 주사하는 정맥은 가급적 심장과 가까운 정맥(예 팔오금(antecubital) 정맥)을 사용하며, 정주 후 곧바로 20 mL 생리식염수를 추가로 정주
- 주의사항: 화끈거림, 호흡곤란, 저혈압, 흉통과 같은 증상이 일시적으로 발생할 수 있음
- 금기증: 서맥성 부정맥(2도 또는 3도 방실차단, 동기능부전증후군), 기관지천식
- Adenosine 투여에 따른 심전도 변화(부정맥 종료 시 p wave 감별, 방실차단시 p wave 지속 여부)는 상심실성 빈맥 감별을 위해 중요하므로 투여 전 후 지속적인 심전도 기록(rhyhtm strip)을 남기는 것이 필요함

② verapamil
- 용량: 5~10 mg 1분 이상 서서히 정주
- 주의사항: negative inotropic 효과가 있어 저혈압 발생 위험성이 있음
- 금기증: 심부전, 저혈압, 심인성 쇼크

③ 항부정맥약제 IC군(flecainide, propafenone) 또는 III군(amiodarone) 항부정맥제(경구 또는 IV 제제 사용을 고려할 수 있음)

(4) 전극도자 절제술

① 급성기 치료 후 원인 진단 및 재발방지를 위한 근본적 치료(성공률 95%, 재발률 < 5%, 시술관련 합병증 < 1%)

② 적응증: 지속적인 약물 치료를 원하지 않고, 근치적 치료를 원하는 경우(class I 적응증)

2) 심방빈맥(atrial tachycardia)

(1) 원인질환에 대한 치료
- digitalis 복용 중 발생한 경우: digitalis 중단 고려 및 칼륨 보충
- digitalis 복용 중이 아니라면 다른 심방성 빈맥(심방조동/심방세동)의 치료와 유사

(2) 심박수 조절
- 베타차단제, 칼슘채널차단제, digitalis

(3) 리듬 조절

① 약물 치료: 항부정맥약제 Class IA, IC, III

② 전기적 동리듬 전환술(DC cardioversion)

③ 전극도자 절제술: 약물 치료에 효과가 없을 경우

3) 심방조동(atrial flutter)

(1) 심박수 조절
- 증상이 경미하거나, 동리듬 전환 및 유지가 어려운 경우
- 약제: 칼슘채널차단제(verapamil, diltiazem), 베타차단제, 또는 digitalis
- 심방세동에 비하여 심박수 조절이 용이하지 않음

(2) 동리듬 전환

① 빠른 심방조율(overdrive pacing)

② 전기적 동리듬 전환
- 혈압이 불안정하거나 증상이 심한 경우
- 낮은 에너지에서도 비교적 성공률이 높음(50~100 J)

③ 항부정맥제
- 기질적 심질환 없을 경우 Class IC (flecainide, propafenone)
- 기질적 심질환 있을 경우 Class III (amiodarone, sotalol)
- 동리듬 전환 후 재발 방지 목적으로 주로 사용됨

④ 전극도자 절제술

- 약물 치료에 실패하거나 재발한 경우
- 1차 치료로도 고려할 수 있음

(3) 항응고요법

- 심방세동 환자와 같은 기준 적용

4) 심방세동(atrial fibrillation)

※ 뇌졸중 예방, 심박수 조절, 리듬 조절이 주요 치료 방침임

(1) 뇌졸중 예방

※ 최근 혼동을 피하기 위해서 '판막성/비판막성 심방세동'이라는 용어 사용은 권장되지 않으며, '비판막성 심방세동'이라는 용어가 사용될 때는 기계판막 또는 중등도 이상의 승모판 협착증이 제외된 심방세동을 의미함

① 기계판막 또는 중등도 이상의 승모판 협착증이 동반된 심방세동

- 비타민K 길항제(와파린) 사용을 추천함

② 기계판막 또는 중등도 이상의 승모판 협착증을 제외한 심방세동 (표 2-8-2, 그림 2-8-1)

최근 혼동을 피하기 위해서 '비판막성'이라는 용어 사용은 권장되지 않으며, ' 비판막성 심방세동'이라는 용어가 사용될때는 기계판막 또는 중등도 이상의 승모판 협착증이 제외된 심방세동을 의미함.

- 심방세동 환자에서 뇌경색의 위험도 예측은 CHA_2DS_2−VASc 점수 체계를 이용하는 것이 권장됨
- CHA_2DS_2−VASc 2점 이상(남자) 또는 3점 이상(여자): 항응고치료가 반드시 필요함
- CHA_2DS_2−VASc 1점(남자) 또는 2점(여자): 개개인의 특성 및 환자의 선호도 등을 종합적으로 고려하여 항응고치료 여부를 결정하는 것이 권장됨
- CHA_2DS_2−VASc 0점: 항응고치료 또는 항혈소판치료가 도움이 되지 않음
- 아스피린을 포함한 항혈소판제제: 비판막성 심방세동 환자에서 뇌졸중 예방을 위한 단독 요법은 추천되지 않음(class III 적응증)

③ 비타민K 길항제인 와파린 사용 시 항응고요법 목표: PT INR 2.0~3.0

④ 직접경구용 항응고제(direct oral anticoagulant, DOAC)

- direct thrombin inhibitor (dabigatran), factor Xa inhibitor (rivaroxaban, apixaban, edoxaban)
- 약제별 적용 용량(표 2-8-3)에 맞추어 사용할 것을 권고함

표 2-8-2. 심방세동에서 CHA_2DS_2-VASc 점수 체계

위험인자	점수
심부전: 심부전에 의한 증상/징후가 있거나 좌심실 구출률이 40% 이하로 저하된 경우, HFrEF or HFpEF, 비후성심근병증	1
고혈압: 안정 시 2회 이상 측정한 혈압이 140/90 mmHg를 초과하거나 현재 항고혈압약제 사용 중인 경우	1
연령: 75세 이상	2
당뇨병: 공복혈당이 125 mg/dl를 초과하거나 경구혈당강하제 또는 인슐린으로 치료 받고 있는 경우	1
뇌졸중, 일과성 허혈성 발작, 전신 색전증의 과거력	2
혈관질환: 심근경색, 말초동맥질환, 대동맥 죽상반의 과거력*, 유의한 협착 소견을 보이는 관상동맥질환	1
연령: 65세 이상 75세 미만	1
성별: 여성	1

*4 mm 이상의 두께 또는 궤양성 또는 유동성 죽상반을 의미함

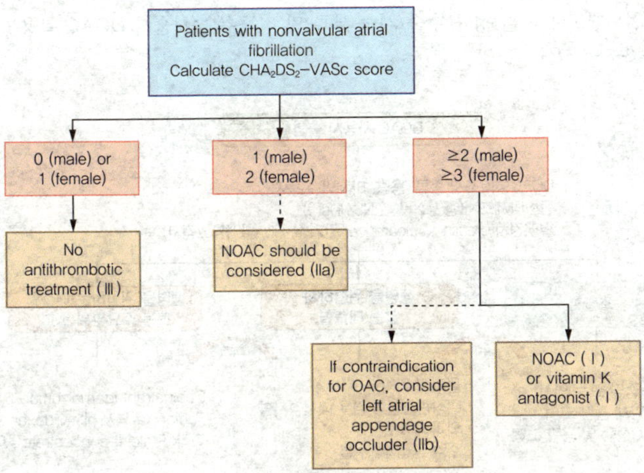

그림 2-8-1. 한국인 심방세동 환자의 뇌졸중 예방을 위한 항응고치료 지침 (2024년 대한부정맥학회 심방세동 진료지침)

DOAC, direct oral anticoagulant; TTR, time in therapeutic range; VKA: Vitamin K antagonist

표 2-8-3. 직접경구용 항응고제

	Dabigatran	Rivaroxaban	Apixaban	Edoxaban
작용기전	Direct thrombin inhibitor	Activated factor Xa inhibitor	Activated factor Xa inhibitor	Activated factor Xa inhibitor
용량	150 mg BID 110 mg BID	20 mg QD 15 mg QD	5 mg BID 2.5 mg BID	60 mg QD 30 mg QD
신장대사율	80%	35%	27%	50%
반감기	12~17시간	11~13시간	12시간	10~14시간
용량감량 기준*	• 80세 이상 • CrCl 30~49 mL/min	• CrCl 15~49 mL/min	• CrCl 15~29 mL/min 또는 다음 세 가지 중 두 가지 이상인 경우 • 80세 이상 • body weight ≤ 60 kg • Serum creatinine ≥ 1.5 mg/dL	다음 중 한 가지에 해당하는 경우 • CrCl 15~49 mL/min • body weight ≤ 60 kg • Use of quinidine, verapamil or dronedarone

* 신기능장애 시 용량 조절 필요. Dabigatran의 경우 creatinine clearance (CrCl) 30 mL/min 미만인 경우, rivaroxaban, apixaban, edoxaban은 CrCl이 15 mL/min 미만인 경우 사용이 권고되지 않음

– DOAC 사용중 출혈시 치료(그림 2-8-2)
– 출혈위험도에 따른 정규 수술/시술 분류 및 정규수술/시술시 DOAC 복용법 (표 2-8-4, 그림 2-8-3)

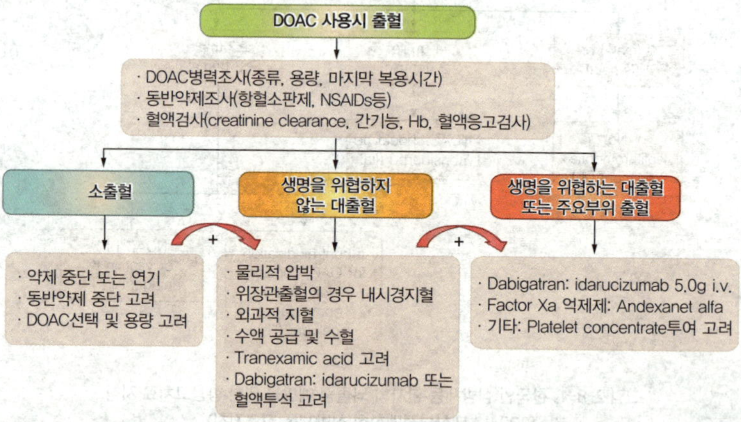

그림 2-8-2. DOAC 사용 환자의 출혈 치료
(modified from 2021 European Heart Rhythm Association Practical Guide on the Use of Non-Vitamin K Antagonist Oral Anticoagulants in Patients with Atrial Fibrillation)

표 2-8-4. 출혈위험도에 따른 정규 수술 또는 시술 분류

최소위험(시술에 따른 출혈 빈도가 드물고 출혈 시 그에 따른 임상영향이 적음)
- 발치(1~3개), 치주치료, 임플란트, 스케일링 - 백내장, 녹내장 수술 - 조직검사나 조직절제를 동반하지 않는 내시경 검사 - 표재성 수술(농양 절개, 피부절개, 피부 조직검사) - 심장박동기 혹은 심율동 전환 제세동기 삽입술(복잡 시술이 아닌 경우) - 비응급 관상동맥/말초동맥 시술(복잡 시술이 아닌 경우) - 근육 내 주사(예 백신접종)
저위험(시술에 따른 출현 빈도가 드물거나 출혈에 따른 임상영향이 심각하지 않은 경우
- 복잡한 치과 시술 - 조직검사를 동반한 내시경 검사 - 소규모 정형외과 수술(손, 발, 관절경 수술)
고위험(시술에 따라 종종 출혈이 동반되거나 출혈에 따른 임상영향이 중대한 경우)
- 심장 수술 - 말초 동맥 재관류 수술(예 대동맥류 수술, 혈관우회술) - 복잡침습적인 심혈관계 중재시술(전극선 제거술, 심장외막 심실빈맥 도자술, 관상동맥 만성 완전 폐쇄 중재술) - 신경외과수술 - 척추 및 경막외 마취; 진단적 요추천자 - 복잡 내시경 시술(예 다수/크기가 큰 용종 제거술, 내시경 역행성 담췌관 조영술 및 유두 괄약근 절개술) - 간 조직검사 - 복부 수술 - 흉부 수술 - 주요 비뇨기계 수술 및 조직검사(신장조직검사 포함) - 체외 충격파 쇄석술 - 주요 정형외과 수술

(2) 심박수 조절

- 혈역학적으로 안정적일 경우 표 2-8-5와 같은 약제로 심박수를 조절할 수 있음 (그림 2-8-4)

(3) 동리듬 전환 및 유지

① 급성 심방세동 환자에서 기질적 심질환이 없을 경우 flecainide 200~300 mg 또는 propafenone 450~600 mg으로, 기질적 심질환이 있을 경우 amiodarone으로 약물적 동율동 전환을 시도할 수 있음

② 동리듬 전환과 항응고 치료

- 48시간 이상 지속된 심방세동을 동리듬으로 전환할 경우 최소 3주간 항응고 요법이 필요
- 항응고요법을 받지 못한 경우 경식도심초음파로 좌심방 내 혈전이 없음을 확인한 후 동리듬 전환을 시행할 수 있음
- 동리듬 전환 후에도 최소 4주간 항응고 치료 지속 필요

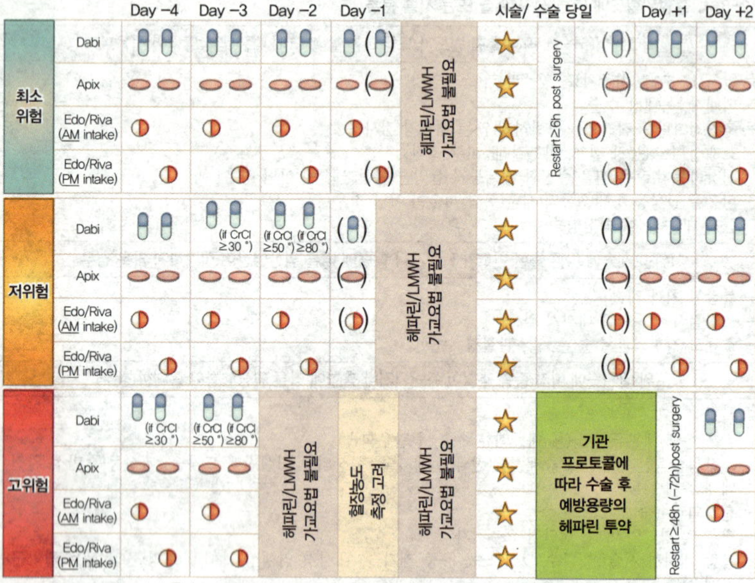

Important: Timing of interruption may require adaptation based on individual patient characteristics

그림 2-8-3. 정규수술 또는 시술 시 DOAC 복용법

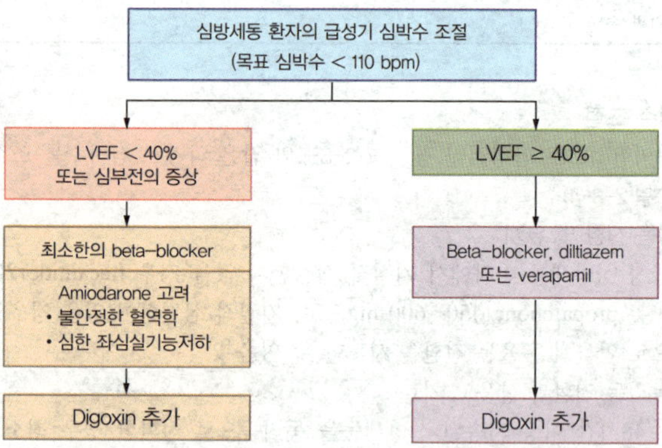

그림 2-8-4. 급성기 심방세동 환자의 심박수 조절
(modified from 2020 ESC Guidelines for the diagnosis and management of atrial fibrillation)

표 2-8-5. 심방세동 심박수 조절 주사제
(modified from 2020 ESC Guidelines for the management of atrial fibrillation developed in collaboration with EACTS and 2023 ACC/AHA/ACCP/HRS Guideline for the Diagnosis and Management of Atrial Fibrillation)

		급성기 주사제	경구 유지 용량
Beta-blockers	Bisoprolol	주사제 없음	1.25~20 mg once daily or split
	Carvedilol	주사제 없음	3.125~50 mg twice daily
	Metoprolol	국내 주사제 없음	100~200 mg total daily dose
	Nebivolol	주사제 없음	2.5~10 mg once daily or split
	Esmolol	500 mcg/kg IV bolus over 1 min, then 50~300 mcg/kg/min IV	경구약 없음
Calcium-channel blockers	Diltiazem	0.25 mg/kg IV bolus over 2 min, then 5~15 mg/h infusion	60 mg 3 times daily up to 360 mg total daily dose (120~360 mg once daily modified release)
	Verapamil	2.5~10 mg intravenous bolus (repeated as required)	40~120 mg 3 times daily (120~480 mg once daily modified release)
Cardiac glycosides	Digoxin	0.25 mg IV with repeat dosing to a maximum of 1.5 mg over 24 h	0.0625~0.25 mg daily dose
Amiodarone		150~300 mg IV over 1 h, then 10~50 mg/h over 24 h*	100~200 mg QD

*150~300 mg 정주 후 지속 투입할 경우 900 mg 추가 투입(1 mg/min over 6 hours, then 0.5 mg/min)

③ 동리듬 전환 이후 동리듬 유지를 위해서는 환자의 동반질환(관상동맥질환 및 심부전) 유무에 따라 항부정맥 약제를 선택(그림 2-8-5). 항부정맥약제 종류 및 용량, 금기증 및 주의사항 등에 대해서는 표 2-8-6에 정리됨

④ 전극도자 절제술(그림 2-8-6)

- 항부정맥제가 효과 없는 환자
- 발작성 심방세동에서 치료 성공률이 높음(1년 동리듬 유지율 80%)

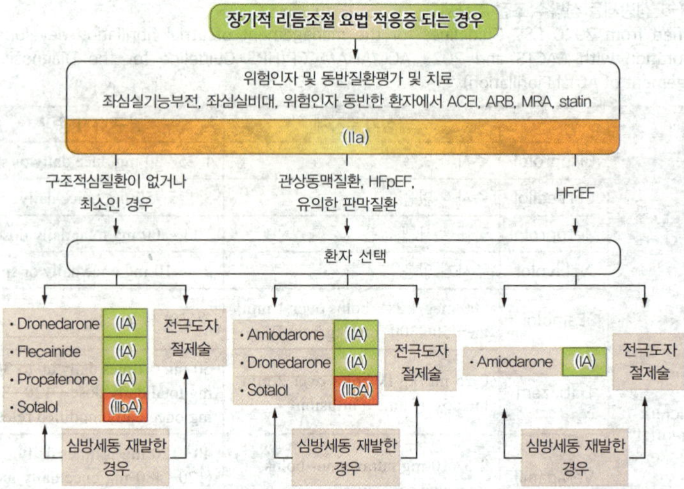

그림 2-8-5. 동리듬 유지요법

(modified from 2020 ESC Guidelines for the diagnosis and management of atrial fibrillation) ACEi = angiotensin converting enzyme inhibitor; AF = atrial fibrillation; ARB = angiotensin receptor blocker; HFpEF = heart failure with preserved ejection fraction; HFrEF = heart failure with reduced ejection fraction; MRA=mineralocorticoid receptor antagonist

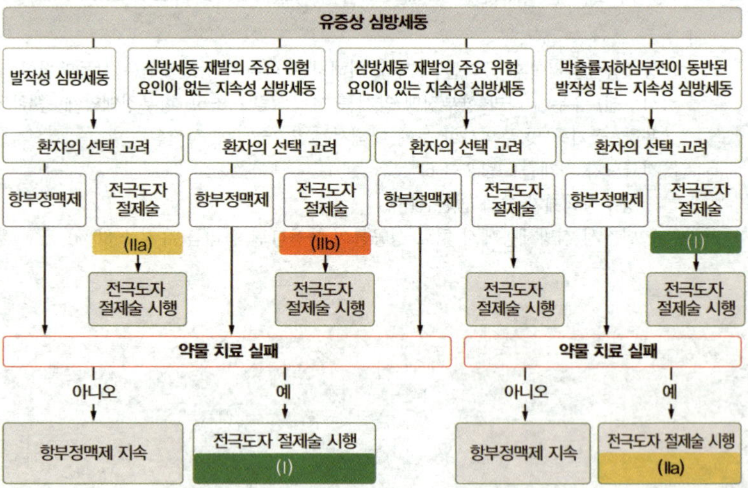

그림 2-8-6. 유증상 심방세동에서 전극도자절제술의 적응증

(2024 대한부정맥학회 심방세동 진료지침)

표 2-8-6. 동율동을 유지하기 위해 사용되는 경구 항부정맥제의 특성 (2024 대한부정맥학회 심방세동 진료지침)

약제	용량	금기증 및 주의사항	약제 중단을 고려해야 하는 경고 징후	방실결절 전도 저하	심전도 모니터링
Amiodarone	600 mg을 분복하여 4주간, 400 mg 을 분복하여 4주간, 이후 200 mg 매일	• QT 간격을 연장하는 약제와 병용 시와 동결절 또는 방실결절과 전도기능 장애가 있는 경우 주의 • 비타민K 길항제와 디지털리스는 감량 필요 • 스타틴과 병용시 근육병 증가 • 간질환이 있을 경우 주의	QT 간격의 연장 > 500 ms	심방세동에서 10~12 회/분	시작 전, 1주, 4주
Dronedarone	400 mg bid	• NYHA III 또는 IV 또는 불안정한 심부전, QT 간격을 연장하는 약제 또는 강력한 CYP3A4 억제제 (예 verapamil, ditiazm, azole 항진균제)의 병용 투여, CrCl< 30 mg/mL 인 경우 금기 • 디지털리스, 베타차단제, 스타틴의 일부는 용량감량 필요 • 혈중 크레아티닌 농도가 0.1~0.2 mg/dL상승이 흔하나 신장기능의 악화를 의미하는 것은 아님 • 간질환이 있을 경우 주의	QT 간격의 연장 > 500 ms	심방세동에서 10~12 회/분	시작 전, 1주
Flecainide	100~150 mg bid	• CrCl < 50 mg/mL, 간질환, 허혈성 심질환, 좌심실 구혈율 저하의 경우 금기 • 동결절 또는 방실결절과 전도기능 장애가 있는 경우 주의 • CYP2D6 저해제(예 fluoxetine 또는 삼환제 항우울제)가 혈중 농도를 증가시킴	QT 간격의 증가 >25%	없음	시작 전, 시작 1일, 시작 2~3일
Propafenone Propafenone SR	150~300 mg tid 225~425 bid	• 허혈성 심질환, 좌심실 구혈율 저하의 경우 금기 • 동결절 또는 방실결절과 전도기능 장애, 간기능 장애, 신기능 장애, 또는 천식이 있는 경우 주의 • 디지털리스와 와파린 용량을 증가시킴	QT 간격의 증가 >25%	미약	시작 전, 시작 1일, 시작 2~3일
Pilsicainide	50 mg tid	• 허혈성 심질환, 좌심실 구혈율 저하의 경우 금기 • 동결절 또는 방실결절과 전도기능 장애, 간기능 장애, 신기능 장애, 또는 천식이 있는 경우 주의	QT 간격의 증가 >25%	없음	시작 전, 시작 1일, 시작 2~3일
Sotalol	80~160 mg bid	• 유의한 좌심실비대, 수축기 심부전, 천식, QT 간격의 증가, 저칼륨혈증, CrCl< 50 mg/mL인 경우 금기 • 중등도의 신장기능 저하인 경우 세심한 용량조절 필요	QT 간격의 연장 >500 ms, 억제 시작 후 QT 간격의 증가 > 60 ms	고용량의 베타차단제와 유사	시작 전, 시작 1일, 시작 2~3일

2. 넓은 QRS 빈맥(Wide QRS tachycardia)

– 심실빈맥과 편위전도된 심실상성 빈맥의 감별 진단이 중요함 Chapter 07. 참고

1) 심실빈맥(Ventricular tachycardia, VT)

(1) 특발성 심실빈맥(idiopathic VT): 기저 심장질환 없이 발생하는 VT

① 심실 유출로 심실빈맥(outflow tract VT, adenosine-sensitive VT)

a. 가장 흔한 특발성 심실빈맥

b. 약물치료

– 베타차단제 우선 고려

– 칼슘채널차단제(verapamil, diltiazem) 병용 가능

– Adenosine (6~24 mg) 정주 – 급성기 치료

– Valsalva 조작, 경동맥 마사지

c. 증상 심할 경우 전극도자 절제술 고려

② 섬유속 심실빈맥(fascicular VT, verapamil sensitive VT)

– 급성기 치료에 verapamil 정맥 주사가 효과적

– 전극도자 절제술: 심실유출로 빈맥과 동일

(2) 구조적 심장질환에서 발생한 심실빈맥의 치료

① 혈역학적 불안정: 전기적 동리듬 전환 즉시 시행

② 혈역학적 안정 시: lidocaine, amiodarone 정주

a. lidocaine: 1~1.5 mg/kg iv push(최대 누적 용량: 3 mg/kg)

b. amiodarone: 150 mg (D5W 100 mg mix) iv infusion over 10 min
→ 1 mg/min for 6 hr → 0.5 mg/min for 18 hr

2) 다형성 심실빈맥(polymorphic VT)의 치료

예 QT가 연장된 환자에서 발생하는 Torsades de pointes

(1) 원인질환에 대한 교정(전해질 이상 교정, QT 연장시키는 약제 중단)

(2) Magnesium IV

(3) Beta-agonist (isoproterenol)

(4) Overdrive pacing

3) 심실세동(Ventricular fibrillation, VF)

– 즉시 전기충격: asynchronous 360 J (monophasic) 또는 120~200 J (biphasic, 제조사 추천대로, 모를 경우 200 J)

V. 전기적 동리듬 전환

1) 응급시술이 아닌 경우 시술 전 충분한 금식 및 sedation이 필요함(midazolam, propofol, etomidate 등)

2) 시술 시 지속적인 심전도와 혈압 모니터링이 중요함
3) 동리듬 전환 후 발생할 수 있는 서맥을 대비하기 위해서 atropine, isoproterenol, temporary transcutaneous pacing 준비가 필요함
4) Paddle 또는 patch 위치
   - 제2늑간 높이의 우흉골연과 심첨부
   - 심장의 전후로 patch 부착 가능
5) Paddle 압력: 25 lb(약 12 kg)의 압력을 가하여 전기충격 시행
6) 심실조동(ventricular flutter)/심실세동(ventricular fibrillation)을 제외하고 동조성(synchronized) 동리듬 전환을 우선 사용
7) Energy: 효과를 얻을 수 있는 가장 작은 energy를 사용(심근 손상 최소화)
   - 발작성 심실상성 빈맥 또는 심방조동: 50~100 J
   - 심방세동: 100~200 J
   - 심실빈맥 또는 심실세동: 200 J

VI. 삽입형 제세동기(Implantable cardioverter defibrillator, ICD) (표 2-8-7)

1) 치명적인 심실성 부정맥을 감지하고, 필요한 경우 전기충격을 통해 정상 리듬을 되돌려 돌연심장사를 예방하는 장치
2) Transvenous ICD (TV-ICD): 전극선은 쇄골하정맥을 통해 심장에 위치시켜놓고 전기충격 발생장치는 앞가슴의 피하에 이식
3) Subcutaneous ICD (S-ICD): 일반적으로 본체는 왼쪽 흉부의 흉곽 옆에 이식되고 전극선은 흉골 위쪽 피부의 바로 아래에 이식
   ※ 돌연사 고위험 환자에서 심실성 빈맥에 대한 항부정맥제 치료에 비해 생존율을 증가시킴

표 2-8-7. 삽입형 제세동기의 요양 급여 적용 기준(2023년 기준)

가. 일시적이거나 가역적인 원인에 의한 것이 아닌 심실세동이나 심실빈맥에 의한 심정지가 발생한 경우
나. 구조적 심질환이 있는 환자에서 자발성 지속성 심실빈맥이 발생한 경우
다. 구조적 심질환이 없는 자발성 지속성 심실빈맥 환자에서 다른 치료 방법으로 조절되지 않는 경우
라. 원인을 알 수 없는 실신 환자에서 임상적으로 연관되고 혈역동학적으로 의미있는 지속성 심실빈맥 이나 심실세동이 임상전기생리학적 검사에 의해 유발되는 경우
마. 급성 심근경색 48시간 이후 (1) 가역적인 원인에 의한 것이 아닌 심실세동 또는 혈역동학적으로 불안정한 심실빈맥이 발생한 경우 (2) 재발성 지속성 심실빈맥이 발생한 경우

바. 심부전(Heart Failure)

⑴ 심근경색 발생 후 40일 경과한 허혈성 심부전으로 적절한 약물치료에도 불구하고 아래에 해당하며 1년 이상 생존이 예상되는 경우

㈎ 심구혈률(EF) ≤ 30%

㈏ 심구혈률(EF) 31~35%로 NYHA class II, III의 증상을 보이는 경우

㈐ 심구혈률(EF) ≤ 40% 환자로 비지속성 심실빈맥이 있으며 임상전기생리학적 검사에서 혈역동학적으로 의미있는 심실세동 이나 지속성 심실빈맥이 유발되는 경우

⑵ 비허혈성 심부전으로 3개월 이상의 적절한 약물치료에도 불구하고 NYHA class II, III의 증상을 보이는 심구혈률(EF) ≤ 35%인 환자에서 1년 이상 생존이 예상되는 경우

사. 실신이 있고 Type 1 ECG pattern을 보이는 부루가다 증후군(Brugada syndrome) 환자에서 충분한 평가로도 실신의 원인을 알 수 없는 경우

아. 비후성 심근병증

⑴ 아래의 급성 심장사(Sudden Cardiac Death)의 위험인자가 1개 이상인 경우

㈎ 좌심실 벽두께 30 mm 이상(단, 16세 미만 환자는 Z-score ≥ 6을 포함)

㈏ 비후성심근병증에 의한 급사의 가족력

㈐ 6개월 내에 한 번 이상의 원인미상의 실신

⑵ 아래의 급성 심장사(Sudden Cardiac Death)의 부가적 위험인자 중 1개 이상을 동반한 비지 속성 심실빈맥(Non-sustained Ventricular Tachycardia, NSVT) 또는 비정상적인 운동혈압반응(abnormal blood pressure response with exercise)이 있는 경우

㈎ 30세 미만

㈏ 자기공명영상에서 지연조영증강

㈐ 좌심실유출로 폐색

㈑ 과거의 실신

㈒ 좌심실류

㈓ 좌심실구혈율 50% 미만

자. Long QT syndrome 환자에서 충분한 베타차단제 치료에도 불구하고(약물치료를 지속할 수 없는 경우 포함) 실신이 재발하거나 지속성 심실빈맥이 발생한 경우

차. 팔로네징후(TOF) 환자에서 아래의 급성 심장사 위험인자 중 두 가지 이상에 해당하는 경우

⑴ 좌심실 기능 저하

⑵ 비지속성 심실빈맥

⑶ QRS 간격 > 180 ms

⑷ 임상전기생리학적검사에서 지속성 심실빈맥이 유도되는 경우

카. 카테콜라민성 다형성 심실빈맥(Catecholaminergic polymorphic ventricular tachycardia, CPVT) 환자에서 베타차단제 복용 중에 실신하였거나 지속성 심실빈맥을 보이는 경우

타. Cardiac sarcoidosis, Giant cell myocarditis, Chagas disease가 진단된 환자에서 급성 심장사의 예방목적인 경우

••• 참고문헌 •••

1. 최윤식. 임상심전도학(제5판). 서울대학교 출판부.
2. Wagner, G. S. Marriott' Practical Electrocardiography (12th ed). Lippincott Williams & Wilkins.
3. Harrison's Principles of Internal Medicine (20th ed).
4. Braunwald' Heart Disease A Textbook of Cardiovascular Medicine (12th ed).
5. 부정맥. 대한심장학회 부정맥연구회. 군자출판사. 2012.
6. 박영배 외. 심혈관 진료 매뉴얼. 군자출판사. 2014.
7. Gerhard Hindricks et al. 2020 ESC Guidelines for the diagnosis and management of atrial fibrillation developed in collaboration with the European Association for Cardio-Thoracic Surgery (EACTS): The Task Force for the diagnosis and management of atrial fibrillation of the European Society of Cardiology (ESC) Developed with the special contribution of the European Heart Rhythm Association (EHRA) of the ESC. Eur Heart J 2021;42(5):373-498.
8. Joglar JA et al. 2023 ACC/AHA/ACCP/HRS Guideline for the Diagnosis and Management of Atrial Fibrillation: A Report of the American College of Cardiology/American Heart Association Joint Committee on Clinical Practice Guidelines. Circulation 2024;149(1):e1-e156.
9. Jan Steffel et al. 2021 European Heart Rhythm Association Practical Guide on the Use of Non-Vitamin K Antagonist Oral Anticoagulants in Patients with Atrial Fibrillation. Europace 2021 Apr 25;euab065. doi: 10.1093/europace/euab065.
10. 2024 대한부정맥학회 심방세동 진료지침.

CHAPTER 09

심장판막질환
Valvular heart disease (VHD)

윤연이

I. 대동맥판 협착증(aortic stenosis, AS)

1. 원인

판막의 퇴행성 변화, 선천성 이상, 류마티스성 판막염(류마티스성의 경우에는 대부분 승모판의 변화가 같이 동반)

2. 정의

- 정상 대동맥판구 면적은 3~4 cm^2으로 면적이 2 cm^2보다 작으면 협착증으로 판단
- 대동맥 판막을 통한 혈류의 흐름이 정상일 때는 혈류의 최고 속도나 평균 압력차가 대동맥판 협착증의 중증도를 반영함. 그러나 일부 환자는 좌심실 수축력 저하 혹은 낮은 심박출량으로 인하여 혈류의 속도가 감소할 수 있음. 이러한 경우 대동맥 판막 면적을 반드시 측정해야 함

표 2-9-1. 대동맥판 협착증의 중증도 분류

	경증	중증도	중증
최고 속도(m/sec)	2.0~2.9	3.0~3.9	≥ 4.0
평균 압력차(mmHg)	< 20	20~39	≥ 40
대동맥판구 면적(cm^2)	> 1.5	1.0~1.5	< 1.0

출처: 2020 ACC/AHA Guidelines for the Management of Valvular Heart Disease

3. 병태생리

대동맥판구 면적 감소 → 수축기에 좌심실과 대동맥 사이에 압력차 발생 → 좌심실의 압력과부하 → 좌심실의 동심성 비대 → 좌심실의 유순도 감소 → 이완기 말기 압력상승 → 산소 요구량 증가 → 심내막하 허혈

4. 진단

1) 전형적인 3증상(triad): 흉통, 실신, 호흡곤란

2) 신체검진

(1) 지연되는 소지맥(pulsus parvus et tardus)

(2) 청진: 거친 수축기잡음(수축기 중기나 후기에 최고조)

- 좌심실 기능 저하나 심박출량 저하 시에는 오히려 감소

3) **경흉부 심초음파**: 대동맥 판막의 모양, 압력차, 대동맥판구 면적의 평가, 동반된 다른 판막 질환 혹은 대동맥 질환에 대한 평가에 유용. 좌심실구혈률이 저하되어 있으며, 그로 인해 평균 압력차가 심하지 않은 중증 협착증(low-flow, low-gradient severe aortic stenosis)이 의심되면 도부타민 부하 경흉부 심초음파를 시행하여 중증도를 평가

4) **경식도 심초음파**: 경피적 대동맥판 치환술 전 평가를 위해 최근 중요성 증가(대동맥 근부 크기 측정 등)

5) **전산화 단층촬영**: 평균 압력차가 심하지 않은 중증 협착증(low-flow, low-gradient severe aortic stenosis)이 의심될 때 판막 석회화의 정량적 평가가 협착 중증도 판정에 도움. 경피적 대동맥판 치환술 시술 전 평가를 위해 중요성 증가(대동맥 근부 형태/크기, 석회화 분포/정도, 관상동맥 위치, 접근 경로가 되는 혈관 평가 등)

6) **관상동맥조영술**: 수술 고려 시, 관상동맥질환 동반 여부를 배제하기 위해 필요

7) **심도자술**: 통상적 검사는 아니나, 비침습적 검사들로 결론이 나지 않는 경우 제한적으로 시행

Tip

중증 대동맥판 협착증 환자 대상의 운동부하검사

1. 증상이 없거나 애매한 경우: 운동에 따른 생리적 변화를 평가하고 증상의 유무를 확인하기 위해 검사 시행을 고려
2. 증상이 있는 경우: 심각한 혈역학적 악화 위험으로 인해 검사를 시행해서는 안됨

5. 대동맥 협착증 환자의 치료전략

1) 내과적 치료

(1) **고혈압**: 적절히 관리되어야 함. 항고혈압 약제는 소량부터 투여하여 점차 증량

(2) Statin

- 석회화를 동반한 대동맥판 협착증은 동맥경화 예방을 위해 statin 투여 권고
- 대동맥판 협착증의 진행 예방 목적의 statin 투여는 권고되지 않음

2) 수술/시술

: 중등의 대독맥 협착증에서 다음의 경우 시술 또는 수술적 치료 필요

(1) 증상이 있는 경우

(2) 운동부하검사에서 증상 혹은 저혈압이 발생

(3) 관상동맥우회술을 비롯한 심장 수술이 예정된 경우

(4) 좌심실 구혈률이 50% 미만

(5) 무증상이지만 수술의 위험도는 낮으면서

- 매우 심한 대동맥판협착증(very severe AS, 최고 속도 ≥5 m/s)

– 혹은 B-type natriuretic peptide가 정상의 3배 초과,
– 혹은 빠른 협착의 진행(최고 속도 증가≥0.3 m/s)을 보이는 경우

3) 수술/시술의 선택

(1) 경피적 대동맥판 치환술(transcatheter aortic valve replacement/implantation, TAVR/TAVI): 수술의 고위험 환자에서 선택적으로 시행되었으나, 대규모 연구 결과들에 근거하여 적응증이 크게 확장되는 중. 환자의 평생 이득과 손실(lifetime risks and benefits)을 고려하여 Heart Team의 공유된 의사결정(shared decision-making)을 통해 TAVR/TAVI의 적절성을 판단

(2) 수술적 대동맥판 치환술(±관상동맥우회로술/대동맥교정술)

II. 대동맥판 역류증(aortic regurgitation, AR)

1. 원인

판막의 병변 또는 대동맥의 병변에 의해 발생

1) **판막 병변**: 류마티스성, 심내막염, 선천성 이엽성 판막 등

2) **대동맥 병변**: 고혈압, 대동맥 박리, 말판 증후군 등에 의한 상행 대동맥의 확장

2. 중증도 분류

표 2-9-2. 대동맥판 역류증의 중증도 분류

	경증	중등도	중증
역류 용적(mL/beat)	< 30	30~59	≥ 60
역류 분획(%)	< 30	30~49	≥ 50
역류판구 면적(cm^2)	< 0.10	0.10~0.29	≥ 0.30

출처: 2020 ACC/AHA Guidelines for the Management of Valvular Heart Disease

3. 병태생리

– 이완기에 대동맥으로부터 역류되는 혈류 → 좌심실의 용적 과부하와 압력 과부하 → 좌심실의 확장과 비후를 유발 → 심부전
– 단, 급성 대동맥판 역류증 → 보상적 좌심실의 확장 부재 → 좌심실 이완말기 압력의 급격한 상승 → 심인성 쇼크 유발이 가능(급성 승모판 역류증과 비슷함)

4. 진단

1) 맥압의 증가와 이완기 잡음

2) 심초음파: 확진을 위해 시행하며, 판막의 형태, 역류의 발생 기전, 중증도 평가가 핵심임

5. 치료

1) 내과적 치료

(1) 고혈압: 적절히 관리되어야 함.

(2) 좌심실 기능부전이 동반된 경우 안지오텐진 전환효소 억제제, 안지오텐신 수용체 차단제, 안지오텐신-네프릴리신 이중억제제(sacubitril/valsartan)

2) 수술적 치료

(1) 급성 중증 대동맥판 역류증

좌심실 후부하를 줄이는 내과적 치료는 일시적인 안정효과. 빠른 수술 필요

- 대동맥 내 풍선펌프(intra-aortic balloon pump, IABP)는 금기

(2) 만성 중증 대동맥판 역류증에서 다음의 경우 수술

① 증상이 있는 경우

② 좌심실 구혈률이 55%(미국 진료지침) 혹은 50%(유럽 진료지침) 이하

③ 좌심실 수축기 내경 50 mm 초과 (25 mm/m² 초과)

④ 세 번 이상의 연속검사에서 좌심실 구혈률이 55~60% 수준으로 점진 감소하거나, 좌심실 이완기 내경이 점진적으로 확장하여 65 mm를 초과

III. 승모판 협착증(mitral stenosis, MS)

1. 원인

1) 류마티스성 승모판 협착증이 대부분이지만 선진국에서는 빈도가 감소 추세
2) 비류마티스성으로 승모판 고리 석회화(mitral annulus calcification)에 의한 퇴행성 승모판 협착증의 빈도가 서서히 증가 추세

2. 중증도 분류

정상 승모판구 면적은 4~6 cm² → 면적이 2 cm² 이하로 감소: 승모판 협착증

표 2-9-3. 승모판 협착증의 중증도 분류

	진행성(Progressive)	중증(Severe)
승모판 면적(cm²)	> 1.5	≤ 1.5
압력 반감 시간(ms)	< 150	≥ 150
평균 압력차(mmHg)	< 5	≥ 5~10
폐동맥 수축기압(mmHg)		> 50

출처: 2020 ACC/AHA Guidelines for the Management of Valvular Heart Disease

2. 병태생리

1) 폐울혈

(1) 승모판구 면적 1.5 cm^2 이하 → 임상적으로 유의미한 승모판 협착증 → 좌심방압, 폐정맥압, 폐동맥쐐기압 증가 → 폐울혈

(2) 압력 증가의 결정 인자

① 협착의 중증도

② 승모판을 통한 혈류의 양: 빈맥, 운동, 발열, 임신 시 증가

③ 이완기의 기간: 빈맥 시 단축되며 압력은 증가

④ 심방수축력 소실

2) 좌심방 내 혈전: 심방세동 동반 → 혈전 → 전신 색전증(발생률 약 20%)

3. 진단

1) 주 증상: 폐울혈, 우측 심장의 압력과부하에 의함(운동 시 호흡곤란, 기좌호흡, 기침, 객혈)

2) 청진: 제 1심음(S1) 항진, 이완기 개방음(opening snap), 윤전양 이완기잡음(diastolic rumbling murmur)

3) 경흉부 심초음파

① 판막의 운동제한, ② 판막 비후, ③ 판막 하 비후, ④ 석회화 정도를 평가하여 경피적 승모판 교련절개술(percutaneous mitral commissurotomy, PMC)의 적합성을 평가

4) 경식도 심초음파: 경피적 승모판 교련절개술의 금기(2+이상의 승모판 역류, 좌심방 내의 혈전의 동반)가 있는지 평가

5) 운동부하 심초음파: 임상 양상이 승모판 협착증의 중증도에 맞지 않거나 증상이 애매한 경우

6) 심도자술: 심초음파만으로 중증도 평가 및 증상과의 연관성이 맞지 않는 경우

4. 치료

1) 항응고치료

류마티스성 승모판 협착증에 다음이 동반된 경우 와파린으로 항응고치료

(1) 심방세동

(2) 색전증의 병력

(3) 좌심방 혈전

2) 빈맥의 조절

(1) 심방세동의 경우 빈맥 조절 필요

(2) 정상 동율동의 경우에도 빈맥의 조절이 증상 호전에 도움

3) 승모판 협착증 환자의 치료 전략

(1) 중증의 승모판 협착증(승모판구 면적≤ 1.5 cm^2)이면서

① 증상이 있는 경우, 경피적 승모판 교련절개술에 적합하면(Pliable valve, No clot, <2+ MR) 시술 진행

② 경피적 승모판 교련 절재술이 어렵다고 판단되지만 증상이 심한 경우(NYHA Fc III-IV) 수술적 승모판 성형술 또는 치환술 시행

③ 증상은 없지만 경피적 승모판 교련절개술에 적합하면서(Pliable valve, No clot, < 2+ MR) 폐고혈압이 동반되어 있거나(폐동력 수축기압>50 mmHg) 새롭게 심방세동이 발생한 경우 시술 진행

(2) 중증의 승모판 협착증은 아니지만(승모판구 면적> 1.5 cm^2) 운동시 증상이 있고, 운동부하 검사에서 운동 시 폐동맥 쐐기압 > 25 mmHg 혹은 평균 승모판 압력차 > 15 mmHg인 경우 승모판 교련절개술에 적합하면 시술 시행

IV. 승모판 역류증(mitral regurgitation, MR)

1. 원인

1) 기질성(organic)/일차성: 승모판막 또는 건삭의 문제에 의해 발생

– 판막의 점액종성 변성에 의한 승모판 탈출증, 류마티스성 판막질환, 심내막염, 선천성 승모판 질환, 말판 증후군 등의 결체조직질환

2) 기능성(functional)/이차성: 승모판 또는 건삭의 직접적 문제가 아니라, 승모판 륜의 확장, 유두근 손상, 심근 손상 등으로 인해 이차적으로 승모판 역류증 발생

2. 중등도 분류(표 2-9-4)

표 2-9-4. 승모판 역류증의 중증도 분류

	진행성(Progressive)	중증(Severe)
역류 용적(mL/beat)	< 60	≥ 60
역류 분획(%)	< 50	≥ 50
역류판구 면적(cm^2)	< 0.4	≥ 0.40

출처: 2020 ACC/AHA Guidelines for the Management of Valvular Heart Disease

3. 병태생리

좌심방으로 역류되는 혈류 → 만성적인 좌심실의 용적 과부하 → 점진적으로 좌심실은 확장되나 전방 심박출량은 유지 → 좌심실의 확장과 기능부전 → 심부전 유발

4. 진단

1) **주 증상**: 운동 시 호흡곤란, 기좌호흡, 전신쇠약감
2) **청진**: 심첨부의 범수축기 잡음
3) **심초음파**: 역류의 중증도 평가, 좌심실 기능의 평가, 판막병변의 원인질환 감별

5. 치료

승모판 역류증의 치료는 원인에 따라 달라진다.

1) **기질성/일차성 승모판 역류**: 승모판 또는 건삭의 기계적 문제가 원인이기 때문에 이를 직접적으로 교정해야 치료가 가능하다.
   (1) **급성 일차성 승모판 역류**
      ① 중증의 급성 일차성 승모판 역류의 경우, 대부분 즉각적인 수술적 치료(승모판 성형술을 치환술보다 선호)가 필요
      ② 혈역학적으로 보다 안정된 상태서 수술을 진행하기 위한 내과적 치료
      : 역류는 감소시키고 전방 심박출률을 증가시키는 목적
      – 혈관확장제(Sodium nitroprusside 또는 nicardipine)
      – 대동맥 내 풍선펌프(intra-aortic balloon pump, IABP)
   (2) **만성 일차성 승모판 역류**
      ① 혈압이 정상이라면 혈관확장제 치료는 불필요
      ② 중증의 만성 일차성 승모판 역류
      – 증상이 있거나 좌심실기능 저하가 있으면(구혈률 60% 이하, 혹은 수축기말 내경 40 mm 이상) 수술적 치료(승모판성형술을 치환술보다 선호). 수술 위험도가 너무 높은 경우 transcatheter edge-to-edge repair (TEER)를 고려
      – 무증상이고 좌심실기능이 보존되어 있어도(구혈률 60%초과, 수축기말 내경 40 mm 미만) 승모판 교정술이 가능하며 수술 위험도가 낮은 경우(성공률 > 95%, 예상 사망률 < 1%) 승모판 성형술
      – 무증상이고 좌심실기능이 보존되어 있어도(구혈률 60%초과, 수축기말 내경 40 mm 미만) 세 번 이상의 연속검사에서 점진적으로 좌심실 구혈률이 감소하거나, 좌심실 내경이 점진적으로 확장하는 경우 수술적 치료
2) **기능성/이차성 승모판 역류**: 승모판 또는 건삭의 직접적 문제가 아니기 때문에 원인질환의 치료가 우선
   (1) **가이드라인에 따른 약물치료(Guideline directed medical therapy, GDMT)**
   중증의 만성 이차성 승모판 역류에 심부전이 동반되고 좌심실구혈률이 감소되어 있다면 순환기내과 전문가의 권유에 따라 GDMT가 우선: 안지오텐진 전환효소 억제제, 안지오텐신 수용체 차단제, 베타차단제, 알도스테론 길항제, 안지오텐신-네프릴리신 이중억제제(sacubitril/valsartan), 필요하면 양심실조율(biventricular pacing)

(2) GDMT에도 불구하고 중증의 승모판역류가 지속되고, 증상이 동반된 경우

① 심근허혈의 치료를 위해 CABG를 시행한다면 승모판 수술을 함께 시행

② 좌심실 구혈률이 50%이상이고, 심방세동을 비롯한 동반된 질환에 대한 적절한 치료에도 심한 증상이 지속된다면(NYHA Fc III-IV) 승모판 수술

③ 좌심실 구혈률이 20-50%이고, 수축기말 내경이 70 mm이하, 수축기 폐동맥압이 70 mmHg 이하이면서 TEER이 가능한 해부학적 소견이면 TEER을 고려. TEER이 적합하지 않지만 증상이 심하면 승모판 수술

V. 기타 심장판막질환 환자 관련 치료 이슈

1. 인공판막을 지닌 환자에서의 항응고요법(anticoagulation)

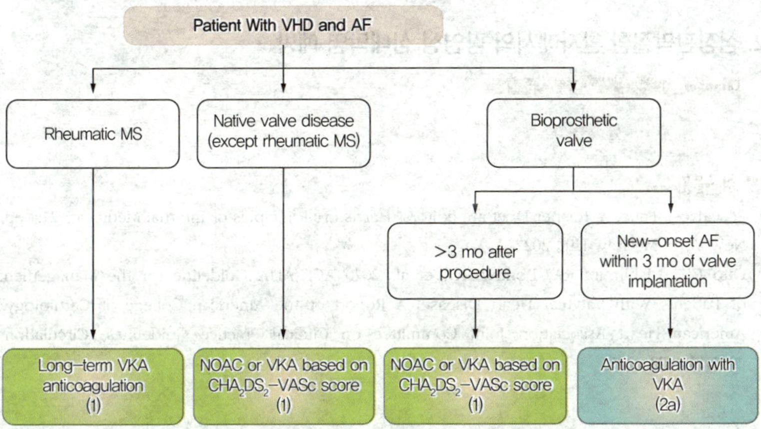

그림 2-9-1. 심장판막질환을 동반한 심방세동 환자의 항응고요법

출처: Circulation. 2021 143: e72-227.

판막성 심방세동(valvular atrial fibrilation)과 비판막성 심방세동(nonvalvuvlar atrial fibrillation)의 구분

1. "비판막성 심방세동"은 기존 와파린 연구들에서 적합한 연구 참여자를 정의하기 위해, 뇌졸중의 고위험군에 해당하는 류마티스성 승모판 협착증이 동반된 심방세동 환자를 "판막성 심방세동"으로 구분하면서 사용된 용어
2. Non-vitamin K antagonist oral anticoagulant (NOAC)의 적응증 및 보험여부와 관련하여 구분이 중요해짐. 비판막성 심방세동은 NOAC 연구들에서도 배제기준으로 포함되어서 NOAC 투여의 적응증에서 제외됨
3. NOAC 투여가 금기인 승모판 협착증의 중증 기준은 명확치 않으나, 중등도 이상의 승모판 협착증의 경우 NOAC은 권고되지 않음(경증 승모판 협착증의 경우 대규모 3상 임상 연구에 포함된 반면, 중등도 이상의 경우 NOAC의 효용성에 대한 자료가 부족함)
4. 통상적으로 (1) 판막질환이 전혀 없거나, (2) 자연 판막이면서 승모판 협착증이 아닌 다른 판막질환이 동반된 심방세동의 경우가 비판막성 심방세동에 해당됨

2. 심장판막질환 환자에서의 감염성 심내막염 예방

Chapter 17. 감염성 심내막염 파트 참조

참고문헌

1. Loscalzo J, Fauci A, Kasper D, et al., editors. Harrison's Principles of Internal Medicine. 21st ed. New York: McGraw Hill; 2022.
2. Otto CM, Nishimura RA, Bonow RO, et al. 2020 ACC/AHA Guideline for the Management of Patients With Valvular Heart Disease: A Report of the American College of Cardiology/American Heart Association Joint Committee on Clinical Practice Guidelines. Circulation. 2021;143:e72-e227.

CHAPTER 10

심근병증
Cardiomyopathy

이희선

I. 확장성 심근병증(Dilated cardiomyopathy, DCM)

1. 정의

1) 심실의 확장과 심실의 수축기능 저하를 특징으로 하는 심근질환
2) 배제진단: 심실 수축기능 저하를 유발할 수 있는 과부하 상태(고혈압, 판막질환 등) 및 관상동맥질환 배제

2. 원인

1) 특발성(~50%): 가족성(20~35%)
2) 이차성: 음주, 심근염, HIV 감염, 항암제(doxorubicin, herceptin, imatinib), 빈맥, 임신 등
3) 기타: 스트레스성 심근병증(stress-induced cardiomyopathy, Takotsubo or broken heart syndrome)

3. 임상 양상

1) 병력

(1) 가족력: 특발성 확장성 심근병증(idiopathic dilated cardiomyopathy)의 20~35%는 가족성
(2) 음주, 감염성 질환, 내분비 질환, 악성 종양 등에 대한 자세한 문진 필수
(3) 교정 가능한 원인의 감별이 중요하며 원인에 따라 예후의 차이를 보임

2) 신체 검진

(1) 작은 동맥압(narrow pulse pressure), 내경정맥압(jugular venous pressure) 상승
(2) 제3, 4심음
(3) 승모판 및 삼첨판 역류증으로 인한 전수축기 잡음(pansystolic murmur)

4. 진단

1) 흉부 X선: 심비대, 폐부종
2) 심전도: 동성빈맥, poor R wave progression, 각차단, 비특이적 ST-T파 이상
3) 심초음파: 심실 확장, 심실 수축기능 저하
4) TFTs, ANA, ESR, HIV, Iron studies
5) 관상동맥조영술: 허혈성 심질환 동반 의심 시에 시행
6) 심내막 조직생검: 다른 검사로 진단되지 않을 때 시행

5. 예후 및 치료

1) 예후

(1) 특발성이 다른 타입에 비해 예후가 좋은 편
(2) 장기적으로 대부분 악화, 특히 55세 이상에서 증상 발현시 나쁜 예후
(3) 1/4에서 저절로 호전되거나 진행이 멈춤
(4) 주요 사인은 심부전의 악화 및 심실성 부정맥에 따른 급사

2) 치료

(1) 가역적 원인을 규명, 교정이 우선
(2) 심부전에 대한 일반적인 치료: Chapter 06. 참고
(3) 심장삽입전기장치(cardiac implantable electornic device, CIED): Chapter 08. 참고
(4) 내과적 치료에 반응하지 않는 경우, 심장이식(cardiac transplantation)

II. 비후성 심근병증(Hypertrophic cardiomyopathy, HCM)

1. 정의

1) 심근비대를 일으킬 만한 다른 기저질환(고혈압, 대동맥판 협착증 등)이 없는 상태에서 좌심실 벽이 비후되는 심근질환
2) 유병률
(1) 1:200 - 1:500, 일부만 임상적으로 진단
(2) 가장 흔한 유전성 심혈관계 질환: 약 50%에서 상염색체 우성 유전의 가족력

2. 병태생리

1) 비대칭적 심실중격 비후(asymmetric septal hypertrophy, ASH)와 승모판 전엽의 수축기 전방 운동(systolic anterior movement of mitral valve anterior leaflet, SAM)으로 인한 좌심실 유출로의 동적 폐쇄(left ventricular outflow tract dynamic obstruction, LVOTO)
2) 승모판 역류
3) 심실의 이완기능 장애(diastolic dysfunction): 심근 비후 → 이완기 장애 → 이완기말 압력 상승

3. 임상 양상

1) 병력

(1) 무증상/경미한 증상 및 정상 수명이 대다수, 일부 비후성 심근병증의 가족력
(2) 급사가 첫 번째 임상적 발현일 수 있으며, 특히 젊은 성인에서 운동 후에 흔함
(3) 첫 진단시 3대 가족력(3-generation family history) 조사가 권고

2) 신체검진

(1) 흉골 좌연 부위에 수축중기 잡음(mid-systolic murmur)

4. 진단

1) 심전도: 좌심실비대, ST절 하강, T파 역위, II, III, aVF, V4~6 유도 비정상Q파

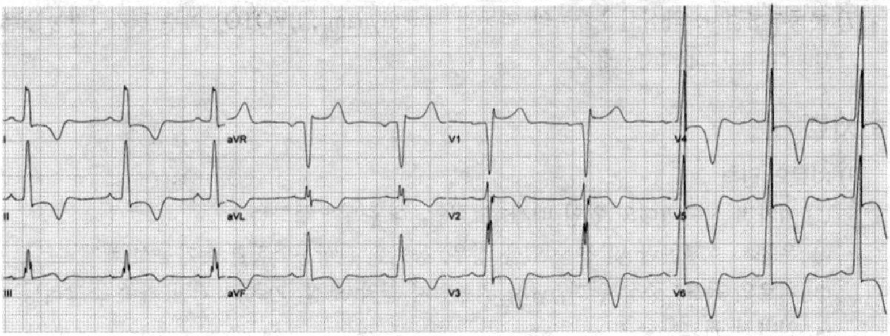

그림 2-10-1. 비후성심근증의 전형적인 심전도

2) 흉부 X선: 경도의 심비대가 관찰되기도 함

3) 심초음파: 가장 기본적인 확진 방법

(1) 비대칭성 심실중격 비후(ASH): 심실중격의 두께가 15 mm 이상 혹은 후벽의 1.3배 이상

(2) 승모판 전엽의 수축기 전방 이동(SAM): 승모판 역류 동반

(3) 좌심실유출로의 압력경사: 도플러상 수축기 후반부 고조(dagger-shape)

(4) 심첨부성 비후성 심근병증: 삽 모양(spade-shape)의 좌심실 내강

표 2-10-1. 부모/형제/자녀 중 비후성 심근병증이 있는 무증상 대상자의 스크리닝

Screening for Asymptomatic First-Degree Relatives of Patients With HCM		
대상자	스크리닝 시기	스크리닝 간격
Children and adolescents from genotype-positive family and/or family with early onset HCM	At the time of diagnosis in relatives family member	Every 1~2 y
All other children and adolescents	At any time after the diagnosis in the family, but no later than puberty	Every 2~3 y
Adults	At the time of diagnosis in another family member	Every 3~5 y

4) 심장 자기공명영상(Cardiac Magnetic Resonance, CMR)

(1) 진단이 불확실할 때, 심초음파 영상이 불량(poor echo window)할 때, ICD 삽입 여부 결정이 어려울 때 고려 가능

(2) 지연조영증강(late-gadolinum enhancement, LGE)으로 섬유화 정도 평가

5) 유전자 검사

6) 심장 CT: 심초음파 결과가 불분명하나 심장 MRI를 시행할 수 없을 때 고려

7) 운동부하검사: 좌심실유출로의 역동적 폐쇄(dynamic LVOTO) 여부 평가, 기능용량(functional capacity) 평가

5. 치료

1) 치료의 원칙

(1) 이차적 심근비대의 원인 배제: 고혈압, 대동맥판 협착증 등

(2) 운동시 호흡곤란 및 흉통 있을 경우, 동반된 관상동맥질환의 가능성 배제

(3) 치료의 목표: 증상 완화, 급사 위험인자 파악/조절, 가족력 기반 가족 스크리닝

(4) 일반적 권고사항

① 경쟁적이고 심한 운동은 피하도록 교육

② 탈수 방지

③ 감염성 심내막염의 과거 병력이 있는 경우 예방적 항생제 사용을 권고

④ 무증상이면 경과관찰 가능

2) 약물 치료

(1) 베타 차단제

① Propranolol: 160~320 mg/day, 증상 호전 없으면 480 mg/day까지 증량가능

(2) Non-Dihydropyridine 계열 칼슘 통로 차단제: Verapamil, Diltiazem

① 좌심실 유출로 폐쇄가 있으면 압력차를 증가시켜 증상 악화 위험 있으므로 주의

② Verapamil: starting dose 40 mg tid → 480 mg/day까지 증량 가능

③ Diltiazem: starting dose 60 mg tid → 360 mg/day까지 증량 가능

(3) Disopyramide

① 베타 차단제에 효과 없을 때 사용 가능, 임상적으로 흔히 쓰이지는 않음

② 400~600 mg/day까지 증량 가능

(4) 미오신 저해제(Myosin inhibitor): Mavacamten UPDATE 출처 Lancet. 2020 396: 759-69.

① 증상있는, 좌심실 유출로 폐쇄가 동반된 비후성 심근병증 환자

② 좌심실 유출로의 압력차 감소, 증상 호전, 운동능력 및 pVO2 개선 가능

③ 투약 중 가역적인 좌심실 기능 저하 가능성에 대한 모니터링 필요

(5) 좌심실 유출로 폐쇄가 있을 경우 주의해야 하는 약제

: 이뇨제, 혈관확장제(nitrates, phosphodiesterase inhibitor), 디곡신(digoxin)

3) 심실중격 절제술 혹은 알코올 중격 절제술: 약물 치료에 반응 없을 때

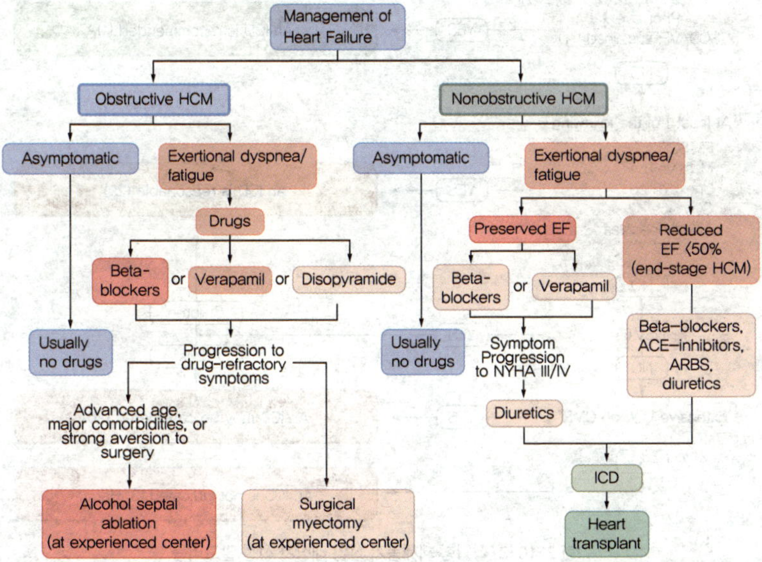

그림 2-10-2. 비후성 심근병증 치료원칙-심부전 역전(heart failure reversal) UPDATE

출처 J Am Coll Cardiol 2022;79:390-414.

4) 심방세동 치료: CHA_2DS_2−VASc score와 무관하게 항응고요법 시행 Chapter 08. 참고

5) 심부전에 대한 일반적인 치료 Chapter 06. 참고

6) 삽입형 제세동기(implantable cardioverter defibrillator, ICD): 고위험군에서 치명적 심실빈맥에 의한 급사 예방 목적

(1) 일차 예방(primary prevention)

: 급성 심장사 위험도(HCM Risk-SCD score 5−year risk)를 평가하여 삽입형 제세동기(ICD) 시술 여부 결정

(2) 이차 예방(secondary prevention)

① 심정지 후 생존자

② 자발성/지속성 심실빈맥

(3) 그 밖에 고려할 급성 심장사(sudden cardiac death, SCD)의 주요 위험인자

① 젊은 환자

② 좌심방 크기 증가

③ 좌심실 유출로 폐쇄 여부와 정도

④ 운동부하검사에서 혈압이 상승하지 않는 경우

⑤ 기타: 특정 유전자 변이

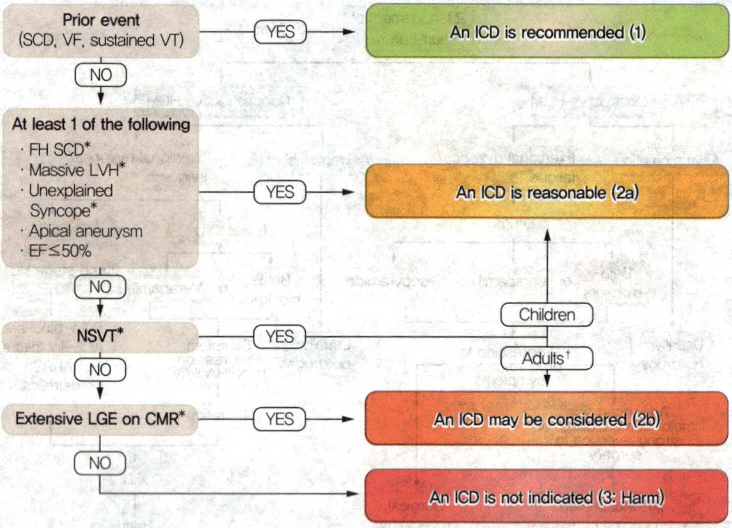

그림 2-10-3. 삽입형 제세동기 삽입 대상자 선정 알고리듬

* FH SCD: 직계 혹은 50세 이전의 가까운 친척 중 1인 이상의 비후성 심근병증에 의한 급성심장사
* Massive LVH: 좌심실 어느 분절이든 두께가 30 mm 이상
* Unexplained Syncope: 부정맥에 의한 것으로 생각되는 1회 이상의 실신
* Apical aneurysm: 크기와 무관하게 심첨부 좌심실류가 존재
* EF≤50%: 심초음파 혹은 심장 MRI에서 평가된 좌심실 수축기능 저하
* NSVT: 홀터 모니터링에서 잦은(≥3회), 긴(≥10 beats), 빠른(≥200 bpm) 비지속성 심실빈맥
* Extensive LGE: 심장 MRI에서 좌심실 질량의 15% 이상에서 확인된 지연조영증강

III. 제한성 심근병증(Restrictive cardiomyopathy, RCM)

1. 정의

1) 심실벽 경직으로 이완기 심실충만장애가 특징적인 심근질환
2) 심근 섬유화 또는 원인질환에 의해 생성된 물질의 심근 침윤으로 인한 심실벽의 과도한 경직
3) 원인질환
   (1) 아밀로이드증(amyloidosis): 가장 흔한 원인
   (2) 기타 원인질환: 이식 심장, 혈색소증(hemochromatosis), 파브리병(Fabry's disease), 심내막 섬유화, 사르코이드증(sarcoidosis), 과호산구 증후군(hypereosinophilic syndrome), 경피증(scleroderma), 폐/종격동 방사선 조사, 악성 종양의 심장 침윤 등

2. 임상 양상

1) **심실의 이완기능 장애:** 심박출량 감소, 좌심실 충만압 상승으로 운동능력 저하 및 호흡곤란

2) **신체검진:** 전신 부종, 복수, 간종대, 경정맥압 상승, Kussmaul's sign, 제3, 4심음

3. 주요 검사 소견

1) **심전도검사:** QRS파 감소(low-voltage), 비특이적 ST-T파 이상, 각차단, 방실전도장애, 심방세동 및 다양한 부정맥

2) **추가 혈액검사**
   (1) **아밀로이드증:** serum (and urine) protein electrophoresis, serum (and urine) immunofixation
   (2) **혈색소증:** ferritin
   (3) **사르코이드증:** calcium, angiotensin-converting enzyme (ACE)
   (4) **파브리병:** alpha-galactosidase A 효소 활성도

3) **심초음파**
   (1) 심실벽의 비후, 작은 심실 내강, 양심방 확장, 심방 중격 비후
   (2) 제한성 생리(restrictive physiology): E >> A, E/A > 1.5, E/e' > 15
      ① 승모판유입혈류의 초기이완기혈류속도(E velocity) 증가
      ② 조기 이완기 승모판륜 속도(mitral annular e' velocity) 감소

4) **심도자술**
   (1) 심실압파: 전형적인 dip and plateau 형태(square root sign)
   (2) 심방압파: M자 또는 W자 형태(prominent x and y descents)

5) **심내막 조직생검:** 심근 침윤 혹은 섬유화

6) **심장 자기공명영상(CMR)**

4. 치료

1) 원인질환에 대한 치료가 우선
2) 대체로 치료 반응이 좋지 않음(예외: 혈색소증, 파브리병)
   (1) 혈색소증: 사혈(phlebotomy)과 deferoxamine으로 기저질환을 치료
   (2) 파브리병: alpha-galactosidase 효소 대체요법
3) 약물치료
   (1) 저용량 이뇨제와 혈관확장제: 일부 증상 개선 가능(단, 저혈압과 저관류 주의)
   (2) 디곡신: 좌심부전 동반 시 사용(단, 아밀로이드증 환자에서 부정맥 위험)
   (3) 항응고요법

5. 심장 아밀로이드증(Cardiac amyloidosis)

1) 정의 및 임상양상

(1) 아밀로이드(amyloid) 단백질이 전신의 여러 기관 및 조직에 비정상적으로 침착
(2) 심장을 침범한 경우 가장 불량한 예후
(3) 침윤 단백질에 따라 AL, AA, ATTR 등의 다양한 종류가 있음

2) 진단

(1) 심초음파
① 심실벽 두께 증가, 양심방 확장
② 종종 심낭삼출(pericardial effusion) 동반
③ 심실 벽에 아밀로이드가 침착되어 반짝거림이 특징적(sparkling & granular appearance)
④ 심초음파상 좌심실 비후와 심전도상 낮은 전압이 동시에 확인되면 심장 아밀로이드증 감별 필요
(2) 심장 자기공명영상(CMR): 민감도 높은 검사법
(3) 심내막 조직생검: Congo-red 염색 후 편광현미경으로 확진
(4) 관련 장기 조직검사: 특별한 이유 없는 좌심실 비후 + 타 장기의 아밀로이드증 침범의 조직학적 증거가 있을 때 시행

3) 치료

(1) 제한성 심근병증에 대한 일반적인 치료
① 저용량의 이뇨제, ACE inhibitor, ARB: 저혈압과 저관류 주의
② 베타 차단제: 심방세동의 심박수 조절 목적으로 사용할 수 있음. 단, 심한 제한성 생리에서 심박출량은 심박수에 의존하게 되므로 투약에 주의
③ 디곡신: 아밀로이드 원섬유(amyloid fibril)에 침착되어 디곡신 독성 유발 가능
④ 칼슘통로차단제: 아밀로이드 원섬유에 침착되어 혈압저하 및 심근수축 감소 유발 가능
⑤ 항응고요법
(2) AL amyloidosis (immunoglobulin light chain): Bortezomib, 항암 치료, 자가조혈모세포이식 ± 심장이식
(3) ATTR amyloidosis (transthyretin): Tafamidis, 간이식 고려
(4) AA amyloidosis: 특별한 치료 없음. 예후 양호

표 2-10-2. 다양한 아밀로이드증의 심장 및 기타 장기침범과 생존기간

Amyloidosis type	Protein	Cardiac involvement	Median survival (months)	Extracardiac manifestation
Primary or light-chain (AL)	Light chain	Up to 50%	13 (심부전 동반 시 4개월)	Kidney, liver, nervous system, skin, carpal tunnel syndrome
Hereditary	Mutant transthyretin	Variable	70	Kidney, nervous system, blindness
Senile	Transthyretin	Common	75	Diffuse organ involvement
Isolated atrial	Atrial natriuretic factor	Limited to heart	–	None
Reactive (AA)	Amyloid A	<10%	25	Kidney, liver
Dialysis related	beta2-microglobulin	Unknown	–	Joints, carpal tunnel syndrome, skeletal

Tip

확장성 심근병증(dilated cardiomyopathy)

- 심실의 확장과 심실의 수축기능 저하를 특징으로 하는 심근질환
- 원인: 특발성(~50%), 이차성(음주, 심근염, HIV 감염, 항암제, 빈맥, 임신 등)
- 치료: 가역적 원인 교정이 중요, 심부전에 대한 일반적인 치료, 심장삽입전기장치(ICD, CRT) 고려

비후성 심근병증(hypertrophic cardiomyopathy)

- 심근비대를 일으킬 만한 다른 기저질환이 없는 상태에서 좌심실이 비후되는 심근질환
- 특징적인 심초음파: 비대칭적 심실중격 비후(ASH), 승모판 전엽 수축기 전방운동(SAM), 좌심실 유출로 폐쇄(LVOTO) 심장 MRI 및 유전자 검사를 통해 최근 진단율 상승
- 주기적인 급성심장사 위험도 계산 → 삽입형 제세동기 대상자 선별이 중요

제한성 심근병증(restrictive cardiomyopathy)

- 심장 아밀로이드증(cardiac amyloidosis): 아밀로이드가 심장에 침착되어 발생하는 질환으로, 심근의 수축기능 및 이완기능이 저하되는 질환, 가장 흔한 제한성 심근병증의 원인
- 진단: 특징적인 심전도(low QRS voltage) 및 심초음파 소견 있을 때 의심
- 치료: 원인에 대한 치료, 제한성 병태생리를 고려하여 보존치료

••• 참고문헌 •••

1. Harrison's Principles of Internal Medicine (21th ed.), Chapter 254.
2. Braunwald' Heart disease (12th ed.), Chapter 52, 53, 54.
3. Arbelo E, Protonotarios A, Gimeno JR, et al. Eur Heart J. 2023;44(37):3503-626.
4. Maron BJ, Desai MY, Nishimura RA, et al. J Am Coll Cardiol. 2022;79(4):390-414.
5. Olivotto I, Oreziak A, Barriales-Villa R, et al. Lancet. 2020;396(10253):759-69.
6. Burke MA, et al. Circulation. 2020;142(25): e558-e631.

CHAPTER 11

심낭질환
Pericardial disease

김학령

I. 급성 심낭염(Acute pericarditis) 및 심낭삼출(Pericardial effusion)

1. 원인

1) 원인불명 혹은 바이러스성(85%), 종양(대부분 전이성), 자가면역질환, 요독증(투석 환자의 20% 정도), 심근경색, 외상, 근위부 대동맥 박리, 방사선조사, 원발성
   # 우리나라 포함 결핵 유병률 높은 국가는 결핵성 심낭염 호발하니 반드시 감별 필요함.

2. 증상 및 징후

1) **흉통**: 90% 이상에서 발생, 감기몸살 선행되는 경우 많음. 주로 흉막성 통증(날카롭고 흡기, 기침시 악화)의 양상. 체위변화에 따라 변동(앉거나 앞으로 숙이면 호전, 누우면 악화)
2) Pericardial friction rub: 급성 심낭염 환자의 85%에서 들림. 앉은 자세 및 호기에 왼쪽 아래 흉골연에서 청진기의 diaphragm으로 들을 때 가장 잘 들림

3. 진단

1) **심전도에서 ST 분절 상승**: 심근경색과 감별이 중요함 Chapter 7, 표 2-7-8 참고
2) **경흉부 심초음파**: 60%에서 심낭삼출 동반. 심낭삼출의 확인 및 양, 위치 평가, 심낭압전 여부 확인에 필수. 심초음파에서 심낭 삼출액 깊이가 1 cm 미만이면서 국소적인 경우소량, 1~2 cm이면서 심장 전체를 둘러싸는 경우 중증도, 2 cm 이상이면서 심장 전체를 둘러쌀 경우 대량으로 분류함
3) **단순흉부촬영**: 심낭삼출의 양이 많으면 심비대 및 물주머니 모양의 심장
4) **흉부 CT**: 심낭삼출의 확인 및 양의 평가, 결핵이나 종양 등 원인 질환 파악
5) **심낭천자 적응증**: (1) 심낭압전의 증거가 있는 경우, (2) 양이 많고 증상이 있는 경우, (3) 항염증 치료제에 반응이 없는 경우, (4) 화농성 또는 결핵성 감염 의심되는 경우, (5) 진단 목적으로 필요한 경우
6) **심낭막 조직검사(pericardial biopsy)**: 심낭삼출액 분석으로 원인을 분명히 밝힐 수 없는 경우 결핵, 악성 종양의 감별을 위해 시행 가능. 민감도가 낮음. 주로 pericardial window 수술할 때 시행

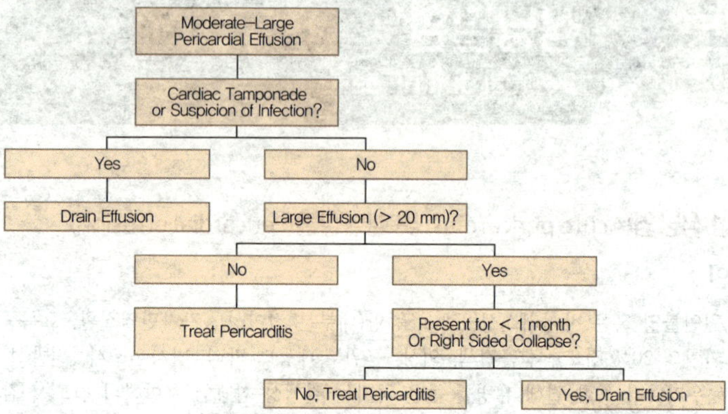

그림 2-11-1. 심낭삼출 환자의 접근 알고리즘(Circulation 2006;113;1622-1632)

표 2-11-1. 심낭삼출액의 평가: 진단적 가치는 높지 않음

Analysis of pericardial fluid	심낭삼출액 성상
1) Gross examination: color, turbidity 2) Specific gravity, WBC with diff. count, Hct, protein 3) Gram stain and culture 4) Cytology: malignant cell evaluation 5) Evaluation for Tb: ADA (> 40 IU/L), interferon-γ, AFB stain and culture, Tb PCR	1) Sanguinous or bloody effusion: 반드시 bleeding을 의미하지는 않으며 비특이적인 소견임. 2) Chylous effusion: 수술, 외상, 악성 종양 등으로 thoracic duct 손상이나 침범 시 3) Cholesterol rich ("gold paint") effusion: 심한 갑상선기능저하 시

4. 치료

1) 원인에 따른 치료

(1) 원인 미상의 급성 심낭염: 70~90% 환자에서는 저절로 호전. 침상안정 및 항염증 치료가 우선임

① Aspirin 2~4 g/d with GI protection (e.g. omeprazole 20 mg/d), 효과 없으면 NSAIDs 사용

② Ibuprofen 400~600 mg tid or indomethacin 25~50 mg tid, 7~14일

③ Colchicine (0.5 mg qd [<70 kg] or 0.5 mg bid [>70 kg], 3개월)

: 호전이 늦을 경우 추가할 수 있음. NSAIDs 효과를 증대시켜 pericarditis 재발을 낮춤. 간기능 및 신기능저하 시 금기. 설사와 같은 소화기 부작용 있을 수 있음

④ Prednisone (1 mg/kg per day → rapid tapering)

: NSAID나 colchicine 사용이 어렵거나 이들 치료에도 반응이 없을 경우

(2) 화농성 심낭염: 대부분 심폐 수술 이후에 발생하며 배액술 요함
(3) 요독성 심낭염: NSAID와 함께 적절한 투석이 필요
(4) 결핵성 심낭염: 항결핵제. Steroid를 함께 써 볼 수 있으나 그 효과에 대해서는 아직 논란이 있음

2) 급성기에 항응고요법은 금기: 심낭내 출혈 및 심낭압전을 유발할 수 있음

3) 반복적인 심낭삼출: Pericardial window operation을 고려

4) 입원이 필요한 경우: 결핵, 종양, 화농성이 의심될 경우, 고열, 빠른 진행 및 많은 양의 심막 삼출

II. 심낭압전(Pericardial tamponade)

1. 원인

1) 심낭삼출에 의해 심장이 눌리면서 심박출량이 감소. 심낭삼출 유발 모든 원인이 심낭압전 유발 가능. 우리나리의 경우 결핵성 많음. 갑작스럽게 심낭액이 증가하는 경우(최소 200 mL), 혹은 심낭삼출의 양이 매우 많을 때(1~2 L) 발생
2) 가장 흔한 원인: 원발성, 종양, 신부전
외상이나 근위부 대동맥 박리로 인한 심낭으로의 출혈, 수술 등도 원인이 됨

2. 증상 및 징후

1) Beck's triad: Hypotension(50%), distant heart sound, JVP elevation
2) Pulsus paradoxus (75%): 흡기 시 수축기혈압 10 mmHg 이상 하강
   – 감별 진단: 폐색전, 저혈량, 심한 폐쇄성폐질환, 압축성 심낭염
3) 경정맥압: prominent x descent but absent y descent
4) 빈맥, 호흡수 증가, friction rub 동반 가능

3. 진단

1) 저혈압, 빈맥, 호흡곤란, X-ray상 심비대 등 임상 양상을 보고 빨리 의심하는 가장 중요!!!!
2) 심초음파: 확진 검사. 심낭압전 의심되면 최대한 빨리 시행. 심낭삼출액과 동반된 우심방 및 우심실의 이완기말 눌림, 흡기시 심실중격의 움직임, swinging heart, IVC plethora
3) 심전도: 전기적 교대맥(electrical alternans), 저전압(low voltage)
4) 단순흉부촬영: 심비대 및 물주머니 모양 심장 소견
5) 심도자술: 우심방압, 우심실압, 폐동맥 쐐기압의 상승, y descent의 소실

4. 치료

즉각적인 심낭액 배액이 필요함!!!

1) 생리식염수로 volume 증량, 필요시 inotropics 투여, 혈역학적 모니터링
2) 응급 심낭천자(Pericardiocentesis)
   - 합병증을 줄이기 위해서 심초음파 유도하에 시행하는 것이 권고됨(주로 left parasternal [apical] approach를 주로 이용: 피부와 가장 가깝고, echo-free space가 크고 더 안전)
   - 응급 상황에는 subxiphoid에서 blind로 시행하기도 함
   - 합병증: 심장 천공, 관상동맥 천공으로 인한 혈성 심낭삼출 및 심근경색, 기흉, 부정맥, 감염, 사망. 경우에 따라 응급수술이 필요함
   - 심낭천자 후에는 심초음파로 심낭삼출의 감소를 확인 후 카테터를 고정. 단순흉부촬영으로 카테터 tip의 위치를 확인함
   - 하루 50 mL 이하로 drain 되면, 심초음파로 심낭액이 남아 있지 않은지 확인 후 카테터를 제거함
   - loculated effusion이나 혈전 등이 동반된 경우에는 open approach가 안전. 심막 조직검사를 병행할 수 있다는 장점이 있음
3) 심낭압전의 원인질환(급성 심낭염, 악성 종양 등)에 대한 치료를 병행

III. 압축성 심낭염(Constrictive pericarditis)

1. 원인

1) 급성 섬유성 심낭염이나 만성 심낭삼출의 합병증으로, 심낭의 섬유화 및 석회화로 인하여 심실의 이완에 장애가 발생하여 결국 심부전으로 진행
2) 원발성, 방사선 조사, 수술 후에 발생하는 경우가 가장 흔하며, 우리나라의 경우 결핵도 중요한 원인임

2. 증상 및 징후

1) 경정맥압 상승 및 prominent x and y descent
2) Kussmaul's sign: 흡기시 경정맥압 상승
   - 감별 진단: 삼첨판 협착증, 급성 폐성심, 우심실경색, 제한성 심근병증
3) 우심부전의 증상: 간비대 및 우상복부 압통, 복수, 말초 부종, 몸무게 증가
4) 운동 시 호흡곤란 및 기좌호흡
5) Pericardial knock(이완기초 강도 높은 심음)이 관찰되며, pulsus paradoxus는 1/3에서만 관찰됨

3. 진단

1) **심초음파**: 두꺼워진 심낭, 하대정맥 확장 및 plethora(울혈), septal bounce(확장기 초기에 심실중격의 떨림), 호흡에 따른 심실중격의 움직임 및 transvalvular flow velocity의 변화
2) **단순흉부촬영**: 석회화가 관찰될 수 있으나, 반드시 constriction을 동반하지는 않음
3) **심전도**: 비특이적
4) **흉부 CT 또는 MRI**: 두꺼워진 심낭 및 석회화
5) **심도자술**: 심방에서는 뚜렷한 x, y 하강으로 인해 M 모양이 관찰되며, 심실에서는 square-root sign이 관찰

4. 치료

1) **저염식 및 이뇨제**
2) **심낭 제거수술**: 근본적인 치료. 사망률은 5~10%이며 심근과 유착이 발생하면 예후가 나빠지므로 가급적 조기에 치료하는 것이 좋음
3) **결핵성 심낭염**

   6개월 이내에 20~40%가 압축성 심낭염으로 진행. 빠른 항결핵제 사용이 압축성 심낭염으로의 진행을 효과적으로 예방할 수 있음. 선별적으로 심막강에 urokinase를 주입하거나 스테로이드를 사용해 볼 수 있으나 그 효과에 대한 근거는 부족함

cf) **일시적 압축성 심낭염(transient constrictive pericarditis)**

심장수술 후 혹은 급성 심낭염 이후 처음 발생한 압축성 심낭염 환자는 약물 치료만으로 호전될 수 있어 2~3개월 동안 보존적 치료를 하면서 경과 관찰한 이후에 수술적 치료를 고려

••• 참고문헌 •••

1. Braunwald' Heart disease (12th ed.) Chapter 85.
2. Harrison' Internal Medicine (21th ed.) Chapter 270.
3. Goldmans Cecil Medicine (26th ed.) Chapter 68.
4. 대한심초음파학회. 심초음파학(제4판) 21장.
5. Haley JH, Tajik AJ, Danielson GK, et al. Transient constrictive pericarditis: causes and natural history. J Am Coll Cardiol 2004;43:271-275.
6. Little WC, Freeman GL. Pericardial disease. Circulation 2006;113:1622-1632.
7. Lazaros G, Imazio M, Tsioufis P, et al. Chronic Pericardial Effusion: Causes and Management. Can J Cardiol. 2023;39:1121-1131.
8. Wann S, Passen E. Echocardiography in pericardial disease. J Am Soc Echocardiogr. 2008;21:7-13.

CHAPTER 12

고혈압 Hypertension

이해영

I. 정의

- 고혈압: 2회 이상 반복 측정한 수축기 혈압 ≥140 mmHg 또는 이완기 혈압 ≥90 mmHg
- 고혈압성 응급(hypertensive emergency): 심한 혈압 상승(> 180/120 mmHg) + 표적장기 손상(급성 뇌증, 심근경색증, 전자간증, 폐부종, 급성 대동맥 박리 등)
- 고혈압성 긴급(hypertensive urgency): 급속한 혈압의 상승(> 180/120 mmHg)이 있으나 기관의 기능 이상은 동반되지 않았을 때
- 저항성 고혈압: 이뇨제를 포함한 작용기전이 다른 충분한 용량의 항고혈압약제 3가지 이상 병용에도 불구, 혈압이 140/90 mmHg 미만으로 조절되지 않는 경우

표 2-12-1. 성인의 혈압 분류표(대한고혈압학회 고혈압 진료지침 2022)

혈압분류		수축기혈압(mmHg)	확장기혈압(mmHg)
정상혈압*		<120	그리고 < 80
주의혈압		120~129	그리고 < 80
고혈압전단계		130~139	또는 80~89
고혈압	1기	140~159	또는 90~99
고혈압	2기	≥ 160	또는 ≥ 100
수축기단독고혈압		≥ 140	그리고 < 90

* 심뇌혈관질환의 발병위험이 가장 낮은 최적혈압

II. 환자 검진 및 검사

1. 병력청취

- 생활습관을 평가, 예후 또는 치료에 있어서 중요한 다른 심혈관계 위험인자(표 2-12-1)를 찾아냄
- 고혈압의 이차 원인이 있는지를 확인
- 표적기관의 손상유무 및 심혈관계 질환 유무를 알아내기 위함

1) 가족력

2) 나이: 35세 이전 혹은 55세 이후에 발병한 경우 이차성 고혈압의 가능성 시사

3) 원인질환의 감별점: 반복적 요로 감염력, 야뇨, 다음, 배부 외상의 병력이나 배 부통, 체중 증가 혹은 감소
4) 심혈관질환의 중증도: 협심증, 뇌허혈, 심부전증, 말초혈관질환의 증상
5) 위험인자: 흡연, 당뇨, 고지혈증, 심혈관질환에 의한 급사의 가족력
6) 생활습관: 식사, 신체 활동도, 가족 사항, 직업, 교육 수준

2. 신체검진

1) 좌우 양팔의 혈압(초진 시에는 반드시 확인), 맥박수
2) 키, 몸무게, 체질량지수
3) 허리둘레: 기립 자세에서 복부는 노출, 숨은 편안히 내쉰 상태에서 갈비뼈 하단과엉덩뼈 능선 상단의 중간 지점의 높이에서 피부가 눌리지 않도록 하여 측정
4) 경동맥, 복부 및 대퇴부 잡음
5) 갑상선 촉진
6) 심장과 폐의 진찰
7) 복부진찰: 콩팥비대, 종양, 방광 팽창, 비정상적 대동맥 박동 확인
8) 하지 부종 여부, 맥박 촉진
9) 신경학적 검사

표 2-12-2. 심혈관질환의 주요 위험인자(대한고혈압학회 고혈압 진료지침 2022)

위험요인 항목	내용
연령	남성 ≥ 45세, 여성 ≥ 55세 (* 65세 이상은 위험인자 2개로 간주)
심혈관 질환의 가족력	남성 < 55세, 여성 < 65세인 부모 · 형제 · 자매의 심혈관 질환 발생
건강형태	흡연
이상지질혈증	총콜레스테롤 ≥ 220 mg/dL, LDL 콜레스테롤 ≥ 115 mg/dL, HDL 콜레스테롤 < 40 mg/dL, 중성지방 농도 ≥ 200 mg/dL
비만	비만(체질량지수 ≥ 25 kg/m²) 또는 복부비만(복부둘레 남성 ≥ 90 cm, 여성 ≥ 85 cm)
당뇨병전단계	공복혈당 장애(100 ≤ 공복혈당 <125 mg/dL) 또는 내당능 장애
당뇨병	공복혈당 ≥ 125 mg/dL, 경구 당부하 2시간 혈당 ≥ 200 mg/dL, 또는 당화혈 색소 ≥ 6.5%

표 2-12-3. 무증상 장기 손상(대한고혈압학회 고혈압 진료지침 2022)

임상적 심뇌혈관질환 및 콩팥질환	
– 뇌: 뇌졸중, 일과성 허혈발작, 혈관성 치매 – 심장: 협심증, 심부전, 심방세동	– 콩팥: 만성 콩팥병 3, 4, 5기 – 혈관: 대동맥확장증, 대동맥박리증, 말초혈관질환
무증상 장기 손상	
– 뇌: 뇌실주위백질 고신호강도(periventricular white matter hyperintensity, PWMH), 미세출혈(microbleeds), 무증상 뇌경색 – 심장: 좌심실비대 – 콩팥: 알부민뇨, eGFR 감소	– 혈관: 죽상경화반, 목동맥–대퇴동맥 간 맥파전달속도 > 10 m/sec, 위팔동맥–발목동맥 간 맥파전달속도 > 18 m/sec, 관상동맥석회화 점수 400점 이상 – 망막: 3~4단계 고혈압성 망막증

3. 가정 혈압과 활동 혈압

1) 가정 혈압 및 활동 혈압 측정이 필요한 경우

(1) 백의 고혈압이 의심될 때

(2) 정상 진료실 혈압이나 일상생활 혈압이 조절되지 않는 가면고혈압이 의심될 때

(3) 진료실 혈압의 변동이 심할 때

(4) 약제 치료에 반응이 적을 때

2) 가정 혈압 및 활동 혈압에서의 고혈압 기준

측정방법	수축기혈압(mmHg)	확장기혈압(mmHg)
진료실혈압	≥ 140	≥ 90
24시간 활동혈압 하루 평균혈압 주간 평균혈압 야간 평균혈압	 ≥ 130 ≥ 135 ≥ 120	 ≥ 80 ≥ 85 ≥ 70
가정혈압	≥ 135	≥ 85
진료실자동혈압	≥ 135	≥ 85

4. 검사실 소견

1) 기본 검사는 다음을 시행하며 적어도 1년마다 재검

12-유도 심전도	미세알부민뇨 임의 요 중 알부민/크레아티닌 비
소변검사 - 단백뇨, 혈뇨, 당뇨	흉부 X–선 촬영
혈색소, 적혈구 용적률	공복혈당
칼륨, 크레아티닌, 계산된 사구체 여과율(eGFR*), 요산	지질(총콜레스테롤, HDL, LDL–콜레스테롤, 중성지방)

2) 2차성 고혈압에 대한 검사를 고려해야 할 경우

(1) 40세 이전에 심혈관 질환, 신장 질환, 당뇨병 없이 고혈압이 발견된 경우 또는 청소년기 이전 발생한 경우

(2) 갑자기 심한 고혈압이 발생한 경우: 혈압이 180/120 mmHg 이상인 경우

(3) 3가지 이상 혈압 약제를 최고 용량으로 사용함에도 혈압 조절이 불량한 경우

(4) 이차적 원인이 의심되는 소견

① 다른 원인이 없는 저칼륨혈증

② 복부에 bruit가 있는 경우

③ 빈맥, 발한, 전진 등의 증세가 있고, 혈압의 변동이 큰 경우

III. 치료

1. 고혈압 치료의 개관

1) 치료 목적: 합병증을 예방, 동맥 경화 진행을 차단

2) 치료 목표

(1) 저위험군 및 중위험군: 140/90 mmHg 미만

(2) 고위험군: 130/80 mmHg 정도

(3) 노인 환자: 수축기 혈압을 140 mmHg 미만으로 조절

3) 치료 혈압의 하한치: 수축기혈압 120 mmHg, 확장기혈압 70 mmHg 미만으로 내려가면 사망률, 관상동맥질환의 발생위험이 증가될 수 있음. 특히 노인, 당뇨병, 재관류가 이루어지지 않은 다발성 관상동맥질환, 심비대가 동반된 고혈압 환자들에서는 확장기혈압이 70 mmHg 미만으로 낮추는 것은 신중히 고려.

표 2-12-4. 이차성 고혈압에 대한 임상적 적응증 및 검사

원인	의심할 수 있는 증상 및 징후	추가 검사 시행이 권고되는 경우	선별 검사	확진 검사
내분비 질환				
원발성 알도스테론증	피로, 변비, 다뇨, 다음, 근력 저하	(1) 고혈압과 자발적 혹은 이뇨제에 의해 유발된 저칼륨혈증 (2) 고혈압과 부신 우연종 (3) 다른 날 측정한 혈압이 150/100 mmHg 이상 3회 확인 (4) 저항성 고혈압 (5) 고혈압과 수면 무호흡증 (6) 고혈압과 조기 발병한 고혈압의 가족력 혹은 뇌혈관 질환(<40세) (7) 원발성 알도스테론증 환자와 1촌 관계이며 고혈압 진단	Aldosterone-Renin ratio (ARR)	생리식염수 부하 검사 Captopril 부하 검사 경구 염분 부하 검사 Fludrocortisone 억제검사

갈색세포종/부신경절종	두통, 심계항진, 홍조, 불안, 갑작스런 고혈압, 발한	(1) 자발적이거나 약제 등에 의해 유발되는 증상과 징후 (2) ≥ 10 HU 인 부신 우연종 (3) 갈색세포종과 부신경절종과 관련된 증후군의 특징, 혹은 가족력	24시간 소변과 혈장 메타네프린/노르메타네프린을 포함한 카테콜아민	영상 검사
쿠싱 증후군	체중 증가, 피로, 심리적 변화, 다음, 다뇨, 근력저하, 골밀도 감소, 다모증, 피부 위축, 적색 선조	(1) 나이에 맞지 않는 골다공증, 고혈압 (2) 근위부 근육병증, 다혈색(plethora), 피부 선조 등 진행하는 쿠싱 증후군의 특징들 (3) 부신 우연종(선종) (4) 신장 백분위수가 감소하고 체중이 증가하는 소아	1 mg 하룻밤 덱사메타손 억제 검사 24시간 소변 코티솔 자정 혈장 코티솔	
갑상선 질환	갑상선 기능 항진증: 심계항진, 체중 감소, 불안, 열불내성	갑상선 기능 항진증, 저하증의 증상 및 징후	갑상선 기능 검사	
	갑상선 기능 저하증: 체중 증가, 피로, 변비, 부종, 이완기 고혈압			
콩팥 질환				
콩팥 동맥 협착	죽상동맥경화, 당뇨 흡연, 반복되는 급성 폐부종(flash pulmonary edema), 복부 잡음	(1) 30세 이하 또는 55세 이상에서 고혈압 발생 혹은 기저 고혈압 악화 (2) 복부 잡음 (3) 저항성 고혈압 (4) 안지오텐신전환효소 억제제(ACE억제제) / 안지오텐신차단제 후 30% 이상의 크레아티닌 상승 (5) 다른 죽상동맥경화성 혈관질환의 존재	Duplex 초음파, CT, MRI	혈관조영술
기타				
수면 무호흡증	코골이, 주간 졸림, 기상 후 두통, 비만, 질식 혹은 헐떡거림에 의한 수면 중 각성, 야간 빈뇨, 집중력 저하, 예민함, 우울감, 불면, 발기장애, 중심비만, 비중격 만곡, 비갑개와 편도 비대	수면 무호흡증의 증상 및 징후	Berlin 설문지, STOP-Bang 설문지, KESS 설문지	수면다원검사
대동맥 축착	두통, 비출혈, 하지 근력 저하, 파행, 상지 고혈압, 상하지 혈압 차 (20/10≥ mmHg), 약한 대퇴부 맥박, 수축기 잡음, 심부전, 대동맥 박리, 대동맥 파열, 뇌출혈	대동맥 축착의 증상 및 징후	초음파, CT 등 영상검사	
약물	고혈압을 유발할 수 있는 약물의 복용력, 잘 조절되던 혈압의 악화	–	–	–

2. 치료 계획(대한고혈압학회 고혈압 진료지침 2022)

1) 심혈관 위험도를 분류하여 치료 방향을 설정

표 2-12-5. 심혈관 위험도 분류

	고혈압 전단계 130~139/85~89	1기 고혈압 140~159/90~99	기고혈압 ≥160/100(mmHg)
위험인자 0개	최저위험군	저위험군	중위험 또는 고위험군
위험인자 1~2개	저위험 또는 중위험군	중위험군	고위험군
위험인자 3개 이상, 당뇨병, 무증상 장기 손상	중위험 또는 고위험군	고위험군	고위험군
심혈관질환, 만성 콩팥병	고위험군	고위험군	고위험군

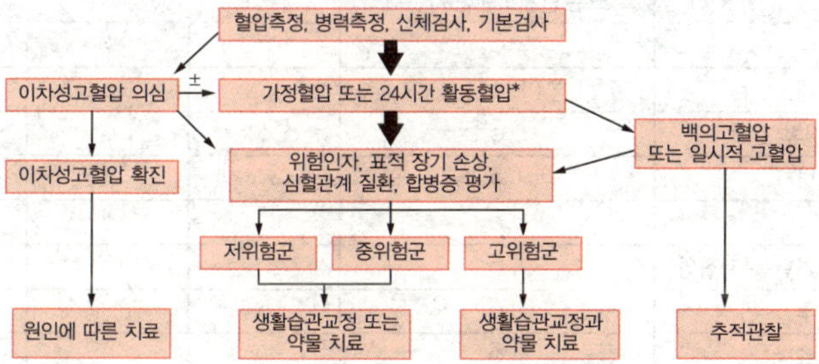

그림 2-12-1. 고혈압 평가와 치료의 알고리즘

3. 비약물적 치료

1기 고혈압의 경우는 약물요법 없이 3개월 정도 시행할 수 있으나 2기 고혈압 이상이나(무증상) 장기 손상이 동반된 고혈압에서는 약물요법과 병행

생활요법	혈압 감소(수축기/확장기혈압, mmHg)	권고사항
소금 섭취 제한	−5.1/−2.7	하루 소금 6 g 이하
체중 감량	−1.1/−0.9	매 체중 1 kg 감소
절주	−3.9/−2.4	하루 2잔 이하
운동	−4.9/−3.7	하루 30~50분 일주일에 5일 이상
식사 조절	−11.4/−5.5	채식 위주의 건강한 식습관*

- 건강한 식습관: 칼로리와 동물성 지방의 섭취를 줄이고 야채, 과일, 생선류, 견과류, 유제품 섭취를 증가시키는 식이요법

4. 약물요법

1) 약물요법시 고려사항

(1) 단일 약제, 저용량으로 시작. 약효가 24시간 지속되어 1일 1회 복용이 가능한 약을 선택

(2) 안지오텐신전환효소억제제, 안지오텐신차단제, 베타차단제, 칼슘차단제, 이뇨제 중에서 선택하며 적응증, 금기 사항, 환자의 동반 질환, 무증상장기손상 등 고려

(3) 혈압이 160/100 mmHg 이상이거나 목표 혈압보다 20/10 mmHg 이상 높으면 강압효과를 높이고 빠른 혈압 조절을 위해 처음부터 고혈압약을 병용 투여 가능

(4) 고정용량복합제의 사용을 적극적으로 고려

표 2-12-6. 질환에 따른 추천 약제

동반질환	안지오텐신전환 효소억제제 또는 안지오텐신 차단제	베타차단제	칼슘차단제	이뇨제
심부전	○	○		○
좌심실 비대	○		○	
관상동맥질환	○	○	○	
만성 콩팥병	○			
뇌졸중	○		○	○
노인 수축기단독 고혈압	○		○	○
심근경색 후	○	○		
심방세동 예방	○			
당뇨병	○	○	○	○

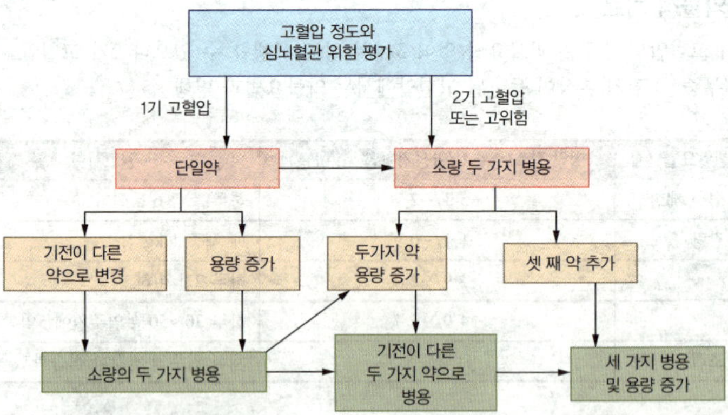

그림 2-12-2. 고혈압 치료 약제의 병합요법

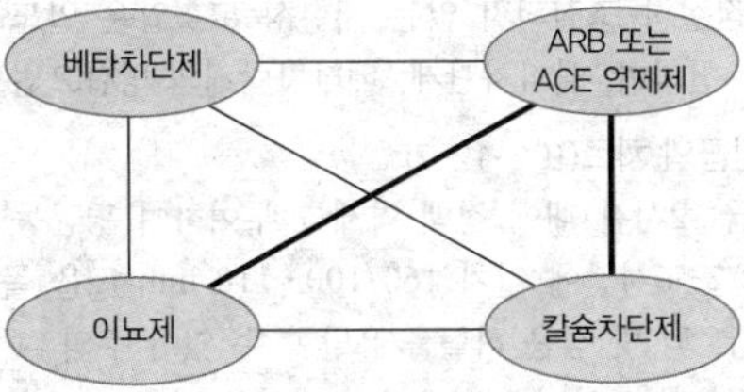

그림 2-12-3. 고혈압 치료 시 권장되는 병합 요법

2) 고혈압 약제 사용시 주의점

(1) 노인에서 베타차단제 치료 이득은 논란이 있어 적응증이 있는 경우만 사용

(2) 베타차단제와 이뇨제의 병용요법은 당뇨병의 발생 위험을 증가시키기 때문에 당뇨병 발생의 위험이 높은 환자에게는 주의 요함

(3) 안지오텐신전환효소억제제 또는 안지오텐신 수용체 차단제 사용, 알도스테론 차단제 추가 후 1~2주 내에 혈청 전해질, 크레아티닌을 측정하여 이상 여부 확인

(4) 2제 이상 병용 요법은 순응도 향상을 위해 단일 복합제 사용을 적극 고려

(5) 임신시 혈압은 150/100 mmHg 미만으로 조절하며 확장기혈압을 80 mmHg 미만으로 낮추지 않도록 주의. 임신 중 유용한 고혈압약으로 hydralazine, methyldopa, labetalol, nifedipine(서방형)을 사용

(6) 임신 시에는 nitroprusside, 안지오텐신전환효소억제제, 안지오텐신 수용체 차단제는 금기이며 가임기 여성에서는 사용 전 임신 가능성을 반드시 확인

3) 저항성 고혈압

① 저항성 고혈압의 감별진단(대한고혈압학회 고혈압 가이드라인 2022)

감별 항목	내용
부적절한 혈압측정	백의고혈압, 노년층의 혈관석회화 또는 가성 고혈압 팔 둘레에 비해 작은 커프 사용
생활습관문제	비만, 과도한 음주, 수면 무호흡증
체액과잉	소금섭취 과다, 신장질환에 의한 체액과다 부적절한 이뇨제 사용
약제 및 처방	약 순응도 부족, 처방 용량이 적거나 부적절한 병용요법
약제간 상호작용 및 부작용	비스테로이드성 진통제(NSAIDs), 피임약, 부신 스테로이드 호르몬, 한약제(감초, 마황)
이차성 고혈압	

② 저항성 고혈압의 약제 치료에는 이뇨제를 포함한 서로 다른 3개 군의 고혈압 약제를 투여해야 하며 한 알 분량의 충분한 티아자이드계 이뇨제, 칼슘길항제, 레닌-안지오텐신계 차단제의 병합 투여를 우선적으로 고려

③ 3제 투여로 적절히 조절되지 않는 저항성 고혈압은 알도스테론 길항제 병합이 우선적으로 추천되며, 알파차단제, 베타차단제의 병합요법도 가능

4) 고혈압성 응급/긴급의 치료(표 2-12-7)

① 고혈압성 응급: 2시간 내에 정맥 약제를 투여하여 평균동맥압(MAP)의 25% 정도로 낮추며, 2~6시간에 걸쳐 160/100~110 mmHg을 목표로 낮춤. 지나친 혈압강하는 신장, 뇌 및 심근 허혈을 유발할 수 있어 주의

② 고혈압성 긴급: 경구 약제를 사용하여 혈압을 낮출 수 있으며, 1~2일 내에 혈압 정상화가 목표

③ 소변량, 혈청 크레아티닌, 의식 상태를 주기적으로 평가하여 치료 불내성이 발생하지 않는지 주의

표 2-12-7. 고혈압 응급 시 사용할 수 있는 정맥 투여 약제

Agents	Mix form	Dose	Onset	Duration
Nitroprusside	50 mg + 5DW 100 mL	0.25~10 μg/kg/min	mmediate	1~2 min
Nitroglycerin	50(100) mg + 5 DW 500 mL	5~400 μg/min	1~5 min	3~5 min
Labetalol	500 mg + 5 DW 500 mL	20 mg bolus → 20~80 mg bolus q 10 min or 0.5~2 mg/min	5~10 min	3~6 hr
Esmolol	2.5 g + 5 DW	500 μg/kg load → 25~300 μg/kg/min	1~2 min	10~30 min
Nicardipine	50 mg + 5 DW 500 mL	5~15 mg/h	5~10 min	30~40 min

출처: Braunwald's Heart Disease (11th ed.) Chapter 46.

IV. 각 군의 항고혈압제

1. 이뇨제

1) 작용 기전

이뇨 작용을 통해 혈관 내 용적을 감소. 경도의 혈관 확장

2) 이뇨제의 구분

(1) Thiazide diuretics

- 사용 3~4일 내에 효과가 나타남
- 부작용도 저용량(hydrochlorothiazide 25 mg/d와 동량) 사용시 최소화

① 부작용

- 저나트륨혈증, 저칼륨혈증, 저마그네슘혈증

- 고요산혈증, 고칼슘혈증
- 고지혈증: LDL, TG 증가

② 사용 용량

- Hydrochlorothiazide 12.5~50.0 mg
- Chlorothalidone 6.25~25.0 mg
- Indapamide 1.25~2.5 mg

(2) Loop diuretics: Thiazide계 이뇨제에 비해 효과가 강력하지만 작용 시간이 짧아 이용이 제한, 주로 혈중 크레아티닌 농도가 2.5 mg/dL 이상인 신부전 환자에서 사용

① 부작용

- 저칼륨혈증, 저마그네슘혈증, 저칼슘혈증
- 비가역적 이독성

② 사용 용량

- Furosemide 20~80 mg
- Torsemide 2.5~10 mg

(3) Potassium sparing diuretics: 심부전 환자에서 저용량으로 사용시 사망률을 감소. 그 외의 경우 단독 사용시 강력한 이뇨 효과는 없어 주로 thiazide나 loop diuretics 사용 시 포타시움 손실 방지를 위해 병용

① 부작용

- 고칼륨혈증
- 유방비대증(남성), 유방통(여성): spironolactone 사용 시

② 사용 용량

- Spironolactone 25~100 mg
- Amiloride 5~10 mg

2. 칼슘차단제

1) phenylalkylamine derivatives (verapamil 등), benzothiazepine derivatives (diltiazem 등), dihydropyridine (amlodipine 등)의 3계열의 약제들이 있음
2) 모두 혈관 확장 작용을 통한 감압 효과. Dihydropyridine 계열 약제에서만 reflex tachycardia 나타나며, verapamil이나 diltiazem은 방실전도 속도 감소
3) Negative inotropic effect가 있어 협심증에서 효과적으로 사용될 수 있으나, 심부전이 의심되는 상황에서 사용은 주의
4) 지속성 칼슘차단제는 기타 항고혈압 약제와 비슷한 생존율 증가 효과를 가지는 것으로 나타나 일차 약제로 사용

cf) 과거 널리 사용되었던 short acting nifedipine은 급작스러운 혈압변동을 통해 급성 관동맥질환의 발생을 증가시키므로 더 이상 사용이 추천되지 않음

5) Dihydropyridine 계열: Amlodipine, Nifedipine slow releasing, Lercanidipine 등. S-amlodipine은 Amlodipine의 광학 이성질체 중 하지 부종 등 부작용과 좀더 연관되는 L-form을 분리하여 혈관 확장에 좀더 특이적인 S-form만을 정제한 약제로 Amlodipine의 절반 용량으로 강압 효과는 비슷하지만 하지 부종, 잇몸 비대 등 부작용의 발현 빈도가 낮은 특성이 있음
① 사용 용량
- Amlodipine: 2.5~10.0 mg
- S-amlodipine: 1.25~5.0 mg
- Nifedipine GITS: 30~60 mg
- Lercanidipine: 5~20 mg

3. 안지오텐신 전환효소 억제제

1) 장점
(1) 중추신경계 부작용, 심박출량 감소, 교감신경계에 대한 영향 등이 없음
(2) 생화학적 부작용(lipid, glucose, uric acid 상승 등)을 일으키지 않음

2) 주의사항
(1) 신부전: 양측 신동맥 협착증 환자에서 사용 시
(2) 심한 저혈압: 중증 심부전, 이뇨제 사용이나 체액 감소 증상 있는 환자에서 사용 초기
(3) 고칼륨혈증
(4) 기침, 혈관 부종, 두드러기
(5) 임산부 사용 불가

3) 사용 용량
- Ramipril: 1.25~20.0 mg
- Perindopril: 4~8 mg
- Enalapril: 10~20 mg

4. 안지오텐신 수용체 차단제

1) 안지오텐신 전환효소 억제제와 비슷한 작용을 나타냄
2) 기침, 혈관 부종 등의 부작용이 없음
3) 임산부 사용 불가
4) 사용 용량
- Losartan: 50~100 mg
- Irbesartan: 150~300 mg
- Valsartan: 80~160 mg
- Candesartan: 8~32 mg

- Telmisartan: 40~80 mg
- Eprosartan: 300~600 mg
- Fimasartan: 30~120 mg
- Azilsartan: 10~40 mg

5. 베타차단제

1) 수용체 선택성

(1) Cardioselective (β1)

① 이론적으로 기관지 수축과 말초 혈관수축 작용이 적으나, 그 정도는 상대적이고 selective $\beta 1$-blocker도 고용량에서는 기관지 수축 작용이 나타날 수 있음

② Metoprolol, Esmolol, Atenolol, Nebivolol 등

(2) Nonselective drugs: Propranolol, Carvedilol 등

2) 부작용

① sedation, depression, hallucination (propranolol, metoprolol, carvedilol 등 lipophilic agent에서 주로 관찰되나, hydrophilic agent에서도 가능)

② 심부전, 천식, 말초혈관질환이나 이형협심증의 악화

③ 당뇨병 환자의 저혈당에 대한 자각 증상 저하

④ 고칼륨혈증

⑤ 지질 대사의 변화(TG의 증가, HDL의 감소)

3) 사용 용량

- Nebivolol: Selective, 2.5~10 mg
- Bisoprolol: Selective, 2.5~10 mg
- Carvedilol: α– & β-antagonist, 12.5~50 mg

6. 알파차단제

1) 작용 기전

- $\alpha 1$ receptor만을 선택적으로 차단해 내성이 적으며, 빈맥의 유발 빈도도 적으나 first dose phenomenon이 나타날 수 있어, 처음 투여할 때는 자기 전에 복용

2) 사용 용량

- Terazocin 1~20 mg, Doxazocin 1~16 mg

7. 혈관 확장제

고혈압의 초기 치료에는 사용되지 않음

1) Hydralazine

(1) 직접적인 동맥 확장제로 경구, 정맥 투여 모두 가능

(2) Reflex sympathetic activation과 심박출량의 증가가 일어나 관상동맥질환자에서 의 사용이 제한됨

2) Minoxidil

(1) 강한 강압 효과가 있음

(2) Hypertrichosis, 체액 저류 등의 부작용이 있어 신부전증 환자나 심한 고혈압의 경우로 사용 제한

(3) 사용 용량: 2.5~100.0 mg

3) Nitroprusside, Nitroglycerin: 고혈압 응급 시에 사용

••• 참고문헌 •••

1. 대한고혈압학회 고혈압 진료 지침 2022.

2. Braunwald' Heart Disease (11th ed.) Chapter 47.

CHAPTER 13

대동맥질환
Aortic disease

서재빈

I. 대동맥 박리(Aortic Dissection)

1. 정의, 분류 및 역학

1) 정의

대동맥 내막의 파열로 중막에 박리면이 생기고 이것이 원위부 또는 근위부로 진행하여 가성 내강(false lumen)이 형성되는 것

2) 분류

(1) 박리 발생 및 침범 부위에 따른 분류(표 2-13-1)

(2) 박리의 발생으로부터의 시간에 따른 분류

- 전통적 기준: 2주를 기준하여 급성과 만성으로 분류
- 근래에는 초급성, 급성, 아급성, 만성으로 분류하기도 함

(3) 비전형적 대동맥 박리

- 대동맥벽내 혈종(intramural hematoma)
- 침투성 동맥경화성 궤양(penetrating atherosclerotic ulcer)

표 2-13-1. 대동맥 박리의 분류

분류		발생 부위와 대동맥의 침범 범위
DeBakey	Type I	상행대동맥에서 발생하여 적어도 대동맥궁까지 침범한 경우
	Type II	상행대동맥에서 발생하여 상행대동맥에 국한된 경우
	Type III	하행대동맥에서 발생하여 근위부 침범은 거의 없는 경우
Stanford	Type A	발생부위와 관계없이 상행대동맥에 침범이 있는 경우
	Type B	상행대동맥에 침범이 없는 경우

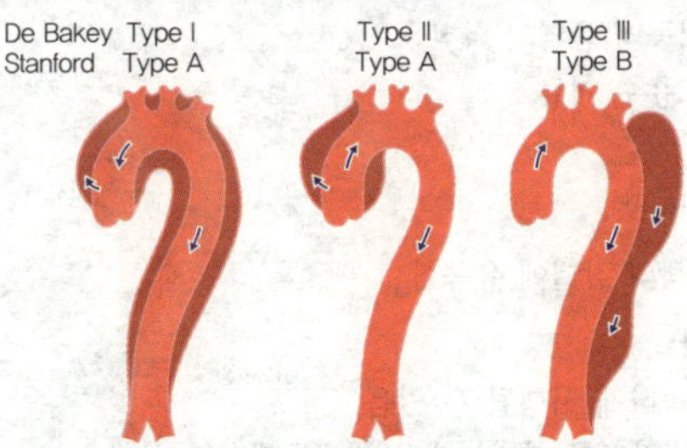

출처: Braunwald's Heart Disease (12th ed.), Table 42.5, 2014 ESC Guidelines on the diagnosis and treatment of aortic diseases, Figure 4.

3) 역학

(1) 50대, 60대에서 빈도가 가장 높음

(2) 남자가 여자보다 2:1의 비율로 더 발생함

2. 증상 및 징후

1) 증상

(1) 흉통

- 일반적으로 갑작스럽게 시작
- 날카롭다(sharp), 극심하다(severe), 찌르는 듯하다(stabbing)는 표현이 많음
- 발한과 동반되기도 함
- 이동성 경향(migrating pain)을 보일 수도 있음(17%)

(2) 박리의 침범 부위에 연관된 주위 기관의 압박 증상: 목쉼, 연하곤란, 기도장애 등

(3) 실신, 호흡곤란, 위약감

> Tip
> 급성 관동맥 증후군(Acute coronary syndrome)과의 감별이 중요
> 갑작스런 흉통과 동반된 고혈압, 대동맥판막 폐쇄부전, 심낭압전 등이 있으면 반드시 대동맥 박리를 의심하고 의심되면 CT!

2) 징후

(1) 맥박의 소실

(2) 대동맥 판막 폐쇄부전: 심잡음

(3) 경동맥 폐쇄에 따른 신경학적 검진 이상

(4) 고혈압 또는 저혈압

(5) 혈심낭, 심낭압전: 근위부 박리의 역행성 진행

(6) 폐부종, 심근허혈(관상동맥 침범)

3. 진단 및 감별 진단

1) 흉부 단순 촬영

(1) 종격동 및 대동맥 음영의 확장

(2) 좌측 폐야에 흉수 저류

2) 심전도

(1) 대개 비특이적

(2) 급성 심근경색의 감별에 유용함

3) 경흉부 심초음파

(1) 간단하고 신속하게 시행될 수 있음

(2) 60-85%의 민감도를 가지는데 상행대동맥질환의 경우 80%가 넘음

(3) 대동맥판막 폐쇄부전과 심낭삼출에 대한 정보를 얻을 수 있음

4) 경식도 심초음파

(1) 98%의 민감도와 90%에 이르는 특이도

(2) 상행대동맥과 하행대동맥의 관찰 가능

5) 전산화단층촬영(CT)과 자기공명영상(MRI)

(1) 내막판, 박리의 정도, 주요혈관의 침범을 파악하는데 매우 정확함

(2) 90% 이상의 민감도와 특이도

4. 치료

1) 내과적 치료: 진단적 평가와 동시에 즉시 시행, 저혈압이 없다면 심근 수축력과 동맥압을 감소시켜야 함

(1) 베타차단제: esmolol, labetalol 정맥 투여

- 금기가 없는 한 우선적으로 투여해야 하는 약제
- 목표 심박수 < 60회
- Esmolol: 부하용량 250~500 mcg/kg 투여 후 50~100 mcg/kg/min로 투여하고 최대 200 mcg/kg/min까지 titration
- Labetalol: 20 mg을 첫 2분 동안 투여 후, 10분마다 20~80 mg을 적절한 반응이 있을 때까지 최대 300 mg까지, 이후 0.5~2 mg/min로 효과에 따라 titration

(2) Sodium nitroprusside 정맥 투여

- 베타차단제와 동반 사용하여 수축기혈압을 120 mmHg이하로 조절.
- 시작 용량은 0.25~0.5 μg/kg/min로 투여하고 최대용량은 8~10 μg/min
- 신기능이 있는 환자나 장기사용은 thiocyanate독성이 나타날 수 있음을 주의

(3) 칼슘통로차단제

- verapamil, diltiazem
- nitroprusside나 베타차단제를 사용할 수 없을 때

(4) 금기: hydralazine과 같은 direct vasodilator의 단독사용

2) TEVAR (Thoracic EndoVascular Aortic Repair)

(1) Complicated(지속적 통증, 조절이 어려운 통증, 빠른 대동맥 팽창, 주요 대동맥 분지로의 관류부전, 파열의 징후 등) type B 대동맥 박리에서 권고

(2) Uncomplicated type B 대동맥 박리는 약물치료가 선호됨

3) 외과적 치료

(1) 급성 근위부 대동맥 박리는 응급 수술적 교정이 선호됨

(2) TEVAR가 적합하지 않은 complicated type B 대동맥 박리에서 권고

5. 장기 치료

1) 수술여부와 상관없이 베타차단제를 중심으로 안지오텐신 전환효소 차단제나 칼슘 통로차단제를 이용한 혈압 및 심근수축력의 조절이 요구됨.
2) 만성 type B 대동맥 박리는 6~12개월 간격으로 조영제 증강 전산화단층촬영이나 자기공명영상을 이용해 병변의 진행 여부를 확인

6. 예후

1) 외과적 치료군은 병원 내 사망률이 15~25%
2) 약물치료를 시행한 병원내 사망률이 ~12%

II. 대동맥류(Aortic Aneurysm)

1. 복부 대동맥류(Abdominal Aortic Aneurysm, AAA)

1) 정의

복부 대동맥의 직경이 30 mm 이상 [여성에게는 더 낮은 기준도 가능]

2) 파열위험

< 5 cm의 경우 5년 위험도가 1~2%, >5 cm의 경우 5년 위험도가 20~40%

3) 증상 및 진단

(1) 복부 대동맥류는 대부분 무증상. 대부분 우연히 발견됨
(2) 동맥류로 인한 통증은 파열의 전조증상이고 응급상황을 시사함
(3) 진단적 검사: 복부 초음파, CT, MRI

4) 치료

(1) 무증상 복부 대동맥류(Asymptomatic AAA)
- 30~54 mm: 영상검사로 추적관찰(30~39 mm 3년마다, 40~49 mm 1년마다, 50~54 mm 3~6개월마다)
  cf. 대동맥류 정의 이하인 25~29 mm 7년마다
- 55 mm를 넘거나, 크기 증가속도 > 10 mm/year를 넘으면 repair의 적응증(여자의 경우 50 mm를 기준으로 하기도 함)
- EVAR (EndoVscular Aneurysm Repair)가 해부학적으로 가능하면 EVAR 혹은 수술 모두 권고
- EVAR가 해부학적으로 불가능하면 수술 권고

(2) 증상을 동반한 복부 대동맥류(Symptomatic AAA)
- EVAR 혹은 수술
- 파열 시, 응급 치료의 적응증
- 증상을 동반하는 파열되지 않은 복부 대동맥류는 긴급 치료의 적응증

2. 흉부 대동맥류(Thoracic Aortic Aneurysm, TAA)

1) 진단

(1) 흉부 대동맥류는 대부분 무증상

(2) 진단적 검사: 심장초음파, 흉부 X-ray, CT, MRI

2) 자연경과

(1) 평균적으로 1~2 mm/year의 속도로 크기가 증가, 마르판 증후군의 경우 더 빠름

(2) 파열위험: 대동맥직경이 <40 mm의 경우 연간 2~3%, >60 mm의 경우 연간 7%

3) 수술의 적응증

(1) 상행 대동맥류(Ascending aortic aneurysms)

- 유증상
- 상행 대동맥 직경 55 mm 이상 [2022 미국가이드라인에서는 대동맥팀의 숙련된 외과의는 50 mm이상에서의 수술은 합리적이라고 제시]
- 1년에 5 mm 이상의 빠른 진행
- 마르판 증후군 [2022 미국가이드라인에서 50 mm를 기준으로 제시, 대동맥박리의 위험도증가요소가 있고 대동맥팀의 숙련된 외과의가 수술한다면 45 mm 이상에서의 수술은 합리적이라고 제시]
- 이엽성 대동맥판막 [2022 미국가이드라인에서 50−54 mm의 경우 대동맥박리의 위험도증가요소가 있고 대동맥팀의 숙련된 외과의가 시행하는 수술은 합리적이라고 제시]

(2) 하행 대동맥류(Descending aortic aneurysms)

- TEVAR의 적응증: 직경 55 mm 이상의 하행 대동맥류
- TEVAR가 기술적으로 불가능할 경우, 직경 60 mm 이상의 하행 대동맥류 환자는 수술을 고려
- 1년에 10 mm 이상의 빠른 진행을 보일 경우 TEVAR/수술

••• 참고문헌 •••

1. Harrison's Principles of Internal Medicine (21th ed.).
2. Braunwald' Heart Disease (12th ed.).
3. 2014 ESC Guidelines on the diagnosis and treatment of aortic diseases.
4. 2022 ACC/AHA Aortic Disease Guideline.

CHAPTER 14

심폐소생술
Cardiopulmonary resuscitation, CPR

나상훈

1. 생존사슬(Chain of Survival)

- 심정지 후에 제세동치료가 1분이 늦어질 때마다 생존율은 7~10%씩 감소. 가능한 한 빠른 시간에 효과적인 심폐소생술 시행이 중요
- 심정지 생존율을 높이기 위한 5단계의 생존의 사슬(Chain of survival)이 유기적으로 이루어지는 것이 중요
- 병원내 심정지 상황의 경우 조기대응팀이 급작스러운 의식변화/심각한 서맥이나 빈맥/급성 흉통이나 호흡곤란 등의 심각한 증상을 미리 인지하고 조절할 경우 심정지 발생을 절반정도 예방할 수 있는 것으로 알려지면서, 2020년에는 병원 밖 심정지와 병원내 심정지 상황을 나누어 기술하였고 생존사슬의각 요소에 영향을 줄 수 있는 생존환경이 새롭게 추가됨(그림 2-14-1 A, B)

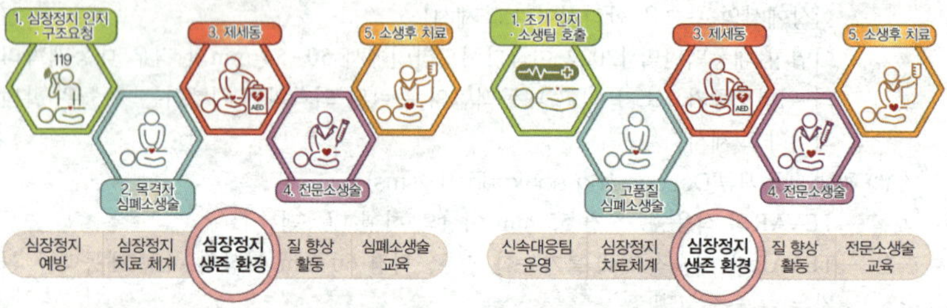

A. 병원밖 심장정지 생존환경과 생존사슬 B. 병원내 심장정지 생존환경과 생존사슬

그림 2-14-1. 병원 밖 및 병원내 심장정지 생존환경과 생존사슬
출처: 2020년 한국심폐소생술 가이드라인

2. 기본심폐소생술

- 심정지 의심환자를 발견하거나 연락을 받는 경우, 심폐소생술 치료를 하기 전에 심폐소생술이 필요한 심정지 상황임을 빠르게 인지(진단)하는 것이 중요
- 반응확인 → 도움요청(심폐소생술팀 활성화 및 제세동기 요청) → 맥박 및 호흡의 확인(5~10초, 의료인만 시행) → 가슴압박 시작의 순서

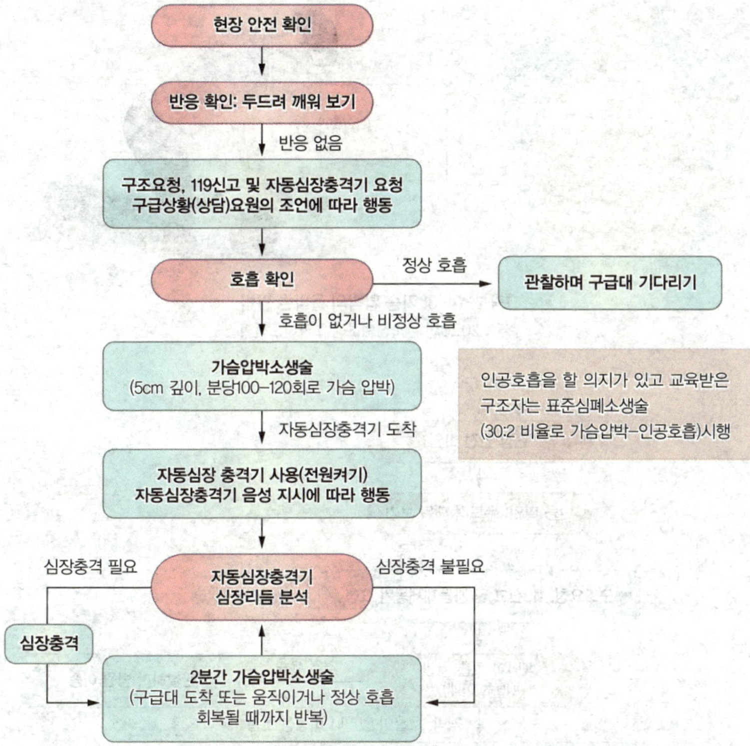

그림 2-14-2. 일반인 구조자에 의한 기본소생술 순서

출처: 2020년 한국심폐소생술 가이드라인

3. 전문 심폐소생술에서 심정지 환자의 치료

1) 가슴압박, 고품질의 가슴압박(high quality CPR)

- 심정지 환자에서 최초 발견자는 고품질의 가슴압박을 지체 없이 시행 (5~6 cm의 충분한 깊이, 분당 100~120회/평균 분당 110회 속도를 목표로 가슴압박)
- 각 압박 후 충분한 이완

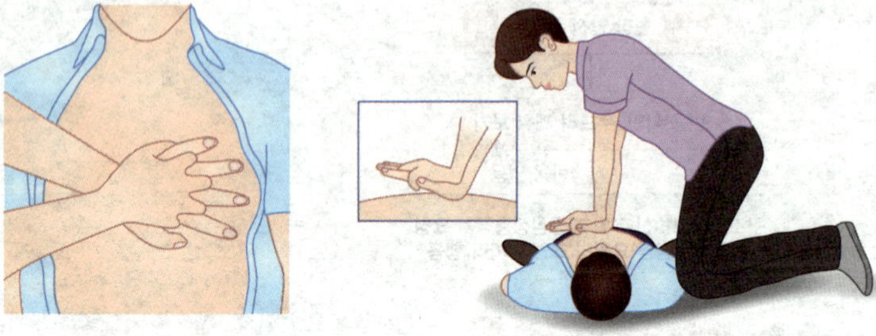

그림 2-14-3. 가슴 압박의 올바른 방법

출처: 2020년 한국심폐소생술 가이드라인

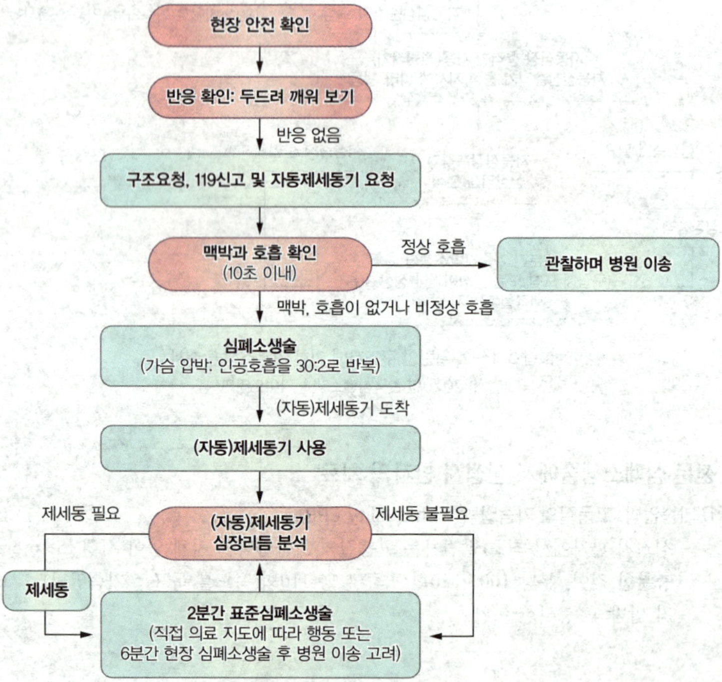

그림 2-14-4. 의료인에 의한 기본소생술 순서

출처: 2020년 한국심폐소생술 가이드라인

- 심폐소생술 동안 가슴압박 중단을 10초 이내로 함. 고품질의 가슴압박의 유지를 위하여 가슴압박 수행은 2분(혹은 30:2 비율로 5 사이클)에 1번 교대를 하여 시행

2) 제세동

- 크게 제세동이 필요한 심실세동과 무맥성심실빈맥 2가지와 제세동 없이 가슴압박만을 유지하는 무수축, 무맥성전기활동 2가지의 총 4가지로 분류
- 2분에 1번 심전도를 확인할 때 organized QRS가 관찰되고 이에 일치하는 맥박이 만져지면 자발순환 회복된 것으로 판단, 심정지 후 통합치료를 함
- 제세동 가능한 리듬이면 즉각적인 제세동. 패들을 이용할 경우 패들당 10 kg 이상의 충분한 접촉 후 시행
- 이상성(biphasic) 제세동기는 제세동기 회사에 따라 120~200 J, 모르는 경우에는 200 J의 최대 에너지 사용. 단상성(monophasic) 제세동기는 최대인 360 J 사용하며, 충전을 하는 도중에도 가슴압박을 지속
- 제세동 직후 모니터 확인 없이 바로 2분간 가슴압박 시행

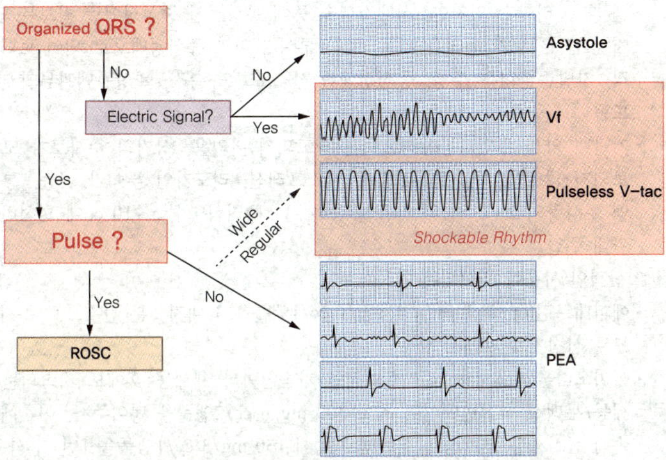

그림 2-14-5. 리듬 확인 시 심정지 리듬의 인지 알고리즘

3) 호흡

- 기관내 삽관 시행된 이후에는 2분간의 가슴압박을 하는 동안 가슴압박의 중단 없이 6초에 1번, 1번에 500~600 cc로 앰뷰 배깅
- 전문기도기구 삽입을 하지 않았으면 30번의 가슴압박 후 10초 이내로 가슴압박을 중단하고 2번의 백-밸브 배깅
- 심폐소생술 도중에 과환기가 되지 않도록 함

① 기도 유지: 머리기울임-턱들어올리기(head tilt-chin lift) 시행, 경추척추 손상 의심 환자에서는 시행하지 않고, 턱들어올리기만 시행. 경우에 따라 기도확보 이후 입-입 인공호흡(mouth to mouth ventilation)을 시행

4) 약물

① 심정지시 약물의 투여 경로 및 올바른 방법

- 심정지 시 전문기도확보 및 약물 투여는 고품질의 가슴압박과 빠른 제세동 2가지보다 생존율 향상의 역할이 낮음
- 효과적인 가슴압박과 1회의 최초 제세동 후 정맥로 확보 및 약물투여를 권고

② 약물투여 경로

- 말초정맥로: 일차적인 사용이 권고. 약물주사 이후에는 반드시 20 cc의 수액을 바로 덩이주사
- 골내주사로(intraosseous injection): 말초정맥로 확보가 어려운 경우 이차적으로 권고. 상용화된 골내주사 키트를 이용하며, 가능한 정맥주사로 확보
- 중심정맥로: 능숙한 의료진에 의하여, 가슴압박을 방해받지 않고 시행할 수 있을 때 고려할수 있지만, 심폐소생술 중에 통상적인 중심정맥로 확보는 권고되지 않음. 확보가 되었을 때는, 약물 투여가 바로 중심정맥으로 되어 보다 효과적. 자발순환회복 추정, 중심정맥혈 산소포화도 측정, 관상동맥관류압 추정에 도움
- 기관내 약물 투입: 통상적으로는 권고되지는 않음. 상기의 주사로가 모두 확보되지 않았을 때, 에피네프린, 바소프레신, 리도카인 투여가 가능. 통상 정맥 주사량의 2~2.5배의 약물을 증류수나 생리식염수 5~10 cc에 희석하여 기관내 주입

③ 일상적인 사용이 권고되는 약물

- 에피네프린(epinephrine): 1 mg/1 cc/1앰플을 3 내지 5분 간격으로 주사하며, 모든 심정지 환자에서 사용
- 아미오다론(amiodarone): 효과적인 가슴압박과 제세동 후에도 지속되는 심실세동/무맥성 심실빈맥이면 최초 300 mg/6 cc/2앰플을 덩이주사. 이후에도 지속적 심실세동/무맥성 심실빈맥 지속시 150 mg/3 cc/1앰플을 1번 더 사용
- 리도카인(lidocaine): 2020년 지침부터 리도카인과 아미오다론 권고등급이 같음. 둘 중 한가지를 사용하면 되며 초회 1~1.5 mg/kg 정맥주사 후, 이후에도 지속적인 심실세동/무맥성 심실빈맥이 지속시 0.5~0.75 mg/kg를 추가로 1번 더 사용(국소마취용이 아닌 정맥주사용 리토카인을 사용해야 함)
- 마그네슘(magnesium sulfate): QT 간격이 연장된, Torsade de pointes에 의한 심정지 시에만 제한적으로 사용. 1~2 g을 D5W에 희석하여 주사

④ 일상적인 사용이 권고되지 않는 약물: 아트로핀, 중탄산 나트륨

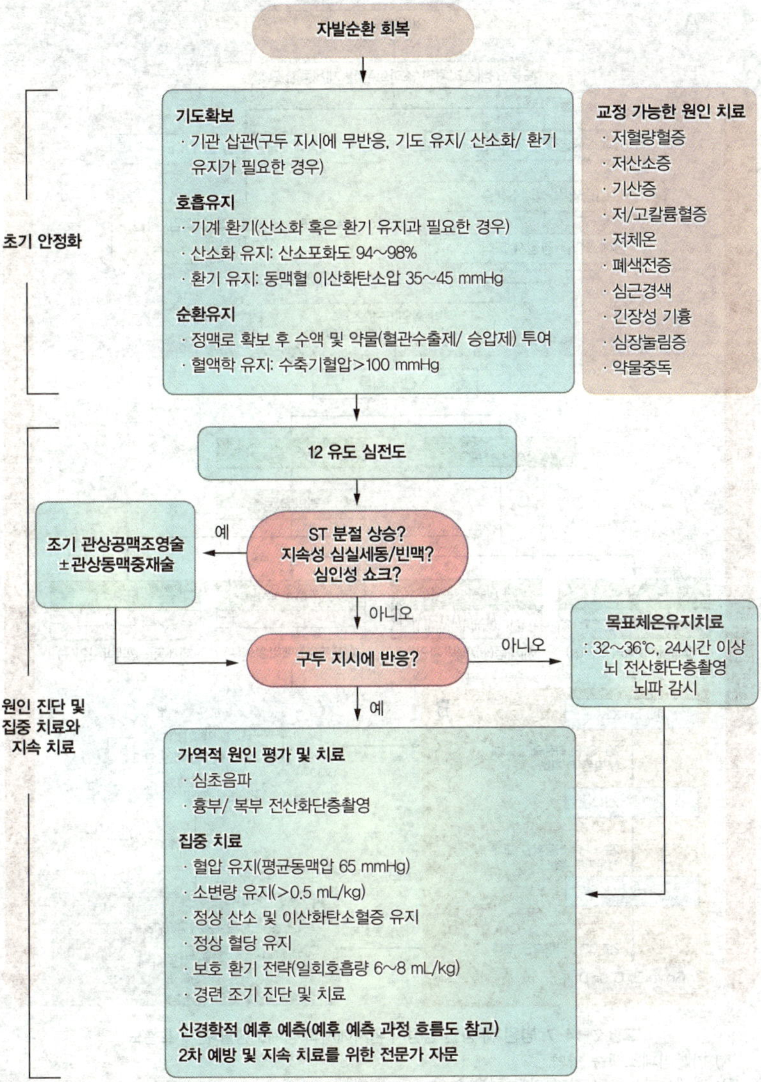

그림 2-14-6. 소생후 치료 과정 흐름도

출처: 2020년 한국심폐소생술 가이드라인

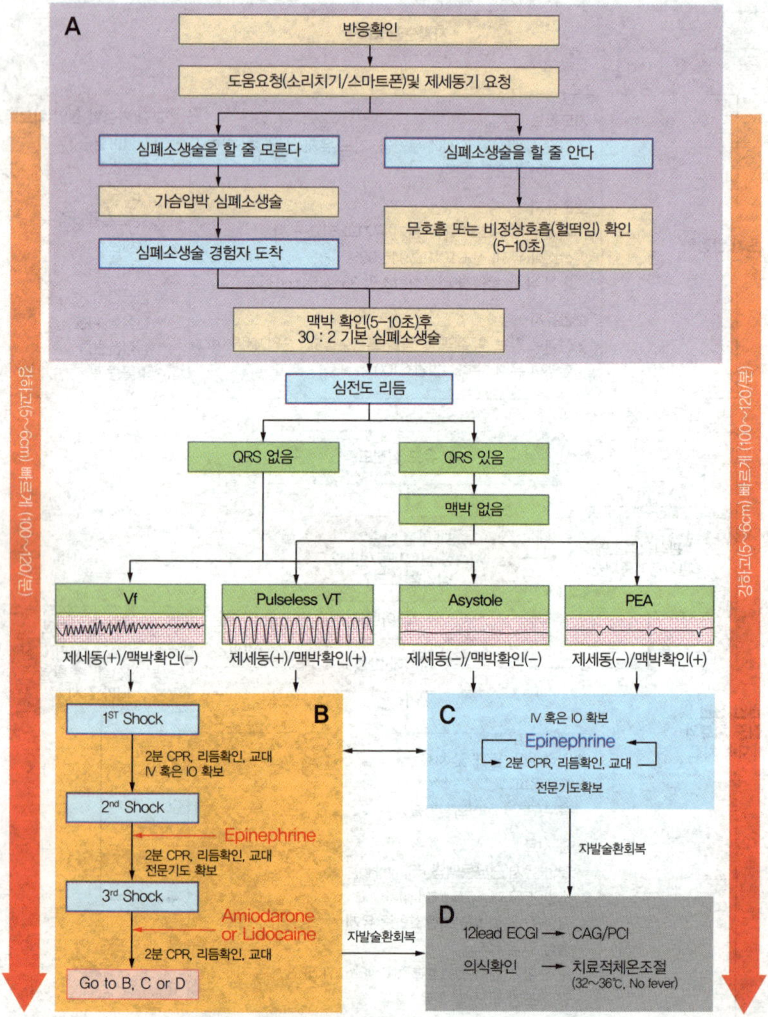

그림 2-14-7. 병원 내 성인 심정지 환자에서의 심폐소생술 전체 흐름도

(A) 기본심폐소생술 영역
(B) 제세동가능한 심정지 리듬 치료 영역
(C) 제세동이 필요 없는 심정지 리듬치료 영역
(D) 심정지 후 통합 치료 영역. 한국전문소생술 3판 개정판 참조

5) 심정지 후 통합 치료(Post-Cardiac Arrest Care)

표준적 전문심폐소생술 이외에 아래 두 가지 치료가 심폐소생술 이후 자발순환이 회복된 환자에서 시행하였을 때 생존율을 향상시키므로 심정지후(소생후) 통합치료가 2010년 가이드라인부터 전문심폐소생술에 새롭게 추가됨.

① 목표체온 유지치료(Targeted Temperature Management, TTM)

- 대상: 심정지후 심폐소생술을 시행하여 자발순환이 회복된 환자 중 의식이 회복되지 않은 환자.
- 방법: 자발순환회복 후 가급적 빠른 시간에 32~36℃의 목표체온 유도. 최소 24시간을 목표체온으로 유지하다가, 시간당 0.5℃ 속도로 재가온하여 정상체온으로 회복. 정상체온 회복 후 최소 2~3 일간은 발열이 되지 않도록 정상체온을 유지.

② 관상동맥중재시술(Percutaneous Coronary Intervention, PCI)

- 대상: 2020년 진료지침부터 자발순환 회복후 심전도에서 저명한 ST분절 상승이 있는 경우에만 응급 PCI 시행이 권고됨. ST 분절 상승이 없는 경우에는 조기 관상동맥조영술은 권고되지 않음

③ 목표체온 유지치료와 관상동맥중재술은 심정지 후 통합치료로 순서가 정해져 있는 것이 아니라 적응이 되면 두 가지 치료를 동시에 같이 시행할 수 있음

④ 중환자실 통합치료

4. 요약

- 심정지 후 생존율 향상을 위해서는 빠른 시간 안에 효과적인 가슴압박 및 심실세동에 의한 심정지인 경우 제세동을 하는 두 가지 치료가 핵심
- 신속한 심정지 확인과 도움요청, 신속한 가슴압박을 포함한 심폐소생술의 시작, 신속한 제세동, 효과적인 전문소생술, 심정지 후 통합치료가 유기적으로 이루어져야 함. 가능하면 미리 심정지 상황을 예방하는 사전조치도 매우 중요

••• 참고문헌 •••

1. 2020년 한국심폐소생술 가이드라인.

CHAPTER 15

말초동맥질환
Peripheral arterial disease

조현승

심장과 뇌 이외의 장기를 공급하는 동맥을 말초동맥이라고 함. 말초동맥질환이 가장 흔히 침범하는 부위가 하지동맥임.

I. 문진 및 이학적 검진

문진과 이학적 검진을 통해 하지의 말초동맥질환을 만성 간헐적 파행(intermittent claudication), 중증 하지허혈(critical limb ischemia), 급성 하지허혈(acute limb ischemia)로 구별할 수 있음

1. 문진

1) 만성 간헐적 파행 핵심역량

(1) **기전**: 활동시 근육에 필요한 산소를 혈류를 통해 공급하지 못해 느끼는 증상

(2) **증상에 대한 표현**: 종아리가 터지게 아프다, 당긴다, 뻑뻑하다 등

(3) **부위**

① 동맥의 협착이 있는 부위에서 가장 먼 쪽에서 증상이 시작되기 때문에 환자들이 가리키는 증상 부위는 종아리(calf muscle)일 때가 가장 많음

② 엉덩동맥(iliac artery)에 중증협착이 있을 때에는 종아리에서 느끼기 시작한 통증이 허벅지를 거쳐 엉덩이 부위에서까지 느껴짐

③ 속엉덩동맥(internal iliac artery)에만 협착이 있을 경우에는 pelvic floor와 엉덩이 근육에 허혈이 유발되므로 걸으면 엉덩이만 아프다고 표현함

④ 드물게 깊은넙다리동맥(deep femoral artery)에만 병변이 있는 경우에는 종아리증상 없이 허벅지에 국한된 증상을 호소할 수 있음

(4) **증상의 완화**: 이러한 하지 파행의 증상은 활동을 중단하면 소실됨

(5) **등급화**: 증상이 유발되는 보행거리가 짧을수록 하지동맥의 혈류저하, 중증도는 심하다 할 수 있으며 증상유발 보행거리를 기준으로 증상을 등급화함(표 2-15-1)

① Fontaine classification

② Rutherford-Becker classification: 보다 상세하고 ankle brachial index (ABI)와 연관 짓기가 편리함

2) 중증 하지허혈

(1) 2주 이상 만성 휴식기 통증, 궤양, 괴저 셋 중 하나 이상 발생한 말초혈관질환

(2) Rutherford classification의 class 4~6, Fontaine classification의 III, IV

(3) 예후: 혈류를 회복시키지 않으면 하지절단은 물론 사망할 위험이 높음

표 2-15-1. 하지허혈증상 중증도 분류법

Rutherford classification	Clinical description	Fontaine classification	ABI test
0	Asymptomatic	I	> 0.9
1	Mild claudication	IIa	0.7~0.9
2	Moderate claudication	IIb	0.4~0.7
3	Severe claudication		
4	Ischemic rest pain	III	< 0.4
5	Minor tissue loss	IV	< 0.15
6	Major tissue loss		

3) 급성 하지허혈

(1) 혈전 또는 색전에 의함

(2) 색전 원발 부위는 대동맥, 근위부 하지 혈관 혹은 심장(심방세동, 심근경색에 의한 혈전) 등

(3) 혈전이 대부분이지만 cholesterol이 포함된 atheroembolism 등도 수술이나 말초동맥 스텐트 시술 후 혹은 자발적으로 발생이 가능함

(4) 수시간, 수일 만에 갑자기 생기며 pain, pallor, paresthesia, paralysis, pulselessness의 5 'P' sign이 나타남

(5) 예후: 응급 치료를 하지 않는 경우 하지를 잃거나 사망 가능성 있음

2. 이학적 검진

1) 촉진

- 하지의 동맥 박동을 촉진
- 환자를 눕혀 놓은 상태에서 시행
- 넙다리동맥, 오금동맥, 발등동맥, 뒤정강동맥 등 하지동맥의 여러 수준에 대해, 양측 사지 모두에서 시행
- 박동의 비대칭성, 세기 등을 관찰하여 정상(+2)에서 무촉지(0)까지 표기
- 당뇨병 환자는 박동 촉지와 함께 하지 감각 이상 여부를 함께 검진
- 촉진상 박동이 약해진 부위의 근위부에 협착병변이 있는 경우가 대부분

2) 시진

- 피부를 유심히 살펴 이미 결손이 있지는 않은지, 색전증의 징후가 있는지 확인

3) 청진: bruit가 있는지 청진

II. 진단

1. 감별 진단

1) 가성 파행(Pseudoclaudication)

(1) 척추관 협착증이나 lumbar radiculopathy

(2) 척추부위에 발생한 질환임에도 불구하고 척추부 증상보다는 하지 증상으로 발현하는 경우가 더 많으며 허혈성 하지파행과 증상의 양상도 흡사

(3) 운동시 유발, 악화되는 증상이 있기는 하지만 증상이 유발될 때까지 보행거리의 변동이 있어 어떤 날에는 걸어도 증상이 없기도 함

(4) 체중을 지탱하는 것과 관련이 있어서 오래 서 있을 때나 특정 자세에서 증상이 유발될 수 있음

(5) 허혈에 의한 증상이 아니어서 하지 근육에 가해지는 부하와는 관련이 없기 때문에 오르막길과 내리막길에 따른 증상유발시간 및 정도에 차이가 별로 없음

(6) 증상의 양상: 허혈성은 당기고 뻐근한 양상이고 가성 파행은 저리고 베고 찌릿하고 얼얼한 신경학적 증상에 가까움

(7) 하지동맥의 박동 촉진에 의해 더 확연히 감별 진단이 가능해짐(표 2-15-2)

2) 신경병증이 혼합되어 있는 하지동맥협착

- 신경병증에 의한 것은 안정시 통증이 있어 허혈성 통증을 간과하게 함
- 당뇨병성 신경병증
- 허혈성 신경병증(ischemic neuropathy): 중증 하지허혈을 가진 환자에서는 당뇨병이 없더라도 vasa nervorum을 통한 신경다발로의 혈류저하가 있어 허혈성 통증 이외에 신경병증에 의한 통증(이상감각, 콕콕 쑤시고 쏘고 타는 듯한 감각)이 동반됨

표 2-15-2. 허혈성 파행과 가성 파행의 비교

	허혈성 파행	가성 파행
증상 유발	보행	보행 혹은 장시간 기립
통증 양상	터진다, 조인다	찌릿하다, 저리다
양측성	간혹	대개
증상 유발 거리	대개 일정	가변적
하지맥박	감소	정상
증상 완화	보행중지	앉기, 앞으로 몸 기울이기

관상동맥질환 및 심장상태 평가

Tip

1. 하지동맥 협착성 질환을 가진 환자는 동반되어 있는 관상동맥질환에 의한 급사, 심근경색, 심부전증으로 인하여 그렇지 않는 환자에 비해 수명이 짧음
2. 다수의 환자에서 관상동맥질환을 동반하고 있으며 이들 중 절반은 관상동맥의 재관류가 필요한 중증심근허혈을 가지고 있고, silent myocardial infarction을 겪은 환자도 적지 않음
3. 하지동맥 협착성 질환으로 진단된 환자는 반드시 관상동맥질환에 대한 문진과 함께 심전도는 물론, 필요하다면 부하검사, 심초음파검사를 통해 수명에 영향을 줄 수 있는 심장질환을 가지고 있는지를 반드시 밝혀주어야 함

2. 진단적 검사

1) ABI
- 증상과 무관하게 하지허혈의 확인을 위해 반드시 시행되어야 하는 검사
- 시행하기 매우 간편하고 안전할 뿐 아니라 재현성도 매우 좋음
- 위팔동맥, 발등동맥, 뒤정강동맥의 수축기혈압을 측정하여 상완동맥과 해당 발목의 높은 수축기혈압의 비율을 구한 것이 ABI임
- 1.00~1.40이 정상범위이고 0.91~0.99는 borderline임
- 0.90 이하를 하지혈류 저하의 기준으로 삼음
- 간혹 ABI가 1.40이 넘게 측정될 수 있는데, 이는 하지동맥의 경도(hardness)가 심하여 혈압계의 cuff로 압박이 되지 않아 pseudohypertension으로 측정된 것일 수 있음. 이 때 toe-brachial index나 pulse volume recording 이 도움될 수 있음

2) 운동부하 ABI: 안정시 ABI 가 정상일 때 고려

3) 영상검사
- CT angiography: 널리 사용되나 석회화된 혈관이나 무릎 이하 혈관 평가에 제한이 있음
- MR angiography: 석회화된 혈관이나 무릎 이하 혈관 평가에 강점이 있음
- Doppler 초음파: 무릎 이하 동맥 평가에 도움이 될 수 있음
- Angiography: 침습적이나 치료와 함께 시행될 수 있음

III. 치료

1. 심혈관 위험인자 교정

금연, 건강식이, 체중감량, 항고혈압제(1st line: ACEIs or ARBs), statin, 당뇨 치료 (SGLT2 inhibitor를 포함), 항혈소판제 (aspirin 100 mg qd or clopidogrel 75 mg qd)

2. 약물 치료:

- cilostazol 100 mg bid or cilostazol SR 200 mg qd가 증상 조절에 효과가 있을 수 있음
- prostanoids [beraprost (PGI2) 20 mcg tab 2T tid]나 pentoxifylline 400 mg tab 1T bid–tid를 경험적으로 사용하나 효과가 확실치 않음

3. 구조화된 운동 치료

- 운동 치료는 환자의 운동 능력과 삶의 질을 유의하게 향상시킬 수 있음
- 감독하(Supervised) 운동이 가능하다면 가능한 시행. 운동프로그램은 병원 내외부 모두에서 가능하며, 최소 주 3회, 30분 이상의 걷기를 3개월 이상 시행
- 감독하 운동이 불가하더라도, 운동 시행을 권고

4. 재관류 치료

1) 중증 하지허혈을 겪고 있거나(절단 및 조직 손상 방지 목적), 만성적 간헐적 하지파행인데 증상이 지속되어 일상생활에 곤란을 겪고 있는 환자(증상호전 목적)에게 재관류 치료가 추천됨
2) 재관류 치료는 병변의 범위, 협착의 정도, 석회화 유무, 수술 위험도 등에 따라 중재적 시술, 수술, 혹은 하이브리드 수술이 추천됨
3) 급성 하지허혈의 경우에는 즉각적인 중재적 시술 혹은 수술이 필요함
4) 특히 엉덩동맥 치료의 경우 중재적 시술의 성적이 좋음
5) 무릎 이하 동맥의 경우 특히 재발이 잦아 원칙적으로 중증 하지허혈의 경우에만 재관류술의 적응증에 해당

••• 참고문헌 •••

1. Conte MS, Pomposelli FB, Clair DG et al. Society for Vascular Surgery practice guidelines for atherosclerotic occlusive disease of the lower extremities: management of asymptomatic disease and claudication. J Vasc Surg. 2015;61(3 Suppl):2S-41S.
2. Aboyans V, Ricco JB, Bartelink MEL, et al. 2017 ESC Guidelines on the Diagnosis and Treatment of Peripheral Arterial Diseases, in collaboration with the European Society for Vascular Surgery (ESVS). Eur Heart J. 2018;39(9):763-816.
3. Gornik HL, Aronow HD, Goodney PP et al. 2024 ACC/AHA/AACVPR/APMA/ABC/SCAI/SVM/SVN/SVS/SIR/VESS Guideline for the Management of Lower Extremity Peripheral Artery Disease. J Am Coll Cardiol. 2024;83(24):2497-604.

CHAPTER 16

폐고혈압
Pulmonary hypertension

김형관

I. 정의 및 분류

1. 정의

1) 폐고혈압: Mean pulmonary artery pressure (mPAP) at rest > 20 mmHg

2) 폐동맥 고혈압: mPAP at rest > 20 mmHg + Pulmonary artery wedge pressure (PAWP) ≤ 15 mmHg + Pulmonary vascular resistance (PVR) > 2 Wood Unit

표 2-16-1. 폐고혈압의 혈역학적 정의

정의	mPAP	PAWP	PVR
Pre-capillary PH	> 20 mmHg	≤15 mmHg	> 2WU
Isolated post-capillary PH	> 20 mmHg	>15 mmHg	≤ 2WU
Combined post- and precapillary PH	> 20 mmHg	>15 mmHg	> 2WU
Exercise PH	mPAP / Cardiac output slope between rest and exercise >3 mmHg/L/min		

* unclassified PH ; mPAP > 20 mmHg + PVR ≤ 2WU + PAWP ≤15 mmHg

2. 분류

표 2-16-2. Clinical classification of Pulmonary hypertension (PH)

GROUP 1. PAH
- 1.1 Idiopathic
  - 1.1.1 Non-responders at vasoreactivity testing
  - 1.1.2 Acute responders at vasoreactivity testing
- 1.2 Heritable
- 1.3 Associated with drugs and toxins; Dasatinib, AMetamphetamines etc
- 1.4 Associated with
  - 1.4.1 Connective tissue disease
  - 1.4.2 HIV infection
  - 1.4.3 Portal hypertension
  - 1.4.4 Congenital heart disease
  - 1.4.5 Schistosomiasis
- 1.5 PAH with features of venous/capillary (PVOD/PCH) involvement
- 1.6 Persistent PH of the newborn

GROUP 2. PH associated with left heart disease
- 2.1 Heart failure:
  - 2.1.1 with preserved ejection fraction
  - 2.1.2 with reduced or milly reduced ejection fraction
- 2.2 Valvular heart disease
- 2.3 Congenital/ acquired cardiovascular conditions leading to post-capillary PH

GROUP 3. PH associated with lung diseases and/or hypoxia
- 3.1 Obstructive lung disease or emphysema
- 3.2 Restrictive lung disease
- 3.3 Lung disease with mixed restrictive and obstructive pattern
- 3.4 Hypoventilation syndromes
- 3.5 Hypoxia without lung disease (e.g. high altitude)
- 3.6. Developmental lung disorders

GROUP 4. PH associated with pulmonary artery obstructions
- 4.1 Chronic thrombo-embolic PH (CTEPH)
- 4.2. Other pulmonary artery obstructions
  - 4.2.1 Sarcoma (high or intermediate grade) or angiosarcoma
  - 4.2.2 Other malignant tumours; renal carcinoma, uterine carcinoma, germ cell tumours of the testis
  - 4.2.3 Non-malignant tumours; uterine leiomyoma
  - 4.2.4 Arteritis without connective tissue disease
  - 4.2.5 Congenital pulmonary artery stenosis
  - 4.2.6 Parasites; hydatidosis

GROUP 5. PH with unclear and/or multifactorial mechanisms
- 5.1 Hematological disorders: inherited and acquired chornic hemolytic anemia and chronic myeloproliferative disorders
- 5.2 Systemic disorders: sarcoidosis, pulmonary Langerhans cell histiocytosis, neurofibromatosis type 1
- 5.3 Metabolic disorders: glycogen storage diseases, Gaucher disease
- 5.4. Chronic renal failure with or without hemodialysis
- 5.5. Pulmonary tumorous thrombotic microangiopathy
- 5.6. Fibrosing mediastinitis

PAH: pulmonary arterial hypertension; PVOD: pulmonary veno-occlusive disease; PCH: pulmonary capillary heamangiomatosis

II. 증상 및 징후

1. 증상: 비특이적

1) 운동시 호흡곤란, 앞으로 수그렸을 때 호흡곤란 (bendopnea), 진행시 안정시 호흡곤란, 천명음
2) 피로감
3) 전신 위약감
4) 협심증과 비슷한 흉통 / 심계항진
5) 실신

6) 복부 팽만; 운동 유발성으로 시작해서 진행할 경우 안정시에 발생
7) 쉰목소리; ortner's syndrome

2. 징후

우심실 확장 및 우심실 용적과부하에 의한 이차적인 소견
1) Left parasternal lift
2) P2의 증가
3) 삼첨판막 역류증에 의한 전수축기 잡음(pansystolic murmur)
4) 폐동맥판막 역류증에 의한 이완기 잡음
5) 우심실에서 기인하는 S3
6) 우심실 부전 관련 징후들: 간비대, 말초부종, 경정맥 울혈, 복수, 음낭수종

III. 진단 및 감별 진단

상당히 많은 질환들이 비슷한 임상 양상으로 발현될 수 있으므로 이러한 질환들을 다양한 검사를 통하여 배제하는 것이 필수. 가장 흔한 원인은 좌심실 질환에 의한 이차적인 폐고혈압과 폐질환에 이차적인 폐고혈압으로 이에 대한 배제가 우선임

1. 폐고혈압 원인 질환의 감별을 위해 시행되어야 하는 검사들

1) 좌측 심장 기인 폐고혈압 배제를 위한 심전도 및 심장 초음파, 필요시 심장 MRI
2) 폐질환 배제를 위한 가슴 X-ray 사진, 폐기능 검사 및 폐 CT
3) 만성 폐색전증: 심초음파, CT pulmonary angiography, Ventilation/Perfusion scan
4) 갑상선 기능 항진증 또는 저하증: 갑상선 기능 검사
5) 결체조직질환: 특히 경피증, 루프스 등에 관련된 자가항체들
6) 선천성 심장 질환: 경흉부 및 경식도 심초음파, 심장 MRI, 심혈관 CT 조영술
7) HIV 감염: HIV 항체 검사
8) 간문맥-폐동맥 고혈압: 간경변증 환자들에서 간초음파, 간기능 검사
9) 만성 용혈증(chronic hemolytic anemia)
10) 약물 및 독소: 특히 Dasatinib, Selective serotonin reuptake inhibitor etc
11) Schistosomiasis: 국내에는 보고 없음
12) 폐혈관폐쇄질환(pulmonary vascular occlusive disease) 및 폐모세혈관종(pulmonary capillary hemangiomatosis): 매우 드물고 진단 시 바로 폐이식을 고려, 일부에서 Imatinib등이 효과가 있을 수 있다고 함
13) 수면 관련 호흡 장애: sleep study

2. 특발성 또는 유전성 폐동맥 고혈압(idiopathic or heritable pulmonary arterial hypertension) 은 위의 질환들이 배제되었을 때 진단

3. 감별진단을 위하여 꼭 시행하여야 할 검사들

1) 갑상선 기능 검사를 포함한 정규 피검사, 폐기능 검사, 가슴 X-ray, 경흉부 및 경식도 심초음파, 폐혈관 CT, Ventilation/Perfusion scan, HIV 항체 검사
2) 확진 및 예후 예측을 위하여 반드시 우측 심도자술 실시: pre-capillary, post-capillary, combined post- and pre-capillary pulmonary hypertension을 감별하여 치료 방침을 결정하는 데 매우 중요한 검사이며, 예후 예측에도 반드시 필요

IV. 치료

폐고혈압을 일으키는 원인 질환에 따라 다소 차이가 있음

1. 일반적인 폐고혈압의 지지 요법

1) 생활 습관 교정
- 약한 강도의 유산소 운동, 걷기
- 높은 고도로의 여행 시는 산소를 사용
- Na 제한 식이: < 2.4 gm/day
- 백신 접종: influenza, pneumococcus, COVID-19 (in stable condition)
- 임신: 반드시 피하고, 임신이 확인이 될 경우 중단 권고, 산모 및 태아의 사망률이 30~50%라는 보고가 있음. 단, 최근에는 약물치료의 발전으로 사망률은 다소 낮아지는 것으로 보고되고 있음
- 피임

2) 항응고치료
- 특발성 폐동맥 고혈압 환자에서는 권고(evidence B)
- 경피증, 선천성 심질환에서는 환자에 따라 결정
- HIV 환자에서는 권고되지 않음

3) 산소 요법: on a case-by-case basis, but usually PaO_2 < 60 mmHg, 산소를 처방할 때는 하루에 12~14시간 이상 사용이 권고됨

4) 이뇨제 사용: 우심실 부전이나 체액 저류 환자들에서 사용, 이뇨제는 폐고혈압으로 인한 증상 완화, 우심실 기능 유지에 도움이 크기 때문에 반드시 처방. 우심실 부전의 증거가 존재할 경우(하지 부종 등) 정맥주사형태로 사용.

5) 강심제: Atrial tachyarrhythmia에서 사용할 수 있으나, sinus rhythm일 경우라도 우심실 수축 기능 보조에 도움이 될 수 있음

6) 칼슘통로차단제: Acute vasoreactivity test 양성인 환자의 일부에서 사용이 고려될 수 있음

2. 폐동맥 고혈압 특이 약제의 사용

표 2-16-3. 폐동맥고혈압 특이 약제의 종류

Classification	Specific names	Dose	복용법	Availability in Korea (April, 2017)
Endothelin receptor antagonists	Bosentan (Tracleer® / Canabosen®)	62.5~125 mg bid	oral	Yes
	Ambrisentan (Volibris®)	5~10 mg qd	oral	Yes
	Macitentan (Opsumit® / Maciten®)	10 mg qd	oral	Yes
PDE-5 inhibitors	Sildenafil (Revatio®, Pahtension®)	20, 40 mg qd	oral	Yes (only under the brand name of Viagra® without insurance coverage) Pahtension® used under insurance coverage only for group 1 pulmonary hypertension
	Tadalafil (Adcirca®)	100~200 bid	oral	Yes (보험 급여 안 됨)
	Udenafil (Zydena®)	100~200 bid	oral	Yes (보험 급여 안 됨)
Prostanoids	Iloprost (Ventavis®)	2.5~5.0 mcg 6~9 times/day (보험은 하루 3 ample 까지만 허용)	inhalation IV	Yes No
	Treprostinil (Remodulin®)	0.625 ng/kg/min – No Upper Limit	SQ IV	Yes Yes
	Epoprostenol (Flolan®)	2 ng/kg/min – No Upper Limit	IV	No
	Selexipag (Uptravi®)	200 mcg~1,600 mcg bid	oral	Yes
* Soluble guanylate cyclase activator	Riociguat (Adempas®)	0.5~2.5 mg tid	oral	Yes (보험 급여 안 됨)

* Group 1 Pulmonary hypertension뿐만 아니라, Group 4 Pulmonary hypertension에서도 효과가 입증이 되어 사용할 수 있는 약제임

3. Group 1 PH 이외의 질환에서의 치료 약제의 선택 및 고려 사항들

1) 원인 질환을 치료하는 약제를 사용하는 것이 가장 우선임
2) Group 4 PH의 경우, PDE5 inhibitor 및 Soluble guanylate cyclase inhibitor의 사용을 고려. 하지만, Group 4 PH의 경우 수술적 치료(Pulmonary endarterectomy)가 first choice이며, Balloon pulmonary angioplasty를 second choice로 고려할 수 있음. 이러한 치료가 불가능할 경우 약물 치료를 선택할 수 있음
3) Idiopathic pulmonary fibrosis에 의한 이차적인 폐고혈압에서 Ambrisentan (Volibris®)의 사용은 사망률을 증가시킬 수 있는 가능성이 보고된 바 있어 사용하지 말아야 함

V. 예후

폐고혈압을 일으키는 원인에 따라 조금씩 차이가 나지만, 일반적으로 선천성 심질환에 의한 폐고혈압을 제외하고는 다음 인자들을 사용할 수 있음

표 2-16-4. 폐동맥 고혈압의 위험 평가(three-strata model)

Determinants of prognosis (estimated 1-year mortality)	Low risk (< 5%)	Intermediate risk (5~20%)	High risk (> 20%)
signs of right HF	Absent	Absent	Present
Progression of symptoms and clinical manifestations	No	Slow	Rapid
Syncope	No	Occasional syncope	Repeated syncope
WHO-Fc	I, II	III	IV
6-min walk test	> 440 m	165~440 m	< 165 m
CPET	Peak VO_2>15 mL/min/kg (>65% pred,) VE/VCO_2 slope < 36	Peak VO_2>11~15 mL/min/kg (35~65% pred,) VE/VCO_2 slope 36~4	Peak VO_2<11 mL/min/kg (<35% pred,) VE/VCO_2 slope >44
Biomarkers: BNP or NT-proBNP	BNP < 50 ng/L NT-proBNP < 300 ng/L	BNP < 50~800 ng/L NT-proBNP < 300~1000 ng/L	BNP > 800 ng/L NT-proBNP > 1100 ng/L
Echo	RA area <18 cm^2 TAPSE/sPAP > 0.32 mm/mmHg No pericardial effusion	RA area < 18~26 cm^2 TAPSE/sPAP > 0.19 ~032 mm/mmHg Minimal pericardial effusion	RA area > 26 cm^2 TAPSE/sPAP < 0.19 mmmmHg Moderate or large pericardial effusion

Cardiac magnetic resonance imaging	RVEF > 54% SVI > 40 mL/m^2 RVESVI <42 mL/m^2	RVEF 37~54% SVI 26~40 mL/m^2 RVESVI 42~54 mL/m^2	RVEF < 37% SVI < 26 mL/m^2 RVESVI > 54 mL/m^2
Hemodynamics	RAP > 8 mmHg CI > =2.5 L/min/m^2 SVI > 38 mL/m^2 SvO_2 > 65%	RAP 8~14 mmHg CI 2.0~2.4 L/min/m^2 SVI 31~38 mL/m^2 SvO_2 60~65%	RAP >14 mmHg CI < 2.0 L/min/m^2 SVI < 31 mL/m^2 SvO_2 < 60%

HF = heart failure, CPET = cardiopulmonary exercise testing, VE/VCO_2 = ventilatory equivalents for carbon dioxide, VO_2 = oxygen uptake, TAPSE = tricuspid annular plane systolic excursion, sPAP = systolic pulmonary artery pressyre, RVEF = right ventricular ejection fraction, SVI = stroke volume index, RVESVI = right ventricular end-systolic volume index, RAP = right atrial pressure, CI = cardiac index, SvO_2 = mixed venous oxygen saturation
출처: Eur Heart J 2022; 43; 3618-3731

••• 참고문헌 •••

1. Simonneau G et al., Eur Respir J 2019 53 1801913.
2. Humbert et al., Eur Heart J 2022 43 3618-3731.
3. Badesch DB et al., J Am Coll Cardiol 2009 54(1 Suppl): S55-66.
4. Galie N et al., J Am Coll Cardiol 2013 62: D60-72.
5. Humbert et al., NEJM 2004 351: 1425-36.
6. McLaughlin VV et al., J Am Coll Cardiol 2013 62: D73-81.

CHAPTER
17
감염성 심내막염
Infective endocarditis

최홍미

I. 진단

1. 임상 양상

1) 원인 미생물과 환자의 심장질환 및 인공판막 여부에 따라 증상이 다양
2) 발열, 오한, 식욕부진과 함께 심잡음이 흔히 청진되며 약 1/4에서 진단시 다른 장기에 색전이 동반됨. 원인불명 발열과 색전증 의심시 감염성 심내막염 고려
3) 고령 환자와 면역저하자는 비특이적 증상을 보일 수 있음

2. 신체검진

1) 손, 발, 눈의 면역반응(Osler 결절, Roth 반점) 및 색전 또는 혈관 이상 징후(splinter hemorrhage, Janeway lesion, 감염성 폐색전증, 결막출혈)
2) 심잡음 및 심부전으로 인한 징후
3) 신경학적 이상소견(진균성 동맥류, 뇌출혈, 뇌경색)

3. Modified Duke Criteria에 따른 진단기준(표 2-17-1)

1) Possible IE/rejected IE이나 심내막염이 임상적으로 강하게 의심되는 경우
   ⑴ 심장 CT를 시행하여 판막 주변의 농양, 동맥류 등의 합병증 여부를 꼭 평가
   ⑵ 인공판막을 가지고 있는 경우 18F-FDG PET/CT를 시행하여 인공판막 주변의 비정상적인 uptake 확인
   ⑶ 최근 색전 병력이나 감염성 동맥류를 찾는 검사를 고려(brain MRI, whole body CT, whole body PET/CT)

4. 검사실 검사

1) **혈액배양검사**: 심내막염이 의심되는 모든 환자에서 시행
   ⑴ 경험적 항균제 투여 '전'에 반드시 3쌍의 혈액배양검사 시행
   ⑵ 각기 다른 부위의 말초 정맥에서 30분 이상 간격으로 시행
2) **경흉부 심초음파(TTE)**: 심내막염이 의심되는 모든 환자에서 시행
   ⑴ 감염성 심내막염 의심시 첫번째 영상검사로 TTE 시행
   ⑵ TTE 결과 음성이거나 모호한 경우, 감염성 심내막염의 합병증이 의심되는 경우, 감염성 심내막염의 고위험군 환자 Chapter 17-V. 참고, 환자의 상태가 변하는 경우 등에서는 경식도 심초음파(TEE)를 꼭 시행
   ⑶ 초기 결과 음성이지만 임상적으로 의심되는 경우, 7~10일 이내에 재시행
3) **농양이나 가성동맥류 등 의심시 심장 CT 또는 FDG-PET 등을 보조로 이용**

표 2-17-1. Modified Duke criteria

주 기준(Major criteria): 혈액배양검사 양성 및 심내막 침범의 증거가 있는 경우	
1) 혈액에서 심내막염 원인균의 배양 (1) 2회 이상의 혈액배양에서 전형적인 심내막염 원인균 동정 : Viridans streptococci, Streptococcus bovis, HACEK group, Staphylococcus aureus, 다른 원발병소 없는 community-acquired enterococci (2) 심내막염에 합당한 병원균이 지속적으로 동정(전형적인 원인균이 아닌 경우) ① 12시간 이상의 간격을 두고 실시한 혈액배양에서 2회 이상 동정 ② 처음과 마지막 혈액 채취 간격이 1시간 이상이면서, 3회 혈액배양 시 3회 모두, 혹은 4회 이상 혈액배양 시 다수에서 동정 (3) 혈액에서 Coxiella burnetii가 배양되거나 phase I IgG 항체 역가 ≥ 1: 800 2) 심내막염에 특징적인 영상 소견 (1) 심초음파검사에서 증식물(vegetation), 농양, 새로 발생한 인공판막의 부분적 이탈(dehiscence)을 확인 (2) FDG-PET/CT 또는 WBC SPECT/CT에서 인공판막 주변의 비정상적 섭취 증가 (3) 심장 CT에서 심장 판막 주변의 이상 소견이 확실한 경우	
부 기준(Minor criteria)	
1) 위험요인: 심내막염의 위험이 있는 심장의 문제, 정맥주사 약물 사용자 2) 발열(> 38.0℃) 3) 혈관계 징후: 주요 동맥 색전증, 감염성 폐색전증, 진균성 동맥류, 뇌출혈, 결막출혈, Janeway병변 4) 면역계 반응: 사구체신염, Osler 결절, Roth 반점, 류마티스 유사인자 5) 세균학적 증거: 주 기준에 해당하지 않는 혈액배양 동정 결과 혹은 심내막염의 가능성이 있는 병원균에 의한 혈청학적 현증 감염 소견	
분류	
• Definite IE 2개 주기준 or 1개 주기준 + 3개 부기준 or 5개 부기준	• Possible IE 1개 주기준 + 1개 부기준 or 3개 부기준
• Rejected IE 감염성 심내막염 의심 소견을 설명할 수 있는 alternative diagnosis의 존재 or 항균 치료 4일 내에 감염성 심내막염의 증상 및 징후가 호전 or 항균 치료 4일 내에 실시한 수술/부검에서 심내막염의 병리소견이 없는 경우 or Possible IE의 기준을 만족하지 않는 경우	

출처: Eur Heart J 2023;44(39):3948-4042. Circulation 2015;132:1435-1486; Harrison's internal medicine 21st ed.

II. 치료

1. 내과적 항균치료의 원칙

1) 임상 소견이나 심초음파에서 심내막염이 의심되면 혈액배양 검사 실시 후 증상 발현시기, 발열 양상, 인공판막 여부 등 감안하여 초기 경험적 항균제 투약
2) 혈액배양검사 결과가 확인된 이후에는 원인균과 항생제 감수성에 적합한 용법으로 변경

3) Vegetation에는 혈관이 없어 항생제 확산, 면역체계 작동 등이 불리하기 때문에 장기간(4~6주) bactericidal 항생제의 정맥주사가 요구됨. 그러나 항생제 정주치료에서 2주 정도 안정적이고 TEE에서 vegetation도 호전된 경우 일부 균주(MSSA, streptococci, enterococci)에서 경구용 항생제로의 전환도 고려할 수 있음 UPDATE
4) 특히 최근에는 조기에 적극적으로 수술적 치료를 고려하는 추세로 팀 접근이 강조됨

Tip

- 급성 심내막염 환자가 왔을 때 초기 배양 검사를 수행한 후 "경험적" 항생제 요법이 필요한데, 이러한 경험적 항생제는 어떤 균이 동정될 가능성이 높은지에 따라 결정되므로 아래 내용을 반드시 확인해야 함
  1) 인공판막 여부, 2) 인공판막의 경우 수술 받은 시기, 3) 최근 항생제 투약력,
  4) 지역사회 또는 병원감염, 5) 환자가 가지고 있는 위험인자
- 지역사회에서 발생한 자연판막 감염성심내막염 또는 수술 후 12개월이 지난 인공판막의 경우 ampicillin + nafcillin + gentamicin 으로 시작
- 수술 후 12개월 미만인 인공판막, 또는 병원감염이나 항생제 투약력이 있는 경우 MRSA 가능성을 고려하여 vancomycin + gentamicin 투약 시작을 고려
- 장기간 항생제 투약이 필요하므로 정확한 균주 확인을 위해 반드시 항생제 투여 전에 혈액배양 검사를 정확한 방법으로 시행

표 2-17-2. 자연판막 심내막염의 항균요법 UPDATE

<table>
<tr><th>원인균</th><th>항균제와 용법</th><th colspan="2">기간 및 적응증</th></tr>
<tr><td rowspan="2">원인균이 확인되기 전(초기 경험적 항균 치료)</td><td>Ampicillin 2 g IV q4h
+ Nafcillin 2 g IV q4h (or ceftriaxone 2 g q12h)
+ Gentamicin 3 mg/kg IV qd</td><td colspan="2"></td></tr>
<tr><td>Vancomycin 15 mg/kg IV q12h
+ Gentamicin 3 mg/kg IV qd</td><td colspan="2">페니실린 알레르기
MRSA 가능성 있을 경우</td></tr>
<tr><td colspan="4">Oral Streptococci and group D streptococci</td></tr>
<tr><td rowspan="3">페니실린 감수성 (MIC < 0.125 mg/L)</td><td>Penicillin G 2-3 million U IV q4h or Ampicillin 2 g IV q4h or Ceftriaxone 2 g IV qd</td><td>4주</td><td>65세 이상이면서 신기능저하 또는 8번 뇌신경 손상시</td></tr>
<tr><td>Penicillin G 4 million U IV q4h or Ampicillin 2 g IV q4h or Ceftriaxone 2 g IV qd
+ Gentamicin 3 mg/kg IV qd</td><td>2주</td><td>합병증이 없는 자연 판막 환자이면서 정상 신기능인 경우</td></tr>
<tr><td>Vancomycin 15 mg/kg IV q12h</td><td>4주</td><td>Beta-lactam 알레르기</td></tr>
<tr><td rowspan="2">페니실린에 상대적 내성 (MIC 0.125~2 mg/L)</td><td>Penicillin G 4 million U IV q4h or Ampicillin 2 g IV q4h or Ceftriaxone 2 g IV qd
+ Gentamicin 3 mg/kg IV qd</td><td></td><td rowspan="2">Gentamicin만 2주, 나머지는 4주</td></tr>
<tr><td>Vancomycin 15 mg/kg IV q12h
(+ Gentamicin 3 mg/kg IV qd)</td><td></td></tr>
</table>

Enterococcus species			
Gentamicin 감수성	Ampicillin 2 g IV q4h + Gentamicin 1 mg/kg IV q8h	Ampicillin 4~6주 Gentamicin 2~6주	
	Vancomycin 15 mg/kg/d IV q12h (+ Gentamicin 1 mg/kg/d IV q8h)	6주	Penicillin resistant
	Ampicillin 2 g IV q4h + Ceftriaxone 2 g IV q12h	6주	Not active against E. faecium
Gentamicin 내성 (MIC > 500 mg/L)	Ampicillin 2 g IV q4h + Ceftriaxone 2 g IV q12h	6주	
	Ampicillin 2 g IV q4h + Streptomycin 7.5 mg/kg IV or IM q12h	4~6주	
Staphylococcus species			
Methicillin 감수성 (MSSA)	Nafcillin 2 g IV q4h	6주	
	Cefazolin 2 g IV q8h	6주	페니실린 알레르기
Methicillin 내성 (MRSA)	Vancomycin 15 mg/kg IV q12h	6주	
	Daptomycin ≥8 mg/kg IV qd	6주	
HACEK-related species			
	Ceftriaxone 2 g IV qd or Ampicilin 2 g/d IV q4h or Ciprofloxacin 400 mg IV q12h	4주	

*European guideline에서는 Streptoccoccus relatively resistant to penicillin에서 vancomycin을 사용해야 할 경우에 gentamicin 추가를 권고하나, 미국 guideline에서는 vancomycin 단독 요법을 권장하고 있음

출처: Eur Heart J 2023;44(39):3948-4042. Circulation 2015;132:1435-1486; Harrison's internal medicine 21st ed.

III. 인공판막 심내막염

1. 임상적 특징

1) 비전형적 증상, 혈액배양, 심초음파검사 결과 음성인 경우가 많아 진단이 어려움
2) 농양, 색전 등 합병증 발생률이 높음
3) 내성균 감염이 많고 고령 및 동반질환을 가진 환자가 많아 예후가 나쁨

2. 치료시 고려점

1) 심장판막 치환술을 받은 환자에서 지속적 균혈증이 발생한 경우 반드시 인공판막 심내막염의 가능성을 고려하여 TEE 를 시행
2) 원인균에 따른 항균제 선택은 자연판막 심내막염과 유사하나(*S. aureus*의 경우 rifampin을 추가), 일반적으로 6주 이상 장기간 유지 권고

3) 수술 적응증도 자연판막 심내막염과 유사하며, 조기발병 인공판막 심내막염, *S. aureus*에 의한 감염, 심부전을 동반한 경우 등은 특히 예후가 나쁘므로 조기에 수술을 포함한 적극적 치료를 고려

표 2-17-3. 인공판막 심내막염의 항균요법 UPDATE

원인균	용법	기간
원인균이 확인되기 전(초기 경험적 항균치료)	Vancomycin 15 mg/kg IV q12h + Gentamicin 3 mg/kg IV qd + Rifampin 300 mg IV or oral q8h	
Oral Streptococci and group D streptococci		
페니실린에 상대적 내성(MIC 0.125~2 mg/L)	Penicillin G 4 million U IV q4h or Ampicillin 2 g IV q4h or Ceftriaxone 2 g IV or IM qd + Gentamicin 3 mg/kg IV qd	Gentamicin만 2주, 나머지는 6-8주
	Vancomycin 15 mg/kg IV q12h + Gentamicin 3 mg/kg IV qd	Gentamicin만 2주, 나머지는 6-8주
Staphylococcus species		
Methicillin 감수성	Nafcillin 2 g IV q4h + Rifampin 300 mg IV or oral q8h + Gentamicin 1 mg/kg IV q12h or 1.5 mg/kg IV q8h	Gentamicin만 2주, 나머지는 6-8주
Penicillin allergy 또는 Methicillin 내성	Vancomycin 15 mg/kg IV q12h + Rifampin 300 mg IV or oral q8h + Gentamicin 1 mg/kg IV q12h or 1.5 mg/kg IV q8h	Gentamicin만 2주, 나머지는 최소 6주

출처: Eur Heart J 2023;44(39):3948-4042. Circulation 2015;132:1435-1486; Harrison's internal medicine 21st ed.

IV. 수술적 치료

표 2-17-4. 좌측심장에 이환된 자연판막 심내막염의 수술 적응증

1) 심부전
- 대동맥판막이나 승모판막에 급성 중증 판막역류나 판막폐색, 심장내 혹은 심낭막으로 누공이 형성되어 내과적 치료로 호전되지 않는 폐부종이나 심인성 쇼크(응급수술 필요)
- 대동맥판막이나 승모판막에 급성의 중증 판막역류나 판막폐색이 발생하여 심부전을 유발하거나 심초음파검사에서 혈역학적 불안정성이 확인되는 경우

2) 조절되지 않는 감염
- 조절되지 않는 국소 감염(농양, 가성동맥류, 누공, 증식물 크기 증가)
- 진균이나 다제내성균에 의한 감염
- 적절한 항생제 치료와 다른 장기의 혈행 감염 병소를 치료함에도 지속적으로 (7~10일 이후) 혈액배양 검사 양성 소견을 보이는 경우
- Staphylococcus나 non-HACEK 그람 음성균이 동정된 인공판막

3) 색전증의 예방
- 대동맥판막이나 승모판막에 증식물의 크기가 10 mm 이상인 경우
- 감염성 심내막염으로 인하여 반복적인 색전증이 발생한 경우

출처: Eur Heart J 2023;44(39):3948-4042. Circulation 2021;143:e72-e227

V. 예방

심내막염이 발생할 경우 좋지 않은 예후가 예상되는 심장질환/상태를 가진 환자들에서 심내막염을 일으킬 위험이 높은 시술을 하는 경우에만 예방적 항균제 투여

1. 심내막염이 발생할 경우 좋지 않은 예후가 예상되는 심장질환/상태

1) 수술 또는 시술로 넣은 인공판막이나 심장판막 교정을 위한 인공보형물, 좌심실보조장치(LVAD)을 가지고 있는 경우
2) 과거 감염성 심내막염의 병력이 있는 경우
3) 아래와 같은 선천심장질환을 가지고 있는 경우
  (1) 청색증 심장질환이 수술적으로 교정되지 않은 경우
  (2) 선천심장질환을 완전히 교정하였으나, 수술이나 시술 과정에서 인공보형물을 삽입하였고 수술 후 아직 6개월이 지나지 않았거나 여전히 결손이 남아있는 경우

2. 심내막염을 일으킬 위험이 높은 침습적 시술

1) 치과 시술 중 잇몸이나 치근단(periapical region)을 건드리거나, 치주 점막 천공이 필요한 경우
2) 그 이외의 치과, 호흡기계, 위장관계 시술은 예방적 항균제 투여의 적응증 아님

표 2-17-5. 감염성 심내막염의 예방적 항균요법감염성 심내막염의 예방적 항균요법

	항생제	용량
Penicillin 계열에 알레르기 없음	Amoxicillin ampicillin	2 g PO 2 g IV
Penicillin 계열에 알레르기 있음	Clarithromycin or azithromycin Cefazolin or ceftriaxone	500 mg PO 1 g IV/IM

* 수술이나 시술 직전 1시간 전 투여를 권고
출처: Eur Heart J 2023; 00: 1-95.

••• 참고문헌 •••

1. Delgado V, Marsan NA, Waha S et al. 2023 ESC Guidelines for the management of endocarditis. Eur Heart J. 2023;44(39):3948-4042.
2. Baddour LM, Wilson WR, Bayer AS et al. Infective Endocarditis in Adults: Diagnosis, Antimicrobial Therapy, and Management of Complications: A Scientific Statement for Healthcare Professionals From the American Heart Association. Circulation. 2015 Oct 13;132(15):1435-86.
3. Harrison's Principles of Internal Medicine (21st ed.), chapter 128.
4. Otto CM, Nishimura RA, Bonow RO et al. 2020 ACC/AHA Guideline for the Management of Patients With Valvular Heart Disease: A Report of the American College of Cardiology/American Heart Association Joint Committee on Clinical Practice Guidelines. Circulation. 2021 Feb 2;143(5):e72-e227.

Part 3

Gastroenterology
소화기

CONTENTS

CHAPTER 01

복통
Abdominal pain

강현우

I. 개요

복통환자의 접근에서 가장 중요한 점은, 급성 복통이 응급 수술 또는 시술이 필요한 질환인지를 감별하는 것임. 자세한 병력과 신체검진이 감별진단과 다음 검사를 결정하는 데 중요. 통증의 심한 정도가 질병의 심각도와 반드시 일치하는 것은 아님

II. 복통의 원인과 특성

소화기와 그 외 비뇨생식기, 복벽, 흉부, 척추 질환 및 혈관 질환에 의해 발생함. 이외에도 대사질환, 신경 및 정신과적 질환에 의해 발생 가능함(표 3-1-1, 3-1-2)

표 3-1-1. 복통의 복부 내 원인

벽측복막염증	세균오염(충수염/게실염의 천공, 골반염), 화학적 자극(궤양 천공, 췌장염, 배란통)
장관의 폐쇄	소장/대장 폐쇄, 담도폐쇄, 요관폐쇄
혈관장애	색전증, 혈전증, 혈관파열
복벽질환	근육의 손상/감염, 장간막 꼬임/당김
장기피막의 팽창	간(간염, 간내 종괴), 신장(낭종, 악성 종괴)
염증	충수염, 장티푸스, 호중구감소성 소장결장염(typlitis)

출처: Harrison's Principles of Internal Medicine (21st ed.), Chapter 15

표 3-1-2. 복통의 복부 외 원인

심장 및 심낭	심근허혈, 심근경색, 심근염, 심내막염, 울혈성 심부전, 심낭염
폐 및 흉막	폐렴, 폐색전증, 폐경색, 기흉, 농흉
식도 및 종격동	식도염, 식도파열, 식도경련, 종격동염
생식기	고환염전
혈액	겸상혈구성 빈혈, 용혈성 빈혈
대사	당뇨, 고지혈증, 요독증, 포르피린증, 급성 부신부전증, 부갑상선기능항진증
신경,정신과적질환	대상포진, 척수매독, 작열통, 신경뿌리염, 척수신경압박, 기능성소화불량, 과민성장증후군, 정신적 질환(우울증, 신체화장애 등)
독소	납중독

출처: Harrison's Principles of Internal Medicine (21st ed.), Chapter 15

표 3-1-3. 복통의 발생속도에 따른 원인 분류

갑자기 발생(즉시)		
궤양 천공	자궁 외 임신 파열	농양이나 혈종의 파열
복부장기/심장의 경색	식도파열	자발성 기흉
빠른 속도로 발생(수 분)		
소화성 궤양	내장 천공	장의 교액(strangulation)
담산통	급성 담낭염	췌장염
장간막 혈류장애	충수염	게실염
요관석	자궁외 임신	
점진적으로 발생(수시간 이상)		
충수염	염증성 장질환	복강 내 농양
소화성 궤양	종양의 천공(위, 대장)	교액성 탈장
담낭염	췌장염	요정체
요관 산통	신우염, 방광염	

출처: 김정룡 소화기계 질환(제4판), I. 위장관질환의 임상적 접근, 2장.

1. 벽측 복막의 염증

통증의 위치가 분명하고 해당 부위 복벽강직이 동반되며 대개 움직임이나 기침에 의해 악화됨. 통증의 심한 정도는 복막을 자극하는 물질의 성상, 양, 자극시간에 따라 달라짐(ex. 중성의 오염된 대변보다 산성의 위산이 더 심한 통증을 유발함)

2. 위장관 폐쇄

통증의 위치가 불분명하고, 간헐적이고 쥐어짜는 듯한 통증이 특징적이나, 담관 또는 장관의 확장은 지속적인 통증으로 나타날 수도 있음

3. 혈관 질환

상장간동맥의 혈전 및 색전으로 인한 폐쇄, 복부대동맥류의 확장 및 파열로 인해 통증이 유발될 수 있고 응급치료를 요함. 신체검진에서 압통이나 복부경직이 없는 지속적, 전반적인 통증이 상장간동맥 폐쇄의 특징

4. 염증성 질환

위염, 염증성 장질환, 장결핵, 베체트 장염, 감염성 위장염 등 복강 내 장기의 염증으로 통증 발생 가능하며 가장 흔한 원인임

5. 대사성 질환 및 신경정신관련 질환

당뇨, 요독증, 포르피리아와 같은 대사 질환에 의해서도 복통이 유발가능하며 대상포진, 척추신경통 또는 기능성 위장 장애, 정신과적 질환에서도 복통이 동반 가능함

6. 복벽 질환

지속적인 쑤시는 통증. 움직임, 오래 서있기, 복부 압박에 의해 악화

III. 진단

1. 병력 청취

복통의 진단에 가장 중요한 부분

1) 복통의 기간, 정도, 위치(상복부, 하복부, 중앙, 우측, 좌측)(표 3-1-4), 양상, 시간에 따른 변화, 강도, 유발 요인, 완화 요인, 방사통 여부, 과거 복통, 비뇨기계통, 호흡기계통, 여성에서 산부인과 관련 증상(임신여부!)
2) 동반 증상: 발열, 오한, 구토, 설사, 토혈, 혈변, 혈뇨, 질 출혈, 기침, 가래, 호흡곤란, 흉통 여부
3) 환자의 과거력: 간질환, 심혈관질환, 수술력, 가족력, 음주, 흡연
4) 전반적인 계통적 문진을 체계적으로 진행

2. 신체검진

1) 시진(환자의 자세, 황달, 복부 팽만, 수술 흔적, 탈장, 연동운동, guarding), 청진(장음 감소, 증가), 타진, 촉진(근육경직, 복부 종물, 가장 아픈 부위를 파악하고 먼 부위부터 시작함. 반발압통은 부드러운 촉진만으로도 확인 가능)
   (1) 압통이 있을 때 가장 중요한 것은 국소화의 정도와 위치임
   (2) 강직과 임상적으로 위독함을 보이는 심한 미만성 압통은 범발성 복막염을 암시하며, 위독함을 보이지 않는 가벼운 미만성 압통은 난관염, 위장염 등 수술적 치료를 요하지 않는 경우가 대부분
   (3) 합병증을 동반하지 않은 초기의 급성 담낭염, 충수염, 게실염은 압통이 특징이며, 복막염을 의미하는 반발 압통은 벽측 복막의 자극에 의하여 발생함
2) 여성들에서 '골반 진찰(pelvic examination)'
3) 모든 환자에서 '직장 수지검사(digital rectal examination)'

표 3-1-4. 복통의 위치 따른 원인 분류

우상복부 복통		
담낭염	담관염	췌장염
폐렴/농흉	흉막통	간염
횡격막하 농양	간염	버드키아리 증후군
심와부 복통		
소화성 궤양	위염	위식도역류질환
췌장염	심근경색	심낭염
대동맥류파열	식도염	
좌상복부 복통		
비장경색	비장파열	비장농양
위염	위궤양	췌장염
횡격막하농양		
우하복부 복통		
충수염	게실염	난관염
서혜부탈장	자궁외 임신	신장결석
염증성장질환	장간막 림프절염	호중구감소성 소장결장염
배꼽주위 복통		
충수염 초기	위장관염	장관폐쇄
대동맥류파열		
좌하복부 복통		
게실염	난관염	서혜부탈장
자궁외 임신	신장결석	염증성장질환
과민성장증후군		
전반적 복통		
위장관염	장간막허혈	장폐색
과민성장증후군	복막염	당뇨
말라리아	대사성질환	정신적 질환

출처: Harrison's Principles of Internal Medicine (21st ed.), Chapter 15

3. 혈액 및 요 검사

CBC, chemistry, electrolyte, amylase/lipase, AST/ALT/bilirubin/ALP, urinalysis

4. 영상검사

- 복부 supine & erect, 흉부 PA: 장 천공(free air), 장 폐쇄(distended bowel)
- 복부 초음파: 급성 담낭염, 담석증, 충수염, 췌장염
- 복부 CT: 급성 충수염, 게실염, 췌장염, 농양, 악성 종양, 외상, 혈관병변(혈전증, 출혈, 파열)

IV. 치료

1. 내과적 치료

1) 급성 췌장염, 장 게실염, 염증성 장질환(궤양성 대장염, 크론병), 장결핵, 허혈성장염
2) 금식과 수액치료: 급성 복통으로 내원한 환자는 기본적인 혈액검사, 소변검사, 복부 X선 검사를 포함한 영상검사를 시행하는 동안 IV line을 확보하고 경정맥 수액 치료를 시작하며 금식을 함. 많은 경우의 급성 복통에서 치료적 목적으로 금식이 필요함(염증성 장질환의 급성 악화, 췌장염, 궤양 천공 등)
3) 경정맥 항생제[ciprofloxacin 400 mg q12h or 3rd cepha (ceftriaxone 2 g q24h or cefotaxime 2 g q8h) + metronidazole 500 mg q8h IV]: 급성 감염성 복통(게실염, 골반염 등)에서 매우 중요하므로 의심될 경우 즉시 사용함. ICU 치료가 필요한 중환자에서는 imipenem (500 mg q6h IV)
4) 진통제[NSAIDs (ketorolac 30 mg), tramadol 100 mg, pethidine 25~50 mg IM or IV]: 통증을 줄여 환자를 안정시킬 수 있도록 적극적으로 통증에 대처해야 함(단, surgical abdomen의 경우에 외과의의 판단을 어렵게 할 수 있으므로 통증 조절 전, 초기 평가를 세심하게 하고 기록할 것. 초기 평가 후에는 적극적으로 통증 조절이 필요함)

2. 수술적 치료가 필요한 급성 복통(surgical abdomen)

*문진 및 신체검진으로 먼저 응급수술 및 시술이 필요한 복통이 아닌지 의심하는 것이 중요

1) 급성 충수염, 위장관천공, 급성 담낭염, 급성 색전증, 장 경색 및 괴사, 복막염
   (1) 급성 복부혈관질환, 급성 천공성 소화성 궤양은 sudden onset을 보이고 매우 심한 격통을 일으킴. 내장 천공의 경우 복부의 압통이 가장 심하고 장간막동맥 폐쇄나 동맥류 누출의 경우에는 대개 경도 혹은 중등도임. 천공성 소화성 궤양의 25% 정도에서 발병이 급작스럽지 않거나 복강 내 유리가스가 없는 등 비전형적인 소견을 나타낼 수 있음. 급성 장간막동맥 폐쇄는 특징적인 복부 소견이 적고 전신징후가 없으며 비특이적 방사선 소견 등은 지속적이고 진행하는 환자의 통증과 맞지 않는 경향을 보이므로 관상동맥질환, 심방세동, 심장판막질환 등 위험인자가 있는 환자에서 의심을 갖는 것이 중요함

(2) 급성 충수염, 급성 담낭염, 장 폐쇄 등은 rapid onset(대략 1시간여에 걸쳐 발생)을 보이고, 체성 벽층 통증을 보이면 복막염을 의심해볼 수 있고 내장성 통증을 보이면 장 폐쇄, 담관산통을 생각해 볼 수 있음

2) 6시간 이상 지속되는 급성 복통은 대개 수술 치료를 필요로 하는 경우가 많음

3) 내과적 치료(금식/수액치료, 항생제)를 하면서 동시에 응급수술의 필요성에 대해 외과와 상의가 필요함

4) 대장 폐쇄 시 스텐트 삽입술로 감압술 후 수술을 시행해 볼 수 있음

Tip

급성 복통에 대한 대처

1. 실제 복통 중 진단적 절차를 생략할 만큼 응급 수술 또는 시술이 필요한 급성 복통(surgical abdomen)은 흔치 않음. 다음과 같은 순서로 배제 진단을 권고함(rule out diagnosis)
   1) 매우 드물지만, 대동맥류 파열에 의한 복강 내 출혈 의심 시, 병력 및 검진으로 빠르게 파악 후 수 술을 위한 준비를 해야 하며, 진단을 위한 검사를 위해 불필요하게 대기하여 환자 상태가 악화되지 않도록 해야 함
   2) 위장관 천공, 장 경색 및 괴사, 복막염 등도 신속한 진단적 과정을 거친 후 응급 수술 여부에 대해 긴밀히 타과와 상의해야 함
   3) 소화기계 외 질환에 대해서도 감별이 필요하며, 특히 여성 환자에서는 산부인과 관련 문제를 먼저 배제해야 함(임신가능성 확인)
   4) 상기 질환이 배제되었다면, 응급 수술이 필요하지는 않지만 빠른 시술을 요하는 질환에 대해 감별 하고 대처. 담석에 의한 급성 담낭염 또는 담관염에 대해 ERCP를 시행, 급성 담낭염에서 당장의 수술이 어려운 경우에 PTGBD 삽입
2. 급성 복통 발생 시 가장 먼저 해야 할 일은 혈압, 맥박, 산소포화도 등 생체 징후를 유지하는 일임. 발열이 동반되었거나 염증이 의심되는 소견이 검진 또는 검사 결과에서 확인되는 경우 즉시 혈액배양 검사 후 항생제를 시작해야 함
3. 반발통을 확인하기 위한 신체 검진 시, 손끝으로 부드럽게 복부를 두드리는 타진만으로도 충분히 통증의 국소화 및 반발압통 여부의 확인이 가능하며, 복부를 깊이 눌렀다가 손을 떼는 방법은 우선적으로 추천되지 않음

* 급성 복증에서 복부 CT는 각종 질환의 진단적 가치가 높아 시행을 꼭 고려한다.

••• 참고문헌 •••

1. Sleisenger and Fordtran's Gastrointestinal and Liver Disease (11th ed.), Chapter 11-12.
2. 김정룡, 소화기계 질환(제4판), 2장.
3. Harrison's Principles of Internal Medicine (21st ed.), Chapter 15.

CHAPTER 02

설사
Diarrhea

전유경

I. 정의

묽은 변이나 물 변의 형태로 배변 횟수가 하루 3회 이상, 배변량이 하루 200~300 g을 초과하는 경우임. 지속된 시간에 따라 2주 미만을 급성, 4주를 초과한 경우를 만성으로 분류함.

II. 급성 설사의 원인

1. 감염성: 90% 이상

1) **바이러스**: Norovirus

2) **세균**: 병원성 *E. coli* [enteroadherent (EAEC), enteropathogenic (EPEC), enterotoxigenic (ETEC), enterohemorrhagic (EHEC, O157:H7)], *Shigella*, *Salmonella*, *Campylobacter*, *Clostridium difficile* 등

3) **기생충**: *Entamoeba histolytica*, *Giardia lamblia*

2. 약물

하제 남용, 항균제, PPI, H_2 수용체 길항제, Mg이 포함된 제산제, NSAIDs, 부정맥약제(quinidine), 혈압약제(ACE inhibitor, beta blocker), 항암제, 항우울제(SSRI)

III. 만성 설사의 원인

1. 분비성 설사

1) 자극성 하제 남용, 만성 알코올 섭취, 담즙산

2) 내분비종양: Carcinoid syndrome, VIPoma, Medullary carcinoma of thyroid, Mastocytosis, Gastrinoma, Colorectal villous adenoma

2. 삼투성 설사

삼투성 하제 남용, 유당 불내성 증후군, 소화되지 않은 탄수화물(솔비톨 등), Gluten/FODMAP (Fermentable Oligosaccharides, Disaccharides, Monosaccharides, And Polyols) 불내성

3. 지방변 설사

만성 췌장염, 소장 내 세균 과증식, 점막 흡수불량, 림프관 폐색

4. 염증성 설사

1) 염증성 장질환(궤양성 대장염, 크론병)
2) 현미경적 대장염
3) 호산구성 위장관염, 동종골수이식 후 이식편대숙주병
4) 감염성: 침습성 세균감염(salmonella, shigella), 기생충
5) 방사선 치료 후 손상

5. 대장운동 변화에 의한 설사

과민성 장 증후군, 갑상선 기능항진증, 당뇨, 약제(prokinetics)

6. 기타

인위적 설사, 담낭절제, 회장절제

IV. 진단

1. 급성 설사

중증 혹은 항균제 투약을 고려하는 환자에서 선별적으로 시행함

※ 진단을 위한 검사를 고려하는 적응증

- 탈수
- 육안적인 혈성 설사
- 38.5도 이상의 발열을 동반하는 경우
- 48시간 이상 호전 없이 지속
- 최근 항생제를 사용한 경우
- 지역사회에서 집단으로 새로이 발생한 경우
- 50세 이상의 환자에서 심한 복통을 동반하는 경우
- 70세 이상의 노인이나 면역이 억제된 환자의 경우

1) **대변검사**: 염증성/비염증성 설사를 구별하는 데 도움. 대변그람염색(백혈구), 기생충(채변 후 신속한 검사), 대변세균배양, *C. difficile* toxin assay, viral antigen, EHEC PCR
2) **CBC, BUN/Cr, 전해질**
3) **S자결장내시경, 대장내시경, CT**: 비감염성 설사가 의심되는 경우(염증성 장질환, 허혈성 대장염, 게실염, 장폐쇄 등)

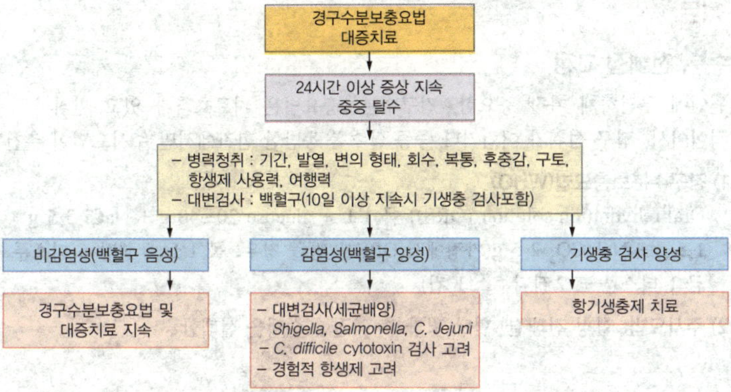

그림 3-2-1. 감염성 설사의 감별 진단
출처: Harrison's Principles of Internal Medicine (21st ed.), Chapter. 133

2. 만성 설사

비감염 요인에 주안점을 두고 병력 및 투약 내역을 우선 확인함

1) **염증 및 영양 상태 평가:** CBC/ESR, CRP, protein/albumin

2) **대변검사:** 대변그람염색(백혈구), 대변잠혈검사, 대변 기생충 검사, 대변 지방 정량, *C. difficile* toxin assay

3) **비감염성 설사가 의심되는 경우(염증성 장질환, 허혈성 대장염, 게실염, 장폐쇄 등):** S자결장내시경, 대장내시경, CT

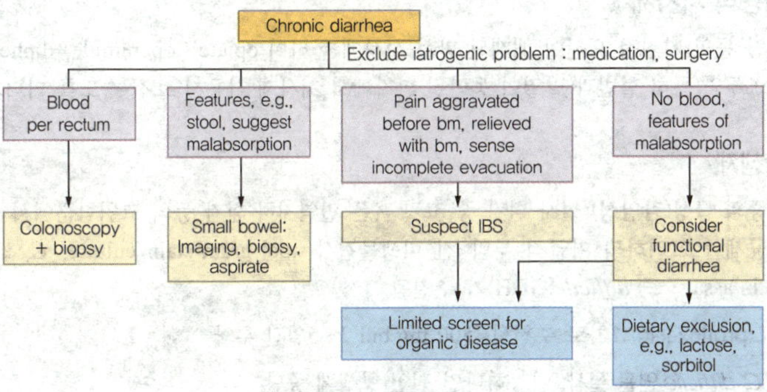

그림 3-2-2. 만성 설사의 감별 진단
출처: Harrison's Principles of Internal Medicine (21st ed.), Chapter. 46

V. 치료

1. 수분, 전해질 교정

원인에 무관하게 가장 중요함. 경구수분보충요법은 치료효과가 있고 편리하고 경제적이어서, 경구 섭취가 어렵거나 중증 탈수를 동반한 환자에서만 주사요법이 추천됨

1) 경구수분보충요법(WHO)

Oral rehydration solution (ORS): 물 1 L + glucose 20~40 g + NaCl 3.5 g + KCl 1.5 g + $NaHCO_3$ 2.5 g(가정에서 ORS를 만들 경우: 물 1 L + 설탕 6 티스푼 + 소금 1 티스푼 + 오렌지주스 1 컵)

2) 주사요법: 혈청 전해질, 혈당 평가 후 적절한 수액을 선택함

Tip

수액요법의 실제(환자의 volume status와 electrolyte balance를 고려하여 조정)

1. 수액 유지요법: NPO state, fever (-) drainage (-)
   Water: 30 mg/kg (2,000 mL) → 5% D/W × 2 L
   Glucose: 100 g
   Sodium: 100~150 mEq → 77 mEq/L × 2 L
   Potassium: 40~80 mEq → 20~40 mEq/L × 2 L
   - D5Na77K30(NK3) or D5Na77K20(NK2): 2,000 mL
2. 수액 보충요법: 설사로 인한 손실량을 보충
   - 중등도 설사(500~1,000 mL/day): Half saline + KCl 20 mmol/L
   - 중증 설사(>1,000 mL): Ringer's lactate + KCl 20 mmol/L

2. 대증적 지사제

감염 등의 기질적 요인이 배제된 만성 설사에 한하여 opiate (loperamide, diphenoxylate) 투약(특히 혈변과 발열이 동반된 환자에서 지사제 사용시 호전 속도를 더디게 함)

3. 항생제

중증의 급성(감염성) 설사 환자 중 고령 혹은 면역저하 환자 등의 고위험군에서 경험적 항균제를 고려하되 가급적 투약 전 미생물검사(stool gram stain/culture, *C. difficile* toxin assay, *C. difficile* GDH)가 추천됨

1) Ciprofloxacin: 1차로 추천됨. 500 mg bid 3~5일간 투약

2) *C. difficile* 연관 설사: 가능하다면 원인 항생제 중단

(1) mild or moderate (WBC ≤15,000/μL and serum creatinine <1.5 mg/dL) → oral vancomycin 125 mg qid 최소 10일 투약(oral vancomycin 투약 어려운 경우 oral metronidazole 500 mg tid 최소 10일 투약)

(2) severe (WBC >15,000/μL or serum creatinine ≥1.5 mg/dL) 혹은 recurrence → oral vancomycin 125 mg qid 최소 10일 투약
(3) fulminant (hypotension or shock, ileus or megacolon) → oral vancomycin 500 mg qid + iv metronidazole 500 mg q8hrs → ileus 있을 경우, vancomycin enema q6hrs (vancomycin 500 mg in N/S 100 mL)
(4) multiple recurrence → 항생제 치료만으로 효과 부족하면 대변이식 고려할 수 있음

3) 아메바성 장염: metronidazole 500 mg po tid 7~10일간 투약

4) 여행자 설사(ETEC, *Campylobacter* 의심): ciprofloxacin 750 mg po qd 혹은 500 mg po bid 3일간 투약

5) Quinolone계 항생제 내성 Campylobacter 감염이 의심되는 경우(동남아시아 호발): azithromycin 1,000 mg 한번 혹은 500 mg qd 3일간 투약

••• 참고문헌 •••

1. Harrison's Principles of Internal Medicine (21st ed.), Chapter 46, 133, 134, 327.
2. Sleisenger and Fordtran's Gastrointestinal and Liver Disease (11th ed.) Chapter 16, 110, 111, 112.

CHAPTER 03

변비
Constipation

김수환

I. 정의

1. 변비는 질환이라기보다는 증상이며, 배변 습관은 사람마다 매우 다양하기 때문에 변비에 대한 절대적인 정의는 없음
2. 로마기준 IV에 따르면, 1주일에 대변 횟수가 3회 미만인 경우, 배변 시 과도한 힘주기, 딱딱하거나 덩어리진 변, 항문직장 부위가 막힌 느낌, 불완전한 배변감, 배변을 유도하기 위해 수지 조작이 필요한 경우와 같은 6가지 증상 중에서 2가지 이상의 증상이, 진단받기 6개월 이상 이전에 시작되었고 지난 3개월간 존재했을 때, 만성 기능성 변비로 정의함

II. 원인

대부분 기질적 요인이 없는 기능성 변비지만, 다양한 이차성 원인을 배제해야 함

표 3-3-1. 성인 변비의 원인

변비의 유형과 원인	예시
급성	
대장 폐쇄 항문 괄약근 경직 약물	종양 협착, 허혈성, 게실성, 염증성 항문 치열, 통증을 동반한 치질
만성	
과민성 장 증후군 약물 대장 가성 폐쇄 (Colonic pseudo-obstruction) 직장 배출장애 (Disorders of rectal evacuation) 내분비 이상 정신 질환 신경계 질환 근 이상	변비 우세형, 교대형 칼슘 채널 차단제, 항우울제 서행성 변비(slow-transit constipation), 거대 결장증(rare Hirschsprung's, Chagas' diseases) 골반저 기능 이상(pelvic floor dysfunction), 항문 연축증(anismus), 회음 하강 증후군(descending perineum syndrome), 직장 점막 탈출증(rectal mucosal prolapse), 직장류(rectocele) 갑상선기능저하증, 고칼슘혈증, 임신 우울증, 식이 장애, 약물 파킨슨병, 다발성 경화증(multiple sclerosis), 척수 손상 진행성 전신성 경화증(progressive systemic sclerosis)

출처: Harrison's Principles of Internal Medicine (21st ed.), Chapter 46

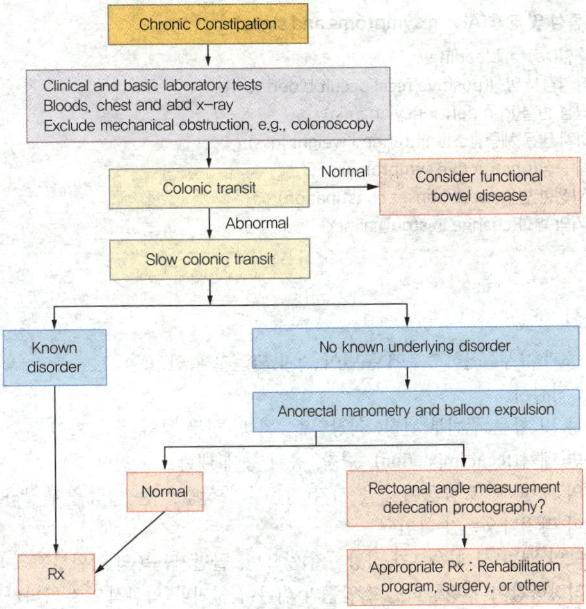

그림 3-3-1. 변비 환자의 접근

출처: Harrison's Principles of Internal Medicine (21st ed.), Chapter 46

III. 진단

변비를 일으키는 다양한 원인에 대한 세심한 병력 청취 및 신체검진이 요구됨

1. 병력 청취

1) 경고증상 유무 확인
2) 이환 시기: 50세 이상에서 갑자기 발생하였거나 점차 진행하는 변비의 경우 대장암 의심
3) 기저질환: 대사질환(갑상선기능저하증, 고칼슘혈증, 당뇨), 척수질환, 항문질환
4) 약제: 지사제, 마약성 진통제, 항고혈압제(칼슘채널차단제), 항우울제, 철분제, 항콜린성 약제, 항파킨슨 약제, 진경제, 이뇨제, 제산제 등
5) 대장암 가족력
6) 정신 · 사회적 요인: 불안, 우울
7) 식이습관: 음식/수분 섭취량 부족

경고 증상 및 징후(Alarm symptoms and signs)

직장출혈(rectal bleeding)
대변잠혈검사 양성(positive fecal occult blood test)
철결핍성 빈혈(iron deficiency anemia)
의도하지 않은 체중감소(unintended weight loss)
장폐쇄 증상(obstructive symptoms)
최근 발생한 변비(recent onset constipation)
변 굵기의 변화(change in stool caliber)

2. 신체검진

1) 복부 종괴 유무, 좌하복부에 분변이 촉지 되는지 확인
2) 직장수지검사
   (1) 항문 및 항문 주변부 관찰: 직장탈출, 치핵, 항문 치열 등을 확인
   (2) 분변 매복(fecal impaction), 협착, 종괴 등에 대한 1차 진단
   (3) 모의 배변 및 조임근 수축을 시켜 회음부의 상승 또는 하강을 관찰하고, 직장점막이 빠져나오는지 확인
      - 모의 배변 시 회음부가 하강하지 않으면, 골반저근육의 이완부전을 의심
      - 직장하강이나 정상적인 조임근의 이완이 없거나 역설적으로 나타나면 배변 협동장애를 의심

3. 혈액 및 대변검사

1) 일반혈액검사, 혈청 칼슘, 혈당을 포함한 일반화학검사, 갑상선기능검사, 분변 잠혈검사
2) 변비 환자의 선별검사로서의 근거는 부족함

4. 내시경검사

1) 에스결장내시경, 대장내시경
2) 대장의 악성 종양, 고립성 직장궤양, 염증성 장질환 등을 배제하는 데 유용
3) 경고 증상이 있는 경우 우선적으로 시행

5. 영상검사

1) 단순 복부촬영: 대변/가스량 평가 및 변 막힘에 대한 일차 평가
2) 복부 CT: 복통/팽만감을 동반하는 변비의 급성 악화 시 기계적 폐쇄 및 천공 감별

6. 대장항문 기능검사

- 원발성 변비는 정상통과형(normal transit), 서행성(slow transit), 배변장애형(defecation disorder)으로 분류
- 기능검사는 중증 변비 환자에서 선별적으로 시행

1) 대장통과시간(colon transit time)

단일 표지자 사용법: 20개(또는 24개)의 방사선 비투과 표지자가 들어 있는 캡슐 1개를 복용하고 5일째(120시간 후) 횡격막과 치골이 포함된 앙와위 단순복부 촬영검사를 시행, 남아있는 표지자가 20% 미만인 경우 정상통과형, 20% 이상인 경우 대장 통과지연으로 판단

2) 풍선배출검사(balloon expulsion test)/항문직장 내압검사(anorectal manometry)

완하제에 반응이 없는 만성 변비 환자에서 배변장애 진단에 도움이 되며, 바이오피드백 치료 전후의 효과 판정에 유용

3) 배변조영술(defecography): 골반저기능장애(pelvic floor dysfunction)를 진단하기 위한 검사

IV. 치료

1. 천공, 출혈, 기계적 폐쇄 등의 징후가 없는지 확인

2. 복통/복부팽만을 동반하는 변 막힘의 치료

1) 통상적인 완하제는 onset이 늦고 복용 후 심한 복부 불편감을 초래할 수 있음
2) 글리세린 관장(글리세린 75~100 mL + 미온수 75~100 mL PR)
3) 분변 매복(fecal impaction): 고령의 환자 또는 시설에 입원중인 환자에서 주로 발생함. 직장수지검사를 통해 분변 매복을 확인한 후, 손가락으로 매복변을 여러 조각으로 나누어서 제거함(digital disimpaction, finger enema)

3. 생활양식의 변화

1) 충분한 수분 및 식이섬유 섭취 교육
2) 변의를 느낄 때 바로 배변하며, 규칙적인 시간에 배변하도록 교육

4. 경구 약제

- 완하제 복용 후에 무른 변 발생 시 복용량을 조절할 수 있도록 사전 교육 필요
- 한 가지 약제에 효과가 없을 경우, 증량보다 다른 기전의 약제 추가가 효과적
- 부피형성 완하제를 투여하고 반응이 없으면 삼투성 완하제를 단독 혹은 추가로 투여, 자극성 완하제는 단기간, 간헐적 투여

1) 부피형성 완하제: 장내 수분을 흡수하여 대변량을 증가시키고 대변을 부드럽게 하여 쉽게 배출되도록 함

(1) 복용 시 충분한 수분 섭취가 권고되며, 복용 12~72시간 이후에 효과가 나타남

(2) 복부팽만으로 인한 불편감이 있을 수 있고, 장협착이나 장폐쇄 환자에서는 증상을 악화시킬 수 있음

(3) 차전자(psyllium, plantago seed Agio®, Mutacil®): 팽만감을 최소화하기 위해 1 pack po qd부터 서서히 증량

(4) 칼슘폴리카르보필(calcium polycarbophil Sylcon®, Wellcon®): 중증 신부전 또는 고칼슘혈증 환자에서 금기

2) 삼투성 완하제: 삼투압에 의해 장내 수분을 증가시켜 배변을 용이하게 함

(1) 마그네슘 제제: MgO (Mag-O®, Magmil® 500~1000 mg po bid). 신장기능이 저하된 환자에서는 고마그네슘혈증을 일으킬 수 있어서 사용 금지

(2) 비흡수성 다당류 완하제: Lactulose (Duphalac® 15 mL po qd~tid) 장내세균에 의해 대사된 후 발생하는 가스가 복부팽만을 유발할 수 있음. Lactulose는 혈중으로 흡수되지 않아 당뇨 환자의 변비 치료에도 유용

(3) 합성 고분자: 폴리에틸렌글리콜(PEG Forlax®, Mylax®, Movilax®) 비흡수성 다당류 완하제에 비해 가스 형성이나 복부팽만 등의 부작용이 적음

3) 자극성 완하제: 상기 완하제에 반응이 없는 경우 단기간 투여 권고

(1) Bisacodyl (Dulcolax® 5 mg) 취침전 경구 복용 권고

(2) Bisacodyl (Dulcolax supp.® 10 mg) 좌약은 gastrocolic reflex를 고려하여 아침 식후 30분에 투여 권고

(3) Alaxyl® (psyllium/senna): 부피형성 완하제(psyllium) + 자극성 완하제(senna), 장기 사용은 주의

4) 5-HT4 수용체 작용제: 대장의 연동 운동을 촉진

Prucalopride (Resolor® 1~2 mg po qd, 65세 이상 혹은 중증 신기능 장애, 간기능 장애 환자는 1 mg po qd) 전통적 완하제에 반응이 없는 경우에 사용

5) 생균제(프로바이오틱스, probiotics)

(1) Ramnos®, Bioflor® 등

(2) 복부팽만감 등의 증상 완화나 변비 환자의 배변횟수, 대변 굳기 등에서 효과를 보였으나, 생균제가 위약에 비해 효과가 크다고 보기에는 아직 근거가 부족

5. 바이오피드백 치료

배변 협동장애로 인한 만성 변비 치료에 효과적임

••• 참고문헌 •••

1. Harrison's Principles of Internal Medicine (21st ed.), Chapter 46
2. 대한소화기기능성질환·운동학회 총서. 변비.
3. Shin JE et al. Korean J Gastroenterol 2019;73:92-98.
4. Lee BE et al. Korean J Med 2015;88:1-8
5. Kim SE et al. Korean J Med 2015;88:15-21

CHAPTER 04

기능성 위장 질환
Functional Gastrointestinal Disorder

김광우

기능성 위장 질환은 위장관 증상과 연관된 소화성 궤양, 위장관 악성 종양, 위식도 역류 질환이나 췌담도 질환 등의 기질적인 소화기계 질환이 없이 복부 증상이 만성적으로 반복되는 질환군이다. 본 장에서는 <기능성 소화불량증(functional dyspepsia)>과 기능성 장 질환(functional bowel disorders)중 <과민성 장 증후군(irritable bowel syndrome)>을 소개한다.

I. 진단 기준 및 분류(증상, 시작 시기와 지속 기간이 중요)

1. 기능성 소화불량증(functional dyspepsia, FD)

하기 1, 2번 증상을 주 3일 이상 호소하는 식후 불편감 증후군(postprandial distress syndrome, PDS) 및/또는 3, 4번 증상을 주 1일 이상 호소하는 명치 통증 증후군(epigastric pain syndrome, EPS)의 두 가지 아형으로 구분된다. PDS 또는 EPS는 다른 개별 소화기 증상/질환군과 병발할 수 있다(예시: 위식도 역류 질환이나 과민성 장 증후군을 같이 호소).

표 3-4-1. 기능성 소화불량증(functional dyspepsia)의 진단 기준(Rome IV 기준)

아래의 기준 중 한 가지 이상에 해당되는 경우
1. 불쾌한 식후 포만감(bothersome postprandial fullness) 2. 불쾌한 조기 만복감(bothersome early satiation) 3. 불쾌한 상복부 통증(bothersome epigastric pain) 4. 불쾌한 상복부 쓰림(bothersome epigastric burning) 그리고, 상기 증상을 설명할 만한 기질적 질환이 없음(상부 위장관내시경 포함) * 증상이 최소 진단 6개월 전에 시작되고, 지난 3개월 동안 위의 기준을 만족하는 경우.(만성 증상)

출처: 기능성 소화불량증의 임상 진료 지침 개정안 2020. Gastroenterology. 2016 May;150(6):1380-92

2. 과민성 장 증후군(irritable bowel syndrome, IBS)

기능성 변비, 기능성 설사, 기능성 복부팽만, 불특정 기능성 장 질환, opioid-유발 변비 등과 함께 기능성 장 질환에 속해있다.

표 3-4-2. 과민성 장 증후군(irritable bowel syndrome)의 진단 기준(Rome IV 기준)

지난 3개월 간 반복적 복통을 1주일에 최소 1회 이상 호소하며, 아래 세 가지 기준 중 두 가지 이상과 관련
1. 배변과 연관 있음(related to defecation)
2. 배변 횟수의 변화와 연관 있음(associated with a change in frequency of stool)
3. 대변 형태의 변화와 연관 있음(associated with a change in form/appearance of stool)
*증상이 최소 진단 6개월 전에 시작되고, 지난 3개월 동안 위의 기준을 만족하는 경우.(만성 증상)

출처: Gastroenterology 2016;150:1393-1407

3. 과민성 장 증후군

배변과 연관된 복통으로, 대변 형태에 따라 변비 우세형(IBS-C), 설사 우세형(IBS-D), 혼합형(IBS-M), 비특이형(IBS-U) 등의 네 가지 아형으로 분류된다.

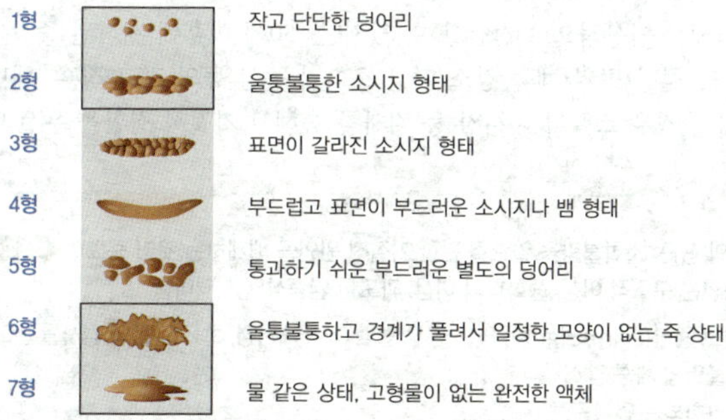

그림 3-4-1. 브리스톨 대변 형태 척도(Bristol stool form scale)
출처: Gastroenterology 2016;150:1393-1407

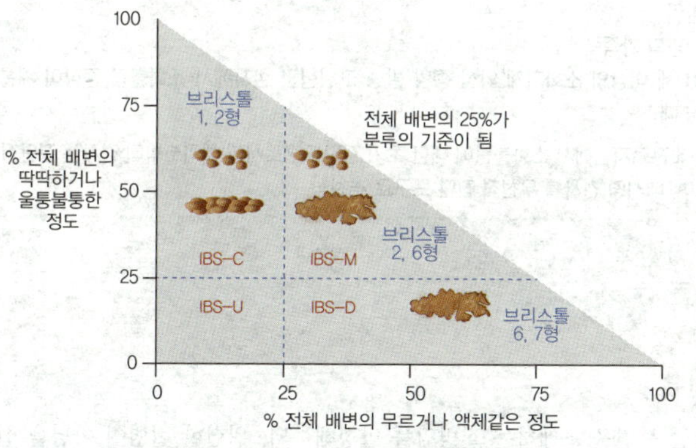

그림 3-4-2. 과민성 장 증후군의 아형 분류(*엄밀하게는 배변 습관을 조절하는 약제를 사용하지 않고 대변 형태를 평가) 출처: Gastroenterology 2016;150:1393-1407

II. 원인

1. 원인 미상이며 소화관 운동 이상(gastrointestinal motor abnormalities)과 내장 감각 과민성(visceral hypersensitivity), 중추신경 조절 이상(central neural dysregulation)이 주요 병태생리 기전으로 알려져 있음
2. 불안, 우울 및 스트레스는 증상을 유발하거나 악화시킬 수 있음
3. 최근에는 장-뇌 상호 연관(gut-brain interaction), 감염 후 과민성 장 증후군, 면역 활성과 점막 염증, 장 내 환경의 변화(예시: 장내세균총의 변화, 담즙산 흡수 이상 등), 세로토닌 경로의 이상과 같은 새로운 발생요인이 제시됨

III. 진단

병력에 근거해서 임상적으로 진단할 수 있지만, 50세 이후에 시작된 증상, 소화기암의 가족력, 빈혈, 혈변/발열/체중 감소/야간 소화기 증상 등의 경고 징후, 배변 습관의 변화를 동반하는 경우 소화기 내시경 등 검사를 통해서 기질적 질환을 우선 배제해야 함

Tip

소화불량의 접근: 소화불량을 일으킬 만한 기질적 원인을 배제하는 것이 중요! 핵심역량

기질적 원인은 구조적 이상, 생화학적 이상, 과도한 염증상태를 의미함

1. 다음 경고 증상(alarm sign)이 있는 경우 혈액검사, 내시경, 초음파 등의 검사를 권고
   (1) 원인 불명의 체중 감소
   (2) 점점 악화되는 연하곤란
   (3) 반복적이거나 지속되는 구토
   (4) 위장관 출혈
   (5) 빈혈
   (6) 발열
   (7) 위암의 가족력
   (8) 40세 이상의 소화기계 악성 종양 발생 고위험군 환자에서 소화불량 증상이 새롭게 나타났을 때
2. 국내 진료지침에서 소화불량에 대한 초기 진단도구로서의 헬리코박터 검사는 진단적 가치가 낮으며, 내시경 검사를 우선적 진단 도구로 추천함

IV. 치료

1. 환자 교육

1) 상당한 불편을 초래하는 질병임을 인정해주되, 위험한 질병이 아님을 설명함으로써 불필요한 투약을 방지함

2) 대증적 치료를 시행하되 증상이 호전되지 않는 경우에는 기질적 질환을 배제하기 위한 추가 검사가 필요함을 교육함
3) 증상은 저절로 호전될 수도 있으며 식단 관리가 중요할 수 있음을 설명함

2. 영양 상담

1) 영양 상담을 통해서 변비환자가 수분 및 식이섬유 섭취량이 적거나, 복통 혹은 설사를 호소하는 환자에서 유제품 섭취량이 많다면 식단 개선을 우선 권고함
2) 최근 FODMAP의 과다 섭취가 과민성 장 증상을 악화시키는 것으로 알려져, 음식 섭취에 따른 증상 악화를 반복적으로 호소하는 환자에서는 low FODMAP diet가 권장됨

3. 약물요법

Tip

기능성 소화불량증의 대증적 약물 치료

1. 식후 불편감 증후군(postprandial syndrome, PDS): 위장관 운동 촉진제를 우선적으로 단기간사용
 1) 도파민 D2 수용체 길항제: Domperidone M 12.72 mg 1 tab tid, Itopride 50 mg 1 tab tid
 2) 5-hydroxytryptophan (5-HT4) 수용체 작용제: Mosapride 5 mg 1 tab tid/Mosapride SR 15 mg qd
  *Motiliton® (30 mg 1tab tid): 도파민 D2 수용체 길항제 + 5-HT4 수용체 작용제 복합제제
  *약제를 조합하여 사용해 볼 수 있으나, prokinetics를 한 종류에만 적용 가능
2. 명치 통증 증후군(epigastric pain syndrome, EPS): 위산 분비 억제제를 우선적으로 고려
 1) 프로톤펌프 억제제
  : 다수의 연구에서 히스타민 수용체 길항제보다 효과가 있는 것으로 밝혀져, 위장관 운동 촉진제 와 병용하여 사용 가능하나, 현재 보험 적용 불가능
  : Pantoprazole 20 mg 1 tab, Omeprazole 20 mg 1 tab, Lansoprazole 15 mg/30 mg 1 cap, Esomeprazole 40 mg 1 cap, Dexlansoprazole 30 mg 1 cap, Rabeprazole 1 cap 10 mg
 2) 히스타민 수용체 길항제
  : Famotidine 20 mg bid
  *최근 많이 쓰이는 칼륨 경쟁적 위산 분비 억제제(potassium-competitive acid blocker, PCAB)는 소규모 연구에서 효과가 있는 것으로 보고하나, 추가 연구가 필요.
3. 항우울제: 다양한 정신사회적 요소들이 기능성 소화불량증과 밀접하게 연관, 단 부작용에 주의!
 1) 삼환계 우울제(tricyclic antidepressants, TCA): amitriptyline 5~50 mg 1 tab, 위장관 촉진 제에 추가 사용. 명치 통증 증후군에 효과. 5 mg qd로 시작하여 필요시 서서히 증량 추천
 2) 5-hydroxytryptophan (5-HT1A) 수용체 작용제: buspirone 5 mg 1 tab. 위저부 이완효과
 3) 세로토닌 재흡수 차단제(selective serotonin reuptake inhibitor, SSRI)
  *정신과 약물은 각각 약제의 부작용을 잘 인지하여 남용하지 않도록 유의

과민성 장 증후군의 대증적 약물 치료

Tip

1. 변비 우세형(IBS-C): 투약 후 설사 발생 시 복용량을 조절할 수 있도록 사전 교육 필요
   1) 부피형성 완하제: 특히 식이섬유 섭취량이 적은 환자에서 유용: 차전자(psyllium), 아기오 (Agio 6 g granule/pkg 1p kg daily hs), 실콘(Sylcon 625 mg 2 tab tid)
   2) 삼투성 완하제: 마그네슘 제제(MgO, 500~1,000 mg po bid~tid), 비흡수성 다당류 하제 (lactulose 15~30 mL po bid~tid, PEG)
   3) 자극성 완하제: Bisacodyl (5 mg po bid 혹은 10 mg per rectal)
   4) 5-HT4 수용체 작용제: 기존 완하제에 반응하지 않는 만성 변비 환자 : Prucalopride (2 mg qd, stage Ⅲ 이상 CKD 혹은 65세 이상은 1 mg qd)
2. 설사 우세형(IBS-D)
   1) 지사제: 필요시 smectite 3g/20mL qd~tid(최대 용량 9g, 급성 설사 시 초기 3일은 1일 용량을 2배로 증량 가능), loperamide 1 cap (2 mg)씩 복용(일일 최대 용량 16 mg)
   2) 5-HT3 수용체 길항제: ramosetron(남성 5 mcg qd, 여성의 경우 2.5 mcg qd)
3. 복통의 개선
   1) 진경제(antispasmodics): trimebutine/pinaverium/tiropramide/alverine citrate 1 tab tid
4. 항우울제: 일반적인 내과적 약물치료에 반응하지 않는 통증이 지속되거나 동반된 정신과 질환이 있는 경우
   1) 삼환계 항우울제(tricyclic antidepressants, TCA): amitriptyline 5~50 mg qd. Tianeptin 12.5 mg 1 tab tid (modified TCA). 설사형 과민성 장 증후군에서 효과 기대
   2) 세로토닌 재흡수 차단제(selective serotonin reuptake inhibitor, SSRI) : fluoxetine 10 mg qd, paroxetine 12.5 mg qd, escitalopram 5 mg qd. 변비형 과민성 장증후군에서 효과 기대

••• 참고문헌 •••

1. Harrison's Principles of Internal Medicine (21st ed.), Chapter 321, 327
2. Sleisenger and Fordtran's Gastrointestinal and Liver Disease (11th ed.), Chapter 122.
3. Stanghellini V et al., Gastroenterology 2016:150:1380-1392.
4. 오정환 외, 기능성 소화불량증의 임상 진료 지침 개정안 2020. 대한내과학회지: 2021:96:116-138.
5. Lacy BE et al., Gastroenterology 2016:150:1393-1407.
6. 김재학, 지삼룡. 과민성장증후군. Korean J Gastroenterol 2019;73:84-91.

CHAPTER 05

헬리코박터 파일로리, 소화성 궤양
Helicobacter pylori and Peptic ulcer disease

신철민

I. 헬리코박터 파일로리

1. 개요

헬리코박터 파일로리(*Helicobacter pylori*)균은 위점막 표면의 점액에 거주하는 나선형의 그람음성균으로 상피세포에 접착하여 염증을 유발함. 헬리코박터 파일로리 감염은급·만성 위염, 소화불량증, 소화성 궤양 및 점막연관림프조직(mucosa-associated lymphoid tissue, MALT)림프종, 위선암(gastric adenocarcinoma) 등을 유발하며, 철분결핍성 빈혈 및 특발성 혈소판 감소성 자반증 등 혈액 질환과의 연관성도 알려져 있음

2. 진단(표 3-5-1)

1) **침습적 검사**: 내시경 검사로 조직을 채취하여 검사
  - 급속요소분해효소검사(rapid urease test, RUT)
  - 조직검사(Giemsa stain 등)
  - 배양 검사
  - 중합효소연쇄반응(polymerase chain reaction, PCR) 검사

2) **비침습적 검사**: 내시경 생검 조직이 필요 없음
  - 요소호기검사(urea breath test, UBT)
  - 대변 항원 검사
  - 혈청 검사

3. 제균 치료의 적응증

1) 이전 국내 가이드라인(2013년도 대한상부위장관 헬리코박터학회)

- 권고 등급 강함
  ① 반흔을 포함한 소화성 궤양
  ② MALT 림프종
  ③ 조기위암의 내시경적 절제술 후
  ④ 만성 특발성 혈소판 감소증
- 권고 등급 약함
  ① 위축성 위염/장상피화생이 있는 경우
  ② 위암의 가족력
  ③ 기능성 소화불량증
  ④ 소화성 궤양 병력이 있는 환자에서 장기간 저용량 아스피린 투여가 필요한 경우

2) 2020년도 국내 가이드라인 추가 적응증

① 철분 결핍성 빈혈(Iron deficiency anemia)

② 위선종의 내시경 절제술 후

③ 기능성 소화불량증

3) 외국 가이드라인[일본의 Kyoto 합의(2013년) 및 유럽 Mastricht V 가이드라인(2017년) 등]: 헬리코박터 파일로리를 일종의 감염성 질환으로 보고 모든 감염자에서 제균 치료가 필요하다는 경향을 보이고 있음

4. 제균 치료 방법

표 3-5-1. 헬리코박터 파일로리 감염의 진단 검사

	정확도	장점	단점
비침습적 검사			
요소호기검사	민감도: > 95% 특이도: > 95%	민감도와 특이도가 높다 제균 치료 후 확인을 위한 검사로 적합하다.	항생제 또는 양성자펌프 억제제 투여로 인해 위음성이 가능하다. 위절제술 환자에서 위양성이 가능하다.
대변항원검사	민감도: > 95% 특이도: > 95%	민감도와 특이도가 높다. 소아에게 유용하다.	항생제 또는 양성자펌프 억제제 투여로 인해 위음성이 가능하다.
혈청검사	혈청검사	저렴하고 쉽게 검사 가능하다. 위장관 출혈, 항생제 또는 양성자펌프 억제제 투여에 영향을 받지 않는다.	특이도가 낮다. 현성 감염과 과거 감염을 구분하지 못하므로 제균 치료 후 제균 확인을 위한 검사로 적합하지 않다.
침습적 검사			
급속요소분해 효소 검사	민감도: 90% 특이도: > 95%	민감도와 특이도가 높다.	위축성 위염, 장상피화생이 있는 경우, 항생제 또는 양성자펌프 억제제 투여 환자, 상부 위장관 출혈의 경우 위음성이 가능하다.
조직검사	민감도: 60~90% 특이도: > 95%	조직진단에 대한 정보를 추가로 얻을 수 있다. Giemsa 염색법이나 Warthin-Starry 은염색법 등 다른 염색 방법의 병용이 추천된다.	균이 위점막에 균일하게 분포하지 않은 경우 위음성이 가능하다.
배양검사	민감도: 50~90% 특이도: 100%	항생제 감수성을 확인할 수 있다.	검사방법이 복잡하고, 시간이 오래 걸려 임상에서 널리 사용되지 않는다.
중합효소연쇄 반응 검사	민감도: > 95% 특이도: > 95%	민감도와 특이도가 높다. 항생제 감수성을 확인할 수 있다.	가격이 비싸다.

1) 1차 치료

→ 3제 요법(7~14일, PPI standard dose bid + amoxicillin 1 g bid + clarithromycin 500 mg bid)

2) 2차 치료

→ 4제 요법(7~14일, PPI standard dose bid + bismuth 120 mg qid + tetracycline 500 mg qid + metronidazole 500 mg tid)

1차 제균 치료에 실패하거나, 1차 치료 약제에 대한 알레르기 반응, clarithromycin내성 양성인 경우 등

3) 3차 치료: Levofloxacin 기반 3제 요법이 최근 보험 적용이 가능하나 제균 성공률은 높지 않음

4) 그 외 제균 성공률을 높이기 위해 순차 치료(sequential therapy), 동시 치료(concomitant therapy), 혼합 치료(hybrid therapy)가 고려될 수 있음. 비록 아직까지 1차 치료로 clarithromycin 기반의 표준 3제 요법을 권고하고 있으나 항생제 내성 증가로 인해 표준 3제 요법의 제균 성공률이 낮아지고 있어 이들 치료법이 대안이 될 수 있음. 하지만 동시에 3개의 항생제를 사용하는 점, 제균 치료 시 명확한 구제 요법(rescue)이 없는 점을 고려하여 신중한 결정이 필요함

5) 제균 여부 확인: 제균 치료 후 적어도 4주 이상경과 후 요소 호기검사 또는 내시경 조직 검사(특히 위궤양은 악성 위궤양(위암) 감별을 위해 8~12주 후 추적 위내시경이 필요함)

II. 소화성 궤양

1. 개요

1) 소화성 궤양의 원인으로 *Helicobacter pylori*와 비스테로이드 소염진통제(non-steroidal anti-inflammatory drug, NSAID)가 있으며 헬리코박터균은 십이지장 궤양의 50~70%, 위궤양의 30~50%에서 원인이 되고 재발에도 관여함

2) 헬리코박터 감염이 동반된 경우, NSAIDs를 함께 복용하면 위장관 출혈의 위험이 더욱 높아짐

3) 따라서 소화성 궤양이 있는 환자에서 헬리코박터 균을 검사하고 치료해야 함

2. 합병증

1) 출혈: 토혈, 혈변, 흑색변, 빈혈

2) 천공, 복막염, 패혈증

3) 유문부 협착

3. 진단

1) 병력 청취와 신체검진

(1) 복통

- 십이지장궤양: 식후 90분~3시간에 악화되며 식사 후 완화
- 위궤양: 식사 후 악화

(2) 합병증: 오심, 구토(유문부 협착), 흑색변, 토혈(출혈), 압통 및 반발압통(천공 및 복막염)

2) 위내시경

(1) 위궤양인 경우 악성 궤양의 감별 위해 조직검사 필요

(2) 급성 상부 위장관 출혈인 경우 24시간 내에 내시경 검사를 시행하는 것이 생존율 향상/재원기간 감소

3) 단순 복부 방사선 촬영: 천공이 의심되는 경우 free air를 확인

4) 헬리코박터 감염의 진단

내시경을 이용한 방법(병리 조직 검사 및 RUT)과 요소 호기 검사로 진단

4. 치료

1) 프로톤 펌프 억제제(proton pump inhibitor, PPI): 가장 효과적, 약제 간 효능 차이는 없음

- 급성 위장관 출혈 등 응급 상황: 정맥 제제로 투여함
- 경구 제제: Omeprazole 20 mg 아침 식전 daily 4~8주 치료(동등 약제(standard dose): pantoprazole 40 mg, esomeprazole 40 mg, lansoprazole 30 mg, rabeprazole 20 mg, dexlansoprazole 30 mg)

2) *H. pylori* 제균 치료

5. 소화성 궤양의 예방(표 3-5-1)

소화성 궤양의 병력이 있는 환자에서는 가능하면 NSAID 복용을 중지해야 하지만, NSAID 복용이 필요하고 활동성 궤양이 없는 환자의 경우 소화성 궤양의 재발 위험을 낮추기 위해 NSAID와 PPI의 병용 또는 위궤양 출혈 위험이 낮은 COX-2 억제제로 변경할 수 있다. 단, 심혈관계 합병증의 고위험군에서는 COX-2 억제제의 사용이 추천되지 않는다.

표 3-5-2. NSAIDs 관련 점막 손상의 권고 치료

임상 상황	권고 내용
Active ulcer의 치료 NSAIDs를 중단하는 경우 NSAIDs를 중단하지 않는 경우	 고용량의 H2RA 또는 PPI PPI
NSAIDs 복용 중인 고위험군*에서의 2차 예방	*Helicobacter pylori* 양성: 제균 치료 Non-selective NSAIDs + misoprostol** Non-selective NSAIDs + PPI COX-2 억제제***

NSAIDs, non-steroidal anti-inflammatory drugs H2RA, histamine-2 receptor antagonist PPI, proton-pump inhibitor COX-2, cyclooxygenase-2. *고위험군의 정의: 1) old age, 2) 이전 소화성 궤양의 병력, 3) 고용량의 NSAIDs 약제의 사용, 4) NSAIDs와 아스피린, 항혈소판제제, 항응고제 혹은 스테로이드를 병용하는 경우. **Misoprostol은 설사, 복통, 오심 등의 부작용이 비교적 흔하여 임상에서 이용이 제한적임. ***심혈관계 위험이 낮은 약제 연관 소화성 궤양의 고위험군 환자에서 권고되며, 심혈관계 위험이 높은 경우에는 권고되지 않음

••• 참고문헌 •••

1. 김상균, 정혜경, 이항락 등. 한국인 헬리코박터 파일로리 감염의 진단과 치료 임상 진료지침. 대한소화기학회지 2013;62:3-26.
2. Jung HK, Kang SJ, Lee YC, et al. Evidence based guidelines for the treatment of Helicobacter pylori infection in Korea 2020. Korean J Intern Med 2021;36:807-838.
3. 대한위암학회 편저. 위암과 위장관 질환, 2nd edition. 일조각. 2019.
4. Jameson JL, Fauci AS, Kasper DL, et al. Harrison's Principles of Internal Medicine, 21st edition. McGraw-Hill Education. 2018.
5. 주문경, 박찬혁, 김준성 등. 약제 연관 소화성궤양의 임상 진료지침 개정안 2020. 대한소화기학회지 2020;76:108-133.

CHAPTER 06

위장관 출혈
Gastrointestinal bleeding

윤 혁

I. 상부위장관 출혈(Upper GI bleeding)

1. 정의

Treitz ligament 근위부에서의 출혈

2. 원인(확인해야 할 병력)

1) 소화성 궤양(aspirin, NSAIDs, 항혈소판제, 항응고제, 스테로이드 등 복약력)
2) 정맥류(간경변)
3) Mallory-Weiss tear(음주력, 구토 여부)
4) 악성 종양(체중감소, 종양 수술력 등)
5) 혈관이형성증(50세 이상, 원인불명의 위장관 출혈 병력)
6) 치료내시경 후 합병증(1–2주 이내 치료 내시경 과거력)

Tip

병력청취 시 유의사항

1. 증상(토혈, 흑색변, 혈변): 대량의 급성 상부위장관 출혈의 경우 혈변으로 발현할 수도 있음.
2. 출혈량 및 출혈 속도: 활력징후를 측정해 빈맥, 저혈압, 쇼크 여부 확인
3. 동반증상: 황달, 가슴 상부 거미혈관종 등이 동반된 경우 알코올성 간질환이나 만성 간질환 의심
4. 기저질환: 위장관 출혈의 고위험군(간경변증, 만성 신부전, 선천적 출혈성 질환)
5. 복약력: NSAIDs, 항혈소판제, 항응고제, 스테로이드 등

3. 진단

1) 병력 확인
2) 비위관 삽입: 출혈 유무 및 활동성 출혈 여부를 확인하며 세척을 통해 내시경 시 시야를 확보. 단, 십이지장 출혈의 경우 15% 정도 까지 위음성 가능
3) CBC, coagulation panel(원발성 또는 2차성 응고장애 배제 위해 필요): 급성 출혈인 경우 Hb 수치가 출혈량을 대변하지 못하며, 평형을 이루는 데 최소 6시간 이상 필요. 따라서 심박동과 혈압이 초기 출혈량을 반영하는 가장 민감한 지표임. 출혈의 임상경과 추적 시 검사를 반복해 평가하는 것도 중요
4) ABO/Rh: 수혈에 대비해 미리 검사
5) 상부 위장관 내시경

4. 치료

1) 초기치료

(1) 18 G 이상의 도관으로 혈관 확보, 생리식염수 우선 투여

(2) 혈역학적으로 불안정한 활동성 출혈 → 농축 적혈구 수혈
(혈역학적으로 안정한 경우에는 Hb 7.0 g/dL 이하면 7~9 g/dL를 목표로 제한적 수혈, 단 심혈관계 질환이 있는 경우 Hb 8.0 g/dL 이하면 8~10 g/dL를 목표로 수혈) 응고 장애가 동반된 경우 → 신선동결혈장 추가(INR은 1.5~2.5로 조절, 내시경전 혈소판은 50K 이상으로 유지)

(3) 소화성 궤양 출혈: 고용량 프로톤 펌프 억제제 투여

① 초기 투여: pantoprazole 80 mg + N/S 50 mL mix IV over 30 min

② 유지 용량: pantoprazole 200 mg + N/S 200 mL mix IV (8 cc/hr = 8 mg/hr), 72시간 지속점적 투여

(4) 정맥류 출혈: 혈관수축제 및 예방적 항생제 투여

① 혈관수축제: terlipressin 2 mg iv loading → 1 mg iv q6h

② 예방적 항생제: ceftriaxone 투여, 심각한 출혈 시 SB tube 삽입

2) 내시경 지혈술: 진단과 치료를 동시에 가능

(1) 기계적 지혈법: 클립 지혈법(국소 노출 혈관), 밴드 결찰술(식도 정맥류)

(2) 응고 지혈법: 아르곤 플라즈마 응고술, 전기 응고술 등

3) 혈관 색전술: 혈역학적으로 불안정해 내시경 시술이 불가하거나, 내시경 시술이 실패한 경우 CT 혈관조영술을 시행하고 출혈 병소 발견 시 혈관 색전술 시행

4) 수술: 혈역학적으로 불안정한 활동성 출혈에서 혈관 색전술이 실패한 경우

5) 항혈전제(항혈소판제, 항응고제): 활동성 위장관 출혈 시 중단하나, 지혈 후 가급적 빨리 재투여해야 함. 약제 재개 시점은 순환기내과나 신경과 등 처방한 과와 상의해서 결정하되, 특히 두 가지 항혈소판제를 투여 중인 환자는 심근경색이나 뇌졸중 등 합병증 위험이 높으므로 지혈 후 즉시 한 가지(보통 aspirin)를 먼저 시작하고 다른 한 가지도 가급적 5일 이상 중단하지 않도록 함

II. 하부위장관 출혈(Lower GI bleeding)

1. 정의 및 임상적 특징

1) 정의: Treitz ligament 원위부에서의 출혈

2) 임상적 특징: 대부분 혈변이 주 증상이나, 우측 대장이나 소장 출혈의 경우 흑색변으로 발현하기도 함. 상부위장관 출혈에 비해 저절로 멈추는 경우가 많고 전반적인 사망률도 낮음

2. 원인

1) 게실 출혈(입원이 필요한 하부위장관 출혈 중 가장 흔함)
2) 혈관이형성증
3) 종양성 질환: 대장 용종 및 종양
4) 염증성 질환: 허혈성 장질환, 염증성 장질환, 감염성 장질환
5) 항문 질환: 치핵, 치열, 숙변 궤양
6) 기타: 방사선 장염, 용종절제술 후 출혈

3. 진단

- 직장수지검사
- CBC, coagulation panel, ABO/Rh
- 혈역학적으로 불안정한 혈변이라면 상부위장관 내시경을 먼저 시행함

1) 대장 내시경

⑴ 대장 및 직장의 출혈 병변에 대한 진단, 조직검사, 치료 가능
⑵ 적절한 전처치가 선행되지 않으면 검사에 제한이 큼
환자가 혈역학적으로 안정적이고 전신상태가 나쁘지 않으면 장정결제를 복용하고 대장내시경을 하는 것이 추천되나, 그렇지 않거나 추정되는 출혈병소가 원위부 대장이나 직장일 경우(특히 40세 미만에서의 경미한 혈변)는 관장만 하고 에스결장내시경을 시행할 수도 있음

2) CT 혈관조영술

⑴ 혈역학적으로 불안정한 경우 시행하고 출혈 병소 발견 시 혈관색전술 진행
⑵ 출혈이 멎었을 때에는 진단율이 매우 떨어짐

4. 치료 원칙

1) 초기 치료: 상부위장관 출혈과 동일

⑴ 18 G 정맥로를 확보. 수액 주입, 혈역학적으로 불안정한 경우 농축 적혈구 수혈
⑵ 출혈 소인이 있는 경우 교정(혈소판, 신선동결혈장)

2) 내시경 지혈술: 기계적 지혈법, 응고 지혈법 등을 사용

3) 혈관 색전술: 적응증은 상부위장관 출혈과 동일

4) 수술

⑴ 혈역학적으로 불안정한 중증 활동성 출혈에서 내시경 및 색전술이 불가한 경우
⑵ 종양이나 멕켈 게실(Meckel's diverticulum) 출혈

5. 원인 질환별 진단 및 치료

1) 게실 출혈

⑴ 무통증의 갑작스러운 혈변이 특징, 80%에서는 보존적 치료로 출혈이 멎으나

20%에서 재출혈 발생

⑵ 내시경 지혈술을 우선적으로 시도하지만 다수의 게실 중 정확한 출혈병소를 찾지 못하는 경우가 많음. 금식과 수액 보충 등의 보존적 치료를 시행하며 멎기를 기다려야 함. 활력징후가 불안정한 경우 혈관색전술을 고려함

2) 폴립절제술 후 출혈

⑴ 빈도는 약 0.2~1.8%

⑵ 내시경으로 출혈 부위 확인 및 지혈술 시행

III. 상세불명의 위장관출혈(obscure GI bleeding)

1. 정의 및 분류

1) 정의: 위내시경과 대장내시경 시행 후에도 출혈 병소를 찾을 수 없는 위장관출혈(대부분 소장 출혈이므로 suspected small bowel bleeding으로도 불림)

2) 분류

- 현성 출혈(overt bleeding): 혈변이나 흑색변이 있는 경우
- 잠재 출혈(occult bleeding): 무증상의 철결핍성 빈혈로 발현

2. 원인

1) Vascular lesion: 혈관이형성증 등

2) Mass lesion (neoplasm): GIST, 소장암 등

3) Inflammatory lesion: 크론병, NSAID-induced enteropathy 등

3. 진단

1) 2nd look endoscopy

- 위, 대장 내시경 재시행시 출혈병소가 발견되는 경우가 15% 정도임
- 1차 내시경 시 위와 근위부 십이지장 및 대장이 충분히 평가되었는지 검토 후 재시행 여부 결정

2) 캡슐 내시경

⑴ 위, 대장내시경에서 출혈병소가 발견되지 않는 원인 미상의 소장 출혈에 추천되는 일차 검사, 80%에서 전체 소장에 대한 검사가 가능

⑵ 소장 출혈 병변 확인에 영상, 핵의학적 검사보다 진단율이 높음. 하지만 진단율을 높이기 위해서는 가급적 활동성 출혈이 있을 때 시행해야 함.

⑶ 캡슐 내시경 검사에서 음성인 경우 재출혈 가능성은 10% 미만

⑷ 단점: 지혈술이나 조직검사 불가, 실시간 영상을 얻을 수 없음

⑸ 금기: 위장관 수술력, 방사선 치료력, 크론병 있는 경우 협착이나 맹관으로 인해 캡슐 저류 위험성(약 1%)

3) 풍선 소장내시경

(1) 캡슐 내시경 결과 등을 종합해 소장 접근 방법 결정(경구 또는 항문)

(2) 진단 및 치료적 시술이 동시에 가능

4) CT 혈관조영술

혈역학적으로 불안정한 경우 시행하고 출혈 병소 발견 시 혈관색전술 진행

5) 소장 CT

캡슐 내시경이 금기이거나 소장의 mass lesion 배제 필요 시(특히 40세 미만)

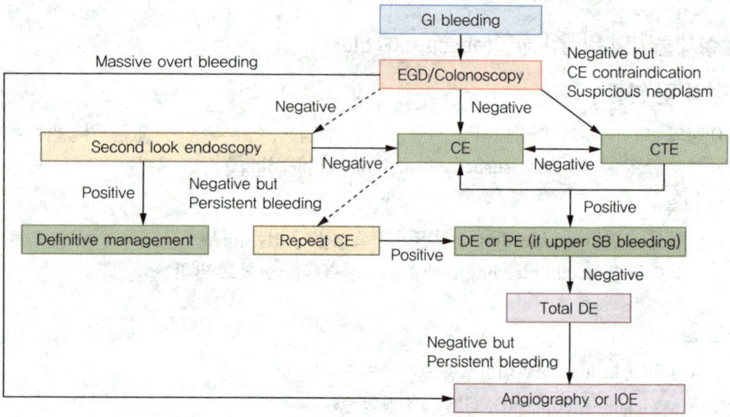

그림 3-6-1. 원인불명 위장관 출혈 환자 진료 접근법

Dashed arrows indicate less-pre-ferred options. GI, gastrointestinal; EGD, esophagogastroduodenos-copy; CE, capsule endoscopy; CTE, computed tomography enterogra-phy; DE, deep enteroscopy; PE, push enteroscopy; SB, small bowel; IOE, intraoperative enteroscopy

••• 참고문헌 •••

1. Sleisenger and Fordtran's Gastrointestinal and Liver Disease (11th ed.), Chapter 20.
2. Harrison's Principles of Internal Medicine (21st ed.), Chapter 48.
3. Rockey. Nat Rev Gastroenterol Hepatol. 2010 May;7(5):265-79.
4. Shim KN et al. Clin Endosc 2013;46(1):45-53.
5. Oakland K et al. Gut 2019;68(5):776-789.
6. Kim JS et al. Korean J Gastroenterol 2020;76:322-332.

CHAPTER 07

위식도 역류질환 및 식도운동질환

Gastro-esophageal reflux disease and Esophageal motility disorders

김보경

위식도 역류질환

I. 정의

위 내용물이 식도로 역류하여 불편한 증상을 유발하거나 이로 인하여 합병증을 유발하는 질환

II. 분류

1. 증상

1) 전형적 식도 증상: 가슴 쓰림, 역류
2) 식도 외 증상: 후두부 발적, 부종, 성대 결절, 만성 기침, 천식, 부비동염, 비심인성 흉통, 치아 우식증, 치아 미란증후군, 폐렴

2. 미란성 식도염: 전형적 가슴 쓰림을 호소하는 역류성 식도염 환자의 50% 미만에서 관찰됨

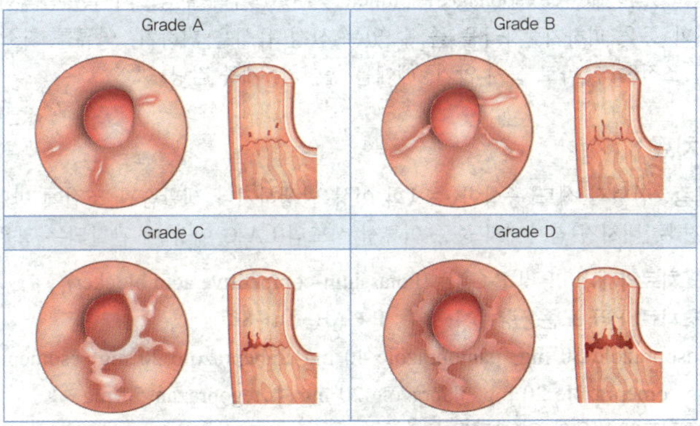

그림 3-7-1. 수정된 Los Angeles 분류에 따른 다양한 등급의 식도염

1) **Los Angeles 분류법**: 내시경 중증도와 증상이 비례하지는 않음

(1) LA-A: 5 mm 미만의 미란

(2) LA-B: 5 mm 이상의 미란

(3) LA-C: 미란이 연결되어 있고 내강의 75% 미만

(4) LA-D: 미란이 연결되어 있고 내강의 75% 이상

3. 비미란성 식도염: 가슴 쓰림을 호소하나 내시경상 이상 소견이 없는 경우

4. 합병증: 궤양, 협착, 바렛식도, 식도 선암

III. 진단

1. 증상: 전형적인 가슴 쓰림 증상이 있으면 검사 없이 경험적 치료 시작 가능
2. 상부위장관내시경: 다른 기질적인 질환을 배제하거나 식도 점막의 손상 및 합병증 진단을 위해 권장됨
3. 24시간 보행성 식도 산도검사: 내시경 검사에서 정상 혹은 불확실한 소견을 보이고 PPI 치료에 반응하지 않은 역류 증상을 보이는 경우

IV. 치료

1. 생활습관 조절

하부식도괄약근(lower esophageal sphincter, LES) 압력을 감소시키는 음식인 지방식, 술, 커피 등을 피하기, 자극을 줄 수 있는 산성 음식을 피하기, 역류를 최소화하도록 행동을 조절(식후 바로 눕지 않기, 베개를 높이기, 체중 감량)

2. 약물 치료

1) **적응증**: 전형적 식도 증상이 주 1회 이상 발생하거나 생활습관 조절에 반응하지 않는 경우, 내시경 검사에서 중증 역류성 식도염(LA-C 이상)이 관찰되는 경우

2) **주요 치료약제**: PPI 및 P-CAB (Potassium-competitive acid blocker)

(1) 초치료: PPI 표준용량 * 4~8주, P-CAB †4~8주

*lansoprazole 30 mg, pantoprazole 40 mg, rabeprazole 20 mg, esomeprazole 40 mg, omeprazole 20 mg, ilaprazole 20 mg † tegoprazan 50 mg

(2) 초치료에 반응이 없는 경우

① 다른 종류의 PPI로의 변경

② 표준 용량 두 배의 PPI로 증량

③ PPI ↔ P-CAB으로의 변경

④ 취침 전 H_2 수용체 길항제 추가(야간 역류증상이 심한 경우)

(3) **유지요법:** 초치료에 반응이 있을 경우 PPI 절반용량을 수개월간(주로 2~3개월) 유지하거나, 증상이 있을 때만 복용하는 방법들이 사용됨

(4) **PPI 장기 복용 시 우려되는 부작용:** 고가스트린혈증, 칼슘, 비타민 B_{12}, 철분, 마그네슘의 흡수 감소로 인한 골밀도 저하, 골절 등에 대한 우려가 있으나, 근거 등급이 낮고, 위식도역류 증상이 명확한 경우에는 PPI의 사용으로 인한 증상개선효과가 높아 투약을 적극 고려하는 것이 권고됨

3) 위장관운동촉진제: itopride, levopride, mosapride: PPI와 병합치료로 증상을 개선

3. 항역류 수술(Nissen Fundoplication): 식도열공탈장이나 역류증상이 심한 경우, PPI에 반응하지만 중단 시 재발이 잦아 중단하기 어려운 경우 고려

Tip

생활습관조절의 효과

1. 체중감량: BMI 25 이상인 경우, BMI와 무관하게 최근 체중증가가 있었던 경우 권장
2. 베개를 높이기: 야간증상이 심한 경우 증상 완화에 효과적
3. 야식 섭취 자제하기: 취침 2~3시간 전부터는 음식섭취 자제
4. 초콜릿, 카페인, 알코올, 시거나 매운 음식, 탄산음료 피하기: 무조건적인 회피는 권유되지 않고, 증상과 연관이 있는 경우 권유
5. 금연, 금주: 현재까지 연구에서는 GERD 증상을 완화시켜주지 못함

출처: Am J Gastroenterol 2013;108:308-28.

참고문헌

1. Harrison's Principles of Internal Medicine (21st ed.), Chapter 323.
2. 정혜경 외. 대한소화기학회지, 2012;60:195-218.
3. Katz PO, Gerson LB, Vela MF. Am J Gastroenterol 2013;108:308-28.
4. Nayar DS, Vaezi MF. Gastrointestinal Endoscopy. 2004;60(2):253-7.

식도운동질환

I. 정의

- 식도의 신경근육계의 기능이상으로 발생하는 질환
- 통상적으로 삼킴곤란, 흉통 혹은 가슴쓰림 등과 동반되어 위식도역류질환과의 구분이 어려운 경우가 있음

II. 분류

1. 식도이완불능증

1) **원인**: 식도 근육 신경절 세포가 소실되어 하부식도조임근의 이완과 식도 체부의 연동운동이 손상되어 발생

Eckardt score	0	1	2	3
삼킴곤란	없음	가끔	매일	매 끼니
역류	없음	가끔	매일	매 끼니
흉통	없음	가끔	매일	매 끼니
체중감소(kg)	0	<5	5~10	>10

2) **증상**: 삼킴곤란, 역류, 흉통 및 체중감소. Eckardt 점수로 증상의 정도, 치료 후 반응 등을 평가

3) **치료되지 않을 경우**: 식도내강의 심한 확장, 하부식도조임근 과증식을 동반한 S자 식도의 변형 발생, 흡인성 폐렴, 편평상피 식도암 발생 위험성이 일반인에 비해 17배 증가

2. 미만성 식도경련

1) 하부식도조임근의 이완은 정상이나, 식도 체부 근육의 비상적인 동시성 수축에 의한 삼킴곤란과 흉통이 발생

2) 주증상은 경련에 의한 흉통으로, 심인성 흉통, 다른 소화성 혹은 감염성 식도염에따른 흉통과 감별이 필요

III. 진단

1. 식도이완불능증

1) 식도조영술, 식도내압검사 및 pseudo-achalasia의 감별을 위하여 내시경 검사가 필요
2) 조영술 검사상 식도확장소견, 식도내 바륨 정체, air-fluid level, 하부식도조임근 부근에서 새부리 모양으로 좁아지는 소견(그림 3-7-2)

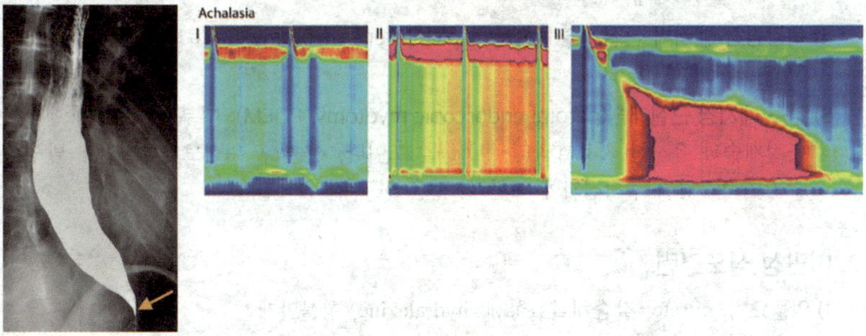

그림 3-7-2. 식도이완불능증의 식도조영술 및 고해상도식도내압검사 소견

2. 미만성 식도경련

1) 식도내압검사 및 식도조영술
2) 코르크 따개 소견(corkscrew esophagus), 염주 모양 식도(rosary bead esophagus), 가성 식도게실, 혹은 비틀린 소견(curling) 등(그림 3-7-3)

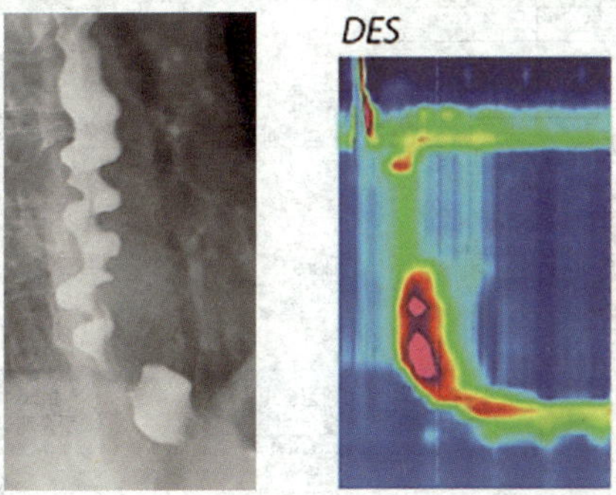

그림 3-7-3. 미만성 식도경련

IV. 치료

1. 식도이완불능증

1) **약물요법**: nitrate, 칼슘채널길항제(효과 미미하나 증상조절 목적 사용가능)

2) **내시경 보툴리늄 독소 주입술**: 6개월 정도 한시적 증상 완화 - 국내건강보험 적용불가

3) **풍선확장술(pneumatic dilation)**: 치료반응률 32~98%, 비교적 시술이 간단하나 5년 내 재발률 40% 내외

4) **복강경하 헬러씨 근절개술(laparoscopic Heller's myotomy)**: 치료반응률 62~100%, 5년 내 재발률 10~20%

5) **경구 내시경 근절개술(peroral endoscopic myotomy, POEM)**: 피부 절개 없이 헬러씨 근절개술과 유사한 치료효과(> 90%)를 보이나, 시술 후 위식도역류질환이 발생할 수 있으며, 장기 추적결과에 대한 더 많은 연구 결과가 필요함

2. 미만성 식도경련

1) **약물요법**: nitrate, 칼슘채널길항제, hydralazine, 항불안제

2) **내시경 보툴리늄 독소 주입술**: 한시적 증상 완화 - 국내건강보험 적용불가

Tip

식도이완불능증 환자의 치료 알고리즘

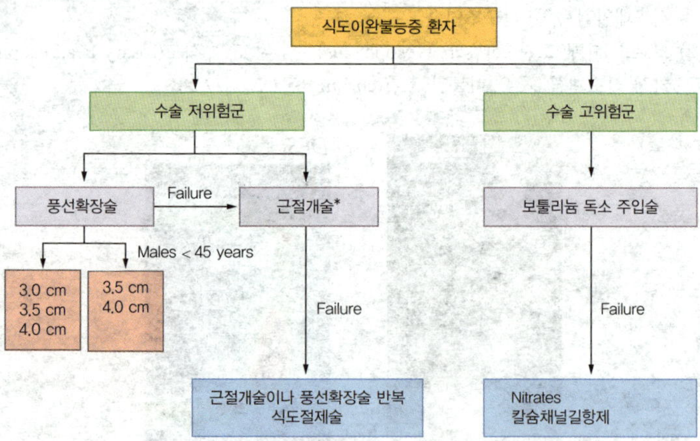

*복강경적 근절개술이나 경구내시경근절개술(POEM) 중 선택

V. 식도운동질환의 새로운 진단기준

시카고 분류(Chicago Classification)는 식도운동장애를 분류하는 알고리즘 체계로, 최근 개정된 시카고 기준 4.0에서는 고해상도 식도내압검사 결과에 따라 식도운동장애를 식도이완불능증, 미만성 식도경련, 위식도접합부출구폐쇄, 과수축성식도, 비효율적 식도 운동 및 식도 무수축으로 분류한다.

••• 참고문헌 •••

1. Harrison's Principles of Internal Medicine (21st ed.), Chapter 323.
2. Vaezi MF, Pandolfino JE, Vela MF. Am J Gastroenterol 2013;108:1238-49.
3. Zerbib F, Roman S. J Clin Gastroenterol 2015;49:451-60.
4. Yadlapati R et al., Neurogastroenterol Motil 2021;33:e14058.

CHAPTER 08

식도암
Esophageal cancer

정현수

I. 개요

- 중앙암등록본부 자료에 의하면 2020년에 우리나라에서는 남녀를 합쳐서 2,748건의 식도암이 새롭게 발생하여 전체 암 발생의 1.1%를 차지. 인구 10만 명당 조(粗) 발생률 5.4건
- 남 : 여 비는 8.3 : 1로 남자에게 많이 발생하였고, 60대가 37.5%로 가장 많았고, 70대가 27.6%, 50대가 17.9%를 차지하였음

II. 병리

국내 식도암의 91% 정도가 편평세포암이며 선암은 3.1%

III. 임상 양상

1. 조기암의 경우 무증상이며 대부분 검진에서 발견됨
2. 진행성 연하곤란(고형물 → 액체): 식도 둘레의 60% 이상 침범 시
3. 빠른 체중감소(영양실조), 흉통, 역류, 구토

IV. 진단 및 병기

1. 진단검사

1) 상부위장관내시경 및 조직검사를 통해 확진
2) 흉부 · 복부 전산화단층촬영(CT): 국소 및 원격 전이 여부 평가
3) 내시경 초음파(필수검사는 아님): 침윤 깊이 및 국소 림프절 전이 평가에 도움
4) Positron emission tomography (PET): 진행성 식도암의 원격전이 유무 파악, 림프절 전이 파악 가능 → 절제가능성, 방사선 치료 범위 평가에 유용

2. 병기

1) **표재성 식도암**: 점막층이나 점막하층에 국한된 식도암(T1)
   - m1: 상피내암

- m2: 고유점막을 침범한 경우
- m3: 점막근판을 침범한 경우
- sm1: 점막하층 침윤이 200 μm이하인 경우(선암 ≤500 μm)

2) 진행성 식도암: 고유근층 이상을 침범한 식도암

표 3-8-1. 식도암의 TNM 병기 기술

T(원발 종양)	
T(원발 종양)	원발 종양을 평가할 수 없음
T0	원발 종양의 증거 없음
Tis	고도 이형성증, 기저막에 의해 상피에 국한된 악성 세포
T1	고유판, 점막 근판, 또는 점막하층을 침윤한 종양
T1a	고유판 또는 점막 근판을 침윤한 종양
T1b	점막하층을 침윤한 종양
T2	고유근층을 침윤한 종양
T3	외막을 침윤한 종양
T4	인접한 구조물에 침윤한 종양
T4a	흉막, 심장막, 홀정맥, 횡경막 또는 복막에 침윤한 종양
T4b	대동맥, 척추뼈몸통, 또는 기도와 같은 다른 인접한 구조물에 침윤한 종양
N(국소 림프절)	
NX	국소 림프절을 평가할 수 없음
N0	국소 림프절 전이 없음
N1	1개 또는 2개의 국소 림프절 전이
N2	3개~6개 국소 림프절 전이
N3	7개 이상 국소 림프절 전이
M(원격 전이)	
M0	원격 전이 없음
M1	원격 전이 있음

출처: AJCC cancer staging manual (8th ed.), 2017:197

표 3-8-2. 식도암의 pTNM 병기 그룹

pTNM Squamous Cell Carcinoma

T	G		N0 L	N0 U/M	N1	N2	N3	M1
Tis		0						
T1a	G1		IA	IA	IIB	IIIA	IVA	IVB
T1a	G2–3		IB	IB	IIB	IIIA	IVA	IVB
T1b			IB	IB	IIB	IIIA	IVA	IVB
T2	G1		IB	IB	IIIA	IIIB	IVA	IVB
T2	G2–3		IIA	IIA	IIIA	IIIB	IVA	IVB
T3	G1		IIA	IIA	IIIB	IIIB	IVA	IVB
T3	G2–3		IIA	IIB	IIIB	IIIB	IVA	IVB
T4a			IIIB	IIIB	IIIB	IVA	IVA	IVB
T4b			IVA	IVA	IVA	IVA	IVA	IVB

PTNM Adenocarcinoma

T	G		N0	N1	N2	N3	M1
Tis		0					
T1a	G1		IA	IIB	IIIA	IVA	IVB
T1a	G2		IB	IIB	IIIA	IVA	IVB
T1a	G3		IC	IIB	IIIA	IVA	IVB
T1b	G1		IB	IIB	IIIA	IVA	IVB
T1b	G2		IB	IIB	IIIA	IVA	IVB
T1b	G3		IC	IIB	IIIA	IVA	IVB
T2	G1		IC	IIIA	IIIB	IVA	IVB
T2	G2		IC	IIIA	IIIB	IVA	IVB
T2	G3		IIA	IIIA	IIIB	IVA	IVB
T3			IIB	IIIB	IIIB	IVA	IVB
T4a			IIIB	IIIB	IVA	IVA	IVB
T4b			IVA	IVA	IVA	IVA	IVB

출처: AJCC cancer staging manual (8th ed.), 2017:197-8

V. 치료

1. 절제 가능한 식도암

1) **내시경 절제술**: 표재성 식도암 가운데, 림프절 전이 가능성이 낮은 경우

Tip

조기식도암에 대한 내시경 치료의 적응증

1. 절대적응증: Tis(고도 이형성증), m1, m2(고유점막을 침범한 경우)
2. 확대적응증: 고분화 m3 또는 sm1(편평세포암: ≤ 200 μm, 선암 ≤ 500 μm)
   → 불완전 절제 시: 추가 수술적 절제가 원칙. 대안으로 CCRT 등에 대한 연구 진행 중

2) **수술적 절제(식도절제술)**: 약 45%의 환자에서만 시행 가능
   (1) 수술 후 부작용에 의한 사망률 5%, 생존 시 5년 생존율 약 20%
   (2) 수술 전 항암 + 방사선치료(선행치료) 후 수술 진행시 생존율 더 증가

3) **항암방사선 동시치료(CCRT)**: 환자의 동반질환, 고령 등으로 수술 및 전신마취 위험성이 높을 경우 시행

2. 절제 불가능한 식도암 - 증상 및 영양 상태 개선을 위한 완화치료

1) **방사선 치료**: 상부~중부 식도암의 경우, 절제가 불가능한 식도암이거나 수술 불가능한 상태일 때 고려 가능

2) **스텐트 삽입술**: 연하곤란 및 식도-기관 누공 시 효과적, 상부식도에서는 삽입공간이 불충분하여 시술이 불가능할 수 있음.

3) **영양위루술(feeding gastrostomy), 영양공장루술(feeding jejunostomy)**: 경구 식이 섭취가 불가능할 경우, 경장영양을 적극적으로 고려해야함. 충분한 영양을 공급하는 것은 삶의 질 유지 및 치료 순응도 향상을 위해 중요함. 내시경적위루술은 종괴로 인하여 불가능한 경우가 많아, 중재영상의학적 위루술 또는 수술적위루술이나 공장루술이 주로 시행됨.

••• 참고문헌 •••

1. Harrison's Principles of Internal Medicine (21st ed.), Chapter 80.
2. AJCC cancer staging manual (8th ed.), 2017:197-8.
3. Pimentel-Nunes P et al., European Society of Gastrointestinal Endoscopy (ESGE) Guideline. Endoscopy 2015;47:829-54.
4. Kuwano H et al., Esophagus 2015;12:1-30.
5. Esophageal and Esophagogastric junction cancers. NCCN Guidelines Version 4. 2024.

CHAPTER 09

위암
Stomach cancer

조수정

I. 개요

2020년 우리나라 암 발생률 현황에 따르면 위암은 갑상선암, 폐암, 대장암에 이어 전체 4위, 남자 2위를 차지하였으며, 5년 생존율(2016~20년도)은 78.0%로 점점 증가하고 있음. 이는 건강검진의 보편화에 따른 조기 위암의 발견 증가가 생존율 향상에 기여하는 것으로 판단됨. 위암의 특이적증상은 없으며 정기적인 상부 위장관 내시경검사로 조기에 위암을 발견하여 치료하는 것이 생존율을 높임

II. 임상 양상

1. 초기: 무증상 또는 소화불량과 같은 비특이적인 증상

2. 진행된 경우: 위출구 폐쇄, 위장관 출혈, 빈혈, 구토, 식욕부진, 체중 감소, 종괴 촉진, 복막 전이에 의한 복수 및 장 마비, 삼킴장애, 영양장애 등의 증상. 그러나 진행성 위암에서도 뚜렷한 증상이 없는 경우도 많음

3. 흔한 전이 병소: 주변 림프절, 간, 폐, 복막(질/직장검진에서 만져지는 Blumer's shelf 소견), 난소(Krukenberg's tumor), 배꼽주위 부위(Sister Mary Joseph's nodule)

III. 진단 및 병기

1. 진단검사

1) 상부위장관 내시경 및 조직검사를 통해 확진
2) 전산화 단층 촬영(CT)
   (1) 림프절 전이 및 원격전이를 확인하여 절제 가능 여부 판단
   (2) T 병기 판정의 정확도는 67.9~90.9%, N 병기 정확도는 56.9~86%
3) 초음파내시경(Endoscopic ultrasonography)
   (1) 초음파내시경은 암 침윤 깊이 예측에 CT보다 우월한 성적을 보임
   (2) 점막암 및 점막하암의 구별, 조기 위암 및 진행암의 구별에 이용
4) Positron emission tomography (PET): 병기 판정에 일차적으로 사용되지는 않고 CT에서 보이는 이상 소견에 대한 추가검사로서의 역할

2. 병기

1) **조기 위암**: 림프절 전이와 무관하게 점막층 또는 점막하층에 국한된 암(I, 융기형 IIa, 표면융기형 IIb, 표면평탄형 IIc, 표면함몰형 III, 함몰형)

2) **진행성 위암**: 근육층 이상을 침윤한 암으로 육안상 Borrmann 분류를 사용(I, 융기형 II, 궤양형 III, 궤양침윤형 IV, 미만형)

표 3-9-1. 위암의 TNM 병기 기술 UPDATE

T(원발 종양)	
TX	원발 종양을 평가할 수 없음
T0	원발 종양의 증거 없음
Tis	상피내암: 고유판 침윤이 없는 상피내종양, 고도 이형성증
T1	고유판, 점막 근판, 또는 점막하층을 침윤한 종양
T1a	고유판 또는 점막 근판을 침윤한 종양
T1b	점막하층을 침윤한 종양
T2	고유근층을 침윤한 종양
T3	내장 복막이나 인접한 구조물의 침범 없이 장막하 결합조직에 침투한 종양
T4	장막(내장 복막) 또는 인접한 구조물에 침윤한 종양
T4a	장막(내장 복막)에 침윤한 종양
T4b	인접한 구조물/기관에 침윤한 종양
N(국소 림프절)	
NX	국소 림프절을 평가할 수 없음
N0	국소 림프절 전이 없음
N1	1개 또는 2개의 국소 림프절 전이
N2	3개~6개 국소 림프절 전이
N3	7개 이상의 국소 림프절 전이
N3a	7개~15개 국소 림프절 전이
N3b	16개 이상 국소 림프절 전이
M(원격 전이)	
M0 원격 전이 없음	
M1 원격 전이 있음	

* 참고: 종양은 내장 복막의 천공 없이 위결장인대 또는 위간인대 또는 대망 또는 소망에 확장되어 고유판을 침투할 수 있음. 이러한 경우, 종양은 T3로 분류됨. 위 인대 또는 그물망을 덮고 있는 내장 복막천공이 있으며, 종양은 T4로 분류해야 함

** 위의 인접한 구조: 비장, 횡행결장, 간, 횡격막, 췌장, 복부 벽, 부신, 신장, 소장 및 후복막

*** 십이지장 또는 식도로의 벽내 확장은 인접한 구조물의 침윤으로 간주되지 않으나, 이 위치의 어떤 곳에서든 가장 큰 침윤 깊이를 사용하여 분류됨

출처: AJCC cancer staging manual (8th ed.), 2017:203-20

표 3-9-2. 위암의 pTNM 병기 그룹과 근치수술 받은 환자에서의 1-, 3-, 5-년 생존율과 중앙생존기간
UPDATE

병기	TNM				생존율(%)			
					1년	3년	5년	중앙생존기간
0	TisN0M0							
IA	T1N0M0				99	96.3	93.6	도달하지 못함
IB	T2N0M0	T1N1M0			98	92.8	88	도달하지 못함
IIA	T3N0M0	T2N1M0	T1N2M0		97.4	88.3	81.8	도달하지 못함
IIB	T4aN0M0	T3N1M0	T2N2M0	T1N3aM0	94.3	78.2	68	도달하지 못함
IIIA	T4bN0M0 T2N3aM0	T4aN2M0	T4aN1M0	T3N2M0	89	64.4	54.2	도달하지 못함
IIIB	T4bN2M0 T2N3bM0	T4bN1M0 T1N3bM0	T4aN3aM0	T3N3aM	83.1	48.2	36.2	32.8개월
IIIC	T4bN3bM0	T4bN3aM0	T4aN3bM0	T3N3bM0	66.8	27.7	17.9	18.5개월
IV	anyT anyN M1							

출처: AJCC cancer staging manual (8th ed.), 2017:211-5

IV. 치료

1. 내시경 절제술

1) 림프절 전이 위험도가 없는, 점막에 국한된 분화도가 좋은 암에서 크기가 작은 경우 시행 가능함
2) 장점: 수술에 비해 위를 보전하여 삶의 질을 높일 수 있음
3) 조기 위암에 대한 내시경 점막절제술의 절대적인 적응증: 분화도가 좋고 점막에 국한된 위암으로, 2 cm 이하의 궤양이나 궤양 반흔이 없고 암세포의 림프혈관 침범이없는 경우
4) 내시경 점막하 박리술(endoscopic submucosal dissection, ESD)의 도입으로 기존의 내시경 점막절제술(endoscopic mucosal resection, EMR)에 의해 일괄절제가 불가능하였던 큰 병변은 물론, 반흔이 있는 병변에서도 기술적으로 일괄절제가 가능하게 됨
5) 조기 위암의 내시경 치료 적응증을 결정하는 요인인 림프절 및 원격 전이의 위험요인은 종양의 크기, 종양의 분화도, 종양의 침범 깊이, 림프관 및 혈관 침범 등이 있음

침윤 깊이	궤양	분화암		미분화암	
cT1a (M))	UL(−)	≤ 2 cm	> 2 cm	≤ 2 cm	> 2 cm
	UL(+)	≤ 3 cm	> 3 cm		
cT1b (SM)					

■: 절대 적응증 병변, ■: 확대 적응증 병변, □: 적응증에서 벗어난 병변
cT1a (M): 점막암(수술 전 진단), cT1b (SM): 점막하 침윤성 암(수술 전 진단), UL: 궤양(반흔)

침윤 깊이	궤양	분화암이 우세함		미분화암이 우세함	
cT1a (M)	UL(−)	≤ 2 cm	> 2 cm	≤ 2 cm	> 2 cm
	UL(+)	≤ 3 cm	> 3 cm		
cT1b (SM)		≤ 3 cm	≤ 3 cm		

■■: 완치 절제†, ■: 확대 적응증, 완치 절제†, †; □: 비완치 절제.
† 일괄절제: 수평 절제면과 수직 절제면에 암세포가 없으며, 림프혈관강 침윤이 없음, ‡ 일부 예외가 있음.
pT1a (M): 점막암(조직병리학적 진단), pT1b (SM): 점막하 침윤성 암(조직병리학적 진단),
SM은 SM1 및 SM2로 분류됨.
SM1은 점막 근판으로부터 < 500 μm 미만의 암 침범. SM2는 500 μm 이상의 침범. UL, 궤양(반흔)

2. 수술

1) **조기 위암**: 위선암으로 진단되고 간, 복막 등의 원격전이가 없는 경우, 내시경 절제술의 적응증이 아니라면 림프절 절제를 포함한 위 절제술의 적응증이 됨. 최근 복강경 수술이 확대 시행되고 있음

2) **진행성 위암**: 원발 병소가 주위 장기를 침윤한 경우 근치절제를 위하여 원발 병소와 침윤 장기의 합병절제를 시행. 근치절제가 불가능한 원격 전이가 있는 경우, 출혈, 협착 등의 개선을 위하여 원발 병소만을 절제하는 고식적 수술을, 절제가 어려울 시 위-공장문합술과 같은 우회수술을 시행할 수 있음

3. 항암화학치료: Part 4. 혈액종양 참고

4. 수술 불가능한 진행성 위암에서 고식적 치료

1) **위장관 폐쇄**: 위암에 의해 위장관 폐쇄가 발생하였으나 근치적 수술이 불가능한 경우는 폐쇄부위에 위장관 스텐트 삽입술을 시행할 수 있음. 위 분문부 폐쇄(gastric inlet obstruction) 시 분문부위를 포함한 식도 스텐트 삽입술을, 위 전정부와 유문부 폐쇄(gastric outlet obstruction) 시 유문부위를 포함하여 십이지장까지 연결되는 유문 스텐트 삽입술을 고려할 수 있음. 약 70~80%에서 증상 감소 효과가 있으나, 부작용으로 출혈, 천공, 스텐트 이동에 의한 장폐쇄, 스텐트 재협착 등의 부작용이 있으며, 협착 부위가 위 전체이거나 위 용량 감소(decreased gastric capacity)에 의한 증상이 주가 될 때, 복막전이가 동반되어 있을 때에는 효과가 없을 수도 있음. 위장관폐쇄 증상 경감을 위해 수술로 고식적 우회술을 시행할 수 있음

2) **위장관 출혈**: 진행성 위암에서 위암 부위의 적은 출혈은 비교적 흔하나 대량 출혈인 경우도 있음. 내시경적 지혈술을 시행할 수 있으나 대부분 다발성 출혈로 효과가 없거나 재출혈률이 높음. CT angiography 등에서 출혈 확인 시 색전술 시도가 가능할 수 있음

••• 참고문헌 •••

1. Lee JH et al., Korean J Gastroenterol 2014;63:66-81.
2. Harrison's Principles of Internal Medicine (21st ed.), Chapter 80.
3. AJCC cancer staging manual (8th ed.), 2017:203-20.
4. Korean Practice Guidelines for Gastric Cancer 2022: An Evidence-based, Multidisciplinary Approach. J Gastric Cancer. 2023 Jan;23(1):3-106.

CHAPTER 10

대장암
Colorectal cancer

이현정

I. 개요

1. 한국인에서 호발하는 암종으로 한국인 남성은 세계 4위의 높은 발병률을 보임 (WHO IARC)
2. 국내 암 발생률 3위(2020년 기준 남성 4위, 여성 3위), 암 사망률 3위(2022년 기준 남성 3위, 여성 2위)
3. 국내 대장암 5년 생존율: 74.3% (2016~20년 기준)
4. 위험요인: 고령, 동물성 지방, 신체활동 부족, 비만, 유전적 요인(가족성 용종증 (Familial adenomatous polyposis), 유전성 비용종증 대장암(Hereditary nonpolyposis colorectal cancer, Lynch syndrome), 염증성 장질환, 흡연

II. 대장암 검진(screening)

1. 무증상의 일반인을 대상으로 대장암 검진이 필요한 이유는 대장암은 대부분 전구단계인 선종을 거쳐 대장암으로 진행하기 때문에, 대장 선종을 제거하여 대장암 발생을 예방하고 대장암으로 인한 사망률을 감소시킬 수 있기 때문
2. 국가 암 검진 프로그램이 도입된 이래 대장암의 발생률은 2011년을 기점으로 감소 추세임(2011~14년 연간 대장암 발생 변화율: −7.4%)
3. 사망률 개선이 입증된 검진 검사: 분변 잠혈 검사[guaiac-based fecal occult blood test (FOBT), fecal immunochemical test (FIT)], S자결장경, 대장내시경

Tip

대장암 검진 가이드라인

1. 국내 가이드라인(2015 대장암 검진 권고안)
   1) 대상: 무증상, 45~80세(평균위험군)
   2) 검진방법: 분변잠혈검사(1~2년 간격), 대장내시경(5년 간격)

2. 미국 가이드라인(2021년 미국소화기학회)
   1) 대상: 무증상, 50~75세(45~49, 76세 이상의 경우 선별적으로 시행)
   2) 검진방법: 대장내시경(10년 간격), FIT (매년), 어려울시, 대변 DNA 검사 (3년), S자결장경 (5~10년 간격), CT 대장조영술 (5년), 대장 캡슐내시경(5년 간격)

4. 대장 용종을 절제한 환자는 향후 용종과 대장암의 발생 위험성이 증가하므로 대장 내시경을 통한 추적검사(surveillance)가 필요(2022년 진료지침 개정안)
   (1) 용종절제 후 향후 대장암 관련 고위험 소견 : 선종의 크기가 10 mm 이상, 5개 이상의 선종, 관융모 또는 융모선종, 고도이형성을 동반한 선종, 전통 톱니선종, 이형성을 동반한 목 없는 톱니병변, 10 mm 이상의 톱니모양용종, 5개 이상의 목 없는 톱니병변
   (2) 기준대장내시경에 근거하여 고위험군은 용종절제 후 3년 뒤 추적대장내시경 검사 권고(10개를 초과하는 선종이 발견된 경우 1년 뒤 추적대장내시경 검사)
   (3) 3~4개의 선종 또는 목 없는 톱니병변이 발견된 경우 3~5년 뒤 추적대장내시경 검사 권고
   (4) 위와 같은 위험 인자가 발견되지 않은 경우 5~10년 뒤 추적대장내시경 검사 권고
   (5) 양호한 대장정결 상태에서 시행한 양질의 기준대장내시경 검사를 시행하였음을 전제로 하며, 그렇지 않을 경우 추적 검사 간격을 단축할 수 있음

III. 진단 및 병기 평가

1. 대장내시경 및 조직 생검: 확진을 위한 필수검사
2. CEA: 민감도가 낮아 선별검사가 아닌, 예후 판정 및 추적검사로 의미 있음
3. 복부/흉부 CT: 병변의 범위 및 간/폐/림프절 전이 여부 평가
4. CT 대장조영술: 내시경이 어려운 폐쇄성 대장암에서 근위부 대장 평가
5. 직장(골반) 초음파/MRI: 직장을 팽창시킨 후 시행. 직장암의 국소 침윤 정도 및 림프절 병기 판정에 효과적임
6. 간 MRI: 복부 CT에서 양성 병변과의 감별이 필요한 간 전이가 의심되거나, 간절제술을 고려하는 경우 추가로 시행
7. FDG fusion PET-CT: 원격 전이가 의심되는 경우 근치적 치료의 결정을 위해 권고되나, 일률적으로 시행하지는 않음
8. 세침흡입생검: 원격 전이를 배제할 수 없으면서 치료 방침 결정에 필요한 경우 선별적으로 시행

IV. 병기

표 3-10-1. 대장암의 TNM 병기 기술

T (원발 종양)	
TX	원발 종양을 평가할 수 없음
T0	원발 종양의 증거 없음
Tis	상피내암: 고유판 침윤이 없는 상피내종양
T1	점막하층까지 침윤한 종양
T2	고유근층을 침윤한 종양
T3	고유근층을 뚫고 장막하층까지 침윤한 종양
T4a	장막(내장 복막)에 침윤한 종양
T4b	인접한 구조물/기관에 침윤한 종양
N (국소 림프절)	
NX	국소 림프절을 평가할 수 없음
N0	국소 림프절 전이 없음
N1a	1개의 국소 림프절 전이
N1b	2~3개 국소 림프절 전이
N1c	림프절 전이는 없지만 종양주위 연부조직 또는 장간막, 장막하층에서 종양세포 덩어리가 관찰되는 경우
N2a	4~6개 국소 림프절 전이
N2b	7개 이상 국소 림프절 전이
M (원격 전이)	
M0	원격 전이 없음
M1a	1개의 장기에 국한된 전이
M1b	2개 이상의 장기 또는 복막으로의 전이

Stage	T	N	M	Dukes	MAC*	5년 생존율
0	Tis	N0	M0	–	–	–
I	T1	N0	M0	A	A	> 90%
	T2	N0	M0	A	B1	
IIA	T3	N0	M0	B	B2	> 80%
IIB	T4a	N0	M0	B	B2	3기와 비슷한 예후
IIC	T4b	N0	M0	B	B3	3기와 비슷한 예후
IIIA	T1-2	N1/N1c	M0	C	C1	수술만 시행 시 50~60% 보조 항암화학요법으로 치료 시 70~80%
	T1	N2a	M0	C	C1	

IIIB	T3-T4a	N1/N1c	M0	C	C2	수술만 시행 시 50~60% 보조 항암 화학요법으로 치료 시 70~80%
	T2-T3	N2a	M0	C	C1/C2	
	T1-T2	N2b	M0	C	C1	
IIIC	T4a	N2a	M0	C	C2	
	T3-T4a	N2b	M0	C	C2	
	T4b	N1-N2	M0	C	C3	
IVA	Any T	Any N	M1a	–	–	수술이 불가능한 전이암의 경우, 항암 화학요법으로 치료받은 경우 생존 기간 중앙값은 27~30개월임
IVB	Any T	Any N	M1b	–	–	

출처: modified Astler-Coller classification, AJCC cancer staging manual (8th ed.), 2017, 국가암정보센터

V. 치료

1. 내시경 절제술

1) 림프절 전이 위험도가 없는 조기대장암이 의심되는 경우 시행 가능함
2) 방법: 내시경 점막 절제술(endoscopic mucosal resection, EMR), 내시경 점막하 박리술(endoscopic mucosal dissection, ESD)
3) 내시경 절제술 후 추가적인 근치적 수술의 적응증
   (1) 불완전 절제가 된 경우
   (2) 병리 진단에서 림프절 전이의 가능성이 높은 경우: 나쁜 분화도(저분화선암, 반지세포암, 점액암), 깊은 점막하층 침범, 림프관 및 정맥 등의 맥관 침범, 또는 침윤의 깊은 경계면에 중등도 이상의 종양 발아를 보이는 경우

2. 수술

1) **원발 부위 근치적 절제술**: 임상 병기 I-III기 결장암의 수술 원칙은 근치적 절제술로 일괄 절제술(en bloc resection)을 하는 것이 원칙. 주영양 혈관의 경계 부위에 위치하는 결장암에서는 양측의 림프절을 모두 절제

2) **간 및 폐 전이 수술**: 대장 내 원발 병변의 근치적 절제가 가능하고 간 또는 폐 외의 다른 장기에 전이가 없으면서 전이 병소에 대해 수술적 절제가 가능하면 동반수술 시행

3) **고식적 절제술**: 임상 병기 IV기 결장암의 원발 부위 종양의 합병증(출혈, 폐쇄, 천공 등)이 동반되거나 발생할 가능성이 높은 경우 고식적 절제술 및 장루우회술(colostomy) 고려

Tip

대장 악성 종양의 내시경 스텐트 삽입술

1. 시술 목적: 악성 종양에 의한 대장 폐쇄의 감압
2. 적응증
   1) 장 폐쇄를 동반한 원발성 대장암의 수술 전 감압(bridge to surgery)
   2) 근치적 절제가 불가능한 대장암 또는 전이성 악성 종양에 의한 대장 폐쇄의 고식적 감압치료(palliation)
3. 스텐트 삽입술로 고식적 목적의 대장 폐쇄에서 80%에서 감압 효과가 있으나 천공, 스텐트 이동, 재협착 등의 합병증이 있으며, 대장암 이외 악성 종양으로 인한 폐쇄, 근위부 대장 폐쇄 및 복막 암종증이 있을 때에는 합병증의 위험이 높아짐

3. 방사선 치료

1) **진행된 직장암:** 수술 전 또는 수술 후 골반 방사선 치료 시행

2) **임상 병기 II, III기 직장암:** 보조요법으로 수술 전 또는 후 항암화학 방사선 치료를 권고

4. 항암화학치료: Part 4. 혈액종양 참고

••• 참고문헌 •••

1. 국가암정보센터, 통계로 보는 암.
2. 김정룡, 소화기계 질환(제4판), 44장.
3. Sohn DK, et al., J Korean Med Assoc 2015;58(5):420-432.
4. Aasma Shaukat, et al., Am J Gastroenterol 2021;116(3):458-479.
5. Hong SN, et al., Korean J Gastroenterol 2012;59:99-117.
6. Harrison's Principles of Internal Medicine (21st ed.), Chapter 81.
7. AJCC cancer staging manual (8th ed.), 2017.
8. Park CH, et al., Korean J Gastroenterol 2020;75(5):264-291.
9. Kim SY, et al., Intest Res 2023;01:20-42.

CHAPTER 11

장 폐쇄
Intestinal obstruction

고성준

I. 분류 및 원인

1. 기계적 폐쇄(mechanical obstruction)

1) 소장의 기계적 폐쇄: 수술 및 외상 후 장 유착(가장 흔함), 크론병, 종양, 탈장, 방사선 손상, 장중첩증, 담석성 장폐쇄 등

2) 대장의 기계적 폐쇄: 종양(가장 흔함), 대장염전, 협착 등

2. 마비성 폐쇄(adynamic ileus or paralytic ileus): 더 흔함

수술, 외상, 전해질(저칼륨혈증) 및 대사 이상, 급성 췌장염, 감염, 허혈, 마약성 진통제 등

II. 임상 양상

1. 증상

1) 기계적 폐쇄

(1) Cramping mid-abdominal pain

① Paroxysmal, intermittent

② 통증의 정도: 소장 폐쇄 > 대장 폐쇄

③ 장교액(strangulation) 발생 시 통증은 지속적, 국소화되고 심해짐

(2) 구토: 상위부 폐쇄일수록 빨리, 많이 토함

(3) Obstipation/failure to pass gas: 완전 폐쇄 시

2) 마비성 폐쇄

(1) 복부 팽만이 주증상임. Colicky pain은 없음

(2) 구토(양은 많지 않음), 딸꾹질이 동반될 수 있음

2. 신체검진

1) 복부 수술 상처 확인

2) 복부 팽만은 원위부 폐쇄일수록 심함(대장 > 소장)

3) 장 연동파, 장음 항진, 기계성 장음은 소장의 기계적 폐쇄를, 장음 저하는 마비성 폐쇄 및 장교액을 의심해야 함

복부팽만 환자의 접근 핵심역량

1. 원인: 가스, 지방, 체액(복수), 임신, 대변, 복부 덩이("6F": flatus, fat, fluid, fetus, feces, fatal growth)
2. 병력청취: 체중감소, 야간발한, 식욕부진(악성 종양), 복통, 구토(장 폐쇄), 알코올, 황달, 심부전, 결핵(복수*)
3. 신체검진: 림프절 종대, 경정맥압 상승, Kussmaul's sign, 거미혈관종, 손바닥 발진, caput medusae, 여성형 유방, 장음 항진(청진), abdominal dullness(타진), 간/비장 비대(촉진)

*복수 → 소화기 Chapter 18. 참고

III. 진단적 검사

1. **혈액학적 검사:** CBC, LFT, BUN/Cr, Electrolyte, CRP, amylase, lipase

2. **복부 단순촬영(supine and erect):** 매우 유용한 정보를 제공

※ 정상 공기 음영은 위와 대장에만 있음. 소장 공기 음영이 보이면 장 폐쇄 고려

1) **소장 폐쇄:** 주로 복부 중앙에서 valvulae conniventes(동전 쌓아 놓은 모양) 혹은 stepladder pattern with air-fluid level이 관찰됨(대장 팽창 없을 시 기계적 폐쇄, 동반 시 마비성 폐쇄 시사)

2) **대장 폐쇄:** 주로 복부 변연부에서 대장의 주행을 따라 air-fluid level이 관찰됨

3. **복부 CT:** 기계적 폐쇄나 장교액 의심 시 신속히 시행해야 함. 단, 복부 수술로 인한 반복적 부분 소장 폐쇄 병력이 있는 환자는 보존적 치료 후 경과에 따라 시행

장교액을 시사하는 소견들

1. 임상양상: 쇼크, 발열, 소변량 감소, 지속적인 복통
2. 신체검진: 저혈압, 빈맥, 압통, 반발통, 복부 강직
3. 혈액검사: 백혈구 증가(Lt. shift), CRP 상승, 대사성 산증
4. 복부 CT: 장관벽 조영이 되지 않을 때, 장관 선상 기종

IV. 치료

1. 일반적 치료

1) **수액:** 금식 시 기본 필요량에 장 내로 소실되는 체액량을 함께 고려하여야 함. 따라서 input/output이 아닌 시간당 적정 소변량을 기준으로 해야 하며 도뇨관 유치가 권고됨

2) 비위관 삽입 및 배액. 단, 대장 폐쇄에서는 큰 도움이 되지 않음
3) Close loop obstruction, 장교액, 장 천공 의심 시: 즉각적인 경험적 항균제(cefotaxime 2 g q6~8h/ceftriaxone 1~2 g q12~24h + metronidazole 500 mg q6~8h)투여와 응급 개복술

2. 24시간 이내 임상적으로 호전된 경우

장 폐쇄 원인 진단을 위해 대장내시경, 대장 조영술, 소장 조영술 등을 시행해야 함

3. 보존적 치료로 24시간 이내에 호전되지 않는 경우

응급 개복술 고려. 단, 반복적 유착에 의한 장 폐쇄, 크론병 등은 장교액의 증후가 없으면 보존적 치료를 조금 더 지속해 볼 수 있음

4. 질환별 주의점

1) **장중첩증(intussusception)**: 성인에서는 기질적 원인을 찾아야 함
2) **에스상결장 염전(sigmoid volvulus)**: 복부 단순촬영상 팽기가 소실된 장관고리의 확장이 거꾸로 된 U자 모양 또한 커피 열매 모양으로 관찰, 장교액의 징후가 없으면 내시경 감압술이 우선임
3) **악성 종양으로 인한 폐쇄**: 장교액의 징후가 없으면 내시경 스텐트 삽입 후 병기에따라 수술 또는 보존적 치료. 완전 폐쇄의 경우 장정결제를 억지로 복용시키면 안되고, 관장을 통한 장정결을 고려함
4) **급성 대장 가성 폐쇄(Ogilvie's syndrome)**
(1) 실제 대장을 막는 병변 없이 대장의 운동 조절 이상으로 발생
(2) 진단: CT에서 폐쇄성 병변 없으면 진단 및 감압 목적의 대장내시경 시행
(3) 치료: 보존적 치료(금식, 수액, 직장관 삽입)로 3/4에서 72시간 이내 호전됨. 호전되지 않으면 내시경 감압술, neostigmine 투여를 시도함

••• 참고문헌 •••

1. Batke M, Cappell M. Med Clin North Am 2008;92:649-70.
2. Sleisenger and Fordtran' Gastrointestinal and Liver Disease (11th ed.), Chapter 123-124.
3. Harrison's Principles of Internal Medicine (21st ed.), Chapter 50.

CHAPTER 12

염증성 장질환
Inflammatory bowel disease, IBD

고성준

염증성장질환이란 위장관에 만성적인 원인 불명의 염증을 일으키며 호전과 악화를 반복하는 과정에서 협착, 천공, 농양, 대장암의 합병증을 유발하는 질환으로 통상 궤양성 대장염(Ulcerative colitis, UC)과 크론병(Crohn's disease, CD)을 말함

I. 진단

1. 임상 증상 및 병력

염증성 장질환이 의심되는 환자에서는 다음과 같은 병력청취가 필요함

1) 크론병은 복통, 설사, 체중 감소, 항문 주위 병변(농양, 치루), 궤양성 대장염은 혈변, 설사, 대변절박증(urgency), 점액변이 가장 흔한 증상임
2) 여행력, 음식 불내성, 감염성 장염의 병력, 항생제와 비스테로이드 항염제 등의 약물 복용력, 흡연력, 가족력, 결핵의 병력, 항문질환의 유무
3) 급성장염의 경우 대부분 2주 이내 증상이 호전되므로 4주 이상 장염 증상을 보이는 경우 적극적인 검사가 필요하다.
4) 다른 종류의 면역질환을 동반하는 경우가 있으므로 이에 대해 병력 청취가 필요하다.

2. 신체검진

전신 상태, 맥박 수, 체온, 혈압, 복부검진(팽만, 압통, 종괴), 직장수지검사, 외음부 및 구강 내부 시진, 눈, 피부, 관절 등 장외 침범 등을 조사

3. 검사실 검사

1) **기본검사**: CBC, ESR, CRP, Na, K, Cl(설사가 심하면 저칼륨혈증 등의 전해질 이상이 동반될 수 있음), LFT(저알부민혈증), BUN, Cr
2) **fecal calprotectin**: 중성구에서 분비되는 단백질로 소장과 대장의 급성/만성 염증 소견이 있을 때 상승하여 감별에 제한이 있지만 과민성 대장증후군에서 상승소견을 보이는 경우는 매우 드물다.
3) **ASCA** - 진단적인 검사는 아니지만 크론병과 장결핵 검별에 도움이 될 수 있다.
4) **ANCA** - 궤양성 대장염에서 양성소견을 보이는 경우가 있으며 좋지 않은 예후인자이다.

5) **대변세균배양, 기생충 및 충란 검사, 배양 및 독소 검사**: 감염 설사의 감별을 위해 실시, 최근 여행한 경력이 있는 경우 기생충에 대해 검사

4. 에스결장경, 대장내시경검사 및 조직검사

진단과 병변 범위 확인 위해 대장내시경/조직검사 우선 권장. 단, 급성중증 궤양성대장염(Aucte severe ulcerative colitis) 환자에 서는 천공 등의 합병증 발생 가능성 고려하여 에스결장경검사 권장

1) **UC**: 직장부터 상향성으로 점막의 발적, 과립상, 미란, 궤양, 자발적으로 혹은 접촉에 의해 쉽게 유발되는 출혈 및 연성(friability) 등의 소견을 보임

2) **CD**: 종주 궤양, 조약돌 점막 모양 또는 종주로 배열된 아프타 궤양이 비연속적으로 나타남(cf: 장결핵: 횡행 궤양)

5. MR enterography, CT enterograhpy: 크론병의 소장침범을 평가하기 위해서 우선적으로 선택함

6. IBD Ultrasound: 최근 염증성장질환 환자의 질병활성도 평가를 위해 시행 빈도가 증가하고 있으며 특히, non-invasive 하며 bed-side에서 금식을 하지 않은 상태로 검사가 가능한 장점이 있음

7. 기타 검사

캡슐내시경, 소장내시경

II. 궤양성 대장염(Ulcerative colitis)

1. 정의

연속적으로 직장에서 근위부로 침범하는 점막 또는 점막하층의 염증을 특징으로 하는 원인 불명의 만성 염증성 장질환

표 3-12-1. Truelove and Witts' 점수(궤양성 대장염의 임상 중증도 평가)

	경도(mild)	중등도(moderate)	중증(severe)
1. 배변횟수	4회 이하	경도와 중증 사이	6회 이상
2. 혈변(bloody stool)	(−) 혹은 (+)		(+++)
3. 발열	없음		37.5도 이상
4. 빈맥(tachycardia)	없음		90/min 이상
5. 빈혈	없음		Hb 10 이하
6. ESR	정상범위		30 mm/hr 이상

출처: 궤양성 대장염 치료 가이드라인 개정판, Korean J Gastroenterol 2017;69:1-28

표 3-12-2. Mayo 점수: Ulcerative Colitis Disease Activity Index

변수		기준
배변횟수 (Stool frequency)	0 1 2 3	정상(Normal number of stool) 정상보다 1~2회 이상(1~2 stools more than normal) 정상보다 3~4회 이상(3~4 stools more than normal) 정상보다 5회 이상(≥ 5 stools more than normal)
직장출혈 (Rectal bleeding)	0 1 2 3	없음 절반 이하의 횟수에서 소량의 혈액(Streaks of blood)이 대변에 섞여 나옴 대부분의 경우 명백한 혈액(Obvious blood)이 대변에 보임 혈액만 나옴(Blood alone passed
직장내시경 소견 (Findings of proctosigmoidoscopy)	0 1 2 3	정상 혹은 비활성화(inactive) 단계 경도(erythema, decreased vascular pattern, mild friability) 중등도(marked erythema, absent vascular pattern, friability, erosions) 중증(spontaneous bleeding, ulceration)
Physician's global assessment	0 1 2 3	정상 경도 중등도 중증

경증: UCDAI 3~5, 중등도: UCDAI 6~10, 중증: UCDAI 11~12.
출처: N Engl J Med 1987;317:1625-29

2. 분류

1) 병변의 범위에 따른 분류: 전대장염, 좌측대장염, 직장염
2) 임상 및 내시경 중증도에 따른 분류

표 3-12-3. 염증성 장질환 치료에 사용하는 주요 약제

5-ASA 국소 경구	mesalazine (Pentasa® supp pill, Asacol® Enema Soln 100 mg btl) mesalazine (Asacol®, Pentasa®, Mezavant®), balsalazide (Colazal®), sulfasalazine (Zopyrin®)
스테로이드 국소 경구	budesonide (Entocort®) prednisolone
면역조절제 (Immunomodulators)	azathioprine/6-mercaptopurine, cyclosporin, methotrexate, tacrolimus
생물학적 제제(Biologics) 항-TNF 제제 α4β7 integrin 단클론 항체 IL 억제제	infliximab (Remicade®, Remsima®), adalimumab (Humira®), golimumab (Simponi®) vedolizumab (Kynteles®) ustekinumab (Stelara®)
소분자 물질(Small molecules) JAK 차단제	tofacitinib (Xeljanz®)

출처: 염증성 장질환 한글 교과서 7장

표 3-12-4. 염증성 장질환 치료에 사용 가능한 생물학적 제제 및 소분자 물질

	적응증	작용기전	투여 경로	관해 유도 용량(기간)	관해 유지 용량(기간)
infliximab	CD, UC	TNF-α 억제	IV	5 mg/kg (w0-2–6)	5 mg/kg (q8w)
adalimumab	CD, UC	TNF-α 억제	SC	160 mg (w0), 80 mg (w2)	40 mg (q2w)
golimumab	UC	TNF-α 억제	SC	200 mg (w0), 100 mg (w2)	100 mg (q4w)
vedolizumab	CD, UC	α4β7 integrin 억제	IV	300 mg (w0-2–6)	300 mg (q8w)
ustekinumab	CD, UC	IL-12/23 억제	IV/SC	390 mg IV (w0)	90 mg SC (q8~12w)
tofacitinib	UC	AK 1, 2, 3 억제	PO	10 mg bid (w0-8)	5~10 mg bid

출처: 염증성 장질환 한글 교과서 21장

3. 치료

활동기 궤양성 대장염의 치료

*생물학적 제제 치료 중 반응 소실(Loss of Response): 임상적으로는 TNF 항체 치료제에서만 적용 가능함

① Primary non-response: 처음부터 치료에 대한 반응을 보이지 않음

② Loss of response: 치료 중 반응 소실을 가리키며 현재까지 infliximab에서 23~46%, adalimumab에서 30% 정도 보고됨. Therapeutic drug monitoring에 따라 다른 항-TNF 제제 또는 다른 class 약제 등으로 변경 고려가 필요함

*Therapeutic drug monitoring (TDM)

① 약물 최저 농도(Trough level) 측정

② 약물에 대한 항체(Anti-drug antibody) 측정

표 3-12-5. TDM을 기반으로 한 항-TNF 제제 치료 알고리즘

	항-TNF 항체 존재	항-TNF 항체 존재하지 않음
항-TNF 제제의 치료 이하 용량 (Subtherapeutic level)	특정 항-TNF 항체 존재로 생체이용률 감소 → 기타 항-TNF 제제로 변경	비면역학적인 약동학 또는 투약 순응도 감소로 생체이용률 감소 → 현재 이용 중인 항-TNF 제제 치료 강화
항-TNF 제제의 치료 용량 (Therapeutic level)	비기능적인 항-TNF 항체 또는 위양성 검사 결과 → 항체 및 치료 용량 재검사 시행. 재검사에도 같은 결과를 보일시에는 약력학적 문제로 판단	비-TNF 기전을 갖는 질환 또는 활동기 염증성 장질환 외 기타 질환으로 인해 항-TNF 제제 사용이 효과적이지 않음 → 항-TNF 중단 임상 상태 평가 - 염증성 장질환과 관련된 염증 및 증상일 시에는 항-TNF 제제 외 기전의 약물 사용 - 염증성 장질환과 연관되지 않은 증상 및 염증일 시에는 기저질환의 치료

출처: 염증성 장질환 한글 교과서 7장

1) 유도 요법

(1) 경증 – 중등도 직장염

① 초치료로 5-ASA 좌약 1 g/day, 혹은 관장액 1~2 g/day을 투여

② 국소 스테로이드는 국소 5-ASA에 효과가 없거나 부작용이 있는 경우에 사용

③ 국소 5-ASA를 경구 5-ASA (2.0 g/day 이상) 혹은 국소 스테로이드와 함께 사용하는 것이 각각의 약제를 단독으로 사용하는 것보다 더 효과적(반응에 따라 단계적으로 치료 수준을 높인다)

④ 5-ASA 치료 효과 판정을 위해 투여 시작 4~8주 후에 반응 평가를 권장

⑤ 이상의 약제를 충분히 사용해도 효과가 없거나 전신 증상이 동반된 경우 경구 스테로이드(prednisolone 30~40 mg/day, 또는 0.5~1.0 mg/kg)를 투약

(2) 경증-중등도 좌측 대장염 및 전대장염

① 초치료로 2.4 g/day 이상의 경구 5-ASA 투여(경구 5-ASA 단독치료보다 국소 5-ASA (0.25~1.0 g/day)와의 병합치료를 더 권장) → 5-ASA를 하루에 한 번 복용하는 방법은 나누어 복용하는 것과 효과가 비슷, 환자 선호도 및 약제 순응도를 고려하여 결정

② 5-ASA를 충분히 사용해도 효과가 없거나 전신 증상이 동반된 경우, 경구 스테로이드(prednisolone 30~40 mg/day, 또는 0.5~1.0 mg/kg) 사용

(3) 스테로이드에 반응이 없는 경도-중등도 궤양성 대장염

① Azathioprine 또는 6-mercaptopurine 추가 고려 → 효과가 나타나기까지 2~3 개월 소요되므로 단독 사용 권장되지 않음

② 충분한 용량과 기간 동안의 스테로이드 혹은 스테로이드와 면역조절제 병합투여에 반응이 없거나 부작용이 있는(intolerable) 경우, 생물학제제 또는 소분자약제를 사용할 수 있음

(4) 중등도-중증 궤양성 대장염

① 초치료로 경구 스테로이드 투여를 권장(0.8 mg/kg)하며 증상 호전시 서서히 감량하여 2달에서 3달정도 사용함

② 전신 독성 증상을 동반한 중증 궤양성 대장염의 경우 입원 치료가 필요하며 스테로이드 정주 치료(methylprednisolone 40~60 mg/day 또는 hydrocortisone 300~400 mg/day)

③ 스테로이드 정주 치료에 대한 반응 확인 필요(치료 시작 3~7일째 배변 횟수, CRP, 단순 복부 촬영 등), 이후에도 호전이 없으면 cyclosporine 정주, 항-TNF 치료, 수술 등을 고려

④ 영양공급은 가능하다면 경구 식이 혹은 경장 영양을 권장(완전 비경구 영양(total parenteral nutrition, TPN)은 식이 또는 경장영양 공급이 불가능한 영양불량 상태의 환자에서만 고려)

⑤ 감염증의 증거가 없는 경우에 항생제 사용을 권장하지 않음

(5) 스테로이드에 반응이 없는 중등도 – 중증 궤양성 대장염

① 항-TNF 치료(infliximab, adalimumab, golimumab), vedolizumab, ustekinumab, tofacitinib 혹은 cyclosporine (2 mg/kg)을 사용할 수 있으며 단, 급성 중증궤양성 대장염인 경우 infliximab을 우선 사용함

② CMV 감염 여부를 확인, 감염이 확인되면 항바이러스 치료(ganciclovir, 5~7.5 mg/kg/12 hour, 2~3주) 권장

③ CMV 등의 감염이 배제되고 상기 치료 반응 없는 경우 생물학제제 또는 소분자약제의 사용을 권장

④ 생물학제제 또는 소분자약제로 관해 유도가 되지 않거나 치료반응 소실이 있는 경우 다른 종류의 약제를 선택할 수 있으며 환자의 상태에 따라 수술적 치료를 고려함

> Tip
>
> **스테로이드 불응성 활동성 궤양성 대장염의 고려사항**
>
> 스테로이드에 반응하지 않는 활동성 궤양성 대장염의 경우, 반드시 다른 원인(CMV 재활성화, Clostridium difficile 감염 등) 고려

2) 유지 요법

(1) 회복기

① 스테로이드를 2~3개월 내에 중지할 수 있게 감량을 시작하고, 동시에 5-ASA 2~4 g/day 사용하여 재발 막도록 노력

② 스테로이드 의존성인 경우 azathioprine (2.0~2.5 mg/kg/day) 혹은 6-mercaptopurine (1.0~1.5 mg/kg/day)가 관해 유지 및 스테로이드 요구량을 줄이는 효과가 있음

③ 스테로이드 의존성이거나 생물학제제 또는 소분자약제 치료로 관해 유도가 된 경우에 생물학제제 또는 소분자약제 치료로 관해 유지를 권장

4. 독성 거대결장(Toxic megacolon)

1) 경과 중 패혈증, 탈수, 빈맥, 발열, 빈혈, 복부 팽만 및 통증, 확장된 대장 및 장 마비 등이 관찰되면 의심

2) 전해질 및 수액 공급, 특히 K 수치를 정상화하며 비위관을 삽입하고 금식

3) 마약성 진통제, 항콜린제 투여는 병을 악화시킬 수 있어 금기

4) 광범위 항생제 투약

5) 스테로이드 투여가 논란의 여지는 있으나 400~600 mg/day의 hydrocortisone 정주를 추천함

6) 보통 72시간 내에 호전되지 않으면 대장 절제술을 고려함

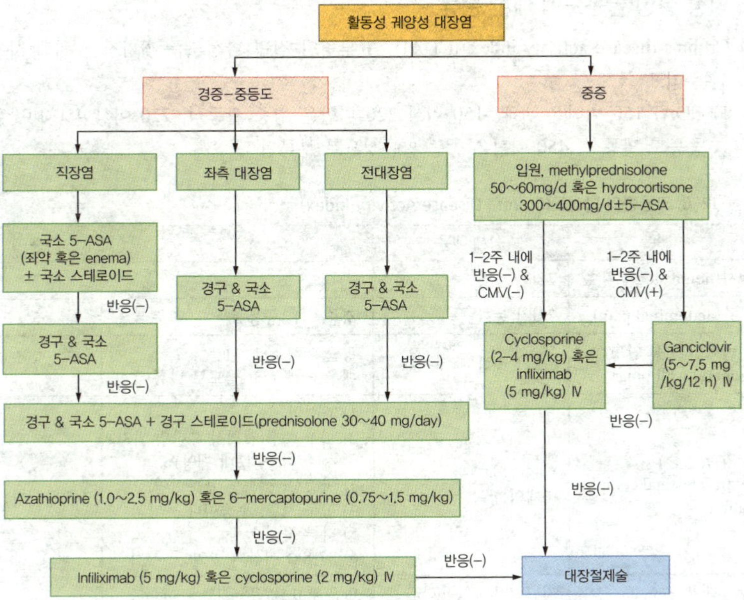

그림 3-12-1. 활동기 궤양성 대장염의 치료 알고리즘
출처: Korean J Gastroenterol 2012;59:118-40

> Tip
>
> **급성 악화로 내원한 궤양성 대장염 환자의 치료 실제**
>
> 1. History taking, physical exam, laboratory exam, radiological exam을 통해 독성거대결장 여부확인 → 비위관 삽입, 적절한 항생제 투약 및 호전 없을 경우 대장 절제술 고려
> 2. 급성 수술의 적응증이 없고 궤양성 대장염의 급성 악화로 확인되면 금식, 적극적으로 TPN 고려
> 3. Methylprednisolone (50~60 mg/day) 또는 hydrocortisone (300~400 mg/day) 투약
> 4. 치료에 반응을 보이고 경구 투여가 가능해지면 경구 스테로이드로 전환하여 빠른 시간 내에 tapering 계획을 세우고 5-ASA 유지 치료 시행. 스테로이드 의존성의 경우 azathioprine 투약 고려
> 5. 항-TNF 제제로 관해 유도한 환자는 항-TNF 유지요법이 도움이 될 수 있음

III. 크론병(Crohn's disease)

1. 정의

구강에서 항문까지 위장관 전체를 침범할 수 있는 원인 불명의 만성 염증성 장질환으로 협착, 천공, 농양, 누공 등 합병증이 동반될 수 있음

2. 임상 질병 활동도에 대한 분류

Crohn's disease activity index (CDAI): 크론병의 질병 활성도를 평가하기 위해 사용되는 지표

1) CDAI 150 미만은 관해, 150 이상 220 미만은 경증 활동성, 220 이상 450 미만은 중등도 활동성, 450 이상은 중증 활동성으로 분류됨

표 3-12-6. 크론병의 활성도(Crohn's Disease Activity Index)

항목	상세 내용		가중
설사(liquid stool) 횟수	7일간 총합		×2
복통(abdominal pain)	7일간 총합	경증 = 1, 중등증 = 2, 중증 = 3	×5
일반적인 전신 안녕감 (general well bing)	7일간 총합	평균 이하 = 1, 나쁨 = 2, 매우 나쁨 = 3, 극도로 나쁨 = 4	×7
장외 합병증 (extraintestinal complication)	합병증의 개수 (6개의 항목)	1) 관절염 2) 피부 증상(결절성 홍반염 괴저성 농피증, 구내 궤양) 3) 안증상(홍채염, 포도막염) 4) 항문 치열, 누공이나 농양 5) 다른 곳의 누공 6) 37.8℃ 이상의 발열	×20 (각 항목당)
지사제 복용	지난 7일간 복용력	없음 = 0, 있음 = 1	×30
복부 종괴		없음 = 0, 의심 = 2, 확정적 = 5	×10
헤마토크릿 (hematocrit)	남: 47−환자 Hct 수치, 여: 42−환자 Hct 수치		×6
체중	표준 체중에 대한 차이의 백분율, ×1		×1

출처: 크론병 치료 가이드라인 개정판, Korean J Gastroenterol 2017;69:29-54

3. 내과적 치료

1) 유도 요법

(1) 경증–중등도 대장 크론병

① 경도의 대장 크론병 관해 유도에 5−ASA 3~6 g/day를 사용

② 말단회장 또는 회맹부에 국한된 경도–중등도 크론병의 관해 유도에 budesonide (9 mg/day) 투여 권고 → 6주가량 투여 후 2~4주당 3 mg씩 감량

③ 상기 치료에 반응이 없는 경우, 전신 스테로이드를 사용

(2) 중등도–중증 대장 크론병

① 전신 스테로이드(prednisolone 0.5~1 mg/kg/day 또는 40~60 mg/day) 투여가 1차 치료법 → 중증도와 치료반응 참고하여 8주 전후에 걸쳐 서서히 감량

② 전신 스테로이드 치료와 면역조절제로도 관해 유도에 실패한 경우 생물학제제를 사용(infliximab, adalimumab, vedolizumab, ustekinumab) ->생물학제제의 선택은 질병진행 위험도, 부작용의 위험 등을 고려하여 결정
③ Thiopurine 사용력이 없는 환자에서 관해 유도를 위해 항-TNF를 사용할 때, thiopurine과의 병합요법이 항-TNF 단독 치료보다 효과적임(thiopurine의 단독 치료는 권장되지 않음)
④ 관해 유도에 근주 methotrexate (MTX)를 사용할 수 있음

(3) 내과 치료 불응성 크론병
① 수술 고려
② 생물학제제 치료에 처음부터 반응이 없는 경우(1차 무반응), 재평가와 함께 치료 변경 고려 → 반드시 금연 권고, 섬유화 협착 등 다른 원인에 의한 가능성 배제 필요

(4) 협착이 동반된 크론병의 치료
① 심한 염증을 동반한 협착에는 전신 스테로이드를 투여
② 약물 치료 또는 감압술에 호전이 없는 경우, 내시경 풍선확장술을 고려
③ 내과 치료에 호전이 없으면 수술을 고려

(5) 누공형 크론병의 치료
① 증상이 있는 단순 치루는 metronidazole (750~1,500 mg/day) 또는 ciprofloxacin (1,000 mg/day)을 투여하거나 비절단 세톤(noncutting seton) 또는 누공절개술(fistulotomy)을 권장
② 복잡치루에는 세톤 거치 고려, 수술과 병행하여 항-TNF를 1차 약제로 권장 → 유지치료는 항-TNF, thiopurine, 세톤을 적절히 조합하여 1년 이상 유지
③ 복강 내 농양 동반 크론병은 항생제, 경피 혹은 수술 배농 시행, 필요시 지연 장절제술을 시행(가능하면 경피 배농 권장)

2) 유지 요법

(1) 5-ASA로 관해 유도된 경증 크론병은 5-ASA 유지치료
(2) 전신 스테로이드로 관해 유도된 경우에는 thiopurine 유지치료를 권장 → Azathioprine 2.0~2.5 mg/kg/day, 6-mercaptopurine 1.0~1.5 mg/kg/day(우리나라에서는 낮은 용량에서도 백혈구 감소증이 흔히 나타나 낮은 용량부터 시작하여 점차 용량을 올려가는 방법을 사용하기도 함, NUDT15 genotyping이 예측에 도움이 됨)
(3) 생물학제제로 관해가 유도된 경우는 생물학 제제 유지치료를 권장(infliximab, adalimumab, vedolizumab, ustekinumab)
(4) 항-TNF와 thiopurine 병합치료로 관해가 유도된 경우, 항-TNF 단독 또는 두 약제의 병합 유지치료를 고려

4. 외과적 치료

1) 적응증: 천공, 조절되지 않는 대량 출혈, 지속적 또는 반복적 장폐쇄 및 대장암, 농양, 누공

2) 크론병은 궤양성 대장염과는 달리 수술로 완치되지 않으며 높은 재발률을 보여 내과적 치료로 유지하는 경향이 있음

3) 수술이 가장 빠르고 안전하며 효과적이라면 수술을 적극적으로 고려

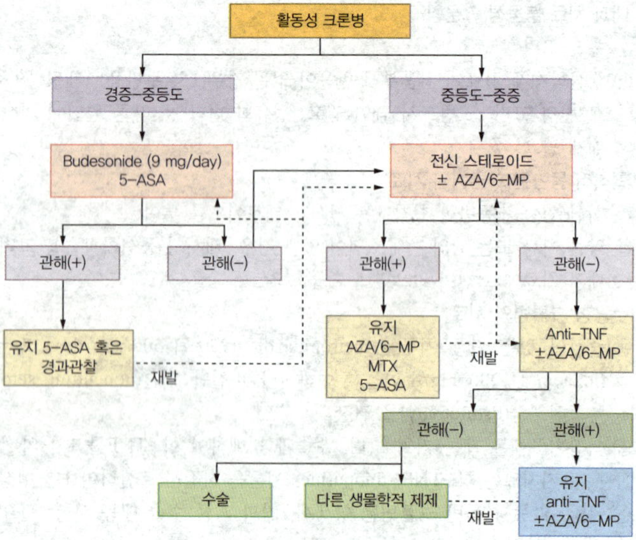

그림 3-12-2. 활동기 크론병의 치료 알고리듬
출처: Korean J Gastroenterol 2012;59:141-79

Tip 급성 악화로 내원한 크론병 환자의 치료 실제

1. History taking, physical exam, laboratory exam, radiological exam을 통해 감염, 농양, 누공, 천공, 폐색이 없는지 확인 → 필요에 따라 적절한 항생제, 배농
2. 급성 수술의 적응증이 없고 크론병의 급성 악화로 확인되면 금식, 적극적으로 TPN 고려
3. methylprednisolone (50~60 mg/day) 또는 hydrocortisone (300~400 mg/day) 투약
4. 치료에 반응을 보이고 경구 투여가 가능해지면 경구 스테로이드로 전환하여 빠른 시간 내에 tapering 계획을 세우고 5-ASA, azathioprine 투약을 시작하여 유지치료 시행 → Azathioprine 투약 시 cytopenia 발생에 주의
5. 치료에 반응을 보이지 않거나 재발이 반복되면 생물학 제제를 투약하고, 이를 통해 관해를 유도한 환자는 생물학 제제 유지요법이 필요함.

••• 참고문헌 •••

1. 김정룡, 소화기계 질환(제4판), I. 위장관질환의 임상적 접근, 29-30장.
2. Harrison's Principles of Internal Medicine (21st ed.), Chapter 326.
3. Burger D, Travis S. Gastroenterology 2011;140:1827-37.
4. 염증성 장질환, 한글 교과서 12, 16-20장.
5. 크론병 치료 가이드라인. Korean J Gastroenterol 2012;59:141-79.
6. 궤양성 대장염 치료 가이드라인 개정판. Korean J Gastroenterol 2017;69:1-28.
7. 크론병 치료 가이드라인 개정판. Korean J Gastroenterol 2017;69:29-54.
8. Korean clinical practice guidelines on biologics for moderate to severe Crohn's disease Intest Res. 2023 Jan;21(1):43-60.
9. Korean clinical practice guidelines on biologics and small molecules for moderate-to-severe ulcerative colitis Intest Res. 2023 Jan;21(1):61-87.

CHAPTER 13

간기능검사의 해석
Interpretation of Liver function test

이윤빈

Tip

간기능검사의 해석

1. AST > ALT: 알코올 간염, 간경변증, 근염, 용혈. AST < ALT: 바이러스 간염, 비알코올 지방간염
2. Aminotransferase 1,000 IU/mL 이상 상승: 바이러스, 허혈성, 독성, 자가면역간염
3. 급성간염 의심될 때의 검사: 간독성 물질, 음주력 조사 + IgM anti-HAV, HBsAg, IgM anti-HBc, anti-HCV ± 초음파(혈관평가), 자가면역 항체(ANA, smooth muscle Ab, anti-LKM1 Ab 등), ceruloplasmin ± 면역저하 시(CMV, HSV, EBV).

1. 서론

1) 여러 생화학적 검사의 조합
2) 혈청 총 빌리루빈, AST (SGOT), ALT (SGPT), alkaline phosphatase (ALP), 알부민, gamma glutamyl-transpeptidase (γ-GT, GGT), 직접 빌리루빈, 콜레스테롤
3) 프로트롬빈 시간(PT)은 간기능검사에 포함되어 있지 않지만 간질환의 중증도 반영

2. 종류 및 의미

1) 빌리루빈

(1) 혈청 총 빌리루빈 정상 범위 ≤1.0~1.5 mg/dL, 직접 빌리루빈의 분획 ≤15%
(2) 비포합분획의 빌리루빈만 증가한 경우(>80%): 빌리루빈의 생성 증가, 간에서 빌리루빈 섭취 또는 포합의 감소
 예 각종 용혈성 질환, Gilbert's syndrome, 간경변증 등의 만성 간질환
(3) 포합 빌리루빈의 증가: 분비장애 또는 담도 폐쇄
 예 간실질의 장애(담즙 정체, 간염, 침윤성 질환), 담도 폐쇄, 드물게 패혈증이나 다량의 수혈 후

2) Aminotransferase

(1) 간염 등에 의한 간실질 파괴의 민감한 지표. 간효소 수치의 상승과 간실질의 괴사 정도는 연관성이 적어 간질환의 예후인자는 아님. 정상 범위 ≤40 IU/L
(2) ALT는 간세포 세포질에 많이 존재. AST는 심장, 골격근, 적혈구의 미토콘드리아에도 존재하여 심근경색, 골격근 질환, 용혈성 질환에서도 상승
(3) 300 IU/L 정도의 중등도 상승: 어떤 간질환에서도 동반 가능
(4) 1,000 IU/L 이상의 상승: 약물이나 바이러스에 의한 간염, 급성 심부전, 지속적

인 저혈압, 자가면역간염 등 급성 간세포 괴사를 일으키는 경우

(5) 증상 없이 상승: 만성 음주, 비만이나 당뇨 등과 관련된 비알코올 지방간, 바이러스/자가면역/만성 약물복용 등에 의한 만성 간염

3) Alkaline phosphatase (ALP)

(1) 뼈, 간, 장, 태반에 주로 분포. 뼈질환, 성장기, 임신 말기(3rd trimester)에서도 상승. 간담도 질환에서 ALP의 상승은 주로 담즙배출 기능의 장애를 반영: γ-GT (GGT)가 함께 상승

(2) 정상 범위: 20세 이상 남자 64~152 IU/L, 여자 57~125 IU/L

(3) 정상치의 1~2배 정도의 상승: 모든 간질환 및 전이암과 침윤성 질환(림프종, 백혈병, 결핵, 유육종)

(4) 정상치의 3배 이상의 상승: 간 외 담도 폐쇄와 간 내담즙 정체(약물, 원발담도담관염)에 의한 것으로 황달 동반. 한쪽 또는 불완전 담도 폐쇄에서는 빌리루빈의 상승 없이 ALP 상승만 가능함

4) Gamma-glutamyl transpeptidase (γ-GT, GGT)

(1) 간담도 질환에서 가장 예민한 지표: 간질환 환자의 90%에서 증가. 신장, 췌장, 심장, 뇌에도 분포하여 특이도는 낮음. 음주 시 증가. 정상적으로 ALP가 높은 성장기나 임신 말기의 환자에서 유용한 감별 진단 지표

(2) 정상 범위: 남자 ≤50 IU/L, 여자 ≤40 IU/L

5) 알부민

만성 간질환의 예후 지표. 신증후군, 단백소실성 장질환, 영양실조 등 다른 질환에서도 감소되어 간질환 특이도는 낮음.

6) 콜레스테롤

간의 합성 기능 반영, 광범위한 간 괴사 시 감소되나 특이도는 낮음.

7) 프로트롬빈시간

(1) 간세포의 단백 합성능을 반영

(2) 간부전 정도를 평가하기 위해서는 INR보다 활성도 백분율(%)로 표시(예 PT가 60%라면, 이 사람의 synthetic function은 대략 정상인의 60%)

표 3-13-1. 간담도 질환에서 특징적인 생화학적 이상 소견들

검사	간세포 손상형	담즙 정체형	침윤형
아미노전이효소	++~+++	0~+	0~+
알칼리성 인산분해효소	0~+	++~+++	++~+++
총/직접 빌리루빈	0~+++	0~+++	0~+
알부민	만성 질환에서 감소	0	0

0: normal, +~+++: degrees of abnormality

3. 간기능검사 이상 시의 이상적 접근방법(그림 3-13-1)

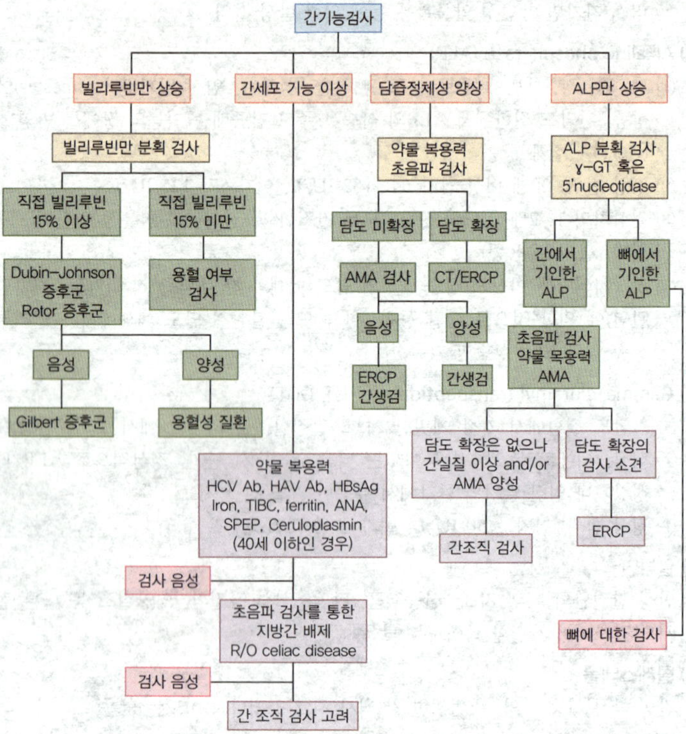

그림 3-13-1. 간기능검사 이상 시 이상적 접근방법

참고문헌

1. Harrison's Principles of Internal Medicine (21st ed.), Chapter 337.
2. 김정룡, 소화기계 질환(제4판), II. 간질환의 임상적 접근, 4장.
3. Zakim and Boyer' Hepatology: A Textbook of Liver Disease (7th ed.), Chapter 7.

CHAPTER 14

바이러스성 간염
Viral hepatitis

조은주

I. 급성 바이러스성 간염(Acute viral hepatitis)

1. 정의

바이러스 감염으로 인해 간세포 괴사와 변성을 초래하는 염증성 질환

2. 원인

A형/B형/C형/D형/E형 간염 바이러스(드물게 엡스타인바 바이러스, 거대세포 바이러스도 원인으로 가능)

3. 진단

1) 임상증상

무증상부터 급성 간부전까지 다양한 양상. 일반적으로 수일간의 비특이적 전구 증상(피로, 식욕 감소, 구역, 구토) 후 진한 소변 및 황달을 보이다가 점차 회복됨

2) 혈액검사

(1) **간기능검사**: AST/ALT 위주로 상승하는 간세포손상(hepatocellular damage) 양상

(2) **프로트롬빈 시간**: 간의 합성기능을 반영하며 반감기가 짧아 급성기 간기능을 예측하는 가장 좋은 지표

(3) **바이러스 혈청검사**(표 3-14-1)

IgM anti-HAV, HBsAg, IgM anti-HBc, Anti-HCV

4. 치료

1) 보존적 치료(급성 간부전으로 진행할 경우 간이식)

2) 급성 B형 간염: 항바이러스제는 일반적으로 추천되지 않으나, 급성 간부전이나 심한 간염의 경우 고려 가능

3) 급성 C형 간염: 자연 관해율이 20~50%이므로, 급성 간염 진단 후 12~16주에 HCV RNA를 추적 검사하여 치료를 결정할 수 있음. 치료 시에는 만성 C형간염의 치료약제와 기간을 따를 것을 권고

표 3-14-1. 급성 간염 환자에서 바이러스 혈청검사의 해석

HBsAg	IgM anti-HAV	IgM anti-HBc	Anti-HCV	진단 해석
+	−	+	−	급성 B형 간염
+	+	−	−	만성 B형 간염에 중첩된 급성 A형간염
+	+	+	−	급성 A형 및 B형 간염
−	+	+	−	급성 A형 및 B형 간염
−	+	−	−	급성 A형 간염
−	−	+	−	급성 B형 간염
−	−	−	+	급성 C형 간염

5. 예방

Needle stick injury의 경우 감염관리실에 연락

1) A형 간염 바이러스

(1) 확인 사항: IgG anti-HAV, IgM anti-HAV

(2) 노출 후 예방 방법: 성인에서 즉시 HAV vaccine(아박심TM, 박타®, 하브릭스®) 1회 근주, HAV 면역글로불린(0.02 mL/kg)을 투약할 수도 있음

2) B형 간염 바이러스

(1) 확인 사항: 노출된 사람의 B형 간염 예방접종력 및 HBsAg, anti-HBs, anti-HCV 검사

(2) 노출 후 예방 방법(표 3-14-2)

표 3-14-2. B형 간염 바이러스 노출 후 예방 방법

예방접종을 하지 않았던 사람	예방접종을 했던 사람
HBIG 0.06 mL/kg를 즉시(적어도 24시간 이내) 근주하고 B형 간염 예방접종을 시작	− Anti-HBs ≥ 10 mIU/mL: 치료가 필요 없음 − Anti-HBs < 10 mIU/mL: HBIG 0.06 mL/kg 1개월 간격으로 2차례 근주1) 또는 HBIG 1차례 근주 후 예방 접종 시작2)

1) 예방접종을 3회씩 총 두 차례(6 doses) 시행한 후에도 anti-HBs < 10 mIU/mL인 경우
2) 예방접종을 완료하지 못했거나, 3회 완료 후에도 anti-HBs < 10 mIU/mL인 경우

3) C형 간염 바이러스

(1) 확인 사항

① 노출 직후: 48시간 내 anti-HCV 검사

② 노출 직후 시행한 anti-HCV가 음성인 경우 조기진단을 위해 노출 3~6주 후 HCV RNA 검사

③ 초기 검사에서 모두 음성이더라도 노출 4~6개월 후 anti-HCV, ALT 추적 검사

(2) 노출 후 예방 방법은 없음

II. 만성 바이러스성 간염(Chronic viral hepatitis)

1. 정의

바이러스 감염으로 인해 6개월 이상 간세포 괴사 및 염증이 진행하는 만성 염증성 질환

2. 원인

HBV (60~70%), HCV (20~30%), HDV (HBV와 동반, 우리나라에서는 드묾)

3. 진단 및 평가

1) 병력 청취: 음주력, 약물 복용력, 간세포암 및 HBV 감염의 가족력 등

2) 신체 검진: 만성 간질환의 stigma, 간외 증상 유무 확인

3) 검사

(1) CBC, AST/ALT, ALP, GGT, bilirubin, albumin, creatinine, PT를 포함한 생화학적 검사

(2) 바이러스 혈청검사: HBsAg, anti-HBs, anti-HCV, IgG anti-HAV(음성일 경우 예방접종 시행)

① HBsAg 양성인 경우– HBeAg/anti-HBe, 혈청 HBV DNA 정량검사

② anti-HCV 양성인 경우– HCV RNA 정량검사(항바이러스제 치료 전) HCV 유전자형

(3) (경우에 따라 간질환 중증도 평가를 위한) 간생검, 비침습적 검사(e.g. 간섬유화 스캔[Fibroscan®])

(4) 간세포암 감시검사: 복부 초음파, 혈청 알파태아단백검사(alpha-fetoprotein, AFP)

4. 치료

- 목표: 바이러스 증식을 억제하여 염증을 완화시키고 간섬유화를 방지하여 간경변증과 간세포암 발생을 예방함으로써 간질환 연관 사망률을 낮추는 것임

1) 만성 B형 간염

(1) 일반적 치료 대상(표 3-14-3)

(2) 예방적 항바이러스제 적용 대상

① HBsAg (+)인 모든 고형장기 이식 및 조혈모세포 이식 수혜자

② 면역억제제 또는 항암화학요법 치료 환자
- HBsAg (+) 또는 HBV DNA (+)이면서 B형간염 재활성화 위험이 중등도 · 고위험군(표 3-14-4)에 해당하는 면역억제/항암화학요법을 받는 경우
- HBsAg (−) and HBV DNA (−) and IgG anti-HBc (+)이면서 B cell depleting agent (e.g., rituximab)을 포함하는 항암요법을 투여 받는 환자 또는 조혈모세포이식을 받는 경우

cf) HBV 감염 여부가 확인되지 않은 경우 면역억제/항암화학요법 시작 전 HBsAg, anti-HBc IgG를 검사하고, 둘 중 하나 이상 양성인 경우 HBV DNA를 검사

③ 혈청 HBV DNA가 높은(> 200,000 IU/mL) 산모: 임신 24~32주에 tenofovir DF를 시작, 출산 후 2~12주까지 투여 권장

표 3-14-3. 항바이러스제 치료 적응증

HBeAg (+) 만성 B형 간염	① HBV DNA ≥ 20,000 IU/mL이면서 AST 또는 ALT가 정상 상한치의 2배 이상인 경우 ② HBV DNA ≥ 20,000 IU/mL이면서 AST 또는 ALT가 정상 상한치의 1~2배 사이이고 간생검(간생검이 어려울 경우 간섬유화검사, 자기공명 탄성도 검사로 대체 가능)에서 중등도 이상의 염증 괴사 또는 문맥주변부 섬유화 이상을 보일 경우
HBeAg (-) 만성 B형 간염	① HBV DNA > 2,000 IU/mL이면서 AST 또는 ALT가 정상 상한치의 2배 이상인 경우 ② HBV DNA > 2,000 IU/mL이면서 AST 또는 ALT가 정상 상한치의 1~2배 사이이고 간생검(간생검이 어려울 경우 간섬유화검사, 자기공명 탄성도 검사로 대체 가능)에서 중등도 이상의 염증 괴사 또는 문맥주변부 섬유화 이상을 보일 경우
간경변증, 간세포암	HBV DNA 양성인 경우 즉시 치료 시작

표 3-14-4. B형간염 재활성화 위험도 분류(https://www.kasl.org/guideline/hbv/hbv_4.html)

B형간염 재활성화 위험도	약제 분류	예시
고 위험군 (10% 초과)	B cell depleting agent	rituximab, ofatumumab, natalizumab, alemtuzumab, ibiritumomab and obinutuzumab
	Anti-CD38 antibody	daratumumab*
	Anthracycline 유도체 계열	doxorubicin, epirubicin, daunorubicin
	4주 이상 고용량 스테로이드	prednisolone ≥ 20 mg/day, 4weeks
	More potent TNF-alpha inhibitor	infliximab, adalimumab, certolizumab and golimumab
	TACE(경동맥화학색전술) Chimeric Antigen Receptor (CAR) T cell therapy*	−

중등도 위험군 (1~10%)	Cytotoxic systemic chemotherapy	–
	Tyrosine kinase inhibitors	osimertinib, imatinib, nilotinib, gefitinib, dasatinib*, erlotinib, afatinib, ibrutinib*, idelalisib*, palbocicib* and ribociclib*
	Immunophilin inhibitors	cyclosporine
	Oroteasome inhibitors	vortezomib
	Cytokine-based therapies	abatacept, ustekinumab, mogamulizumab, natalizumab, vedolizumab, secukinumab*, tofacitinib* baricitinib* and guselkumab*
	4주 이상 중등도 용량 스테로이드	prednisolone 10~20 mg/day ≧ 4weeks
	mTOR inhibitors	everolimus*, temsirolimus*
	Histone deacetylase inhibitors	
	Immune Checkpoint Inhibitors	pembrolizumab, nivolumab, atezolizumab, durvalumab
	Less potent TNF-a inhibitor	etanercept
저 위험군 (<1% 미만)	Traditional immunosuppressants	azathioprine, 6-mercaptopurine, methotrexate, mycophenolate mofetil, leflunomide, hydroxychloroquine
	Immunomodulatory drugs	thalidomide, lenalidomide and pomalidomide
	4주 이내 경구 스테로이드 사용 (용량무관)	–
	4주 이상 저용량 스테로이드	prednisolone < 10 mg/day

*상기 약제들의 B형간염 재활성화 관련 연구는 아직 불충분하여, 위험도 분류는 향후 문헌보고에 따라 변경 가능함

(3) 경구 항바이러스제의 종류(표 3-14-5)

2) 만성 C형 간염

(1) 치료 대상: 간질환 중증도, 간외 합병증, 동반 질환, 비용 등을 종합적으로 고려

• 우선적 치료 대상

① HCV RNA 양성이고 조직검사 또는 비침습적 검사에서 F3 이상의 진행된 섬유화를 동반한 경우

② 간이식 전후 환자

③ 혼합 한랭글로불린혈증, 사구체신염 등 HCV 감염과 연관된 심각한 간외합병증을 동반한 경우

표 3-14-5. HBV 경구 항바이러스제

약제 종류 및 용량*	Entecavir 0.5 mg/day Tenofovir disoproxil fumarate (Tenofovir DF) 300 mg/day Tenofovir alafenamide fumarate (Tenofovir AF) 25 mg/day Besifovir dipivoxil maleate (Besifovir) 150 mg/day
부작용	Rare, but possible: Entecavir: lactic acidosis Tenofovir DF: nephropathy, Fanconi syndrome, osteomalacia, lactic acidosis Tenofovir AF: increasing LDL cholesterol Besifovir: carnitine depletion
치료 중 모니터링	Besifovir: L-carnitine † Entecavir: Lactic acidosis ‡ Tenofovir DF: Creatinine clearance, Serum phosphate, Urine glucose and protein, Bone density study† Tenofovir AF: LDL cholesterol

* 신기능에 따라 조정
† L-carnitine 보충을 하는 경우 모니터링이 필요치 않음
‡ 임상적으로 의심되거나 증상이 동반될 경우

(2) **치료 방법**

① 직접작용 항바이러스제(direct-acting antivirals, DAA)

- HCV의 비구조 단백질(nonstructural protein, NS)에 직접 작용하여 바이러스 증식 및 감염을 억제하는 경구 약제. 높은 치료 효과, 안정성, 짧은 치료 기간, 간편한 복용법 등 장점을 가짐
- DAA는 다양한 약제와 약물상호작용을 유발할 수 있으므로 반드시 치료 전 약제 상호작용 여부를 확인(https://www.hep-druginteractions.org/checker)
- 종류: Sofosbuvir (Sovaldi®), Ledipasvir/sofosbuvir (Harvoni®), Glecaprevir/pibrentasvir (Mavyret®), Sofosbuvir/velpatasvir (Epclusa®), Sofosbuvir/velpatasvir/voxilaprevir (Vosevi®)

② 유전자형/간질환 상태/만성 콩팥병 유무/과거 치료력을 고려하여 약제 선택: 대한간학회 만성 C형 간염 치료 길라잡이 참조
(https://www.kasl.org/reimburse/cure.php?ca1=1&ca2=2)

(3) **치료 반응**: 치료 종료 12주 또는 24 주째 혈중 HCV RNA가 검출되지 않는 상태인 sustained virological response (SVR) 도달이 단기 목표임.

B형간염 항바이러스제 치료

1. 혈청 HBV DNA ≥20,000 IU/mL인 HBeAg 양성 간염 또는 혈청 HBV DNA ≥2,000 IU/mL인 HBeAg 음성 간염 환자에서
   1) AST 또는 ALT가 정상 상한치의 2배 이상이거나
   2) AST 또는 ALT가 정상 상한치의 1~2배 사이이면서 간생검 (간생검이 어려울 경우 간섬유화검사, 자기공명 탄성도 검사로 대체 가능)에서 중등도 이상의 염증 괴사(A2) 또는 문맥주변부 섬유화(F2) 이상을 보일 경우
2. 간경변증이나 간세포암 환자에서 혈청 HBV DNA가 PCR 검사 양성인 경우, AST 또는 ALT에 관계없이 치료 시작
3. HBsAg 양성, 또는 HBV DNA 양성이면서 B형간염 재활성화 위험이 중등도·고위험군에 해당하는 면역억제/항암화학요법을 받는 경우 치료 시작과 함께 예방적 항바이러스제를 시작
4. 경구용 항바이러스제 중 내성발현에 대해 유전자 장벽이 높은 entecavir, tenofovir DF, tenofovir AF, besifovir 중 하나를 우선적으로 고려

참고문헌

1. 대한간학회. 2022 만성 B형간염 진료 가이드라인. 서울: 대한간학회; 2022.
2. 대한간학회. 2017 만성 C형간염 진료 가이드라인. 서울: 대한간학회; 2017.
3. Ghany MG, Morgan TR; AASLD-IDSA Hepatitis C Guidance Panel. Hepatitis C Guidance 2019 Update: American Association for the Study of Liver Diseases-Infectious Diseases Society of America Recommendations for Testing, Managing, and Treating Hepatitis C Virus Infection. Hepatology. 2020 Feb;71(2):686-721.
4. EASL Clinical Practice Guidelines Panel. EASL Recommendations on Treatment of Hepatitis C 2020. Journal of Hepatology. 2020;73:1170-1218.

CHAPTER 15

급성 간부전
Acute liver failure

장은선

I. 정의

다양한 원인에 의한 급성 간손상으로 황달, 혈액응고장애, 간성뇌증이 발생하여 다발 장기부전에 이르는 질환

II. 원인

1. 바이러스 간염: Hepatitis A~E, HSV, EBV, CMV, adenovirus 등
2. 약물 및 독소: Alcohol, acetaminophen, idiosyncratic drug reactions 등
3. 기타 간질환: Autoimmune liver disease, Wilson's disease, Budd-Chiari syndrome, Veno-occlusive disease 등
4. 간 이외 질환: Acute fatty liver of pregnancy/HELLP syndrome, sepsis, malignant infiltration, partial hepatectomy 등

표 3-15-1. 원인 질환에 따른 급성 간부전의 예후

예후가 좋은 군 (이식 없이 생존율 60% 이상)	예후가 나쁜 군 (이식 없이 생존율 30% 이하)
① A형 간염 ② Acetaminophen ③ 기타: 임신, 쇼크	① B형 간염 ② Acetaminophen 이외의 약물: 한약 등 ③ 기타: 자가면역 간염, 윌슨병, 버드-키아리 증후군, 악성 종양 ④ 원인 불명인 경우

III. 임상양상

1. 가장 특징적인 임상양상: 간성뇌증, 혈액응고장애, 황달

1) **간성뇌증**: 만성 간질환에 의한 간성뇌증에 비하여 경련과 섬망이 빈번하게 발생하며 1단계로부터 4단계까지 수 시간 안에 빠르게 진행할 수 있음
2) **뇌부종**: 3~4단계 간성뇌증의 70~80%에서 발생하며 사망의 가장 중요한 원인
3) **혈액응고장애**: PT로 반영되며 예후의 중요한 지표, 황달 및 간성뇌증보다 선행
4) **AST/ALT 상승은 예후와 무관**

2. 4대 사망 원인: 뇌부종, 전신 감염, 다장기부전, 출혈

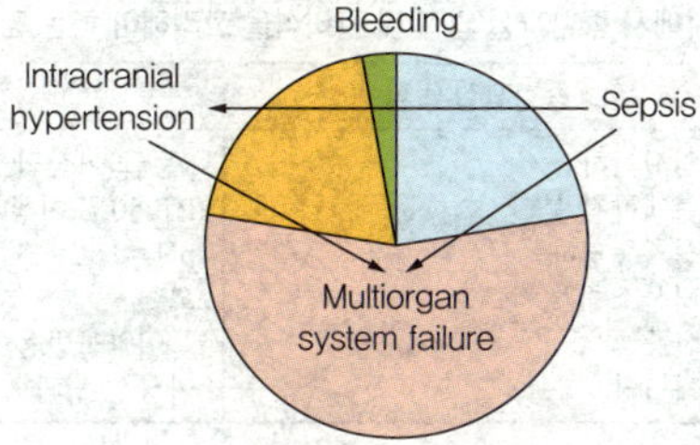

그림 3-15-1. 간부전 환자의 사망 원인 분포
출처: Nat Rev Gastroenterol Hepatol 2009;6:542

IV. 치료

1. 초기 평가

1) 급격히 진행하므로 의식이 나빠지기 전에 원인 파악을 위한 병력청취를 충분히 시행
2) PT 반복 측정: 혈액응고장애가 간성뇌증보다 선행하므로 PT 연장되는지 면밀히 추적 관찰

표 3-15-2. 급성 간부전 환자의 초기 평가 항목

초기 검사 항목
1. 질환 중증도 평가 – Prothrombin time/INR(제일 중요!) – 간기능검사, LDH, bilirubin (direct/indirect), creatinine kinase – 신기능에 대한 평가: hour urine output, BUN/Cr – ABGA, lactate, ammonia
2. 원인 평가 – Acetaminophen level/Toxicology screening – Viral hepatitis serologies: anti-HAV IgM, HBsAg/anti-HBs, anti-HBc IgM, anti-HEV IgM, anti-HCV, HCV RNA – 필요시 HSV1-IgM, VZV, HIV, CMV, EBV, parvovirus 등 – Ceruloplasmin level – Autoimmune hepatitis markers: ANA, SMA, Immunoglobulin level, anti-mitochondrial Ab – Pregnancy test – Lymphoma, malignancy, hemophagocytic lymphohistiocytosis, infection 등 간 외 질환도 고려
3. 합병증에 대한 평가 – Amylase and lipase

출처: European Association for the Study of the Liver. EASL Clinical Practical Guidelines on the management of acute (fulminant) liver failure. J hepatol 2017;66:1047

3) 아래와 같은 경우 중환자실 입실 및 간이식 고려(표 3-15-3)

표 3-15-3. 급성 간부전 환자에서 중환자실 입실 및 간이식을 고려해야 하는 경우

입원	중환자실 입실	간이식 준비
PT 4~5초 연장	의식저하 혈액학적 불안정 신기능저하 저산소증 산증 저혈당	2등급 이상의 간성뇌증 PT 50초 이상 연장 pH < 7.3 고령 특이약물반응에 의한 급성 간부전 아급성 경과

2. 원인 치료

1) 아세트아미노펜: N-acetylcysteine을 가급적 12시간 이내에 신속히 투여한다. (표 3-15-4)

표 3-15-4. 아세트아미노펜으로 인한 급성 간부전 환자에서 N-acetylcysteine 투약 용법

경구투여	140 mg/kg 투여 → 70 mg/kg q 4h × 17회 반복
정주투여	150 mg/kg mix with D5W 200 mL over 1 h → 50 mg/kg mix with D5W 500 mL over 4 h → 100 mg/kg mix with D5W 1 L over 16 h(또는 6 mg/kg/hr) 일반적으로 총 72 h 투약하며, 간기능 호전 시까지 지속

2) HBV: 급성 간부전에서 항바이러스제의 효과는 명확하지 않으나 투여를 고려할 수 있음

3. 간성뇌증과 뇌부종

1) 예방이 가장 중요: 뇌부종 발생 시 신경학적 후유증이 남을 수 있음

- 모든 치료 행위 중 뇌압을 상승시키지 않도록 주의: 조용하고 안정적인 환경 제공, 상체 30° 거상, 각종 검사나 시술들을 매우 조심스럽게 수행

2) 간성뇌증 및 뇌부종 진행 시 치료

(1) 신속한 진단: 안절부절 못하거나 수면 경향 등 의식 변화가 생기면 3단계 간성뇌증으로 악화되는 것으로 간주하고 인공호흡기 적용을 위한 중환자실 치료를 고려해야 함

(2) 고질소혈증, 위장관 출혈, 패혈증, 알칼리증 등 유발 인자 최대한 교정

(3) 락툴로스 관장은 급성 간부전에서 효과가 불확실하며 무리한 관장 시 뇌압 상승 유발 가능하므로 3단계 이상의 간성뇌증을 동반한 급성 간부전에서는 피할 것

(4) 삼투압 치료(osmotherapy): mannitol 또는 hypertonic saline

① Mannitol: bolus dose of 0.5~1.0 g/kg, 이후 serum osmolality가 320 mOsm/L 미만이 될 때까지 4~6시간 간격으로 Na 및 Osm 평가하고 필요시 반복 투여

② Hypertonic saline: sodium chloride 40 mEq/20 mL 앰플 제제 60 mL을 central line으로 iv shooting 하고 4~6시간 간격으로 Na 및 Osm 평가(target Na level: 145~155 mEq/L)

⑸ 중환자실 입실 이후 과호흡 치료(hyperventilation: 목표 $PaCO_2$ 25~30 mmHg) 및 저체온 요법(hypothermia: 목표 심부 체온 33~34℃) 고려

※스테로이드는 간성뇌증과 동반된 뇌부종에서는 사용하지 않음

※뇌압상승이 의심되는 경우는 간신증후군이 있더라도 terlipressin 사용을 피할것 (뇌혈류량을 증가시킬 수 있음)

4. 감염증 예방과 치료

- 예방적 항생제 투여의 효과는 불확실함
- 발열이나 relative leukocytosis가 있는 경우 잠재 감염으로 인한 악화를 고려하여 항생제 사용

※기저 간질환이 있는 환자의 급성악화(acute-on-chronic liver failure, ACLF)에서는 감염이 주요 촉발요인 중 하나이므로 조기에 광범위 경험적 항생제를 사용해야 함

5. 영양 공급

1) 급격히 이화대사 상태로 진행하므로 조기에 하루 35~40 kcal/day 공급
2) 저혈당 발생 위험이 높으므로 10~20% DW로 glucose infusion

6. 간이식

1) 한국의 급성 간부전은 90%가 예후가 나쁜 군에 속하므로 급성 간부전으로 진단되는 즉시 응급 간이식을 위한 준비를 시작하고 간성뇌증 3~4단계 이상으로 진행할 때는 응급 간이식을 즉시 시행할 것(표 3-15-5, KONOS status criteria)
2) 전격성 간부전 환자에서 간이식 기준

⑴ King's College Hospital criteria(표 3-15-6)

⑵ Model for End-stage Liver Disease (MELD) score

= 9.57 × Ln(혈청 크레아티닌) + 3.78 × Ln(총 빌리루빈) + 11.2 × Ln (PT INR) + 6.43(≥ 32점이면 불량한 예후인자임)

MELD-Na score = MELD score − Na^+ − [0.025 × MELD × (140 − Na^+)] + 140

- 혈액투석은 등록일 기준(등록일 포함) 7일 전부터 주 2회 이상의 혈액투석 또는 24시간 지속적 신대체요법(등록일 포함) 시행 시 해당됨
- 혈액투석 환자의 크레아티닌은 4.0으로 대치됨

- 크레아티닌, 빌리루빈, INR 검사 결과가 1.0보다 낮으면 1.0으로 자동 대치되며 소수점 2자리까지 입력

*MELD 점수 계산 사이트

https://optn.transplant.hrsa.gov/resources/allocation-calculators/meld-calculator/

표 3-15-5. KONOS status criteria(성인)

	18세 이상의 전격성 간부전증(Fulminant liver failure) 환자가 7일 이내에 간이식을 받지 않으면 생명 연장의 희망이 없는 상태로 다음 중 한 가지 이상에 해당하는 경우를 말한다. ① 만성 간질환 없이 간질환의 증상이 나타난 후 8주 이내에 뚜렷한 간성뇌증이 동반된 급성전격성 간부전증(Fulminant liver failure) 환자로, 중환자실에 입원 중이면서 다음의 3가지 조건 중에 하나 이상을 동반한 경우 ㉮ 인공호흡요법 ㉯ 신대체요법 ㉰ PT INR > 2.0 ② 간 이식 후 7일 이내에 이식된 간이 기능을 하지 못하는 경우(Primary non function)로 ㉮ 혹은 ㉯ 조건을 동반한 경우 ㉮ AST ≧ 3,000이면서 다음의 2가지 조건 중 하나 이상을 만족하는 경우 2가지 조건은 INR ≧ 2.5, 뚜렷한 산성혈증(acidosis, 동맥혈 PH ≦ 7.30 혹은 정맥혈 PH ≦ 7.25이거나/혹은 lactate ≧ 4 mMol/L)(단, 검사결과는 간이식 후 7일 이내 검사결과여야 함) ㉯ 무간상태(Anhepatic state) ③ 간 이식 후 7일 이내에 간동맥성 혈전증(Hepatic artery thrombosis)이 있는 경우로 ②의 ㉮ 혹은 ㉯ 조건을 만족하는 간손상이 입증되어야 한다. ④ 월슨병(Wilson's disease) 환자에서 급성 간부전증이 동반된 경우 ※ 알코올성 간질환, B형 간염, C형 간염 등의 만성 간질환 병력이 있는 경우는 응급도 1로 등록할 수 없음
응급도 2	MELD 점수 38~40점
응급도 3	MELD 점수 31~37점
응급도 4	MELD 점수 21~30점
응급도 5	MELD 점수 20점 이하

출처: https://www.konos.go.kr

표 3-15-6. King's College Hospital criteria for liver transplantation

아세트아미노펜 중독	아세트아미노펜 중독 이외의 경우
동맥혈 pH <7.3로 24시간 초과 지속(간성뇌증의 정도와 무관) Lactate > 3 mmol/L 또는 다음 3가지를 모두 만족할 때 ① 프로트롬빈 시간 > 6.5 (INR) ② 혈청 크레아티닌 > 300 umol/L (3.4 mg/dL) ③ Grade 3 또는 4의 간성뇌증	프로트롬빈 시간 > 6.5 (INR) 또는 다음 중 3가지가 해당될 때 ① 원인: Non-A/non-B 간염, 할로테인 간염, 특이약물 반응(idiosyncratic drug reaction) ② 연령: < 10세 또는 > 40세 ③ 간성뇌증 전 황달의 기간: > 7일 ④ 프로트롬빈 시간: > 3.5 (INR) ⑤ 혈청 빌리루빈: > 300 umol/L (17.5 mg/dL)

급성 간부전 환자의 치료

Tip

1. 의식 변화, 장기부전의 징후(신부전, 저산소증, 저혈당증)가 있는 환자는 간이식을 즉각 고려
2. 뇌부종 예방 및 치료가 예후에 가장 중요!
   1) Mechanical ventilation
   2) Osmotherapy: mannitol(첫 번째 bolus dose of 0.5~1.0 g/kg, 이후 serum osmolality 가 320 mOsm/L 미만이 될 때까지 반복 투여)
3. 기저 간질환이 없는 급성 간부전에서는 관장 및 terlipressin 사용에 각별히 주의할 것

••• 참고문헌 •••

1. Zakim and Boyer's hepatology (7th ed). Chapter 20. Acute Liver Failure.
2. Stravitz RT, Kramer DJ. Management of acute liver failure. Nat Rev Gastroenterol Hepatol 2009;6:542.
3, European Association for the Study of the Liver. EASL Clinical Practical Guidelines on the management of acute (fulminant) liver failure. J hepatol 2017;66:1047.
4. Lee WM, Larson AM, Stravitz RT. AASLD position paper: the management of acute liver failure. Hepatology. 2005 May;41(5):1179-97.

CHAPTER 16

알코올 간질환 및 비알코올 지방간질환
Alcoholic liver disease (ALD) and Nonalcoholic fatty liver disease (NAFLD)

이동현

I. 알코올 간질환(Alcoholic liver disease, ALD)

알코올 소비량이 가장 중요(1회 평균 음주량 여자 ≥5잔, 남자 ≥7잔 음주 주2회 이상). 유전적 요소(알코올 대사 효소의 유전적 다형성 등) 및 환경 요소(성별, 영양상태, 비만, 간염바이러스의 중복감염 등)도 동시에 작용

1. 분류

1) 알코올 지방간(alcoholic fatty liver disease)
2) 알코올 간염(alcoholic hepatitis)
3) 알코올 간경변증(alcoholic liver cirrhosis)

2. 진단

1) 간질환이 초래될 수 있는 충분한 음주 경력 + 간기능검사의 이상소견(AST/ALT 비율 ≥2, GGT 상승) + 알코올 이외의 간질환을 초래할 수 있는 다른 원인의 배제 + 금주 후 임상 소견의 호전 + 만성 음주를 반영하는 생화학적 지표
2) 간경변증으로 진행하지 않아도 복수, 정맥류 발생 가능

3. 예후 예측 모델

1) Maddrey's Discriminant Function (MDF)
   MDF ≥32는 중증 알코올 간염을 시사(1-month mortality 35~45%)
2) MELD score
   MELD score ≥21은 중증 알코올 간염을 시사(3-month mortality 19.6%)
3) Lille model: 치료 시작 후 반응에 따른 예후 예측 모델
   Lille model score >0.45는 중증 알코올 간염을 시사(6-month mortality 75%)

4. 치료

1) 금주 및 적절한 영양의 보충

(1) 금주, 항갈망 약물 치료(바클로펜, 아캄프로세이트) 및 금단증후군 치료(벤조디아제핀)
(2) 환자의 상태에 따라 하루 1.2~1.5 g/kg/day의 단백질과 35~40 kcal/kg/day의 열량 공급이 추천

(3) 비타민 A, 티아민, 비타민 B12, 엽산, 피리독신, 비타민 D 및 아연 등을 영양요법과 같이 공급

2) MDF ≥ 32인 중증 알코올 지방간염 환자에서 고용량 스테로이드나 펜톡시필린투약

3) 적절한 대상군에 한하여 간이식 고려 가능

> Tip
> **중증 알코올 지방간염의 약물 치료**
> 1. MDF ≥ 32인 중증 알코올 지방간염 환자에서 Prednisolone 40 mg daily 4주 투약 후 4일마다 10 mg daily씩 감량
> 2. 경구 식이가 불가능한 경우 methylprednisolone 32 mg q 24hr로 대체
> 3. 스테로이드 사용 금기에 해당하는 환자(조절되지 않는 감염, 출혈, 신부전, 췌장염 등)에서는 Prednisolone 대신 Pentoxifylline 400 mg tid 4주 투약

II. 비알코올 지방간질환(nonalcoholic fatty liver disease, NAFLD)

1. 정의 및 분류

유의한 알코올 섭취(최근 2년간 남자는 주당 210 g, 여자는 주당 140 g을 초과하는 경우), 지방간을 초래하는 약물의 복용, 동반된 다른 원인에 의한 간질환 등이 없으면서 영상의학 검사나 조직검사에서 간 내 지방침착의 소견을 보이는 질환. 최근 대사장애 관련 지방간질환(metabolic dysfunction-associated steatotic liver disease, MASLD)이라는 새로운 명명법이 제안됨

2. 자연경과 및 임상적 중요성

1) **자연 경과**: 국외 자료에 의하면 비만인 사람의 60~80%가 NAFL을 동반, NAFL 환자의 10~20%는 NASH로 진행, NASH 환자의 약 10%에서 NASH cirrhosis로 진행, 이 중 연간 2.6%에서 간세포암이 발생하는 것으로 알려짐

2) **유병률**: 국내 건강검진 수진자에서 초음파를 이용하여 진단한 NAFLD의 유병률은 16~33%임

3) **임상적 중요성**

(1) 인슐린 저항성과 밀접한 연관. 대사증후군, 제2형 당뇨병, 심혈관질환의 동반 발생 위험 증가

(2) 정상 대조군에 비해 전체 사망률이 높으며, NASH에서는 간 관련 사망률 증가

표 3-16-1. 비알코올성 지방간질환의 분류

용어	설명
비알코올 지방간 (nonalcoholic fatty liver, NAFL)	조직검사상 간세포의 5% 이상에서 지방 침착을 보이나 간세포 손상(풍선변성) 및 섬유화 소견이 없는 경우
비알코올 지방간염 (nonalcoholic steatohepatitis, NASH)	간 내 지방침착을 보이면서 간세포 손상(풍선변성)을 동반한 염증 소견이 있으며 섬유화를 동반하기도 함
비알코올 지방간질환 연관 간견병증 (NAFLD-related cirrhosis)	조직학적으로 NAFL/NASH의 소견이 동반된 간경변증, 혹은 과거 조직학적으로 증명된 NAFL/NASH 환자에서 발생한 간경변증

3. 진단

1) 비침습적 검사

(1) **지방증(steatosis)의 진단**: 복부 초음파를 일차 선별검사로 주로 사용하며 초음파 시행이 어려운 경우 fatty liver index (FLI), hepatic steatosis index (HSI), NAFLD liver fat score (NLFS) 및 controlled attenuation parameter (CAP) 이용 가능. 1H-MR spectroscopy는 유일하게 간 내 지방의 정량적 평가가 가능한 검사이나 고 비용으로 인해 임상에서의 역할은 제한적

(2) **섬유화(fibrosis)의 진단**: NAFLD Fibrosis Score (NFS), Fibrosis−4 (FIB−4) index, Enhanced liver fibrosis (ELF), MR elastography, transient elastography, Acoustic radiation force impulse (ARFI) 등의 유용성이 연구되고 있음

2) 간 생검: 표준검사법. 그러나 다빈도 양성 질환의 진단에 사용하기에는 침습적이므로, 임상 경과에 유의한 영향을 끼치는 진행된 섬유화가 예상되는 환자에서만 선별적으로 시행함. 조직 소견은 알코올성 간질환과 유사함

4. 치료

1) 식이요법 및 운동요법

(1) 비만을 동반한 NAFLD 환자에서 식이 및 운동요법에 의한 7~10% 이상의 체중 감량은 간 내 지방을 감소시키며 조직학적 염증 소견을 호전시킴

(2) 총 에너지 섭취량 감소, 저탄수화물 및 저과당 식이교육 및 주 2회 이상, 최소 30분 이상의 운동을 권장함

2) 약물 치료

(1) 고용량의 비타민 E (800 IU/day)는 NASH 환자에서 조직학적 염증 소견을 호전시키나, 장기간 투여 시 안전성에 대한 우려가 있음

(2) 피오글리타존(pioglitazone, 30 mg/day)은 ALT의 호전, 간 내 지방 침착 및 조직학적 염증 소견을 개선시키는 효과가 있으나, 적절한 투여 기간, 용량, 장기간 치료 시 부작용에 대한 연구가 더 필요함

(3) GLP-1 유사체, 세마글루티드(0.4 mg/day 피하주사)는 체중감소와 비알코올 지방간염의 소실 효과가 있으며 현재 주 1회 용법으로 3상 임상 시험을 진행 중

(4) β-갑상선 호르몬 수용체 유사체, 레스메티롬은 3상 임상 시험에 비알코올 지방간염의 소실 및 간섬유화 등급 완화에 효과를 보여 현재 FDA 심사를 진행 중

3) 수술 치료

(1) 비만대사 수술(bariatric surgery, 그림 3-16-1)

① BMI ≥35 kg/m²인 경우

② BMI ≥30 kg/m²이고 고혈압, 당뇨병, 비알코올 지방간질환 등을 동반한 경우

(2) 간이식

말기 간 질환(end stage liver disease) 환자에서 제한적으로 시행 가능

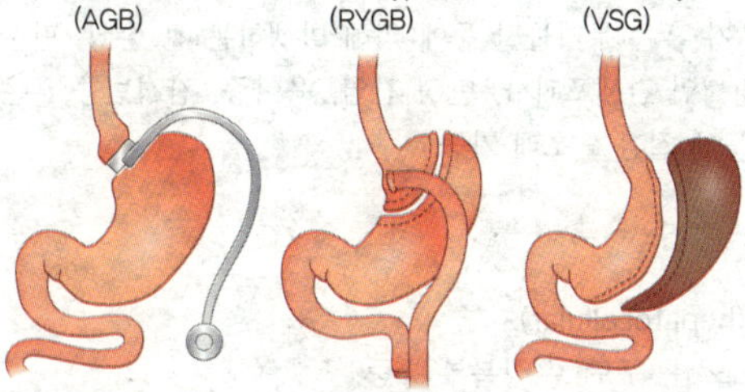

그림 3-16-1. 비만대사 수술

••• 참고문헌 •••

1. Diagnosis and Treatment of Alcohol-Associated Liver Diseases: 2019 Practice Guidance From the American Association for the Study of Liver Diseases. Hepatology. 2020 Jan;71(1):306-333.
2. EASL Clinical Practice Guidelines: Management of alcohol-related liver disease. J Hepatol. 2018 Jul;69(1):154-181.
3. Schiff' Diseases of the Liver (12th ed.), Chapter 26.
4. KASL clinical practice guidelines: management of alcoholic liver disease. Clin Mol Hepatol. 2013;19:216-54.
5. A histologic scoring system for prognosis of patients with alcoholic hepatitis. Gastroenterology. 2014 May146(5):1231-9.e1-6.
6. KASL clinical practice guidelines: management of nonalcoholic fatty liver disease. Clin Mol Hepatol. 2021 Jul; 27(3): 363-401.

CHAPTER 17

약인성 및 면역 매개 간질환, 간농양
Drug-induced liver injury, Immune-mediated liver disease and Liver abscess

장희준

I. 약인성 간손상(Drug-induced liver injury)

Tip 개별약물에 대한 약인성 간독성은 livertox.nih.gov에서 조회가 가능하다.

1. 정의 및 임상 양상

섭취한 약제, 유기 혹은 무기물질 등에 의해 발생하는 간 손상. 단순한 간효소치의 상승에서부터 치명적인 간세포괴사, 만성 간염, 육아종, 간경변증 혹은 신생물성 질환까지 다양한 간담도계 질환을 초래 가능

2. 분류

1) 간세포손상형(hepatocellular)

(1) 식욕저하, 오심, 구토, 우상복부 통증

(2) ALT, AST > 정상 상한치의 5배, ALP < 정상 상한치의 2배

(3) R ratio ≥ 5

2) 담즙정체형(cholestatic)

(1) 황달, 가려움증

(2) ALT, AST < 정상 상한치의 5배, ALP > 정상 상한치의 2배

(3) R ratio ≤ 2

3) 혼합형(mixed)

(1) 황달, 가려움증

(2) ALT, AST > 정상 상한치의 3배, ALP > 정상 상한치의 2배

(3) 2 < R ratio < 5

*R ratio = (ALT ÷ ALT의 정상 상한치) ÷ (ALP ÷ ALP의 정상 상한치)

3. 다빈도 원인 약제

(1) 분류별(표 3-17-1)

(2) 내인적(용량 의존적), 특이적(용량 비의존적)(표 3-17-2)

4. 진단

1) 약물 복용력 조사: 약물 종류, 복용 시작 시점, 복용기간, 용량, 함께 복용하는 약물 등

2) 다른 원인질환 배제: 바이러스성, 알코올성, 자가면역성, 대사성, 담도 폐쇄성, 혈관성 간질환 등

3) 인과 관계 규명

(1) 약제 투여와 발병 사이의 시간적 선후 관계 및 시간 간격

(2) 약제 중단 후 호전 여부

5. 치료

1) 일반 원칙

원인 약제의 중단 및 필수적인 약물이 아닌 약물의 중단

2) 심각한 간손상시

(1) 간세포손상형: 면역 매개일 경우 prednisolone 20~30 mg/day, azathioprine 1~2 mg/kg/day

(2) 담즙정체형: UDCA 20~30 mg/kg/day, 심한 가려움에 cholestyramine

(3) 혼합형: (1)과 (2)의 조합

3) 원인 약제별

(1) Acetaminophen 중독

① N-acetylcysteine 경정맥 주입(20시간 요법)

초기 부하량: 150 mg/kg MIV in 200 mL D5W over 1 hr

이후 50 mg/kg IV in 500 mL D5W over 4 h

이후 100 mg/kg IV in 1,000 mL D5W over 16 h

② N-acetylcysteine 경구 투여(72시간 요법)

초기 부하량 140 mg/kg, 이후 72시간동안 4시간 간격으로 70 mg/kg (17 회)

(2) 면역관문 억제제

① Grade 2: AST, ALT 정상 상한의 3~5배, ALP 정상 상한의 2.5~5.0배, T.bil 정상 상한의 1.5~3.0배

면역관문 억제제 중단하고 간기능검사 추적

2주 이상 지속 시 steroid 투여

② Grade 3 or 4: AST, ALT, ALP 정상 상한의 5배 이상, T.bil 정상 상한의 3배 이상

면역관문 억제제 중단하고 간기능검사 추적

Methylprednisolone 1~2 mg/kg/day

2~3일 후에도 반응 없으면 mycophenolate mofetil 500 mg bid 추가

표 3-17-1. 약인성 간손상의 분류별 다빈도 원인 약제

간세포 손상형	담즙 정체형	혼합형
Acarbose, Acetaminophen, Allopurinol, Aspirin, Bupropion, Bromfenac, Diclofenac, Ethanol, Fluoxetine, Halothane, Isoniazid, Ketoconazole, Lisinopril, Losartan, Methyldopa, Nefazodone, Nevirapine, Paroxetine	ACE inhibitor Amoxicillin/Clavulanate Anabolic Steroid Azathioprine Chlorpromazine Clopidogrel	Amitriptyline Azathioprine Captopril Carbamazepine Clindamycin Cyproheptadine Enalapril Flutamide Ibuprofen
Rifampin, Risperidone, Ritonavir, Sertraline, Statins, Tetracycline, Trazodone, Thiazolidinedione, Trovafloxacin, Valacyclovir, Valproate	Cytarabine Erythromycin Estrogen Ethanol Irbesartan Sulindac Terbinafine Tricyclic antidepressant	Nitrofurantoin Phenobarbital Phenothiazine Phenytoin Sulfonamide Trazodone Verapamil

약제의 알려진 간독성을 확인하기 위한 추천 참고 사이트: LiverTox (http://www.livertox.nih.gov)

표 3-17-2. 약인성 간손상의 내인적/특이적 약제

내인적(intrinsic, 용량 의존적)	특이적(idiosyncratic, 용량 비의존적)
Acetaminophen, amiodarone*, anabolic steroids, antimetabolites, cholestyramine, cyclosporine, valproic acid, HAART drugs, heparins, nicotinic acid, statins*, tacrine	Allopurinol, amiodarone*, amoxicillin-clavulanate, bosentan, dantrolene, diclofenac, disulfiram, felbamate, fenofibrate, flucloxacillin, flutamide, halothane, isoniazid, ketoconazole, leflunomide, lisinopril, lapatinib, methyldopa, minocycline, nitrofurantoin, pazopanib, phenytoin, pyrazinamide, prophylthiouracil, statins*, sulfonamides, terbinafine, ticlopidine, tolvaptan, tolcapone, trovafloxacin

*내인적, 특이적 모두 해당

II. 면역 매개 간질환(Immune-mediated liver disease)

Tip

1. 설명되지 않은 간기능 이상이 있을 때는 면역 매개 간질환을 감별진단으로 고려한다.
2. 여성에서 호발하며 자가항체 출현, 고감마글로불린혈증, 면역억제 치료에 대한 좋은 반응, 문맥 및 문맥주위 간염의 조직 소견 등을 특징으로 한다.
3. 자가 항체의 종류에 따라 아형이 나누어지며, 아형에 따라 서로 다른 임상 양상을 보일 수 있다.

1. 정의 및 임상 양상

자가면역성 손상에 의해 발생하는 만성 간질환을 총칭. 50~60대 여성에서 호발하며 무증상부터 급성 간염을 보이고 치료하지 않을 경우 간경변증, 간세포암으로 진행

2. 분류

1) 자가면역성 간염(autoimmune hepatitis, AIH): 간세포 손상 및 고감마불린혈증(ALT, AST, IgG 상승). 간조직검사에서 계면 간염, 문맥주위 형질세포 침윤.
2) 원발성 담즙성 담관염(primary biliary cholangitis, PBC): 담즙정체성 간기능 이상(ALP, GGT 상승). 간조직검사에서 소엽 사이 담관의 상피세포 손상
3) 중복증후군(overlap syndrome): 여러 자가면역성 간질환의 임상적, 조직학적 특징이 동시 혹은 순차적으로 발생

3. 진단

1) 자가면역성 간염

(1) 다른 원인의 만성 간질환(약물, 알코올/비알코올성 지방간질환, 바이러스성 간염, 윌슨병 등) 배제
(2) 혈액검사
① 성인: fluorescent antinuclear Ab [FANA], anti-smooth muscle Ab [SMA]
② 소아: 상기 검사에 anti-LKM1 Ab 추가
Overlap syndrome 의심 시: anti-mitochondrial Ab [AMA], p-ANCA
(3) 간조직 검사
(4) AIH scoring system(표 3-17-3)

2) 원발성 담즙성 담관염

3가지 criteria 중 2개 이상 만족하는 경우
① 담즙 정체: ALP, GGT 상승
② AMA ≥ 1:40
③ 조직 소견: 진행성 비화농성 담도염(nonsuppurative cholangitis) 또는 소엽 사이(interlobular) 담관의 파괴
*진단에 조직검사는 필수적이지 않다.

3) 중복 증후군

(1) 여러 타입이 있으며 AIH-PBC가 가장 흔함
(2) AIH-PBC 진단: PBC 기준 2개 이상 + AIH 기준 2개 이상 만족 시
① AIH 기준
a. ALT > 정상 상한의 5배
b. IgG > 정상 상한의 2배 또는 SMA 양성
c. 간조직검사: 중등도 이상의 계면 간염(interface hepatitis)

② PBC 기준

a. ALP > 정상 상한의 2배 또는 GGT > 정상 상한의 5배

b. AMA ≥ 1:40

c. 간조직검사: 전형적인 PBC 소견(florid bile duct)

표 3-17-3. 자가면역감염의 단순화된 진단 기준

변수	Cutoff	점수
ANA or SMA	≥ 1:40	1
ANA or SMA 또는 LKM-1 또는 SLA	≥ 1:80 ≥ 1:40 양성	2
IgG	> 정상 상한치 > 정상 상한치의 1.1 배	1 2
간조직검사	자가면역 간염에 합당 자가면역 검사에 전형적	1 2
바이러스성 간염의 배제	예	2

≥ 6: 자가면역 간염 가능성(probable)
≥ 7: 자가면역 간염 확정적(definite)

* 전형적: (1) 계면간염(interface hepatitis), 문맥/문맥주위 림프구형 질성 침윤(portal/periportal lymphoplasmacytic infiltrate), (2) 세포 내 세포의 능동적 침투(emperipolesis), (3) hepatic rosette formation
* 합당: 전형적인 소견에 부합하지는 않으나 임파구 침윤을 동반한 만성 간염 소견

4. 치료

1) 자가면역성 간염

① 단독 요법: Prednisone 40~60 mg/day

② 병합 요법: Prednisone 20~40 mg/day + Azathioprine 50~150 mg/day

*급성 중증 또는 비대상성 간경변 동반 시 azathioprine 금기, 단독 요법만 사용

2) 원발성 답즙성 담관염

① Ursodeoxycholic acid (UDCA) 12~15 mg/kg/day

② 그 외 대증요법: 소양감에 대해 항히스타민제, 동반되는 골다공증 치료 등

III. 간농양

> **화농성 간농양의 치료**
>
> 1. 배농의 절대적인 적응증은 없음, 항상 배농이 가능한지 고려
> 2. 경험적 항생제는 3세대 cephalosporin+metronidazole 권유. 2주간은 경정맥 투여
> 3. Klebsiella에 의한 간농양에서는 전이성 감염의 진단을 위해 안저검사, 심장 초음파, 뇌 MRI를 상황에 따라 고려

1. 정의 및 임상 양상

세균 또는 기생충에 의해 간 내에 발생한 농양. 화농성 간농양과 아메바성 간농양으로 분류하며 발열, 오한, 우상복부 통증이 동반됨

2. 분류

1) 화농성 간농양

(1) 원인

① 간 주변 감염원이나 외상이 있을 때

② 간동맥 조영술, 색전술, 고주파 열치료술 후

③ 담낭암, 담도암, 대장암으로 인한 점막균열로 점막 세균총이 간으로 이동

(2) 간 내 위치별 추정 감염 경로

① 우측 간: 문맥

② 좌측 간: 패혈성

2) 아메바성 간농양

Entamoeba histolytica의 포낭형(cysts)이 오염된 물, 음식물을 통하여 상행대장에 일시적으로 서식하며 영양형(trophozoite)으로 바뀜. 이후 일부 영양형이 대장 상피세포를 파괴함으로써 조직 침윤을 하고 간문맥을 통하여 간으로 이동

3. 진단

대부분은 화농성이며 Klebsiella pneumoniae가 가장 흔함. 아메바성 간농양은 아프리카, 동남아시아, 멕시코 등의 아메바증 유행지역을 여행한 병력 또는 면역결핍증이 있는 환자에서 고려

1) 영상학적 진단

(1) 복부 초음파: 초기에는 경계가 불분명한 고에코, 후기에는 경계가 뚜렷해지고 단방성 혹은 다방성(multiloculated)의 불규칙한 벽을 가지는 다양한 에코의 종괴

(2) 복부 CT: 변연부에 조영증강을 보이는 분명한 경계의 저음영 종괴

2) 혈청검사

(1) 아메바성 간농양 환자에서 항아메바 혈청 항체는 90% 이상에서 양성을 보임

(2) 초기에는 음성일 수 있으나 감염 후 7~10일부터 나타나 2~3개월에 최고로 상승

3) 경피적 초음파유도하 농양흡인검사

4. 치료

1) 화농성 간농양: 항생제 투여와 배농

(1) 항생제

① 호기성 및 혐기성 세균을 모두 대상으로 하는 3세대 cephalosporin과 metronidazole 혹은 clindamycin의 병합, 임상양상에 따라 imipenem이나 meropenem 투여

② 4~6주간 투여(첫 2주간은 정맥 주사)

(2) 항생제 용량 및 용법

① 1차 경험적 항생제

a. 3세대 cephalosporin + metronidazole:
Ceftriaxone (1 g IV q 12 hrs 또는 2 g IV q 24 hrs) + Metronidazole 500 mg IV q 8 hrs

b. Beta-lactam/beta-lactamase inhibitor 단독:
Piperacillin-tazobactam 3.375 또는 4.5 g IV q 6 hrs

② 대체 경험적 항생제

a. Fluoroquinolone + metronidazole:
Ciprofloxacin (400 mg IV q 12 hrs) or Levofloxacin (500 또는 750 mg IV q 24 hrs) + Metronidazole (500 mg IV q 8 hrs)

b. Carbapenem 단독:
Imipenem-cilastatin 500 mg IV q 6 hrs
Meropenem 1 g IV q 8 hrs

(3) 배농

① 단일 농양이고 지름이 5 cm 이하인 경우

a. 경피적 카테터 배농(percutaneous catheter drainage): 배액량이 거의 없을 때까지 유지하고 주기적으로 카테터를 체크(7일 정도 소요)

b. 세침 천자(needle aspiration): 혈역학적으로 안정적이고 크기가 작은 단일 농양

② 단일 농양 & 지름이 5 cm 초과인 경우, 다발성(multiple) 또는 다방성 농양

a. 경피적 카테터 배농(percutaneous catheter drainage)

(4) 수술적 배농

a. 다발성, 크거나 소포체의 농양

b. 카테터를 쉽게 막히게 하는 점착성의 농양
c. 일차적으로 수술적 치료를 필요로 하는 담도계의 질환
d. 7일간 경피 배액에 대한 임상적인 반응이 없을 때
④ 내시경 역행성 담췌관 조영술(ERCP)
과거 담도계 시술을 받는 등 담도계 원인의 농양이 의심되는 경우

2) 아메바성 간농양: 배농 없이 항생제(metronidazole) 단독 투여가 기본

(1) 대부분 경구 투여(1 g q 12 hrs, 10일)로 잘 치료되나 증상이 심하고 혈역학적으로 불안정한 경우에는 정맥 투여(500 mg IV q 6 hrs, 5~10일)
(2) 다른 항생제 병용: 40℃ 이상의 고열, 심한 백혈구증가증, metronidazole에 반응이 없는 경우 2차 세균감염을 고려
(3) 배농: 화농성 간농양과 감별 필요시, metronidazole로 임상적 호전이 없는 경우, 파열의 위험이 높은 경우
(4) 수술적 배농: 심낭이나 복강 내로의 파열시, 장 천공 동반 시

••• 참고문헌 •••

1. Zakim and Boyer's Hepatology: A Textbook of Liver Disease (7th ed.), Chapter 39-41, 56.
2. EASL Clinical Practice Guidelines: Drug-induced liver injury. J Hepatol. 2019;70:1222-1261.
3. Diagnosis and Management of Autoimmune Hepatitis in Adults and Children: 2019 Practice Guidance and Guidelines From the American Association for the Study of Liver Diseases. Hepatology. 2020;72:671-722.
4. 대한간학회, 2022 대한간학회 자가면역간염 진료 가이드라인.
5. 김정룡, 소화기계 질환(제4판), II. 간질환의 임상적 접근, 12-13, 15장.
6. Harrison's Principle of Internal Medicine (21st ed.), Chapter 340.
7. Schiff's Diseases of the liver (12th ed.), Chapter 38.
8. Lederman ER, Crum NF. Pyogenic liver abscess with a focus on Klebsiella pneumoniae as a primary pathogen: an emerging disease with unique clinical characteristics. Am J Gastroenterol. 2005;100:322-331.
9. Zerem E, Hadzic A. Sonographically guided percutaneous catheter drainage versus needle aspiration in the management of pyogenic liver abscess. AJR Am J Roentgenol. 2007;189:W138-42.

CHAPTER 18

문맥고혈압의 합병증
Complications of Portal hypertension

최광현

I. 복수(Ascites)

1. 원인

간경변증, 울혈성 심부전, 복강 내 암전이, 결핵성 복막염, 신증후군 등

2. 증상 및 증후

영상의학적 검사를 통해서만 발견될 정도로 복수의 양이 적을 경우에는 증상이 없지만 복수의 양이 늘면 복부 팽만감, 소화 불량, 호흡곤란 등의 증상 발생

3. 진단/감별 진단

1) 복수 천자

간경변증 환자에서 처음 복수가 발생했을 경우에는 반드시 복수천자를 시행하여야 하며 복수에 대한 cell count, differential count, SAAG (serum-ascites albumin gradient)계산을 위해 복수 albumin 검사를 반드시 시행해야 함

2) SAAG = 혈청의 albumin 농도 − 복수 albumin 농도 − ≥ 1.1: 문맥압 항진증에 기인한 복수(97% specificity)

	Total protein <2.5 mg/dL	Total protein ≥2.5 mg/dL
SAAG ≥ 1.1	LC, SBP, veno-occlusive disease, extensive liver metastasis	Cardiac, mixed (LC+other cause) ascites
SAAG < 1.1	Nephrotic syndrome	Cancer, tuberculosis, pancreatitis, biliary ascites

3) **영상학적 진단방법**: 시진, 촉진, 타진 등으로도 쉽게 진단할 수 있으나, 양이 적을 경우(< 500 mL)에는 복부 초음파, CT 등을 통해서 정확한 진단 가능

4. 치료

1) 저염식

- Salt 5 g 식이가 기본: 저염식 순응도가 낮은 경우 삶의 질을 고려하여 이뇨제로 조절이 가능한 한도 내에서 tolerable diet를 시행할 수도 있음
- 식이뿐 아니라 수액에도 sodium이 들어가지 않도록 주의: NPO 시 D5W (or D10W) 1 L + KCl 20 meq를 투여

– 혈청 Na > 120~125 mM/L 일 경우에는 일반적으로 수분 제한은 하지 않음

2) 이뇨제(Spironolactone and/or furosemide): 중등도 이상의 복수가 있을 경우

(1) 체중 감량 목표: 복수만 있으면 0.5 kg/day, 말초부종과 같이 있으면 1 kg/day

(2) 이뇨제: 대개 경구 spironolactone 50 mg bid로 시작. 입원 등 단기간 모니터링이 가능할 경우 75 mg po bid로 시작하거나 furosemide를 병용하여 시작할 수 있음

- 모니터링 수치: serum Na, K, Cr, urine Na/K ratio
- 병합요법의 비율: 일반적으로 spironolactone과 furosemide의 비율은 50:20로 시작하여 urine Na/K ratio 및 serum K level 따라 조절
  - ㉮ 이뇨제 사용 전 spot urine Na/K ratio가 > 1이면 저염식 여부 재확인.
  - ㉯ Spot urine Na/K ratio가 < 1이면 이뇨제 증량. Serum K이 정상이면 spironolactone과 furosemide의 비율을 50:20으로 유지하여 증량하고, K이 낮으면 spironolactone을, K이 높으면 furosemid를 증량.
  - ㉰ furosemide를 증량
- 각 약제 투여 시 고려사항
  - ㉮ Spironolactone: 안정 농도 도달하는데 3~4일 소요. 최대
  - ㉯ painful gynecomastia 발생 가능 → amiloride로 교체 가능(1/10 용량)
  - ㉰ Loop diuretics: diuresis가 빠르게 나타남. qd로 사용시 rebound fluid retention 가능성.
  - ㉱ 반감기가 긴 torasemide를 사용할 경우 용량은 furosemide의 1/4

Tip

복수가 있는 간경변증 환자에서 이뇨제 조절

1. 입원 환자에서 시작용량: spironolactone 50~75 mg qd ± furosemide 20 mg qd
2. 체중 감량 목표: 복수만 있을 경우 0.5 kg/day, 부종과 같이 있을 경우는 1 kg/day
3. 약 2~3일 후 체중 감량 목표 달성 여부 및 BUN/Cr, e', urine Na/K ratio에 따라 조절
   1) 이뇨제 사용 전 spot urine Na/K ratio가 > 1이면 저염식 여부 재확인.
   2) Spot urine Na/K ratio가 < 1이면 이뇨제 증량. Serum K따라 spironolactone or furosemide 증량.
4. 최대 용량: spironolactone 400~600 mg/day, furosemide 120~160 mg/day

3) 난치성 복수(refractory ascites)

저염식에 순응도가 높은 환자에서, spironolactone 400~600 mg/day 및 furosemide 120~160 mg/day로 조절되지 않는 복수

(1) 반복적인 다량 복수 천자

- 염식과 이뇨제의 방법으로 복수 조절이 되지 않을 경우에 1회 약 4~6L 정도의 반복적인 복수 천자를 시행하며 알부민을 정주(6~8 g/L ascites removed).

저염식을 병행해야 복수 천자의 주기를 넓힐 수 있음

- 난치성 복수가 있는 환자에서 알부민 정주가 매우 중요: 간신증후군, 간성뇌증 예방 및 생존율 향상 효과가 있음

(2) 경경정맥 간내 문맥-전신 단락술(transjugular intrahepatic portosystemic shunt, TIPS): 반복적 복수천자에 비해 일부 생존율 향상 보고, 간성뇌증 발생 위험(30~50%)을 높이므로 주의를 요함

(3) 간이식 고려

II. 자발성 세균성 복막염(Spontaneous bacterial peritonitis)

1. 정의

문맥압 항진증과 관련된 복수에 발생한 감염성 합병증

2. 증상 및 증후

복통, 발열, 임상 증상 및 검사 소견의 악화(예 간기능 검사의 악화, 간성뇌증의 진행 등)

3. 진단/감별 진단

1) 의심되면 반드시 복수 천자. 복수 내 PMN ≥ 250/mm³면 진단
2) PMN < 250/mm³의 경우라도 발열, 복통, 압통 등의 infection을 의심할 수 있는 증상이나 징후가 있을 경우 치료를 시작할 수 있음
3) 복수 검사 항목: cell count, differential count, chemistry, gram stain/culture
4) RBC가 많이 포함되어 있을 경우 RBC 250/mm³마다 PMN을 1/mm³씩 빼줌(Corrected ascites PMN count = absolute ascites PMN count - RBC/250)

***이차성 세균성 복막염 가능성을 감별해야 하는 경우(장 천공, 농양, 급성 충수염/담관염/췌장염 등)**

① 복수 세균 배양 검사에서 2가지 이상의 균이 양성
② 복수 총 단백> 1 g/dL, glucose < 50 mg/dL, 복수 LDH > 혈청 정상상한치 중에서 2가지 이상
③ 항생제 치료에도 증상 및 징후의 호전이 없음
④ 적절한 치료에도 불구하고 48시간 이후 복수 천자에서 PMN 증가

***자발성 세균성 복막염의 아형(variant)**

1) Culture-negative neutrocytic ascites (CNNA)
   - 정의: 복수 PMN > 250/mm³이나 복강 내 다른 감염원이 없고 복수 배양에서 미생물 동정이 되지 않으며, 최근 30일 이내 항생제 사용력이 없는 경우
   - 경과 및 예후는 배양 양성 복막염과 유사하므로, SBP와 동일하게 치료함

2) Monomicrobial nonneutrocytic bacterascites
- 정의: 복수 세균 배양 검사에서 균이 자라지만 복수 PMN < 250/mm^{3}인 경우
- 복수 내 세균의 상재화(colonization)를 의미함
- 초기에 증상 및 증후가 동반된 경우 SBP로 진행할 가능성이 높음

4. 치료

1) Drug of choice: 3세대 cephalosporin (ceftriaxone 2 g iv qd or cefotaxime 1~2 g iv q6~8hrs)를 5~10일간 투약(신기능에 따라 조절)
2) 알부민 정주 치료는 간신증후군의 발생 위험을 낮춘다.
3) 임상적으로 뚜렷한 호전이 없을 경우 48시간 뒤에 복수천자를 다시 시행
4) 항생제의 교체
동정된 균의 antibiotics sensitivity test 결과에 따라 적절한 항생제로 교체
동정된 균이 없는 경우
- 호전되고 있으면 기존의 항생제를 유지
- PMN count의 호전이 없으나 활력 징후가 안정적인 경우는 Enterococcal SBP 가능성을 염두에 두고 ampicillin + gentamicin
- PMN count 호전이 없으며 활력 징후가 불안정적인 경우는 MRSA나 Pseudomonas 가능성을 염두에 두고 vancomycin + carbapenem을 고려
5) 항생제 교체 이후에도 호전이 없을 경우는 abscess formation, bowel perforation, ileus 등 이차적 원인에 대한 배제를 위하여 적절한 CT 촬영이 필요함

III. 정맥류 출혈(Variceal bleeding)

1. 진단

1) 간경변증 환자에서 상부 위장관 출혈의 주요 원인(이전 내시경 결과 확인할 것)
(1) Esophageal/gastric variceal bleeding(가장 치명적)
(2) Ulcer bleeding(간경변증 환자에서도 40%가량의 상부위장관 출혈은 궤양과 관련)
(3) Portal hypertensive gastropathy (PHG)
2) L-tube irrigation: 현재 출혈 정도 확인 및 위세척을 통한 내시경 시야 확보

2. 치료

1) 활력징후 안정화: 최우선 과제
(1) **수혈 및 수액 공급**: p-RBC, volume expansion (normal saline, FFP 등)
- 단, 활력징후가 안정화되면 문맥압 상승을 줄이기 위해 수액 공급을 줄여야 함 (문맥압이 상승될 경우 추가적인 출혈이나 폐부종을 조장할 수 있음)

- 급성 출혈이 있으므로 가능한 만큼 coagulopathy도 교정
- Hb 7~9 g/dL, Hct 21~27% 전후로 유지

(2) 산소 공급: 동반된 심폐질환이 있을 경우에는 산소 공급

2) 약물 치료

내시경 시행 전까지는 varix bleeding과 ulcer bleeding의 감별이 불가능하므로 두 가지 경우 모두에 대한 약물 치료를 시작함. 이후 내시경으로 원인이 밝혀지면 원인에 맞게 치료 시작함

(1) Variceal bleeding (or PHG): Vasoactive drug

① Terlipressin 2 mg iv bolus → 1 mg iv q4~6 hr을 3일간 투약(보험 급여 인정기간)

- 가능한 부작용: 심장허혈, Torsades de Pointes, 심부전, 말초허혈, 복부경련 및 통증, 설사, 저나트륨혈증 등

② Somatostatin 250 ug iv bolus (over 3~5 min) → 250 ug/hr continuous infusion을 48~72시간 투약

- 가능한 부작용: 구역/구토, 고혈당, 설사 등

③ 허혈성 심질환의 병력이 있을 경우 terlipressin은 부정맥 등 심질환 유발 위험이 있으므로 반드시 somatostatin 사용

(2) Peptic ulcer bleeding: PPI 1 amp iv q12hrs

(3) 예방적 항생제

정맥류 출혈이 있을 경우 감염의 증거가 없더라도 예방적으로 3세대 cephalosporin을 1주일 정도 사용하는 것이 생존율 향상 효과가 있음

3) 내시경 지혈술

(1) 내시경 정맥류 결찰술(Endoscopic variceal ligation, EVL)

① 매우 효과적인 방법으로 식도 정맥류 및 일부 위정맥류 초출혈의 치료 및 재발 예방에 가장 많이 이용

② 환자의 활력 징후가 불안정하거나 시야 확보가 어려운 경우 무리한 응급 시술은 불필요함(대개 12시간 이내 시술을 추천하나 근거는 부족함)

③ 효과적으로 지혈되었을 경우 terlipressin이나 somatostatin은 끊거나 2일 더 사용하고, 필요시 약 2~4주 후 f/u EVL을 시행함

(2) 내시경 정맥류 폐쇄술(Endoscopic variceal obturation, EVO)

① 위정맥류 출혈이 있을 경우 Histoacryl injection을 이용한 sclerotherapy 시행

4) 풍선 탐폰(Sengstaken-Blakemore tube, SB tube)

(1) 대량 출혈로 인해 활력 징후가 불안정한 환자에서 선택적으로 시도(견인 시 점막 손상을 방지하기 위해 48시간 이상 유지하지 않도록 함)

(2) Gastric ballooning (200~300 mL)을 먼저 시행하고, 끝에 50 mL짜리 미니수액 3개 등으로 traction을 하도록 함. G-E junction을 compression하면 식도 출혈도

지혈이 되므로 esophageal ballooning (30 mmHg)은 필수적이지 않으며, 부득이 하게 esophageal ballooning을 할 경우 pressure necrosis를 방지하기 위해 1~2 시간 간격으로 주기적인 deflation을 해야 함

5) 영상의학적 지혈술: 내시경 지혈술이 불가능할 때

(1) TIPS (Transjugular intrahepatic portosystemic shunt)

① Refractory variceal bleeding의 경우 시행 가능

② 부작용(간성뇌증)에 대한 충분한 설명이 필요

(2) RTO (retrograde transvenous obliteration)

① Gastric varix bleeding의 내시경 치료가 불가능할 때 시도 가능

② 간성뇌증을 증가시키지 않으나 복수 및 식도 정맥류 증가 가능성

③ Gastro-renal shunt가 없거나 BRTO가 효과적이지 않을 때 Percutaneous transhepatic obliteration (PTO), percutaneous transhepatic sclerotherapy (PTS) 고려 가능

④ Portal vein thrombosis가 있을 경우 contraindication임

⑤ Obliteration 방법에 따라 BRTO (balloon-occluded retrograde transvenous obliteration: 풍선 이용), PARTO (plug-assisted retrograde transvenous obliteration: vascular plug 이용)가 있음

6) Secondary prophylaxis

(1) 의미: 초출혈된 정맥류에서 추가적인 출혈이 생기지 않도록 하는 것

(2) 방법

① Repeated EVL: varix가 obliteration될 때까지

② 횟수나 간격은 정해진 것은 없으며 담당 의사가 대개 결정(첫 번째 추적은 2~4주 후)

③ Nonselective beta-blocker

- 주로 propranolol을 사용
- Carvedilol도 propranolol과 유사한 효과를 보이나, anti-α adrenergic activity가 있어 주의
- 조절 목표: baseline HR의 20~25% 감소하거나 HR 55~60회/분까지 2~3일 간격으로 조절

7) 초출혈 예방

(1) 의미: 간경변증 환자에서 정맥류 여부를 확인하고, 정맥류가 있는 경우 초출혈이 생기지 않도록 하는 것

(2) 방법(그림 3-18-1)

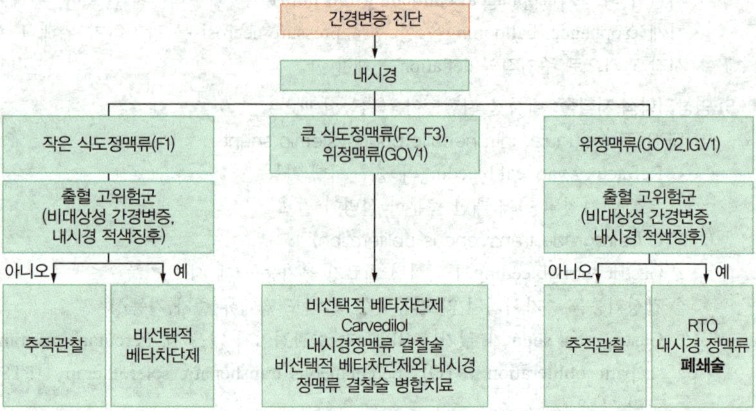

그림 3-18-1. 위-식도정맥류의 초출혈 예방(대한간학회 진료가이드라인 2019)

IV. 간성뇌증(Hepatic Encephalopathy)

1. 정의

간기능 저하 상태에서 발생하는 의식 또는 지남력 장애 및 각종 신경학적 이상을 특징으로 하는 신경정신학적 증후군(neuropsychiatric syndrome)

2. 원인

1) 기질적 질환: 임상적 상황에 따라 간성뇌증 유사 기질적 질환 감별 필요

- 외상 흔적: noncontrast brain CT로 intracranial hemorrhage(ICH) 감별
- 과도한 음주력: Wernicke encephalopathy
- 발열: meningitis, peritonitis 등

2) 적극적인 유발인자 확인

⑴ 고단백 식이
⑵ 위장관 출혈: 흑변/토혈/혈변 등의 병력 확인
⑶ 변비
⑷ 감염: 자발성 복막염이나 균혈증이 있었는지, fever, chill 등을 확인
⑸ 전해질 이상: 저칼륨혈증, 알칼리증, 저산소증, 저나트륨혈증, 저혈량증
⑹ 장 마비(ileus): 감염의 원인이 될 수 있음
⑺ 약물: 마약성 진통제, 정신분열증 치료제, 진정제, 이뇨제, 구토 억제제

3. 정의 및 분류(West-Haven criteria)

- 인지기능 검사 없이는 인지기능 손상을 알 수 없는 불현성 간성뇌증부터, 증상만으로 인지기능 손상을 쉽게 알 수 있는 현성 간성뇌증을 포함한 광범위한 임상양상
- 정맥혈 암모니아는 간성뇌증의 정도와 비례하지 않고 예후와도 연관성이 없다. 다만 정상 암모니아 농도를 보이는 경우 다른 질환과의 감별이 필요하다.

표 3-18-1. 간성뇌증의 정의 및 분류

분류	단계	임상양상	특징
불현성 (Covert)	최소 (minimal)	임상적으로 인지장애 징후 없음 신경학적/신경생리학적 검사에서만 이상소견 확인	도구를 이용한 인지기능 검사에 서만 이상소견을 보임
	1	지남력은 유지되어 있으나 경미한 인지 또는 행동 변화를 보이는 상태 행복감 또는 불안감, 집중 시간 감소, 수면 행태의 변화	경미한 임상증상을 보이나 진단의 재현성이 떨어짐
현성 (Overt)	2	지남력 장애(disorientation, 특히 시간 지남력 장애), 퍼덕떨림(flapping tremor, asterixis), 기면(lethargy), 성격의 변화, 부적절한 행동	지남력장애와 퍼덕떨림이 가장 특징적임. 임상증상이 비교적 재현성 있게 나타남
	3	공간 지남력 장애, 졸림(somnolence), 반혼수(semicoma), 혼란(confusion) 상태	근육 강직이나 간대(clonus), 반사항진(hyperreflexia)
	4	모든 자극에 반응이 없는 상태	혼수(coma)

4. 급성기 치료

1) 유발인자 교정

2) 비흡수성 이당류(lactulose, lactitol)

(1) Lactulose enema의 3H 원칙: 최대한 깊이 rectal tube를 넣어(high) 다량의 lactulose 용액(20% lactulose 200 mL)을(huge) 따뜻한(30도 내외) 온도로 시행(hot)

(2) 간격 및 경구 전환: Grade 3~4의 PSE에서는 4~6시간 간격으로 enema를 시행하고, 의식이 회복되어 경구 섭취가 가능하면 경구 제제로 투약하고 필요시에만 enema 고려

(3) 투약 목표: 최소 하루 2회 이상 배변해야 함

3) 기타: rifaximin, branched chain amino acid (BCAA), L-ornithine L-aspartate (LOLA)

4) Wernicke encephalopathy

- 일일 thiamine 100~300 mg을 IV로 정주(5일간)
- seizure가 있을 경우에는 간독성 적은 항전간제 levetiracetam (Keppra®) 고려

5. 재발 예방

1) 간성뇌증이 발생하면 1년 이내에 50~75%에서 재발하기 때문에 반드시 예방치료가 필요함
2) 예방약제
   (1) 비흡수성 이당류 또는 rifaximin (400 mg po bid or tid) 단독 또는 병용
   (2) 경구 BCAA나 LOLA 투약을 고려할 수 있음
3) 환자 및 가족 교육: 복용중인 약제의 효과, 약물 순응도의 중요성, 재발 시 초기 증상 및 징후, 대처요령 등에 대하여 충분히 교육해야 함
4) 식이: 영양 불량으로 인한 근감소증이 비대상성 간경변증 환자에서 더욱 위험하므로, 간성뇌증이 있어도 장기적인 단백 제한은 권고하지 않음(하루 열량 35~40 kcal/kg 및 단백질 1.2~1.5 g/kg)

V. 간경변증 환자에서 신기능저하

1. 원인 및 진단

1) 원인: 간-신 증후군 외의 다른 원인을 반드시 고려해야 함
   (1) 장 마비(ileus): effective circulatory volume의 저하, 감염으로 발전될 경우 더욱 신기능저하를 조장할 수 있음. 신체검진으로 반드시 확인할 것
   (2) 이뇨제 과용량
   (3) 감염
   (4) 탈수
   (5) 간신증후군(hepatorenal syndrome): 진행된 문맥압항진증을 동반한 간경변 환자에서 발생하는 가역적, 기능성 신부전. 1형인 경우 중앙 생존 기간이 2주로 간경변증의 합병증 중 가장 나쁜 예후
   (6) NSAID와 같은 신독성 약물 사용
2) 신기능저하가 발생했을 경우 환자의 I/O(특히 소변량의 변화 양상)과 체중 변화가 가장 중요함
3) FENa나 renal failure index는 감별 진단에 도움이 되지 않음

*** 간신증후군의 진단 기준**

① 복수가 동반된 간경변증이 있는 환자에서
② ICA-AKI 진단 기준에 따른 급성 신손상이 진단되고(sCr이 기저치로부터 48시간 이내 0.3 mg/dL 상승 또는 1주 이내 1.5배 이상 상승)
③ 2일간의 이뇨제 중단 및 알부민(1 g/kg/day, 최대 100 g/day)을 사용하여 혈장량을 늘려도 급성 신손상의 호전이 없을 때

※ 단, 전신적인 쇼크(shock)가 없어야 하고, 최근 신독성이 있는 약제 혹은 혈관확장제를 사용하지 않아야 하며, 신질환이 없고 신초음파에서 정상이어야 함

2. 치료

1) 공통적 치료

(1) 충분한 수액 치료: 가장 기본적

① Albumin, crystalloid 수액, 혈액제재 등으로 3rd space loss를 보충할 수 있는 volume replacement

② 소변량이 1,000 mL/day 이상이 되도록 수액량을 조절

③ 과도한 수액 치료에 의한 폐부종 발생여부 자주 신체검진 및 chest x-ray 확인

(2) 이뇨제를 사용하고 있을 경우 중단 또는 감량할 것

2) 장 마비에 의한 신기능저하의 치료

(1) 금식, 충분한 수액 공급, 온찜질, 보행 권유가 기본적인 치료임

(2) 기본적인 치료에도 호전되지 않거나 감염이 동반되어 있을 경우 L-tube natural drainage를 고려할 수 있음

(3) 복부 청진에서 정상적인 장음이 들리고 환자가 식욕이 생기면 식이 진행

3) 간신증후군의 약물적 치료

Vasoconstrictor (terlipressin or norephinephrine) + albumin이 treatment of choice. 치료 목표는 혈청 크레아티닌 < 1.5 mg/dL, 투여기간 5~15일

(1) Vasopressin agonist

① Terlipressin: 0.5~2 mg, every 4~6 hr iv

② 허혈성 심질환이 있을 경우 terlipressin 사용 금기

③ Somatostatin은 간신증후군에서 보험 적용이 되지 않음

(2) Albumin: 1 g/kg of Bwt on D1 → 20~40 g/day(급여 인정기간 2~15일)

(3) Terlipressin 및 albumin 병용 치료 시 폐부종이 생기지 않는지 주의 깊게 관찰하고, 폐부종이 발생할 경우 과도한 수액 치료는 중단

4) 간신증후군의 비약물적 치료

(1) 신대체 요법: 간이식을 전제로 하지 않은 신대체 요법은 생존율 향상 안 됨.

VI. 문맥폐고혈압(Portopulmonary hypertension)

1. 정의

문맥압항진증을 가진 환자에서 폐동맥고혈압을 유발하는 다른 원인이 없이 폐동맥 고혈압을 가진 경우

2. 증상 및 증후

1) 운동 시 호흡곤란, 흉통, 피로감, 객혈 및 기좌호흡(orthopnea)

2) 제2심음의 pulmonic component의 증가, 수축기 잡음 및 부종

3) 의존성 함요부종(dependent pitting edema)
4) 뚜렷한 폐동맥과 심비대
5) 우심실비대, 우측 축편위(right axis deviation) 및 우각차단(right bundle branch block)

3. 진단/감별 진단

만성 간질환 환자에서 아래에 해당하는 폐동맥고혈압이 동반되는 경우

1) 선별검사: 도플러 심초음파

2) 확진검사: 우심장 도관삽입

① 평균 폐동맥압(mean pulmonary artery pressure, mPAP)이 안정 시 25 mmHg 이상, 운동 시 30 mmHg 이상

② 좌심실 확장기말 압력(pulmonary capillary wedge pressure, PCWP)이 15 mmHg이하

③ 폐혈관저항(pulmonary vascular resistance)이 240 dyn · s/cm^{5}로 증가

4. 치료

1) 약물적 치료

(1) 항응고제(anticoagulation)

(2) Advanced therapy

Epoprostenol, bosentan, sildenafil 및 iloprost 시도 가능

(3) 베타차단제 중단

2) 비약물적 치료

(1) 간이식

다만, 중증 폐동맥고혈압(systolic PAP > 60 mmHg)은 주술기 위험도(perioperative risk)를 높이고 임상적인 예후가 나쁜 것으로 보고

(2) TIPS는 치료에 도움이 되지 않고 오히려 나쁜 영향을 미침

VII. 간폐증후군(Hepatopulmonary syndrome)

1. 정의(표 3-18-2)

간폐증후군은 간 질환에 있어서 폐혈관 확장에서 기인하는 동맥혈 산소의 결핍으로 인하여 발생하는 질환군. 간폐증후군의 유병률은 진단 기준이나 진단 시의 방법 등에 따라 4~47% 정도로 보고되고 있으며 중증도는 oxygenation의 이상 정도에 기인함

표 3-18-2. Diagnostic criteria for the Hepatopulmonary syndrome

Variable	Criterion
Oxygenation defect	Partial pressure of oxygen < 80 mmHg or alveolar-arterial oxygen gradient ≥ 15 mmHg while breathing ambient air (≥ 20 mmHg in > 65 years)
Pulmonary vascular dilatation	Positive findings on contrast-enhanced echocardiography or abnormal uptake in the brain (> 6%) with radioactive lung-perfusion scan
Liver disease	Portal hypertension with or without cirrhosis

출처: N Engl J Med. 2008 May 29;358(22): 2378-87

2. 증상 및 증후

간폐증후군의 임상증상은 만성 간질환의 소견과 호흡기 증상을 함께 보임

1) 호흡기 관련 증상 및 sign

(1) 서서히 발생하는 운동 시 호흡곤란(insidious onset of dyspnea)

(2) 편평호흡(platypnea): 앉거나 선 자세에서 심해지고 누우면 호전되는 호흡곤란

(3) 직립성 저산소혈증(orthodeoxia): 세운 자세에서 심해지는 저산소혈증

(4) digital clubbing

3. 병태생리

1) 폐동맥순환 내 모세혈관 확장(microvascular dilatation)이 가장 근본적인 병태리

2) 정상적으로 폐실질 내 모세혈관의 직경은 8~15 μm나 간폐증후군 환자에서는 15~500 μm까지 확장

→ 폐포로부터 비정상적으로 확장된 혈관 내의 가운데에 위치한 적혈구까지 거리가 멀어져서 산소분자가 효과적으로 적혈구에 도달하지 못함

→ 저산소증 발생

4. 진단/감별 진단

1) 조영증강심초음파(contrast-enhanced echocardiography)

(1) 60~150 μm 크기의 미세기포(microbubble stream)를 발생시키기 위해 발포식염수를 정맥주사 후 심초음파를 시행

(2) 정상인 경우에는 미세기포가 폐모세혈관을 통과하지 못하므로 우측심장부 위에서만 관찰되나 간폐증후군 환자에서는 좌측심장부위에서도 관찰되는 것으로 진단. 심장 박동이 3회 지나기 전에 관찰되는 좌측심장부위의 미세기포는 심 내 단락이 원인

2) ^{99m}Tc-MAA (technetium-99m-labeled macroaggregated albumin)을 이용한 폐관류스캔(lung-perfusion scan)

(1) ^{99m}Tc-MAA은 직경 20 μm 이상의 대응집알부민(macroaggregated albumin)을 사용

(2) 정상적으로 직경이 8~15 μm인 폐모세혈관을 통과하지 못하지만 간폐증후군에서는 전신 순환으로 유입되기 때문에 동위원소가 신장 또는 뇌에 흡수되는 소견

3) 폐기능검사 이상 소견은 비교적 흔하지만, 특징적인 소견은 아님

5. 치료

1) 산소요법

2) 효과적 약물 없음

3) 간이식

4) TIPS: 간폐증후군의 치료에 공식적으로 권장되지 않음

••• 참고문헌 •••

1. Harrison's Principles of Internal Medicine (21st ed.), Chapter 344.
2. Korean Association for the Study of the Liver. KASL clinical practice guidelines for liver cirrhosis: Ascites and related complications. Clinical Molecular Hepatology 2018;24:230.
3. Korean Association for the Study of the Liver. KASL clinical practice guidelines for liver cirrhosis: Varices, hepatic encephalopathy, and related complications. Clinical Molecular Hepatology 2020;26(2):83.
4. Biggines SW et al. Diagnosis, Evaluation, and Management of Ascites, Spontaneous Bacterial Peritonitis and Hepatorenal Syndrome: 2021 Practice Guidance by the American Association for the Study of Liver Diseases. Hepatology 2021;74(2):1014.
5. Garcia-Tsao G et al. Portal Hypertensive Bleeding in Cirrhosis : Risk Stratification, Diagnosis, and Management : 2016 Practice Guidance by the American Association for the Study of Liver Diseases. Hepatology 2017;65:310.
6. Vilstrup H et al. Hepatic Encephalopathy in Chronic Liver Disease : 2014 Practice Guideline by the American Association for the Study of Liver Diseases and the European Association for the Study of the Liver. Hepatology 2014;60:716.
7. European Association for the Study of Liver. EASL clinical practice guidelines for the management of patients with decompensated cirrhosis. J Hepatol. 2018;69:406.

CHAPTER 19

간세포암종
Hepatocellular carcinoma

유수종

I. 정의

간세포(hepatocyte)에서 기원하는 악성 종양으로 원발성 악성 간종양의 75% 이상을 차지(이하 간암)

II. 진단

1. 기본

만성간질환 병력 + dynamic imaging study (CT, MRI)
* 혈청 종양표지자(AFP, PIVKA-II)는 진단에 참고할 수 있음

2. 간암 감시검사(surveillance)

간암 고위험군(B형 또는 C형 간염 바이러스 양성, 간경변증)을 대상으로 6개월마다 AFP 및 복부 초음파 시행

3. 임상적 진단

1) 간암의 고위험군에서는 임상적으로 진단할 수 있음
2) 1 cm 이상의 간 결절: 역동적 조영증강 CT/MRI, 간세포특이 조영제를 이용한 MRI중 하나 혹은 둘 이상(1~2 cm 결절의 경우에 최상의 영상장비로 촬영한 최적영상 하나 이상, 최적영상이 아닌 경우 적어도 둘 이상)의 검사에서 간암에 합당한 소견*이 있을 경우 진단
3) 1 cm 미만의 간 결절: 혈청 AFP가 지속적으로 상승하고, 상기 영상검사들 중 둘 이상에서 간암에 합당한 소견*을 보이는 경우 진단

* 간암에 합당한 소견: 간실질과 비교하여 동맥기 조영증강과 문맥기 또는 지연기 조영감소

4. 조직학적 진단

임상적 진단 조건에 해당하지 않거나 간암의 비전형적인 영상 소견일 경우 시행

III. 간암 병기체계

현재까지 약 10여 개의 병기 체계들이 제안되며, 어느 것이 가장 우월한지 아직 학계의 견이 통일되지 않음. 본 매뉴얼에서는 미국 및 유럽간학회에서 채택되어 사용되고 있는 Barcelona Clinic Liver Cancer (BCLC) 병기만을 다룸

1) 특징

- 암 병기, 간기능(Child-Pugh 등급), 전신수행능 세 가지로 구성
- 병기 체계와 치료 방법이 연계되며, 많은 연구들에서 검증됨

2) 제한점

- 전신수행능 평가와 같은 주관적 요인이 포함됨
- 병기별로 제안되는 치료법이 단순함. Child-Pugh A, B등급이 한 병기에 포함되어 한 병기 내 heterogeneity가 큼

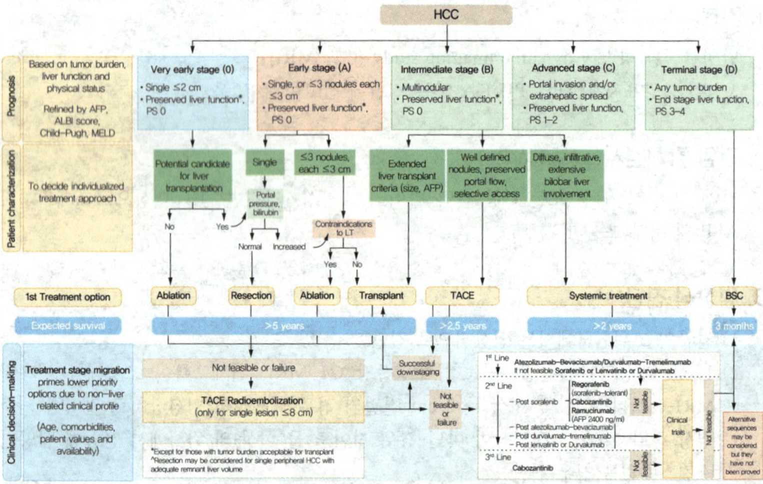

그림 3-19-1. BCLC 병기 UPDATE

PS, ECOG performance status; BSC, best supportive care

출처: J Hepatol. 2022;76:681-693

IV. 치료

1. 간절제술

1) 적응증

(1) 간기능이 양호한 경우(Child-Pugh A, 문맥압항진증 및 고빌리루빈혈증이 없거나 경미한 경우)

(2) 주혈관 침윤이 없는 단일 종양

(3) 절제 후 잔존 간(future liver remnant volume)의 용적이 적절한 경우(간경변증이 없는 환자는 최소한 20%, Child-Pugh A 간경변증 환자에서는 30~40%가 남아야하며, 간으로의 유입, 유출 혈관과 담도계가 보존되어야 함)

(4) 잔존 간기능은 ICG-R15(15분 정체율)로 측정되며, 정상치는 10% 이하

2) 예후

(1) 5년 재발률은 58~81%이며, 대부분 간 내에서 재발됨

(2) 5년 생존율: 약 46~56%

2. 간이식

1) 적응증

- 밀란 기준(Milan criteria): 간외 전이 또는 혈관 침범이 없고 직경 5 cm 이하인 단일 결절이거나 또는 다발성일 경우 개수가 3개 이하이면서 각 결절의 직경이 3 cm 이하인 경우
- 단 한국을 비롯하여 생체 간이식이 활발한 아시아권에서는 뇌사자 간이식이 대부분인 서구에서 수립된 밀란 기준보다 더욱 확장된 선정 기준을 센터별로 적용하며 AFP과 PIVKA-II와 같은 생물학적 혈청표지자 또는 PET/CT의 uptake를 이용한 종양의 biology를 참고함

2) 예후(국내 기준)

밀란 기준에 부합될 경우 3년 생존율은 약 78~91%, 부합되지 않을 경우 약 42~66%

3. 고주파 열치료(radiofrequency ablation, RFA)

1) 적응증

Child-Pugh A-B등급이면서, 종양의 크기가 3 cm 이하이며 3개 이하인 경우(3 cm 이하의 단일 종양의 경우 간절제술과 유사한 생존율을 보임)

2) 합병증

5% 이내에서 혈복강, 간농양, 피부 화상, 복강 내 전이, 장 천공 등이 발생 가능

3) 시술이 어려운 위치

혈관 주위에 종양이 인접한 경우 열 씻김 현상(heat sink effect) 발생

4. 경동맥 화학색전술(transarterial chemoembolization, TACE) 및 기타 경동맥 치료법

1) 적응증

(1) 수술적 치료나 국소 치료법을 시행하기 어려운 경우에 주로 고려(수술이 불가능한 환자에서 생존율을 향상시키는 것으로 증명되어 근치적 치료가 어려운 경우의 표준 치료법으로 인정)

(2) 주문맥이 침범된 BCLC stage C의 경우에도 Child 분류 A로 비교적 간기능이 잘 보존된 경우 TACE를 안전하게 시행할 수 있음

(3) 금기증: Child 점수 9점 이상일 경우, 급성간염이 있을 경우

2) 예후: 1년, 3년 및 5년 생존율이 각각 100%, 73%, 및 53%(4 cm 이하 종괴 기준)

3) 합병증

(1) Post-TACE syndrome: 구토, 식욕부진, 고열, 복통 → 보통 2~3일 후 자연 호전 되며, 수액 치료 등의 보존적 치료 필요함. 환자 상태에 따라 항생제 치료가필요할 수 있으며 수일 이상 발열 지속 시 다른 원인에 대한 감별이 필요함

(2) **급성 신손상**: 위험인자가 있는 경우 조영제 유발 신손상에 대한 예방조치가 필요함

(3) **기타**: 일시적인 복수의 증가, 간기능 저하, 간부전, 간농양, 급성 담낭염 등

5. 방사선 치료

1) 적응증

(1) 단독 혹은 경동맥화학색전술 등과의 병합치료로 고려되며 문맥/간정맥/대정맥 혈전증, 림프절 전이, 뼈전이, 뇌전이 등에서 시행

(2) 원발암 및 전이암으로 인한 증상을 완화시키기 위해 시행 가능함

6. 보조 면역치료

1) 적응증: 완치적 치료(간절제술, RFA)를 받은 환자

2) Cytokine-induced killer cell

- 환자의 혈액을 체외에서 CD3 stimulation Ab와 IL-2를 이용해서 배양하여 CD3+/CD8+ 또는 CD3+/CD56+ cell을 포함한 세포를 투약하여 잔존 간암 세포를 제거하는 원리
- 총 16회 투여(1주 간격 4회, 2주 간격 4회, 4주 간격 4회, 8주 간격 4회)
- 효과: 국내에서 시행된 무작위 대조군 3상 연구에서 관찰군과 비교해 간암의 재발을 37%, 간암의 재발로 인한 사망 확률을 81% 감소시켰으나 중국 연구에서는 유의성을 확인하지 못하였고, 해외 데이터가 없어 향후 추가 검증이 필요함
- 부작용: 경미한 발열(9%), 피로(3%), 두통(2%) 등

7. 전신 치료

1) 적응증

(1) 림프절 또는 원격 전이, 또는 간문맥 침범을 동반한 진행성 간암 환자 중 신체활력도가 좋으며 Child 분류 A 또는 B인 경우

(2) 간암에 대한 TACE, RFA, RT 등 국소영역치료에도 불구하고 암이 진행하는 경우

2) 약제의 종류(2023년 현재 국내에서 처방 가능한 약제)

(1) 1차 약제

- Sorafenib (Nexavar®)
  - 작용기전: multi-kinase inhibitor (Raf, VEGFR−2, PDGFR, Raf−1, c-kit etc)
  - 효과: 진행성 간암에서 중앙생존기간 약 10개월 내외
  - 부작용: 수족증후군(54%), 고혈압(30%), 피로감, 체중 감소 등
- Lenvatinib (Lenvima®)
  - 작용기전: multi-kinase inhibitor (VEGFR−1/2/3, FGFR−1/2/3/4, PDGFRα, RET, c-kit etc)
  - 효과: 종양이 전체 간의 50% 미만을 차지하고, 담도 및 주간문맥 침범이 없는 진행성 간암에서 중앙생존기간 약 13.6개월(대조군인 sorafenib군은 약 12.3개월)
  - 부작용: 고혈압(42%), 수족증후군(27%), 설사(39%), 식욕감소(34%), 체중감소(31%) 등
- Atezolizumab + Bevacizumab (Tecentriq® + Avastin®)
  - 작용기전: immune checkpoint inhibitor (anti-PD-L1 antibody)와 angiogenesis inhibitor (VEGF-A) 병용
  - 효과: sorafenib 대비 사망 위험 42% 감소, 무진행 생존기간 6.8개월(대조군인 sorafenib군은 4.3개월)
  - 부작용: 고혈압(30%), 가려움증(20%), 단백뇨(20%), 설사(19%), 경미한 발열(18%) 등
  - 주의 사항: IMbrave150 연구 당시 과거 조혈모세포이식이나 고형장기이식을 받은 경우, 자가면역질환 등이 있는 경우는 제외되었으므로, 이와 같은 경우에 대한 투여는 근거가 없음. 또한, 베바시주맙의 부작용을 고려하여 출혈 고위험의 징후를 보이는 정맥류 및 조절되지 않는 고혈압은 아테졸리주맙과 베바시주맙 병용요법 전에 조절되어야 하며, 조절되지 않거나 조절 후에도 출혈 위험이 높다고 판단되는 경우나 항혈소판제제를 복용하고 있거나, 치료목적으로 항응고제 혹은 혈전용 해제를 복용하는 경우 등은 다른 1차 약제를 선택해야 함
- Durvalumab + Tremelimumab (Imfinzi® + Imjudo®)

- 작용기전: immune checkpoint inhibitor (anti-PD-L1 antibody)와 immune checkpoint inhibitor (anti-CTLA−4 antibody) 병용
- 효과: 중앙생존기간 약 16.43개월(대조군인 sorafenib군은 약 13.77개월)
- 부작용: 고혈압(30%), 가려움증(20%), 단백뇨(20%), 설사(19%), 경미한 발열(18%) 등
- 주의 사항: 과거 장기이식을 받았거나, 자가면역질환 등이 있는 경우 신중해야 하나, 3상 무작위 대조군연구에서 출혈을 증가시키지 않았기에 출혈 위험이 있는 환자들에게 비교적 안전할 것으로 보임

(2) **2차 약제**: 현재로서는 sorafenib 1차 치료에 실패한 경우에서만 효과가 증명됨

• Regorafenib (Stivarga®)
- 작용기전: multi-kinase inhibitor (VEGFR, PDGFR, FGFR, TIE2, RFA−1, BRAF etc)
- 효과: 중앙생존기간 약 10.6개월
- 부작용: 수족증후군(53%), 설사(41%), 피로(40%), 고혈압(31%), 식욕부진(31%) 등

• Nivolumab (Opdivo®)
- 작용기전: anti-PD−1 monoclonal antibody
- 효과: 1/2상 임상시험에서 객관적 반응률 20%(완전반응 1%, 부분반응 18%), 중앙 반응 지속기간(duration of response) 약 9.9개월
- 부작용: 피부발진(23%), AST 상승(21%), ALT 상승(15%), lipase 상승(21%), 가려움증(19%) 등

• Nivolumab (Opdivo®) + Ipilimumab (Yervoy®)
- 작용기전: anti-PD−1 monoclonal antibody 와 anti-CTLA−4 antibody의 병용
- 효과: 1/2상 임상시험에서 객관적 반응률 32%(완전반응 8%, 부분반응 24%), 중앙 반응 지속기간(duration of response) 약 17.5개월
- 부작용: 피부발진(29%), AST 상승(20%), ALT 상승(16%), lipase 상승(14%), 가려움증(45%) 등

• Cabozantinib (Cabometyx®)
- 작용기전: multi-kinase inhibitor (MET, VEGFR−2, RET etc)
- 효과: sorafenib 치료에 실패한 환자들을 대상으로 한 다국적 3상 임상연구에서 중앙 생존기간 10.2개월(위약 대조군은 8.0개월)
- 부작용: 수족증후군(17%), 고혈압(16%), 설사(10%) 등

• Ramucirumab (Cyramza®)
- 작용기전: IV monoclonal antibody (VEGFR−2)
- 효과: sorafenib 치료에도 암이 진행하거나 부작용으로 치료를 중단한 진행성 간암 환자들 중 AFP ≥400 ng/mL인 군에서 중앙 생존기간 8.5개월(위

약 대조군은 7.3개월)
  - 부작용: 고혈압(25%), 단백뇨(20%), 말초부종(26%), 출혈(25%) 등
- Pembrolizumab (Keytruda®)
  - 작용기전: anti-PD-1 monoclonal antibody
  - 효과: 3상 무작위 대조군 연구(KEYNOTE-240)에서 sorafenib 치료에 실패한 진행성 간암 환자의 18.3%에서 치료 반응을 보였고 생존율도 증가시켰으나 미리 정해놓은 통계적 유의미성 기준을 만족시키지 못하여 연구는 실패. 또 다른 3상 연구(KEYNOTE-394)에서는 중앙 생존기간 14.6개월(위약 대조군은 13.0개월)로 유의하게 생존률을 향상시킴
  - 부작용: AST 상승(23%), ALT 상승(18%), bilirubin 상승(19%), 가려움증(18%), 설사(17%), 발진(12%) 등

Tip

간암 치료가 다른 고형암 치료와 다른 점

1. 진단에 조직검사가 필수적이지 않으며 영상학적 검사를 통해 임상적 진단 가능
2. 근치적 치료 후에도 재발이 매우 흔함
3. 기저 간질환이 있는 환자에서 발생하므로, 치료법 선택 시 병기뿐만 아니라 간기능, 간경변증 합병증유무, 수행능력 등에 대한 고려가 필수임

참고문헌

1. 대한간암학회, 국립암센터. 2022 간세포암종 진료 가이드라인. 서울: 대한간암학회, 국립암센터; 2022.
2. BCLC strategy for prognosis prediction and treatment recommendation: The 2022 update. J Hepatol. 2022;76:681-693.
3. Diagnosis, Staging, and Management of Hepatocellular Carcinoma: 2018 Practice Guidance by the American Association for the Study of Liver Diseases. Hepatology. 2018;68:723-750.

CHAPTER 20

담낭 및 담도의 염증성 질환

Inflammatory diseases of Gallbladder and biliary system

김재환

I. 급성 담낭염(Acute cholecystitis)

1. 정의

담낭관의 폐쇄와 이로 인한 담낭 내 세균 감염으로 인해 유발된 담낭의 급성 염증

2. 원인

1) 담석(90~95%)
2) 담석 외 원인으로 인한 담낭관 폐쇄(acalculous cholecystitis, 5~10%)

3. 증상 및 징후

1) 급성 담낭염은 악화되는 담관성 통증(biliary pain)으로 시작
2) 약 60~70%에서 급성 담낭염 이전에 저절로 호전되는 담관성 통증 경험. 담낭염 증상(심와부 혹은 우상복부, 중등도 이상의 강도, 30분 이상, 지속적인 통증)은 어깨뼈 사이 또는 우측 어깨로의 방사통도 동반 가능
3) 미열이 흔히 동반되며 오한은 흔하지 않음. 25~50%에서 담낭 촉지됨
4) 우상복부 타진 압통 및 Murphy 징후

4. 진단

1) 진단 Triad: 갑작스런 우상복부 압통, 발열, 백혈구 증다증

2) 혈액검사

(1) CBC: 백혈구 증다증(10,000~15,000 cells/uL)

(2) Liver Function Test

- 절반 미만의 환자에서 경미한 빌리루빈 수치 상승(대개 5 mg/dL 이하)
- 25%에서 AST/ALT 의 경미한 상승(5배 미만)
- 간기능 검사가 그 이상 악화일 경우 총담관석이 동반되었을 가능성이 높음

3) 영상 검사

(1) **복부초음파**: 담낭주위 액체 저류(pericholecystic fluid)와 담낭벽 비후(> 4 mm)는 담낭염 시사 소견이나 특이 소견은 아님. 보다 특이한 소견은 초음파 Murphy 징후 소견이며 담석이 존재하고 Murphy 징후가 있을 경우 90%이상의 양성 예측도를 보임

(2) 복부 전산화단층촬영: 초음파에 비해 진단율이 높지는 않으나 담낭 축농(empyema)이나 괴저, 천공, 급성 기종성 담낭염, 급성 담관염과 같은 담낭염의 합병증을 진단하는 데 유용하며 초음파 검사자가 없는 경우에도 가능하다는 장점이 있음(그림 3-20-1)

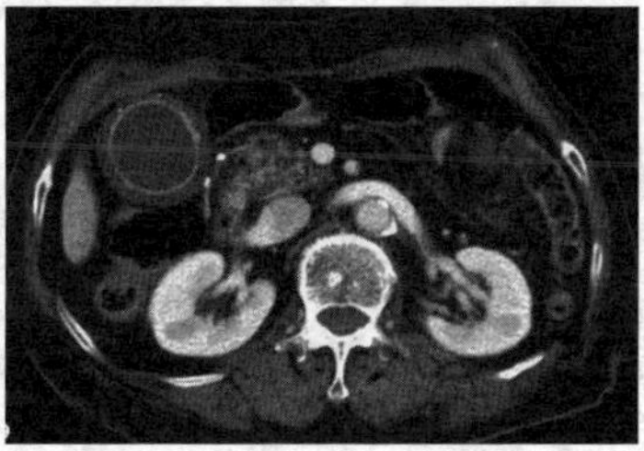

그림 3-20-1. 급성 담낭염의 복부 전산화단층촬영 소견.
담낭의 팽창과 함께 담낭벽의 조영증강과 비후가 관찰됨

5. 치료

1) 내과적 치료: 금식, 수액 및 전해질 공급, 진통제(meperidine 또는 NSAID), 복부 팽만 심할 경우 코위관(nasogastric tube) 삽입

(1) 항생제 치료: 3세대 cephalosporin(± aminoglycoside)을 1차적으로 투여하며 괴저, 천공, 급성 기종성 담낭염이 의심되는 경우에는 metronidazole을 추가하고, 패혈성 쇼크가 동반된 가장 심한 중증의 감염에는 carbapenem을 사용하기도 함

- Cefotaxime or ceftriaxione + Metronidazole
- Piperacillin-tazobactam
- Imipenem or Meropenem or Doripenem(중증의 치명적인 경우)

(2) 75%의 환자들이 내원 후 2~7일 안에 급성 증세 호전, 25%에서는 내과적 치료에도 불구하고 합병증 발생하여 즉각적인 외과적 중재술 필요

2) 외과적 치료

(1) 수술적 중재술이 치료의 핵심임

(2) 수술 시점은 환자 상태에 따라 결정되나 최근에는 조기 수술이 경향임. 가능하면 조기에 선택적 수술을 시행하는 것이 치료의 원칙이나 의학적으로 수술에 적합하지 않은 환자나 혹은 급성 담낭염이 명확하지 않은 경우 지연 수술을 함

(3) 합병증이 동반되지 않은 급성 담낭염에서는 진단 48~72 시간에 선택적 복강경 담낭절제술이 표준 치료(상태에 따라 개복 수술 가능)

(4) 합병증(담낭 축농(empyema), 기종성 담낭염(emphysematous cholecystitis), 천공 등)을 동반한 급성 담낭염에서는 응급 담낭절제술 또는 경피적 담낭배액술

(Percutaneous Transhepatic gallbladder drainage, PTGBD)이 필요. 경피적 담낭 배액술 후 임상적으로 호전되면 담낭배액관을 통한 담낭관조영술을 통해 담낭관의 폐쇄가 풀린 것을 확인한 후 담낭배액관을 제거할 수 있음

(5) 전신 상태가 좋지 않거나 다른 내과적 문제가 동반되어 응급수술을 시행하기에 부적합한 경우, 담낭염의 진단이 명확하지 않은 경우 환자 상태가 호전되거나 내과적 문제가 해결된 후 추후 복강경 담낭 절제술 시행

6. 급성 무결석성 담낭염(acute acalculous cholecystitis)

1) 급성 담낭염의 5~14%에서 담석이 발견되지 않으며, 이 경우 50% 이상에서 원인이 발견되지 않음
2) 원인: 오랜 금식, 중증의 외상이나 화상, 난산, 수술, 담낭 오니(sludge), 혈관염, 담낭암, 당뇨, 담낭 염전, 드문 미생물 감염(Leptospira, Salmonella, Vibrio), 담낭의 기생충질환, 전신 질환(Sarcoidosis, 심혈관 질환, 결핵, 매독 등)
3) 치료: 결석에 의한 일반적인 담낭염 치료와 동일

7. 만성 담낭염(chronic cholecystitis)

1) 담낭벽의 만성 염증으로 담석에 의한 반복적인 자극에 의해 발생하는 것으로 여겨지며, 영상 검사에서 담낭벽의 비후와 함께 담낭이 팽창되지 않는 소견
2) 무증상일 수 있으나 추후 급성 담낭염이나 또는 증상을 동반한 담낭 질환으로 진행할 수 있음
3) 치료: 감염증이 동반되어 있거나 합병증이 동반될 경우 선택적 복강경 담낭절제술

II. 급성 담관염(Acute cholangitis)

1. 정의

담관석, 담도 협착, 종양 등에 의한 담관의 폐쇄와 이차적인 세균 감염에 의해 발생한 급성 염증 질환

2. 원인

1) 총담관석(choledocholithiasis): 85% 정도로 가장 흔함
2) 악성 종양(담도 또는 췌장이 흔함) 또는 담도 협착

3. 증상 및 증후

1) Charcot's triad (70%): 오한을 동반한 발열(95%), 우상복부 통증(90%), 황달(80%). 통증은 매우 경할 수 있으나 오한 또는 경직이 흔하게 동반됨

2) Reynold's pentad: Charcot's triad + 혈압저하, 의식저하(심한 화농성 담관염으로 사망률이나 이환율 증가)

3) 혈압저하로만 발현되는 경우도 있음(고령, 스테로이드 투여 중인 경우)

4. 진단

1) 최초 혈액검사

(1) CBC, Liver Function Test, amylase/lipase(+Direct bilirubin, CRP 등)

(2) 백혈구 증다증(80%) 및 빌리루빈(80%, 2 mg/dL이상)과 ALP의 상승(90%)

(3) AST/ALT 수치가 정상치의 2~3배 정도로 상승

(4) 빌리루빈 수치는 정상일 수도 있으며, 빌리루빈 수치가 10 mg/dL 이상이면 담관 폐쇄를 일으키는 악성 종양을 고려해야 함

(5) amylase 또는 lipase 수치가 3배 이상 상승 시 담석성 췌장염의 동반 가능성 고려

2) 영상검사

(1) 복부 초음파: 담관석은 50%에서만 관찰되며, 담관 확장 소견(75%)을 통해 총담관 폐쇄를 간접적으로 추정하나, 총담관의 원위부나 췌장의 관찰에 제한이 있음

(2) 복부 전산화단층촬영: 초음파에 비해 담관의 확장, 담관 내 담석이나 종괴의 유무를 관찰하는 데 정확도가 높은 검사. 담관벽의 조영증강 소견이나 간내 실질의 이질적인 조영증강(heterogeneous enhancement) 소견으로 담관염을 확인할 수 있고 간농양, 췌장염 등의 합병증을 진단하는 데에도 유리함. 총담관석 발견에 있어 민감도가 충분히 높지 못하다는 단점이 있음(70~85%)

(3) 자기공명 담췌관조영술(Magnetic Resonance Cholangiopancreatography, MRCP): 비침습적인 검사로 내시경역행성담췌관조영술 시행 전 총담관석에 대한 진단에 유용하나 4 mm 이하의 작은 총담관석의 발견에는 제한이 있고 치료적인 목적으로는 쓰일 수 없는 단점이 있음(그림 3-20-2)

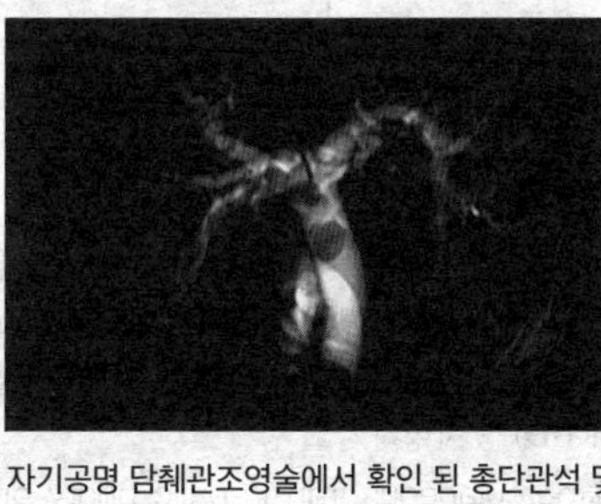

그림 3-20-2. 자기공명 담췌관조영술에서 확인 된 총단관석 및 간내 담관석

(4) **초음파내시경(endoscopic ultrasound, EUS)**: 비침습적인 검사이면서도 4 mm 이하의 작은 총담관석에 대해서 민감도가 매우 높아 내시경 역행성 담췌관조영술시행 전 총담관석을 배제하는 데 유용

(5) **내시경역행성담췌관조영술(endoscopic retrograde cholangiopancreatography, ERCP)**: 총담관석 발견 및 담관염 진단의 표준이며 민감도가 가장 높고, 진단과 치료(총담관석 제거)가 동시에 가능하나, 침습적이므로 현재는 주로 치료 목적으로만 시행

(6) **경피경간담관조영술(percutaneous transhepatic cholangiography, PTC)**: ERCP와 마찬가지로 담관석의 존재를 확인하는 정확한 검사이나 간내 담관이 확장되어있고, ERCP가 기술적으로 어려울 때 시행

5. 치료

1) 항생제 사용 전 혈액 배양 검사

2) 항생제 치료: 그람음성균과 양성균의 혼합 감염이 흔하므로 광범위 항생제를 선택. 주로 3세대 cephalosporin이나 quinolone계를 투여하나 담관에 대한 침습적 시술이나 장-담관 문합수술을 받은 병력이 있는 환자의 경우 metronidazol을 추가하기도 함. 패혈성 쇼크가 동반된 중증의 감염에는 carbapenem을 투여하기도 함

(1) Cefotaxime or ceftriaxione + Metronidazole

(2) Piperacillin-tazobactam

(3) Imipenem or Meropenem or Doripenem(중증의 치명적인 경우)

3) 담즙배액술

(1) **경도 및 중등도의 급성 담관염**: 항생제 및 보존적 치료에 잘 반응하여 48~72시간 내의 배액술로 충분

(2) **중증의 급성 담관염**: 6~12시간의 보존적 치료에도 임상 악화 경우 응급 배액술 필요

(3) **응급 배액술의 적응증**

① 발열 악화

② 지속적인 복통

③ 의식저하

④ 혈압저하

(4) **내시경 담즙배액술**: 일차적인 배액술. 혈액응고장애가 동반되어 있거나 담석의 완전 제거가 불가능한 경우 내시경 경비담즙배액술(endoscopic nasobiliary drainge, ENBD)이나 스텐트 삽입을 통한 내시경 역행성 담즙배액술(endoscopic retrograde biliary drainage, ERBD)을 시행하기도 함

(5) **경피경간 담즙배액술(percutaneous transhepatic biliary drainage, PTBD)**: 위 수술 과거력이 있거나 십이지장의 해부학적 변이로 내시경 담즙배액술이 어려울 경우 시행. 이후 형성된 경피적 통로를 통해 담석 제거 가능

담낭염의 진단과 치료

Tip

1. 담낭염의 진단
   1) 진단 Triad: 우상복부 동통, 발열, 백혈구 증다증(3가지 모두 동반되면 질환 가능성 높음)
   2) 혈액검사 - 백혈구 증다증(10,000~15,000 cells/uL), AST/ALT의 경미한 상승(25%), 빌리루빈 대개 5 mg/dL 이하
   3) 영상검사 - 담낭주위 액체 저류(pericholecystic fluid)와 담낭벽 비후(>4 mm)
2. 담낭염의 치료
   1) 보존적 치료: 금식, 수액 및 전해질 공급, 필요시 진통제(meperidine 또는 NSAID)
   2) 담낭절제술: 조기 복강경 담낭절제술이 표준 치료
   3) 경피적 담낭배액술: 전신 상태가 좋지 않거나 내과적 문제로 응급수술이 부적합한 경우
3. 담관염의 진단
   1) Charcot's triad(70%): 발열(95%), 우상복부 통증(90%), 황달(80%)
   2) 백혈구 증다증(80%) 및 빌리루빈(80%, 2 mg/dL이상)과 ALP의 상승(90%)
   3) 영상검사 - 담관석 또는 담관 확장 소견
4. 담관염의 치료
   1) 혈액 배양 검사 및 항생제 치료
   2) 담즙배액술 - 보존적 치료에 임상 호전을 보이는 경도 및 중등도 담관염은 48~72 시간내 배액술, 6~12시간의 보존적 치료에도 악화 또는 중증의 담관염 경우 12~24시간내 응급 배액술 필요. 내시경 담즙 배액술이 일차 배액술이나 내시경 배액술이 어려운 경우 경피경간 담즙배액술이 대안

••• 참고문헌 •••

1. Harrison's Principles of Internal Medicine (21st ed.), Chapter 346.
2. Sleisenger and Fordtran's Gastrointestinal and Liver Disease (11th ed.), Chapter 65.

CHAPTER 21

급성 및 만성 췌장염

Acute and chronic pancreatitis

이상협

I. 급성 췌장염(Acute pancreatitis)

1. 원인

1) 음주, 담석(가장 흔한 원인)
2) 고중성 지방혈증(1,000 mg/dL 이상), 고칼슘혈증(부갑성선 기능항진증 감별)
3) 내시경 역행성 담췌관조영술(ERCP): Post-ERCP pancreatitis (PEP)
4) 복부외상, 수술
5) 오디괄약근 장애(Sphincter of Oddi dysfunction, SOD)
6) 분할 췌장(Pancreas divisum)
7) 약물, 종양, 유전

2. 진단

다음 3가지 중 2가지를 만족하면 진단

1) 급성 복통

(1) 30분 안에 최고조, 24시간 이상 지속
(2) 심한 지속적인(severe persistent) 복통
(3) 심와부 혹은 좌상복통(~90%)이 나타나며 등이나 어깨로 방사(40~70%) 될 수 있음

2) 췌장효소 수치 상승

(1) 아밀라아제(Amylase) 그리고/또는 리파아제(Lipase)가 정상보다 3배 이상 증가(아밀라아제 정상 범위 28~100 U/L, 리파아제 정상 범위 22~60 U/L)
(2) 아밀라아제: 이하선염, 담낭염 및 담관염, 장 천공/경색, 신부전 배제 필요
(3) 리파아제: 췌장염에서 좀 더 높은 특이도
(4) 효소 수치의 상승은 췌장염의 중증도와 관련이 적음

3) 영상검사에서의 전형적인 소견

(1) 복부 전산화단층촬영(CT), 자기공명영상(MRI), 복부 초음파(Abdomen US)
(2) 복부 전산화단층촬영: 급성 췌장염의 진단에 가장 중요한 영상검사로 혈청 아밀라아제가 정상인 경우 급성 췌장염의 진단에 유용하고 췌장의 괴사, 가성 낭종, 췌장성 복수와 같은 합병증의 발견에도 유용함

3. 분류

1) 중증도에 따른 분류

(1) Mild
- 장기부전 및 국소 혹은 전신 합병증이 없는 경우
- 영상검사가 반드시 필요하지는 않음
- 일반적으로 3~7일 이내에 퇴원 가능

(2) Moderately severe
- 장기부전이 있으나 48시간 내에 해소되는 경우
- 국소 혹은 전신 합병증이 있는 경우
- 장기부전은 호흡기, 순환기, 신장의 3가지 중 1가지 이상

(3) Severe
- 장기부전이 48시간 이상 지속되는 경우
- 췌장괴사를 동반한 경우가 많으며 사망률은 30%에 달함

2) 영상 소견에 의한 분류

(1) 간질성 부종성 췌장염(Interstitial edematous pancreatitis)
- 췌장괴사의 증거가 보이지 않는 췌장실질의 염증성 변화
- CT에서 조영제에 의한 췌장실질의 조영증가로 나타남

4주 이내	4주 이후
① Acute peripancreatic fluid collection(APFC) - 췌장 주위 액체 저류, 가성 낭종 보이지 않음 - CT에서 균질하며 췌장 내부로 침투하지 않고, 벽을 형성하지 않은 상태	② 췌장 가성낭종(Pancreatic pseudocyst) - 대개 4주 이후에 형성, 낭종벽을 형성한 상태 - 경계가 뚜렷하며, 내부의 액체는 균질하며, 내부에 고형병변이 없어야 함
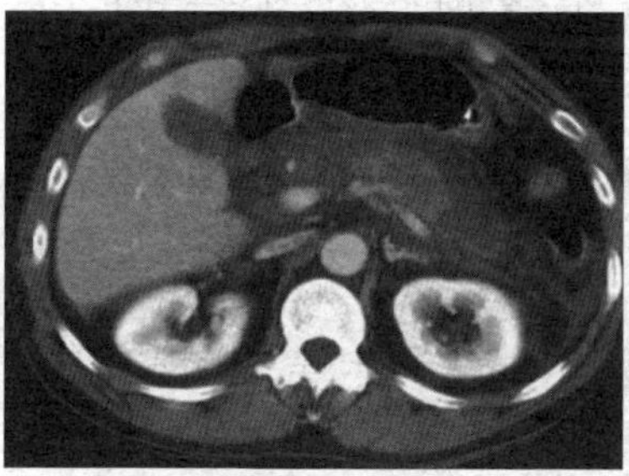	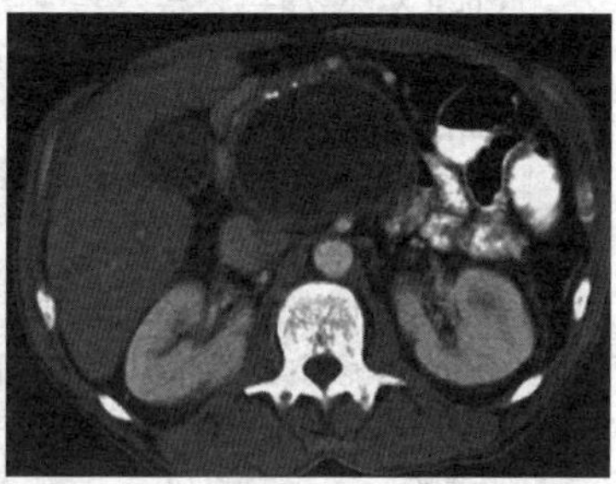

(2) 괴사성 췌장염(Necrotizing pancreatitis)
- 염증으로 인한 췌장실질 및 췌장주위조직의 괴사
- 조영제에 의해 조영증강 되지 않음

4주 이내	4주 이후
① Acute necrotic collection (ANC) – 췌장 주위로 액체와 괴사조직이 저류 – CT에서 불균질하게 보이며, 췌장실질을 침투한형태로 보이기도 함	② Walled-off pancreatic necrosis (WON) – 췌장괴사조직이 벽을 형성한 경우 – 내부는 대체로 불균질하게 보이며 균질하게 보이는 경우도 있음
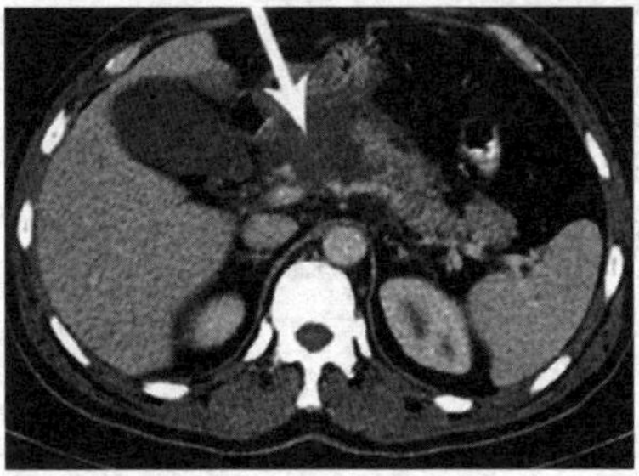	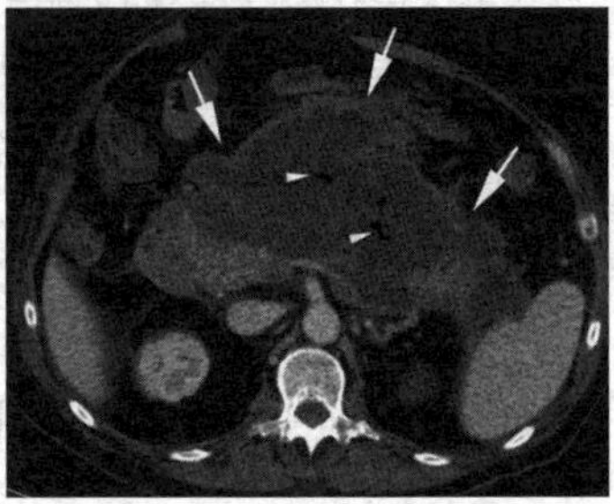

4. 검사

1) 혈액검사

(1) Serum amylase/lipase

(2) CBC, Electrolyte, BUN, Creatinine

(3) LFT (T.bil, AST/ALT, ALP/GGT): 담도 폐쇄성 질환 감별, Coagulation

(4) Triglyceride (TG), (ionized) calcium

2) 방사선검사

(1) Chest X-ray: 흉수 저류, 혹은 폐부종 여부 확인하여 장기부전 여부 판단

(2) Abdominal X-ray: Sentinel loop sign, colon cutoff sign

3) 초음파내시경(EUS)

췌장염의 원인이 뚜렷하지 않을 경우 미세담석증(microlithiasis)과 췌장 종양 감별을 위해 사용

4) 복부 전산화단층촬영(Abdomen CT)

(1) 전형적인 증상 발생 4일 이내에 시행하는 경우 타 질환으로 진단되는 경우는 거의 없으며, 괴사여부, 합병증 여부 판정에 도움을 주지 않음. 경증 췌장염에서 불필요

(2) CT를 시행해야 하는 경우

① 췌장염의 진단이 불확실할 때

② 중증(severe) 췌장염인 경우

③ 보존적 치료에 반응이 없거나 악화되어 중재 치료가 필요한 경우

5. 예후 평가

1) 급성 췌장염에서는 예후를 판정하는 것이 중요
2) 과거에 Ranson's criteria 등 여러 지표가 사용되었으나, 내용이 복잡하며 최근 더 간편하게 사용할 수 있는 BISAP (bedside index for severity in acute pancreatitis) 지표가 주로 이용되고 있음
3) BISAP score > 3일 경우에는 중증도가 심하기에 집중 치료를 하여야함

표 3-21-1. BISAP (Bedside Index for Severity in Acute Pancreatitis) Scoring System

BUN > 25 mg/dL
Impaired mental status (Glasgow Coma Scale Score < 15)
SIRS
SIRS is defined as two or more of the following:
(1) Temperature of < 36 or > 38℃
(2) Respiratory rate > 20 breaths/min or $PaCO_2$ < 32 mmHg
(3) Pulse > 90 beats/min
(4) WBC < 4,000 or > 12,000 cells/mm^3 or > 10% immature bands
Age > 60 years
Pleural effusion detected on imaging
One point is assigned for each variable within 24 h of presentation and added for a composite score of 0-5.

6. 치료

1) **수액요법**: 초기 24시간 이내 다량의 수액공급이 가장 중요하겠음
   (1) Ringer's lactate (Hartmann solution)이 추천됨
   - Normal saline에 비해서 electrolyte imbalance가 좀 더 잘 교정이 될 수 있고, pH가 낮아져 trypsinogen 활성화에 의한 acinar cell injury를 막아주며, hyperchloremic metabolic acidosis 발생이 적다는 장점 있음
   - Hydroxyethyl starch (HES)는 투여하지 않아야 함

   (2) 목적 지향 수액 요법(goal-directed fluid therapy)
   - 목표: 심박수 < 120회/분, 평균동맥압 65 mmHg 이상, 소변량 > 0.5~1 mL/kg/hr
   - 초기 15~20 ml/kg를 bolus 투여후 2~3 ml/kg/hr(200~250 ml/hr)로 감량
   - 6~8시간 마다 활력징후, 산소포화도, 신체검진, Hct, BUN을 확인하여 증감량

   (3) 목표: 심박수 < 120회/분, 평균동맥압 65 mmHg 이상, 소변량 > 0.5~1 mL/kg/hr

   (4) 보통 첫 8시간에 2 L, 24시간에 3~5 L 정도를 투여함
   - Hartmann solution 1 L bag 4 bag [IV] x1: 250 cc/hr for 8 hrs, 이후 125 cc/hr

2) 항생제

(1) 급성 췌장염에서 예방적인 항생제 사용은 추천되지 않음. 대부분 환자에서 필요하지 않음

(2) 감염의 근거가 뚜렷한 경우에만 투여함

(3) 광범위 항생제로는 조직 침투력이 좋은 Quinolone + metronidazole 혹은 Carbapenem추천

3) 영양공급

(1) 복통 호전추세이고 장음 정상이면 가능한 입원 24시간 이내 식이 시작(혈중 췌장효소 수치 혹은 염증 수치와 무관)

(2) 중증 급성 췌장염의 경우 경장 영양(enteral tube feeding)이 고려되어야 함
- 경비공장(Nasojejunal)과 경비위(Nasogastric) 튜브 모두 가능

4) 담석에 의한 췌장염

(1) ERCP: 담석 혹은 담도염의 증거가 있는 경우에 24~48시간 이내 시행, 뚜렷한 증거 없이 진단적 목적으로 시행하지 않음

(2) 임상적으로 담관염의 증거는 없지만 담석에 의한 췌장염이 의심되는 경우, EUS 혹은 MRCP를 시행할 수 있음. EUS는 미세담석을 찾기에 더 좋으며, MRCP는 덜 침습적인 장점이 있음

5) 췌장체액고임(pancreatic fluid collection)의 중재적 치료

(1) 적응증
- 증상이 없고 동반된 합병증 없는 경우 경과 관찰 가능
- 증상이 수 주 이상 지속될 때
- 내과적 치료에도 장기부전이 1주 이상 지속될 때
- 감염증이 동반되어 있으며 보존적 치료만으로 호전되지 않을 때
- 압박에 의한 장폐색, 담도폐색이 있거나, 췌도가 손상되었을 때
- 위장관 출혈을 일으키는 가성동맥류 등의 합병증이 동반될 때

(2) 치료
- 내시경을 이용한 내배액술(endoscopic internal drainage) 또는 경피배액술(PCD) 시행. 가능한 초음파내시경 유도하 배액술(EUS-guided cystogastrostomy)을 먼저 시도하여 호전 없으면 경피배액술 시행 고려
- 상기 중재치료에도 호전이 없으면 내시경, 경피적 또는 수술적으로 괴사조직 제거 시도할 수 있으며, 가급적 췌장염 발생 4주 이후 시행하는 것이 권고됨

급성 췌장염의 치료

1. 보존적 치료
   1) 수액 공급: 초기 치료에 가장 중요
   (UPDATE 기존의 Aggressive fluid resuscitation과 Moderate fluid resuscitation을 비교한 무작위배정임상시험에서 Moderate fluid resuscitation의 경우가 fluid overload가 유의하게 적었고 (6.3 vs 20.3%, p=0.004),
   중등도/중증 췌장염으로 진행하는 빈도는 두 군간에 유의한 차이는 없었음
   (17.3% vs 22.1%, p=0.32)
   • Aggressive fluid resuscitation: bolus 20ml/kg 이후 3ml/kg/hr
   • Moderate fluid resuscitation: hypovolemia가 있을 경우만 bolus 10ml/kg, 이후 infusion 1.5 ml/kg/hr
   2) 산소공급: SpO_2 95% 이하, 저혈압 지속되고 호흡수가 빠르고 심한 복막자극징후가 있을 때
   3) 통증 조절: 정맥을 통한 narcotics 투여, 특히 중증 급성 췌장염인 경우 2~4시간 간격으로 투여
   4) 비위관 삽입: 항상 삽입할 필요는 없고 마비성 장 폐쇄가 동반되어 구토가 있을 때 삽입
   5) 항생제: 담관염 등 췌장 이외 감염이 의심될 경우 투여. 예방적 항생제는 의미 없음
2. 영양공급
   1) 과거에는 '췌장의 휴식'을 위한 식이 제한이 일반적이었으나 최근에는 빠른 경구 섭취의 시작이 췌장염의 임상 경과에 도움이 되는 것으로 알려짐

II. 만성 췌장염(Chronic pancreatitis)

1. 정의 및 원인

1) 췌장의 만성적인 염증으로 인해 췌장의 섬유화가 진행되며, 췌장의 내분비 및 외분비기능 장애를 초래하는 질환
2) 알코올(가장 흔한 원인), 그 외 자가면역성 췌장염, 췌관 폐쇄, 유전성, 특발성 등

2. 증상 및 징후

1) 복통: 급성 췌장염의 복통과 유사, 음주, 지방식에 의해 유발
2) 흡수장애: 체중 감소, 지방변(췌장기능의 90% 이상 소실 시 발생)
3) 내분비기능장애: 혈당 증가(당뇨병성 합병증은 흔하지 않음)

3. 진단

1) 삼주징(췌장석회화, 지방변, 당뇨)이 있으면 진단할 수 있으나, 전체 만성 췌장염의 1/3 정도에 불과
2) 복부 전산화단층촬영: 췌장실질, 조영증강 정도와 석회화로 판단, 췌관 확장, 췌장결석(pancreatolith) 및 석회화(calcification) 확인

4. 치료

치료의 목표는 통증조절, 흡수장애조절임. 만성 췌장염에서 내시경 치료는 췌관 협착 또는 췌석에 의한 주췌관 폐쇄와 함께 통증이 동반되는 경우 시행해 볼 수 있음

1) 통증조절

(1) 원인인자(특히 음주, 흡연)를 교정하는 것이 가장 중요함.
(2) Tramadol 등 마약성 진통제를 사용할 수 있으나 중독에 주의
(3) Pregabalin(lyrica) 역시 도움이 되겠으나 부작용에 주의
(4) 내시경 치료: 주췌관의 확장이 있으면서 결석, 협착이 동반되어 있는 경우
(5) 복강신경절 차단요법(Celiac plexus block): 내과적 치료에 반응이 없는 경우
(6) 수술적 치료: 약물 치료, 내시경 치료 및 신경 치료에도 호전이 없는 경우

2) 흡수장애조절

(1) 지방 섭취는 치료를 처음 시작할 때 제한할 필요가 없음
(2) 지방분해효소: 장피막형 제제(Norzyme)의 식사 직전 또는 식사 중간 1~3 캡슐 복용이 효과적
(3) 효과 없으면 췌장효소 양을 두 배로 올려보고, 이후 지방 섭취를 하루 50~75 g 정도로 줄이고 식사를 조금씩 자주 섭취하도록 함
(4) PPI 또는 H2 수용체 길항제 추가: 위의 방법들로 조절이 안 될 경우 추가 가능

3) 내시경 치료

(1) 췌관의 협착 또는 췌석에 의한 통증이 있는 경우 협착 부위를 풍선으로 넓힌 후에 췌관 스텐트(pancreatic stents)를 삽입하면 증상의 호전을 기대할 수 있음
(2) 췌관 내에 체석이 박혀서 제거가 어려운 경우에는 ESWL(비뇨기과 협진)을 같이 시도해 볼 수 있음
(3) 유도선이 협착 부위를 통과하지 못할 경우에는 초음파 내시경을 이용한 췌관 배액술을 해볼 수 있음

••• 참고문헌 •••

1. Harrison's Principles of Internal Medicine (21st ed.), Chapter 348.
2. 김정룡, 소화기계 질환(제4판), III. 담·췌질환의 임상적 접근, 28, 30장.
3. Crockett SD et al. American Gastroenterological Association Institute. American Gastroenterological Association Institute Guideline on Initial Management of Acute Pancreatitis. Gastroenterology. 2018 Mar;154(4):1096-1101.
4. Korean J Pancreatobiliary, 2014;19:170-5.
5. De-Madaria E et al. Aggressive or Moderate Fluid Resuscitation in Acute Pancreatitis. N Engl J Med. 2022;387:989-1000.

CHAPTER 22

췌담도계의 악성 종양 및 악성 폐쇄성 황달

Malignant Tumor in Pancreatobiliary system and Obstructive jaundice

안동원

I. 담낭암

1. 역학 및 임상 양상

1) 담낭암의 70~90%에서 담석의 병력이 있지만 담석 환자의 일부만 담낭암으로 발전(~0.5%)
2) 식욕부진, 체중 감소, 복통, 담낭염 증상
3) 30~60%에서 황달이 나타남

2. 진단

1) 초음파에서 종괴, 담낭벽의 비후, 폴립양 종양의 형태로 관찰됨. 초음파내시경은 복부 초음파보다 진단의 정확도가 높고 종양의 침범 범위에 대한 정보를 얻을 수 있음
2) 전산화단층촬영은 초음파에 비해서 진단율은 낮으나 종양의 침범 범위를 정확히 파악할 수 있어 수술적 치료 결정에 도움을 줌
3) 자기공명영상(MRI/MRCP)은 담낭 종괴의 악성과 양성의 구분이 모호할 때 도움이 될 수 있으며 종양의 침범 범위에 대한 정보를 얻을 수 있음

3. 치료 및 예후

1) 침범 범위(T stage)에 따라 수술 범위가 달라짐(복강경 담낭절제술 or 확대 담낭절제술)
2) 수술 후 병기에 따라 보조적 항암화학요법이나 복합 항암방사선요법이 시행되기도 하며, 담낭암의 경우 보조적 항암화학요법을 통해 생존율 향상
3) 담관 폐색으로 인한 황달이 있을 경우 ERCP, PTBD, 또는 EUS를 통한 담관배액술이 필요함
4) 근치적 절제가 불가능한 진행성 담낭암: gemcitabine과 cisplatin 병합 항암화학요법 또는 gemcitabine과 cisplatin, durvalumab(면역치료제) 3제 병합 항암화학요법
5) 수술이 불가능한 경우 중앙 생존기간은 6개월 이하, 5년 생존율 5% 이하

II. 담관암

1. 역학 및 분류

1) 담관의 상피세포에서 기원하는 선암종. 해부학적인 위치에 따라서 간내담관암(intrahepatic), 간외담관암(extrahepatic)으로 구분. 간외담관암은 간문부담관암(hilar, Klatskin tumor), 원위부담관암(distal)으로 구분. 간문부담관암이 약 65%를 차지함
2) 위험인자: 간흡충증, 간내담석, 담관낭종, 췌담관합류 이상, 원발성 경화성 담관염, 만성 C형 간염, 원발성 담즙성 간경변증
3) 간문부담관암의 구분(Bismuth-Corlette classification)
   (1) Type I: confined to the common hepatic duct
   (2) Type II: involve the biliary confluence
   (3) Type III: biliary confluence+Rt. hepatic duct (IIIa), Lt. hepatic duct (IIIb)
   (4) Type IV: multifocal or confluence and both the Rt. & Lt. hepatic ducts

2. 임상양상

1) **간외담관암**: 황달로 나타나는 경우가 대부분, 주위로 심하게 침투하기 전에는 통증은 거의 동반되지 않음. 가려움증, 회색 변, 체중 감소, 식욕부진 등의 증상을 호소함
2) **간내담관암**: 초기에는 증상이 거의 없으나, 종양이 커지면 모호한 복통, 체중감소, 식욕부진 등이 나타남

3. 진단

1) 빌리루빈, ALP, CA 19-9의 상승: 초기에는 빌리루빈 수치의 상승 정도가 경미하고 CA19-9 또한 정상일 수 있음
2) 복부 초음파 및 복부 전산화단층촬영에서 담관의 확장, 국소적인 협착 혹은 종괴로 관찰됨. 내시경초음파는 원위부 담관의 관찰에 있어 우수한 민감도를 보임
3) 전산화단층촬영은 간내담관의 종괴를 찾는 데 유용하며 담관 폐쇄의 위치, 간실질의 위축 여부 등을 파악하는 데 도움이 됨. 또한 종괴와 혈관 및 주변 장기와의 위치관계를 파악하는 데 도움이 되므로 절제 가능 여부를 판단하는 데 유용함
4) ERCP는 조직 진단과 동시에 담관배액술도 가능
5) MRCP는 간문부담관암(Klatskin tumor)의 담관 침윤 범위(bismuth형)를 자세히 평가하여 수술적 절제 가능 여부를 평가하는 데 도움을 주며, 담관의 침범 정도를 평가하기 위해서는 담관배액술 이전에 시행되어야 함
6) 경피담관배액술이 되어 있는 경우 담관조영술을 통해 간문부담관암(Klatskin tumor)의 담관침윤 범위(bismuth 형)를 자세히 평가할 수 있음

4. 치료

1) 전체 환자의 약 30%에서만 수술적 절제가 가능함. 광범위한 간절제가 필요한 경우 간문맥색전술을 시행한 후에 수술을 시행하기로 함. 간이식은 추천되지 않음
2) 수술 후 병기에 따라 보조적 항암화학요법이나 복합 항암방사선요법이 시행되기도 하며, 보조적 항암화학요법이 무병 생존율을 향상 시키는 것으로 알려져 있어 더 선호됨
3) 담관 폐색으로 인한 황달이 있을 경우 ERCP, PTBD, 또는 EUS를 통한 담관배액술이 필요함
4) 근치적 절제가 불가능한 진행성 담관암: gemcitabine과 cisplatin 병합 항암화학요법 또는 gemcitabine과 cisplatin, durvalumab(면역치료제) 3제 병합 항암화학요법
5) 암세포에 특이적으로 흡수되는 광과민제를 주사하고 나서 특정한 파장의 광선을 조사하여 암세포만 선택적으로 파괴하는 광역동 치료를 시행할 수 있음

5. 예후

1) **간문부 담관암**: 진단 시 수술이 가능한 경우는 56%, 수술 후 5년 생존율 11%. 수술이 불가능하고 치료를 하지 않는 경우에는 중앙생존기간이 6개월 미만이며 5년 생존율은 0%
2) **원위부 담관암**: 5년 생존율 28%

III. 바터팽대부암

1. 분류

1) 총담관의 말단부에서 2 cm 이내에서 발생하는 종양. 거의 대부분 선암종
2) 선종(adenoma): 전암성 병변으로 증상이 없어도 완전 제거가 필요
3) 선암(adenocarcinoma): 팽대부 주위암의 15~20%

2. 임상양상

1) 가장 흔한 증상은 황달이며 다른 팽대부 주위 암에 비해 경미하며 악화와 호전을 반복하는 특징이 있음
2) 복통, 체중 감소, 전신 허약감

3. 진단

1) 복부 초음파 또는 복부 전산화단층촬영에서는 뚜렷한 종괴가 관찰되지 않는 경우가 많음. 따라서 이들 검사에서 담관의 미만성 확장 소견이 관찰되나 담관 폐쇄를 야기하는 뚜렷한 병변이 관찰되지 않는 경우 바터팽대부암을 의심

2) ERCP는 조직 진단과 동시에 담관배액술도 가능
3) 내시경 초음파는 초음파 내시경 영상을 통해 복부 초음파 및 복부 전산단층촬영보다 병변 발견과 병기 평가에 우월하고, 내시경 영상을 통해 바터팽대부를 직접 관찰 할 수 있음

4. 치료

1) 선종(adenoma): 내시경 유두절제술을 우선적으로 고려
2) 선암(adenocarcinoma): Whipple's OP, PPPD

5. 예후

다른 암에 비해서는 증상이 질병경과의 이른 시점에 나타남. 조기에 발견되는 경우가 많아서 비교적 양호한 예후를 보임. 십이지장 내에만 국한된 경우 5년 생존율은 57~60% 가량으로 보고되고 있으며, 임파선 전이나 췌장으로의 침윤이 있는 경우는 22~30%로 보고됨

IV. 췌장암

1. 역학 및 분류

1) 위험인자: 고령, 남성, 비만, 흡연, 췌장염, 가족력, 당뇨병
2) Ductal adenocarcinoma (80~90%)
3) Head (70%), body (20%), tail (10%)

2. 임상양상

1) 폐쇄성 황달, 복통, 체중 감소, 식욕부진
2) 약 10%는 새로 생긴 당뇨병이 첫 증상

3. 진단

1) 복부 초음파는 췌장의 관찰에 제한이 있어 역할이 제한적임
2) 복부 전산화단층촬영은 대부분의 경우 췌장암을 진단하는 일차적 방법임. 췌장암의 주위혈관 침범정도에 대해서 비교적 정확한 평가가 가능하며 원격전이 여부에 대한 평가에도 유용함
3) 초음파내시경은 췌장암을 발견하는 데 가장 예민도가 높은 검사로 황달, 체중 감소 등으로 임상적으로 췌장암이 의심되나 복부 전산화단층활영에서 종괴가 명확히 보이지 않는 경우에 특히 유용함. 또한 초음파내시경 유도하 세침흡인검사는 췌장암 확인을 위한 일차적인 조직검사 방법으로 이용됨

4. 치료

1) 근치적 치료인 수술적 절제는 20% 이하에서만 가능하고 시행 후 높은 재발율
2) 수술 후 보조항암화학요법은 생존율 향상에 도움이 되는 것으로 알려져 있음
3) 경계절제성(borderline resectable) 췌장암: 수술 전 보조항암화학요법 후 수술적 절제 시행
4) 국소진행성 췌장암: 전신 상태가 양호하면 FOLFIRINOX 항암화학요법 또는 gemcitabine 과 nab-Paclitaxel을 병합하는 항암화학요법 시행. 경계절제성 췌장암 환자나 항암화학요법에 반응이 좋은 일부 환자의 경우 항암화학요법시행 후 수술적 절제를 시도해 볼 수 있음
5) 전이성 췌장암: 전신 상태가 양호하면 FOLFIRINOX 항암화학요법 또는 gemcitabine 과 nab-Paclitaxel을 병합하는 항암화학요법 시행

5. 예후

진단 당시 수술이 가능한 경우가 20% 이하이고 수술 후에도 재발이 흔해서 매우 불량한 예후를 보임. 5년 생존율은 췌장 내에 국한된 종괴의 경우 20%, 국소침윤이 있는 경우 8%, 원격 전이가 있는 경우 2%로 보고됨

V. 악성 폐쇄성 황달

1. 원인

췌장암, 간외담관암, 간문부담관암, 바터팽대부암, 십이지장암, 간세포암, 악성 종양의 담관 주변 임파선 또는 간문부 주변 간실질 전이

2. 임상양상

1) 황달, 짙은 색 소변, 가려움증
2) 회색변(담관의 완전 폐쇄일 경우에만 보임)
3) 담관염: 발열 및 우상복부 동통

3. 치료

1) 담관염에 대한 치료

수액 공급 및 혈액 배양 후 바로 항생제를 투여함. 조속한 담관배액술이 반드시 필요함. 항생제로는 3세대 cephalosporin을 1차적으로 투여하고, 담관에 대한 침습적 시술이나 장-담관 문합수술을 받은 병력이 있는 환자의 경우 metronidazole을 추가. 패혈성 쇼크가 동반된 중증의 감염에는 carbapenem (imipenem, meropenem, doripenem)을 투여하기도 함

(1) Cefotaxime 2 g q8hrs or ceftriaxione 2 g q24hrs (± Aminoglycoside)
(2) Metronidazole 500 mg q8hrs
(3) Imipenem 0.5 g q6hrs or Meropenem 1.0 g q8hrs or doripenem 0.5 g q8hrs

2) 내시경 역행성 담관배액술(endoscopic retrograde biliary drainage, ERBD)

(1) ERCP를 이용한 담관배액술로 악성 폐쇄성 황달에 대한 일차적인 배액 방법
(2) 수술적 절제 가능 여부와 기대 여명에 따라 플라스틱 스텐트 또는 자가 팽창형 금속 스텐트(Self expandable metallic stent, SEMS)를 삽입하며, 내시경 경비 담도배액술(Endoscopic nasobiliary drainage, ENBD)을 시행하기도 함
(3) 합병증: 췌장염, 출혈, 천공, 스텐트의 이탈 및 급성 폐쇄 등

3) 내시경 초음파를 통한 담관배액술(EUS-guided biliary drainage)

(1) 수술적 절제가 불가능한 악성 폐쇄성 황달에서 ERCP를 통한 담관배액술이 불가능하거나 실패할 경우 시행
(2) 총담관-십이지장루 형성술(Choledochoduodenostomy), 간내담관-위루 형성술(Hepaticogastrostomy)

4) 경피경간 담관배액술(percutaneous transhepatic biliary drainage, PTBD)

(1) 내시경적 배액술이 불가능하거나 실패할 경우 시행
(2) 경피경간 배액관을 통한 스텐트 삽입이 가능함. 스텐트 삽입 후 수일 내지 1주일 경과 후 배액관 제거 가능
(3) 합병증: 출혈, 담즙 누출로 인한 통증 및 복막염, 동맥류, 혈종, 기흉 배액관 폐쇄 및 이탈 등

Tip

악성 폐쇄성 황달의 치료

1. 보존적 치료
   1) 담관염 동반 시 수액 및 항생제 투여
   2) 3세대 cephalosporin +/- metronidazole
   3) 중증 감염 시 carbapenem 고려
   4) 조속한 담관배액술이 반드시 필요
2. 담관배액술
   1) ERCP를 통한 담관배액술을 우선 고려
      (1) 수술이 가능하거나 병기 판정 전이라면 플라스틱 스텐트
      (2) 수술적 완치가 불가능하고 기대여명이 긴 환자(≥6개월)라면 자가 팽창형 금속 스텐트
      (3) ENBD를 시행하기도 함
   2) ERCP가 어렵다면 PTBD or EUS-guided biliary drainage
   3) 각각의 담관 배액술(ERCP, PTBD, 또는 EUS-guided drainage)의 합병증에 대한 숙지 필요

4. 담관배액술 시 고려 사항

1) 수술적 절제가 가능한 유두주위종양으로 인한 폐쇄성 황달의 경우 담관염이 동반되어 있지 않으면 담관배액술 없이 수술적 절제를 시행하기도 함
2) 담관 폐쇄가 있는 환자에서 폐쇄를 풀어주면 담즙 분비가 늘어나 처음에는 하루 2~3 L의 담즙액이 나옴. 따라서 계속 금식해야 하는 경우에는 나오는 양만큼 정맥 내 수액 공급으로 보충해 주어야 함
3) 담관 배액 1~2일 후부터 혈청 빌리루빈이 하루 8%씩 감소하나 담관 폐쇄 기간이 오래되어 간기능이 많이 저하된 상태에서는 빌리루빈치가 바로 감소하지 않으며 회복에 시간이 오래 걸릴 수 있음. 알칼리성 인산분해효소치 감소는 빌리루빈치 감소보다 느리게 나타남

••• 참고문헌 •••

1. 김정룡, 소화기계 질환(제4판), 3장.
2. Harrison's Principles of Internal Medicine (21st ed.), Chapter 82, 83.
3. Sleisenger and Fordtran' Gastrointestinal and Liver Disease (11th ed.), Chapter 70.
4. NCCN guidelines Version 2.2023 Pancreatic adenocarcinoma.
5. NCCN guidelines Version 2.2023 Biliary tract cancers.

CHAPTER 23

소화기 내시경의 적응증, 금기 및 합병증

Indications, contraindications and complications of Gastrointestinal endoscopy

이현정/조인래

I. 위장관 내시경

1. 진단내시경의 적응증

(1) 무증상의 건강검진에서 우연히 발견된 병변의 진단

(2) 소화불량, 삼킴곤란, 복통, 가슴 쓰림, 구토, 토혈, 설사, 변비, 혈변, 황달 등 증상이 있는 환자에서의 진단

2. 치료내시경의 적응증

1) 종양에 대한 절제술: Polypectomy, ESD, EMR
2) 풍선 확장술: 식도이완불능증(achalasia) 및 양성 위장관 협착
3) 스텐트 삽입술: 악성 위장관 협착
4) 경피적 내시경 위루술(percutaneous endoscopic gastrostomy, PEG)
5) 지혈술: 응고지혈술, 기계적 지혈술, EVL 등
6) 이물 제거술
7) 경구 내시경 근절개술(peroral endoscopic myotomy, POEM)

표 3-23-1. 대장내시경의 진단적 가치가 낮은 경우

만성이고 상태 변화가 없는 과민성 장 증후군 또는 만성 복통
급성 설사
원발 병소가 불분명한 전이성 선암 환자로 대장 관련 징후나 증상이 없는 경우
염증성 장질환 환자에서의 정기적 추적 검사
위장관 출혈 혹은 흑혈변으로 내원한 환자 중 상부 위장관에서 출혈 병소가 확인된 경우

출처: Yamada's Textbook of Gastroenterology (7th ed.), Chapter 120

3. 대장내시경의 금기증

1) 전격성 대장염(fulminant colitis)
2) 급성 게실염

4. 진정 내시경

1) 진정의 정도는 mild to moderate sedation으로 의료진의 지시를 따를 수 있는 정도이며 내시경 중 deep sedation은 권장되지 않으므로, 검사 전 환자에게 수면내시경이 아니라는 사실을 정확하게 설명해야 함

2) 진정제: midazolam, propofol
3) Midazolam 2.5~7 mg 정맥 주사
  (1) 깊은 진정 시 심폐 부작용 발생: 저혈압, 호흡저하, 부정맥, 서맥 등
  (2) 진정 역전(reversal): 시술을 지속할 수 없는 정도의 모순적 반응(paradoxical response)
  (3) 심폐 부작용 또는 진정 역전 시에 한하여 길항제인 flumazenil 투여(0.3~0.6 mg IV, 반복 투여 가능)
4) Propofol 0.5~1 mg/kg: 길항제 없음

5. 내시경 전처치

1) 상부위장관내시경

(1) 금식: 6시간(위절제술 등 상부 위장관 수술을 받은 환자는 8~12시간 이상의 장시간 금식이 필요)
(2) 응급 상황인 경우는 case-by-case로 금식 시간에 관계없이 내시경 진행을 고려

2) 대장내시경

(1) 음식 제한

① 3일 전부터 섬유질이 많은 음식, 검은 쌀, 현미, 씨 있는 과일(참외, 수박, 포도, 키위 등)
② 1일 전 아침, 점심 SBD, 저녁 SFD(반찬 제외)

(2) 장 정결제 복용: 분할복용법

① polyethylene glycol (PEG): 탈수, 전해질 부작용이 적어 동반질환이 있는 환자에서 우선 고려
② PEG 4 L: 표준 장 정결제
  - 오전 검사: 1일 전 오후 9시 관장약 2 L 복용, 검사 당일 오전 5시 관장 약 2 L 복용
  - 오후 검사: 1일 전 오후 9시 관장약 2 L 복용, 검사 당일 오전 6시 관장 약 2 L 복용
③ PEG with ascorbic acid 2 L
④ PEG 기반 제형에 비하여 맛을 개선하고 용량을 줄여 복약순응도를 향상시킴
  - 오전 검사: 1일 전 오후 9시 관장약 500 mL, 2회 복용+물 500 mL 추가 복용, 검사 당일 오전 5시 관장약 500 mL, 2회 복용+물 500 mL 추가 복용
  - 오후 검사: 1일 전 오후 9시 관장약 500 mL, 2회 복용+물 500 mL 추가 복용, 검사 당일 오전 6시 관장약 500 mL, 2회 복용+물 500 mL 추가 복용

(3) 보조 약제

① Gasocol®(simethicone): 가스제거제로 모든 환자에서 검사 당일 아침에 장정결제와 함께 3 pkg 복용

② 위장운동촉진제(metoclopramide, mosapride, itopride): 장 정결제 복용 시 오심, 구토 부작용 개선

③ Bisacodyl 20 mg qd: 장 정결이 불량한 고위험군에서 1일 전 저녁 장 정결제와 함께 복용

*** 장 정결 불량 고위험군**

① 이전 검사에서 장 정결이 불량했던 경우
② 만성 변비
③ 뇌혈관 질환 또는 척추 질환
④ 신경정신과 약물 복용
⑤ 복강 내 수술력

3) 예방적 항생제

(1) 경피적 내시경 위루술, 식도확장술: Cefazolin 1 g IV(시술 1시간 전)

(2) 간경변 환자: 위장관 출혈 의심 시 장 세균 전위(gut bacterial translocation) 예방 목적으로 시술 전 ceftriaxone 1 g IV 7일간 투여(부작용이 있으면 norfloxacin 투여)

(3) 원발성 경화성 담관염, 간문부 담관암 등 치료적인 ERCP 시술 후 담관 배액이 충분하지 않을 것으로 예상되는 질환, 췌장 가성 낭종에 대한 ERCP 또는 경벽을 통한 배액술 시 시술 전 예방적 항생제 투여 권고

(4) 모든 심장 질환 환자에서 내시경 시술 전 예방적 항생제는 더 이상 추천되지 않음

4) 진경제: 시술 전 또는 시술 중 필요시 투여 Algiron® 5 mg IM, Buscopan® 20 mg IM

Tip

내시경 시술 전 항혈소판제 및 항응고제 조절 권고사항 UPDATE Part 2. 순환기 참고

ASGE, ESGE 및 국내 가이드라인에 따르면 시술 전 "내시경 시술의 출혈 위험도"와 환자의 "혈전색전증 발생 위험도"를 고려하여 조정하는 것이 권장되나, 실제 임상에서는 임상의가 환자에 따라 결정해야 함

1. 내시경 시술의 출혈 위험도
   1) 저위험 시술: 진단목적의 시술(조직검사 포함), 진단목적의 Enteroscopy, 췌담도계 스텐트 삽입, 진단목적의 EUS
   2) 고위험 시술: 폴립절제술, EMR/ESD, 협착확장술, 정맥류치료, PEG, 위장관 스텐트 삽입, ERCP + 괄약근절개술(EST), 내시경 유두절제술(Endoscopic ampullectomy), EUS + FNA/B
2. 혈전색전증의 발생 위험도
   1) 항혈소판제 사용자
      (1) 고위험: 관상동맥 약물방출 스텐트 삽입(12개월 이내), 관상동맥 금속스텐트(Bare metal) 삽입(1개월 이내)
      (2) 저위험: 관동맥 스텐트 없는 허혈성 심질환, 뇌혈관질환, 말초혈관질환

2) 항응고제 사용자

(1) 고위험: 이첨판의 금속 인공심장판막, 대동맥 인공판막 중 caged-ball 혹은 tilting disc 형태, 인공심장판막 삽입 환자에서 6개월 이내에 CVA 혹은 TIA, 인공판막이나 승모판협착증과 동반된 심방세동, 정맥혈전색전증 발생 3개월 이내

(2) 저위험: 대동맥의 금속 인공심장판막, 이종이식심장판막(Xenograft heart valve), 판막질환 없는 심방세동, 정맥혈전색전증 발생 3개월 초과, 혈우병증후군(혈액내과상의)

3. 항혈소판제

1) Aspirin: 모든 시술에서 유지 가능하나, 고위험시술 + 저위험 혈전색전증 발생군에서는 5~7일 중단을 고려할 수 있음

2) Clopidogrel, prasugrel, ticagrelor (thienopyridine 계열 약물): 혈전색전증 발생 위험도에 관계 없이

(1) 저위험 시술: 유지

(2) 고위험 시술: 5~7일 중단. 단독 투여 중에는 aspirin으로 변경. Aspirin과 병용 투여 중에는 aspirin만 유지 추천됨

3) 그 외 유의사항

(1) 관동맥 약물방출 스텐트 또는 금속스텐트 배치 후 처음 30일 이내에 clopidogrel 지속

(2) 약물방출 스텐트: 가능한 12개월까지 선택적 내시경 시술은 연기할 것을 권유

(3) 출혈 환자에서 지혈술 후 thienopyridine 계열 약물과 aspirin 재개. 혈전색전증의 고위험군에서는 thienopyridine 계열 약물의 loading 용량 투약을 고려

4. 항응고제

1) Warfarin

(1) 저위험 시술: 유지(단, prothrombin time [PR] INR이 치료 목표치보다 높으면 조정 후 시술권장) - 경험적으로 저위험 시술 중 진단 목적의 조직 생검은 추천되지 않음

(2) 고위험 시술

① 혈전색전증 저위험군: 5일 전 중단, PT INR 1.5 미만 확인 후 시술. 시술 당일 저녁 와파린 재개

② 혈전색전증 고위험군: 5일 전 중단 및 bridge therapy 권장(LMWH 3일 전부터 시작, 24시간 전까지 투여, 시술 당일 저녁 와파린 재개 및 PT INR이 치료 범위에 도달할 때까지 LMWH 유지)

2) DOAC (Direct oral anticoagulants = NOAC; novel oral anticoagulants): Rivaroxaban, apixaban, edoxaban, davigatran 등

(1) 저위험시술: 유지

(2) 고위험시술: 약제마다 신기능을 고려하여 1~4일 중단

6. 내시경의 합병증

1) 출혈

(1) 내시경 폴립절제술 후 출혈은 0.3~6.5%에서 보임. 시술 당일 및 다음날 가장 빈도가 높지만 지연 출혈도 가능함

(2) ESD 후 일반적으로 예방적 PPI를 6주간 투여(퇴원 시 2주치 처방 이후 외래에서 4주 처방함)

(3) 출혈 합병증에 대한 치료: 일반적인 위장관출혈의 치료와 동일함 Chapter 06. 참고

2) 천공

⑴ **빈도**: 진단내시경 0.1% 미만, 치료내시경은 시술에 따라 0.5~10%로 다양하게 보고됨

⑵ **증상 및 징후**: 복통, 복부팽만감, 발열, 백혈구 증가, 피하기종, 복막 자극 징후, 흉부 X선에서 유리공기(free air) 관찰

⑶ **검사**: 시술 이후 흉부 X선 확인(앉거나 서서 촬영해야 free air가 발견됨), 임상적으로 천공이 의심될 경우 복부 CT 고려

⑷ **치료**

① 보존적 치료: 전신 상태가 좋고 복막 자극증상이 국소적인 경우. 주로 폴립절제술 후 미세천공의 경우 보존적 치료로 호전됨

② 금식, 수액 공급

– 항생제: cefotaxime 2 g q8hrs + metronidazole 500 mg q8hrs

③ 수술: 증상 및 징후의 진행성 악화 또는 2차 감염 동반 시 수술적 치료 고려

3) 통증

⑴ 진단내시경 시술 후 통증: 대개 내시경 시술 중 주입된 공기에 의한 복부팽만감이 주된 문제이므로 가스 배출을 격려. 일반적으로 진통제 추천되지 않음

⑵ 시술 후 통증이 점차 악화되거나 복부팽만감이 진행할 경우 천공 의심

4) 구토: 마약성 진통제 또는 의식하 진정내시경시 투여하는 진정제에 의하여 유발

5) 복부팽만감: 내시경 치료 시 주입된 공기에 의해 발생. 점차 진행할 경우 천공 의심

6) 폴립 절제 후 응고증후군(postpolypectomy coagulation syndrome): 전기응고시술에 의하여 조직에 급성 염증이 발생하면서 복통, 발열 등을 유발하나 천공의 증거는 없는 경우. 대개 금식, 항생제 투약하면서 경과관찰하면 호전됨

7) 협착: ESD 후 동반될 수 있는 합병증. 주로 유문부, 식도등에 호발. 증상이 있을 경우 풍선확장술 또는 수술로 치료

II. 췌담도 내시경

1. 종류 및 적응증

1) ERCP: 총담관담석 제거, 담관협착의 진단(조직검사) 및 담도배액술, 오디 괄약근 기능부전(괄약근 절개술), 유두부 종양의 진단(조직검사) 및 치료(내시경 유두절제술), 췌석 제거, 췌관협착의 진단 및 췌관배액술

***ERCP의 금기증**

장관 천공이 의심되는 경우, 담췌질환의 소견이 없는 불분명한 원인의 복통 평가, 생명을 위협하는 질환 동반 시

*단일시술자 담도내시경(Single-operator cholangioscopy) UPDATE

십이지장경의 겸자공을 통해 담관 및 췌관내로 진입하여 담췌관 내부를 직접 시각화 할 수 있는 기구. 담관협착의 진단 및 치료, 치료가 어려운 담석 및 췌석의 제거, 담관암의 침윤범위 확인, 담관 내 종양의 치료를 위해 사용할 수 있다.

2) **초음파내시경(EUS) ± 세침흡인검사(Fine needle aspiration/biopsy, FNA/B)**

(1) **진단**: 담낭/담도질환(담석, 담낭염, 악성 질환), 췌장질환(췌장암, 췌장낭성병변, 자가면역췌장염), 복강 내 림프절질환, 유두부질환 등

(2) **치료**: 췌장 가성낭종 배액술, 초음파내시경유도하 담도/담낭배액술, 췌장낭종에 탄올세척술, 복강신경절차단술 등

3) **경피경간 담도경(percutaneous transhepatic cholangioscopy, PTCS)**

간내담관질환의 진단(조직검사), 간내 담석의 치료 등 → 경피경간 담도누공(PTBD)을 만들고 단계적으로 18 Fr까지 확장 후 1주 정도 경과하고 누공이 maturation된 이후 시행 가능

2. 시술 전 준비

1) **환자**: 기본혈액검사(혈액응고검사 포함), 금식(6~8시간 이상), 정맥주사 루트 확보, 동의서

2) **전처치 약물**: 진경제(Buscopan® 20~40 mg or Algiron® 10 mg), 진정제(midazolam 2.5~3 mg(또는 0.05 mg/kg) or propofol 30~40 mg(또는 0.5 mg/kg) ± dexmedetomidine 1 μg/kg/hr), 진통제(meperidine 25~50 mg), 구강마취제(lidocaine액)

3) **자세**: ERCP는 대부분 복와위(prone position), EUS는 좌측 측와위

4) **감시**: 혈중 산소포화도, 맥박 수, 혈압, 호흡 수

*호흡억제, 혈압저하 등 심폐우발증 발생시 길항제 투여: Flumazenil 0.3 mg (midazolam 사용시), Naloxone 0.2~0.4 mg (meperidine/fentanyl 사용시)

5) **시술 전 예방적 항생제가 필요한 경우**

(1) ERCP 후에도 불완전 배액이 예상되는 경우: 간문부 협착, 원발성 경화성 담관염 등

(2) 낭성 종양에 대한 EUS-FNA

(3) 췌장가성 낭종에 대한 EUS 유도하 배액술

(4) 면역저하 환자: 간이식 환자

3. 합병증

1) 십이지장경/초음파내시경 삽입과 관련된 천공(발생률: 0.08~0.6%, 사망률 0.06%)

(1) **식도 천공**: 의심되면 즉시 방사선 검사(X-ray, 흉부CT) 통해 확인. 바로 진단이 되고 천공이 크지 않으면 비수술적 치료(금식, 항생제 치료, 국소 배액술) 로도 치료 가능하나 심부 경부감염증 및 종격동염 발생여부에 유의해야 함.

(2) **십이지장 천공**: 시술 중 발견되는 경우 내시경적 봉합술을 우선 고려. 내시경 치료에 실패한 경우, 1~2일 내에 임상적으로 호전이 없거나, 천공 부위 크기가 2~3 cm 이상, 2~3일 후 복부 전산화단층촬영에서 복강이나 후복막에 액체가 많이 고여 있으면 수술이 권장됨. Billroth II 술식을 시행받은 환자에서 내시경의 루프 모양 삽입(loop-shaped insertion)이 이루어진 경우 천공의 위험도가 높아짐.

(3) **유두부 주변 천공**: 0.3~1.1%, 주로 후복막의 미세천공인 경우가 많아 내과적 치료로 대부분 호전됨. 2일 내에 임상적으로 호전이 없으면 수술 고려

*ERCP와 연관된 유두부 주위 천공에서 수술적 치료를 고려해야 하는 경우: 다량의 조영제 유출, 심각한 복막염 및 패혈증, 다량의 fluid collection, 비수술적으로 해결되기 어려운 문제가 있을 때(e.g. retained hardware)

2) ERCP 후 췌장염(Post-ERCP pancreatitis)

(1) **위험인자**: 젊은 연령, 여성, 이전 시술 후 췌장염 병력, 정상 혈청 빌리루빈 수치, 확장되지 않은 담관, 오디괄약근 기능장애, 췌관으로 조영제 주입, 췌관괄약근 절개술, 예비절개술(precut sphincterotomy), 담도괄약근에 대한 풍선 확장술 등.

(2) **예방**: 시술 중 위험인자 확인 시 췌관 배액관 삽입, 시술 전 직장 indomethacin 투약, 시술 전/후 hydration

(3) **치료**: Lactate Ringer's solution을 통한 hydration이 필요, protocol은 문헌마다 다르나 기본적으로는 일반적인 급성 췌장염 치료와 동일. 특정 환자군에서 사용 주의(심부전, 신부전, 비대상성 간경변, 폐부종 환자 등) Chapter 21. 참고

3) 괄약근 절개술 후 출혈

(1) **빈도**: 시술 후 출혈은 10~30% 에서 발견됨. 임상적으로 의미 있는 출혈(토혈이나 혈변이 있는 경우, Hb > 2 g/dL 이상 감소, 수혈이나 내시경적 지혈술이 필요한 경우)은 1~2%에서 발생

(2) **예방**: 시술 전 혈액응고장애의 교정(platelet count > 50,000, INR < 1.5–2)

(3) **치료**: 대부분 내시경적 지혈이 가능하지만, 실패한 경우 혈관색전술을 시도하고, 그래도 지혈이 안 되는 경우에는 수술까지 고려

4) 합병증 감시를 위한 검사

(1) **신체검사/문진**: 복통 여부, 장음 청진, 압통/반발통, Murphy's sign 확인

(2) **혈액검사**: CBC, Liver function test, amylase, lipase 등

(3) **영상검사**: 시술 중 촬영된 투시영상 확인, 시술 후 복부 단순 x-ray 촬영(Paraduodenal/Perinephric free gas 여부 확인), 천공이 의심스러우면 복부 전산화단층 촬영 시행

*담관 내 완전피막형 금속스텐트(FC-SEMS)가 삽입된 환자나, 담낭관(cystic duct) 주위 암 침윤이 의심되는 환자에서는 ERCP후 급성 담낭염이 발생할 가능성이 높으므로 주의를 요함.

••• 참고문헌 •••

1. Yamada's Textbook of Gastroenterology (7th ed.), Chapter 118-120.
2. Hawes RH, Fockens P, Varadarajulu S. Endosonography (5th ed.), chapter 4.
3. Endoscopic Retrograde Cholangiopancreatography (2nd ed.), 대한췌담도학회, Chapter 1-3, 1-8.
4. 초음파내시경(개정판), 대한소화기내시경학회 EUS 연구회, Chapter 1, 4.
5. Banerjee S et al., Gastrointest Endosc 2008;67:791-8.
6. ESGE guideline, Endoscopy 2016;48:1-18.
7. ASGE guideline, Gastrointest Endosc 2016;83:3-16.
8. JGES guideline, Digestive Endoscopy 2014;26:1-14.
9. 대장폴립절제술 가이드라인, Intest Res 2012;10:110-24.
10. Diagnosis and management of iatrogenic endoscopic perforations: European Society of Gastrointestinal Endoscopy (ESGE) Position Statement-Update 2020. Endoscopy 2020;52(9):792-810.
11. American Society for Gastrointestinal Endoscopy guideline on post-ERCP pancreatitis prevention strategies: summary and recommendations. Gastrointest Endosc. 2023;97(2):153-162.

Part 4

Hematology & Oncology

혈액종양

CONTENTS

CHAPTER 01

혈액종양내과학의 원칙
Principles of Hematology and Oncology

임석아

I. 일반 원칙

1. 암은 주요 사망 원인이며, 항암 치료는 환자 생존기간 연장에 중요한 역할을 하지만, 부작용을 야기할 수 있으므로 기본 원칙에 대한 숙지가 필요함
2. 암은 병리 조직학적 진단이 원칙이며, 불가피한 경우 세포학적 진단을 이용 하기도 하지만, 진단(분자유전학적 진단 포함)을 위해 가급적 충분한 조직을 얻을 방법을 추구해야 함
3. 병리학적인 진단으로 확진 후 병기 결정(staging) 검사를 하여 항암 치료를 시행하는 경우, 각 환자에게 시행하는 치료의 목적을 이해하고, 예상되는 효과와 부작용을 감안하여 목적에 합당한 치료를 시행하여야 함
4. 항암 약물치료를 포함한 모든 암 치료는 효과와 함께 부작용에 의한 손실이 있을 수 있어 이를 저울질하여 결정하여야 하는데, 이를 위해 환자의 수행능력(performance status)을 평가하고, 항암제의 독성과 항암제 효과를 객관적으로 판단하기 위한 도구들이 개발되었음
5. 항암제는 대개 2, 3, 4주 간격의 '주기(cycle)' 단위로 '체표면적(m^2)'이나 체중(kg)을 기준으로 설정된 용량을 경정맥 투여하기도 하지만, 고정된 용량을 투여하기도 하며, 표적치료제의 경우 경구로 투여하기도 함. 2~4주기마다 종양 반응 평가를 하여 효과를 확인함

II. 항암 치료의 목적에 따른 구분

1. 근치적 항암요법(curative anti-cancer treatment)

완치의 목적으로 시행되는 항암요법(세포독성 항암제, 표적치료제, 호르몬제, 면역관문 억제제 포함)

2. 보조 항암요법(adjuvant anti-cancer treatment)

1) 수술이나 방사선 등 근치적 국소 치료 후 미세 잔류암 제거를 위한 항암요법
2) 국소 및 전신 재발을 줄여 전체 생존 기간을 연장하고자 시행함

3. 선행 항암요법(neoadjuvant anti-cancer treatment)

1) 국소 치료 이전 암의 크기를 줄여 근치적 절제가 가능하도록 하거나 장기 보존을 위하여 크기를 줄이거나 병리학적인 완전 관해를 이루어 완치를 하도록 하는 항암요법
2) 수술의 범위를 줄이거나 방사선 치료 범위를 줄여 정상 장기 보존의 효과를 얻을 수 있고 생체 내에서 항암제 감수성에 대한 정보를 얻을 수 있음
3) 기왕에 존재하는 미세 전신 전이암을 사멸시켜 재발을 줄이고, 전체 생존 기간을 연장

4. 전이암에 대한 항암요법(palliative anti-cancer treatment)

암으로 인한 증상을 완화시키고 전반적인 삶의 질을 호전시키며 종양 진행까지의 기간과 전체 생존 기간을 연장하는 것을 목적으로 하는 항암요법. 암종에 따라서는 강도가 높은 유도 항암요법(induction treatment) 후 강도가 낮은 유지 요법(maintenance treatment)을 시행하기도 함. 항암 효과에 따라 전이암에 대한 1차, 2차, 3차 등의 항암요법을 순차적으로 진행함

III. 운동수행능력(Performance status)

표 4-1-1. Eastern Cooperative Oncology Group (ECOG) Performance Status

Grade	Description
0	완전히 활동 가능하며, 발병 전의 활동을 모두 할 수 있는 상태
1	신체적으로 힘든 활동에는 지장이 있으나, 거동 가능하며 집안일이나 사무실에서 앉아서 하는 일 등을 수행할 수 있는 상태
2	거동 가능하며 자기 관리는 할 수 있으나, 직업 활동은 어려우며, 깨어 있는 시간의 50% 이상을 활동할 수 있는 상태
3	간단한 자기 관리만 할 수 있으며, 깨어 있는 시간의 50% 이상 침대나 의자에서 지내야 하는 상태
4	완전한 장애. 자기 관리를 전혀 할 수 없으며, 침대나 의자에서만 지내야 하는 상태
5	사망

IV. 독성 평가(Toxicity evaluation)

1. 항암제의 독성 평가는 일반적으로 CTCAE (Common Terminology Criteria for Adverse Events)를 사용
2. 등급이 높아질수록 중증도가 증가하며 grade 5는 사망을 의미
3. 최신 버전의 CTCAE는 NCI CTEP 웹사이트에서 확인 가능(http://ctep.cancer.gov/protocoldevelopment/electronic_applications/ctc.htm)

V. 종양반응평가(Tumor response criteria)

1. WHO 기준(2차원)과 RECIST 기준(1차원)이 있음. 현재는 RECIST가 주로 사용됨
2. 최신 버전의 RECIST는 RECIST working group 공식 웹사이트에서 확인 가능 (http://recist.eortc.org)
3. 면역항암제를 사용할 경우에는 immune related Response Criteria (irRC)를 사용하며, WHO와 마찬가지로 장축과 단축을 곱한 SPD (sum of the products of the two largest perpendicular diameters)로 측정함. 새로운 병변의 발생은 발생 시 바로 progression으로 정의하지 않고, SPD에 더하여 tumor burden의 개념으로 변화를 평가. 또한 RECIST v.1.1을 변형한 iRECIST가 면역항암제 임상시험에 흔히 사용되고 있음
4. 뇌종양의 반응 평가에는 뇌MRI의 T2FLAIR 영상 평가, 스테로이드 사용 여부, 임상적인 증상 평가를 포함한 Response Assessment in Neuro-Oncology (RANO) 기준을 사용하기도 함

표 4-1-2. WHO/RANO 기준, RECIST 기준 및 irRC의 최대반응의 정의

Best response	WHO	RECIST (version 1.1)	irRC
완전 반응 CR (complete response)	병변이 완전히 사라짐. 4주 후에 재확인	병변이 완전히 사라짐. 4주 후에 재확인	병변이 완전히 사라짐. 4주 후에 재확인
부분 반응 PR (partial response)	SPD의 50% 감소 4주 후에 재확인	30% 감소 4주 후에 재확인	SPD의 50% 감소 4주 후에 재확인
안정 병변 SD (stable disease)	PR과 PD 기준의 중간	PR과 PD 기준의 중간	PR과 PD 기준의 중간
악화 PD (progressive disease)	25% 증가 혹은 새로운 병변, 크기 증가 전에 CR, PR, 또는 SD가 확인되지 않았을 때	20% 증가 혹은 새로운 병변, 크기 증가 전에 CR, PR, 또는 SD가 확인되지 않았을 때	SPDindex + SPDnew가 Nadir와 비교하였을 때 25% 증가, 4주후에 재확인

••• 참고문헌 •••

1. Cancer principles and practice of oncology, DeVita, (12th ed.), Chapter 15-17.
2. The National Cancer Institute issued the Common Terminology Criteria for Adverse Events (CTCAE) version 6.0. https://ctep.cancer.gov/protocoldevelopment/ electronic_applications/ctc.htm
3. Eisenhauer EA, et al. New response evaluation criteria in solid tumours: Revised RECIST guideline (version 1.1). Eur J Cancer 2009: 45: 228-247.
4. Wolchok JD. et al. Guidelines for the evaluation of immune therapy activity in solid tumors: immune-related response criteria. Clin Cancer Res. 2009: 15(232): 7412-20.
5. Seymour L. et al. iRECIST: guidelines for response criteria for use in trials testing immunotherapeutics Lancet Oncol 2017: 18(3): E143-E152
6. Chukwueke UN and Wen PY. Use of the Response Assessment in Neuro-Oncology (RANO) criteria in clinical trials and clinical practice. CNS Oncology 2019: 8:1

CHAPTER 02

항암제의 종류 및 부작용

Anticancer drugs and toxicities

김진수

I. 항암제의 종류(Anticancer chemotherapy)

암을 치료하기 위해 사용하는 약제를 아래와 같이 네 가지로 크게 나눌 수 있음

1. 세포독성 항암제(cytotoxic agents)
2. 표적 항암제(targeted agents)
3. 호르몬 제제(hormonal agents)
4. 면역 관문억제제(immune checkpoint inhibitor, immunotherapy)

Tip

실제 임상에서 이러한 약제들을 조합하여 사용하는데, 그 원칙은 다음과 같음

- 작용 기전이 서로 다른 약제
- 병용 사용하였을 때에 상승효과를 보이는 약제
- 내성의 기전이 서로 다른 약제, 혹은 내성을 극복할 수 있는 약제
- 주요 부작용 양상이 서로 다른 약제

II. 세포독성 항암제의 종류(Cytotoxic chemotherapy)

1. 알킬화제(Alkylating agent)

1) cyclophosphamide, melphalan, procarbazine, dacarbazine, temozolomide 등
2) cell cycle phase에 nonspecific 하게 작용함
3) 직접 DNA에 손상을 가하여 cross-linking이나 break을 형성함
4) 탈모, 구역/구토, 혈구 감소, 이차 암의 발생 등이 대표적 부작용

2. 백금 제제(Platinum-based drug)

1) cisplatin, carboplatin, oxaliplatin 등
2) DNA에 결합하여 adduct를 형성함
3) 구역/구토, 신독성 등이 대표적 부작용

3. 대사 억제제(Antimetabolite)

1) 5-FU, capecitabine, gemcitabine, methotrexate, pemetrexed, cytarabine 등
2) cell cycle에 specific 하게 작용함
3) DNA나 RNA의 원료인 purine, pyrimidine 등의 생성 억제 또는 DNA 생성을 억제함
4) 점막염, 혈구 감소 등이 대표적 부작용

4. 안쓰라사이클린 제제(Anthracycline)

1) doxorubicin, epirubicin, idarubicin, mitoxantrone 등
2) DNA에 결합(intercalate)하여 DNA 복제를 억제하며, topoisomerase II를 억제함. 또한, 활성 산소(reactive oxygen species)를 형성하여 DNA를 손상함
3) 혈구 감소, 구역/구토, 탈모, 심독성, 이차 백혈병의 발생 등이 대표적 부작용

5. 미세소관 억제제(Microtubule inhibitor)

1) paclitaxel, docetaxel, vinblastine, vinorelbine, eribulin 등
2) 세포분열 M-단계에 중요한 미세소관의 형성을 방해함
3) 혈구 감소, 탈모, 과민 반응 등이 대표적 부작용

6. 토포아이소머라제 억제제(Topoisomerase inhibitor)

1) irinotecan, topotecan(이상 topoisomerase I 억제제), etoposide (topoisomerase II 억제제) 등
2) DNA 구조의 변형 및 복제에 중요한 topoisomerase의 기능을 억제함
3) 혈구 감소, 탈모 등이 대표적 부작용이며, 설사, 이차 암의 발생 등이 가능함

III. 면역 치료제(Immunotherapy)

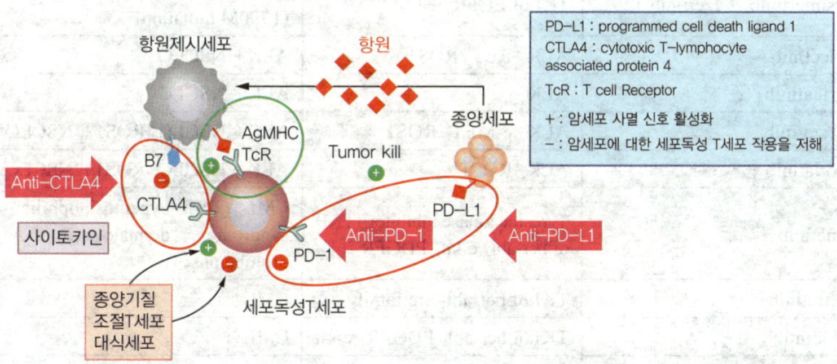

그림 4-2-1. 면역 치료제의 작용 기전

1. 면역 치료제의 작용 기전

1) 최근 널리 사용되는 면역 치료제는 T 림프구 기능 및 면역 관문(immune checkpoint)과 관련된 것임
2) 종양세포가 성장 및 전이를 위해서 면역 체계의 감시를 회피(immune evasion)하는 과정을 극복하고 면역 체계의 종양 인지 및 파괴 능력을 회복, 강화시키는 작용

2. 면역 치료제의 종류

1) Cytotoxic T-lymphocyte associated antigen-4 (CTLA-4) 억제제: 이필리무맙(여보이, Ipilimumab)이 전이성 악성 흑색종에서 최초로 승인됨
2) Programmed cell death-1 (PD-1) 억제제와 Programmed cell death ligand-1 (PD-L1) 억제제
   (1) PD-1 억제제: 니볼루맙(옵디보, Nivolumab), 펨브롤리주맙(키트루다, Pembrolizumab) 등
   (2) PD-L1 억제제: 아벨루맙(바벤시오, Avelumab), 아테졸리주맙(티쎈트릭, Atezolizumab), 두발루맙(임핀지, Durvalumab) 등

IV. 흔히 사용되는 세포독성 항암제 및 표적 항암제 (Cytotoxic chemotherapy and targeted chemotherapy drugs)

표 4-2-1. 흔히 사용되는 표적 치료제

약물	작용	주로 사용되는 질병
Tretinoin (all-trans retinoic acid, ATRA)	Active form of vitamin A	Acute promyelocytic leukemia
Gefitinib, Erlotinib, Afatinib, Dacomitinib	TKI of EGFR	EGFR-mutant NSCLC
Osimertinib, Lazertinib	TKI of EGFR	EGFR-mutant NSCLC (T790M mutation)
Alectinib	ALK, RET, ROS1	ALK+ NSCLC
Brigatinib	ALK	ALK+ NSCLC
Crizotinib	ALK, c-MET, ROS1	ALK+ NSCLC, ROS1+ NSCLC
Lorlatinib	ALK, ROS1	ALK+ NSCLC, ROS1+ NSCLC
Imatinib	Tyrosine kinase inhibitor (TKI) of bcr-abl, c-kit, PDGFR	CML, GIST, hypereosinophilic syndrome, dermatofibrosarcoma protuberans
Dasatinib	TKI of bcr-abl, src family	CML
Nilotinib	TKI of bcr-abl, PDGFR, c-kit	CML
Radotinib	TKI of bcr-abl	CML

Ponatinib	TKI of bcr-abl	CML
Palbociclib	CDK4/6 inhibitor	Breast cancer
Ribociclib	CDK4/6 inhibitor	Breast cancer
Abemaciclib	CDK4/6 inhibitor	Breast cancer
Olaparib	PARP inhibitor (Germline BRCA mutated)	Ovarian cancer Breast cancer
Bortezomib	Proteasome inhibitor	Multiple myeloma
Carfilzomib	Proteasome inhibitor	Multiple myeloma
Sorafenib	TKI of Raf, PDGFR, VEGFR 2 & 3,	RCC, HCC
Sunitinib	TKI of PDGFR, VEGFRs, c-kit	RCC, GIST, NET
Regorafenib	TKI of VEGFRs	CRC (metastatic), GIST
Pazopanib	TKI of VEGFRs, PDGFR, c-kit	RCC, soft tissue sarcoma
Lapatinib	TKI of EGFR, HER2, HER3	HER2+ breast cancer
Trastuzumab	Monoclonal Ab of HER2	HER2+ breast cancer HER2+ stomach cancer
Trastuzumab emtansine (ado-trastuzumab emtansine)	Monoclonal Ab of HER2 linked to the cytotoxic agent emtansine (DM1)	HER2+ breast cancerT
Pertuzumab	Monoclonal Ab of HER2	HER2+ breast cancer
Cetuximab	Monoclonal Ab of EGFR	Colon cancer, Head and neck cancer
Bevacizumab	Monoclonal Ab of VEGF	Colon cancer, Glioblastoma
Rituximab	Monoclonal Ab of CD20	CD20+ NHL
Obinutuzumab	Monoclonal Ab of CD20	CD20+ CLL, Follicular lymphoma
Gemtuzumab	Monoclonal Ab of CD3	AML
Brentuximab	vedotin Antibody-drug conjugate directed to the CD30	Hodgkin lymphoma Anaplastic large cell lymphoma
Alemtuzumab	Monoclonal Ab of CD52	CLL
Blinatumomab	Bi-specific T-cell engagers (BiTEs)	Philadelphia chromosome negative ALL (relapsed or refractory)
Everolimus	mTOR inhibitor	RCC
Temsirolimus	mTOR inhibitor	RCC
Ruxolitinib	JAK1, 2 inhibitor	Polycythemia vera, Myelofibrosis
Trametinib	MEK inhibitor	B-raf mutant NSCLC, melanoma
Venetoclax	BCL2 inhibitor	CLL
Dabrafenib	B-raf inhibitor	B-raf mutant NSCLC, melanoma
Vandetanib	VEGFR2, EGFR inhibitor	Medullary thyroid cancer

표 4-2-2. 면역 치료제(Immunotherapy, Immune checkpoint inhibitor)

약물	작용	주로 사용되는 질병
Nivolumab	Anti PD-1 monoclonal Ab	NSCLC, Melanoma, RCC, Hodgkin lymphoma, Head and neck cancer, AGC,
Pembrolizumab	Anti-PD-1 monoclonal Ab	NSCLC, Melanoma, Head and neck cancer, SCLC, Urothelial carcinoma, Hodgkin lymphoma, Esophageal cancer
Ipilimumab	Anti-CTLA-4 monoclonal Ab	Melanoma, RCC
Avelumab	Anti-PD-L1 monoclonal Ab	Merkel cell carcinoma
Atezolizumab	Anti-PD-L1 monoclonal Ab	Urothelial carcinoma, NSCLC, SCLC, HCC
Durvalumab	anti-PD-L1 monoclonal Ab	NSCLC

V. 항암제 부작용(Side effects of chemotherapy)

표 4-2-3. 흔히 사용되는 세포독성 항암제의 부작용

분류 약제명	흔히 사용되는 암종	혈구감소증	오심구토	구내염	설사	신독성	심독성	신경독성	피로감	누출시피부괴사	이차백혈병	탈모	기타
Antimetabolites													
5-FU	두경부암, 위암, 대장암 등	+		+	++		+		+				손발증후군, 색소침착
capecitabine	유방암, 위암, 대장암 등	+			++				+				손발증후군
gemcitabine	폐암, 유방암, 담도암, 췌장암 등	+							+				
methotrexate	림프종 등	++	+	++		++			+			+	
pemetrexed	폐암	+							+				
cytarabine	백혈병	++	+						+				발열
fludarabine	백혈병	++	+						+				발열
Alkylators													
cyclophosphamide	유방암, 림프종 등	++	++	+		+	+		+			++	출혈성 방광염
ifosfamide	육종, 림프종 등	++	++	+		+			++			+	encephalopathy, cystitis

temozolomide	뇌신경교종	+	+			+			+				
dacarbazine	육종, 림프종 등	+	++									++	
Anthracyclines													
doxorubicin	유방암, 림프종, 육종 등	++	++	+			++		+	++	+	++	
epirubicin	유방암, 위암 등	++	++	+			++		+	++	+	++	
idarubicin, daunorubicin	백혈병						+			+			
mitoxantrone	전립선암, 백혈병 등	+	+				+		+	+	+	+	
Microtubule agents													
vincristine	림프종, 백혈병 등	+	+					++	+			++	변비
vinorelbine	폐암, 유방암 등	+	+					+	+				변비
paclitaxel	두경부암, 폐암, 유방암, 위암, 부인암 등	++	+		+			++	+			++	
docetaxel	두경부암, 폐암, 유방암, 위암, 전립선암 등	++	+	+	+			++	++			++	손톱 변화, 체액 저류
Topoisomerase 억제제													
etoposide	소세포폐암, 생식세포 종, 육종, 림프종 등	++	+	+				++			+	++	
irinotecan	위암, 대장암 등	++	+	+	++				+			++	설사, 식은땀, 복통(cholinergic symptoms)
topotecan	부인암 등	++	+	+	+				+			++	
bleomycin	림프종, 생식세포종 등				+				+	++		+	폐섬유화
ALK inhibitor													
crizotinib	폐암				+								급성 간질성폐렴

표 4-2-4. 면역 관련 이상 반응(Immune-related Adverse Events)

기관	이상반응	증상과 징후
소화기계(Gastrointestinal)	면역 매개 장염	오심, 구토, 설사, 복통, 장운동 변화, 혈성/점액질변, 천공, 장마비
간(Hepatic)	면역 매개 간염	간 기능검사 이상(AST/ALT/Bilirubin 상승), 황달, 오심, 구토, 식욕감퇴
피부(Skin)	면역 매개 피부염	홍조, 발진, 가려움, 피부색 변화
신경계(Neurological)	면역 매개 신경병증	편측 또는 양측의 위약감, 이상 감각, 인지기능 문제
내분비계(Endocrine)	면역 매개 내분비 병증	갑상선기능저하, 뇌하수체기능저하, 부신기능저하, 췌장염: 극심한 피로, 무력함, 두통, 감염이 없는 상태에서 발열 및 혈압 저하, 체중 증가 또는 감소, 고혈당, 목소리 변화, 복통, 추위 못 견딤증
폐(Pulmonary)	면역 매개 폐렴(pneumonitis)	마른기침, 호흡곤란, 흉통, 영상학적 검사에서 이상 소견
신장(Renal)	면역 매개 신염과 신기능저하	Creatinine 증가, 소변량 감소, 거품뇨 또는 혈뇨, 전신부종, 식욕감소
기타(Other)		<1%: 포도막염, 근염, 길랭-바레 증후군, 중증근무력증, 혈관염, 용혈성빈혈, 관절염

1) 면역 관문 차단제 사용에 의한 비특이적인 면역 활성화로 인해 어느 장기에서도 부작용이 나타날 수 있음
2) 증상은 자가 면역 질환과 유사한 면이 있으며, 골수기능저하 및 탈모 등으로 나타나는 항암화학요법의 부작용과는 확연히 다름
3) 사지나 몸통에 발생하는 홍반, 발진 등의 피부과적 독성 반응, 설사/장염 등의 소화기계 증상, 간효소의 혈장 수치 상승이나 당뇨/부신기능저하 등의 내분비 계통 증상 등이 잘 알려짐
4) 특히 설사는 적절히 치료하지 않으면 사망에 이를 수 있다고 보고된 면역 관련 이상반응의 대표적인 예이며, 또한 췌장, 갑상선 및 부신의 파괴로 인해 당뇨병성 케토산증, 갑상선 기능저하, 부신기능저하 등도 치료 중단이나 사망에 이르는 결과를 초래할 수 있으므로 주의가 필요함
5) 중증도에 따라, 경증이면 증상 조절을 위해 대증치료를 할 수도 있으며, 중등증 이상이면 부신피질스테로이드(corticosteroid)가 주 치료로 사용됨

VI. 항암제 부작용의 예방과 대처 (Prevention and management of chemotherapy side effects)

1. G-CSF (Granulocyte colony stimulating factor)의 사용

보험 기준(2023년 8월 기준, 변경될 수 있으므로 처방 시 확인)

1) 고형암 ANC 500/mm^3 미만인 날부터 1,000/mm^{3}까지 투여 인정
2) 혈액암이거나 febrile neutropenia를 동반한 고형암의 경우에는 1,000/mm^3 미만부터 3,000/mm^{3}까지 투여 인정
3) 골수이형성 증후군에 따른 호중구감소증의 경우 호중구 수가 1,000/mm^3 미만일 경우 투여를 시작하여 3,000/mm^{3}까지 투여하는 경우 인정
4) 조혈모세포이식의 경우 이식 후 투여를 시작하여 호중구 수가 3,000/mm^{3}까지 투여하는 경우 인정

2. Pegylated G-CSF의 사용

보험 기준(2023년 8월 기준, 변경될 수 있으므로, 처방 시 확인)

- 만 19세 이상 암 환자에게 1 cycle이 3주 이상이거나 2주 요법으로써 'dose dense, intensified'가 명시된 요법에 한하여 요양급여를 인정함. 고가의 약제이므로 기준을 확인 후 투여한다.
- 건강보험심사평가원
  https://www.hira.or.kr/bbsDummy.do?pgmid=HIRAA030023030000
  건강보험심사평가원 홈페이지 > [의료정보] > [약제기준정보] > [암질환사용약제및요법] > [항암화학요법] > [항암화학요법 등 공고내용 전문]에 최신 정보가 공고되어 있다.

Tip

보험 기준

1) 만 18세 이상 암 환자에게 1 cycle이 3주 이상이거나 2주 요법으로써 'dose dense, intensified'가 명시된 아래 요법에 한하여 아래와 같이 투여하는 경우 급여 인정함
2) 발열성 호중구감소증의 위험성이 10~20%인 요법을 시행하는 경우로, 65세 이상 또는 G-CSF 예방적 투여를 하지 않았던 이전 주기에서 발열성 호중구감소증이 있었거나 용량 제한을 초래한 호중구감소증(ANC 500 미만)이 있었던 경우
3) 사용 가능한 pegylated G-CSF: pegfilgrastim(품명: 뉴라스타프리필드시린지주), pegteograstim(품명: 뉴라펙프리필드시린지주), tripegfilgrastim(품명: 듀라스틴주사액프리필드시린지), lipegfilgrastim(품명: 롱퀵스프리필드주), eflapegrastim(품명: 롤론티스프리필드시린지주)

> Tip
> 뉴라스타는 filgrastim의 long-acting 제형으로 약 3주간 혈중 농도가 지속되는 제제이기 때문에, 뉴라스타를 예방적으로 투여했음에도 불구하고 발열성 호중구감소증 또는 호중구감소증이 발생한 경우에는 G-CSF 제제(filgrastim, lenograstim)를 추가로 투여하지 말도록 가이드라인에서 권고하고 있으므로, 해당 cycle에서 filgrastim 또는 lenograstim의 추가 투여는 급여 인정되지 않는다.

3. 항암제 혈관 외 유출에 의한 조직 괴사(Extravasation injuries)

1) dacarbazine (DTIC), daunorubicin, doxorubicin, dactinomycin, mitomycin-C, vincristine, vinblastine 등이 일으키며, 처치방법은 아래와 같음
   (1) 즉시 정주를 중지하고 그 자리에서 5 cc가량의 혈액을 catheter로부터 뽑아냄
   (2) 가는 주사침으로 주위의 피하로부터도 약제를 흡인
   (3) catheter를 뽑음
   (4) solumedrol 100 mg이나 dexamethasone 4 mg을 피하주사(vinca alkaloid의 경우 steroid 주입은 금기)
   (5) 얼음으로 샌 부위를 24시간 동안 단단히 압박(vinca alkaloid의 경우에는 온찜질)
   (6) 그 외에도 약제의 포장에 적힌 해독제가 있으면 사용
   (7) 이후 환자를 자주 추시하여 통증이나 발적이 1~2주 이상 지속하거나 조직 괴사나 혈관/신경 손상의 징후가 나타나면 외과적 치료를 고려

••• 참고문헌 •••

1. The Washington Manual of Medical Therapeutics (37th ed.), Chapter 22.
2. Harrison's Principles of Internal Medicine (21st ed.), Chapter 69.
3. Cancer principles and practice of oncology, DeVita, (12th ed.), Chapter 17-32.
4. 암 진료 가이드, 김노경 저, 2005.
5. NCCN guidelines 2021.

CHAPTER 03

분자 진단 및 정밀의료 UPDATE

Molecular diagnostics and precision medicine

김지현

I. 분자 진단(Molecular diagnostics)

암은 유전자 질환이다. 암의 진단과 예후 예측, 치료에 대한 반응의 예측을 통한 치료 약제 선택을 위하여 다양한 분자 종양 검사가 이루어지고 있다.

1. 위험도 예측(Risk determination)

- 질병이 없는 개인에서 특정 질병(암)이 발병할 위험을 예측하기 위하여 시행
- 가족력의 정확한 평가(3세대 이상, 3등친에 걸친 암 가족력을 문진해야 함), 다른 암에 걸렸던 과거력 평가가 필수이며 이를 바탕으로 유전성 암이 의심될 때 검사를 시행
- 환자의 유전자 검사 전 반드시 동의서를 작성하며, Pre/post-test genetic counselling이 원칙
- 유전자 검사 결과에 따라 가족 검사, risk reducing surgery (bilateral salphingo-oophorectomy or mastectomy 등), chemoprevention, close surveillance 등 암 예방을 시행하며 유전자 검사의 결과는 본인의 동의 없이 제3자에게 제공되지 않도록 개인 정보 보호에 각별히 유의해야 한다. 대표적 유전성 암 유전자는 다음과 같음

1) 유전성 유방암/난소암

- 전체 유방암의 약 20%는 가족성으로 발생하며, 5~10%가 germline mutation에 의하여 발생하는 유전성 유방암으로 알려짐. 유전성 유방암의 약 반수는 *BRCA1/2* 돌연변이가 차지함
- *BRCA1/BRCA2*: 평생 동안 유방암 발생 위험률은 60~85%, 난소암 발생 위험률은 15~40%. 유방암 외에도 전립선암, 췌장암, 담낭암, 위암 등의 발생 위험도 증가함
- *BRCA1/2* 외에도 높은 penetrance를 보이는 고위험 유전자: *PTEN*, *TP53*, *STK11*, *PALB2*, *CDH1* 등, moderate penetrance를 보이는 유전자: *CHEK2*, *ATM*, *BRIP1*, *PALB2* 등

2) HNPCC (Lynch Syndrome)

- Autosomal dominant disorder로 유전되며 약 70%의 life time 대장암 발생의 위험을 가짐
- DNA mismatch repair를 담당하는 MMR gene (*MLH1*/*MSH2*/*MSH6*/*PMS2*/*EPCAM* 등)의 mutation으로 발생
- Mismatch repair로 인하여 microsatellite DNA sequence의 길이에 다양한 변이를

가져와 이를 이용하여 진단(Microsatellite instability high, MSI-H)

3) FAP (Familial adenomatous polyposis)

- APC 유전자의 돌연변이로 발생하는 autosomal dominant disorder로 100개 이상의 multiple adenoma가 20세 초반에 발생하며 40세 이전에 100%에서 대장암이 발생

이 외에도 여러 유전성 암과 관련된 유전자들이 알려져 있으며(표 4-3-1), 유전성 암과 관련된 다수의 유전자를 동시에 NGS 기법으로 검사할 수 있음(유전성암 패널 검사)

표 4-3-1. 유전성 암 증후군

증후군	유전자	종양
Juvenile polyposis	*SMAD4, BMPR1A*	Colorectal polyps, colorectal cancer, other GI cancer
Peutz-Jeghers syndrome	*STK11*	Hamartomatous polyps, GI cancer
Hereditary diffuse gastric cancer	*CDH1*	Gastric cancer
Li-Fraumeni syndrome	*TP53*	Soft tissue sarcomas, breast cancer, brain tumors, adrenal gland cancer
MEN type 1	*MEN1*	Parathyroid, pituitary gland, gastroenteropancreatic tumor
MEN type 2	*RET*	Medullary thyroid carcinomas, pheochromocytoma
Von Hippel-Lindau disease	*VHL*	Clear cell renal cell carcinoma, hemangioblastomas of the brain, other tumors
Cowden syndrome	*PTEN*	Multiple hamartomas, breast cancer, thyroid cancer

2. 예후판별(Prognosis)

- 종양의 예후와 연관 있는 유전자의 발현 정도를 이용한 scoring system을 구축, 예후를 예측하는 검사들이 사용되고 있음
- Oncotype DX: 호르몬 양성 HER2 음성 유방암 조직에서 21개 유전자 발현을 PCR로 검사하여 각각 유전자의 발현을 이용하여 재발 점수(recurrence score)를 산출, 재발의 저위험-중간 위험-고위험군을 판별하여 항암치료가 필요한 환자를 선별하는 데 이용함
- Mammaprint, EndoPredict 등의 유사한 검사가 있음

3. 치료 반응을 예측(Prediction)

- 대개 표적치료제의 표적이 되는 유전자의 돌연변이 혹은 그로 인한 산물인 단백질의 발현을 검사하거나 표적이 되는 유전자와 같은 경로(pathway)에 있는 유전자의 돌연변이를 검사하여 예후를 예측함
- RT-PCR, in situ hybridization (SISH, FISH), Sanger sequencing, NGS 등의 다양한 기법으로 검사를 시행하며 고형암에서 치료 반응을 예측하기 위하여 시행하는 대표적 유전자 검사는 표 4-3-2에 정리함

표 4-3-2. 주요 암종별 유전자변이 혹은 단백질 발현에 따른 치료약제

암종류	유전자	변화	분석법	치료약제
유방암	*ERBB2*	Protein overexpression	IHC (3+가 양성이며 2+인 경우 FISH/SISH 추가검사 시행)	Trastuzumab, Pertuzumab, T-DM1, Lapatinib, trastuzumab deruxtecan
		Gene amplification	FISH/SISH	
		mutation	NGS	Neratinib
	ER/PR	Protein expression	IHC	Endocrine therapy; Tamoxifen, Aromatase inhibitor, Fulvestrant, GnRH agonist
	PIK3CA	Hotspot mutations	PCR	Alpelisib
	BRCA 1/2	Germline mutations	Sanger sequencing, NGS	Olaparib, Talazoparib
	PD-L1	Expression in immune cells	IHC (SP-142)	Atezolizumab
		Expression in tumor & immune cells	IHC (22C3 pharmDx)	Pembrolizumab
위암	*ERBB2*	Protein overexpression	IHC (3+: 양성)	Trastuzumab, Trastuzumasb deruxtecan
		Gene amplification	FISH/SISH	
	EBV		ISH	Pembrolizumab
	PD-L1	Expression in tumor & immune cells	IHC	Nivolumab, pembrolizumab, tiselizumab
	MSI/MMR	MSI-H/dMMR	PCR, IHC	Pembrolizumab, nivolumab
	Claudin18.2	Protein overexpression	IHC	Zolbetuximab

대장암	*RAS*	Mutation	Direct sequencing, Pyrosequencing	Cetuximab(RAS wild type에서만 효과 있음)
	BRAF	V600E mutation	Direct sequencing, Pyrosequencing	Encorafenib + Cetuximab
	ERBB2	Gene amplification	FISH/SISH	Trastuzumab + Lapatinib, Trastuzumab + Pertuzumab
대장암	MSI/MMR	MSI-H/dMMR	PCR	Pembrolizumab, Nivolumab
췌장암	*BRCA 1/2*	Germline mutation	Sanger sequencing, NGS	Olaparib (maintenance)
간내담관암/ 담낭암/ 담도암	*FGFR2*	Fusion	PCR, NGS	Pemigatinib, fumigatinib
	ERBB2	Amplification	FISH	Trastuzumab
	IDH1	Mutation	PCR, NGS	Ivosidenib
요로상피암	*FGFR3*	Fusion, Mutation	PCR, NGS	Erdafitinib
	PD-L1	Expression	IHC	Pembrolizumab, Avelumab, Nivolumab
전립선암	*BRCA1/2* Other HRR mutation	Germline and/ or Somatic mutations	Sanger sequencing, NGS	Olaparib, Rucaparib
비소세포폐암	*EGFR*	Activating mutation	PCR	Gefinitib, Erlotinib Afatinib, Dacomitinib, Osimertinib, Lazertinib
		T790M mutation	PCR	Osimertinib, Lazertinib
		Exon 20 insertion	PCR, NGS	Amivantamab, Mobocertinib
	ALK	Rearrangement/ fusions	IHC, FISH	Crizotinib, Ceritinib, Brigatinib, Alectinib, Lorlatinib
	ROS1	Rearrangement/ fusions	IHC, FISH、PCR	Crizotinib, Ceritinib, Lorlatinib, Entrectinib
	BRAF	V600E mutation	PCR	Dabrafenib + Trametinib
	PD-L1	Expression	IHC (22C3, SP263, SP142)	Pembrolizumab, Nivolumab, Atezolizumab, Durvalumab
	MET	Exon 14 skipping mutation, MET amplification	NGS FISH	Capmatinib, Tepotinib, Crizotinib
	RET	Rearrangement/ fusions	FISH, NGS	Selpercatinib, Pralsetinib

비소세포폐암	*ERBB2*	Mutations	PCR, NGS	Trastuzumab deruxtecan, T-DM1
	KRAS	G12C mutation	PCR, NGS	Sotorasib, Adagrasib
GIST	*KIT*	Mutation	Direct sequencing, pyrosequencing	Imatinib, Sunitinib, Regorafenib
	PDGFRA			
악성 흑색종	*BRAF*	V600E mutation	PCR	Vemurafenib, Dabrafenib, Dabrafenib + Trametinib
난소암	*BRCA1/2*	Germline and/or Somatic mutation	Sanger sequencing, NGS	Olaparib, Niraparib, Rucaparib
All solid tumor	MSI/MMR	MSI-H/dMMR	PCR	Pembrolizumab
	NTRK 1, 2, 3	Fusion	NGS	Larotrectinib, Entrectinib
	Tumor mutation burden	High TMB by FMI (≥ 10 mut/Mb)	NGS	Pembrolizumab
All solid tumor except colorectal cancer	*BRAF*	V600E	PCR, NGS	Dabrafenib + Trametinib

4. 치료 반응/근치적 치료 후 재발을 모니터하는 검사

진행암에서 치료 후 반응을 모니터하는 데 사용되거나 근치적 목적의 수술/치료 후 재발을 조기 진단하기 위하여 사용하며 대표적인 tumor marker는 다음과 같음

- 대장암 – CEA
- 간암 – AFP
- 소화기암(위암, 간담췌암) – CA19–9
- 유방암 – CA15–3, CA 27–29, CEA
- 항문암 – SCC
- 난소암 – CA125
- 전립선암 – PSA
- 생식세포종양 – βHCG, AFP

Circulating tumor cell (CTC), circulating tumor DNA (ctDNA)를 이용하여 질병의 조기 발견, 질병의 치료 후 경과 모니터링, 재발의 조기진단, 치료 후 내성유전자의 발현 검사 등에 이용하는 것을 시도하고 있음

II. 차세대 염기서열 분석법(Next Generation Sequencing, NGS) 및 정밀의료

암의 진단, 치료 반응 예측 등을 알아보기 위한 유전자 검사를 각각 따로 시행할 수 있으나 한꺼번에 많은 수의 유전자를 high throughput 방법으로 sequencing 하는 NGS 검사(massive parallel sequencing)가 도입되었고, 여기서 얻어진 유전자 정보를 이용하여 환자 개개인의 치료 방법을 선택하는 정밀의료가 이미 시행되고 있음

참고문헌

1. NCCN guideline, 2023.
2. Cancer principles and practice of oncology, DeVita, (12th ed.)
3. Mosele F, et al. Recommendations for the use of next-generation sequencing (NGS) for patients with metastatic cancers: a report from the ESMO Precision Medicine Working Group. Ann Oncol 2020;31:1491-1505.

CHAPTER 04

혈액종양학 분야의 응급

Oncologic emergencies

한세원

I. 상대정맥증후군(Superior vena cava syndrome)

1) 90% 이상이 악성 종양으로 인해 발생하며, 상대정맥폐쇄로 인한 순환 감소로 두부, 경부부종, 호흡곤란, 기침 등이 발생
2) 진단
   - 호흡곤란(63%), 얼굴 및 상지의 부종(50%), 경부정맥의 팽창(66%), 청색증(19%) 등
   - 흉부 X-ray에서 상부 종격동 확장 소견이 관찰되며 주로 우측에 발생하며 60%에서 흉수를 동반
   - 종격동 구조를 관찰하는 데는 CT가 가장 유용
   - 기도 폐색 또는 두개내압 상승과 같은 응급 상황이 아니라면 치료 전에 조직 검사를 시행하여 원인을 감별하는 것이 중요
   - 가장 흔한 원인은 폐암(46~81%, 특히 small cell lung cancer, squamous cell carcinoma), 림프종(2~21%)
3) 치료
   - 치료는 진단에 맞추어 시행함. 상대정맥증후군이 있더라도 비전이성 악성 종양의 경우 완치가 가능함
   - 보존 치료: 저염식이, head elevation, 산소 등이 일시적인 증상 완화에 도움. 이뇨제 및 corticosteroid도 도움. corticosteroid의 경우 되도록 진단 이후 사용. IV fluid는 상지가 아닌 하지 통해 주입
   - SCLC: 항암 치료 ± 방사선 치료. 증상은 7~10일 이내 호전
   - NSCLC: 방사선 치료
   - Non-Hodgkin lymphoma: 항암 치료(단 early stage DLBCL, 특히 bulky disease에서는 방사선 치료도 도움이 됨)
   - 증상 완화를 목적으로 endovascular stenting, angioplasty, 수술을 시행할 수 있음

II. 심낭삼출(Pericardial effusion)/탐폰(Cardiac tamponade)

1) 악성 종양(50%), 방사선조사, 약물, 갑상선기능저하증, 감염 등으로 발생. 대부분 무증상이나 흉통, 기침, 호흡곤란, 심부전 증상으로 나타남
2) 진단 및 검사
   - 중심정맥압 상승, 혈압저하, 기이맥(paradoxical pulse, 흡기 시 동맥압 10

mmHg 이상 감소)
- 흉부 X-ray, ECG (low voltage QRS), TTE (trans-thoracic echoCG, 가장 유용)

3) 치료
- 혈역학적 불안정성을 동반한 급성 탐폰에서는 즉각적인 심낭천자(pericardiocentesis)
- Pericardial window op, complete pericardial stippling, cardiac irradiation 또는 systemic chemotherapy를 고려
- 악성 심낭삼출은 시술 후에도 60%에서 재발

III. 척수 압박(Spinal cord compression)

1) 악성 종양 환자의 5~10%에서 생기며 유방암, 전립선암, 폐암, 림프종, 다발골수종에서 흔함. 60%에서 흉추, 20%에서 요추에서 발생. 경추 및 천추에서는 드묾
2) 국소 요통이 가장 흔하고 보통 누운 자세에서 더 악화. 통증에 이어 근위약감(±감각저하) 발생
3) 자율신경 장애의 징후(소변 저류, 변비) 발생 시 비가역적 마비로 빠르게 진행할 수 있음
4) MRI of entire spine: 가장 민감한 검사법
5) 치료
- 진단이 의심될 경우 즉시 dexamethasone 치료시행. 보통 dexamethasone 10 mg loading 후 4~10 mg 6시간마다 투여(14일 이내로 tapering)
- 방사선 치료: 가장 많이 사용하는 치료법
- 항암 치료: highly chemosensitive tumor의 경우(비호지킨림프종, 생식세포종양 등) 방사선 치료 대체 가능
- 수술: 조직학적 진단이 안 된 경우, 방사선 치료에 반응이 없는 경우, 이전에 최대 용량으로 방사선 치료를 한 경우, Spinal instability가 동반된 경우 제한적으로 사용

IV. 뇌전이 및 뇌압 상승(Brain metastasis and increased intra-cranial pressure)

1) 국소적 신경 이상을 보이거나 다발성인 경우 의식 변화와 두통 등을 호소
2) 진단: brain MRI > brain CT
3) 치료
- 뇌압 상승 동반 시 초기 치료로 dexamethasone을 사용(보통 dexamethasone 10 mg loading 후 4~10 mg 6시간마다 투여)
- 단, primary CNS lymphoma가 의심될 경우 진단 전 조심히 사용(병리 진단에

혼선)

- 뇌압 상승 시 필요에 따라 osmotic diuresis로 mannitol 고려[mannitol 0.75~1 g/kg (20~25% mannitol 100 mL) iv followed by mannitol 0.25~0.5 g/kg iv q4~6 hrs. 수 분 내에 작용을 시작하여 수 시간 동안 지속. Foley catheter를 삽입하고 serum glucose, renal panel, serum Osm를 검사]
- 뇌전이 병변이 다발성인 경우는 whole brain radiotherapy (WBRT)를 시행
- 뇌전이 병변이 1~3개이고 뇌 외 질병이 잘 조절되는 경우에는 수술이나 stereotactic radio-surgery를 고려

X. 악성 수막염/파종성 뇌척수막 전이(Leptomeningeal seeding)

1) 악성 종양 환자의 5%에서 발생. 전형적으로 다원성 신경학적 소견(두통, 보행장애, 의식 변화, 구역, 구토, 경련, 허리 통증 및 사지 근력 저하), 예후는 매우 불량하여 중간 생존 기간은 3개월 이내

2) 진단
   - CSF tapping을 흔히 시행하나 40~50%에서는 cytology가 위음성이 나올 수 있어 3차례 이상 반복하여 시행(90%에서 확인 가능)
   - CSF study에서 압력 상승(42~70%), 백혈구 증가(48~64%), 단백질 상승(59~80%), 당 감소(22~58%) 소견이 관찰되면 cytology negative시 진단에 도움이 됨
   - MRI는 뇌척수액검사로 접근이 힘든 병변이면 도움이 되며, CSF tapping 전에 시행하여야 위양성을 줄일 수 있음(80%에서 진단 가능)

3) 치료

- 요추천자나 뇌실 내 저장소(Ommaya reservoir)를 통한 척수강 내 항암약물요법(methotrexate, cytarabine, thiotepa 등을 사용)

••• 참고문헌 •••

1. 암 진료 가이드, 김노경 저, Chapter 38.
2. Cancer principles and practice of oncology, DeVita, (12th ed.), Chapter 112~114, 116, 119~120.
3. Cancer Medicine, Holland-Frei, (10th ed.), Chapter 138.

CHAPTER 05

암 환자의 증상 조절
Symptom control in cancer patients

김태용

I. 암성 통증 조절

- 암 환자에게서 통증은 제5의 활력징후(정기적으로 평가하여 의무 기록에 잘 보이도록 기록)
- 심한 통증을 보이는 환자에게는 응급 상황에 준하는 신속하고 적절한 통증관리를 제공
- 통증 평가를 위해 매번 구체적으로 질문해야 하며 환자의 주관적인 평가를 신뢰해야 함

1. 암성 통증의 종류

1) 기저통증과 돌발통증

(1) 기저 통증(Baseline pain): 하루 중 12시간 이상 경험하는 평균적인 통증의 강도

(2) 돌발 통증(Breakthrough pain): 중등도 이하의 기저 통증이 있는 경우에서 일시적으로(중등도 이상의 강도로) 악화된 통증을 지칭. 활동 후에 유발된 통증(incident pain)과 규칙적인 진통제 투여 간격의 끝에서 발생하는 통증(end of dose failure pain)으로 나눔

2. 초기 통증 평가 항목

1) 통증 병력

(1) 통증의 위치(Position), 연관통, 방사통 여부

(2) 통증의 성격(Quality)

(3) 통증에 영향을 미치는 요인(Relieving or aggravating factor): 악화요인과 완화요인을 확인

(4) 통증 강도(Severity): 0~10점까지의 숫자 통증 등급의 경우 통증 없음(0), 경도(1~4), 중간 정도(5~6), 심함(7~10)으로 구분하여 흐름도에 따라 통증을 조절

(5) 통증의 시작 및 시간적 양상(Timing)

2) 통증의 평가

NRS 사용

Tip 신경병증 통증의 특징

- 말초신경 손상의 경우 해당 신경 지배 부위에 나타남
- 발작적으로 나타나며 칼로 벤 듯하거나 톡톡 쏘는 양상(paroxysmal pain: 발작적 통증), 특정 부위가 타는 듯하거나 저린 양상, 무딘 느낌, 무감각, 허약 등이 동반되는 양상(지속성 신경병증 통증)을 보임
- 마약성 진통제를 상당한 용량을 복용하였지만 효과가 없는 경우 의심해야 함

3. 암성 통증의 약물요법 사용 원칙

1) 환자 개개인에게 적합한 진통제의 종류, 용량 및 투여 방법을 선택
2) 경구용 진통제를 우선 선택
3) 일정한 간격으로 투여
4) WHO 3단계 진통제 사다리를 참조하여 진통제를 선택 또는 추가. 단 환자의 상태에 따라서 마약성 진통제를 바로 사용도 가능함
   (1) 경한 통증: 비마약성 진통제를 우선 → 통증이 계속될 때는 약한 마약성 진통제를 추가
   (2) 비마약성 진통제(aspirin과 acetaminophen 등), 약한 마약성 진통제(codeine 등), 다음으로 morphine 등과 같은 강한 마약성 진통제를 환자의 통증이 사라질 때까지 투여
   (3) 통증의 종류에 따라 통증 정도와 상관없이 진통 보조제를 병용하여 효과를 증대

4. 비마약성 진통제

표 4-5-1. 환자의 상태에 따른 비마약성 진통제의 선택

환자의 상태	권장 약제
혈소판 감소증 또는 출혈 경향이 있는 경우	acetaminophen, COX-2 선택억제제
위궤양, 위출혈 등 소화관장애가 우려되는 경우	acetaminophen, NSAIDs와 위 점막보호를 위한 proton pump inhibitor/H2 차단제/ misoprostol 등을 같이 사용, COX-2 선택억제제
간기능장애의 우려가 있는 경우	NSAIDs
신장장애가 있는 경우	acetaminophen, sulindac
천식 및 과민증이 있는 경우	acetaminophen 고려, aspirin은 천식에서 금기
뼈 전이에 의한 통증, 염증을 동반하는 통증, 피부 전이 통증, 관절통이 있는 경우	NSAIDs

표 4-5-2. 비마약성 진통제 용법

계열	약제	반감기	스케줄	초회 용량	최대 용량
Salicylates	Aspirin	3~12h	q4~6h	2,600 mg	6,000 mg
p-Aminophenol	Acetaminophen	2~4h	q4~6h	2,600 mg	4,000 mg
Propionic acid	Ibuprofen Fenoprofen Ketoprofen Naproxen	1.8~2h 2~3h 2~3h 13h	q4~8h q4~6h q6~8h q12h	1,200 mg 800 mg 150 mg 550 mg	3,200 mg 3,200 mg 300 mg 1,100 mg
Acetic acid	Ketorolac (IV, IM)*	4~7h	q6h	15~30 mg q6h	120 mg
Fenamates	Mefenamic acid	2h	q6h	500 mg → 250 mg q6h	1,000 mg
COX-2 inhibitor**	Celecoxib	11h	q12~24h	100 mg	200 mg

* Ketorolac은 최대 5일까지 단기간 사용
** 심혈관계 부작용에 대한 유의

5. 마약성 진통제 사용의 원칙

1) 마약성 진통제는 천장 효과(ceiling effect)가 없음
2) Pentazocine, nalbuphine과 같은 혼합형 작동-길항제를 같이 사용하면 길항제로 작용하여 금단 증상을 초래하고 통증을 악화시키므로 함께 사용하지 않음
3) Meperidine (Demerol) 사용주의(반복적 사용에 따른 대사산물에 의한 중추신경계 부작용을 초래)
4) 용량 감량을 하면 10~25%를 감량하고 통증을 재평가함
5) 조절할 수 없는 부작용이 있고 통증이 3점 이하로 조절이 되는 경우 용량을 10~25% 감량하고 통증을 재평가함
6) 가능한 동일한 속효성, 지속성 제제를 투여
7) 잦은 용량 변경이 필요한 급성 통증의 조절에는 경피용(fentanyl)을 사용하지 않음

표 4-5-3. 마약성 진통제의 종류

	완전 작용제	부분 작용제	혼합형 작용 길항제	길항제
강한 마약성 진통제	Morphine	Buprenorphine	Pentazocin	
	Fentanyl		Nalbuphine	
	Oxycodone		Butorphanol	
	Merperidine			
약한 마약성 진통제	Codeine	Tramadol		
	Dihydrodcodeine			
기타				Naloxone

돌발 통증(Breakthrough pain)의 치료

Tip

- 돌발 통증은 다시 자발성 통증(spontaneous pain)과 예기 통증(incident pain)으로 나뉘며, 환자의 삶에 지대한 영향을 미치므로 관심을 갖고 치료하는 것이 중요함
- 치료: 속효성 마약성 진통제의 투여

- 속효성 진통제의 종류
  - Rapid onset oral opioid: IRcodone, Ocodone
  - IV(혹은 SC) morphine
  - Oral transmucosal fentanyl citrate: Actiq
  - Fentanyl buccal tablet: Fentora, Effentora
  - Fentanyl Sublingual tablet: Abstral
  - Fentanyl buccal soluble film: Onsolis
  - Intranasal Fentanyl product: Instanyl, PecFent

8) 투여 방법 및 제제 변경에 따른 투여량의 조절

(1) 동등진통용량표를 사용(표 4-5-4)

(2) 새 약제의 초회 용량은 불완전한 교차내성(incomplete cross-tolerance)을 고려하여 동등진통용량의 50~75%로 함

(3) 전에 사용하던 진통제로 통증 조절이 불충분하였던 경우, 새 약제의 초회 용량은 동등진통용량의 75~100%로 함

(4) 마약성 진통제 전환(Opioid rotation)의 적응증

① 적절하지 못한 진통 조절

② 지속되는 진통제 부작용

③ 기타: 환자의 상태(예: 소화불량, 금식, 경관식이, 보험적용 문제 등)

표 4-5-4. 동등진통용량표

약제	10 mg morphine 정주에 해당하는 동등진통용량		근주피하주사 용량 경구용량	반감기 (h)	작용시간 (h)
	정주피하주사	경구 복용			
Morphine	10	30	3 : 1	2~3.5	3~4
Codeine		200		2~3	3~4
Oxycodone		15~20		3~4	3~5
Fentanyl*	100			1~2	1~3
Tramadol		50~100			3~7
Hydromorphone	1.5	7.5	5 : 1		2~3

* Transdermal fentanyl의 지속 사용 시 동등용량이 달라짐.
: transdermal fentanyl 100 mg/hr = 2~4 mg/hr intravenous morphine (intravenous fentanyl: transdermal fentanyl = 1:1)

표 4-5-5. 경피용 fentanyl 동등용량표

Transdermal Fentanyl	Morphine	
	IV/SC	Oral
12.5 mcg/h	10 mg/d	30 mg/d
25 mcg/h	20 mg/d	60 mg/d
50 mcg/h	40 mg/d	120 mg/d
75 mcg/h	60 mg/d	180 mg/d
100 mcg/h	80 mg/d	240 mg/d

9) 실질적인 통증 조절의 예

(1) 암성 통증관리 지침 권고안의 기준에 따름

(2) 마약성 진통제 내성(Opioid tolerance; ≥60 mg/day 경구 몰핀 투여)인 환자에서의 돌발 통증은 속효성 점막 흡수 fentanyl 사용을 고려. 단 동등진통용량에 대한 자료가 없으므로 항상 최소 용량부터 시작

(3) 돌발 통증의 접근

① 활동 후에 유발된 통증(Incident pain): 속효성 진통제 사용

② 규칙적인 진통제 투여 간격 끝에서 발생하는 통증(End of dose failure pain): 지속형 진통제의 용량이나 횟수를 늘림

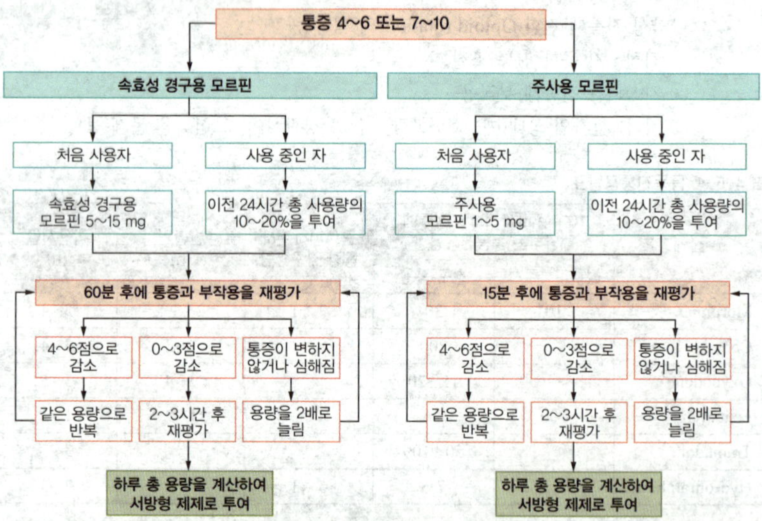

그림 4-5-1. 중증도 및 심한 통증의 조절 예
출처: 암성통증관리 지침 권고안 5판

③ 조절되지 않는 지속적인 통증: 지속형 진통제의 증량

(4) 지속적으로 구제요법이 필요하거나 규칙적 진통제의 최고 효과 또는 종료 시점에 통증 조절이 적절하지 않으면 지속형 제제를 증량

10) 부작용

변비를 제외하고 대부분의 부작용은 내성을 통해 수일 내에 극복

(1) 변비

① 장관의 연동 운동을 억제하고 항문 괄약근의 긴장을 증가시켜 초래(90%가 발생)

② 예방적으로 완하제를 사용(자극성 완하제: castor oil, sennoids, bisacodyl, dulcolax, 삼투압성 완하제: lactulose, magnesium sulfate), 적절한 수분과 식이섬유 섭취, 운동

③ 하루 1~2회가량의 bowel movement를 목표로 완화제의 용량 조절

(2) 진정/졸림

① 치료 시작 초기나 증량 시에 나타남. 내성이 빠른 시일 내에 생김

② 증세가 심한 경우에는 진통제를 감량하거나 교체 또는 각성 효과를 기대해서 methylphenidate (5~10 mg, 하루 2~3회, 경구), dextroamphetamine(2.5~7.5 mg, 하루 2회, 경구), caffeine 등을 투여. 호흡 억제가 없으면 naloxone은 투여하지 않음

(3) 구역/구토

모르핀 투여 시작 초기 또는 증량 시에 나타남. 내성이 생기기 쉽고, 통상 1~2주 정도 지나면 없어질 수 있음. 심하면 약제를 바꾸거나 항구토제를 사용

(4) 호흡 억제

① 정맥주사를 급속하게 하는 경우에 올 수 있음. 만성으로 진통제를 투여받는 환자에서는 드물고 내성이 빠르게 발생

② 호흡 억제가 발생하면 모르핀을 중지하고 기도를 확보한 후 저산소혈증이 의심되면 산소를 흡입

③ Naloxone 1A (0.4 mg)를 N/S 9 mL에 희석, 1 mL (0.04 mg)씩 증상이 호전될 때까지 30~60초마다 반복 투여. 의식이 회복된 후에 심한 금단 현상이 올수 있음. 총 naloxone 1 mg 투여되고 투여 10분이 지난 이후에도 반응이 없으면 다른 원인을 고려

(5) 배뇨장애

모르핀을 경막 외 투여할 때 잘 옴. 전립선 비대증 환자에서 발생할 빈도가 높음. 다른 마약성 진통제로 바꿈

(6) 마약 과흥분성(opioid hyperexcitability)

① 빠르게 진통제를 증량할 경우, 특히 정주나 척수강 내 투여의 경우 주로 발생하며 조절되지 않는 통증, 내성 등으로 오인 가능

② 진통제 감량과 다른 종류의 진통제를 전환하여 치료

(7) 기타 올 수 있는 부작용: 입안 건조, 입 마름, 발한, 가려움증, 어지러움, 현기증, 간대성 근경련(myoclonus), 불쾌감(dysphoria), 도취감(euphoria), 수면장애(sleep disturbances), 성기능장애(sexual dysfunction)

6. 진통 보조제

- 마약성 진통제의 효과를 증강시키기 위해, 특정한 종류의 통증에 대한 진통제로, 통증과 연관된 증상을 완화시키기 위해, 마약성 진통제의 부작용을 치료하기 위해 사용. WHO 3단계 진통제 사다리의 어느 단계에서도 사용 가능
- 진통 보조제의 적용

1) 약제 종류

표 4-5-6. 약제의 종류

약제종류	항목	내용
항우울제 (antidepressants)	적응증	통증의 보조제, 진통제로 작용, 취침 전에 투여
	효과	항우울효과 없이 마약성 진통제의 효과를 상승시킴. 신경병증 및 수면장애에도 유용
	대표적 약제 Tricyclic antidepressants	- Nortriptyline과 Desipramine이 amitriptyline과 imipramine 보다 항콜린성 부작용이 적어서 선호됨 - Nortriptyline, Desipramine 시작 용량: 10~25 mg nightly, 최대 용량: 150 mg
	기타 항우울제	Duloxetine, 시작 용량: 30~60 mg daily, 최대 용량: 120 mg Venlafaxine, 시작 용량: 50~75 mg daily, 최대 용량: 225 mg
	주의사항	항콜린성 부작용인 sedation, dryness of mouth, urinary hesitancy, 그리고 부정맥
항경련제 (anticonvulsants)	적응증	통증의 보조제, 진통제로 작용, 말초신경장애에 따른 급성 통증
	효과	암에 의한 신경 손상에 사용
	약제	- Pregabalin이 Gabapentin보다 효율성이 좋아서 선호됨 - Gabapentin 시작 용량: 100~300 mg nightly, 최대 용량: 3,600 mg, 3일 간격으로 50~100% 증량 - Pregabalin 시작 용량: 150 mg per day (50 mg 하루 3회가 권장되나, 판매되는 용량인 75 mg 제제로 하루 2회 투약), 최대 용량: 600 mg
	주의사항	노인의 경우 더 천천히 증량하고, 신기능에 따른 용량 조정 필요
스테로이드 (Corticosteroid)	적응증	급성 및 만성 암성 통증에 사용, 일부 악성 종양의 치료제
	효과	- 종양 및 신경 주위의 부종 감소 → 뇌압 상승, 척수 신경압박, 전이성 뼈 통증, 신경 침범에 의한 증상에 효과 - 식욕 증진 효과, 행복감, 편안함 등을 제공
	약제	- Dexamethasone 상용 용량: 4~10 mg/day(당질코르티코이드 효과가 작아 선호) - Prednisolone 상용 용량: 40~100 mg/day

	부작용	- 경구와 식도의 캔디다증, 근육 쇠약, 고혈당증, 체중 증가, 위장관장애*, 급성 신경증(* 위장관장애 예방을 위해제산제나 H2 차단제와 병용) - 고용량 장기간 사용 시 Pneumocystis jiroveci 등 감염에 주의 → 예방적 prophylaxis 필요
벤조다이아제핀계 (benzodiazepines)	적응증	급성 불안증, 통증과 관련된 근육 경련에 사용
	약제	- Diazepam 상용 용량: 4~40 mg/day - Lorazepam 시작 용량: 1~4 mg/day
	부작용	호흡곤란

2) 뼈 통증에의 진통 보조제

(1) 비스포스포네이트계(bisphosphonates)

① 적응증: Pyrophosphate의 유사체로 골 흡수를 방해

② 효과: 뼈 전이에 의한 통증 조절 및 골절 예방, 뼈 전이에 따른 고칼슘혈증 조절

③ 약제

- Pamidronate: 1회 60~90 mg씩 4주마다 정주
- Zoledronate: 4 mg every 3 to 4 weeks

④ 부작용: Pamidronate: 권태감, 저마그네슘혈증, 구역, 설사, 뼈 통증

(2) Denosumab

RANK ligand에 대한 단클론 항체로 유방암 또는 전립선암 환자에서 골 전이 합병증의 예방뿐만이 아니라 통증 조절에도 효과를 보임

3) 장관 폐쇄에서의 통증 조절

- 금식, 비위관
- 스테로이드, H2 차단제, 항콜린성 제제(scopolamine 등), Octreotide

7. 기타 치료제

1) 방사선 치료

약물치료나 물리 치료, 그리고 행동 치료 등의 치료로 통증이 조절되지 않을 때 통증 완화목적으로 혹은 신경 압박이나 골절의 예방 목적으로 시행

2) 척수 진통법(spinal analgesia)

경막외강이나 지주막하강에 약물을 투여하는 방법으로 얼굴과 머리를 제외하고 경부에서 요천추부까지 어떤 분절의 통증에도 적용. 모르핀의 전신 투여로 제통이 되지 않으면서 신경 파괴제에 의한 블록의 적용도 되지 않는 환자에게 적용 가능

II. 기타 증상 조절

1. 오심과 구토

1) 원인

(1) 종양과 관련된 인자들: 뇌전이, 전해질 불균형, 장폐색증

(2) 동반 이환 질병: 감염성 위장염, 심장질환, 소화관 출혈, 약물의 부작용

(3) 항암 치료 관련: 항암화학요법, 방사선 치료

2) 항암화학요법에 의한 구역·구토의 예방과 치료 원칙

(1) 적절 용량의 경구용과 정주용 serotonin receptor antagonist의 효과는 동등

(2) 복합 항암화학요법 시에는 가장 심하게 구역 · 구토를 유발하는 항암요법제를 기준으로 예방과 치료를 시행

3) 예방과 치료의 개요

(1) 정주 항암제 사용의 경우

① 고위험군: aprepitant + serotonin receptor antagonist + corticosteroid

② 중등도위험군: serotonin receptor antagonist + corticosteroid (Gr 3–4 오심구토가 있었던 경우 다음 주기부터 aprepitant 추가 가능)

③ 저위험군: corticosteroid 또는 metoclopramide (Gr 3–4 오심 구토가 있었던 경우 다음 주기부터 serotonin receptor antagonist 추가 가능)

④ 최소위험군: 예방요법이 요구되지 않음

(2) 경구 항암제 사용의 경우

① 중등도, 고위험군: serotonin receptor antagonist

② 저위험, 최소위험군: 예방요법이 요구되지 않음

(3) 방사선 치료

① 중등도, 고위험군: serotonin receptor antagonist

② 저위험군: serotonin receptor antagonist 예방 또는 증상 발생 후 구조요법

③ 최소위험군: 예방요법이 요구되지 않음.

표 4-5-7. 정주 항암제의 구토 유발 위험도(Modified from NCCN guideline 2023)

Level	Drug		
High emetic risk (> 90% frequency of emesis)	AC (anthracycline + cyclophosphamide) Carboplatin AUC ≥ 4 Carmustine > 250 mg/m² Cisplatin*	Cyclophosphamide > 1,500 mg/m² Dacarbazine Doxorubicin** ≥ 60 mg/m²	Epirubicin** > 90 mg/m² Trastuzumab deruxtecan Ifosfamide ≥ 2 g/m² Mechlorethamine Sacituzumab govitecan Streptozocin
Moderate emetic risk (30~90% frequency of emesis)	Aldesleukin > 12~15 million IU/m² Amifostine > 300 mg/m² Bendamustine Busulfan Carboplatin AUC < 4 Carmustine ≤ 250 mg/m²	Clofarabine Cyclophosphamide ≤ 1,500 mg/m² Cytarabine > 200 mg/m² Dactinomycin Dinutuximab Daunorubicin Doxorubicin** ≤ 60 mg/m² Epirubicin** ≤ 90 mg/m²	Idarubicin Ifosfamide** < 2 g/m² Irinotecan Irinotecan (liposomal) Lurbinectedin Melphalan <140 mg/m² MTX ≥ 250 mg/m² Oxaliplatin Romidepsin Temozolomide Trabectedine
Low emetic risk (10~30% frequency of emesis)	Aldo-trastuzumab emtansine Amifostine ≤ 300 mg/m² Aldesleukin ≤ 12 million IU/m² Axicabtagene ciloleucel Belinostat Blinatumomab Brentuximab vedotin Cabazitaxel Carfilzomib Cytarabine 100~200 mg/m²	Docetaxel Doxorubicin (liposomal) Eribulin Etoposide 5-FU Floxuridine Gemcitabine Gemtuzumab ozogamicin Inotuzumab ozogamicin Interferone alfa 5~10 million IU/m² Ixabelpilone MTX 50~250 mg/m² Mitomycin Mitoxantrone	Omacetaxine Paclitaxel Paclitaxel-albumin Pemetrexed Pentostatin Pralatrexate Romidepsin Thiotepa Topotecan Ziv-aflibercept
Minimal emetic risk (< 10% frequency of emesis)	Alemtuzumab Atezolizumab Asparaginase Bevacizumab Bleomycin Bortezomib Cetuximab Cladribine Cytarabine < 100 mg/m² Decitabine Denileukin diftitox	Dexrazoxane Fludarabine Interferone alfa ≤ 5 million IU/m² Ipilimumab MTX ≤ 50 mg/m² Nelarabine Nivolumab Obinutuzumab Ofatumumab Panitumumab Pegaspargase Peginterferon	Pembrolizumab Pertuzumab Ramucirumab Rituximab Temsirolimus Trastuzumab Valrubicin Vinblastine Vincristine Vincristine (liposomal) Vinorelbine

* Cisplatin은 고위험군으로 보험 인정

** Doxorubicin, Epirubicin, Ifosfamide는 용량 상관없이 중등도 위험군으로 보험 인정

표 4-5-8. 방사선 치료의 구토 유발 위험도

Level	Drug
High risk	Total body irradiation, total nodal irradiation
Moderate risk	Upper abdomen, hemi-body, upper body irradiation
Low risk	Cranium, craniospinal, head and neck, lower thorax, pelvis
Minimal risk	Extremities, breast irradiation

출처: Cancer principles and practice of oncology, DeVita (12th ed.), Chapter 135

※ 중등도 또는 고위험군 방사선 치료 외에도 craniopspinal, whole pelvis, whole brain, whole spine irradiation과 cranial or body radiosurgery는 serotonin receptor antagonist예방요법 인정

표 4-5-9. 항구토제 처방

Risk	Agents	D1	D2	D3	D4
High	Aprepitant (po)	125 mg	80 mg	80 mg	
	혹은 Fosaprepitant (iv)	150 mg			
	Aprepitant 혹은 Fosaprepitant 처방 시 아래 처방은 공통				
	Serotonin R antagonist (Palonosetron preferred)	iv	po (ondan 5일, kytril 6정, ramo 5일)		
	Dexamethasone	12 mg	8 mg	8 mg	8 mg
Moderate	Serotonin R antagonist (Palonosetron preferred)	iv po	(ondan 2일, kytril 3정, ramo 2일)		
	Dexamethasone	12 mg	8 mg	8 mg	
	Moderate risk라고 G3 이상 N/V 시 2nd cycle부터 high risk에 준하여 aprepitant (or fosaprepitant)+serotonin R antagonist+dexamethasone으로 사용 가능				
Low	Dexamethasone metoclopramide Lorazepam	12 mg for chemo-infusion days 10~40 mg every 4 or 6 h PRN 0.5~2 mg PRN			
	corticosteroid를 사용하였음에도 G3 이상 N/V 시, 2nd cycle부터 Moderate risk에 준하여 Serotonin R antagonist iv를 추가로 사용할 수 있음.				

* Palonosetron과 granisetron patch는 1주기당 1회만 보험 인정 고위험군에서 olanzapine 10mg po daily D1-4 처방 가능(비보험)

* 보험 기준이 변경될 수 있으므로, 처방 시 확인이 필요함

5) 돌발성 구토의 치료

(1) 구토를 유발할 수 있는 다른 원인을 배제

(2) 기존 치료와 다른 종류의 약제를 추가

: Olanzapine, lorazepam, haloperidol, scopolamine transdermal patch, metoclopramide, promethazine, serotonin receptor antagonist, steroid 등

(3) 다음 항암 치료 시 예방, 치료요법을 재점검하고 변경을 고려

••• 참고문헌 •••

1. 암성통증관리지침 5판(available at http://www.cancer.go.kr/cms/data/edudata/1388289_1619.html)
2. NCCN guideline 2024(available at http://www.nccn.org/)
3. Hesketh PJ et al. N Engl J Med 2008; 358: 2482-2494.
4. 암진료가이드, 김노경 저, Chapter 10, 23.

CHAPTER 06

고형종양

윤지선

I. 폐암의 항암화학요법

1. 비소세포폐암

1) 선행항암화학요법 UPDATE

(1) 적응증: 수술이 가능한 4 cm 이상 또는 림프절 양성인 비소세포폐암

(2) 요법: 백금화합물을 포함하는 세포독성항암제 2제와 nivolumab의 병용 요법, 3주기 투여, 현재 전액비급여치료에 해당함

(3) 최근의 3상 연구(CheckMate-816 trial)에서 백금화합물을 포함하는 세포독성항암제 2제 요법에 더하여 면역관문억제제인 nivolumab을 함께 투약하는 경우, 병리학적 완전관해율이 2.2%에서 24.0%로 향상되었으며, 12개월 무사건생존율이 63.4%에서 76.1%로 향상됨을 입증함

2) 보조항암화학요법

(1) 적응증: 수술로 절제된 stage II, III 환자(stage IB의 경우, 고위험군에서만 시행)

* 고위험군: > 4 cm, poorly differentiated, vascular invasion, wedge resection, visceral pleural involvement, unknown lymph node status (Nx)

(2) 요법: 백금화합물을 포함하는 2제 요법(예: vinorelbine/cisplatin 등)

(3) 일정: 3주 간격으로 4주기 투여

3) 동시항암방사선요법(concurrent chemoradiation)

(1) 적응증: stage III 환자에서 방사선 치료 시 치료 효과를 높일 목적

(2) 요법 및 일정

① 방사선 치료 기간 중 동시에 항암제 투여

② 매주 투여 혹은 3주 간격 투여 등 다양(예: weekly paclitaxel/carboplatin 등)

③ 동시항암방사선요법 후 진행하지 않은 PD-L1 SP263 ≥1% 환자는 durvalumab 유지요법 시행

(3) 주의점: 방사선 치료 독성도 증가하므로, 전신상태, 폐기능이 양호한 환자에서 시행

4) 고식적 항암화학요법

(1) 1차 요법

① EGFR, ALK 변이가 없는 비소세포폐암 환자에서 백금화합물을 포함하는 2제 요법(예: pemetrexed/cisplatin, paclitaxel/carboplatin 등)과 면역관문억제제(예: pembrolizumab) 병용요법

② EGFR–돌연변이 양성이면 EGFR TKIs(예: gefitinib, erlotinib, afatinib, dacomitinib, lazertinib, osimertinib)

③ EML4–ALK translocation (ALK FISH/D5F3: positive)이 있는 경우 ALK TKIs(예: alectinib, brigatinib)

④ EGFR, ALK 변이가 없고, PD-L1≥50%인 환자에서 면역관문억제제 단독요법

(2) 2차 요법 이상: 단일약제요법이 선호되며, 종양 특성에 따른 치료 약제의 선택이 필요함

(3) Targeted therapy: 표 4-2-1 및 표 4-3-2 참조

(4) Immunotherapy: 표 4-2-2 및 표 4-3-2 참조

2. 소세포폐암

1) 제한병기

(1) Etoposide/Platinum 항암화학요법과 방사선 치료 병행

(2) 예방적 두개 방사선 치료 시행(수행능력이 좋지 않거나 인지기능 저하가 있는 경우 권고되지 않음)

2) 확장병기

(1) 1차 요법

① Etoposide/Platinum/Atezolizumab 병합요법

② 최근의 3상 연구(IMPower133 trial)에서 etoposide/platinum 병합요법에 더하여 면역관문억제제인 atezolizumab을 함께 투약하는 경우, 12개월 생존율이 38.2%에서 51.7%로 향상되었으며 중앙생존기간이 10.3개월에서 12.3개월로 연장됨이 보고됨

(2) 2차 요법 이상: irinotecan 요법, paclitaxel 요법 등

(3) 완전관해 혹은 부분관해 시 예방적 두개 방사선 치료를 진행하는 경우도 있음

II. 위암의 항암화학요법

1. 보조항암화학요법

1) 적응증: 수술(D2 dissection)로 근치적 절제된 stage II, III 환자

2) 요법

(1) Capecitabine/Oxaliplatin 병합요법: stage II, III 위암 환자에서 수술 단독군과 수술 후 capecitabine/oxaliplatin 보조항암요법 시행 군을 비교한 3상 연구(CLASSIC trial)에서 3년 무질병생존율이 수술 단독군 59%에서 보조요법 시행군 74%로 연장됨. 5년 생존율 역시 보조요법 시행군에서 69% vs 78%로 향상됨

(2) TS-1 단독요법: 일본의 3상 연구(ACTS-GC trial)에서 stage II, III 위암 환자에서 TS-1 투여 후 3년 생존율이 수술 단독군에서 70.1%에서 보조요법군 80.1%, 5년 생존율 역시 보조요법 시행군에서 61.1% vs 71.7%로 향상됨

3) 일정

Capecitabine/Oxaliplatin 병합요법 3주(총 8주기, 6개월), TS-1 단독 6주(총 8주기, 1년)

2. 절제 불가능한 진행성 위암에서의 고식적 항암화학요법

1) 치료하지 않은 군에서의 생존기간은 4~6개월, 항암화학요법을 시행한 군에서는 12개월 내외의 생존기간 연장 및 삶의 질 향상이 있음

2) 1차 요법

(1) HER-2 음성 위암

① Fluoropyrimidine 항암제(5-FU, capecitabine 등)와 platinum 항암제(cisplatin, oxaliplatin 등)의 2제 병용 요법

② PD-L1 (28-8) CPS≥5 인 환자에서 fluoropyrimidine/platinum + nivolumab 병용요법: CheckMate-649 연구에 따르면, fluoropyrimidine/platinum 2제 병용 요법에 더하여 면역관문억제제인 nivolumab을 함께 투여하는 경우, 12개월 생존율이 46%에서 57%로 향상되었으며 중앙생존기간이 11.1개월에서 14.4개월로 연장됨을 입증함.

③ 최근의 3상 연구(GLOW trial)에서, claudin18.2 양성인 환자에서 fluoropyrimidine/platinum 2제 병용 요법에 더하여 zolbetuximab을 함께 투여하는 경우, 중앙생존기간이 12.16개월에서 14.39개월로 연장됨을 입증하여, 새로운 치료 target으로 부상함 UPDATE

(2) HER-2 양성 위암

① HER-2 양성 위암 환자를 대상으로 1차 요법으로 기존의 항암 치료에 trastuzumab을 추가한 3상 연구(ToGA trial)에서 전체 생존기간이 13.5 vs. 11.1개월, 반응률 47.4% vs. 34.5%로 향상됨.

② 특히 HER-2 IHC 2+이면서 FISH 양성이거나, IHC 3+인 군에서는 전체생존기간이 16개월로 현저히 향상됨

3) 2차 요법 이상

(1) 1차 치료 후 악화된 환자에게서 2차 항암제 치료와 지지요법을 비교한 연구들에서, 2차 항암제 치료가 유의한 생존 기간의 향상을 보임

(2) 2차 요법

① weekly paclitaxel/ramucirumab 병합요법: RAINBOW trial에서 weekly paclitaxel 단독군에 비하여 유의한 생존 기간 연장을 보임

② weekly paclitaxel 단독요법: anti-VEGFR-2 antagonist의 주요 부작용인 bleeding, GI perforation 병력 등이 있는 경우에 weekly paclitaxel 단독을 사용

(3) 3차 요법 이상

① HER–2 status와 관계없이 nivolumab, pembrolizumab, irinotecan, FOLFIRI 등 적용 가능함

② 이전 trastuzumab 치료를 받은 HER–2 양성 위암 환자에서 trastuzumab deruxtecan 단독요법 적용 시 전체생존 기간 연장을 확인하여, 전액 비급여로 처방 가능함

III. 대장암의 항암화학요법

1. 보조화학요법

1) 적응증: 수술로 절제된 stage II, III 환자

(1) 재발 고위험군 stage II

① T4 병기(stage IIB, IIC)인 경우

② 암세포의 분화도가 grade 3 또는 4인 경우(poor histologic grade)

③ 종양 주위 림프관이나 혈관 내에 암세포가 존재하는 경우(peritumoral lympho vascular involvement)

④ 수술 시 장 폐색이 있었던 경우

⑤ T3 병기 중 국소 천공이 있는 경우 또는 절단면에 암세포가 미세하게 잔류하는 경우(T3 lesion with localized perforation or close, intermediate, or positive margins)

⑥ 신경절 주변으로 암세포가 침범한 경우(perineural invasion)

2) 요법

(1) 재발 고위험군 stage II 및 stage III: Fluoropyrimidine/platinum 2제 요법(예: FOLFOX, XELOX)

(2) 이외의 stage II: 선택적으로 5–FU/Leucovorin 항암 치료를 시행할 수 있음

3) 일정

FOLFOX 병합요법 2주(총 12주기, 6개월), XELOX 병합요법 3주(총 8주기, 6개월). Oxaliplatin에 의한 neuropathy를 줄이기 위하여 재발위험이 상대적으로 낮은 경우는 3개월 치료도 가능함.

2. 진행성 대장암에서의 고식적 항암화학요법

1) 1차 요법

(1) 일반적으로 FOLFOX (5–FU + oxaliplatin + leucovorin), XELOX (capecitabine + oxaliplatin), FOLFIRI (5–FU + irinotecan + leucovorin) 등이 주로 사용됨

(2) EGFR IHC 양성, RAS wild type인 경우 1차 항암요법으로 cetuximab과 FOLFIRI혹은 FOLFOX와 병용 가능

(3) EGFR, RAS status에 무관하게 1차 항암요법으로 bevacizumab은 FOLFIRI 혹은 FOLFOX와 병용 가능

(4) MSI (Microsatellite instability)- High 혹은 dMMR (deficient mismatch repair)인 경우 면역관문억제제인 pembrolizumab을 1차 치료로 사용한 경우에 기존의 항암화학요법 (FOLFOX/FOLFIRI + cetuximab/bevacizumab)에 비하여 무진행 질병생존기간을 연장시키는 등 유효성을 입증하였음(KEYNOTE-177 trial)

2) 2차 요법

(1) 1차 요법으로 FOLFOX를 사용하였다면 2차 요법으로 FOLFIRI를 고려하며, 1차 요법으로 FOLFIRI를 시행하였다면 2차 요법으로 FOLFOX를 고려

(2) Bevacizumab을 FOLFIRI나 FOLFOX와 병용할 수 있으며 FOLFIRI의 경우에는 aflibercept를 병용할 수 있음

3) 3차 요법 이상

(1) EGFR IHC 양성, RAS wild type인 경우, irinotecan + cetuximab 병합요법을 시행할 수 있음(cetuximab은 비급여 처방)

(2) 최근의 3상 연구(SUNLIGHT trial)에서 trifluridine-tipiracil + bevacizumab 병합요법이 trifluridine-tipiracil 단독요법 대비 유의한 전체 생존 기간의 향상을 입증함

(3) best supportive care와 비교하여 regorafenib, trifluridine-tipiracil이 유의하게 전체 생존 기간의 향상을 보임

IV. 담도암의 항암화학요법

1. 보조항암화학요법 및 보조방사선요법

1) 보조항암화학요법

(1) 적응증: 수술로 절제된 stage I, II, III 환자

(2) 요법: Fluoropyrimidine 계 약제 단독요법(예: 5-FU, capecitabine)

2) 보조방사선요법: 후향적 연구 자료와 메타분석 결과에서 절제연 양성(R1 resection)이거나 림프절 양성 환자에서 fluoropyrimidine을 사용한 항암 방사선 치료가 생존율 향상을 보여줌

2. 절제 불가능한 진행성 담도암에서의 고식적 항암화학요법

1) 1차 요법

① Gemcitabine/Cisplatin 2제 요법

② Gemcitabine/Cisplatin + Durvalumab 병합 요법: 최근의 3상 연구(TOPAZ-1 trial)에서, 진행성 담도암 환자에서 gemcitabine/cisplatin 병합요법에 더하여 면역관문억제제 durvalumab을 병용하여 전체 생존 기간을 12.8개월 vs. 11.5개월, 2년 생존율을 24.9% vs. 10.4%로 향상시킴 UPDATE

2) 2차 이상 요법

① Fluoropyrimidine 계열 약제 기반 요법(예: FL, FOLFOX 등)을 일반적으로 사용

② FGFR2 fusion 혹은 rearrangement 변이가 확인된 경우, pemigatinib, infigratinib (FGFR1-3 inhibitor) 가 유의하게 생존 기간을 연장함

③ IDH1 mutation이 확인된 경우, ivosidenib이 유의하게 생존 기간을 연장함

V. 췌장암의 항암화학요법

1. 보조항암화학요법

1) **적응증**: 수술을 시행 받은 모든 췌장암 환자

2) **요법**

(1) modified FOLFIRINOX 병합요법: gemcitabine 단독요법보다 3년 생존율 48.6%에서 63.4%로 향상됨. Grade 3 혹은 4 이상의 부작용 역시 mFOLFIRINOX에서 증가하는 경향 보여 주의가 필요함

(2) Gemcitabine/capecitabine 병합요법: gemcitabine 단독요법보다 5년 생존율 HR 0.84로 향상됨

(3) 고령, 일부 stage I 환자, performance status가 떨어지는 환자는 gemcitabine 단독요법 적용

2. 경계성 절제가능형 췌장암(borderline resectable pancreatic cancer)

1) 해부학적으로 복강 내 주요 혈관 침범 정도를 평가하여 경계성 절제가능형 췌장암과 국소진행성 췌장암을 분류함. 주로 주요 동맥을 180도 미만 침범하여 동맥재건술의 대상이 되지 않는 경우 경계성 절제가능형으로 분류함

2) 수술 전 항암화학요법 및 방사선요법을 통해 R0 resection 성공률을 높임

3. 국소진행성 췌장암(locally advanced pancreatic cancer)

1) 전체 췌장암 환자의 40%가량이 국소진행성 췌장암으로 진단됨

2) 고식적 항암 치료 혹은 복합 항암화학방사선요법을 통해 생존 기간의 연장을 보임

4. 전이성, 재발성 췌장암(recurrent, metastatic pancreatic cancer)

1) 전체 췌장암 환자의 40%가량이 전이성 췌장암으로 진단되며, 고식적 치료로 전체

생존 기간은 약 3~6개월이며 고식적 항암 치료를 통해 11개월가량의 생존 기간 연장을 보임(1차 요법 FOLFIRINOX를 기준으로)

2) 1차 요법

(1) 일반적으로 FOLFIRINOX 병합요법 혹은 gemcitabine/nab-paclitaxel 병합요법을 시행함

(2) 최근의 3상 연구(NAPOLI-3 trial)에서, liposomal irinotecan을 포함하는 3제 요법(NALIRIFOX)과 gemcitabine/nab-paclitaxel 병합요법을 head-to-head로 비교하였으며, 전체생존기간 11.1개월 vs. 9.2개월, 반응율 41.8% vs. 36.2%로 NALIRIFOX 3제 요법이 2제 요법에 대비하여 더 우월한 치료 성적을 입증함 UPDATE

3) 2차 이상 요법

(1) 앞서 FOLFIRINOX 병합요법을 적용하였던 환자는 gemcitabine/nab-paclitaxel 병합요법을, gemcitabine/nab-paclitaxel 병합요법을 적용하였던 환자 중 performance가 유지된 경우는 FOLFIRINOX 병합요법을 고려할 수 있음

(2) Liposomal irinotecan 및 5-FU 병합요법인 NAPOLI 요법은 gemcitabine 치료에도 불구하고 진행한 진행성, 전이성 췌장암 환자에서 유의한 생존 기간 연장을 보였음

VI. 유방암의 항암화학요법

1. 선행항암화학요법

1) 목적: 수술 전 종양 크기 감소로 수술 범위를 줄이고, 항암제 반응 정도를 평가하여 항암제 감수성을 평가할 수 있으며(병리학적 완전관해 여부 평가), 국소 진행성 유방암의 경우 항암화학요법을 먼저 시행하여 진단 시 존재할 수 있는 미세 전이에 대한 치료를 빠르게 시작할 수 있음

2) 적응증: 국소 진행성 유방암(종양의 크기가 2 cm 이상이거나 림프절 양성)

3) 요법

(1) 호르몬 양성, HER2 음성 유방암: anthracycline/cyclophosphamide 병합요법 후 taxane 단독요법, 총 6개월

(2) HER2 양성 유방암: taxane/platinum + HER2 표적치료제 병합요법, 총 6주기

(3) 삼중음성유방암: KEYNOTE-522 trial의 결과로, taxane/platinum 병합요법 이후 anthracycline/cyclophosphamide 병합요법에 면역관문억제제 pembrolizumab을 병용하였을 때, 병리학적 완전관해율 64.8% vs. 51.2%로 유의한 치료 성적 향상을 보임

2. 보조항암화학요법

1) 보조요법의 시행으로 유방암의 재발률을 40~50% 감소시키고, 사망률 역시 25~30% 이상 감소시킴
2) 항암화학요법
 (1) 선행항암화학요법을 시행하지 않은 경우: 액와 림프절 전이가 있을 때 대부분 시행함. 액와 림프절 전이가 없을 때, 아래와 같이 재발 위험이 낮은 환자를 제외하고 시행을 고려
  ① T1a (0.5 cm 이하)이면서 HER-2 음성
  ② 호르몬 수용체 양성, HER-2 음성인 T2 이하 환자 중 Oncotype Dx low risk인 경우
 (2) 선행항암화학요법을 시행한 경우: 병리학적 완전관해를 획득하지 않은 환자에서 추가 보조항암화학요법을 시행하기도 함
3) 호르몬요법: 호르몬 수용체 양성인 모든 환자에서 시행
 (1) 폐경 전 혹은 폐경이행기 여성: Tamoxifen 5~10년간 투약을 권고
  ① Tamoxifen 투여 5년 이후에도 폐경 전이거나 폐경 여부가 불확실한 경우, tamoxifen 투약 지속, 총 10년 투약
  ② Tamoxifen 투약 중 폐경이 된 경우, tamoxifen 총 10년 투약 또는 aromatase inhibitor로 변경하여 5년 투약을 권고
  ③ 재발 위험이 높은 경우(35세 미만, 4개 이상의 림프절 양성, histologic grade 2 혹은 3), ovarian suppression (GnRH agonist) 혹은 ablation을 tamoxifen과 병용할 수 있음.
 (2) 폐경 후 여성
  ① Aromatase inhibitor 5년 투약
  ② Tamoxifen 10년 투약
  ③ Tamoxifen 5년 투약 후 aromatase inhibitor로 변경하여 5년 투약
 (3) 최근의 3상 연구(MonarchE trial)에서, 호르몬 양성, HER2 음성 유방암 환자 중 림프절 양성이면서 재발 고위험군(종양 크기 5cm 이상, histologic grade 3, Ki-67 20% 이상)을 대상으로, 기존의 호르몬 요법에 CDK4/6 inhibitor인 abemaciclib을 병용하여 침습적 무질병 생존율의 향상을 입증함 UPDATE
4) HER-2 표적치료: 수술 후 보조요법으로 기존의 항암제에 더하여 trastuzumab을 1년간 사용할 때 재발률이 유의하게 감소하며, 생존 기간이 향상되어 표준 치료로 사용됨.
5) PARP 억제제 치료: germline BRCA1/2 변이가 있는 HER2-음성 고위험 조기 유방암 환자를 대상으로, 수술 후 보조요법으로 항암화학요법 후 최대 1년간 치료할 때, 침습성 무질환 생존 및 전체 생존이 향상됨 UPDATE

2. 전이성 유방암

1) 치료 원칙

(1) 전이성 유방암은 진단 후 5년 생존율이 약 39%이며, 중앙 생존 기간은 약 4년 내외이나 아형에 따라 그 차이가 큼

(2) 치료 결정 전, 반드시 호르몬 수용체(ER, PR)와 HER-2의 발현을 확인하여야 함

(3) 전이부위(간, 폐, 뇌 등의 내장 장기 vs. 뼈, 림프절 등의 연부조직), 폐경 여부, 암의 진행속도, 무병생존기간, 과거 보조항암 치료시행 여부 등에 따라 치료 결정

2) 호르몬 수용체 양성 유방암

(1) 1차 호르몬 요법: 내장 장기 전이를 동반하지 않고 암의 진행속도가 빠르지 않으면 호르몬 요법이 치료의 근간이 됨.

① 폐경 전 혹은 폐경이행기 여성: MONALEESA-7 trial에서 CDK4/6 inhibitor인 ribociblib과 aromatase inhibitor, ovarian suppression 병용 요법이 유의한 생존 기간 증가를 입증함. 혹은 surgical procedure를 통한 ovarian ablation 이후 CDK4/6 inhibitor (palbociclib, abemaciclib)/aromatase inhibitor (letrozole, anastrozole) 병용 요법을 고려할 수 있음.

② 폐경 후 여성: CDK4/6 inhibitor (palbociclib, abemaciclib)/aromatase inhibitor (letrozole, anastrozole) 병용 요법

(2) 2차 이상 호르몬 요법: Exemestane ± everolimus, fulvestrant 500mg ± CDK4/6 inhibitor(만약 이전에 사용하지 않았다면), 혹은 이전에 효과가 있었던 호르몬 약제의 재도입 등을 고려해 볼 수 있음

(3) 내장 장기 전이가 심하거나(visceral crisis), 호르몬 약제에 내성이 심하여 더 이상 효과를 기대하기 어려울 때 항암화학요법을 시행함

① 1차 항암화학요법: anthracycline, taxane, capecitabine, gemcitabine/ paclitaxel, docetaxel/capecitabine 등

② 2차 이상 항암화학요법: capecitabine, gemcitabine, vinorelbine, platinum, eribulin등

3) HER-2 양성 유방암

(1) HER-2 유전자의 증폭(FISH)이나 HER-2 단백의 과발현(IHC)이 있는 유방암에 서는 기존의 항암요법에 더하여 trastuzumab, lapatinib 등의 표적 치료를 병합하는 것이 도움이 됨

(2) 1차 요법

① Docetaxel/Trastuzumab/Pertuzumab 병합요법

② CLEOPATRA trial에서 docetaxel/trastuzumab/pertuzumab 병합요법 군이 docetaxel/trastuzumab 투약 군보다 우월한 무진행생존기간(18.5개월 vs. 12.4 개월) 및 전체 생존기간(56.5개월 vs. 40.8개월)을 보임

(3) 2차 요법

① T-DM1 단독요법: EMILIA trial에서, 이전에 taxane 및 trastuzumab 치료 후 진행한 전이성 유방암 환자에서 trastuzumab emtansine (T-DM1)이 lapatinib/capecitabine 병용 요법보다 우월한 무진행생존기간(9.6개월 vs. 6.4개월) 및 전체 생존기간(30.9개월 vs. 25.1개월)을 보임

② Trastuzumab deruxtecan 단독요법: 최근의 3상 연구(DESTINY-Breast03 trial)에서, 기존의 T-DM1 단독요법에 비교하여 trastuzumab deruxtecan 단독요법이 12개월 무진행 생존율(75.8% vs. 34.1%) 및 12개월 전체 생존율(94.1% vs. 85.9%)로 생존기간 향상을 입증함 UPDATE

(4) 3차 이상 요법

① Lapatinib/Capecitabine 병용 요법

② 이외 최근 여러 HER-2 표적 치료제가 임상 연구에서 그 효과를 입증함 (trastuzumab deruxtecan, tucatinib 등)

③ 고식적 항암화학요법

4) 삼중 음성 유방암

(1) 원칙적으로 단일약제 항암화학요법을 적용하는 것이 일반적이나, 호르몬 양성 및 HER-2 양성 유방암에 비하여 예후가 나쁜 암종에 속하여 질병 진행 정도 및 보조항암화학요법 적용 여부에 따라 2제 병용 요법을 선택하기도 함.

(2) 1차 요법: anthracycline, taxane, gemcitabine/paclitaxel, docetaxel/capecitabine, taxane/platinum 등

(3) KEYNOTE-355 trial에서, 삼중음성유방암에서 pembrolizumab과 연구자가 선택한 항암제(nab-paclitaxel, paclitaxel, gemcitabine/carboplatin)의 병용 요법이 항암제 단독보다 우월한 무진행생존기간(7.5개월 vs. 5.6개월)을 보임

(4) 2차 이상 요법: capecitabine, gemcitabine, vinorelbine, platinum, eribulin 등

VII. 두경부암의 항암화학요법

1. 치료 원칙

1) 다학제적 치료가 핵심인 질환으로 내과, 이비인후과, 방사선종양학과 등의 협진이 매우 중요(수술, 방사선, 항암제 치료의 병합 치료가 중요)

2) Nasopharyngeal cancer는 squamous cell carcinoma가 압도적으로 흔한 다른 head and neck cancer에 비하여 undifferentiated carcinoma가 흔하고, 수술이 어려운 부위 이므로 방사선 치료가 국소 치료로서 선호됨

3) HPV (+) 종양의 경우 oropharynx (tonsil, tongue base)에 많고, 젊은 성인에서 더 많으며 HPV (-) 종양에 비해 나은 예후를 보임

2. 국소진행성 두경부암

1) 유도항암화학요법: docetaxel/cisplatin, docetaxel/5-FU/cisplatin
2) 동시항암화학방사선요법: weekly cisplatin, 3-weekly cisplatin, cetuximab 등

3. 전이성 두경부암

1) 완화목적의 항암화학요법이 표준 치료이며, 중앙생존기간은 약 6~9개월, 1년 생존율은 약 20%이다.
2) 항암제 단일요법, 복합요법이 모두 사용될 수 있으며 효과적인 항암제는 cisplatin, carboplatin, paclitaxel, docetaxel, 5-FU, methotrexate, ifosfamide, bleomycin 등 이며 15~35%의 반응률이 보고된다.

VIII. 신장암의 항암화학요법

1. 전이성 신장암의 치료 원칙

1) 환자의 치료 방침 결정을 위해 IMDC (the International Metastatic RCC Database Consortium) risk score를 확인해야 함.
2) 전이성 암이라도 cytoreductive nephrectomy를 고려할 수 있음.
3) 소수의 전이병소만 있는 경우(oligometastatic disease), metastasectomy를 고려할 수 있음.

2. 전이성 신장암에서의 고식적 항암화학요법

1) Clear cell histology: Lenvatinib/pembrolizumb, Axitinib/Pembrolizumab cabozantinib/Nivolumab, Ipilimumab/Nivolumab, pazopanib, sunitinib, carbozantinib 등
2) Non-clear cell histology: Sunitinib, carbozantinib, bevacizumab+erlotinib (for hereditary leiomyomatosis and renal cell carcinoma), temsirolimus 등

> Tip 암 환자들에게 적합한 최선의 치료 방법을 결정하기 위하여 종양내과, 외과, 방사선종양학과, 영상의학과, 병리과 의료진으로 구성된 다학제 통합진료가 도입되고 있다.

••• 참고문헌 •••

1. NCCN guideline, 2023.
2. Cancer principles and practice of oncology, DeVita, (12th ed.).

CHAPTER 07

림프절 종대 및 림프종
Lymphadenopathy and Lymphoma

김태민

I. 림프절 종대(Lymphadenopathy) 핵심역량

1) 림프절 종대의 원인

- 감염병: 바이러스(감염단핵구증, 홍역, 사람면역결핍바이러스), 세균(결핵, 고향이할퀸병, 클라미디아), 진균(콕시디오이데스진균증), 기생충(톡소포자충증), 리케차(츠츠가무시병)
- 면역병: 자가면역(류마티스관절염, 전신홍반루푸스, 피부근염, 쇠그렌증후군), 약물과민(diphenyl hydantoin, allopurinol, carbamazepine)
- 악성질환: 면역(림프종, 캐슬만병), 전이(유방/폐/두경부/위장관암)
- 지질축적병: 고쉐병, 니만-피크병, 파브리병
- 내분비병: 갑상선항진, 갑상샘염
- 기타: 사르코이드증, 기쿠치병, IgG4-관련병

2) 림프절 종대의 임상양상

- 특성: 굳고 무통성은 악성/육아종병을 시사하며, 통증 혹은 압통은 감염으로 인한 림프절 염증 또는 빠른 비대로 인한 피막 늘림을 시사한다. 크기 2.25 cm^2 (1.5×1.5 cm) 이상은 악성/육아종병을 시사한다.
- 병력청취 및 신체검진: 동반전신증상, 나이, 감염/외상/약물/여행/악성 질환 과거력, 위치, 국소 혹은 전신(3개 이상의 인접하지 않은 림프절 구역 침범), 압통의 유무, 크기, 굳기/질감

II. 림프종의 분류

분자진단 기술의 발전에 따라 2016 WHO 분류의 개정이 이루어졌으며 진단은 그에 따른다. 고등급B세포림프종(High-grade B-cell lymphoma, HGBL)이 새로이 개정되었으며 광범위큰B세포림프종(diffuse large B-cell lymphoma [DLBCL]) 및 버킷림프종(Burkitt lymphoma [BL])에 속하지 않고 MYC/BCL2/BCL6 유전자재배열에 따라 HGBL with MYC and BCL2 and/or BCL6 rearrangements (double/triple hit)와 HGBL, NOS로 분류된다. 광범위큰B세포림프종은 종자중심세포(germinal center B-cell; GCB)와 비종자중심세포(non-GCB)아형으로 나뉘고 후자가 예후가 불량하다 그림 4-2-1 참고.

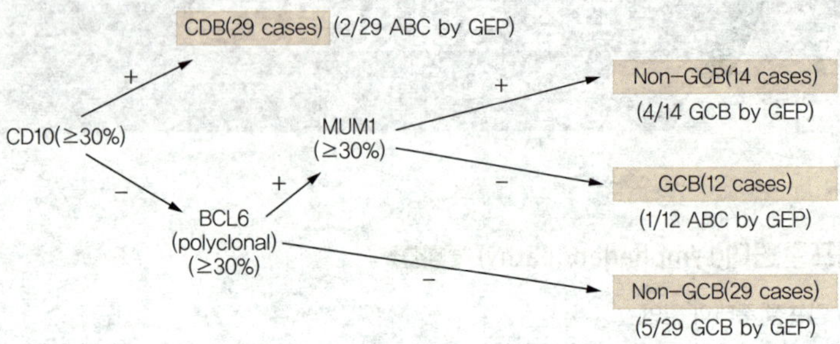

그림 4-7-1. Subtype decision tree for diffuse large B-cell lymphoma
출처: Hans CP et al. Blood. 2004 Jan 1;103:275-82.

1. 비호지킨림프종(Non-Hodgkin's Lymphoma; 94.8%)

B세포림프종이 83.1%를 차지하고 T/NK세포림프종이 16.4%를 차지함. 우리나라에서 흔한 아형은 광범위큰B세포림프종(41.5%), 림프절외변연부B세포림프종(19.8%), 소포림프종(7.5%), 림프절외NK/T세포림프종(4.2%), 말초T세포림프종(3.4%)임

2. 호지킨림프종(Hodgkin lymphoma; 5.2%)

- Nodular lymphocyte-predominant Hodgkin lymphoma (2.8%)
- Classical Hodgkin lymphoma (nodular sclerosis [48.5%], mixed cellularity [28.7%], lymphocyte-rich [6.8%], lymphocyte-depleted [1.5%], unclassified [11.8%])

III. 진단

1. 조직 진단

1) 절제생검(excisional biopsy, 1st choice)

- 림프종 진단은 절제생검이 원칙이며 말초T세포림프종, 호지킨림프종, 역형성큰세포림프종이 의심될 경우 반드시 절제생검이 필요

2) 중심부바늘생검(core needle biopsy)

- 절제생검이 어려우면 대체될 수 있으며 광범위큰B세포림프종, 외투세포림프종, 림프모구림프종은 중심부바늘생검으로 진단이 가능

2. 검사 및 Ann Arbor 병기결정

1) CBC/ESR, chemistry, LDH, beta2-microglobulin, serology, HBcAb (IgG)

2) Fertility preservation or sperm banking

3) B symptoms: fever (> 38℃), drenching night sweats, weight loss (10% over 6 months)
4) Neck/chest/abdomen-pelvis CTs with contrast
5) PET/CT scan
6) Bone marrow biopsy & aspiration (specimen >1.6 cm): not mandatory
7) CSF study: 4~6 factors (5 IPI factors + kidney or adrenal involvement [10~12% risk]), testis/CNS/HIV lymphomas, HGBL (double/triple hit or NOS)
8) Echocardiogram if doxorubicin-based regimen is used
9) PFT with DLCO if bleomycin-based regimen is used
10) Ophthalmologic (vitreoretinal) examination: CNS lymphoma

표 4-7-1. Revised staging system. 림프구역(그림 4-7-2) 참고

Stage	Involvement	Extranodal (E) status
I	One node or a group of adjacent nodes	Single extranodal lesions without nodal involvement
II	Two or more nodal groups on the same side of the diaphragm	Stage I/II by nodal extent with limited contiguous extranodal involvement
II bulky	II as above with "bulky" disease	Not applicable
III	Nodes on both sides of the diaphragm	Not applicable
IV	Additional noncontiguous extralymphatic involvement	Not applicable

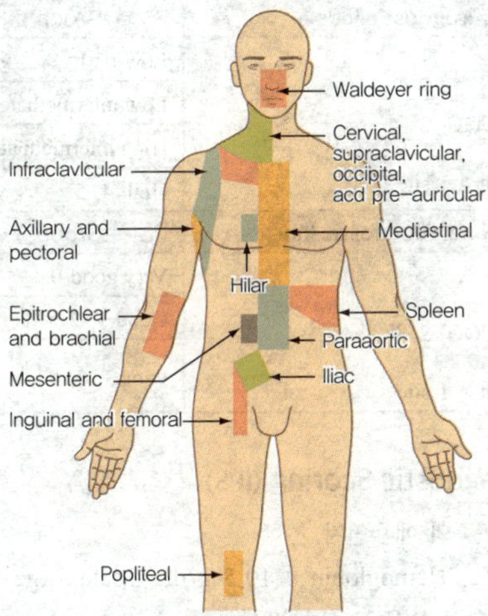

그림 4-7-2. 림프구역

표 4-7-2. 림프종 침범기준

Site	Clinical	FDG-avid	Test	Positive finding
Lymph nodes	Palpable	Yes	PET/CT	Increased FDG uptake
		No	CT	Unexplained node enlargement
Spleen	Palpable	Yes	PET/CT	Diffuse, solitary, miliary, nodules
		No	CT	> 13 cm (vertical), mass, nodules
Liver	Palpable	Yes	PET/CT	Diffuse, mass
		No	CT	Nodules
CNS	Signs, symptoms		CT	Mass
			MRI	Leptomeningeal infiltration, mass
			CSF	Cytology, flow cytometry
Others	Signs, symptoms		PET/CT biopsy	Lymphoma involvement

IV. 예후인자

1. International Prognostic Index (IPI)

- 공격성 비호지킨림프종의 예후인자로 rituximab 시대에도 여전히 중요함
- R-CHOP 치료를 받은 DLBCL의 경우 revised IPI 예후인자를 사용하기도 함

표 4-7-3. Prognostic models for DLBCL in rituximab era

International Prognostic Index	Group	5-year survival
• Age > 60 years • Serum LDH > normal • Performance status (ECOG) 2~4 • Stage III or IV • Extranodal involvement > 1 site	Low 0, 1	88%
	Low intermediate 2	76%
	High intermediate 3	67%
	High 4, 5	54%
Revised International Prognostic Index	**Group**	**5-year survival**
• Age > 60 years • Serum LDH > normal • Performance status (ECOG) 2~4 • Stage III or IV • Extranodal involvement > 1 site	Very good 0	93%
	Good 1, 2	81%
	Poor 3, 4, 5	61%

2. International Prognostic Scoring (IPS)

- 진행성 호지킨림프종의 예후인자
- Albumin < 4 g/dL, Hemoglobin < 10.5 g/dL, Male, Age ≥ 45 years, stage IV disease, leukocytosis (WBC > 15,000/mm^3), lymphocytopenia (lymphocyte count < 8% of WBC and/or absolute lymphocyte count < 600/mm^3)

- 5년 무진행 생존율(74 vs. 55%) 및 전체생존율(86 vs. 70%)을 잘 반영하는 지표 (IPS 0~2 vs. ≥ 3)

V. 치료 UPDATE

1. 종양용해증후군 예방 및 치료 Part 7. 신장 Chapter 05. 참고

2. 비호지킨림프종

1) 저등급림프종

- 소포림프종, 림프절외변연부B세포림프종
- 증상이 없으면 치료 없이 관찰하기도 하며 증상이 있거나 빠른 경과를 보이면 항암화학요법을 시행
- R-CVP(rituximab, cyclophosphamide, vincristine, prednisolone), R-Bendamustine: 진행병기의 소포림프종의 경우 일차 요법 후 R maintenance 고려

2) 중등급림프종

- 광범위큰B세포림프종, 말초T세포림프종, 림프절외NK/T세포림프종
- 광범위큰B세포림프종: R-CHOP (rituximab, cyclophosphamide, doxorubicin, vincristine, prednisolone)
- 말초T세포림프종: CHOP ± etoposide, EPOCH, A (brentuximab vedotin)-CHP(전신 역형성거대세포림프종) (완전관해가 온 경우 자가조혈모이식을 강화요법으로 고려하기도 함)
- 림프절외NK/T세포림프종: asparaginase 근간의 복합항암화학요법(국소질환의 경우 복합항암화학요법과 방사선요법을 병행)
- 중추신경계 림프종: high-dose methotrexate (>3.0 g/m^2) 근간의 복합항암화학요법

3) 고등급림프종

- 버킷림프종, 림프모구림프종
- 급성 백혈병에 준한 고용량 복합항암화학요법 혹은 R-EPOCH 요법을 진행

3. 호지킨림프종

1) Classical Hodgkin lymphoma
   - ABVD (doxorubicin, bleomycin, vinblastine, dacarbazine) 혹은 A (brentuximab vedotin)-AVD (stage III/IV and IPS ≥ 4) 복합항암화학요법
   - Involved-site radiation therapy (ISRT): localized disease with Deauville 1~4
2) Nodular lymphocyte-predominant Hodgkin lymphoma
   - ABVD/CHOP/CVP + Rituximab 혹은 Rituximab 단독요법

4. PET/CT 반응평가

1) Deauville criteria (PET 5-point scale)

표 4-7-4. Deauville criteria for lymphoma

Point	PET/CT scan result
1	No uptake
2	Uptake ≤ mediastinum
3	Uptake > mediastinum, but ≤ liver
4	Uptake moderately higher than liver
5	Uptake markedly higher than liver and/or new lesions
X	New areas of uptake unlikely to be related to lymphoma

2) Lugano response criteria

표 4-7-5. Lugano response criteria for lymphoma

Response	PET/CT-based response
CR	Deauville scores 1~3 with or without a residual mass
PR	Deauville scores 4~5 with reduced uptake compared with baseline and residual mass (es) of any size
SD	Deauville scores 4~5 with no significant change in FDG uptake from baseline at interim or end of treatment
PD	Deauville scores 4~5 with an increase in intensity of uptake from baseline and/or new FDG-avid foci consistent with lymphoma at interim or end-oftreatment assessment

••• 참고문헌 •••

1. Harrison's Principles of Internal Medicine (21st ed.).
2. Goldman-Cecil Medicine (26th ed.).
3. WHO Classification of Tumours of Haematopoietic and Lymphoid Tissues (Revised 4th ed) 2016.
4. N Engl J Med 2021; 384: 842-58.
5. J Clin Oncol 2014; 32: 3059-68.
6. J Clin Oncol 2014; 32: 3048-58.
7. Blood 2016; 127: 2375-90.

CHAPTER 08

빈혈
Anemia

김상아

I. 정의

조직에 산소를 운반하는 적혈구의 총량이 정상보다 감소한 상태

표 4-8-1. 연령 및 성별에 따른 빈혈 기준

연령	혈색소 수치(g/dL)
6개월 ~ 4.9세	< 11.0
5 ~ 11.9세	< 11.5
12 ~ 14.9세	< 12.0
성인 남성	< 13.0
성인 여성	< 12.0
임신부	< 11.0

II. 빈혈 환자에의 접근

1. 문진

1) **증상**: 피로감, 운동 시 호흡곤란, 어지럼증
천천히 진행된 경우에는 무증상도 가능
빈맥, 저혈압, 실신 등의 증상 있을 시 대량 실혈에 의한 저혈량성 쇼크를 감별
2) **원인**: 식습관, 위장관 출혈, 임신, 월경력, 출혈량, 위 및 소장 수술력, 담낭 및 비장 절제력, 항암제를 포함한 약물 복용력, 악성 종양 및 신질환, 간질환 등

2. 신체검진

1) **결막 및 공막 확인**: 창백함, 황달(용혈)
2) **구강 점막 및 혀**: 점막출혈, 입술증(Cheilosis: 진행된 철결핍), 설염(Glossitis: vitamin B_{12}, folate 결핍)
3) **림프종대(악성 종양 및 결핵 등 만성 염증질환)**
4) **흉부검진**: 심잡음(심부전, 판막질환)
5) **복부검진**: 간종대 및 비장종대, 담낭염
6) **사지 및 피부**: 점상출혈(출혈경향), 스푼형 손톱(진행된 철결핍), 하지 궤양(겸상적혈구빈혈)
7) **신경계 검진**: 감각이상, 신경병증(vitamin B_{12} 결핍)

3. 기초 혈액검사

1) CBC

2) MCV (mean corpuscular volume): 정구성, 소구성, 대구성 빈혈로 분류

3) Reticulocyte: RBC 생산의 지표

- 감소: 재생불량빈혈과 같은 골수 부전
- 증가: 용혈성 빈혈, 출혈
- 낮은 Hematocrit의 영향을 보정하기 위해 다음과 같이 계산
  - Corrected reticulocyte count = Reticulocyte count × Patient's Hct (%)/45
  - Reticulocyte production index (RPI) = Corrected reticulocyte count/"SHIFT" correction factor

예 Hct이 20%인 경우 골수로부터 조기에 배출된 reticulocyte가 RNA를 소실하기 까지 약 2일 정도 말초혈액에서 생존하므로 corrected reticulocyte 값을 2로 나눔(그림 4-8-2)

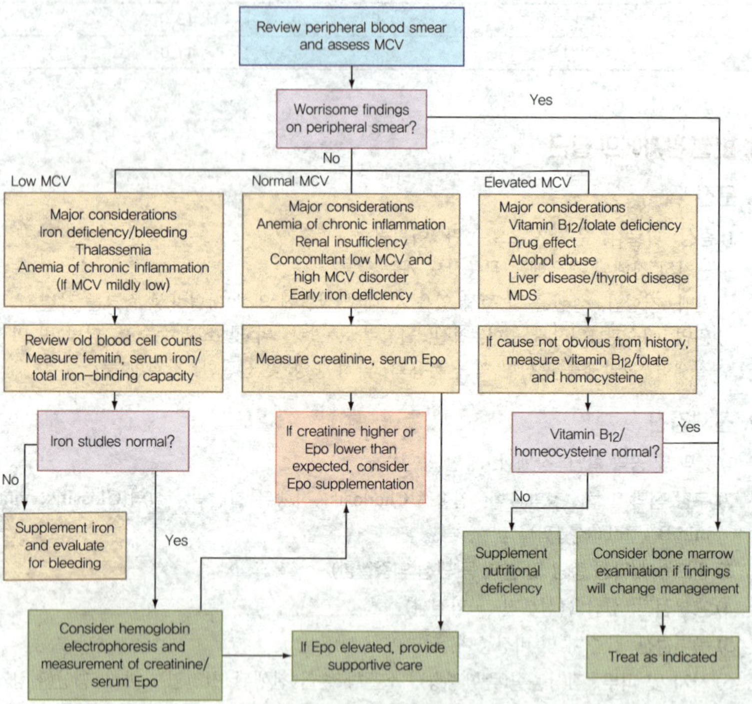

그림 4-8-1. MCV에 따른 빈혈의 원인 감별

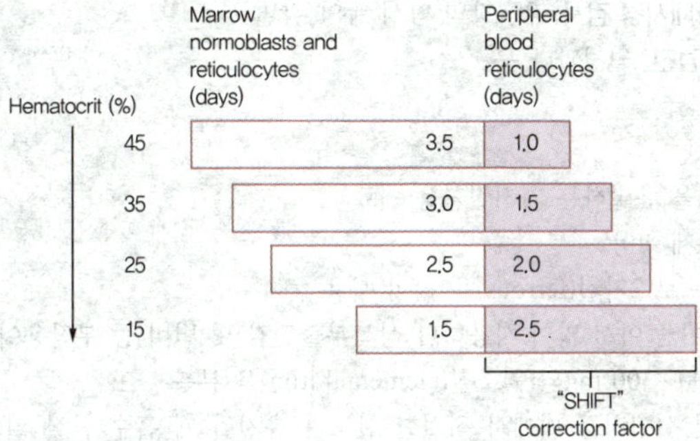

그림 4-8-2. Correction of the reticulocyte count

4) RPI ≥ 2.5인 경우: Hemolysis 혹은 hemorrhage에 의한 빈혈을 시사
5) 말초혈액도말검사(peripheral blood smear): 적혈구의 크기와 염색 정도, 형태 이상, 백혈구, 혈소판 이상을 검사
6) 신기능검사, 간기능검사, 응고검사: 만성 신부전에 의한 빈혈, 간질환의 혈액 증상, 유전성 혈액질환, 용혈, 파종혈관내응고를 감별

III. 철결핍빈혈(Iron Deficiency Anemia, IDA)

1. 원인

1) **출혈**: 위장관 출혈, 여성에서 월경 출혈, 외상성 출혈 등
2) **흡수 장애**: 편식, 위 및 회장(ileum) 말단부 절제 수술 또는 염증(위축성 위염, 크론병, 장결핵)
3) **철분요구량 증가**: 유아 및 청소년의 급속 성장기, 임신, Erythropoietin 투여

2. 진단

1) **증상 및 임상소견**: 피로, 두통, 어지러움, 호흡곤란, 빈맥, 흉통, 창백
2) **혈액검사**
   - CBC, PBS: 소구성(microcytic), 저색소성(hypochromic) 빈혈
     적혈구 크기가 다양(anisocytosis)해 지면서 RDW는 증가
   - Ferritin: 저장철을 반영, 15 ng/mL 미만으로 감소하면 철결핍빈혈로 진단
   - 철결핍이 있어도 만성 염증이나 종양에서 정상 또는 증가해 있을 수 있음
   - Iron panel: serum iron은 감소(< 50 ug/mL), TIBC는 증가(> 400 ug/dL), transferrin saturation (Iron/TIBC)는 감소(< 15%)

3) 위 및 대장내시경 검사: 위, 장의 악성 종양 감별

4) 산부인과 검진: 월경과다 등

3. 치료

1) 철분 결핍을 유발하는 기저질환을 치료

2) 경구 철분제 복용

- 일반적으로 2가철(ferrous)을 많이 사용
  흡수율이 높아서 많이 사용하나 상복부불편감 및 변비 등 부작용이 더 심한 편
- 하루 200~300 mg의 원소철(elemental iron)을 분복
- 위장 및 십이지장 내에서 적절한 산도가 유지될 때 흡수가 잘 일어나므로, 공복에 생수와 함께 복용하도록 하며 위산억제제와의 병용은 피함
- 빈혈이 교정된 후에도 저장철의 확보를 위하여 6~12개월간 지속적으로 투여
- 처방 시 약물에 의해 대변색이 검게 변할 수 있음을 교육

예 Feroba (Ferrous Sulfate 256 mg, Fe^{2+}로서 80mg): 하루 1T 2~3회
Feroba 부작용이 심할 시, Albumax, Bolgre (Iron acetyltransferrin 200 mg, Fe^{3+}로서 40mg) 등으로 변경 처방 고려: 하루 1C 2~3회
Ferrum-Kid Soln (Ferric hydroxide Polymaltose complex, 철로서 50 mg): 액체형 철분제제로 하루에 2 mL 2~3회 복용

---

3) 비경구적 철분 치료

- 위장관 흡수 장애, 경구 투여 불가능, 급속한 철분 보충을 필요로 할 때
- The amount of iron needed: Body weight (kg) × 2.3 × (15−Patient's hemoglobin, g/dL) + 500 or 1,000 mg
- 부작용(저혈압, 빈맥, 구역, 구토, 두통, 발열, 쇼크, 주사부위 착색) 여부를 관찰

IV. 거대적혈모구빈혈(Megaloblastic Anemia)

- Cobalamin (Vitamin B12) 또는 folate의 결핍으로 골수 조혈 장애가 발생
- DNA 합성 장애로 인하여 거대적혈구 및 범혈구감소증(pancytopenia)을 동반
- DNA synthesis를 저해하는 약물에 의해서도 발생할 수 있음
  (methotrexate, 6−mercaptopurine, cytarabine, hydroxyurea)

1. 증상

- 일반적인 빈혈 증상 외에, 흡수 장애 질환이 있는 경우 소화기 증상이 동반될 수 있으며 cobalamin 결핍은 특징적으로 신경계 증상을 동반
- 설염(glossitis)으로 혀가 크고 매끈하며 붉어 보임

2. 원인

표 4-8-2. Folate와 cobalamin 결핍의 원인

Folate Deficiency	Cobalamin Deficiency
– 섭취 감소: 영양실조, 알코올 중독, 중환자실 치료 흡수 장애: 스프루(sprue), 소장질환 – 필요량 증가: 임신, 용혈성 빈혈, EPO치료 – 약제: 엽산길항제(methotrexate, trimethoprim, pentamidine), 항암제, 항경련제, 경구용 피임제 등 선천성 엽산대사장애	– 섭취 감소: 채식주의자 – 위산분비장애: 노인, 무위산증(achlorhydria), 장기간의 위산분비억제제 투여 – 위 절제 수술 – 소장 절제 수술 및 흡수장애질환 – 악성 빈혈(pernicious anemia): 자가면역기전에 의한 intrinsic factor 분비 세포의 파괴 – 장내 세균 및 기생충 – 선천성 대사 이상: homocysteinuria 등

표 4-8-3. Megaloblastic anemia의 증상

Symptoms	Cobalamin Deficiency	Folate Deficiency
Anemia symptoms	일반적인 빈혈 증상: Weakness, lightheadedness, vertigo, tinnitus, palpitation, angina, DOE	일반적인 빈혈 증상
GI manifestation	Sore tongue, diarrhea	Often more severe diarrhea, cheilosis, glossitis
Neurologic manifestation	Extremity numbness & paresthesia (earliest Sx) weakness, ataxia, mild irritability, forgetfulness, dementia, psychosis	None

3. 진단

1) 혈액검사
   - CBC: Hb 감소, MCV가 100 fL 이상으로 증가, reticulocyte 증가는 없음
   - PBS: macrocytic & basophilic stippling RBC, Neutrophil hypersegmentation
   - Serum cobalamin: 200 pg/mL 미만
   - Serum folate: 3 ng/mL 미만
   - Methylmalonic acid: 증가(cobalamin 결핍)
   - Homocysteine: 증가(folate 결핍, cobalamin 결핍)
   - anti-intrinsic factor Ab, anti-gastric parietal cell Ab: pernicious anemia가 의심될 때(vitamin B12 결핍이 있으나 위/장절제술의 병력이 없을 때) 시행

2) 골수검사는 진단에 필수적인 검사는 아니나, 골수형성이상증후군 등과의 감별을 위해 시행. 세포충실도 증가, Erythroid hyperplasia, Megaloblastic morphology (nuclear-cytoplasmic asynchrony) 및 비효율적 조혈(ineffective erythropoiesis)의 증거가 관찰됨

3) 위장관검사, 자가항체검사, 갑상선검사: 다른 전신질환에 의한 결핍이 의심될 때시행

4. 치료

- Cobalamin 및 folate 결핍은 철저한 원인 규명 및 장기적인 치료가 필요

Tip

1. Cobalamin deficiency

위절제술과 pernicious anemia 등 흡수 장애로 인한 경우 근육주사가 선호됨

1) 초기 치료: Actinamide(혹은 Hemonics) 1,000 μg/day 3~7일 간격
총 6회 근육 주사
→ 체내의 cobalamin 저장량을 회복

2) 유지요법: 이후 actinamide 1,000 μg 1~3개월 간격 근육 주사
→ 대개 흡수 기능 회복의 여지가 없으므로 평생 투약

3) 신경증상 동반 시: 통상적인 경우보다 더 많은 양을 투여
(예: 1,000 μg/2wks, 6개월간).

4) 경구 치료: 흡수 장애가 있더라도 소량의 cobalamin은 점막을 통하여 passive absorption 되므로 경구제를 사용할 수 있으며 실제 잘 복용하는지 compliance 확인이 중요(고령자 등)

예 Methycobal (mecobalamin) 500 μg/1 tab(p.o.), 최소 2주 이상 1,500 μg/day, 유지 시 2~3개월에 1주씩 1,500 μg/day로 투약

2. Folate deficiency

- Folic acid 1 mg/day PO, 흡수 장애에 의한 경우 5 mg/day까지 증량, 동반된 기저질환에 따라 4개월에서 최대 2년까지도 투약할 수 있음

V. 만성질환빈혈(Anemia of chronic disease)

- 감염, 자가면역질환, 악성 종양 등 만성 질환을 앓고 있는 환자에서 다른 이유 없이 발생하는 빈혈
- 염증 과정에서 발생하는 cytokine에 의한 조혈 기능의 저하 및 적혈구 수명의 감소가 원인으로 알려져 있음

1. 진단

1) CBC, PBS: 정구성 normocytic, 정색소성 normochromic 빈혈의 양상

2) Reticulocyte: 보통 감소해 있음(적혈구 생성의 장애를 의미)

3) Iron status: Serum iron은 감소해 있으나 적혈구 생성이 저하되어 철분 사용량이 떨어지므로 저장철은 정상범위를 유지. 따라서 TIBC는 감소하며 Ferritin은 정상이거나 증가(→ 철결핍빈혈과의 감별을 위해 반드시 필요한 검사)

※ Ferritin은 inflammation에 의해 증가할 수 있다.

4) 기타: 용혈, 영양 결핍, 신질환, 간질환 및 골수형성이상증후군 등 감별

표 4-8-4. 만성질환빈혈과 IDA의 감별

	Iron Deficiency	Inflammation	Renal Disease	Hypometabolic States
Anemia	Mild to severe	Mild	Mild to severe	Mild
MCV (fL)	60~90	80~90	90	90
Morphology	Normo-microcytic	Normocytic	Normocytic	Normocytic
SI	< 30	< 50	Normal	Normal
TIBC	> 360	< 300	Normal	Normal
Saturation (%)	< 10	10~20	Normal	Normal
Serum ferritin (g/L)	< 15	30~200	115~150	Normal
Iron stores	0	2~4+	1~4+	Normal

출처: Harrison's Principles of internal Medicine

2. 치료

1) 만성질환빈혈에 특이적인 치료는 없으며, 원인질환 치료가 가장 중요
2) Hb 7~8g/dL 이상이며 빈혈 관련 증상이 경미하거나 없는 경우 경과 관찰
3) 만성 신부전 환자의 경우, Epoetin alfa (150 unit/kg, ×3/week), darbepoietin (2.25 mcg/kg qW or 500 mcg q3w)의 투여를 고려할 수 있으며 목표 Hb은 10~11g/dL

VI. 용혈빈혈(Hemolytic anemia)

1. 정의

유전적 이상, 자가면역질환, 혈관 문제 등으로 적혈구가 파괴되어 발생하는 빈혈

2. 분류

병인에 따라 유전성/후천성, 적혈구 파괴 장소에 따라 혈관 내/외 용혈로 분류

3. 진단

1) 증상

- 혈관 내 용혈: 오한 및 발열, 빈맥, 등의 통증 등이 함께 나타날 수 있음
- 황달(jaundice) 및 갈색뇨(dark urine), 색소성 담석(pigment stone)

2) 신체검진

- 비종대: Hereditary spherocytosis 등 혈관 외 용혈 질환에서 관찰

표 4-8-5. 용혈빈혈의 분류

	Intracorpuscular	Defects Extracorpuscular Factors
Hereditary	Hemoglobinopathies Enzymopathies Membrane-cytoskeletal defects (hereditary spherocytosis, etc.)	Familial hemolytic uremic syndrome
Acquired	Paroxysmal nocturnal hemoglobinuria (PNH)	Mechanical destruction Microangiopathic hemolytic anemia (MAHA) Toxic agents/Drugs Infections Autoimmune hemolysis

3) 검사

(1) 기본검사

- Reticulocyte, (indirect) bilirubin, LDH 증가
- Plasma hemoglobin 증가하지만 비특이적
- Urine hemosiderin 증가
- Haptoglobin 감소
- PBS: schistocytosis (=helmet cell, 혈관내 용혈에서 관찰) spherocytosis (hereditary spherocytosis), elliptocyte, sickle cell (sickle cell anemia), protozoa(말라리아 감염) 등이 관찰되는지 확인

(2) 원인 확인

- Direct/Indirect Coomb's test: 자가면역용혈에서 자가항체 확인
- CD55, CD59 Flow cytometry: 발작성 야간혈색소뇨증(Paroxysmal nocturnal hemoglobinuria, PNH) 감별

VII. 재생불량빈혈(Aplastic Anemia)

1. 정의

골수 부전에 의해 범혈구감소증이 발생하는 질환

2. 원인

1) 원인을 알 수 없는 경우가 가장 흔함(idiopathic)

2) 방사선 조사

3) **약물**: 항생제(Chloramphenicol 등), 항암제, 항경련제, 소염제 등

4) **감염**: Parvovirus 19, EBV, HIV, hepatitis virus

5) **면역질환**: 저감마글로불린혈증 등

6) **선천 질환**: Fanconi's anemia, Shwachman-Diamond syndrome 등

3. 진단

1) 증상

- Anemia: weakness, fatigue, headache, DOE, tachycardia
- Thrombocytopenia: petechia, ecchymosis, epistaxis, metrorrhagia, gum bleeding
- Neutropenia: recurrent infection

※ Hepatosplenomegaly, lymphadenopathy는 동반되지 않으므로, 이러한 소견이 관찰되면 leukemia 등 다른 질환을 먼저 감별해야 함

2) 검사

- Reticulocyte: 낮음
- Bone marrow: 세포충실도 감소되어 있고(< 25%) 지방으로 대체되어 있다.
- Chromosome analysis: hypocellular MDS 등 종양질환 감별
- 기타 감별을 위해 시행할 검사: CD55, CD59 flow cytometry, serologic studies, FANA, RF 등

* Diagnostic criteria for Severe AA

- 세포 충실도의 감소와 함께 아래 3가지 중 2가지 이상에 해당되면 중증 재생불량빈혈로 진단

- ANC <500/μL (very severe: ANC <200/μL)
- PLT <20,000/μL
- Corrected reticulocyte <1% or absolute reticulocyte count <60,000/μL

---

3) 치료

- 증상이 없거나 혈구감소증이 경미하면 특별한 치료 없이 관찰
- Transfusion 목표: Hb > 7.0 g/dL, PLT > 10,000/μL

※ 재생불량빈혈 환자는 low Hb level에 적응이 되어 있는 경우가 많으며, 급속히 정상화시키는 경우 오히려 혈액량 과다로 해로울 수 있으므로 특별한 증상을 호소하지 않으면 수혈 없이 관찰

- Iron chelation therapy: deferoxamine, deferasirox
- G-CSF: severe neutropenia with infection
- ATG + Cyclosporine A: 60~70%에서 hematologic recovery
- Eltrombopag: 최소 6개월 이상의 ATG + Cyclosporine A 병용 요법에 불응
- Other immunosuppressant: azathioprine, cyclophosphamide, corticosteroid
- Allogeneic hematopoietic cell transplantation: 중증이면서 환자의 나이가 젊고 (<50세) HLA 일치 혈연공여자가 있는 경우 일차적으로 권장

••• 참고문헌 •••

1. Harrison's Principles of Internal Medicine (21th ed.), Chapter 97-102
2. Williams Hematology (8th ed.), Part VI.

CHAPTER 09

출혈성 질환
Bleeding disorders

이지윤

I. 출혈 질환의 진단

1. 출혈 질환의 분류

2. 출혈 질환 진단을 위한 검사

표 4-9-1. 출혈질환 진단을 위한 혈액검사의 목적

	검사항목	목적
선별검사	CBC	thrombocytopenia, immature cell
	PBS	schistocyte, giant platelet, platelet clumping
	PT	factor 7(+ factor 1, 2, 5, 10) 결핍 혹은 억제인자 존재
	aPTT	factor 8, 9, 11, 12(+factor 1, 2, 5, 10) 결핍 혹은 억제인자 존재
특이적 검사	fibrinogen, FDP, D-dimer	DIC, dysfibrinogenemia, fibrinolysis 이상
	PT/aPTT mixing test	응고인자 결핍과 응고인자에 대한 억제인자 존재 여부를 감별
	coagulation factor assay	각종 응고인자 결핍의 진단
	Platelet aggregation test platelet release assay	혈소판 기능 이상의 진단
	VWF: Ag, VWF: RCo, VWF: CB, FVIII: C	VWD 진단
	lupus anticoagulant	응고억제인자
기타	간기능, 신기능, 갑상선기능검사	

3. 응고검사 결과에 따른 해석

표 4-9-2. 응고검사결과 이상의 해석

검사 결과
aPTT ↑, PT ↔
– 임상적으로 출혈 경향이 없을 때: ↓factor 12, HMWK, PK – 경증의 출혈: ↓factor 11, mild ↓factor 8, factor 9 – 잦은, 심한 출혈: severe ↓factor 8, factor 9 – heparin, direct thrombin inhibitor (dabigatran 등)

PT ↑, aPTT ↔
– ↓ factor 7 – Vitamin K 결핍(초기) – warfarin, direct Xa inhibitor (rivaroxaban, apixaban 등)
aPTT ↑, PT ↑
– ↓ fibrinogen, factor 2, factor 5, factor 10 – Vitamin K 결핍(후기) – direct thrombin inhibitor
TT ↑
– heparin or heparin-like inhibitors – direct thrombin inhibitor – 출혈 경향이 없거나, 경미한 출혈: dysfibrinogenemia – 잦은 심한 출혈: afibrinogenemia
PT ↑ 혹은 aPTT ↑가 mixing test에서 교정되지 않을 때
– 출혈: 특정 factor inhibitor – 출혈 경향이 없고, 혈전증 혹은 유산의 병력: lupus anticoagulant – DIC – heparin, direct thrombin inhibitor

HMWK, high-molecular-weight kinonogen; PK, prekallikrein.
출처: Harrison's Principles of Internal Medicine, 21th ed., Chapter 65.

II. 선천성 응고장애

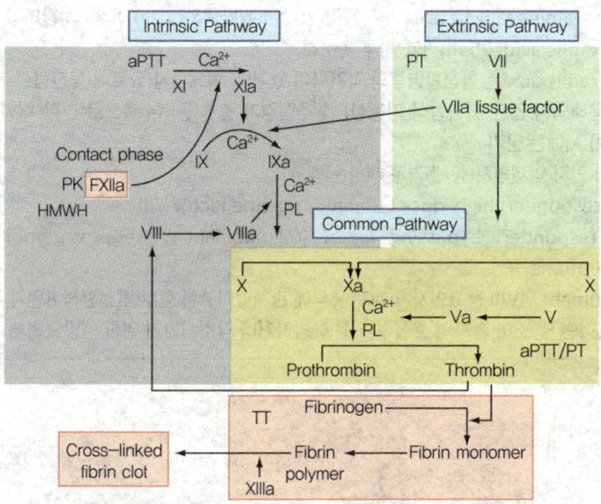

그림 4-9-1. Coagulation cascade and laboratory assessment of clotting factor deficiency
출처: Harrison's Principles of Internal Medicine (21th ed.), chapter 116.

1. 혈우병

1) 제VIII 응고인자의 유전적인 결핍(혈우병A), 제IX 응고인자의 유전적인 결핍(혈우병 B), X-염색체 열성 유전

2) 진단

- 증상: 유아기부터 반복되는 출혈 경향(환상포피절제술 후 출혈, 반복적인 관절강 내 출혈에 의한 관절병증)
- 혈우병의 가족력: 모계의 남자 친척들
- 검사: 응고검사(aPTT 연장), aPTT mixing test(교정됨), Factor VIII assay

Tip

혈우병의 치료

1) 응고인자의 보충

※ 혈우병 A: 제VIII 응고인자 필요량 = 몸무게(kg)(목표 농도 - 환자 VIII 인자 농도)/2

예 70 kg 환자, VIII level < 1%, 100% 교정목표 = 70(100-1)/2 = 70 × 50 = 3,500 U

- 유지 목표: 경증 출혈은 30~50%, 중증 출혈은 50~100%로 유지
- 반감기 8~12시간이므로 부하 용량의 1/2을 8~12시간마다 투여

※ 혈우병 B: 제 IX 응고인자 필요량 = 몸무게(kg)(목표 농도 - 환자 IX 인자 농도)×1.4

예 70 kg 환자, IX level < 1%, 100% 교정목표 = 70(100-1) × 1.4 = 70 × 50 = 약 9,700 U

- 유지 목표: 경증 출혈은 30~50%, 중증 출혈은 50~100%로 유지
- 긴 반감기를 고려하여 부하 용량의 1/2을 24시간마다 투여

2) cryoprecipitate: 응고인자 제제가 없는 경우에 한해 사용

3) DDAVP: 경증 및 중등도 환자, 증상이 있는 보인자 여자, 0.3 μL/kg, 정맥 투여, 일시적인 VIII, vWF 상승효과, 혈우병 A에서만 효과

4) Antifibrinolytic agent: 점막출혈, 특히 발치 후 출혈 시 유용

- Epsilon-aminocaproic acid: 부하용량(200 mg/kg 최대 10g) 이후 6시간마다 100 mg/kg
- tranexamic acid: 25 mg/kg, 하루 3~4회
- tranexamic acid는 혈전합병증의 과거력이 있거나, 혈뇨환자(요로내 혈전형성 가능성), 흉부수술(용해되지 않는 혈전형성 가능성), 중추신경계 출혈(동맥수축으로 인한 허혈성 괴사촉진 가능성) 시에는 금기

** 제VIII 인자 억제인자(항체)가 존재하는 경우

- Low-responder: high-dose human or porcine factor VIII
- High-responder: bypassing agent (recombinant VIIa), prothrombin complex preparations

5) Emicizumab: 제VIII 응고인자 억제제 유무에 관계없이 A형 혈우병(선천성 8인자 결핍증)을 앓고 있는 성인 및 소아 환자의 출혈 빈도를 예방하거나 감소시키기 위한 예방요법제 UPDATE

III. 후천성 응고 장애

1. 비타민 K 결핍

1) **원인**: 신생아, 담도 폐쇄, 비타민 K 흡수 장애, 영양 결핍, 약제

2) **치료**

- Vitamin K replacement: 10~20 mg SC, IM, or IV(아나필락시스 반응 가능성으로 가능한 IV는 피함)
- 응고검사 결과가 교정되는 데는 10~12시간 정도 걸림
- FFP: 심한 출혈이 있거나 응급 시술을 앞둔 경우

2. 파종혈관내응고(disseminated intravascular coagulation, DIC)

1) **원인**: 산과합병증, 혈관내 용혈, 패혈증, 악성 고형종양, 급성 전골수구백혈병(acute promyelocyte leukemia), 화상, 심한 외상, 급성 간손상, 체내 인공물 삽입 등

2) **진단**: 특이적인 진단 방법은 따로 없으며, 검사결과 및 임상상을 종합하여 판단

- PT, aPTT 연장, 혈소판 감소, fibrinogen 감소, D-dimer 상승

3) **치료**

- 원인이 된 전신질환의 치료가 중요
- 각각 환자의 상태에 따라 혈장제제 수혈을 포함한 supportive care를 시행
- Heparin: 혈관내 응고를 막기 위해 사용을 시도할 수 있음
- Anti-thrombin III: sepsis에 의한 DIC 에서 도움이 될 수 있음

3. 간질환의 응고 이상

1) 심한 간부전이나 급성 간손상 시에 나타나며, DIC 와 유사한 검사소견을 보임

2) 간기능 소실에 의해 응고인자 생성이 급격히 감소하는 것이 원인

3) 비장비대: 비장 내 혈소판 축적에 따른 혈소판감소증 동반

4) 치료: Vitamin K replacement, FFP, cryoprecipitate transfusion

IV. 혈소판감소증

*침습적 시술 및 항혈소판/항응고제 치료를 위한 혈소판의 안전 수치(절대적 기준은 아님)

표 4-9-3. 각종 술기 및 상황별 혈소판 수치의 기준

Procedures	Platelet count
BM aspiration/biopsy	국소압박지혈로 < 20,000/μL에서도 가능
Tooth extraction, Childbirth	30,000~50,000/μL
Lumbar puncture	> 50,000/μL
Cesarean section	50,000~80,000/μL
Neurosurgery, Epidural anesthesia	80,000~100,000/μL
Antiplatelet agents	> 30,000/μL
Anticoagulants	> 50,000/μL

- 무증상 혈소판 감소증의 예방적 혈소판 수혈: 절대적 기준은 < 10,000/μL이나, 출혈/감염/백혈구증가증/혈소판 수의 급격한 저하/응고 장애가 있는 경우는 예방적 혈소판 수혈 적응증의 기준이 높아짐
- 혈소판감소증이 있는 환자에서 항혈소판제 혹은 항응고제 치료의 시작과 끝은 신중하게 결정해야 하며, 혈소판감소증의 정도와 혈전증의 예방/혹은 치료의 중요성에 따라 환자별로 치료방침을 결정해야 함

1. Thrombocytopenia의 감별진단

- Pseudothrombocytopenia: 말초혈액도말검사에서 platelet clumping을 확인, sodium citrate 혹은 heparin 용기로 다시 검사함
- Drug-induced, Infection-induced, Gestational thrombocytopenia, Liver disease, ITP, HIT, TTP, autoimmune disease(예: SLE)

2. Immune thrombocytopenia (ITP)

1) 진단: 다른 질환을 배제함으로써 진단

- 기본 검사: CBC, PBS, HIV, HCV
- 골수검사 필요한 경우: 60세 이상, 검사에서 ITP로 설명되지 않는 이상소견 있을 때, 초기 치료(예: steroid, immunoglobulin)에 반응하지 않을 때
- 도움이 되는 검사: HBV(endemic areas), Helicobacter pylori(endemic area), 빈혈이 동반되어있는 경우 reticulocyte count와 direct antiglobulin test 검사를 통해 Evans 증후군 감별, quantitative immunoglobulin(common variable immunodeficiency or selective IgA deficiency), Blood group Rh(anti-D 치료 고려하는 경우), serologic testing for SLE.

2) 증상 및 신체검진

- 점막 및 피부의 출혈 소견이 흔함

- 치명적인 출혈(뇌출혈)은 드물게 발생
- 비장비대는 없음

3) 검사소견

- 말초혈액검사: 일반적으로 혈소판감소증 외에 다른 이상은 없음
- 골수: 정상 소견을 보이며, 거핵세포(megakaryocytes)는 정상이거나 약간 증가

4) 치료적응증: 혈소판 20,000/μL 이하 혹은 출혈 증상이 있을 때

(1) First line treatment

① Corticosteroids

- Prednisolone 1 mg/kg/day: 약 70%에서 반응을 보이나, 상당수가 재발함

② IVIg, IV anti-D

- 대부분 2~3주간의 transient response
- critical bleeding이 있거나, 수술 등의 이유로 빨리 혈소판을 올려야 할 때 주 로 사용
- 혈소판 20,000/μL 이하에서 보험급여 가능
- IVIg: 1 g/kg/day for 2 days or 400 mg/kg/day for 5 days
- IV anti-D: 50~75μg/kg for 1 day: Rh+ 환자에게만 사용, 부작용으로 용혈 가능

(2) Second line treatment

- steroid-dependent: > 20,000/μL 유지 위해 prednisolone 10 mg/day가 요구되는 경우
- steroid refractory: Prednisolone 1mg/kg 4주 이상 치료에 > 20,000/μL이 되지 않을 때

① Splenectomy

- 반응률 약 70%, 수술 전 부비장 여부 확인(비장스캔, 복부단층촬영)
- 2주 전 vaccination 필요(pneumococcus, meningococcus, hemophilus)

② Thrombopoietin receptor agonist (eltrombopag, romiplostim)

- corticosteroid와 IVIg에 refractory 하여 비장 절제술 후 재발하거나 corticosteroid와 IVIg에 refractory 하나 비장절제 금기인 환자에서 혈소판이 20,000/μL 이하이거나 20,000~30,000/μL이면서 임상적 의의가 있는 출혈(CNS, GI, ocular 등)을 보일 때 최대 6개월까지 보험급여인정
- eltrombopag: 초기용량 25 mg 1일 1회 복용(max. 50 mg/kg)
- romiplostim: 초기용량 1 mcg/kg 주 1회 피하주사(max. 10 mcg/kg) 두 약제 모두 혈소판 반응에 따라 증감량 및 중단

③ 기타: azathioprine, cyclosporine A, cyclophosphamide, danazol, dapsone, mycophenolate mofetil, vinca alkaloids, rituximab

3. Heparin induced thrombocytopenia (HIT)

1) 원인

- Heparin과 platelet factor 4 complex에 대한 항체가 생성되어 혈소판이 파괴
- Conventional heparin이 LMWH에 비해 HIT 발생 가능성 10배 높음

2) 증상

- Heparin에 노출된 후 5~14일 정도 후에 경도~중등도의 혈소판감소를 보임
- 과거 노출력이 있는 환자의 경우는 2일 이내에도 발생
- 동맥 또는 정맥 내 혈전증이 발생할 수 있음(출혈은 드물다)

3) 진단

- HIT의 진단은 4T's 임상 기준과 검사 결과(antiheparin/PF4 Ab 검출) 모두 사용

4) 치료

- 즉시 Heparin 중단하고 다른 종류의 항응고제(Direct thrombin inhibitor (argatroban, lepirudin), bivalirubin, fondaparinux, danaparoid) 치료를 시작한다.
- warfarin은 venous gangrene의 위험성이 있으므로 처음에는 금기(혈소판 수치 정상으로 회복된 후 사용 가능)
- 혈소판 수혈: 출혈 예방 목적으로의 사용은 relative contraindication

Tip

4T's score for HIT: 6~8점이면 임상적으로 HIT의 가능성이 높다.

항목	구분	점수
혈소판 감소	50% 이상 감소	2
	30~50% 감소	1
혈소판 저하 시기	헤파린 사용 5~10일 사이에 저하, 혹은 30일 안에 헤파린 노출력이 있으면서 헤파린 사용 1일 이내 저하	2
혈전 및 기타 합병증	새로운 혈전, 피부괴사, 정맥주입 헤파린에 급성 전신 반응	2
	진행성 혹은 재발성 혈전, 비-피부괴사성 병변, 혈전 의심 증상	1
혈소판 감소의 다른 원인 존재	의심되는 다른 혈소판 감소의 원인 없음	1

4. Thrombotic thrombocytopenic purpura (TTP)

1) 원인

임신, 악성 종양, 고용량 항암 치료(mitomycin C 등), HIV, 항혈소판제(ticlopidine, clopidogrel), 조혈모세포이식 등

2) 진단

* Classic pentad
  (1) Microangiopathic hemolytic anemia (MAHA)
  (2) Thrombocytopenia
  (3) Acute renal failure (ARF)
  (4) Neurologic abnormalities
  (5) Fever
* PLASMIC score를 통하여 TTP 가능성을 예측할 수 있음. UPDATE
  (https://www.mdcalc.com/calc/10200/plasmic-score-ttp)

3) 검사소견

- CBC: anemia, thrombocytopenia
- hemolysis: Reticulocyte 상승, LDH 및 Bilirubin 상승, haptoglobin 감소
- $ADAMTS_{13}$: 감소(활성도가 <10%이면 TTP에 진단적이며 $ADAMTS_{13}$에 대한 억제 항체 검사도 함께 시행하면 확진에 더욱 도움이 됨
- PB smear: schistocytes (fragment RBC)

4) 치료

- plasmapheresis: TTP 의심되는 경우 가능한 빨리 시행, 50~80%에서 반응을 보이나, mitomycin C나 동종조혈모세포이식에 의한 이차성 TTP의 경우 치료반응이 없을 수 있음
- 기타: high dose corticosteroid, dipyridamole, immunomodulatory drugs (rituximab, vincristine, cyclophosphamide, splenectomy), caplacizumab (a humanized immunoglobulin fragment that prevents interaction of platelets with the A1 domain of von Willebrand factor)

••• 참고문헌 •••

1. Harrison's Principles of Internal Medicine (21th ed.), Chapter 65, 115, 116.
2. Williams Hematology (10th ed.), Chapter 116, 128.

CHAPTER 10

정맥혈전증 및 항혈전 치료

Venous thromboembolism and Antithrombotic therapy

방수미

I. Risk factors for venous thromboembolism (VTE)

표 4-10-1. Risk factors for VTE

Acute provoking factors	
Hospitalization	Long-distance travel
Surgery	Recently commenced estrogen therapy
Trauma or fracture of lower limbs or pelvis	Intravascular device (ex: venous catheter)
Chronic predisposing factors	
Inherited	*Acquired*
Protein C or S deficiency	Old age
Antithrombin deficiency	Obesity
Factor V Leiden	Cancer/anti-cancer treatment
Prothrombin G20210A mutation	Leg paralysis
Inherited or acquired	Hormone replacement
High plasma homocysteine	Pregnancy or puerperium
High plasma coagulation factor VIII, IX, XI	Major medical illness

II. 과응고경향(hypercoagulability)의 감별

1. Inherited thrombophilia 감별이 반드시 필요한 경우

- 45세 미만에 발생한 혈전증
- 반복되는 혈전증
- 비전형적인 위치의 혈전증(뇌정맥동, 장간막정맥, 간정맥 등)
- 정맥혈전증의 가족력

2. 검사항목

1) Inherited thrombophilia

- 유전성 항응고물질 결핍: protein C, protein S, antithrombin
- 응고물질 과다: factor 8, factor V Leiden*, prothrombin G20210A mutation*

*한국인에서는 매우 드물며, 외국인 환자의 경우 검사

2) Acquired thrombophilia

- 항인지질항체 증후군: lupus anticoagulant, anticardiolipin antibody, antibeta-2-glycoprotein I antibody
- 악성 종양: 문진 및 신체검사에서 이상소견 있으면 이에 맞춘 검사 시행, 환자의 연령과 성별 등에 맞춘 내시경, 부인과 초음파, 유방촬영, 간염보균자의 경우 CT 등의 검진

III. 진단 Part 1. 호흡기 Chapter 10-III. 참고

1) 혈액검사

- D-dimer: 정상범위일 경우 정맥혈전을 배제하는데 유용한 지표

2) 영상검사

- Ultrasonography: 하지 정맥 혈전증 확인의 1차 검사

*CT angiography(정맥 조영): 초음파를 할 수 없거나, 초음파 검사로 결론 내리기 어려운 경우

- CT angiography(정맥 조영): 폐동맥, 내장 정맥 등의 혈전증이 의심될 경우 1차 검사로 시행

*Lung perfusion scan: CT 및 조영제 사용이 어려운 경우 대체 검사법

IV. 치료 Part 1. 호흡기 chapter 10-IV. 참고

1. Massive pulmonary embolism

Systolic BP가 90 mmHg 이하인 폐동맥색전 환자에서 출혈 위험이 없는 경우, t-PA 등의 혈전용해제를 2시간 정주한다. 혈전용해술 이후 상태가 안정되면 항응고제를 표 4-10-2에 준해 사용한다.

정주 혈전용해제의 대안으로는 혈관조영을 이용한 혈전용해술, 수술적 혈전제거술 및 ECMO 적용을 검토할 수 있으며 환자의 치명적 상태를 고려할 때 신속한 대처가 필요하다.

2. Non-massive pulmonary embolism and deep vein thrombosis

- 치료 시기별 치료 약제의 선정은 표 4-10-2와 같음
- 3~6개월 이후의 확장치료는 선천성 혈전호발성향증 및 항인지질항체증후군이나 활동성암 등 후천적 위험이 지속될 경우 출혈 위험도를 평가하여 지속할지 결정

표 4-10-2. Phases of anticoagulation treatment for VTE

Drugs	Initial treatment (0~7 days)		Secondary treatment (7 days upto 3~6 months)	Extended treatment (3~6 months to indefinite)
	DVT	Non-massive PE		
Unfractionated heparin				
CIV	According to aPTT	According to aPTT	–	–
SC	According to aPTT	According to aPTT	–	–
SC	Weight-adjusted dose	Weight-adjusted dose	–	–
Low-molecular-weight heparin (SC)				
Dalteparin	200 IU/kg qd	200 IU/kg qd or	150 IU/kg	150 IU/kg
		120 IU/kg bid		
Enoxaparin	1.5 mg/kg qd	1.5 mg/kg qd or	1 mg/kg	1 mg/kg
		1 mg/kg bid		
Oral anticoagulants (PO)				
Rivaroxaban	15 mg bid (3 weeks)	15 mg bid (3 weeks)	20 mg qd after 3 weeks	10 mg qd
Apixaban	10 mg bid (1 week)	10 mg bid (1 week)	5 mg bid after 1 week	2.5 mg bid
Edoxaban	–	–	60 mg qd after LMWH	60 mg qd
Edoxaban	–	–	30 mg qd in ClCr of 30 to 50 ml/min or a body weight < 60 kg	30 mg qd in ClCr of 30 to 50 ml/min or a body weight < 60 kg
Dabigatran	–	–	150 mg bid after LMWH	150 mg bid
Warfarin	–	–	According to INR of 2.0~3.0	According to INR of 2.0~3.0

3. Inferior Vena Cava (IVC) filter

1) 항응고치료의 절대적 금기증: 최근 주요부위 출혈력이 있거나, 현재 출혈이 동반된 경우
2) 출혈 위험이 감소하면 제거할 수 있는 retrievable IVC filter를 사용하며, 필터 제거 후에는 표 4-10-2에 맞추어 항응고요법을 개시

4. 암 관련 정맥혈전증

1) 비암(noncancer) 환자의 pulmonary embolism 및 deep vein thrombosis보다 치료 중 재발률이 높고 출혈의 위험도 또한 높아서 적극적인 치료와 부작용에 대한 관찰이 필요함
2) 와파린보다 효과가 우수한 LMWH이 표준 치료제였으나, 주사제제 장기 사용에 따른 불편함 등을 극복하기 위해 암환자 대상의 3상 비교연구가 시행되었고, 새로운 경구항응고제인 apixaban, edoxaban, rivaroxaban의 약효 동등성이 입증되어 사용이 권고됨
3) 하지만, 새로운 경구항응고제는 절제가 불가능한 상부위장관 종양을 가진 암환자에서는 위장관 출혈이 유의하게 상승할 수 있으므로 사용에 주의가 필요함
4) 6개월 이상 연장치료가 필요한 경우 apixaban은 비암환자와 같이 2.5 mg bid로 용량 감량이 가능함 UPDATE

V. 정맥혈전 예방법

표 4-10-3. 정맥혈전 위험도에 따른 예방법

Risk	Patients or surgery	Thromboprophylaxis
Low	Minor surgery in mobile patients Medical patients who are fully mobile	Not necessary Early ambulation
Moderate	General open gynecological surgery General open urologic surgery Medical patients on bed rest or sick	GCS or IPC※ LMWH, LDUH or fondaparinux
High	THR, TKR, or HFS Major trauma or spinal cord injury Major surgery in patients with previous VTE or thrombophilia	LMWH, warfarin or fondaparinux IPC※

GCS, graduated compression stocking; IPC, intermittent pneumatic compression; LMWH, low-molecular-weight heparin; LDUH, low dose unfractionated heparin; THR, total hip replacement; TKR, total knee replacement; HFS, hip fracture surgery; ※in patient with risk of bleeding.

••• 참고문헌 •••

1. Harrison's Principles of Internal Medicine (21th ed.), Chapter 117, 118.
2. Kearon C. J Thromb Haemost 2012;10:507.511.
3. Agenelli G et al. N Engl J Med 2020; 382:1599-1607.

CHAPTER 11

혈액의 종양
Hematologic Malignancies

홍준식

I. 급성 골수성 백혈병(Acute Myeloid Leukemia, AML)

1. 임상양상

1) **빈혈증상**: 호흡곤란, 창백

2) **출혈경향**: 잇몸출혈이나 잦은 코피, 멍이 많아짐, 월경과다

3) **감염**: 호중구 감소에 의한 잦은 세균 감염

4) **백혈구증가증**: 두통, 호흡곤란, 흉부불편감, 시야이상, 의식변화 등

5) **골수 외 침윤**: 뼈 통증, 장기비대 및 임파선종대, 폐침윤, 심부전, 중추신경계증상 등

6) **과거력**: 항암 치료, 방사선 치료 유무를 확인(therapy-related AML)

2. 진단

1) **기본검사** UPDATE

CBC, PBS, coagulation panel (D-dimer), 골수검사(흡인 및 생검)

- 골수검체로 LLM (leukemia marker study) acute panel, chromosome analysis
- FISH 검사: AML panel or AML-MDS panel(경우에 따라 선택)
- Mutation 검사: FLT3-ITD & TKD PCR(필수검사), NPM1, CEBPA (normal karyotype인 경우, NGS로 대체가능), c-KIT (inv16 or t (16;16)이나 t (8;21) 동반 시)
- NGS panel (Hematologic malignancy gene panel (DNA + RNA)): 급성백혈병의 경우 초진단시와 재발시 검사 시행(NGS 검사는 결과 보고까지 3~4주 소요되며 이식필요여부 및 2차 치료제 선정을 위해 사용함)

2) **향후 치료를 위한 검사**

HBV/HCV, EchoCG (MUGA scan), HLA typing(< 70세로 이식을 고려시)

3) **기타 검사**

① 골수 외 침범의 의심되는 경우 해당 부위의 CT, MRI

② 감염 의심되는 경우 blood 및 urine, sputum 등 culture

③ 두통, 어지럼증 등 중추신경계 증상 호소 시 brain MRI와 lumbar puncture(혈소판감소증에 의한 출혈 경향 유의) 고려

4) 검사 소견 및 예후인자

표 4-11-1. AML의 검사 소견

WBC	Leukopenia, leukocytosis ★ Leukostasis & leukapheresis - 호흡곤란, 흉부 불편감, 중추신경계 증상, pseudohyperkalemia, pseudohypoxemia - 응급 leukapheresis: WBC가 10만 이상이거나 증상이 있을 때(Viscosity를 증가시킬 수 있으므로 RBC transfusion은 되도록 하지 않음)
RBC, Hb	Anemia
Platelet	Thrombocytopenia
Immature cells	Blasts Promyelocyte: acute promyelocytic leukemia (APL)에서 상승 Monocyte: monocyte lineage의 leukemia에서 상승
PBS	Immature cells, blasts, Auer rod 등
Coagulation	DIC: AML with PML/RARα (APL)
Bone marrow exam	BM blast ≥ 20%
Extramedullary involvement	조직검사 골수 내 blast가 20% 미만이라도, extramedullary leukemic cell이 발견되면 AML로 진단

표 4-11-2. AML의 염색체와 유전자 검사에 따른 예후 UPDATE

	Cytogenetics Molecular abnormalities
Favorable risk	t(8;21)(q22;q22.1)/ *RUNX1::RUNX1T1* inv(16)(p13.1q22) or t(16;16)(p13.1;q22)/*CBFB::MYH11* Mutated *NPM1* without *FLT3-ITD* bZIP in-frame mutated *CEBPA*
Intermediate-risk	Mutated *NPM1* with *FLT3-ITD* Wild-type *NPM1* with *FLT3-ITD* (without adverse-risk genetic lesions) t(9;11)(p21.3;q23.3); *MLLT3::KMT2A* Cytogenetic and/or molecular abnormalities not classified as favorable or adverse
Poor risk	t(6;9)(p23;q34.1)/ *DEK::NUP214* t(v;11q23.3); *KMT2A*-rearranged t(9;22)(q34.1;q11.2)/ *BCR::ABL1* t(8;16)(p11.2;p13.3)/*KAT6A::CREBBP* inv(3)(q21.3q26.2) or t(3;3)(q21.3;q26.2)/*GATA2*, *MECOM*(*EVI1*) t(3q26.2;v)/*MECOM*(*EVI1*)-rearranged −5 or del(5q); −7; −17/abn(17p) Complex karyotype, monosomal karyotype Mutated *ASXL1*, *BCOR*, *EZH2*, *RUNX1*, *SF3B1*, *SRSF2*, *STAG2*, *U2AF1*, and/or *ZRSR2* Mutated *TP53*

출처: NCCN Clinical Practice Guidelines in Oncology, Version 1. 2023.

3. 치료 UPDATE

치료는 관해유도와 공고요법으로 이루어지며, 고령(70세 이상)을 제외하고는 완치를 목표로 함.

1) (non-APL) AML 치료

(1) 관해유도요법(Remission induction therapy)

① Anthracycline (idarubicin 또는 daunorubicin)과 Ara-C의 병합요법(7+3)을 주로 사용, FLT3-ITD/TKD가 있는 경우 + midostaurin, Core binding factor(CBF)-AML인 경우 [t(8;21)(q22;q22.1) or inv(16)(p13.1q22)] gemtuzumab ozogamicin을 추가사용한다.

② 관해유도요법을 견딜 수 없는 고령에서는 hypomethylating agent 기반의 약제를 사용하고(decitabine: 만 65세 이상에서 급여, azacitidine/decitabine + venetoclax: 만 75세이상 혹은 ECOG PS 2이상에서 급여), 매우 고령이거나 신체 상태가 심히 불량할 경우에는 low dose cytarabine 혹은 수혈, 감염 조절 등 supportive care만 시행

③ Secondary AML (from MDS/CMML)인 경우 CPX-351 (Dual-drug liposomal cytarabine and daunorubicin)를 고려할 수 있다.

④ 시작한 지 1~2주 후에 ANC 0인 nadir가 시작되어 1~2주간 지속된 후 회복기에 접어듦

⑤ 추적 골수검사
- 골수기능이 회복되고 G-CSF 중단한 후 최소 3일 이상 지난 시점에 시행
- 진단 시 검사 결과 이상이 있었던 검사(염색체, FISH, 유전자검사 등)의 추적이 필요

(2) 공고요법(consolidation therapy)
- 잔여 백혈병 세포를 제거하기 위한 목적으로 시행
- 항암 치료만으로 공고요법을 하거나, 조혈모세포이식을 사용하거나 선택하게됨
- 항암의 경우 고용량 Ara-C 요법: 3회 반복

c.f. AML with *FLT3*-ITD/TKD - midostaurin 병합
AML with t(8;21) or inv(16) - gemtuzumab ozogamicin 병합

(3) Allogeneic stem cell transplantation

① 적응증
- 나쁜 예후인자를 가진 경우에는 꼭 필요함(중간 예후에서는 개별적 결정)
: *BCR*::*ABL1*, *FLT3*-ITD, *KMT2A*-rearrangement, MDS-related change등
: 초 치료 후 관해유도에 실패했거나, 재발한 경우

② HLA typing 결과가 일치하는 형제 또는 타인 및 HLA가 절반 일치하는 가족, HLA 가 2-mismatch 까지 허용 가능한 제대혈에서 조혈모세포를 공여

③ Transplantation Related Mortality의 위험이 있으므로 비교적 젊고(70세 이하) 전신상태가 좋은 환자가 이식의 대상이 됨

(4) 유지요법(공고치료후 독성이 덜한 약제로 1년이상 치료)
① APL 공고치료 완료후 ATRA 기반의 유지요법
② 조혈모세포이식이 적합하지 않은 non-APL AML환자에서 oral azacitidine 유지요법

(5) 표적치료제
① midostaurin(라이답트) – FLT3 억제제, 경구약제
- FLT3–ITD/TKD mutated AML의 1차치료로 표준요법(7+3 관해유도, 고용량 Ara-C 공고요법)에 D8–D21 2주간 추가하여 사용

② gemtuzumab ozogamicin(마일로탁) – CD33 antibody-drug conjugate, 주사약제
- favorable cytogenetics를 가진 AML의 1차치료로 표준요법에 D1 (D4, D7) 추가하여 투약

③ venetoclax(벤클렉스타) – Bcl–2 억제제, 경구약제
- 고령의 AML환자의 1차치료로 HMA 제제(azacitidine or decitabine)에 병합하여 사용

④ gilteritinib(조스파타) – FLT3 억제제, 경구약제
- 재발/불응성 FLT3–ITD/TKD mutated AML 적응증으로 단독투약

2) APL (AML M3) 치료

(1) All–trans retinoic acid (ATRA)
- APL에서 세포독성 항암제 혹은 ATO와 병용
- 단독 사용 시 완전 관해율: 80%
- 부작용: 피부 건조, 구역, 두통, 관절과 뼈의 통증, differentiation syndrome

(2) Arsenic trioxide (ATO)
- Anthracycline + ATRA 치료 후 재발한 경우나 anthracycline 불내성인 APL에 사용
- 사용 전 ECG로 QTc 연장 여부 확인하고 QTc 간격 연장을 유발할 수 있는 약제를 피함, QTc > 500 msec의 경우 전해질을 적극 교정하고 심부작용에 유의하며 진행, K > 4 mEq/dL, Mg > 1.8 mg/dL 유지

Tip

APL의 관해유도치료

APL은 전체 AML의 10%를 차지하며 완치율이 높지만 진단 초기 DIC에 의한 fatal coagulopathy로 뇌출혈 등의 치명적 출혈 합병증이 발생할 위험이 있어 신속한 대처가 필요

1. 말초혈액도말검사에서 promyelocyte가 관찰되어 APL이 의심될 경우 확진이 되지 않더라도 바로 ATRA를 사용
2. DIC 여부를 확인하고 DIC가 존재하거나 의심 시 CBC와 coagulation panel을 반복해서 검사하며 적극적으로 혈소판, FFP, cryoprecipitate 등을 수혈하여 출혈 경향을 교정
3. 출혈경향이 심한 경우 invasive procedure 진행에 유의
4. ATRA 사용 중 differentiation syndrome이 갑자기 발생할 수 있으므로 유의(표 4–11–5)

표 4-11-3. APL differentiation syndrome (ATRA syndrome)

관해유도치료 초기에 ATRA나 ATO에 의해 미성숙 백혈구들의 분화가 빠르게 일어나면서 사이토카인 분비가 증가하여 발생하는 일련의 증후군	
증상	호흡곤란, 체중증가, 발열, 부종, 흉수 및 심낭삼출액, 저혈압, 폐부종
진단	확진 방법은 따로 없으며, 임상적 판단이 필요
치료	1) ATRA/ATO 일시 중단 고려(hypoxia 등 회복 시까지: 관해유도치료시 anthracycline등 세포독성항암제가 투여되기 전인 경우에는 ATRA withdrawal syndrome의 발생가능성이 있으므로 ATRA의 중단은 신중을 기한다) 2) 세포독성 항암제의 사용 3) 부신피질호르몬: dexamethasone 10~20 mg/day 4) 기타 volume overload 유의 등 보존적 치료

* 관해유도치료에서 주로 나타나며, ATRA 유지요법 중에는 거의 발생하지 않음
* 호전된 후 ATRA 혹은 ATO는 다시 복용할 수 있으나 일부는 증상이 재발하기도 함.

II. 골수형성이상증후군(Myelodysplastic syndrome, MDS)

말초혈액의 범혈구감소증과 골수의 조혈 장애 및 미성숙한 조혈세포 증가를 보이는 질환. 50세 이상 고령에서 발생빈도가 높으며, 상당수가 AML로 이행

1. 증상 및 임상소견

1) **증상**: 빈혈, 혈소판감소증, 감염 비장비대(20%에서 관찰)

2) **과거력**: 항암 치료, 방사선 치료 유무를 확인(therapy-related MDS)

3) **가족력**: 유전성 질환의 일환으로 발생 가능

2. 진단

1) CBC, PBS: 혈구감소증 확인, 미성숙세포 출현 여부
2) 골수검사
   (1) 조혈모세포 10% 이상에서 골수형성 이상(dysplastic change) 관찰
   (2) Blast 5~19% (20% 이상이면 AML로 진단)
   (3) Chromosome analysis, FISH (MDS, AA panel), NGS Panel
3) 범혈구감소증 및 골수 세포의 형성이상을 유발할 수 있는 다른 원인을 배제
   Viral infection (hepatitis virus, HIV), autoimmune disease (SLE), vitamin B12 or folate deficiency, liver failure, hemolytic anemia
4) Serum erythropoietin (IPSS low or int-1에서 EPO 치료 고려 위해 시행)

3. 예후 UPDATE

IPSS나 IPSS-R (https://www.mds-foundation.org/ipss-r-calculator/)을 이용하며 NGS 결과를 반영한 IPSS-M (https://mds-risk-model.com/)을 통하여 더욱 정교한 예후 예측과 치료 결정이 가능하다.

표 4-11-4. IPSS (International Prognostic Scoring System)

	Score value				
	0	0.5	1	1.5	2
Marrow blast(%)	< 5	5~10		11~20	21~30
Karyotype	Good	Intermediate	Poor		
Cytopenia	0 or 1	2 or 3			

* Good karyotype: normal, −Y alone, del(5q) alone, del(20q) alone
* Intermediate karyotype: other abnormalities
* Poor karyotype: complex (3 than more abnormality), chromosome 7 abnormality
* Cytopenia: neutrophil count < 1,800/μL, platelets < 100,000/μL, Hb < 10 g/dL

표 4-11-5. Expected median survival and risk of AML progression according to IPSS

Risk category (% IPSS pop.)	Overall score	Median survival(y) in the absence of therapy	25% AML progression(y) in the absence of therapy
LOW(33)	0	5.7	9.4
INT-1(38)	0.5~10	3.5	3.3
INT-2(22)	1.5~2.0	1.1	1.1
HIGH(7)	= 2.5	0.4	0.2

출처: Blood 1997; 89: 2079-2088.

4. 치료

1) 대증요법: Transfusions, growth factors, iron chelation, antibiotics
2) DNA methylation inhibitor (azacitidine, decitabine): 약 20~40%의 반응률
3) Lenalidomide: 5q− syndrome (6개월 간 8 units 이상의 적혈구 수혈을 받은 수혈 의존 빈혈 환자에서 급여 인장)
4) Allogenic stem cell transplantation
5) ATG/CsA: 저형성(hypoplastic) 골수형성이상증후군에서 사용될 수 있음.

III. 만성 골수성 백혈병(Chronic Myeloid Leukemia)

t(9;22)(q34;q11)을 통해 philadelphia 염색체(22번 염색체)와 그로 인한 BCR/ABL fusion gene 생성이 특징적인 myeloproliferative neoplasm의 한 종류 UPDATE

1) 증상 및 검사소견(표 4-11-5):

진단시 90%이상이 chronic phase UPDATE

2) 진단:

(3)-(5)가 진단시 필수 UPDATE

(1) CBC, PBS: leukocytocis ("left shift", netrophils/basophils/esinophilis 증가)가 특징적, 혈소판증가와 경도의 빈혈 동반가능

(2) heptosplenomegaly: 신체검진으로 splenomegaly화

(3) 골수검사: 세포충실도 높고 섬유화 동반가능, BM aspiration은 PBS와 유사소견

(4) 세포유전학적 검사(골수): chromosome, BAR::ABL1, t(9:22) rearrangement FISH(혈액으로도 가능)

(5) 분자유전학적 검사(혈액): BCR/ABL1 PCR(정량, 정성(major+minor))

3) 치료 UPDATE

(1) Tyrosine kinase inhibitor (TKI) (표 4-11-6)

(2) 제한적 사용: hydroxyurea(확진 전 cytoreduction), Interferon (임산부 등)

(3) 조혈모세포이식: Blast crisis, 모든 TKI에 불내약성 혹은 저항성인 경우

표 4-11-6. CML의 병기별 분류 UPDATE

병기	검사소견(WHO기준)	임상적 특징
Chronic phase (CP)		무증상(50%), 피로 등 비특이적 증상, 비장 비대관련 복부불편감
Acclerated phase (AP)	One or more of the following: • 10%~19% blasts in PB or BM • PB basophils ≥ 20% • Platelet <100,000/ul, unrelated to therapy • Platetlet >1,000,000/ul, unresponsive to therapy • Progressive splenomegaly and increasing WBC unresponsive to therapy • Cytogenetic evolution	가속기>급성기로 진행하면 B symptoms, 출혈, 비장비대악화, 골수외 조직 침범과 관련한 증상들이 발생할 수 있음
Blastic crisis (BC)	One or more of following is present: • ≥20% blasts in PB or BM • Extramedullary blast proliferation (myeloid sarcoma)	

표 4-11-7. CML-CP 치료에 사용되는 TKI들 UPDATE

	Imatinib	Nilotinib	Dasatinib	Radotinib	Ponatinib	Asciminib
일일 용량 (CP 기준)	400 mg qd	300 mg bid	100 mg qd	300mg bid	45mg qd	80mg qd (40mg bid)
적응증	1차이상	1차이상	1차이상	1차	2차§, 3차이상	3차이상
상대적으로 흔한 부작용	BM suppression (leukopenia, anemia, thrombocytopenia)					
	Edema, Mulscle spasm	Rash, Liver dysfunction, Arterial occlusive events	Pleural effusion, thrombocytopenia	Liver dysfunction	Rash, Headache, Arterial occlusive events	

§ T315I양성, 2세대 TKI를 1차 치료로 사용한 경우

IV. 다발골수종(Multiple Myeloma)

형질세포의 종양으로, 골수 내 형질세포의 증식 또는 골수 외 형질세포종(plasmacytoma)의 형성을 보임. 일반적으로 1) 형질세포의 비정상적 증식과 2) 이에 의한 조직의 파괴(Related organ tissue injury, ROTI) 로 진단. ROTI 는 SLiMCRAB (S−60% plasmacytosis, Li-Light chain I/U>100, M-MRI 1 or more focal lesion, C-Hypercalcemia, R-renal insufficiency, A-Anemia, B-Bone disease)

1. 증상

1) **빈혈**: 70% 이상

2) **뼈의 통증, 병적 골절**: 골용해성 병변, 골절, 또는 형질세포종의 형성에 기인
   * Cord compression: Compression fracture 또는 형질세포종에 의해 발생. 수술이나 방사선치료 고려

3) **고칼슘혈증**: 30%의 환자, 변비와 식욕부진, 무력감, 신기능감소가 나타남

4) **신기능 저하**: 단클론성 단백에 의한 cast nephropathy, 고칼슘혈증, 동반된 아밀로이드증 등이 원인

5) **감염**: 폐렴, 요로계감염 등이 흔히 발생

6) **과다점도증후군(hyperviscosity syndrome)**
   (1) 혈장 내 단클론성 단백이 많아지면 점도가 증가하여 순환 장애를 일으킴
   (2) 뇌, 호흡기, 신장 등 증상 두통, 호흡곤란, 요량감소, 의식혼탁 등
   (3) 이뇨제 사용 시 증상을 악화시킬 수 있음
   (4) 치료: 혈장분반술(plasmapheresis)

2. 검사

1) CBC: 빈혈 소견, 다른 혈액질환의 감별

2) Chemistry

(1) Protein, Albumin

– Albumin/Globulin ratio (A/G ratio) 역전: immunoglobulin 증가에 의함

(2) Serum BUN/Creatinine: 신기능 평가

(3) Calcium, ionized calcium: 고칼슘혈증 확인

(4) LDH, CRP

(5) Beta−2 microglobulin: albumin과 함께 예후 판정에 중요

3) Serum/Urine protein electrophoresis (PEP): M-protein의 존재를 확인

4) 24시간 요단백 검사: Urine M-protein의 총량을 계산하기 위해 함께 시행

5) Serum/Urine immunofixation (IFE): M-protein의 종류를 확인

6) Quantitative Immunoglobulin G, A, M

7) Free light chain assay (kappa, lambda): 혈액검사는 민감도가 높고 신속히 결과를 얻을 수 있어 적극적으로 활용. 소변의 FLC 검사는 해석 불가능하므로 특별한 경우 제외하고 시행하지 않음.

8) Whole body CT: 골용해성 병변 및 형질세포종의 발견(bone scan은 도움이 되지않음)

9) 골수검사

(1) 골수 내 형질세포 증가 소견 확인

(2) Chromosome analysis, FISH, MRD: 예후 판정에 중요

10) 기타 부위 검사: 증상이 있는 부위에 대해 MRI, PET을 고려

3. 병기 및 예후

Revised-ISS를 주로 사용함

표 4-11-8. 다발골수종의 병기(Revised International Staging System)

	ISS criteria	5-year OS
Stage I	아래 조건을 모두 만족해야 함 Serum B2 MG < 3.5 mg/L Serum Albumin ≥ 3.5 g/dL No high-risk cytogenetics Normal serum LDH	82%
Stage II	Stage I or III 이 아닐 때	62%
Stage III	1. Serum B2 MG > 5.5 mg/L and 2a. High-risk Cytogenetics or 2b. Elevated serum LDH	40%

*High risk cytogenetics: t(4;14), t(14;16), del 17p

4. 치료

다발골수종은 생존기간이 길지만, 완치가 되는 경우는 대단히 드문 질환으로, "Long term palliation"을 하는 질환임. 자가조혈모세포이식이 가능한 환자에서는 자가조혈모세 포이식을 시행하는 것이 생존에 명확한 도움이 됨. 자가조혈모세포이식을 고려하는 환자는, 초회 치료는 가급적 골수 독성이 적은 항암제를 선택해야 함(Alkyator, Lenalidomide 등은 골수독성이 강함).

다발골수종의 치료제는 proteasome inhibitor (bortezomib, carfilzomib), IMiDs (thalidomide, lenalidomide, pomalidomide), immunotherapy (CD38, BCMA targeting), cytotoxic chemotherapy 등 다양한 종류가 존재함.

1) 항암 치료

- Symptomatic multiple myeloma, 즉 SLiMCRAB이 있는 경우에 한하여 치료

2) 약제 특징

(1) thalidomide: 태아 기형 발생, 허약감, 졸음, 말초신경독성, 정맥혈전증, 변비
(2) bortezomib: 말초신경독성, 혈구감소증, 피로, 소화기계증상(설사, 변비 모두가능), 근육통
(3) lenalidomide: 골수억제, 정맥혈전증, 태아기형, 이차성 악성 종양 발생(이론의 여지 있음)
(4) carfilzomib: 호흡곤란, 심부전, 부종, 허약감
(5) pomalidomide: 골수억제, 피로, 감염증
(6) daratumumab: ABO/Rh 검사에 영향을 줌(blood interference)

3) 자가조혈모세포이식

(1) 70세 미만의 환자에서 초기유도치료 후 고려
(2) 자가조혈모세포채집: 사이클로포스파마이드 또는 G-CSF 이용
(3) 고용량항암 치료(대개 melphalan ± busulfan 이용) 후 냉동 자가조혈모세포 주입

4) 증상 조절 및 합병증의 치료

(1) Bisphosphonate (pamidronate, zolendronate): 골절 위험성 및 통증 경감, 고칼슘 혈증의 치료
- Pamidronate: 60~90 mg을 250~500 mL의 생리식염주사액에 희석하여 1~4시간 동안 정맥주입, 4~6주마다 투약
- Zolendronic acid: 4 mg을 100 mL의 생리식염수 또는 5% 포도당 용액에 희석하여 적어도 15분 이상 서서히 정맥주입, 4~6주마다 투약(혹은 zometaready 사용)
- 신기능 저하 시 용량 주의
- Osteonecrosis of jaw: 치과 검진, 구강위생, 발치 등의 치료 후에는 최소 2~3주 후에 투약

(2) 빈혈: 수혈 또는 erythropoietin

(3) 골 병변: 통증치료(신경차단술 등), 방사선 치료, 수술 등

(4) 신대체요법: 혈액투석 등

V. 골수증식종양(Myeloproliferative neoplasm, MPN)

Multipotent progenitor cell에서 비롯되는 종양성 질환. 대개 만성적인 경과를 밟으나, AML로 이행되는 경우도 발생. MPN (ET/PV/PMF)는 JAK2와 calreticulin (CALR), MPL이 이 질환군의 driver mutation인 경우가 다수임. ET 및 PV 환자가 이 질환으로 입원하는 경우는 드물며 PMF 환자는 질환의 악화로 입원하는 경우가 있음

표 4-11-9. 각 MPN 별 AML transformation 빈도와 예후

	AML transformation 빈도	Survival
Polycythemia vera	5%	중앙생존기간 10년 이상
Essential thrombocythemia	< 5%	정상 수명
Primary myelofibrosis	4~5%	중앙생존기간 5년 미만

1. 일차골수섬유증(Primary myelofibrosis, PMF)

골수의 심한 섬유화로 인하여, 골수 외의 조혈이 일어나는 질환(비장비대). PV/ET와 달리 생존의 감소가 뚜렷하며, 백혈병으로의 진행 가능성도 높아 대부분의 경우 치료가 필요한 질환임. IPSS risk stratification이 필요

1) 증상 및 검진 소견

(1) Splenomegaly: 통증, 복부팽만감, 포만감, splenic infarction, splenitis

(2) Hepatomegaly: Portal hypertension, Portal vein thrombosis

(3) 골수 외 조혈 Extramedullary hematopoiesis (EMH): 비장, 간, 폐, 중추신경계 (IICP, cord compression을 유발)

2) 진단

(1) CBC: Anemia, variable WBC, platelet

(2) PBS: tear drop cell (dacrocytes), nucleated RBC, immature granulocytes

(3) Bone marrow: "Dry tap," Extensive fibrosis

(4) Gene mutation: JAK2 V617F (50~60%), CALR (20~30%), MPL (5%) 등

3) 치료 UPDATE

(1) JAK2 inhibitor: Ruxolitinib이 IPSS INT-2 이상의 환자에서 보험적용, Fedratinib이 ruxolitinib에 fail한 환자에서 보험적용(2023년부터)

(2) Allogeneic hematopoietic stem cell transplantation
- 55세 미만의 젊은 환자에서 고려
- 완전관해율은 약 40%, 5년 생존율은 약 50%

(3) 기타: anagrelide, interferon-alpha, hydroxyurea 등

VI. 급성림프구성백혈병(Acute lymphoblastic Leukemia, ALL)

Lymphoblast가 증식하는 종양으로, 성인에서는 급성 백혈병 환자의 약 20% 정도. 소아에서는 완치율이 90% 이상이나, 성인의 예후는 AML에 비해 좋지 않아 장기생존율은 20~25%정도임.

1) 특징 증상 및 임상소견

(1) B cell lineage는 골수 부전에 의한 빈혈 및 혈소판감소증이 심함.

(2) 백혈구증가증: 세포 크기가 작아 AML에 비해 leukostasis는 드묾.

(3) 골수 외 침범
- 비장, 간, 림프절, 뼈, 피부, 흉수, 남성의 생식선, 중추신경계
- T-cell lineage: 흉선(thymus)의 침범이 흔하며, 약 50%에서 종격동 종괴를 동반

2) 진단

(1) CBC, PBS: blast 존재 확인 및 혈구감소증의 진단

(2) 골수검사: chromosome analysis와 FISH, NGS Panel을 함께 시행

※ BCR/ABL translocation: 성인 B-ALL 환자의 약 25%에서 발견되며, 나쁜 예후 인자

(3) 골수 외 침범 부위에 대한 조직검사

(4) 중추신경계 침범 여부에 대한 검사: 뇌척수액 세포진검사

3) 치료 UPDATE

(1) 관해유도요법 및 공고요법: Vincristine, prednisolone, anthracycline, L-asparaginase 및 cyclophosphamide, cytarabine, methotrexate 등을 포함한 병합요법. 관해 확인 후 공고요법을 4~6차례 시행

(2) CNS prophylaxis: Intrathecal chemotherapy or whole-brain radiation

(3) BCR/ABL TKI (imatinib, dasatinib, ponatinib): Ph(+) B-ALL에서 항암제와 병용

(4) Blinatumomab: 재발/불응 B-ALL에서 사용, Cytokine Release Syndrome 주의해야 함. MRD양성 환자에서도 사용(아래의 (8) 참고)

(5) Inotuzumab Ozogamycin: 재발/불응 B-ALL에서 사용, VOD risk

(6) Allogeneic stem cell transplantation: 성인에서는 대부분 시행. 특히 고위험군 환자(BCR/ABL mutation, MLL mutation, 재발불응성)에서 시행

(7) Chimeric Antigen Receptor T treatment: 국내에서는 Kymriah 가 25세 미만 젊은 재발/불응성 ALL에서 허가

(8) Minimal residual disease (MRD) monitor가 중요한 질환으로, 유도요법 후 MRD를 측정하는 것이 강력하게 추천됨. MRD는 세포표면의 항원에 대한 검사와 분자유전학적 검사 모두 가능하므로, 초기 진단 시 검사 가능한 유전변이가있었다면 이에 대한 모니터링도 큰 도움이 됨. MRD가 양성인 경우 Blinatumomab 공고요법을 사용하여 예후의 개선 가능

VII. 악성 림프종 Chapter 07. 참고

1. 임상 양상과 치료 UPDATE

1) 호지킨림프종

(1) 임상 양상

- 10~20대에 가장 많이 발생하고 이후 드물다가 60세 이후에서 다시 호발
- 경부림프절종대(가장 흔함), 림프가 순환하는 방향으로 주변림프절~종격동종대

(2) 치료

많은 경우 완치 가능한 질환이므로 장기부작용을 고려하여 치료를 결정해야 함

- 국소병기(1, 2기): 총 3 or 4주기의 ABVD 요법 ± 방사선치료
- 진행병기(3, 4기): 6주기의 ABVD or BEACOPP 요법 혹은 Brentuximab Vedotin-AVD 요법(IPS 4점 이상)
- 원칙은 위와 같으나, 2 cycle 후의 Interim PET결과에 따라 후속 치료를 변경할 수 있음
- NLPHL과 같은 특별한 category 의 경우 개별화된 치료 필요

2) 비호지킨림프종

(1) 임상양상

- 림프절 종대, B증상, 골수 침범 시: 빈혈, 혈소판감소증, 백혈구 감소에 의한 감염
- 고등급림프종의 경우 진행이 빠르며 Burkitt lymphoma, lymphoblastic lymphoma는 매우 빨리 진행하므로 신속한 치료가 필요

(2) 치료

- DLBCL: R-CHOP 6회 시행이 표준요법
- PTCLs: CHOP, EPOCH, CHOP + etoposide 등. ALCL의 경우 Adcetris + CHP 으로 1차치료
- Extranodal NK/T cell lymphoma: 국소병기는 항암 + 방사선요법으로 70%이상에서 완치. 진행병기의 경우 L-asp를 포함하는 병합항암화학요법을 시행하

며 예후는 불량한 편(공고요법으로서 동종이식 추천됨)

- Burkitt lymphoma, lymphoblastic lymphoma: 급성 백혈병과 유사하게 치료 (고용량 항암 치료, 중추신경계 예방, tumor lysis 예방)
- 저등급림프종
  - 무증상인 경우 경과 관찰(watchful waiting)도 가능
  - 위에 발생한 marginal zone lymphoma of MALT의 경우 점막 국한 시 *H. pylori* 제균을 첫 번째 치료로 시행
  - 국소병기인 경우 radiotherapy 단독도 가능
  - 질병의 상태에 따라 치료가 필요한 경우 복합항암화학요법

3) 재발/불응 림프종

① 구제항암화학요법으로 다시 완전관해~부분관해를 얻은 후 자가조혈모세포이식이 많은 경우 추천됨

② 재발/불응인 ALCL, CD30 양성 PTCL 혹은 호지킨림프종의 경우 brentuximab vedotin

③ 자가이식 이후 재발한 환자 등 선별된 경우 동종조혈모세포이식 고려

④ DLBCL의 경우, Polatuzumab Vedotin, CAR-T (Kymriah) 기반 치료가능

⑤ Primary mediastinal B cell lymphoma, hodgkin lymphoma 재발의 경우 PD-1 inhibitor 사용가능

••• 참고문헌 •••

1. WHO Classification of Tumours of Haematopoietic and Lymphoid Tissue (4th ed.).
2. Williams Hematology (10th ed.), Chapter 82-109
3. Harrison's Principles of Internal Medicine (21st ed.), Chapter 102-112.
4. 혈액학 3판, Chapter 24-31. 2018, 대한혈액학회.

CHAPTER 12

조혈모세포이식
Hematopoietic stem cell transplantation

이정옥

고용량항암요법 또는 전신 방사선 치료(Total Body Irradiation, TBI)를 포함하는 전처치(conditioning)를 통해 환자의 골수를 제거한 후, 공여자(동종 혹은 자가)로부터 채집한 조혈모세포를 주입하여 조혈모세포가 생착하고 분화 증식하여 환자의 조혈능력을 회복되도록 하는 일련의 치료과정

I. 분류

1. 조혈모세포 공급원

1) 골수 조혈모세포이식

척추마취 또는 전신마취 하에 약 1,000 ml의 골수액을 흡인하여 조혈모세포를 수집. 말초조혈모세포에 비해 이식 편대 숙주반응 발생률은 적으나, 공여자의 출혈 및 통증 부작용으로 최근에는 거의 사용되지 않음

2) 말초 조혈모세포이식

현재 가장 많이 사용. 골수에서 말초혈액으로 조혈모세포를 가동화시켜 수집. 가동화를 위해 G-CSF, G-CSF + 항암제, G-CSF + plerixafor가 공여자(건강인, 환자), 질환 및 가동화 정도에 맞춰 사용됨

3) 제대혈이식

출산 직후 채취한 제대혈에 포함된 조혈모세포를 이용하는 이식. 공여자에게 해가 전혀 없고 GVHD가 적은 반면, 이식되는 세포수의 제한으로 생착부전의 위험이 있음

2. 조혈모세포의 공여자

1) 자가조혈모세포이식

환자의 조혈모세포를 채취하여 냉동보관 후, 전처치로 종양세포를 제거한 다음 냉동 보관된 조혈모세포를 해동 후 주입함으로써 전처치과정에 수반된 손상된 골수기능을 회복키는 치료법. 림프종, 다발골수종 등이 주요 적응증

2) 동종조혈모세포이식

- 전처치를 이용하여 환자의 종양세포 및 골수를 제거한 후 조직적합항원이 일치하는 공여자의 건강한 조혈모세포를 주입함으로써 잔존병의 사멸과 함께 이식편대종양효과(Graft versus tumor effect, GVT)를 이용하는 치료법. 혈액암뿐 아니라 골수부전, 자가면역질환 등 다양한 질환에서 사용됨

– 가능한 공여자: HLA 일치 혈연, HLA 일치/불일치 비혈연(국내, 해외), HLA 반일치(haploidentical) 혈연 및 제대혈

II. 조혈모세포이식 전처치(동종이식)

1. 목적

공여자세포를 거부하는 숙주세포의 면역반응을 억제하고 혈액암의 경우 암세포를 제거하는 두 가지 목적

2. 전처치 강도에 따른 분류(표 4-12-1)

표 4-12-1. 전처치 강도에 따른 분류

<table>
<tr><th></th><th>골수제거
(Myeloablative conditioning, MAC)</th><th>비골수제거
(Non-myeloablative, NMA)</th><th>저강도
(Reduced-intensity conditioning, RIC)</th></tr>
<tr><td>정의</td><td>조혈모세포 주입 없이 스스로는 회복 불가능한 심각하고 긴 시간의 혈구감소</td><td>조혈모세포 주입 없이도 시간이 지나면 회복가능한 정도의 혈구감소</td><td>MAC와 NMA의 정의에 해당되지 않음</td></tr>
<tr><td rowspan="2">이론적 배경</td><td rowspan="2">강력한 항암요법 또는 전신방사선조사를 통해 환자의 골수를 제거하고, 잔존 암세포의 완전한 사멸 효과를 기대</td><td>면역제거(Immunoablative)</td><td>MAC와 유사하나 용량 감소</td></tr>
<tr><td colspan="2">전처치의 강도를 낮추고, GVT 효과를 이용해 공여자세포가 생착되도록 함
이식 후 mixed chimerism 가능하고 공여자림프구주입술(donor lymphocyte infusion, DLI)을 통해 full engraftment 가능</td></tr>
<tr><td>장점</td><td>빠른 생착, 낮은 이식거부반응 및 재발률</td><td colspan="2">이식관련 사망률이 낮고, 이식 후 조혈기능 회복이 빠름.
고령에서 사용가능</td></tr>
<tr><td>단점</td><td>치료관련 사망률이 높음</td><td colspan="2">종양 부하가 많은 경우에는 재발의 위험이 높음</td></tr>
<tr><td>regimen 예시</td><td>TBI ≥ 5 Gy
Bu > 8 mg/kg</td><td>TBI ≤ 2Gy +/− purine analog
Flu+Cy +/− ATG
Flu + AraC + Ida
Cladribine + AraC
TLI + ATG</td><td>Flu + alkylating agent in reduced dose
Bu ≤ 8 mg/kg
Mel ≤ 140 mg/m
Thio < 10 mg/kg
Flu + reduced-dose TBI
TBI ≤ 5Gy or ≤ 8Gy (fractionated)</td></tr>
</table>

III. 조혈모세포이식의 중요 합병증

1. 감염

1) 이식전 평가: 감염의 과거병력 확인, 치과 검진, 특정 병원균에 대한 사전검사 (예 CMV, HBV, HCV, VZV, HSV, EBV, HIV, VDRL, toxoplasma, TB 등)

2) 예방

- 기관 지침에 따르되 환자의 개별적 상황에 따라 조정
- 일차예방, 이차예방, 선제치료(preemptive therapy-PCR과 같은 민감한 검사법을 통해 조기감염을 찾아 선제적으로 치료)
- 일반적으로 전처치요법 시작하면서 예방을 시작(예외: trimethoprim- sulfamethoxazole은 골수억제부작용이 있어 생착 이후 시작)

3) 이식후 단계별 흔한 기회감염(그림 4-12-1)

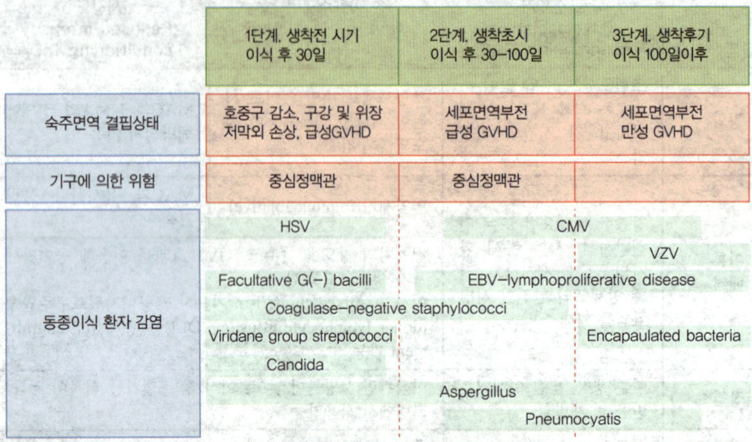

그림 4-12-1. 이식 후 단계별 흔한 기회감염
출처: 혈액학 3판, 44장, p. 519.

2. 이식편대 숙주반응(Graft versus Host disease, GVHD)

1) GVHD 분류(2005년 NIH 분류)(표 4-12-2)

2) Acute GVHD

① 발생 시기 및 빈도: 주로 100일 이내에 발생, 10~80%

② 침범 장기: 피부, 간, 위장관

③ 예방

- 약물적 방법: cyclosporine or tacrolimus +/− methotrexate가 주로 사용. mycophenolate mofetil (MMF), sirolimus 등도 GVHD 발생 위험도 등 개별 환자에 맞춰 선택
- 비약물적 방법: 생체 내 T세포 제거(ATG, 이식 후 cyclophosphamide), 생체 외 T세포 제거

표 4-12-2. GVHD 분류(2005년 NIH 분류)

분류	발생 시기	acute GVHD 특성 존재	chronic GVHD 특성 존재
Acute GVHD			
classic	≤ 이식 후 100일	있음	없음
persistent, recurrent or late-onset	> 이식 후 100일	있음	없음
Chronic GVHD			
classic	시기 제한 없음	없음	있음
overlap syndrome	시기 제한 없음	있음	있음

④ 임상등급(Glucksberg-Seattle 분류)(표 4-12-3)

표 4-12-3. 임상등급(Glucksberg-Seattle 분류)

병기(stage)	피부	간(빌리루빈)	장(설사량기준)	
1	반점구진상발진 <25% 체포면적	2~3 (mg/dL)	500~1,000 mL/d 혹은 지속적인 오심	
2	반점구진상발진 25~50% 체포면적	3~6 (mg/dL)	1,000~1,500 mL/d	
3	전신홍반	6~15 (mg/dL)	> 1,500 mL/d	
4	표피탈락 및 수포	> 15 (mg/dL)	> 1,500 mL/d or severe abdominal pain +/− ileus	
등급(grade)	**피부 병기**	**간 병기**	**장 병기**	**기능장애**
I	1~2	0	0	ECOG PS0
II	1~3	1	1	ECOG PS1
III	2~3	2~3	2~3	ECOG PS2
IV	1~4	2~4	2~4	ECOG PS3

⑤ 치료: Grade I의 경증 피부GVHD는 대부분 국소치료제로 호전되나, II이상의 경우 전신치료가 필요

- 일차치료제: methylprednisolone 2 mg/kg/day (2회에 나누어)로 시작
- 사용 중이던 cyclosporine 혹은 tacrolimus는 지속(중단할 수도 있음)

- 일차치료 실패 시(5일간 치료했는데 증상이 악화되거나, 7일 치료에도 변화가 없거나, 28일 치료로 완전히 호전되지 않을 경우): ruxolitinib, MMF, sirolimus, TNF-α blockers, monoclonal antibodies, ECP (extracorporeal photopheresis), PUVA (Psoralen ultraviolet irradiation)

3) Chronic GVHD

(1) **병태생리**: 정상 흉선기능의 저하와 말초 관용기전의 약화로 제거되지 않고 활성화된 공여자 T세포가 여러 표적기관을 공격하는 것이 주요 기전. acute GVHD와 달리 자가면역질환과 유사한 임상양상을 보임

(2) **침범 장기 및 임상양상**

- 피부: 홍반, 건조, 가려움, 백반증, 과색소증, 구진편평태선, 결절, 박탈, 피부경화
- 손발톱: 손발톱이상증, 손발톱 박리증
- 두피 및 머리카락: 탈모, 머리카락 가늘어짐
- 입: 입마름, 궤양, 통증, 잇몸염증, 홍반, 편평태선, 색소침착, 구축 치아우식
- 눈: 안구건조증, 통증, 눈부심, 눈물생성 감소
- 생식기: 건조, 편평태선, 성교통증, 음부위축, 자궁협착
- 간: 간기능검사 이상
- 위장관: 식욕부진, 오심 및 구토, 체중감소, 설사, 연하곤란, 흡수장애, 식도협착
- 폐: 폐쇄세기관지염, 기침, 호흡곤란, FEV1감소
- 근육, 근막 및 관절: 근막염, 근육염, 근육통, 관절통, 관절염, 관절구축
- 조혈 및 면역계: 호산구증가, 림프구감소, 자가면역용혈빈혈, 면역성혈소판감소증
- 기타: 심장막염, 흉막염, 흉막삼출, 복수, 말초신경병증, 신증후군

(3) **등급(다양한 분류기준이 있음)**

- NIH scoring system: 침범부위별 증상 및 징후를 0~3점으로 점수화 하고 합산하여 경증/중등도/중등의 3단계로 평가

(4) **치료**: 다학제적 접근 필요. 일반적으로 경증은 국소치료, 중등도부터는 전신치료 필요함

- 일차선택약: prednisolone 0.5~1 mg/kg/day
- 발생 시 투약 중이던 cyclosporine 혹은 tacrolimus를 지속할 수 있음
- 침범 장기별 보조치료: 각과 전문가에 의뢰하여 적절한 보조치료 병행
- 감염증 발생의 위험이 높으므로, 기관별 감염예방 지침에 따라 예방적 약제 추가
- 스테로이드 불응성: ruxolitinib, ibrutinib, MMF, sirolimus, imatinib, TNF-α blockers, IL-2, monoclonal antibodies, ECP, PUVA

3. Hepatic sinusoidal obstruction syndrome (SOS)

= veno-occlusive disease (VOD); sinusoidal endothelial cell의 손상으로 시작되며 국소 염증 및 응고 및 섬유소 용해 경로의 활성화 및 증폭으로 간손상이 유발되며, 진행하면 궁극적으로 다발장기 이상 발생.

1) **classic SOS 진단기준(EBMT criteria)**: 이식 21일 내에 TB> 2 mg/dL이면서 다음 3가지 중 2가지 존재
   - 통증을 동반한 간비대, 체중 5% 이상 증가, 복수

2) **예방**: Ursodeoxycholic acid +/− low dose heparin, Defibrotide(소아)

3) **치료**
   - 세심한 대증치료가 매우 중요(fluid balance, 간독성 약제사용 최소화, 통증조절, renal perfusion 유지, 복수조절, 혈액투석 등)
   - 중증환자에서 일차치료: defibrotide(고가약제, 처방전 보험급여기준 확인필요) 용법:6.25 mg/kg q6hr, 기간: 21일 이상 혹은 SOS호전까지

••• 참고문헌 •••

1. Williams Hematology (8th ed.), Chapter 21.
2. Harrison's Principles of Internal Medicine (21th ed.), Chapter 114.
3. 혈액학 3판, 2018, 대한혈액학회, 제5부 조혈모세포이식.

CHAPTER 13

수혈
Transfusion

변자민

I. 수혈 전반에 관한 일반지침

1. 수혈 전 검사

1) 수혈의 주된 목적은 부족한 혈액성분을 보충하는 것임. 수혈부작용의 발생을 최소화하기 위하여 환자에게 필요한 성분만을 보충하는 성분수혈을 실시하며, 대안적 치료가 가능한지 확인 하는 과정이 필요함
2) 수혈 받을 가능성이 있는 환자에 대하여 ABO, RhD 혈액형검사를 실시하도록 하며, 비예기항체선별검사를(antibody screening test) 시행하는 것이 강력히 권장됨. 특히 임신, 수혈, 이식, 특정 약제 노출력(e.g. daratumumab) 등의 이력이 있는 환자는 비예기항체 생성률이 높음

2. 혈액주입 속도 및 시간★

<table>
<tr><th colspan="3" rowspan="2">혈액은행 보존온도 및 기간</th><th rowspan="2">혈액은행 준비
및 보관기간</th><th>운반기간</th><th colspan="2">수혈시간</th></tr>
<tr><th>권장</th><th>권장</th><th>최대</th></tr>
<tr><td>농축적혈구제제
(RBC)</td><td>1~6°C</td><td>35일</td><td>-</td><td rowspan="4">30분
이내</td><td>실온 2시간</td><td rowspan="4">실온
4시간</td></tr>
<tr><td>농축혈소판제제
(PC)</td><td>20~24°C</td><td>5일</td><td>-</td><td>실온 1시간
(1 dose)</td></tr>
<tr><td>신성동결혈장제제(FFP)</td><td><-18°C</td><td>1년</td><td>해동 후 실온보관,
3시간 이내
혹은 해동 후 1~6°C 본관, 24시간 이내
(수혈완료기준)</td><td>실온 1시간</td></tr>
<tr><td>동결침전제제
(cryoprecipitate)</td><td><-18°C</td><td>1년</td><td>해동 후 실온 보관,
6시간 이내</td><td>실온 즉시
(1 dose)</td></tr>
</table>

1) 원칙적으로 혈액제제에 약제를 같이 주입해서는 안됨
2) 혈액제제와 함께 투여될 수 있는 용액에 칼슘을 함유하는지 여부와 등장성 용액인지 여부를 꼭 확인
3) 0.9% 생리식염수, 알부민용액, 일부 등장성 정질액은 함께 투약될 수 있음

3. 희귀혈액형 환자의 수혈(RhD 음성 환자의 수혈)★

1) RhD 음성(RhD neg) 적혈구, 혈소판, 혈장의 공급이 가능한 경우 음성 혈액제제 수혈을 우선으로 함(진단검사의학과 수혈파트 타과의뢰)
2) *적혈구제제의 경우* 응급상황에서는 감작되지 않은(비예기항체 선별검사 음성) 남성과 폐경기 및 이후 여성은 RhD positive 적혈구를 수혈할 수는 있음
3) *혈소판의 경우* D 항원이 없기 때문에 RhD positive 혈소판을 수혈하여도 수혈의 효과에 문제는 없지만, 혈소판제제에 소량 포함된 적혈구로 인해 항-D 동종면역(alloimmunization)이 발생할 수 있으므로 이를 예방하기 위해 Rh 면역글로불린(WinRho®) 투여를 권장함. Rh 면역글로불린의 반감기는 3주이므로, 1회 투약을 통해 약 2~4주간 동종면역 예방 효과를 얻을 수 있음
4) 신선동결혈장(FFP)와 동결침전제제(cryoprecipitate)는 RhD 항원 여부와 무관하게 수혈이 가능

II. 혈액제제별 수혈지침 UPDATE

1. 농축적혈구(Red blood cell, RBC)

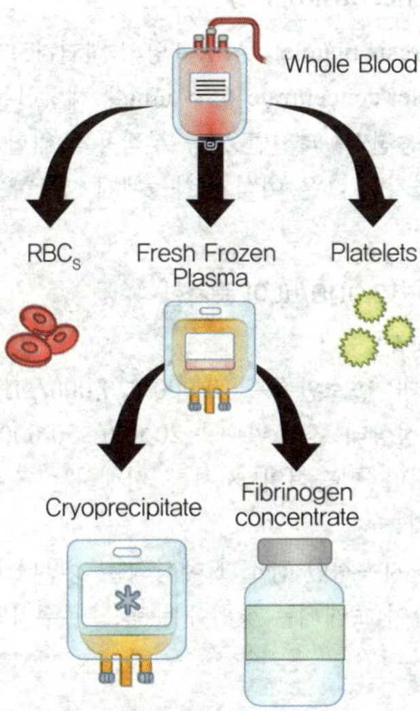

1) 보존기간: 35일
2) 60 kg 성인을 기준으로 packed RBC 1 unit 수혈 시 hemoglobin 1 g/dL 또는 hematocrit 3% 증가
3) 혈색소 수치에 따른 적혈수제제 수혈기준★

혈색소(Hb) 수치	수혈의 필요성	추가 고려사항
> 10g/dL	대부분 불필요	
7~10g/dL	부적절한 산소화와 관련된 위험 요인(실혈의 속도, 심호흡기계 능력, 산소소비, 관상동맥질환 등)과 전신/주요장기의 산소 공급 적정성 지표를 고려하여 수혈여부 결정*	
< 7g/dL	대부분 필요	환자가 안정된 상태이면 수혈 후 혈색소를 재평가하여 추가적인 수혈여부를 결정

*심혈관질환 환자 중 안정된 상태이고 증상이 없는 경우에는 Hb 8g/dL 미만에서 수혈을 고려. Acute coronary syndrome(ACS)이나 unstable angina 환자에서 혈색소 수치가 8~10g/dL인 경우 수혈을 고려할 수 있으나 이러한 경우 RBC 수혈은 이익과 위험성을 고려하여 결정함. ACS에서 Hb>10g/dL인 경우 RBC 수혈은 사망률을 증가시킬 수 있으므로 권장되지 않음

2. 농축혈소판(Platelet concentrate, PC)

→ 성분채집혈소판(Apheresis platelet, AP): 1명의 헌혈자로부터 혈액성분채집기를 이용하여 1 unit당 Platelet concentrate 6~8 unit에 해당하는 혈소판을 얻을 수 있음. 수혈에 따른 감염, 동종면역, 과민반응 등 부작용의 위험성을 낮출 수 있어 수혈을 자주 하는 혈액질환 환자들 혹은 이식 환자들에게 사용함

1) **보존기한**: 5일
2) **1 unit 수혈마다 5,000~10,000/μL이 증가함.**
3) **혈소판제제 수혈의 원칙★**
   - 출혈이 없는 안정상태: 혈소판수를 10,000~20,000/μL 이상으로 유지
   - 출혈은 없으나 불안정상태: 혈소판수를 20,000~50,000/μL 이상으로 유지
   - 활동성 출혈이 있거나 침습적인 처치를 시행하는 경우: 혈소판수를 50,000~100,00/μL으로 유지
   - 그 밖에 혈소판수의 지속적인 감소가 예상되는 경우나 패혈증, 항암치료 등 혈소판 수나 기능의 이상이 초래되는 상황에는 혈소판 수치와 별도로 수혈을 고려함

4) 혈소판수혈불응증(platelet refractoriness)

Corrected count increment (CCI): https://www.mdcalc.com/corrected-count-increment-cci-platelet-transfusion 환자 pre-transfusion platelet count, post-transfusion 1 hour platelet count, height, weight, platelet unit content (AP=3, PC=0.55) 값 필요

$$\frac{Post\ Tfcount(/\mu\mathrm{L}) \times BSA(\mathrm{m}^2)}{Nmber\ of\ PLTstransfused} = \text{Acceptable CCI:}10{,}000/\mu\text{L(post 1H)},\ 7{,}500/\mu\text{L(post 18~24H)}$$

- 원인: alloimmunization to HLA, 다른 원인 감별(fever, bleeding, splenomegaly, DIC or medication 등)
- 검사: detecting HLA antibody [PRA (Panel Reactive Antibody) 선별검사 class I, class II → 동정검사]
- 치료: HLA matched single donor apheresis platelets 수혈(현실적으로 어려움, 진단검사의학과 문의)

3. 농축 백혈구

1) 백혈구 헌혈자에게 12시간 전에 부신피질 호르몬제나 G-CSF를 투여하고 나서 혈액성분 채집기를 통하여 채집
2) 조혈모세포이식 등 심한 호중구감소증 환자에서 세균, 진균감염의 조절을 위해 사용
3) 채집된 백혈구의 생존 기간은 약 24시간에 불과하므로 채집 후 가능한 빨리 수혈해야 함
4) 채집 후 방사선조사(irradiation) 처리 후 수혈하며, 백혈구 수혈과 amphotericin 투약은 호흡기 부작용의 예방을 위하여 적어도 6~8시간 이상의 간격을 두도록 함

4. 신선 동결혈장(Fresh frozen plasma, FFP)

1) 전혈 채혈 후 6~8시간 이내에 분리한 혈장을 냉동
2) 성분: 모든 혈액응고 인자(섬유소원(fibrinogen), 제V인자, 제VII인자, 제VIII인자, 제IX인자 등)를 함유
3) 적정 수혈량: 10~12 mL/kg (60 kg 성인에서 3~4 units)
4) 적응증
   (a) 다수의 응고인자 활성이 저하되고 출혈 경향이 있는 경우에 사용
   (b) 수술 및 침습적 처치 전, 간기능 장애: PT가 참고 범위 중간 값의 1.5배 이상인 경우
   (c) 파종성 혈관내응고, 섬유소원 결핍: 섬유소원의 수치가 120 mg/dL 미만인 경우
   (d) 쿠마린계 약제 효과의 긴급 보정(다만 vitamin K도 함께 투약권고)
   (e) 특수 상황

- 대량 수혈: 희석성 응고장애
- 혈전 색전증 예방: C 단백, S 단백, 항트롬빈 결핍증
- 혈전성 저혈소판혈증자색반병(thrombotic thrombocytopenic purpura): 혈장 교환술법에서 치환 용액

5. 동결 침전 제제(Cryoprecipitate)

1) FFP를 1~6℃에서 녹일 때 생기는 흰색 침전물을 소량의 혈장에 부유하여 냉동한 혈액 제재
2) 제VIII인자, von Willebrand factor (vWF), 섬유소원, 제XIII인자 및 fibronectin을 함유
3) 성인에서 Cryoprecipitate 10 unit 수혈 시 fibrinogen이 약 70 mg/dL 상승
4) 적응증
   (a) 제8응고인자(혈우병A), 섬유소원(fibrinogen; 120 mg/dL 미만), 폰빌레브란트 인자와 제 13응고인자 결핍증에 사용, 기타 혈액응고인자 결핍증에는 사용해서는 안됨.
   (b) 폰빌레브란트병, 혈우병A, 제13응고인자 결핍증 환자에서도 바이러스 불활성화 응고인자 농축제제나 재조합 응고인자제제를 사용할 수 없는 경우에 한해서만 사용할 것을 권고함.

III. 혈액제재의 특수 처치

1. 백혈구제거 혈액제재(leukocyte-reduced blood component)

1) 백혈구제거란 혈액성분에서 백혈구를 제거하는 과정임. 이는 여과법(filtration)에 의해 주로 이루어짐. 공급혈액원에서 백혈구를 미리 제거 후 의료기관에 공급된 제제(저장전백혈구제거, prestorage leukocyte reduction)와 환자의 침상 옆 혹은 의료기관 혈액은행에서 백혈구제거를 시행한 제제(저장후백혈구제거, post-storage leukocyte reduction)가 있는데, 저장 중 백혈구에 의해 생성되는 IL-1, IL-8, TNFa 등의 사이토카인이 발열성수혈반응의 원인임이 알려지면서 엄격한 제제관리가 가능한 저장전백혈구제거제제가 널리 사용되고 있는 추세임
2) 목적★
   - 수혈로 인한 발열성 비용혈성 수혈반응의 예방
   - HLA 동종면역(Alloimmunization) 예방
   - 백혈구 내에 존재하는 거대세포바이러스(cytomegalovirus, CMV), 사람T세포백혈병바이러스(human T-cell leukemia virus-1, HTLV-1) 감염 전파의 예방
3) 수혈지침
   - 발열성수혈반응예방: 발열성비용혈성수혈반응의 예방

- 혈소판수혈불응증 예방을 위해 혈소판 동종면역(항-HLA 항체) 발생을 최대한 억제해야 하는 환자: 반복적인 수혈이 필요한 각종 백혈병, 재생불량성빈혈, 골수형성이상증후군(myelodysplastic syndrome), 골수부전증, 골수이식대상자, 동종 또는 자가 조혈모세포이식예정환자, 기타 혈액종양환자
- 백혈구를 통한 감염예방: 선천성 혹은 후천성 면역결핍자, 백혈병, 재생불량성빈혈, 항암요법 등으로 인한 면역저하자, 동종 또는 자가 조혈모세포이식환자 등
- 신생아(4주)로서 적혈구제제 및 혈소판제제 수혈이 필요한 경우
- 심혈관 수술환자

2. 세척혈액제재(Washed blood component)

1) 멸균생리식염수로 세척하여 대부분의 plasma를 제거(Lymphocyte는 잔존)
2) 적응증
   - 수혈로 인한 심한 과민반응
   - 신생아 용혈성 질환
   - PNH 환자에게 수혈 전 보체 제거 목적

3. 감마선조사적혈구/혈소판(Gamma-irradiated RBC/Platelet)

1) 25Gy 이상의 방사선을 혈액제재에 조사하여 lymphocyte를 제거

*동결된 혈장제제의 사용과 수혈관련 이식편대숙주반응(transfusion associated graft versus host disease, TA-GVHD)은 관련성이 보고되어 있지 않으므로 동결된 혈장제제(신선동결혈장, 동결혈장, 동결침전제제)에는 방사선조사를 하지 않음.

2) 목적 ★

- 적혈구제제, 백혈구제제, 혈소판 제제의 수혈이 필요한 환자에서 수혈관련 이식편대숙주병(TA-GVHD)을 예방
- 이식편대숙주병 발생 위험이 있으므로 혈연자간(부모/자녀, 조부모/손자, 형제자매, 사촌)의 수혈은 권장되지 않으나, 불가피한 경우 방사선조사를 통해 이식편대숙주병을 예방

IV. 수혈 관련 부작용 및 합병증

아나필락시스반응, 용혈성수혈부작용 등 중요한 수혈부작용은 수혈 후 15분 이내에 나타나는 경우가 많기 때문에 수혈 시작후 5-15분간 환자를 관찰하여야 함.

1. 급성 용혈수혈반응(Acute hemolytic transfusion reaction, AHTR)

1) 기전: ABO, Rh, Kell, Duffy 등 적혈구 항원에 대해 환자가 '이미 가지고 있는 항체(preformed antibody)'에 의해 발생

2) 증상: 저혈압, 빈맥, 발열, 오한, 혈색소뇨(hemoglobinuria), 흉통 및 옆구리 통증, 정맥주사 부위의 통증, 신부전, DIC

3) 처치

- 즉시 수혈을 중단, 수액 공급
- 수혈하던 혈액과 함께 환자의 검체를 보내 용혈에 관한 검사를 시행
- 혈액형 검체 채혈 시와 수혈 시작 전 인적 사항 확인이 가장 중요 ★

2. 지연성 용혈수혈반응(Delayed hemolytic transfusion reaction, DHTR)

1) 이전에 RBC alloAg에 노출력이 있어 감작된 경우 low Ab titer로 screening에서 검출되지 않았다가 다시 수혈을 받은 후 기왕 반응(anamnestic response)으로 alloantibody가 생성
2) 치료: Supportive care. 대개 저절로 좋아짐

3. 비용혈성 발열부작용(Febrile nonhemolytic transfusion reaction, FNHTR)

1) 수혈 후 2시간 내에 흔히 발생
2) 원인: 혈액제재 내 백혈구의 HLA antigen에 대한 antibody 및 혈액제재 보존 중 분비된 cytokine
3) 예방 및 치료: leukocyte-reduced blood component, acetaminophen or other antipyretics

4. 알레르기반응/아나필락시스반응(Allergic/Anaphylactic reaction)

1) 수혈 시작 직후에 urticaria, itching sense 발생. 심한 경우 anaphylactic shock을 일으킴
2) 원인: 혈액제재 내에 함유된 혈장단백에 의해 유발
3) 치료: 수혈 중단, 항히스타민제, anaphylactic shock의 경우 epinephrine, steroid 사용

5. 수혈관련 이식편대숙주병(Transfusion-associated GVHD)

1) T lymphocyte가 면역억제상태의 환자(BMT, lymphoma patient)에게 수혈되거나, HLA antigen을 공유하는 가족 간에 수혈을 시행했을 때 발생
2) 증상: 수혈 8~10일 후 발열, 피부병변, 간기능 이상, 골수 부전 및 범혈구감소증
3) 예후: 면역 억제 치료에 불응성으로, 대부분 3~4주 후 사망
4) 예방: 감마선조사 혈액제재

6. 수혈관련 급성 폐손상(Transfusion-related acute lung injury, TRALI)

1) 수혈 후 6시간 내 급격한 호흡곤란과 저혈압, 저산소증, 흉부 촬영상 폐부종 소견
2) 특별한 치료법은 없으며, 필요시 인공호흡기 사용 등 보존적 치료를 시행
3) 90% 이상에서 회복되며, 대부분 후유증을 남기지 않음

7. 수혈관련 순환량과다(Transfusion-associated circulatory overload, TACO)

1) 수혈 후 6시간 이내 다음 중 3개 이상 새로 발생 또는 악화: 급성호흡곤란(호흡곤란, 좌위호흡, 기침), BNP 증가, 중심정맥압상승, 좌심부전, 수액불균형, 방사선검사상 폐부종
2) 특별한 치료법은 없으며, 볼륨조절, 필요시 인공호흡기 사용 등 보존적 치료를 시행

8. 수혈전파성 감염(Transfusion-transmitted infection, TTI)

1) 헌혈자 선별이 중요
2) Infectious complication
   - Viral infection: HCV, HIV-1 HBV, HCV, CMV, HTLV-1, parvovirus B-19
   - Bacterial contamination
   - Parasites: malaria, babesiosis, Chagas disease

V. 대량 수혈(Massive transfusion)

1. 정의: 24시간 이내에 환자의 전체 체내 혈액량 이상을 수혈하는 것(10단위 이상의 전혈 또는 20단위 이상의 농축적혈구 수혈) 또는 3시간 이내에 환자 혈액량의 50% 이상을 수혈하는 경우
2. 70 kg 성인 남자에서 전체 순환혈액량은 5,000 mL 정도
3. 부작용: Hypothermia, thrombocytopenia, dilutional coagulopathy, DIC, Hyperkalemia, hypocalcemia, hypomagnesemia, acidosis

••• 참고문헌 •••

1. Harrison's Principles of Internal Medicine (21st ed.), Chapter 113.
2. 수혈가이드라인 제5판, 2022, 대한수혈학회.

Part 5

Endocrinology
내분비

CONTENTS

CHAPTER 01

당뇨병의 진단과 치료 원칙
Standards of medical care in Diabetes

박경수

I. 정의/분류

당뇨병은 인슐린 분비와 인슐린 작용이 다양한 정도로 결함을 일으켜 발생하는 고혈당을 특징으로 하는 대사질환군으로 정의됨. 당뇨병은 급성 합병증으로 고혈당성 위기와 저혈당을 동반할 수 있으며 만성 혈관합병증으로 망막병증, 콩팥병증, 신경병증 등의 미세혈관합병증과 뇌졸중, 심근경색, 말초혈관질환 등의 대혈관합병증을 일으킬 수 있음.

II. 진단 기준

1. 당뇨병: 다음 기준 중의 하나로 진단

1) 당화혈색소 6.5% 이상(National Glycohemoglobin Standardization Program 인증된 방법)
2) 8시간 이상 칼로리를 섭취하지 않은 상태에서 혈장 포도당 농도 126 mg/dL 이상
3) 75그램 경구당부하검사 2시간째 혈장 포도당 농도 200 mg/dL 이상
4) 고혈당에 의한 전형적인 증상이 있으면서 무작위 혈장 포도당 농도 200 mg/dL 이상

※단, 고혈당에 의한 전형적인 증상이 없는 경우 같은 시료에서 2개 이상 검사가 진단기준에 맞거나 서로 다른 시기에 검사한 시료에서 2개 이상 검사가 진단기준에 맞는 경우 확진이 가능함. 반복검사 에서 한 번은 기준에 맞으나 한 번은 안 맞는 경우는 3~6개월 뒤에 재검사해야 함.

2. 당뇨병의 위험군(전당뇨병)

당뇨병과 정상 내당능의 중간 단계를 말하며 이들은 제2형 당뇨병의 발병 위험이 높을 뿐 아니라 심혈관합병증 발병 위험도 증가됨

1) 공복 혈당장애: 공복 혈장 포도당 농도 100~125 mg/dL
2) 내당능장애: 75그램 경구당부하검사 2시간째 혈장 포도당 농도 140~199 mg/dL
3) 당화혈색소 5.7~6.4%

3. 임신성 당뇨병

표 5-1-1. 임신성 당뇨병의 진단 기준

기준	75그램 당부하검사 (1단계접근법)	100그램 당부하검사 (2단계접근법*)
공복	≥ 92 mg/dL	≥ 95 mg/dL
1시간	≥ 180 mg/dL	≥ 180 mg/dL
2시간	≥ 153 mg/dL	≥ 155 mg/dL
3시간		≥ 140 mg/dL
진단	1가지 이상 만족 시 진단	2가지 이상 만족 시 진단

*임신 24~28주에 50g 포도당 부하후 1시간 혈장 포도당 140 mg/dL이상(고위험임산부면 130 mg/dL 이상)이면 100그램 당부하검사 시행

III. 치료의 원칙

1. 당뇨병 치료의 목표

첫째 고혈당의 증상을 없애고, 둘째 혈당, 혈압, 지질, 체중 목표를 달성하여 당뇨병의 급·만성 합병증을 예방하고, 셋째 정상적인 생활을 영위할 수 있도록 하는 것임

1) 혈당 조절의 목표

혈당 조절의 목표는 당뇨병의 유병 기간, 나이, 기대 여명, 동반질환, 심혈관질환이나 진행된 미세혈관합병증, 저혈당 무감지증 등에 따라 개별화 하는 것이 중요함

(1) 임산부를 제외한 성인

- 당화혈색소 < 7%
- 식전 모세혈관 혈장 포도당 농도 80~130 mg/dL
- 식후 최고 모세혈관 혈장 포도당 농도 < 180 mg/dL

※공복 혈당은 목표에 근접하나 당화혈색소 목표에 도달하지 못하면 식후 혈당 조절에 유의

- 연속혈당측정을 하는 경우 목표혈당범위(time in range, TIR, 70~180 mg/dL) 내 시간 70% 초과, 목표혈당범위 미만(time below range, TBR <70 mg/dL) 시간 4% 미만, 특히 54 mg/dL 미만 시간 1% 미만

(2) 임신 중 혈당 조절 목표

- 식전 혈당 ≤ 95 mg/dL
- 식후 1시간 혈당 ≤ 140 mg/dL (혹은 식후 2시간 혈당 ≤ 120 mg/dL)

2) 혈압 조절의 목표

- 심혈관질환이나 심혈관질환 위험인자가 없는 당뇨병 환자의 혈압조절 목표는 수축기 혈압 < 140 mmHg, 이완기 혈압 < 90 mmHg이지만 환자의 특징이나 약물에 대한 반응에 따라 이보다 목표를 낮게 조정할 수도 있음

- 이미 심혈관질환이 발생하였거나 표적장기손상(알부민뇨, 만성신장질환-eGFR 60 mL/min/1.73m²미만, 망막병증, 신경병증, 좌심실비대) 또는 심혈관질환 위험인자*를 동반한 당뇨병 환자에서는 130/80 mmHg 미만으로 조절
- 고혈압을 동반한 당뇨병 환자에게 모든 항고혈압제를 일차약물로 사용가능하나 알부민뇨가 있거나 관상동맥질환을 동반한 경우는 안지오텐신전환효소억제제나 안지오텐신II수용체 차단제를 우선 사용.

*심혈관질환 위험인자-연령(남자 45세, 여자 55세이상), 흡연, 비만, 이상지질혈증, 조기 심혈관질환 가족력

3) 혈중 지질 농도 조절의 목표

(1) LDL 콜레스테롤
- 심혈관질환 동반한 경우 < 55 mg/dL 그리고 기저치보다 50%이상 감소시키도록
- 유병기간이 10년 이상이거나 주요 심혈관 위험인자 또는 표적장기손상을 동반한 경우 < 70 mg/dL
- 표적장기손상이나 주요심혈관 위험인자를 3개이상 동반한 경우 <55 mg/dL미만으로 감소시키는 것을 선택적으로 고려
- 유병기간이 10년 미만이면서 심혈관위험인자 없는 경우 < 100 mg/dL

(2) 혈중 중성지방 〈 150 mg/dL

(3) HDL 콜레스테롤 남자 〉 40 mg/dL, 여자 〉 50 mg/dL

2. 혈당 조절의 평가

1) 자가혈당 측정

(1) 하루에 여러 번 인슐린 주사를 맞거나 인슐린 펌프를 이용하고 있는 환자의 경우매 식전, 간식 전 반드시 혈당 측정, 경우에 따라 식후, 자기 전, 운동 전, 저혈당이 의심되는 경우, 저혈당 회복시기, 중요한 일 수행 전(운전 등) 등에 측정

(2) 그 외의 환자에서도 자가혈당 측정은 치료방침 결정, 자가혈당 조절 등에 유용함

(3) 자가혈당 측정은 보통 매 식전과 자기 전에 하나, 식후 혈당 목표 도달을 위해 식후 1시간 혹은 2시간째 혈당을 측정할 수 있음

2) 당화혈색소(HbA1c, hemoglobin A1c)

당화혈색소는 지난 2~3개월간의 평균적인 혈당을 반영함

(1) 혈당 조절이 잘 안 되거나 치료 방법이 변경된 경우 3개월마다 측정

(2) 혈당 조절이 안정적으로 목표 이내인 경우에도 1년에 최소 2번은 측정

(3) 반면 혈당 조절이 불안정하거나 매우 철저한 혈당 조절을 필요로 하는 경우 3개월보다 더 자주 측정할 수 있음

(4) 당화혈색소와 평균 혈당값

표 5-1-2. 당화혈색소와 평균 혈당값

HbA_1c	Mean glucose (95% confidence interval)	
%	mmol/L	mg/dL
6	7.0 (5.5~8.5)	126 (100~154)
7	8.6 (6.8~10.3)	154 (123~185)
8	10.2 (8.1~12.1)	183 (147~217)
9	11.8 (9.4~13.9)	212 (170~249)
10	13.4 (10.7~15.7)	240 (193~282)
11	14.9 (12.0~17.5)	269 (217~314
12	16.5 (13.3~19.3)	298 (240~347)

(5) 당화혈색소값과 자가혈당 측정 결과가 일치하지 않을 때 고려사항
- 혈당 측정기의 정확도, 측정 방법, 측정 빈도 등 평가 필요
- 자가혈당 결과에 비해 당화혈색소가 낮으면 수혈, 적혈구 회전율 변화 고려 (용혈, 출혈)

3) 연속혈당 측정(continuous glucose monitoring, CGM)

- CGM은 간질액(interstitial fluid)의 포도당 농도를 측정하는 데 혈당과 매우 잘 비례함
- 성인 제1형 당뇨병 환자에서 CGM은 자가혈당 측정 방법에 비해 당화혈색소를 유의하게 낮추고 저혈당을 줄여 줄 수 있음
- 저혈당이나 고혈당 경고 기능이 있어 혈당변동이 심하거나 저혈당 무감지증이 있는 경우 도움이 될 수 있음
- 다회 인슐린 주사나 인슐린펌프를 사용하는 당뇨병환자에서 연속혈당측정장치 사용을 권장함
- 제1형 당뇨병의 경우 건강보험 급여가 적용됨

3. 생활습관의 교정

1) 식사요법

알맞은 영양을 공급하고, 표준체중을 유지하기 위한 균형 잡힌 건강식

(1) **권장열량 결정**: 표준체중, 활동도 등을 고려하여 결정. 과체중이나 비만 시에 체중 감량을 고려하여 결정
- 예: 표준체중 계산: 남 – 키(m) × 키(m) × 22, 여 – 키(m) × 키(m) × 21
- 권장열량 계산: 표준체중×30~35(중등도의 활동량), 표준체중×25~30(적은 활동량), 표준체중×35~40(심한 활동량)

(2) 처방열량에 따라 식사 계획하기
- 탄수화물, 단백질, 지방의 섭취비율은 치료목표와 선호에 따라 개별화
  - 구성 비율 예시: 탄수화물 50~60%, 단백질 15~20%, 지방 30% 미만(포화지방산 7% 미만, 트랜스지방 최소화)
- 식품교환표를 이용하여 균형잡힌 영양소와 다양한 식품으로 구성된 식사를 하도록 계획

(3) 매 식사와 간식의 탄수화물 섭취량에 따라 인슐린 용량을 조정하는 탄수화물 계수법(carbohydrate counting)은 집중 인슐린 치료를 받는 환자에서 혈당을 조절하는 유용한 방법임

2) 운동요법

(1) 나이, 신체능력, 동반질환 등에 따라 개별화
(2) 처음 운동시작전 심혈관질환 및 미세혈관합병증 유무 평가하고 금기사항이 없는지 확인
(3) 중등도(최대 심박수의 50~70%)의 유산소 운동을 주당 150분 이상, 주 3회 이상 운동, 2일 이상 연속으로 운동 거르지 않기
(4) 금기증이 없을 경우 근력 운동을 주 2회 이상

3) 체중 조절

(1) BMI 25 kg/m^2 이상인 경우 > 5% 체중을 감소하고 이를 유지할 수 있도록 함
(2) 이를 위해 평소보다 500~700 kcal/day 에너지 결손을 유도함
(3) 보다 자세한 내용은 비만 편을 참조

4. 약물요법

1) 1형 당뇨병

(1) 다회 인슐린 주사나 인슐린 펌프 치료
(2) 다회인슐린주사용법시 식전 인슐린은 저혈당위험을 줄이기 위해 초속효성 인슐린을 우선 사용

2) 2형 당뇨병

(1) 약물 선택시 동반질환(심혈관질환, 만성 콩팥병, 심부전) 유무, 혈당강하효과, 체중에 대한 효과, 저혈당 위험도, 부작용, 나이, 비용 등을 고려
(2) 심혈관, 신장합병증 고위험군에 속하는 2형 당뇨병환자에서 심혈관 및 신장 위험도 감소를 목표로 하는 경우
- 죽상경화심혈관질환 동반시 심혈관이익이 입증된 sodium-glucose cotransporter−2 억제제(SGLT2i) 혹은 glucagon-like peptide−1 receptor agonist (GLP1RA)를 우선적으로 사용
- 심부전을 동반한 경우, 심부전에 대한 이익이 입증된 SGLT2i를 우선적으로 사용

- 알부민뇨가 있거나 추정사구체여과율이 감소한 경우(eGFR 60 mL/min/1.73 m^2미만) 신장이익이 입증된 SGLT2i를 우선적으로 사용하고, SGLT2i에 대한 부작용이나 금기가 있는 경우, 심혈관질환 이득이 입증된 GLP1RA를 고려

(3) 그 외의 경우 혈당과 체중 관리를 목표로 하는 경우

- 약물치료를 시작할 때 당화혈색소 목표와 현재 수준을 고려하여 메트포민 단독 사용 또는 다른 약제와 병용
- 목표 당화혈색소에 도달하지 못한 경우 기존약물의 증량, 또는 다른 계열약물과의 병용요법을 조속히 시행
- 약물요법시 혈당강하효과, 저혈당 위험, 체중에 대한 영향 등을 함께 고려

(4) 보다 자세한 내용은 항당뇨병 약제 편을 참조(그림 5-2-1)

5. 당뇨병 교육

당뇨병의 성공적인 관리를 위해 교육은 반드시 필요하여, 생활습관 교정은 물론 자가 혈당 측정 방법, 인슐린 주사법, 일상생활에서 부딪히는 여러 상황에 대처하는 방법 등을 교육하여 당뇨병 환자가 스스로 관리할 수 있는 능력을 키움으로써 당뇨병 관련 비용을 절약하고 치료 결과를 호전시킬 수 있음. 환자용 당뇨병 교재로 서울대병원 내분비내과에서 출판한「당뇨병 관리의 길잡이(제3판, 아침사과)」가 있음

Tip

당뇨병 아형에 따른 치료원칙

1) 제1형 당뇨병: 생활습관 교정과 인슐린 사용이 필요. CGM 사용 고려

(1) 다회(3회 이상) 피하 인슐린주사 혹은 인슐린펌프 치료

(2) 식전 혈당, 탄수화물 섭취량 및 예상되는 활동을 고려한 식전 인슐린 용량 조정

(3) 저혈당 위험을 줄이기 위해 식전 인슐린은 초속효성 인슐린으로 사용

2) 제2형 당뇨병(그림 5-2-1)

(1) 진단과 동시에 생활습관 교정

(2) 금기증이 없으면 Metformin이 일차 약제임. 3개월 이내에 혈당 조절 목표에 도달하지 못하면 병합요법 고려

(3) 심혈관질환, 만성 콩팥병, 심부전 유무에 따라 SGLT2i, GLP1RA 선택

(4) 목표 당화혈색소 보다 1.5% 이상 높으면 처음부터 이제요법 고려

(5) 당화혈색소 ≥ 9%, 혈당 ≥ 300 mg/dL 또는 증상이 심한 경우 인슐린 투여 고려

참고문헌

1. American Diabetes Association Professional practice committee. Standard of care in diabetes 2024. *Diabetes Care* 2024; 47(Suppl 1).
2. 대한당뇨병학회 당뇨병진료지침 제 8판, 2023

CHAPTER 02

경구용 항당뇨병 약제

Oral anti-diabetic agents

정혜승

I. 경구용 항당뇨병 제제 사용의 일반 원칙 UPDATE

1) 당뇨병 진단 즉시 적극적인 생활습관교정과 자기관리방법을 교육하고 지속하도록 함.
2) 약물 선택 시 동반질환(심부전, 죽상경화심혈관질환, 만성신장질환) 여부, 혈당강하 효과, 체중에 대한 효과, 저혈당 위험도, 부작용, 치료 수용성, 나이, 환자가 추구하는 삶의 가치, 비용 등을 고려함.
3) 당화혈색소의 목표와 현재 수준을 고려하여 단독 또는 병용요법을 시작함.
4) 메트포민을 우선 사용하고 금기나 부작용이 없는 한 유지함.
5) 심부전을 동반한 경우 심부전이익이 입증된 SGLT2억제제를 당화혈색소 수치와 무관하게 우선 사용하고 금기나 부작용이 없는 한 유지함.
6) 알부민뇨가 있거나 추정사구체여과율이 감소한 경우 신장이익이 입증된 SGLT2억제제를 당화혈색소 수치와 무관하게 우선 사용하고 금기나 부작용이 없는 한 유지함.
7) 죽상경화심혈관질환을 동반한 경우 심혈관이익이 입증된 GLP-1수용체작용제 혹은 SGLT2억제제를 포함한 치료를 우선함.
8) 목표 당화혈색소에 도달하지 못한 경우 기존 약물의 증량 또는 다른 계열 약물과의 병용요법을 조속히 시행함.
9) 강력한 혈당강하 효과를 중점적으로 고려할 경우 주사제를 포함한 치료를 함.
10) 심각한 고혈당(당화혈색소 >9.0%)과 함께 고혈당으로 인한 증상(다음, 다뇨, 체중감소 등)이 동반된 경우는 인슐린치료를 시행함.

II. Metformin

1. 작용기전: 간, 지방, 근육 등에서 인슐린 작용 증강; 간에서 당신생성 감소.

2. 용법: 단독요법 시 2형당뇨병의 1차 선택제제임. 저용량(250~500 mg씩 하루 1~2회)으로 식사와 함께 시작하여, 부작용이 없으면 수 일 혹은 수 주 간격으로 증량함.

3. 부작용: 소화기장애(초기에 주로 나타나고 시간이 경과하면 호전되는 경우가 많음), 비타민 B_{12} 결핍(장기간 복용자), 유산혈증(lactic acidosis, 드묾).

4. 금기: 중증 간장애, eGFR 30 mL/min/1.73 m^2 미만, 중증감염, 탈수, 급성심부전(안정형 만성심부전에서는 사용 가능), 패혈증, 저산소증, 알코올 중독, 급/만성 대사산증 등.

5. 요오드조영제를 사용하는 검사 시: 동맥투여시에는 무조건, 정맥투여시에는 중등증 신장애 (GFR 30~60 mL/min/1.73 m^2)를 동반한 경우, 당일부터 중단하고, 48시간 후 신기능 평가 후 재개.

표 5-2-1. metformin 제형별 특징

약품명	최대 용량 (mg/day)	반감기(hr)	투여횟수	배설
속방정 250, 500, 850, 1,000 mg 제형	2,550	4~9	1~3	kidney (활성형)
서방정(XR 혹은 GR) 500, 850, 1,000 mg 제형	2,000	4~9	1	kidney (활성형)

III. DPP-4 inhibitor

1. 작용기전: 인크레틴(GLP-1, GIP)의 분해를 억제하여, 췌도세포의 인슐린 분비를 촉진하고 글루카곤 분비를 억제함. 위장관 운동을 저하시키며 식욕을 억제함. 단독으로는 저혈당을 잘 일으키지 않음.

2. 부작용: 상기도염, angioedema/urticaria, 박리성 피부질환(vildagliptin, linagliptin), 관절통(sitagliptin)

3. 금기: vildagliptin, saxagliptin은 유당불내성 시 금기.

4. 주의: 췌장염, 췌장암, 심부전(saxagliptin), 신장애 등.

표 5-2-2. DPP4 inhibitors 제제별 특징

약품명	최대 용량 (mg/day)	투여 횟수	대사물(간)	배설	주의사항
Sitagliptin	100	1	거의 대사되지 않음	urine	신기능저하 시 용량 감량
Linagliptin	5	1	거의 대사되지 않음	feces	
Vildagliptin	100 (50×2)	2	비활성형	urine	신기능저하 시 금기이며 투여 중 간기능 관찰을 요함
Gemigliptin	50	1	활성형	urine > feces	
Saxagliptin	5	1	활성형	urine > feces	신기능저하 시, CYP3A4/5 억제제와 병용 시 용량 감량, 분할 금지
Alogliptin	25	1	거의 대사되지 않음	urine > feces	신기능저하 시 용량 감량
Teneligliptin	20	1	비활성형	urine, feces	
Evogliptin	5	1	비활성형	urine, feces	신기능저하 시 용량 감량
Anagliptin	200 (100×2)	2	비활성형	urine > feces	신기능저하 시 용량 감량

IV. SGLT2 inhibitor UPDATE

1. **작용기전**: 콩팥뇨세관에서 포도당 재흡수를 억제하여 소변으로의 포도당 배출을 증가시킴. 동반되는 natriuresis, diuresis로 체중감소, 혈압강하 효과가 있음.

2. 일부 제제는 심부전과 신기능저하에 대한 보호효과 및 CV death, all-cause mortality 감소 효과가 보고되었으므로(표 5-2-4), 해당되는 환자에서는 부작용과 주의점을 잘 모니터링하면서 적극적인 처방을 고려하도록 권고됨.

3. **용법**: 식사와 무관하게 복용. 탈수는 사전 교정해야 함. 제제별 병용 급여인정 기준이 다름. IX. 요양급여 인정 기준 참고 enavogliflozin의 경우 eGFR 60 mL/min/1.73 m² 미만에서는 시작하면 안 됨.

4. **부작용**: 요로생식기 감염, 회음부 괴저, 케토산증, 체액량 감소(체중감소, 저혈압)

5. **금기**: 유당불내성, eGFR 30 mL/min/1.73 m² 미만(dapagliflozin 예외)

6. **주의**: 고령, 중증 간장애, 저혈압, 급성신기능 저하

표 5-2-3. SGLT2 inhibitors 제제별 특징

약품명	용량(mg/day)	투여 횟수	대사물(간)	배설
Dapagliflozin	5~10	1	비활성형	urine
Empagliflozin	10~25	1	거의 대사되지 않음	urine, feces
Ipragliflozin	50~100	1	비활성형	urine, feces
Ertugliflozin	5~15	1	비활성형	urine, feces
Enavogliflozin	0.3	1	일부 활성형	feces

V. Sulfonylurea

1. **작용기전**: 혈당과 무관하게 췌장 베타세포의 인슐린 분비를 증가시킴. 따라서 베타세포 잔여 기능이 있어야 효과가 있음

2. **부작용**: 저혈당. 따라서 금식이 필요하면 중단

   ** 특히 신기능장애, 음주, 심부전, 고령, 지속성 제제, 병용 약물(warfarin 등) 투여 시 주의가 필요함

3. **금기**: 중증 간장애, 신장애, 용혈성빈혈(G6PD deficiency)

표 5-2-4. Summary of CV and renal outcome trials with SGLT2 inhibitor (대한당뇨병학회 당뇨병 진료지침 제8판, 2023. 표 11.2)

	EMPA-REGOUTCOME	DECLARE-TIMI 58	VERTIS-CV	DAPA-HF	DELIVER	EMPEROP-Reduced	EMPEROR-Preserved	DAPA-CKD	EMPA-Kidney
Patients enrolled, n	7,020	17,160	8,246	4,744	6,263	3,730	5,988	4,304	6,609
DM, n(%)	All	All	All	1,983(41.8)	2,806(44.8)	1,856(49.8)	1,938(49.1)	2,906(67.5)	3,040(46.0)
Drug	empagliflozin	dapagliflozin	ertugliflozin	dapagliflozin	dapagliflozin	empagliflozin	empagliflozin	dapagliflozin	empagliflozin
Median duration of follow up (years)	3.1	4.2	3.0	1.5	2.3	1.3	2.2	2.4	2.0
Mean baseline HbA1c (%)	8.1	8.3	8.2	NA	NA	NA	NA	NA	NA
Mean duration of diabetes (years)	NA[1)]	11.0	13.0	NA	NA	NA	NA	NA	NA
Baseline prevalence of CV disease/HF (%)	99	41	100	NA	NA	NA	NA	37	26.7
Baseline prevalence of HF (%)	10	10	23.7	100	100	100	100	10.8	NA
MACE outcome, HR (95% CI)	0.86 (0.74-0.99)*	0.93 (0.84-1.03)*	0.97 (0.85-1.11)*	NA	NA	NA	NA	NA	NA
Hospitalization for HF or CV death, HR (95% CI)	0.66 (0.55-0.79)	0.83 (0.73-0.95)*	0.88 (0.75-1.03)	0.75 (0.65-0.85)*	0.82 (0.73-0.92)*	0.75 (0.65-0.86)*	0.79 (0.69-0.90)*	0.71 (0.55-0.92)	0.84 (0.67-1.07)
CV death HR (95% CI)	0.62 (0.49-0.77)	0.98 (0.82-1.17)	0.92 (0.77-1.11)	0.82 (0.69-0.98)	0.88 (0.74-1.05)	0.92 (0.75-1.12)	0.91 (0.76-1.09)	0.81 (0.58-1.12)	0.84 (0.60-1.19)
Fatal or nonfatal MI, HR (95% CI)	0.87 (0.70-1.09)	0.89 (0.77-1.01)	1.04 (0.86-1.26)	NA	NA	NA	NA	NA	NA
Fatal or nonfatal stroke, HR (95% CI)	1.18 (0.89-1.56)	1.01 (0.84-1.21)	1.06 (0.82-1.37)	NA	NA	NA	NA	NA	NA
All-cause mortality, HR (95% CI)	0.68 (0.57-0.82)	0.93 (0.82-1.04)	0.93 (0.80-1.08)	0.83 (0.71-0.97)	0.94 (0.83-1.07)	0.92 (0.77-1.10)	1.00 (0.87-1.15)	0.69 (0.53-0.88)	0.87 (0.70-1.08)
HF hospitalization, HR (95% CI)	0.65 (0.50-0.85)	0.73 (0.61-0.88)	0.70 (0.54-0.90)	0.70 (0.59-0.83)	0.77 (0.67-0.89)	0.69 (0.59-0.81)	0.71 (0.60-0.83)	NA	NA
Renal composite endpoint, HR (95% CI)	0.54 (0.40-0.75)	0.53 (0.43-0.66)	0.81 (0.63-1.04)	0.71 (0.44-1.16)	NA	0.50 (0.32-0.77)	0.95 (0.73-1.24)	0.61 (0.51-0.72)*	0.72 (0.64-0.82)*
ESKD	0.45 (0.21-0.97)	0.31 (0.13-0.79)	NA	NA	NA	NA	NA	0.64 (0.50-0.82)	NA
Renal death	NA	0.60 (0.22-1.65)	NA	NA	NA	NA	NA	NA	NA

*: Primary outcome results for each study
1) Mean duration of diabetes was not provided for EMPA-REG OUTCOME, but 57% of patients enrolled had diabetes for more than 10 years.
CVD, cardiovascular disease; ESKD, end-stage kidney disease; HF, heart failure; MI, myocardial infarction; MACE, major adverse cardiovascular events; NA, not available

표 5-2-5. sulfonylurea 제제별 특징

약품명	용량(mg/day)	투여횟수	지속시간	대사물(간)	배설
glibenclamide	1.25~15	1~2	12~24 이상	활성형	bile > 50%
gliclazide	40~320	1~3	12~20	비활성형	urine > 60%
gliclazide 서방정 (Diamicron-MR)	30~120	1	18~24	비활성형	
glimepiride	1~8	1	12~24 이상	활성형	

VI. Thiazolidinedione

1. 작용기전: 핵수용체 PPAR gamma에 대한 agonist로서, 인슐린에 대한 각 조직의 민감도를 증가시킴

2. 용법

- Pioglitazone: 15 mg qd로 시작해서 30 mg qd까지 증량할 수 있음
- Lobeglitazone: 0.5 mg qd

3. 부작용: 체액량 증가로 인한 부종, 체중증가 및 심부전의 악화, 골절.

4. 금기: 심부전(NYHA class 3 이상), 유당불내성, Pioglitazone의 경우 활동성 방광암

VII. Meglitinide

1. 작용기전: 췌장 베타세포에서 인슐린 분비를 단시간 촉진시켜, 식후 고혈당을 조절함

2. 용법: repaglinide, nateglinide, mitiglinide가 있으며, 식전 10~30분 이내에 복용해야 하며 식사를 하지 않을 때는 복용하지 않아야 함

3. 금기: repaglinidie는 gemfibrozil과 병용금기, mitiglinide와 nateglinide는 유당불내성 시 금기

VIII. α-glucosidase inhibitor

1. 작용기전: 소장의 α-glucosidase 작용을 억제하여 다당류 흡수를 지연시킴으로 식후 고혈당 조절

2. 용법

- Acarbose: 매 식사 시작과 함께 50 mg씩 복용하며 100 mg tid까지 증량 가능함
- Voglibose: 매 식사 시작과 함께 0.2 mg씩 복용하여 0.3 mg tid까지 증량 가능함

3. **부작용:** 당질의 흡수를 억제하는 데 따른 흡수장애로서 복부 팽만감, 설사 등이 있을 수 있음. 간 효소치를 높일 수 있어 주기적인 간기능검사가 요구됨. 저혈당 시에는 sucrose가 아닌 glucose로 혈당을 높여야 함

4. **금기:** Creatinine 2.0 mg/dL 이상, 염증성 장질환, 위 마비, 소화흡수를 동반한 만성 장질환

IX. 요양급여 인정 기준(보건복지부 고시 제2023-165호)

1. 단독요법: Metformin

- Metformin 투여 금기 환자 또는 부작용으로 metformin을 투여할 수 없는 경우에는 sulfonylurea계 약제의 단독 투여를 인정하며, 이 경우 투여 소견을 첨부하여야 함

2. 2제요법

- 2~4개월 이상 단독요법으로 HbA1c 7% 미만으로 조절되지 않으면 표 5-2-6에 맞게 다른 기전의 당뇨병제제를 추가할 수 있음
- HbA1c 7.5% 이상인 경우 metformin을 포함한 2제요법을 처음부터 인정함. Metformin 투여 금기 환자 또는 부작용으로 metformin을 투여할 수 없는 경우에는 sulfonylurea계 약제를 포함한 2제요법을 처음부터 인정하며, 이 경우 투여 소견을 첨부하여야 함
- 2제요법 투여 대상으로 2제요법 인정 가능 성분 중 1종만 투여한 경우도 인정함

3. 3제요법

- 2제요법으로 조절되지 않는 경우, 다른 기전의 당뇨병제제를 추가할 수 있음
- 2제요법에서 인정되지 않는 약제의 조합이 포함되어서는 아니되나, 다음의 3제요법은 인정함.
- 다음 -
  (1) metformin + SGLT−2 inhibitor + DPP-IV inhibitor
  (2) metformin + SGLT−2 inhibitor(ertugliflozin, enavogliflozin 제외) + Thiazolidinedione

4. Insulin 병용요법

- Insulin 단독요법 또는 경구용 당뇨병치료제 투여에도 HbA1C가 7% 이상인 경우 insulin과 경구용 당뇨병치료제의 병용요법을 인정함
- Insulin과 경구용 당뇨병치료제 2종까지 병용요법을 인정함. 단, 경구용 당뇨병 치료제 2제요법에서 인정되지 않는 약제의 조합이 포함되어서는 아니됨
- Enavogliflozin은 Insulin 주사제와 병용 시 인정하지 아니함

5. GLP-1 수용체 효능제 병용요법

- Metformin + Sulfonylurea 병용투여로 충분한 혈당조절을 할 수 없는 환자 중
(1) 체질량지수(BMI: Body mass index) ≥ 25 kg/m² 또는
(2) Insulin 요법을 할 수 없는 환자
  - 3종 병용요법(Metformin +Sulfonylurea+GLP-1 수용체 효능제)을 인정
  - 3종 병용요법으로 현저한 혈당개선이 이루어진 경우 2종 병용요법(Metformin+GLP-1 수용체 효능제)을 인정

표 5-2-6. 인정 가능 2제 요법

구분		Met	SU	Megli	α-GI	TZD	DPP4i	SGLT-2 inhibitor				
								dapa	ipra	empa	ertu	enav
Metformin (Met)			인정	인정	인정	인정	인정	인정	인정	인정	인정	인정
Sulfonylurea (SU)		인정			인정	인정	인정	인정	인정	인정	인정	
Meglitinide (Megli)		인정			인정	인정						
α-glucosidase inhibitor (α-GI)		인정	인정	인정								
Thiazolidinedione (TZD)		인정	인정	인정			인정					
DPP-IV inhibitor (DPP4i)		인정	인정			인정						
SGLT-2 inhibitor	dapagliflozin (dapa)	인정	인정									
	ipragliflozin (ipra)	인정	인정									
	empagliflozin (empa)	인정	인정									
	ertugliflozin (ertu)	인정	인정									
	enavogliflozin (enav)	인정										

X. 신기능 저하 시 용량 변경 없이 사용할 수 있는 제제

1. Sulfonylurea: gliclazide
2. Meglitinide: repaglinide
3. Thiazolidinedione: pioglitazone
4. DPP-4 inhibitor: linagliptin, gemigliptin, teneligliptin

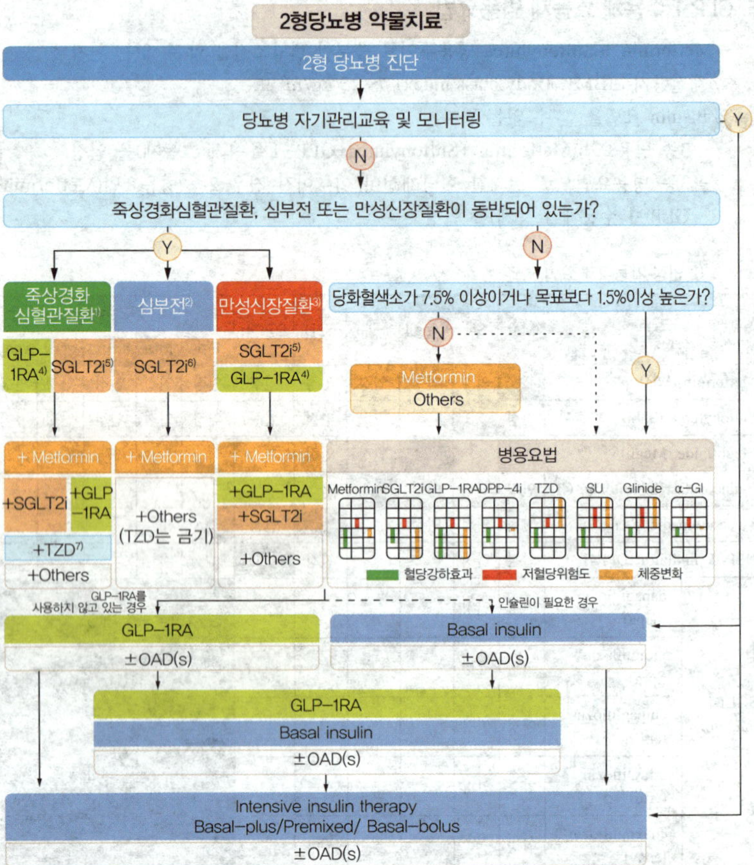

1) A history of an acute coronary syndrome or myocardial infarction, stable or unstable angina, coronary heart disease with or without revascularization, other arterial revascularization, stroke, or peripheral artery disease assumed to be atherosclerotic in origin
2) Current or prior symptoms of heart failure (HF) with documented HF with reduced ejection fraction (HFrEF, LVEF≤40)or HF with preserved ejection fraction(HFpEF, LVEF>40)
3) eGFR<60mL/min/1.73m² or urine albumin-creatinine ratio≥30mg/g
4) Dulaglutide, liraglutide, semaglutide
5) Dapagliflozin, empagliflozin
6) Dapagliflozin, empagliflozin, ertugliflozin
7) Pioglitazone

그림 5-2-1. 2형당뇨병 약물치료 알고리듬

표 5-2-7. 2형당뇨병의 경구제제: 요약

	공복 및 식후 혈당 강하				주로 식후 혈당 강하		
	Met	SU	TZD	SGLT2 inhibitorfs	meglitinides	α-GI	DPP4i
↓HbAlc	1~2%	1~2%	1~1.5%	0.5~1 %	0.5~1.5%	0.5~1%	0.5~1.5%
체중	−/↓	↑	↑	↓	↑/−	−	−
저혈당	−	+	−	−	+	−	−
죽상경화성 심혈관질환 보호효과	+/−	−	+/− pioglitazone	empa	−	−	−
울혈성 심부전 보호효과	−	−	악화	empa, dapa, ertu	−	−	−
신장 보호효과	−	−	−	empa, dapa	−	−	−

••• 참고문헌 •••

1. Drug information, Lexicomp.
2. 식품의약품안전처 의약품통합정보시스템.
3. 보건복지부 고시 제2023-165호.
4. 대한당뇨병학회 당뇨병 진료지침 제8판, 2023.
5. 미국당뇨병학회 Standards of medical care in diabetes-2024, 9장.

CHAPTER 03

주사용 항당뇨병 약제
Injectable anti-diabetic agents

문민경

I. 인슐린

1. 인슐린의 종류와 작용 시간

표 5-3-1. 인슐린의 종류와 작용 시간

Insulin preparation	Onset of action	Peak of action	Duration of action
Short acting Regular human insulin	30~60 min	2~4 hr	6~8 hr
Rapid-acting			
Insulin lispro (Humalog)	5~15 min	30~90 min	3~5 hr
Insulin glulisine (Apidra)	5~15 min	30~90 min	3~5 hr
Insulin aspart (Novorapid)	5~15 min	30~90 min	3~5 hr
Ultra rapid lispro (Lyumjev)	2 min	30~90 min	3~5 hr
Fast-acting insulin aspart (Fiasp)	4 min	30~90 min	3~5 hr
Intermediate-acting NPH	2~4 hr	4~10 hr	10~16 hr
Long-acting			
Insulin glargine (Lantus)	2~4 hr	No peak	20~24 hr
U-300 insulin gargine (Toujeo)	2~4 hr	No peak	20~24 hr
Insulin detemir (Levemir)	2~4 hr	6~14 hr	16~20 hr
Insulin degludec (Tresiba)	2~4 hr	No peak	> 42 hr
Premixed			
70% NPH/30% Regular	30~60 min	Dual	10~16 hr
75% NPL/25% Lispro	5~15 min	Dual	10~16 hr
50% NPL/50% Lispro	5~15 min	Dual	10~16 hr
70% NPA/30% Aspart	5~15 min	Dual	10~16 hr
50% NPA/50% Aspart	5~15 min	Dual	10~16 hr
70% degludec/30% Aspart(Ryzodeg)	5~15 min	Dual	> 42 hr

2. 인슐린 치료의 실제

건강인에서 인슐린 분비는 하루 종일 일정한 속도로 분비되는 기저 인슐린과 식사 시 혈당에 반응하여 급속히 분비가 증가되는 식전 인슐린으로 이루어짐. 당뇨병 환자에서도 이와 유사한 체내 인슐린 농도를 유지하는 것이 가장 이상적임. 실제 환자에서 인슐린 치료를 할 때에도 기저 인슐린과 식전 인슐린 분비 두 가지를 염두에 두고 치료를 진행해야 함

> **Tip** 일반적으로 1형과 2형당뇨병환자 모두 보통 0.5~1 U/ kg/day의 인슐린이 필요함. 적절한 혈당 조절을 위해 환자마다 다양한 용량의 인슐린이 필요하며 최대 용량이 정해져 있지 않으므로 혈당 조절이 될 때까지 증량할 수 있음

3. 1형당뇨병환자에서 인슐린 치료

새로 진단된 T1DM에서처럼 베타세포 기능이 남아 있으면 기저 인슐린 1~2회 주사로 조절 가능하나 대부분 기저 인슐린과 식전 인슐린 다회 주사요법이나 인슐린 펌프 치료가 필요함

- Basal-bolus therapy 시 혈당 측정
  - 식사가 가능한 경우: 매 식전과 취침 전 시간에 혈당 측정(routine BST와 동일)
  - 금식 중인 경우: 6시간마다 혈당 측정(자정, 오전 6시, 정오, 저녁 6시)
  - 새벽 3시 혈당 측정: 인슐린 용량을 조절하는 중 저혈당의 위험이 높다고 판단되는 경우

> **Tip** **Basal-bolus regimen (= multiple subcutaneous insulin injection)**
> - 하루 인슐린 필요량 결정: 0.5 units/kg/day
> - 하루 인슐린 필요량의 50%를 아침 식전(또는 일정한 시각)에 기저 인슐린으로 주사
> - 하루 인슐린 필요량의 나머지 50%를 매 식전 1/3로 배분하여 초속효성 인슐린으로 주사
> - 환자가 식사를 하지 못한다면 초속효성 인슐린은 주사하지 않음
> - 이후 용량 조절은 chapter 07. 입원 환자의 혈당 조절 편 참고

4. 2형당뇨병환자에서 인슐린 치료

1) 인슐린 시작과 용량 조절

- 2형당뇨병에서 베타 세포 기능이 점점 저하되므로 많은 2형당뇨병환자에서 인슐린 치료가 필요함
- 2형당뇨병환자도 1형당뇨병과 마찬가지로 Basal-bolus regimen으로 조절하는 것이 이상적이나 입원 환자가 아닌 경우 Basal-bolus regimen으로 처음부터 시작하기는 어려움
- 인슐린 이외의 요법으로 충분한 혈당 조절에 도달하지 못하면(보통 HbA1c > 7%) metformin 단독 혹은 metformin 포함 2제의 경구혈당강하제를 유지하면서, 기저 인슐린을 10단위 혹은 0.2 U/kg로 추가하여 인슐린요법을 시작. 당뇨병의 전형적인 증상이 있으면서 HbA1c 9~10% 이상인 경우 처음부터 인슐린 치료를 할 수 있음
- 기저 인슐린을 증량하여(보통, 아침 식전 공복 혈당이 70~130 mg/dL될 때까지 3일에 2단위씩 증량) 공복 혈당이 목표 범위로 조절됨에도 HbA1c가 7%를 넘는

경우에는 식전 초속효성 인슐린을 가장 주된 식사 전에 추가(보통 저녁 식전, 4단위로 시작). 이후 인슐린 용량을 증량하고, 필요한 경우 초속효성 인슐린 주사 횟수를 증가시켜 혈당 조절 목표에 도달되도록 함. 그림 5-3-1에서 2형당뇨병환자의 주사제 치료 알고리듬을 제시하였음

- 간편하고 낮은 용량으로 안전하게 시작하여 자주 지속적으로 인슐린 용량을 조절하는 것이 바람직함. Basal-bolus regimen으로 치료를 하게 되면 병실 환자의 혈당 조절에 준해 조절할 수 있음

5. 인슐린 치료의 부작용

저혈당, 체중증가, 주사 부위의 Lipoatrophy/Lipohypertrophy

II. GLP-1 수용체작용제(GLP-1 receptor agonist, GLP-1RA)

1. 작용 기전: 포도당 농도 의존적으로 인슐린 분비 증가, 식후 글루카곤 분비 억제, gastric emptying time 지연, 포만감 증가

2. 종류와 용법: 국내에는 liraglutide, dulaglutide, lixisenatide(인슐린복합제의 형태로)가 도입되어 있음. Metformin, Sulfonylurea, Thiazolidinedione, SGLT2 inhibitor, Insulin과 병용 시 추가적 혈당 조절의 효과가 있음. 하루 1회 혹은 주 1회 피하주사 (표 5-3-2)

3. 효과: 당화혈색소 0.6~1.9% 강하. 공복보다 식후 혈당 조절에 유리, 저혈당 발생 없고 체중 감소 효과 있음

4. 심혈관안전성: Lixisenatide, liraglutide, semaglutide, exenatide-ER, albiglutide, dulaglutide의 심혈관안전성 연구가 발표되었고, liraglutide와 semaglutide, albiglutide, dulaglutide는 주요혈관 사건(심혈관질환에 의한 사망, 비치명적 심근경색증, 비치명적 뇌졸중)을 유의하게 감소시켰음

5. 부작용과 주의점: 오심, 구토, 복통, 설사 등의 소화기 부작용 흔함

6. 보험 기준

1) Metformin + Sulfonylurea 병합요법으로 혈당 조절이 불충분한 환자 중 BMI ≥ 25 kg/m^{2}인 환자 또는 인슐린요법을 할 수 없는 환자
2) 기저 인슐린 투여에도 HbA1c ≥ 7%인 환자에서 기저 인슐린과의 병용 시 Lixisenatide (Insulin Glargine/Lixisenatide 복합제의 형태로 +/− metformin 가능), Liraglutide (Insulin degludec/liraglutide 복합제의 형태로 metformin과 병용 시에만 가능), Dulaglutide 보험적용됨

표 5-3-2. 현재 한국에서 처방 가능한 GLP-1RAs와 인슐린복합제 UPDATE

<table>
<tr><th></th><th>성분명</th><th>상품명</th><th>용량</th><th>주의사항</th></tr>
<tr><td rowspan="3">Long
−acting</td><td rowspan="2">Liraglutide</td><td>Victoza</td><td>식사와 상관없이 1일 1회 0.6 mg 피하 주사로 시작하여 1주일 이상의 간격을 두고 0.6 mg씩 증량하여 1.8 mg까지 증량</td><td rowspan="2">경증 또는 중등도의 신기능장애 환자에 대한 용량 조절은 필요하지 않음.
말기신부전 환자나 eGFR < 30 mL/min의 만성 신부전 환자에서는 추천되지 않음</td></tr>
<tr><td>Saxenda*</td><td>식사와 상관없이 1일 1회 0.6 mg 피하 주사로 시작하여 1주일 이상의 간격을 두고 0.6 mg씩 증량하여 3.0 mg까지 증량</td></tr>
<tr><td>Dulaglutide</td><td>Trulicity</td><td>식사와 상관없이 주 1회 0.75~1.5 mg SC</td><td>말기 신부전증을 포함하여 신기능에 따른 용량 조절 필요하지 않음</td></tr>
<tr><td rowspan="3">인슐린
복합제</td><td rowspan="2">Insulin glargine + Lixisenatide</td><td>Soliqua (10~40)</td><td>− 1단위 당 insulin galrgine 1단위와 lixisenatide 0.5 μg 함유
− 1일 1회, 식사 전 1시간 이내 투여</td><td>일일 최대 용량 40단위를 주사하면 insulin galrgine 40단위와 lixisenatide 20 μg이 투여됨</td></tr>
<tr><td>Soliqua (30~60)</td><td>− 1단위 당 insulin galrgine 1단위와 lixisenatide 0.33 μg 함유
− 1일 1회, 식사 전 1시간 이내 투여</td><td>일일 최대 용량 60단위를 주사하면 insulin galrgine 60단위와 lixisenatide 20 μg이 투여됨</td></tr>
<tr><td>Insulin degludec+ Liraglutide</td><td>Xultophy</td><td>− 1일 1회 하루 중 어느 때나 투여 (가급적 매일 같은 시간)
− 1단위 당 insulin degludec 1단위와 liraglutide 0.036 mg 함유</td><td>경구혈당강하제에서 전환 시 10 dose step으로 시작
인슐린이나 GLP-1RA에서 전환 시 16 dose step에서 시작
50 dose step까지 증량 가능</td></tr>
</table>

SC, 피하주사

* BMI ≥ 30 kg/m^2 or BMI 27~30 kg/m^2 + 체중 관련 동반 질환 한가지 이상 (전당뇨병, T2DM, 고혈압, 이상지질혈증) 있으면 사용

III. 2형당뇨병환자의 주사제 치료 UPDATE

Tip

2형당뇨병환자의 주사제 치료

- 당뇨병 진단 시 당화혈색소가 9.0%를 초과하면서 고혈당에 의한 증상 또는 대사적 이상이 동반된 경우, 경구혈당강하제와 병합 또는 단독으로 인슐린치료를 시작함.
- 강력한 혈당 강하가 필요한 어떤 단계에서든 GLP-1RA 나 인슐린 치료를 도입할 수 있고, 주사제 치료를 고려하는 경우 GLP-RA를 기저인슐린보다 우선 권고함. 국내 보험 규정상 Metformin + Sulfonylurea 병합요법으로 혈당 조절이 불충분하면 GLP-1RA를 추가하거나, 경구혈당강하제와 병합 또는 단독으로 기저인슐린을 시작함.
- GLP-1RA 또는 기저인슐린 단독으로 목표혈당에 도달하지 못할 경우 두 약물을 병용할 수 있고, 이후에도 혈당 조절이 불충분하면 초속효성 인슐린의 추가, 또는 혼합형인슐린으로 변경하여 강화인슐린요법으로 전환
- 죽상경화심혈관질환을 동반한 경우와 만성신장질환이 있으나 SGLT2 억제제를 쓸 수 없는 경우 GLP-1RA를 우선 사용함.

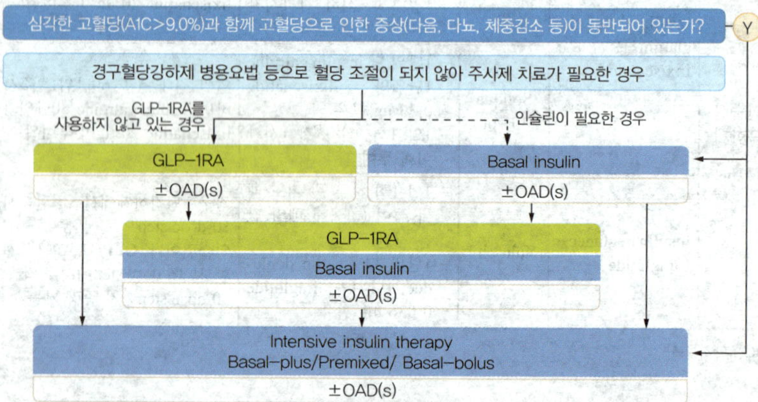

그림 5-3-1. 2형당뇨병환자의 주사제 치료

참고문헌

1. Therapy for diabetes mellitus and related disorders (5th ed.), Chapter 24.
2. Therapy for diabetes mellitus and related disorders (5th ed.), Chapter 27.
3. American Diabetes Association. Diabetes Care 2024;46:S158-S178.
4. 2023년 대한당뇨병학회 진료지침.

CHAPTER 04

입원 환자의 혈당 조절

Inpatient glycemic control

조영민

I. 서론

병원에 입원하게 된 원인 질환과 이를 치료하기 위해 투여하는 약제(예: 스테로이드), 각종 수액, 금식을 필요로 하는 검사, 경관 영양, 비경구 영양 등등 혈당에 영향을 미치는 요인들이 많아서 조절에 어려움이 있음. 이러한 이유로 경구약으로 조절하기보다는 인슐린을 써야 하는 경우가 많음

Tip 최신의 인슐린 오더는 HIS (Hospital Information System)의 공개오더 내분비대사내과 폴더에 있으므로 상황에 맞게 선택하여 사용하면 됨.

II. 입원 환자의 혈당 조절 목표치

1. 일반 병실 입원 환자 UPDATE

1) 일반적으로 100~180 mg/dL 목표로 조절
2) 심한 동반질환이 있거나 혈당 모니터링을 잘 할 수 없는 상황이면 180~250 mg/dL 목표로 조절
3) 여명이 얼마 남지 않은 말기 환자라면 250 mg/dL 이상 유지해도 무방

2. 중환자의 혈당 조절

1) 지속적으로 > 180 mg/dL이면 인슐린으로 조절 시작
2) 일단 인슐린 치료를 시작했으면 목표는 140~180 mg/dL로 유지

III. 일반 병실 입원 환자 혈당 조절 프로토콜 UPDATE

- 폐렴, 심부전 등 내과적 질환으로 입원한 환자의 신속한 혈당 조절을 위해 basal insulin과 (prandial) bolus insulin을 바탕으로 혈당 조절 프로토콜(Diabetes Care 30: 2181-2186, 2007을 기본으로 실정에 맞도록 조정)을 이용하여 조절할 것을 권장. 소위 sliding scale insulin injection은 일부의 경우를 제외하고 더 이상 사용하지 않음

- 당뇨병으로 진단받은 적이 없는 환자들이 입원 후 고혈당(혈당 140 mg/dL 이상)이 확인된 경우, 바로 기저 및 식사 인슐린 요법(basal-bolus insulin therapy)을 시작하는 것 보다, 표 5-3-2을 참조하여 교정용량 인슐린만으로 혈당 100~180 mg/dL를 목표로 조절한다(예: 입원 후 점심 식전 혈당이 210 mg/dL인 경우, 표 5-3-2의 교정 용량 프로토콜 sensitive scale 에 맞추어 regular insulin 혹은 rapid acting insulin 4 units를 주사). 교정용량 인슐린 단독 투여에도 지속적인 고혈당 (24시간 내에 두 번 이상 혈당이 180 mg/dL 이상 측정됨)이 확인된 경우에는 basal-bolus insulin 요법을 시작함
- 당뇨병으로 기진단 받은 환자는, 인슐린을 사용하지 않는 경우라면 교정용량만 투여할 수도 있고, basal-bolus insulin therapy를 바로 적용 할 수도 있음. 하지만 교정용량 인슐린 단독 투여에도 지속적인 고혈당(24시간 내에 두 번 이상 혈당이 180 mg/dL 이상 측정됨)이 확인된 경우에는 basal-bolus insulin 요법을 시작함
- 인슐린을 사용하던 당뇨병 환자가 입원하면, basal bolus insulin 요법을 이용하여 조절함

1. 사용 가능한 인슐린

1) Basal insulin: glargine (Lantus [100 U/ml] 및 Toujeo [300 U/ml]), degludec (Tresiba) 또는 detemir (Levemir)
2) Bolus insulin: insulin lispro (Humalog), glulisine (Apidra), aspart (NovoRapid) 또는 필요에 따라 이들보다 더 빠른 작용 시간을 갖는 faster acting aspart (Fiasp) 및 ultra-rapid lispro (Lyumjev)을 이용

2. 인슐린 요법의 시작

1) 입원 후 경구혈당강하제는 적응증, 금기 등을 평가하여 지속 여부를 결정
2) 1일 인슐린 용량을 결정
   - 입원 당시 혈당이 140~200 mg/dL일 경우 하루 인슐린 용량은 0.4 units/kg로 결정
   - 입원 당시 혈당이 201~400 mg/dL일 경우 하루 인슐린 용량은 0.5 units/kg로 결정. 이보다 높은 경우는 "고혈당 위기" 편을 참조하거나 임상 상황에 따라 개별 판단필요
   - 연령이 70세 이상이거나 eGFR이 60 mL/min/1.73 m^2 미만인 경우에는 0.2~0.3 units/kg으로 투여할 것을 고려
   - 다만 이미 인슐린을 맞고 있는 환자의 경우 현재 용량을 고려하여 1일 용량을 결정
3) 하루 총 인슐린 용량의 절반을 일정한 시각에 basal insulin으로 주사(detemir의 경우 하루 2회로 나누어 주사할 수도 있음)

4) 매 식전에 하루에 필요한 bolus insulin 양의 1/3을 주사함. 환자가 식사를 하지 못한 다면 주사를 하지 않음

예 60 kg의 남자가 입원 시 혈당이 240 mg/dL인 경우: 하루 총 인슐린 투여량은 30 units, basal insulin 15 units를 매일 일정한 시각에, rapid acting insulin 5 units를 매 식전에 주사

Tip 항암화학요법 등에서 간헐적으로 고용량 스테로이드가 들어가는 경우, 이전 입원시 스테로이드 투여에 따른 혈당 반응 및 인슐린에 대한 반응을 참고하여 인슐린 용량 등을 결정하면 시행착오를 줄일 수 있음

3. 혈당 측정 UPDATE

1) 식사 가능하면 매 식전과 취침 전에 혈당을 측정(일반적으로 병원에서의 측정 방식과 동일)
2) 금식 중인 경우 6시간마다 혈당을 측정(예: 자정, 오전 6시, 정오, 저녁 6시)
3) 인슐린 용량을 조절하는 중이거나 저혈당의 위험이 높다고 판단되는 경우에는 새벽 3시 혈당도 측정할 것을 고려
4) 저혈당 고위험군인 경우 연속혈당측정을 하면서 인슐린 용량을 조정하는 것이 도움이 될 수 있음(저혈당 고위험군: 이전 입원중 저혈당 병력, 저혈당 불감증, 고령, 신부전, 간부전 등)

4. 기저 인슐린 용량 조절

1) 공복 혈당이나 하루 혈당의 평균값이 140 mg/dL을 초과하고 저혈당이 없는 경우 basal insulin의 용량을 하루에 20%씩 증량
2) 환자가 저혈당(< 70 mg/dL)을 일으킬 경우, 하루 basal insulin 용량을 20% 감량

5. 인슐린 교정 용량 결정법

1) 위의 시간에 측정한 혈당이 140 mg/dL을 초과할 경우 표 5-3-2의 '교정 용량 조절 프로토콜'에 따라 보조 용량을 bolus insulin 용량에 추가하여 투여
2) 식사가 가능한 경우: 환자가 배식된 식사를 전량 혹은 전량에 가깝게 섭취할 수 있다면 매 식전 교정 용량을 'sensitive' 열에 따라 bolus insulin 용량에 추가하여 주사함

   예) 60 kg 남자가 위와 같이 인슐린 주사에도 점심 식전 혈당이 160 mg/dL인 경우: 예정된 rapid acting insulin 5 units에 표 5-3-2의 교정 용량 2 units를 더해 7 units를 주사
3) 환자가 식사를 하지 못한다면 'sensitive' 열에 따라 rapid acting insulin 교정 용량만

큼을 6시간마다 주사(06A−12MD−06P−12MN)(만일 저혈당이 생길 정도로 반응이 예민하면 very sensitive 열에 준해 조절)

예 60 kg의 남자가 현재 금식 중이며 위와 같이 기저 인슐린을 주사함에도 공복 혈당이 160 mg/dL인 경우: 표 5-3-2의 추가용량인 2 units를 주사

표 5-4-1. 인슐린 교정 용량 조절 프로토콜

Very sensitive	Sensitive	Usual	Resistant
140~180: +1 U 181~220: +2 U 221~260: +4 U 261~300: +6 U 301~350: +8 U 351~400: +10 U > 400: +12 U	140~180: +2 U 181~220: +4 U 221~260: +6 U 261~300: +8 U 301~350: +10 U 351~400: +12 U > 400: +14 U	140~180: +4 U 181~220: +6 U 221~260: +8 U 261~300: +10 U 301~350: +12 U 351~400: +14 U > 400: +16 U	140~180: +6 U 181~220: +8 U 221~260: +10 U 261~300: +12 U 301~350: +14 U 351~400: +16 U > 400: +18 U

주의: 필요시 개별화된 조절 프로토콜 작성 가능

> Tip
> 식사를 하지 못하는 경우라도 T1DM 환자는 basal insulin을 투여해야하며, 만일 이것만으로 불충분한 혈당 조절로 고혈당을 보이면, 교정 용량 투여법에 따라 rapid or short acting insulin을 일정 시간 간격(예를 들어 6시간 간격)으로 투여하면 원활한 혈당 조절을 이룰 수 있음

6. 인슐린 교정 용량 조절 프로토콜 변경

1) 공복 혹은 식전 혈당이 지속적으로 140 mg/dL을 초과하면 저혈당 없음을 확인 후 교정 용량 투여 방법을 한 단계 높임('sensitive' → 'usual'; 'usual' → 'resistant' 열로변경)
2) 환자가 저혈당(< 70 mg/dL)을 일으킬 경우, 교정 용량 투여 방법을 한 단계 낮춤('resistant' → 'usual'; 'usual' → 'sensitive' 열로 변경)

※ 필요시 very sensitive 열을 이용하거나 혹은 개별화된 프로토콜을 이용

> Tip
> Bolus insulin 용량은 식전 혈당을 기준으로 결정하지만, 식전 혈당에 비해서 식후 혈당이 훨씬 높은 상황, 예를 들어 (1) 스테로이드 사용 환자 (2) 간경변증 환자 (3) 위절제 환자 등에서는 식후 혈당을 모니터 하면서 식전 bolus insulin 용량 결정에 참고할 필요가 있음

IV. 중환자의 혈당 조절

1. 개요

1) 지속적으로 혈당이 180 mg/dL를 넘으면 치료 시작을 권함
2) 정상혈당까지 낮추려고 노력할 경우 저혈당에 따른 문제가 많이 발생하므로 140~180 mg/dL 수준에서 조절하는 것을 목표로 함
3) 정맥을 통한 인슐린 정주가 표준요법임(이 경우 regular insulin [RI]을 이용할 것을 권장함, rapid acting insulin은 정맥 주사 시 regular insulin에 비해 장점이 없음)
4) 자주 혈당 측정을 하여 인슐린 주입 속도를 조정하는 것이 성공의 관건임

Tip
가능한 혈당 조절에 작용할 변수를 줄이는 것이 좋음. 예컨대 tube feeding이 간헐적으로 들어감으로 인해 혈당 조절이 어려우면 continuous tube feeding으로 전환할 수 있으며, 하루 수회 들어가는 스테로이드를 역시 continuous infusion으로 바꿀 수 있으면 전환해 볼 것을 고려

2. 연속 인슐린 정주법(Continuous intravenous insulin infusion)

1) 0.9% NaCl 500 mL + RI 250 U (0.5 U/mL)
2) 현재 혈당(단위 mg/dL)을 100으로 나누어 0.5 U/hr 간격의 숫자에 가장 가까운 값으로 설정(예: 현재 혈당 270 mg/dL인 경우 2.5 U/hr로 시작)
3) 혈당 측정: 1시간마다(3번 연속 목표 범위 내에 들 경우 2시간 간격으로 연장 혹은 3~4시간 간격으로 연장 가능하나, 환자 상태가 불안정하다고 생각된다면 최소 1시간 간격의 혈당 측정이 필요함)
4) 주입 속도 조절(표 5-4-2)

표 5-4-2. 인슐린 주입 속도 조절 프로토콜

혈당 (mg/dL)	직전에 측정한 혈당보다 얼마나 변화하였는가?	
	직전보다 증가했거나 30 mg/dL 미만 감소	직전보다 30 mg/dL 이상 감소
241 이상	3 units/hr 증량	그대로
211~240	2 units/hr 증량	그대로
181~210	1 units/hr 증량	그대로
141~180	그대로	그대로
110~140	그대로	1/2만큼 감량
91~109	1/2만큼 감량	인슐린 투여 중지 → 1시간 간격 혈당 측정하여 혈당이 180 mg/dL 이상이면 직전 용량의 1/2로 줄여서 다시 시작
71~90	1) 인슐린 투여 중지 2) 우선 30분 간격으로 혈당을 측정하고 혈당이 90 mg/dL 이상이 되면 1시간 간격 혈당 측정 3) 이후 혈당이 180 mg/dL 이상이면 직전 용량의 1/2로 줄여서 다시 시작	

70 이하	1) 인슐린 투여 중지 – 혈당이 41~70 mg/dL인 경우 20% 포도당 60 mL 정주 – 혈당이 40 mg/dL 이하인 경우 20% 포도당 120 mL 정주 2) 15분 간격으로 혈당을 재면서 혈당이 70 mg/dL 이상이 될 때까지 상기 처치를 반복 3) 혈당이 70 mg/dL 이상이 되면 90 mg/dL 이상이 될 때까지 30분 간격으로 혈당 측정 4) 혈당이 90 mg/dL 이상이 되면 1시간 간격 혈당 측정. 이후 혈당이 180 mg/dL 이상이면 직전 용량의 1/2로 줄여서 다시 시작

*이 표는 일반적인 예일 뿐이며, 인슐린 주입 속도 조절은 환자의 혈당 반응에 따라 개별화해야 함. 예컨대 0.5, 1.5, 2.5 units/hr만큼씩 주입 속도를 조절할 수 있음

출처: Endocrinol Metab Clin North Am. 2012;41: 175-201.

Tip 현재 측정한 혈당값뿐만 아니라 교정 속도(직전에 비해 얼마나 변화하고 있는가)를 고려해서 인슐린 주입 속도를 조절해야 한다.

V. Glucose-Insulin-Potassium (GIK) infusion protocol: Alberti's method(수술 시 혈당 조절을 중심으로)

1. 수액 준비
- 5% dextrose solution 1 L + Human regular insulin 15 U + 2 M KCl 10 mL(20 mEq)을 기본으로 이용하나, 포타슘 앰플 관련 투약 사고를 줄이기 위해 미리 조제된 수액을 이용할 것을 권장(예시: Dextrose 5% & Na K2 bag (D5WNA77K20))
- 10% dextrose 500 mL을 대신 이용할 수도 있음
- 첨가하는 인슐린 양은 대개 0.3 U/gram of glucose로 시작
- 만성 신부전이 있는 경우에는 potassium을 첨가하지 않고 시작하는 것이 안전

2. 대개 수술 전날 밤 금식을 시작함과 동시에 시작하며 80~125 mL/hr 속도로 주입(환자 상태에 따라 시작 시점 및 주입 속도 선택)
3. 수술 중 혈당 조절의 목표: 120~180 mg/dL 정도로 유지
4. 혈당 측정: 수술 직전까지 2시간 간격, 수술 중 1시간 간격, 수술 후 3시간까지 1시간마다, 이후 안정화되면 점차 간격을 늘릴 것을 추천함
5. 인슐린 및 Potassium 용량 조절(표 5-4-3)

Tip 수술 전에는 경구약 대신 인슐린을 이용한 혈당 조절이 추천되며, 특히 SGLT2 억제제를 수술 당일 및 수술 직후에도 투여할 경우 혈당이 많이 높지 않음에도 불구하고 diabetic ketoacidosis가 생길 수 있으므로 수술 3-4일 전에는 중단해야 하며, 수술 후 환자 상태가 안정되고 신기능이 정상인 경우 재투여를 고려해야 함. Metformin은 굳이 며칠 전부터 미리 끊지 않아도 되고, 수술 당일 아침부터 중단하면 됨.

표 5-4-3. Glucose-insulin-potassium (GIK) infusion을 위한 인슐린 배합량 조절표

혈당(mg/dL)	인슐린 배합량 조절
< 80	5 U 낮춤
< 120	3 U 낮춤
120~180	그대로
181~270	3 U 추가
> 270	5 U 추가

5% dextrose 1 L에 20 mEq KCl과 15 U regular insulin을 혼합. 혈중 칼륨 농도를 하루 2회 측정. 혈중 칼륨이 5 mEq/L 이상일 경우는 칼륨을 포함하지 않은 용액을 사용하고 4 mEq/L 미만일 경우는 KCl 20 mEq를 추가함이 원칙이나 포타슘 앰풀 투여 사고를 막기 위해 미리 조제된 수액 사용을 권장함. 즉, 4 mEq/L 미만일 경우는 Dextrose 5% & Na K1 bag (D5WNa77K30)에 regular insulin을 추가한 것을 이용하면 됨.

VI. Piggyback method (separate intravenous insulin infusion)

1. GIK법에서는 인슐린 용량 조절 시 새로이 수액을 준비해야 하는 불편 및 낭비요인이 있으나 이 방법은 인슐린 주입 속도 조절로 해결할 수 있음
2. 인슐린 주사 라인이 막힐 경우 고혈당의 위험이 있고, 반대로 인슐린은 들어가나 포도당 포함 수액 주사 라인이 막힐 경우는 심각한 저혈당의 위험이 있으므로 항시 주의해야 함
3. 용량 조절(대표적인 예: 표 5-4-4)

표 5-4-4. Piggyback method에서 인슐린 주입 속도 조절 프로토콜

혈당(mg/dL)	인슐린 주입 속도(units/h)
≤ 80*	0
80~140	0.4 U/hr 감량(4 mL/hr)
141~180	원래 속도로 주입
181~220	0.4 U/hr 증량(4 mL/hr)
221~250	0.6 U/hr 증량(6 mL/hr)
251~300	0.8 U/hr 증량(8 mL/hr)
≥ 300	1.0 U/hr 증량(10 mL/hr)

* 인슐린 수액 준비: 0.9% NaCl 250 mL + RI 25 U (0.1 U/mL), 1 U/hr로 시작(10 mL/hr). 5% dextrose 주입 속도: 100 mL/hr. 혈당 측정: 1시간마다
* 70 mg/dL 미만의 저혈당 발생 시 20% 포도당 수액 25 mL을 주사하고 15분 후 혈당 재측정. 필요시 인슐린 주입 중단을 고려
* 심부전 등으로 volume overload 우려가 있을 경우 20% 포도당 수액 등을 이용하여 수액 주입 속도를 낮출 수 있음

VII. 정맥 인슐린 요법에서 피하 인슐린 요법으로의 전환

1. 피하 인슐린 요법을 시작한 후 long acting insulin은 2~4시간 동안, short acting insulin은 투여 후 2시간 동안, rapid acting insulin은 투여 후 1시간 동안 정맥 인슐린 요법을 병행하여 피하로 주사된 인슐린이 흡수되어 작용을 시작하는 동안의 혈당 조절이 이루어지도록 함(특히 제1형 당뇨병 환자나 췌장 절제술 환자의 경우 꼭 지킬 것!)
2. 위에서 설명한 입원 환자의 혈당 조절 방법(basal bolus insulin therapy)을 이용하여 조절함. 식사를 잘 하지 못하는 경우에는 bolus insulin을 교정 용량만 투여하도록 함

VIII. 경관/정맥 영양(enteral/parenteral feeding) 시 인슐린 요법

변수가 많아서, 상황에 맞추어 융통성 있는 혈당 강하 치료법 적용이 필수적임. 특히 경관영양이 갑자기 중단되는 경우 10% dextrose 수액을 즉각 시작해야 함

표 5-4-5. 경관/정맥 영양 중 인슐린 용량 결정

<table>
<tr><th>영양 공급 방법</th><th>기저 인슐린</th><th>영양 공급에 따른 인슐린</th><th>교정 용량</th></tr>
<tr><td>지속 경관 주입법</td><td rowspan="2">• 기존에 기저 인슐린을 사용하던 경우는 동일 용량의 기저 인슐린을 사용하거나 하루 총 인슐린 용량 중 30~50%를 기저인슐린으로 투약.
• 기존에 기저 인슐린을 사용하지 않은 경우는 하루 총 인슐린요구량에서 기저 인슐린 용량을 계산.
• 기저 인슐린으로 NPH를 하루 2~3회 투여하는 경우도 있음.
• 이후 혈당 반응에 따라 용량 조절</td><td>Regular insulin을 6시간 마다 혹은 rapid acting insulin을 4시간마다 피하주사. 탄수화물 10~15 g당 1 U으로 계산하여 투약 하거나 기존 사용하던 하루 총 인슐린 요구량의 50~70% 정도로 투약하고 매일 용량을 조정</td><td>표 5-3-2의 교정용량 결정방법을 참고하여 regular insulin을 6시간 마다 혹은 rapid acting insulin을 4시간마다 피하 주사</td></tr>
<tr><td>간헐적 경관 투여</td><td>Regular insulin 혹은 rapid acting insulin을 매식전 피하주사. 탄수화물 10~15 g당 1 U로 계산하여 투약하고 매일 용량을 조정</td><td>표 5-3-2의 교정 용량 결정방법을 참고하여 정한 용 량을 regular insulin 혹은 rapid acting insulin을 매 식전 피하주사</td></tr>
<tr><td>정맥영양</td><td colspan="2">TPN 시행 중 고혈당이 문제되는 경우(특히, 하루 총 인슐린 교정 용량이 20 U을 초과하는 경우)에는 continuous IV insulin infusion 시행 하거나 TPN에 regular insulin을 추가해서 조절. Piggyback 방법도 사용 가능. 탄수화물 10 g당 1 U의 regular insulin을 TPN 수액에 혼합하여 정맥 주입 시작하고 혈당 반응에 따라 인슐린 용량을 조정</td><td>표 5-3-2의 교정 용량 결정방법을 참고하여 regular insulin을 6시간 마다 혹은 rapid acting insulin을 4시간마다 피하주사</td></tr>
</table>

출처: Diabetes Care 2018;41(Suppl 1):S144-51. Diabetes Care 2021;44 (Supplement 1): S211-S220. Diabetes Care 2023;46(Suppl 1):S267-78.

IX. 장기적 혈당 조절 계획 수립

1. 감염증 또는 염증이 좋아지거나, 수술 스트레스에서 벗어나거나, 스테로이드 용량을 줄이거나 등등의 상황에서 인슐린 요구량이 줄어들 수 있으므로 저혈당에 특히 주의해야 함
2. 환자가 회복되었거나 퇴원을 준비할 경우 상황에 따라 적절히 혈당 조절 계획을 수립해야 함. 경구약제만으로 조절이 가능할 수도 있고, 경구약제에 인슐린을 추가할 수 있으며, 인슐린 주사법도 보다 간단한 것으로 변경을 고려할 수도 있음
3. 단, 1형 당뇨병의 경우 퇴원 시에도 basal bolus insulin therapy나 insulin pump를 이용한 혈당 조절을 해야 함
4. 퇴원 전 환자의 상태가 허락하는 한 당뇨 교육을 시행하고, 합병증검사가 누락된 경우 시행해야 하며, 인슐린을 처음 시작한 경우에는 인슐린 주사법 및 용량 조절법에 대한 교육, 저혈당을 예방하고 대처하는 교육 등을 반드시 시행해야 함

X. SNUH Virtual Glucose Management System (VGMS)

1. 목적

입원환자의 조절되지 않는 혈당을 전자의무기록을 통해 자동으로 찾아내어 선제적으로 관리하고 또한 전공의들로 하여금 흔한 임상상에 대해 표준 프로토콜적용에 대한 교육효과를 증진하고자 함

2. 작동방식

1) 고혈당 알림팝업

조절되지 않는 고혈당(24시간 이내, 2회 이상 병실에서 측정한 혈당수치 ≥ 225 mg/dL)은 팝업 발생하고 안내에 따라 표준 프로토콜 적용 혹은 vGMS 전담의에 게타과 의뢰 작성됨

2) 저혈당 알림팝업

저혈당 반복 시(24시간 이내, 2회 이상 병실에서 측정한 혈당수치 ≤70 mg/dL) 팝업 발생하고 안내에 따라 시행하면 됨

3. 혈당메트릭(Glucometrics) 모듈이 중앙에 있어서 전병동의 혈당 조절 상태를 모니터할 수 있고 이를 통해 혈당조절이 불량한 진료과, 병동, 주치의에 대한 교육이 가능 하며, 개별 메시지로 혈당 조절에 대한 참고 사항을 발신 중임

••• 참고문헌 •••

1. Dagogo-Jack S et al., Diabetes Spectrum 2002; 15(1): 44-48.
2. Umpierrez GE et al., Diabetes Care. 2007; 30(9): 2181-6.
3. Umpierrez GE et al., Diabetes Care. 2011; 34(2): 256-61.
4. Umpierrez GE et al., J Clin Endocrinol Metab. 2012; 97: 16-38.
5. American Diabetes Association. Diabetes Care 2024;47(Suppl 1):S295-306.
6. Management of Hyperglycemia in Hospitalized Adult Patients in Non-Critical Care Settings: An Endocrine Society Clinical Practice Guideline. J Clin Endocrinol Metab. 2022;107(8):2101-2128.

CHAPTER 05

당뇨병의 합병증
Diabetes complication

윤지완

I. 미세혈관 합병증

1. 당뇨병성 신경병증(Diabetic neuropathy)

1) 선별검사

(1) 일반원칙

1형 당뇨병 환자는 진단 5년 후, 2형 당뇨병 환자는 진단 시부터 당뇨병말초신경병증과 자율신경병증에 대한 선별검사를 하고 이후에는 최소한 1년에 한 번씩 선별검사를 시행

(2) 검사 방법

- 당뇨병신경병증 설문(Michigan Neuropathy Screening Instrument Questionnaire, MNSIQ)(표 5-5-1)

표 5-5-1. 당뇨병 신경병증 설문(MNSIQ)

다음은 귀하의 다리와 발에 나타나는 느낌을 조사하는 표입니다.
잘 생각하여, 평소 느낌이 어떤지 예 또는 아니오로 표시해 주시기 바랍니다.

1. 발 또는 다리에 저린 감이 있습니까?	1. 예 □ 0. 아니오 □
2. 발 또는 다리에 화끈거리는 통증을 느낀 적이 있습니까?	1. 예 □ 0. 아니오 □
3. 발에 무엇이 닿을 때 과민하게 느낍니까?	1. 예 □ 0. 아니오 □
4. 발 또는 다리에 갑자기 쥐가 납니까?	0. 예 □ 0. 아니오 □
5. 발 또는 다리에 찌르는 듯한 느낌을 받은 적이 있습니까?	1. 예 □ 0. 아니오 □
6. 이불이 피부에 닿을 때 아픔을 느낍니까?	1. 예 □ 0. 아니오 □
7. 목욕할 때, 뜨거운 물과 차가운 물을 구분할 수 있습니까?	0. 예 □ 1. 아니오 □
8. 발에 까진 상처가 생긴 적이 있습니까?	1. 예 □ 0. 아니오 □
9. 의사로부터 '당뇨병신경병증'이라고 진단된 적이 있습니까?	1. 예 □ 0. 아니오 □
10. 다리와 발에 마비가 있습니다?	0. 예 □ 0. 아니오 □
11. 다리나 발의 증상이 밤에 더 심해집니까?	1. 예 □ 0. 아니오 □
12. 걸을 때 다리가 아픕니까?	1. 예 □ 0. 아니오 □
13. 걸을 때 발에 감각을 느낄 수 있습니까?	0. 예 □ 1. 아니오 □
14. 발의 피부가 너무 건조해서 자주 갈라집니까?	1. 예 □ 0. 아니오 □
15. 발이나 발가락을 자르는 수술을 받은 적이 있습니까?	1. 예 □ 0. 아니오 □
	합계: ____ / 13점

- MNSI(Michigan Neuropathy Screening Instrument) 방법:

*4번과 10번 문항은 혈관계 증상에 해당하여 문진 결과에 상관없이 총 점수에서 제한다.
*7번과 13번 문항은 '아니오'라고 답하였을 때 1점으로 매긴다.
*총 점수 합이 2점 이상이면 신경병증을 의심할 수 있고, 7점 이상이면 신경병증이 있음을 시사한다.

대한당뇨병학회, 당뇨병성 신경병증 매뉴얼 2020

- Michigan Neuropathy Screening Instrument(표 5-5-2)
  - 족부의 모양, 궤양 유무, 발목 반사, 진동 지각(128Hz tuning fork), 10 g 모노필라멘트검사(10 g Semmes-Weinstein monofilament test)
  - cutoff value: 2.0
- 기타 검사: 바늘찌름검사(Pin-prick test), 온도감각검사

표 5-5-2. Michigan Neuropathy Screening Instrument Examination, MNSIE

<table>
<tr><th></th><th colspan="6">좌측</th><th colspan="6">우측</th></tr>
<tr><td>발의 외형
(변형/건조피부/
굳은살/감염/열창)</td><td colspan="3">0점
정상</td><td colspan="3">1점
비정상</td><td colspan="3">0점
정상</td><td colspan="3">1점
비정상</td></tr>
<tr><td>족부궤양</td><td colspan="3">0점
없음</td><td colspan="3">1점
있음</td><td colspan="3">0점
없음</td><td colspan="3">1점
있음</td></tr>
<tr><td>발목반사</td><td colspan="2">0점
있음</td><td colspan="2">0.5점
약함</td><td colspan="2">1점
없음</td><td colspan="2">0점
있음</td><td colspan="2">0.5점
약함</td><td colspan="2">1점
없음</td></tr>
<tr><td>엄지발가락
의 진동감각</td><td colspan="2">0점
있음</td><td colspan="2">0.5점
감소됨</td><td colspan="2">1점
없음</td><td colspan="2">0점
있음</td><td colspan="2">0.5점
감소됨</td><td colspan="2">1점
없음</td></tr>
<tr><td>모노필라멘트</td><td colspan="2">0점
정상</td><td colspan="2">0.5점
감소</td><td colspan="2">1점
없음</td><td colspan="2">0점
정상</td><td colspan="2">0.5점
감소</td><td colspan="2">1점
없음</td></tr>
</table>

총점 ________________ / 10점(2점 초과시 신경병증 진단)

대한당뇨병학회, 당뇨병성 신경병증 매뉴얼 2020

2) 치료: 치료의 첫 단계는 안정적이고 이상적인 혈당 조절임

(1) 당뇨병성 말초신경병증의 치료

- 당뇨병성 말초신경병증 통증 치료제(표 5-5-3)

표 5-5-3. 당뇨병성 말초신경병증 통증 치료제

접근 방법	약제명/치료 방법	용량	비고	NNT
이상적인 혈당 조절	생활습관 개선, 경구 혈당 강하제, 인슐린	개별적으로 조절	목표: HbA1c ≤ 6.5%	
병태생리학적 접근	α-Lipoic acid (thioctic acid)	600 mg IV 주입 1,200~1,800 mg 경구	비교적 부작용이 적음	6.3* 2.8~4.2*
대증적 치료	TCA			
	Amitriptyline	(10~) 25~150 mg	NNMH: 15	2.1
	Desipramine	(10~) 25~150 mg	NNMH: 24	2.2/3.2
	Imipramine	(10~) 25~150 mg	CRR	1.3/2.4/3.0
	Clomipramine	(10~) 25~150 mg	NNMH: 8.7	2.1
	Nortriptyline	(10~) 25~150 mg	plus fluphenazine	1.2†

대증적 치료	SNRI			
	Duloxetine	60~120 mg	NNT with 120 mg, 60 mg	5.3, 4.9
	Anticonvulsants-calcium channel modulators (α2-δ ligands)			
	Gabapentin	900~3,600 mg		3.8/4.0
	Pregabalin	300~600 mg	NNT with 600 mg, 300 mg	5.9/4.2
	Opioids			
	Tramadol	50~400 mg	NNMH: 7.8	3.1/4.3
	Tapentadol	50 mg bid로 시작		
	국소 치료			
	Capsaicin (0.025%) cream	qid 국소 도포	Max. duration: 6~8 weeks	5.7

CRR, concentration-response relationship; NNMH, number needed for major harm; NNT, number needed to treat; TCA, tricyclic antidepressants; SNRI, selective serotonin norepinephrine reuptake inhibitors.
* ≥ 50% symptom relief after 3 and 5 weeks.
† Combined with fluphenazine.
Modified from Textbook of Diabetes 4 edition, p.627 Table 38.2.

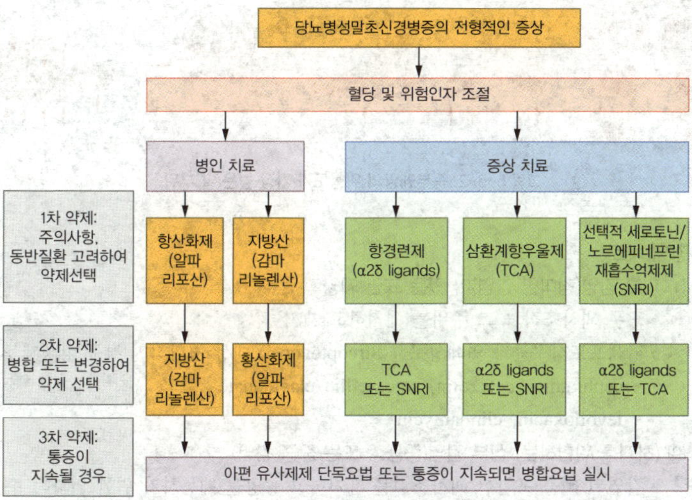

그림 5-5-1. 당뇨병성 말초신경병증에 대한 약물요법
출처: 진료지침 2023, 대한당뇨병학회

(2) 위 마비(Gastroparesis)

① 증상: 오심, 구토, 조기 포만감, 더부룩함, 상복부 통증, 식욕감퇴

② 치료

- 혈당 조절
- 유동식과 같이 소화가 쉽고 지방/섬유소가 적은 음식을 소량씩 자주 섭취
- 약물 치료

표 5-5-4. 치료 약제의 종류, 기전, 용량 및 부작용

	기전	용량	부작용
Domperidone	도파민 길항제 (BBB 통과하지 않음)	20~40 mg 식전 1시간, 자기 전	유방 통증, 유즙분비
Erythromycin	항생제(macrolide)	250 mg 식전 30분	항생제 내성
Levosulpiride	선택적 D2-도파민 수용체 길항제	25 mg tid	졸음, 파킨슨양 진전, 유즙분비
Mosapride	5-HT4 수용체 작용제	5 mg tid	추체외로 증상 및 유즙분비가 거의 없음

2. 당뇨병성 족부병변 (Diabetic foot)

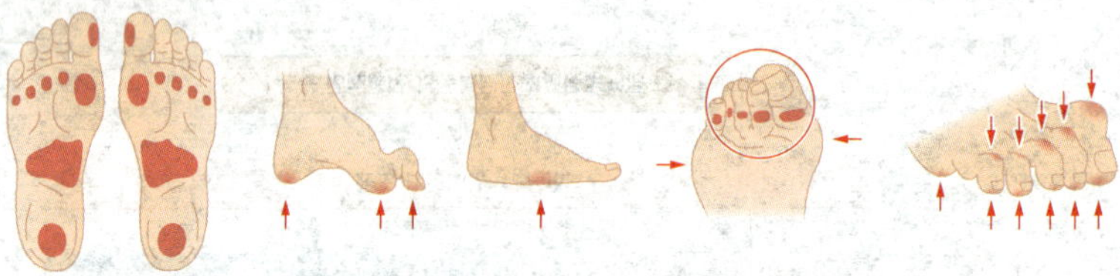

그림 5-5-2. 족부궤양의 위험도가 가장 높은 발 부위

1) 감염 치료

(1) 피부 감염(경미한 감염)이 있는 표면 궤양

- 모든 괴사조직과 그 주위를 세척하고 제거
- 황색포도상구균과 연쇄상구균(Streoptococci) 대상 경험적인 경구 항생제 치료
  - cephradine, cefazolin, amoxicillin/clavulanate
  - levofloxacin, clindamycin

(2) (하지를 위협하는) 심부 감염(중등증 또는 중증 감염)

- 감염된 뼈를 포함한 괴사조직을 제거하고 농양을 배농하기 위한 외과적 수술의 필요성을 신속하게 평가
- 말초혈관질환이 있는 경우 혈관재생술을 포함한 긴급 치료 고려

- 혐기성 세균을 포함하여 그람 양성 및 그람 음성 세균 대상 경험적이고 광범위한 비경구 항생제 치료
  - piperacillin/tazobactam +/− vancomycin
  - cefepime + clindamycin, imipenem or meropenem
- 임상 반응, 배양, 민감도 결과에 따라 항생제 처방을 조정

3. 당뇨병성 신증(Diabetic nephropathy)

1) 역학 및 자연 경과

만성 신장병의 가장 흔한 원인(2017년 현재 우리나라 신 대체요법을 받는 환자의 45%)

표 5-5-5. 제1형 당뇨신병증의 자연경과

	Designation	Characteristics	GFR (minimum)	Albumin Excretion	Blood Pressure	Chronology
Stage 1	Hyperfunction & hypertrophy	Glomerular hyperfiltration	Increased in type 1 & 2	May be increased	Type 1 normal Type 2 normal hypertension	Present at time of diagnosis
Stage 2	Silent stage	Thickened BM Expanded mesangium	Normal	Type 1 normal Type 2 may be < 30～300 mg/d	Type 1 normal Type 2 normal hypertension	First 5 years
Stage 3	Incipient stage	Microalbuminuria	GFR begins to fall	30～300 mg/d	Type 1 increased Type 2 normal hypertension	6～15 years
Stage 4	Overt diabetic nephropathy	Macroalbuminuria	GFR below normal	> 300 mg/d	Hypertension	15～25 years
Stage 5	Uremic	ESRD	0～10	Decreasing	Hypertension	25～30 years

출처: Comprehensive Clinical nephrology, 5th ed.
여기서 stage는 만성 신장병(CKD)의 stage와는 다름

2) 당뇨병성 신증의 임상 소견 및 진단

(1) 당뇨병성 신증 진행의 위험인자

고령, 당뇨의 유병기간, 사구체 여과율의 빠른 감소속도, 사구체 조직 손상의 정도, 높은 당화혈색소, 고지혈증, 고혈압, 당뇨신경병증 동반, 당뇨망막병증 동반, 가족력, 비만, 흡연

(2) 미세알부민뇨(microalbuminuria)

① 알부민 배설량이 30~299 mg/24 h 또는 albumin to creatinine ratio (ACR) 30~299 mg/g

② 일반적인 dipstick에 의한 소변검사로는 검출되지 않을 수 있음

③ 임의 요검사에서 ACR ≥ 30 mg/g이면 3~6개월 내에 한 달 이상의 간격을 두고 요검사를 2회 더 실시 → 총 3회 중 2회 이상 검출되면 미세알부민뇨 진단

(3) 현성단백뇨(macroalbuminuria, overt proteinuria)

① 하루 요 중 알부민 배설량이 ≥ 300 mg/24 h 또는 임의 요검사에서 ACR ≥ 300 mg/g

(4) microalbuminuria와 macroalbuminuria의 구분은 기술적인(technical) 구분에 불과하며, 1일 30 mg 이상의 알부민뇨에서는 알부민 배출량에 비례하여 연속적으로 사망과 심혈관계 위험성이 증가하므로, 최근의 국제 가이드라인에서는 알부민뇨를 하나의 연속적인 개념으로 보고 있음

(5) 제4형 신세관성 산증(Type 4 RTA)

① hyporeninemic hypoaldosteronism

② 제1형 및 2형 당뇨병 환자에서 모두 발생 가능

③ hyperkalemia (ACE inhibitor 또는 ARB 등에 의해 악화됨), mild (normal AG) metabolic acidosis

3) 선별검사

(1) 제1형 당뇨병 환자: 진단 후 5년 이상부터 매년 미세알부민뇨 검사

(2) 제2형 당뇨병 환자: 진단 직후부터 매년 미세알부민뇨 검사

(3) 요검체: 가능한 이른 아침 소변으로 ACR 계산

(4) 모든 성인당뇨병 환자는 미세알부민뇨 여부에 관계없이 매년 1회 이상 혈청 크레아티닌을 측정하여 구한 추정 사구체 여과율(eGFR)로 신장 기능을 평가

(5) 단백뇨가 배출되는 당뇨병 환자에서 당뇨병성 신증 이외의 다른 원인을 확인해 보아야 하는 경우(신 조직검사 또는 적절한 imaging study 고려)

① 당뇨병의 유병기간이 짧을 때

② 당뇨병성 망막증이 없을 때

③ 다른 전신질환의 징후와 증상이 있을 때

④ 혈뇨를 동반할 때

⑤ 급속히 증가하는 단백뇨 또는 신증후군

⑥ 사구체여과율의 저하가 10 mL/min/year 이상으로 빠른 경우

4) 예방 및 치료

(1) 치료 원칙: 혈당 정상화, 엄격한 혈압 조절(ACE inhibitor 또는 ARB 사용), 이상지질혈증 치료

(2) 혈당 조절

① 목표: HbA1C < 7.0%(당뇨병의 미세혈관 합병증을 예방 또는 지연시키기 위한 목표 수치임. 단, 신기능이 낮거나 동반질환이 많은 환자, 저혈당 위험이 높은 환자의 경우 HbA1c 목표치를 높일 수 있음)

② 신기능이 감소한 환자에서 sulfonylureas, metformin, alpha-glucosidase inhibitor은 금기이며, meglitinides와 linagliptin을 제외한 일부 DPP4 억제제는

감량을 필요로 함. 신기능이 감소하면 인슐린의 체내 반감기가 길어지고 인슐린 요구량이 감소할 수 있음

(3) 혈압 조절

① 임의뇨 ACR < 30 mg/g: target BP ≤ 140/90 mmHg

② 임의뇨 ACR ≥ 30 mg/g: target BP ≤ 130/80 mmHg

③ 약제는 ACE inhibitor 또는 ARB를 기본적으로 사용하며, 추가로 calcium channel blockers (non-dihydropyridine class), beta-blockers, 이뇨제 등을 사용가능. ACE inhibitor와 ARB의 병합 요법은 추천되지 않음

(4) 고지혈증의 치료: Chapter 09. 고지혈증 참고

(5) 식이 조절

① 단백섭취제한: 미세알부민뇨 0.8~1.0 g/kg/day, 현성단백뇨 < 0.8 g/kg/day

② 염분제한: sodium < 2,000 mg/day or sodium chloride (salt) < 5 g/day

(6) 금연, 운동, 적절한 체중 관리

① target BMI: 20~25 kg/m^2

② 운동: 1주 5회 이상, 1회 30분 이상

(7) 기타 약제: SGLT2 inhibitor, GLP1 receptor agonist UPDATE

① 당뇨와 만성콩팥병이 있는 환자들에서 eGFR 30 ml/min per 1.73 m^2 이상이면 혈당 조절 first-line treatment는 metformin과 더불어 SGLT2 inhibitor 사용을 권고하고 있음.

② 위의 환자들에서 metformin과 SGLT2i로 혈당 조절의 목표에 도달하지 못할 경우 GLP-1RA를 추가할 수 있으며 GLP1-1RA의 경우 심혈관 질환 및 단백뇨 감소에 효과가 있으며 ESRD 환자에서도 사용할 수 있음

(8) 신부전 합병증에 대한 치료 및 신 대체요법

① 사구체 여과율(eGFR) < 60 mL/min/1.73 m^2 또는 현성 단백뇨가 동반된 경우 신장내과에 의뢰

② 만성 신장병 합병증 및 치료는 '신장내과' Chapter 6~7 참고

3. 당뇨병성 망막병증(Diabetic retinopathy)

1) 분류

(1) 비증식성 당뇨망막병증(NPDR)과 증식성 당뇨망막병증(PDR)

(2) 기타 안구 질환: 백내장, 이상운동성 동공, 녹내장, 시신경병증, 외안근마비, 비문증 등

2) 선별검사

(1) 시작시기 및 간격

- 제2형 당뇨병: 진단 당시부터, 제1형 당뇨병: 발병 후 5년 이내
- 1년 간격으로 검사, 이상 소견이 발견된 경우에는 소견에 따라서 추적검사 간격이 결정됨

(2) 방법

- 동공확장 후 안저검사

(3) 임신을 계획하고 있거나 임신 중인 경우: 임신 전 또는 첫 삼주기(1st trimester)에 포괄적 안저검사, 임신 전 기간 및 출산 후 1년까지 철저한 추적검사가 필요함

3) 치료

(1) 일반적 원칙

- 당뇨병성 망막병증 발병과 진행 억제를 위해 최적의 혈당, 지질 및 혈압 조절이 필요함
- 당뇨병성 망막병증에서 심혈관질환 예방을 위한 아스피린 사용은 금기가 아니며 망막 출혈의 위험도 올리지 않음
- 황반 부종, 심한 비증식성 망막병증 또는 증식성 망막병증이 있는 경우에는 즉시 망막전문의에게 의뢰해야 함

(2) 범안저광응고술(Pan-Retinal Photocoagulation)

(3) VEGF에 대한 단클론항체 유리체강내주사 [Ranibizumab (Lucentis), bevacizumab (Avastin), aflibercept (Eylea) 등]

(4) 덱사메타손 임플란트(Ozurdex)의 유리체주입술

II. 대혈관 합병증

1. 심혈관질환과 연관된 위험인자의 평가

- 위험인자: 성별, 나이, 혈압, 흡연, 이상지질혈증, 복부비만
- 당뇨병 환자는 심혈관질환 과거력이 있는 환자와 같은 정도의 심혈관질환 발생위험을 가짐

2. 심혈관질환 선별검사 적응증

무증상 환자에서 심혈관질환에 대한 정기적인 선별검사는 권유되지 않음

- 전형적이거나 비전형적인 심장 증상
- 심전도상 허혈 또는 경색 의심 소견
- 말초혈관 혹은 경동맥 폐색성 질환
- 35세 이상의 주로 앉아서 생활하는 환자가 고강도 운동을 처음 시작할 때

3. 말초혈관질환 Part 2. 순환기 Chapter 15. 참고

1) 증상 및 증후

- 보행속도 감소, 하지 피로감, 파행
- 의존성 부위 피부의 적색변화, 하지 거상 시 창백한 피부, 털의 소실, 발톱의 퇴행위축, 피부궤양, 맥박 약화, 피부온감 저하, 피부감각 저하 등

2) 선별검사

당뇨병 환자에서 말초혈관질환을 위한 선별검사로는 ABI (Ankle-Brachial Index)가 우선적으로 권고됨. 경우에 따라 도플러 초음파검사, CT 및 MRI 혈관촬영을 시행할 수 있음

3) ABI test 결과의 해석

- > 1.30: non-compressible(∵ arterial stiffness)
- 0.91~1.30: normal
- 0.41~0.90: mild-to-mod peripheral arterial disease
- 0.00~0.40: severe peripheral arterial disease

4. 심혈관질환의 치료

- 심혈관질환이 있는 당뇨병 환자는 sodium glucose cotransporter 2 inhibitor나 glucagon-like peptide 1 receptor agonist를 혈당강하제로 우선적으로 고려하는 것이 권고됨.
- 심혈관질환 환자의 경우에 ACE 억제제, 아스피린, 스타틴 치료가 심혈관질환 발생을 감소시키기 위해 사용되어야 함
- 심근경색의 병력이 있는 경우에는 베타 차단제를 최소한 2년 이상 사용해야 함
- 증상이 있는 심부전 환자에서 thiazolidinedione의 사용은 피해야 함
- Metformin은 GFR > 30 mL/min인 안정된 심부전 환자에서도 사용할 수 있으나, 심부전으로 입원하였거나, 조절되지 않는 심부전인 경우에는 피해야 함

5. 이상지질혈증의 조절

- LDL 콜레스테롤
  - 조절목표
    유병기간 10년 미만, 주요 심혈관질환 위험인자 동반(−) < 100 mg/dL
    유병기간 10년 이상 or 주요 심혈관질환 위험인자나 표적장기손상(+) <70 mg/
    표적장기손상 or 3개 이상 주요 심혈관질환 위험인자(+) < 55 mg/dL
    심혈관질환 (+) < 55 mg/dL, 기저치보다 50%이상 감소
  - 일차약물: 스타틴
  - 최대내약용량의 스타틴으로 목표치에 도달하지 못한 경우 에제티미브를 추가
  - 이후에도 목표치에 도달하지 못한 경우 스타틴과 PCSK9억제제 병용 고려
- 중성지방
  - 조절목표 < 150 mg/dL
  - 금주와 체중감소를 포함한 생활습관교정과 혈당조절 등 우선 시행
  - 심한 고중성지방혈증(500 mg/dL)의 경우 급성췌장염 위험을 낮추기 위해 페노파이브레이트, 오메가-3지방산 등 약물치료

6. 고혈압의 조절

- 당뇨병 환자에서는 방문 시마다 혈압을 평가해야 함
- 목표혈압

  심혈관질환 및 위험인자를 동반하지 않은 경우 < 140/90 mmHg

  심혈관질환이 있거나 표적장기손상(알부민뇨, 만성신장질환, 망막병증, 좌심실비대) 또는 위험인자를 동반한 경우 < 130/80 mmHg
- 알부민뇨 또는 관상동맥질환이 동반된 당뇨병 환자에게는 ACE 억제제나 ARB의 사용 권장
- 혈압 160/100 mmHg 초과시 적극적 생활습관교정과 처음부터 2제 이상 병용요법 권고
- ACE 억제제나 ARB 또는 이뇨제를 사용하는 경우 혈청 크레아티닌 및 eGFR, 혈청칼륨을 모니터해야 함

7. 항혈소판제의 사용

1) 일차예방

- 심혈관질환 위험이 높으나 출혈 위험이 높지 않은 성인 당뇨병환자에게 사용할 수 있음.
- 심혈관질환 예방의 이득과 출혈 위험에 대한 득실을 따져서 투약 결정

※미국당뇨병학회 (2023)

혈관질환의 병력이 없는 50세 이상의 당뇨병환자 중 부가적인 위험인자 한 가지 이상을 가지며 출혈의 위험이 높지 않은 경우 투약 권고

2) 이차예방

8. 금연을 위한 약물 치료

1) 니코틴 대체요법(껌, 패치, 사탕 등)

2) Varenicline (Champix)

- 도파민 자극, 니코틴 수용체의 partial agonist이면서 antagonist
- 금연일을 정한 후, 정해진 날짜로부터 1주 전에 투여시작
- Day 1~3: 0.5 mg qd, Day 4~7: 0.5 mg bid, Weeks 2~12: 1 mg bid
- 부작용: 오심/구토, 수면장애(불면증, 비정상적인 꿈 등), 변비, 정신신경학적 증상(우울, 불안, 자살사고 등)

3) Bupropion SR

- 항우울제
- 150 mg qd × 3 days, then 150 mg bid
- 금연 시작일 1~2주일 전부터 복용

- 부작용: 불면증, 입마름, 초조, 집중력 감퇴, 경련, 정신신경학적 증상(우울, 불안, 자살사고 등)

••• 참고문헌 •••

1. 대한당뇨병학회 당뇨병 진료지침 2023.
2. American Diabetes Association. Diabetes care 2024.
3. Harrison's Principles of Internal Medicine (21th ed.), Chapter 405

CHAPTER 06

고혈당 위기
Hyperglycemic crises

구보경

I. 정의

당뇨병케토산증(diabetic ketoacidosis, DKA)과 고혈당고삼투질상태(hyperosmolar hyperglycemic state, HHS)는 인슐린의 결핍과 역조절 호르몬(counterregulatory hormones; catecholamine, glucagon)의 과잉으로 인한 고혈당과 고삼투압 현상을 일컬으며, DKA의 경우 지방산 산화의 동반으로 인하여 고케톤혈증 및 대사성 산증이 동반됨. 두 경우 모두 소변으로의 포도당 배설로 인하여 탈수와 전해질 불균형이 야기됨.

II. 유발인자

1. 최근 발병한 1형 당뇨병(DKA의 경우)
2. 감염: 환자의 체온에 상관없이 감염의 가능성을 살펴야 함
3. 인슐린 치료 중단
4. 심근경색증 및 뇌졸중
5. 외상
6. 급성 췌장염
7. 기아
8. 임신
9. 수분 섭취가 줄어든 고령(HHS의 경우)
10. 약물: 글루코코티코이드, thiazide, 교감신경 작용제, SGLT2 억제제

III. 진단

1. 병력

약물복용, 감염, 순환기질환 등의 유발요인 확인. 현 증상의 발생이 HHS의 경우 수일에서 수주에 걸쳐 비교적 천천히 발현하는 반면, DKA의 경우 보다 빠른 경과를 보이는 수가 많음

2. 증상 및 징후

1) 다음, 다뇨, 체중감소 핵심역량, 전신 쇠약감
2) 식욕부진, 오심, 구토

3) 복통, Kussmaul 호흡, 과일 혹은 아세톤 냄새(DKA)
4) 탈수와 이로 인한 저혈압, 빈맥
5) 의식 저하(HHS에서 더 흔함)

3. 검사실 검사

표 5-6-1. DKA와 HHS 환자의 임상 소견

	DKA			HHS
	경증	중등도	중증	
Plasma glucose (mg/dL)	> 250	> 250	> 250	> 600
Arterial pH	7.25~7.30	7.00~7.24	< 7.00	> 7.30
Serum bicarbonate (mEq/L)	15~18	10 to < 15	< 10	> 15
Urine ketones	Positive	Positive	Positive	Small
Serum ketones	Positive	Positive	Positive	Small
Effective serum osmolarity	Variable	Variable	Variable	> 320
Anion gap	> 10	> 12	> 12	Variable
Consciousness	Alert	Alert/drowsy	Stupor/coma	Stupor/coma

진단을 위한 상기의 기본적인 검사들 이외에도 감염과 신질환 등 유발요인 감별을 위한 검사(혈액 및 요배양, 흉부 단순촬영, 심전도 등)도 필요함

SGLT2 억제제 사용과 관련해 고혈당 없이 DKA가 가능하며, 이를 euglycemic DKA로 지칭함. 혈중 pH는 6.8~7.3으로 다양함

IV. 치료

1. 수액

1) 심기능에 문제가 없으면, 신속히 생리식염수 1 L를 정맥주사(15~20 mL/kg/hr)
2) 이후 수액의 종류 및 투여 속도는 환자의 탈수 상태 및 전해질, 소변량에 따라 결정
3) 최초 소듐 > 150 mEq/L 혹은 치료 도중 155 mEq/L 이상으로 상승할 경우와 심부전이 동반된 경우에는 0.45% 생리식염수를 투여
   - 혈중 소듐은 고혈당을 보정하여 판단하여야 함. 즉, 혈당 100 mg/dL 기준으로, 혈당 100 mg/dL 상승시마다 측정된 소듐 농도에 1.6 mEq의 소듐을 더해 보정
4) 혈관내 용적이 회복되면 0.45% 생리식염수를 150~250 mL/h로 정주

고혈당 위기 환자의 초기 치료

Tip

1. 면밀한 모니터와 함께 반드시 flow sheet를 작성
2. 치료의 대상: ① 탈수, ② 고혈당, ③ 전해질 불균형, ④ 유발요인

1) 치료 초기 충분한 수액 공급이 필수적이나 누락되는 경우가 많음. 심기능에 문제가 없으면, 가능한 한 신속히 생리식염수 1 L를 정맥주사(15~20 mL/kg/hr)
2) Regular insulin 0.1 U/kg 정맥주사 IV bolus → 시간당 0.1 U/kg의 속도로 지속주입 시작(혹은 첫 IV bolus 없이 regular insulin 0.14 U/kg 지속 정맥 주입)
3) 수액요법과 인슐린 투여, 산증의 교정은 혈중 포타슘 농도를 급격히 감소시킬 수 있으므로 적절한 포타슘 공급이 필요
4) 혈당 측정은 초기 1시간마다, 혈청 전해질, BUN, Cr, 포도당, 삼투압, pH(정맥혈)는 정상화될 때 까지 2~4시간마다 측정

2. 인슐린

– 정맥주사: 아주 경미한 DKA가 아닌 이상 정맥 투여를 권장

1) regular insulin 0.1 U/kg 정맥주사 IV bolus → 시간당 0.1 U/kg의 속도로 지속주입(혹은 첫 IV bolus 없이 regular insulin 0.14 U/kg 지속 정맥 주입) → 혈당이 1시간에 50~70 mg/dL의 속도로 감소하도록 1시간마다 투여 속도를 배가
2) 혈당이 200~300 mg/dL이 되면(DKA 환자에서는 200 mg/dL, HHS 환자에서는 300 mg/dL) 인슐린 투여 속도는 0.05~0.1 U/kg/h로 감량하고, 저혈당을 예방하기 위해, 기존의 0.9% 생리식염수는 5~10% 포도당 용액과 0.45% 생리식염수로 바꿔 투여
3) 대사상태가 조절되고 고삼투압, 의식이 정상화될 때까지 목표 혈당(DKA 환자에서는 150~200 mg/dL)을 유지하기 위한 인슐린과 포도당 주입 속도를 조절
4) 환자의 경구섭취가 가능해지면, 인슐린다회주사 요법(3회 premeal bolus + 1회 basal insulin)으로 인슐린 피하주사를 시작하고, 이때 피하 주사 후에도 첫 2~4시간 동안은 인슐린 정맥투여를 지속해야 급격한 고혈당을 예방할 수 있음

3. 포타슘

1) 대개 체내 포타슘의 고갈이 동반되지만, 혈중 농도는 정상이거나 증가되는 경우가 많음. 수액요법과 인슐린 투여, 산증의 교정은 혈중 포타슘 농도를 급격히 감소시킬 수 있으므로 적절한 포타슘 공급이 필요
2) 혈청 포타슘이 5.5 mEq/L 이하가 되고 소변 배출이 적절하다면, 20~30 mEq/L fluid의 속도로 투여
3) 혈청 포타슘은 4~5 mEq/L를 유지
4) 드물지만, 초기 포타슘 농도가 3.3 mEq/L 미만일 경우, 포타슘의 공급으로 3.3 mEq/L 이상이 될 때까지 인슐린의 투여는 중단

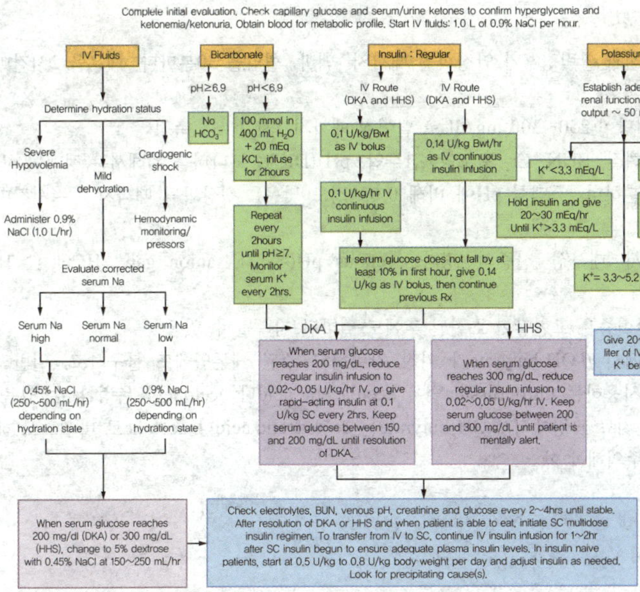

그림 5-6-1. 고혈당 위기 치료

4. Sodium bicarbonate

1) 동맥혈 pH가 6.9 미만일 경우 $NaHCO_3$를 50 mmol/h의 속도로 1~2시간 동안 투여함
   - $NaHCO_3$ 100 mmol을 400 mL dextrose에 섞어서 200 mL/hr의 속도로 주입
2) 1~2시간마다 혈청 포타슘과 pH를 측정하여, pH가 7.0을 넘을 때까지 지속적으로 투여

5. 기타

1) 의식 저하시 위내용물 흡입(Gastric aspiration)의 위험이 있음
2) 항생제: 감염이 의심될 경우 가검물을 채취한 후 투여
3) 중심정맥압 감시: 고령 환자, 쇼크, 순환기 또는 만성 신질환 환자
4) 의식이 없거나 4시간 내 소변이 안 나오면 요로 카테터를 삽입
5) PaO_2 < 80 mmHg 시 산소를 공급
6) DKA에서 심기능 장애, 빈혈, 호흡 저하 등이 동반된 저인산혈증(< 1.0 mg/dL)이 있을 경우, phosphate 투여
   - Phosphate를 투여하고자 할 경우, replacement fluid 1 L당 20~30 mEq의 potassium phosphate를 추가 투여

V. 관찰

1. 환자 의식과 활력징후가 안정화될 때까지, 맥박, 혈압을 30분마다, 체온을 2시간마다 측정
2. BST: 혈당이 250~300 mg/dL로 떨어질 때까지 1시간마다 측정
3. 혈청 전해질, BUN, Cr, 포도당, 삼투압, pH (DKA; 모니터를 위해서는 정맥혈 pH로도 충분하며, 동맥혈 pH에 비해 0.03 정도 낮음): 정상화될 때까지 2~4시간마다 측정
4. DKA에서 대사성 산증의 평가: venous pH(>7.3), anion gap, HCO_3^-(≥18 mEq/L)

   * 케토산혈증은 고혈당이 호전된 후에도 얼마간 지속될 수 있음

   – DKA에서 *β*-OH-butyrate가 가장 강력하고 주된 케톤임에도 불구하고, 일반적으로 사용하는 nitroprusside법은 acetoacetic acid나 acetone만 측정할 수 있음. DKA 치료 과정에서 *β*-OH-butyrate는 acetoacetic acid나 acetone로 바뀌므로 해석에 주의해야 함

VI. 합병증

1. 과도한 인슐린 치료에 의한 저혈당, 저칼륨혈증에 주의(가장 흔함)
2. 과도한 수액 치료에 의한 hyperchloremia 및 non-anion gap metabolic acidosis
3. 뇌부종: 특히 처음으로 1형 당뇨병을 진단받은 DKA 소아 환자의 경우
4. 동맥색전증, 폐부종 등

••• 참고문헌 •••

1. American Diabetes Association. Diabetes Care. 2004; 27(S1): S94-102.
2. American Diabetes Association. Diabetes Care 2024; 47(S1): S295-S306.
3. Kitabchi AE, Umpierrez GE, Miles JM et al., Diabetes Care. 2009; 32(7): 1335-1343.
4. Savage MW et al., Joint British Diabetes Societies guideline for the management of diabetic ketoacidosis. Diabet Med. 2011; 28(5):508-515.
5. Harrison's Principles of Internal Medicine (21st ed.), Chapter 404.
6. 대한당뇨병학회, 당뇨병진료지침. 2023; 제8판. 20장. 당뇨병케토산증과 고혈당고삼투질 상태

표 5-6-2. DKA 및 HHS Flow Sheet

DKA 및 HHS Flow Sheet									
날짜									
시간									
의식상태									
체중(매일)									
체온									
혈압, 맥박									
호흡수/깊이									
혈액	glucose								
	ketone								
	ABGA								
	BUN/Cr								
	Na–K–Cl–HCO								
	anion gap								
혈액	s-Osm								
	기타								
소변	ketone								
인슐린	Type								
	dose (IU/hr)								
	route								
수액액	0.45% NaCl (mL)								
	0.9% NaCl (mL)								
	5% DW (mL)								
	KCl (mEq)								
	PO_4 (mmol)								
	HCO_3^- (mEq)								
	기타								
배출량	urine (mL/h)								
	기타								

CHAPTER 07

저혈당증
Hypoglycemia

임 수

I. 정의

- 당뇨병이 있는 경우에는 혈당이 70 mg/dL 이하이면서 혈당저하의 증상(허기짐, 발한, 손떨림, 두근거림 등)이 있는 경우 저혈당이 있다고 정의함. 당뇨병이 없는 경우에는 혈당이 55 mg/dL 미만이면서 Whipple's triad를 만족하는 경우 저혈당으로 평가함
  → Whipple's triad: 1. 저혈당의 증상이 있으면서, 2. 혈당을 측정하여 저혈당임이 확인되고, 3. 혈당을 올리면 저혈당 증상이 사라지는 세 가지 기준을 모두 만족할 경우
  *당뇨병이 없는 경우에는, 검사상 우연히 발견된 낮은 glucose 농도만으로 저혈당을 정의하지 않음

II. 저혈당의 임상 증상

1. **자율신경 반응에 의한 증상:** 심계항진, 진전, 불안, 발한, 공복감 및 이상감각 (저혈당이 반복적으로 나타날 경우, 이러한 자율신경 반응에 의한 증상은 없거나 매우 경미할 수 있음)

2. **대뇌 기능저하 증상:** 행동 변화, 의식 혼미, 피로감, 발작, 의식 소실 등. 흔하지는 않지만 일시적인 국소 신경학적 장애를 보이기도 함

III. 감별 진단

1. 혈당강하제 사용에 따른 저혈당

저혈당의 가장 흔한 원인은 당뇨병의 치료제에 의한 부작용임. 따라서 저혈당으로 내원한 환자에서는 당뇨병 치료제의 부작용에 의한 것은 아닌지를 가장 먼저 확인해 보아야 함

*저혈당 유발가능 약제: insulin, 설폰요소제 계열(glibenclamide, glimepiride, gliclazide), meglitinide 계열(repaglinide, nateglinide, mitiglinide) 또는 이러한 약제와 다른 당뇨병 약제를 동반하여 사용하는 경우

2. 당뇨병이 없는 성인에서 저혈당의 원인

1) 공복 저혈당으로 주로 발현하는 경우

- 인슐린종 및 기타 베타세포 이상
- Non-ß-cell tumors (fibrosarcoma, mesothelioma, other sarcomas; hepatoma, adrenocortical tumors, carcinoid; leukemia, lymphoma 등)
- 약제: 부주의 또는 의도적으로 인슐린을 과다 투여하거나, 설폰요소제 또는 meglitinide 계열 약제를 과량 투여한 경우
- Salicylate, pentamidine, quinine, 과다 투여 또는 ethanol 과다 섭취

2) 식후 저혈당으로 주로 발현하는 경우

- 위절제술 후의 식후 저혈당(postgastrectomy, alimentary hypoglycemia)
- 기능성 저혈당(functional hypoglycemia): 실제 저혈당은 아니나 식후 저혈당 증상 호소
- 인슐린에 대한 자가항체(인슐린이 결합했다가 식후 유리되어 나오면서 저혈당 유발, 주로 식후 수 시간 경과 후)

3) 그 외 저혈당으로 발현할 수 있는 임상 상황

- 급·만성 질환: 간부전, 신부전, 심부전, 패혈증, 기근 등
- 내분비 호르몬 결핍증: cortisol, growth hormone

IV. 진단적 접근(당뇨병 환자의 저혈당 제외)

1. 내원 당시 저혈당이 있는 경우

1) 의식 변화로 응급실을 내원한 환자에서 혈당 측정으로 저혈당이 확인되면 포도당 투여 전에 가장 먼저 감별 진단 검사용 채혈을 시행
   - 측정할 항목: glucose, insulin, C-peptide
   - sulfonylurea 농도를 측정할 수 있는 시설에서는 측정하면 도움이 됨
   - 해석
     - 저혈당의 증상이 있을 때 혈장 포도당 농도가 50 mg/dL 미만이면서 혈장 인슐린 농도가 6 μU/mL 이상이고, 혈장 C-peptide 농도가 0.6 ng/mL 이상이면 내인성 고인슐린혈증에 의한 저혈당으로 진단함
     - 이에 해당하는 대표적인 것은 인슐린종이며, sulfonylurea의 과다투여에 의한 저혈당일 수도 있음
     - 외부에서 인슐린을 주사한 경우에는 혈장 C-peptide가 거의 측정되지 않을 수 있음
2) 인슐린종이 의심될 경우
   - CT 또는 MRI를 시행하며 종괴가 발견되지 않으면 내시경 초음파(Endoscopic ultrasound)를 시행

- 인슐린종이 강하게 의심되나 영상검사에서 발견되지 않으면 선택적 동맥내 칼슘 자극을 통해 증명하거나 DOTA-TOC PET를 시행할 수 있음.
- 외과적 exploration으로 촉진과 수술 중 초음파를 통해 확인할 수 있음.
- 검사 방법의 선택에서 임상적 판단이 중요함.

2. 내원 당시 저혈당이 없는 경우

1) 공복시 저혈당의 감별 진단: 72시간 금식 검사 시행

- 마지막 음식 섭취 시점을 시작 시점으로 함
- 생수 이외에는 금식을 유지
- Serum glucose가 60 mg/dL 미만이 될 때까지는 serum glucose, insulin, C-peptide를 6시간마다 채혈함
- Serum glucose가 60 mg/dL 미만 시점 부터는 1~2시간마다 채혈함
- Insulin, C-peptide는 glucose 60 mg/dL 미만인 시료에서만 검사실로 보내 검사를 진행
- Serum glucose가 45 mg/dL 미만이면서 저혈당의 증상, 징후가 동반될 경우 검사를 종료. 그렇지 않은 경우 72시간까지 금식을 유지
- 여성, 젊은 사람에서는 금식시 정상적으로 혈당이 낮을 수 있으므로 증상이 없는 경우 serum glucose가 낮다고 검사를 중단하지 않음
- 간이혈당측정기(BST) 값에 의존하지 않고 serum glucose를 꼭 확인하고 검사를 종료
- 과거 명확히 Whipple's triad를 만족하였으면 증상이 없어도 serum glucose가 55 mg/dL인 경우 검사를 종료할 수 있음
- 검사 종료시 serum glucose, insulin, c-peptide, beta-hydroxybutyrate를 측정
- 이후 glucagon 1.0 mg을 정맥 투여 후 10, 20, 30분 뒤 serum glucose를 측정

표 5-7-1. 72시간 금식 검사 결과 판정

해석	증상/증후	Serum Glucose (mg/dL)	Insulin (uIU/mL	C-peptide (ng/mL)	beta-hydroxybutyrate (mmol/L)	Glucagon 투여 후 glucose 상승	혈중 혈당 강하제	인슐린 항체
정상	No	< 55	< 3.0	< 0.6	> 2.7	< 25	No	No
외부 인슐린 투여	Yes	< 55	≧ 3.0	< 0.6	≤ 2.7	> 25	No	No
인슐린종	Yes	< 55	≥ 3.0	≥ 0.6	≤ 2.7	> 25	No	No
경구혈당 강하제 투여	Yes	< 55	≥ 3.0	≥ 0.6	≤ 2.7	> 25	Yes	No
인슐린 자가면역 증후군	Yes	< 55	≧ 3.0	≧ 0.6*	≤ 2.7	> 25	No	Yes

*인슐린 자가면역 증후군 시 C-peptide는 낮게 측정될 수 있음

2) **위절제술 후 식후 저혈당 진단**: 혼합식(mixed meal, 저혈당 발생시 먹었던 식사와 가장 비슷한 것이 이상적)을 먹은 후 Whipple's triad를 만족할 경우 식후 저혈당을 진단

V. 치료

1. 저혈당 자체에 대한 치료

1) **의식이 있는 경우**: 음식 섭취(대개 15그램의 당질 섭취 후 15분 후 재측정. 회복되지 않으면 반복 섭취)(예: 과일 주스 또는 사이다 반잔, 사탕 3~4개, 설탕 혹은 꿀 1 큰술 등)

2) **의식이 없는 경우**: 20% dextrose 수액 125 cc 정주(25그램) 후 15분 후 및 1시간 후 재측정, 의식 회복하면 음식을 섭취하도록 함. 지연성 저혈당증의 발생 가능성이 있으므로 필요에 따라 지속적으로 포도당 용액을 공급해야 할 때도 있음

2. 인슐린종의 치료

수술이 가장 좋은 치료 방법이며 수술이 여의치 않은 경우 diazoxide(희귀의약품센터 문의), somatostatin analogue를 이용해 볼 수 있음

3. 위절제술 후의 식후 저혈당의 치료

식사 중 탄수화물은 복합당질 위주가 좋으며 하루 여러 차례에 나누어 식사. 하루에 여러 차례 식사를 나누어하기 어려운 경우나 이러한 방법으로 반응이 없다면 포도당 흡수 속도를 지연시키기 위해 alpha-glucosidase 억제제를 시도해 볼 수 있음(예 acarbose 50~100 mg tid ac, voglibose 0.2~0.3 mg tid ac)

Tip

저혈당증

저혈당의 가장 흔한 원인은 당뇨병 치료제에 의한 부작용임. 따라서 저혈당으로 내원한 환자에서는 당뇨병 치료제 부작용은 아닌지를 가장 먼저 확인해야 함. 당뇨병이 없으면 Whipple's triad를 만족하는 증상/징후가 있었는지 확인하는 것이 중요함

1. 저혈당 유발가능 약제
   1) Insulin
   2) Sulfonylurea 계열(glibenclamide, glimepiride, gliclazide)
   3) Meglitinide 계열(repaglinide, nateglinide, mitiglinide)
   → 다른 당뇨병 약제와 상기 약제를 병용하여 사용하는 경우 저혈당 발생 가능
2. 저혈당에 대한 응급 치료
   1) 의식이 있는 경우: 음식 섭취(예: 과일 주스 반잔, 사탕 3~4개, 설탕/ 꿀 1큰술 등)
   2) 의식이 없는 경우: 20% dextrose 수액 125 cc 정주(25그램) 후 15분 후 재측정, 의식 회복하면 음식 섭취

••• 참고문헌 •••

1. Cryer PE. N Engl J Med. 2013; 369: 362-72.
2. Philip EC, et al., J Clin Endocrinol Metab. 2009; 94: 709-28.
3. Seaquist ER, et al., J Clin Endocrinol Metab. 2013; 98: 1845-59.
4. Carey M, Boucai L, Zonszein J. Curr Diab Rep. 2013; 13: 107-13.

CHAPTER 08

이상지질혈증
Dyslipidemia

최성희

I. 정의

이상지질혈증(Dyslipidemia)은 고지혈증이라고도 불리우며, 혈액 내의 지질 또는 지단백이 정상보다 증가되거나 HDL의 경우 감소한 경우를 말한다. 고콜레스테롤혈증, 고중성지방혈증, 고 LDL콜레스테롤혈증, 저 HDL 콜레스테롤혈증을 모두 포함하는 개념이다. 동맥경화증의 중요한 위험인자로 허혈성 심뇌혈관질환의 원인이 되며, 이로 인한 사망을 증가시킨다.

II. 고지혈증의 분류

- Phenotype에 따른 분류
- 환자의 혈장을 분리하여 육안으로 분류하였을 때의 type에 따라 증가한 lipoprotein의 종류를 전기영동법으로 확인
- 일차성은 유전자 이상을 동반한 경우, 이차성은 기존 질환에 의해서 지질/지단백 이상이 생겨서 고지혈증이 생긴 경우로 분류함

III. 환자 위험군 분류와 치료 목표 LDL cholesterol 수치

1. 위험군 분류

초고위험군, 고위험군, 중등도위험군, 저위험군의 4군으로 분류(표 5-8-1)

**2017년도 이후 미국 내분비학회(AACE), 유럽심장학회/유럽지질동맥경화학회(ESC/ESA), 한국지질동맥경화학회 등 외국 및 국내 주요학회에서 당뇨병과 기존의 중증 동맥경화증(예: 심근경색증, 허혈성 뇌졸등)이 같이 있는 경우는 Extreme high risk로 분류하고 LDL cholesterol 목표치를 55 mg/dl 미만으로 맞출 것을 권고하여 실제적으로는 5개의 위험군으로 간주됨

2. 치료의 목표(표 5-8-1)

- LDL cholesterol 수치 조절이 목표
- 고지혈증의 위험군에 따른 LDL cholesterol 치료의 목표치 확인하여 최대한 LDL cholesterol의 목표치가 달성되도록 치료 시작을 권고(현재 국내 보험인정급여는 이를 따름, 한국지질동맥경화학회 2022)

- 급성 관상동맥 증후군: 기저 LDL cholesterol 수치와 상관없이 무조건 스타틴 투약(한국지질동맥경화학회 2019)

표 5-8-1. 고지혈증의 치료: 위험군 분류와 목표 수치

위험군 분류	LDL cholesterol 조절 목표치
초고위험군	< 70 mg/dL 또는 기저치의 50% 미만 감소
고위험군	< 100 mg/dL (100 미만도 선택 치료 가능)
중등위험군(위험인자 2개 이상)	< 130 mg/dL (130 미만도 선택 치료 가능)
저위험군(위험인자 1개 이하)	< 160 mg/dL (160 미만도 선택 치료 가능)

* 초고위험군(very high risk): 관상동맥질환 또는 말초동맥질환 및 허혈성 뇌경색의 병력
* 고위험군(high risk): 당뇨병, 죽상경화성 동맥질환(대동맥류, 50% 이상 경동맥협착 포함)
* 중등위험군(moderate risk): 관상동맥질환의 위험인자(흡연, 고혈압, 저HDL 콜레스테롤, 조기관상동맥질환 가족력) 중 2가지 이상
* 저위험군(low risk): 위의 위험인자 중 1개 이하

Tip

1) 심혈관질환 발생위험도 계산 http://tools.cardiosource.org/ASCVD-Risk-Estimator/나이가 매우 중요함, 성별/흡연/Total cholesterol, HDL cholesterol, 인종(한국인-other로 대입, 고혈압, 당뇨병 포함)
2) 스타틴을 사용하면 반드시 이득이 될 수 있는 환자군
   - 임상적 동맥경화증성 심혈관계 질환(Clinical ASCVD): 급성 심근경색, 안정성/불안정성 협심증, 급성 관상동맥증후군, 심혈관계 시술(PCI 등), 중풍, 일과성 뇌허혈, 말초동맥질환 → 고용량 스타틴 사용 권고(기저수치 50% 이상의 감소 목표)
   - LDL cholesterol 190 mg/dL 이상 → 고용량 스타틴 사용 권고
   - 40~75세, 1형/2형 당뇨병, LDL cholesterol 70 mg/dL 이상 → 중등도 스타틴 이상 사용 시작
   - 40~75세, 당뇨병 없어도 10년간 ASCVD 발생위험도 20% 이상은 고용량 스타틴 권고, 7.5%~20%이고 LDL cholesterol 70 이상 → 스타틴 사용 권고, 그 이외에 스타틴 사용 여부에 대한 결정이 어려운 경우 coronary calcium score 시행을 고려
3) 스타틴은 기저 LDL cholesterol 감량 효과에 따라 세기별로 나누어 투약 권고(표 5-8-2)

표 5-8-2. 스타틴의 세기에 따른 종류

High intensity statin	Moderate intensity statin	Low intensity statin
LDL-C 50% 이상 감소	LDL-C 30~50%	LDL-C 30% 미만
Atorvastatin (40) 80 mg Rosuvastatin 20 (40) mg	Atorvastatin 10 (20) mg Rosuvastatin (5) 10 mg Simvastatin 20~40 mg Pravastatin 40 (80) mg Pitavastatin 2~4 mg	Simvastatin 10 mg Pravastatin 10~20 mg Lovastatin 20 mg Fluvastatin 20~40 mg

IV. 치료

- 치료의 목표는 LDL cholesterol. 치료 약물의 first line은 스타틴 치료
- LDL cholesterol의 목표치 또는 스타틴 치료가 권고되는 환자군에서 1차, 2차 질병 예방을 목적으로 생활요법 및 약물요법을 지속

1. 생활습관 교정요법(Lifestyle modification, LSM)

1) 식이요법

- 기본적으로 포화지방산 및 콜레스테롤의 섭취를 줄임
- 과체중 환자의 경우 과잉 열량 섭취를 감소시키고 운동량을 증가시켜 체중감량을 도모

(1) 1단계

전체 열량 섭취량 중 지방질의 열량은 30% 이하가 되도록, 포화지방산의 열량은 8~10%를 넘지 않도록 하고 콜레스테롤의 섭취는 하루에 300 mg 미만 유지

(2) 2단계(1단계 3개월 실패 시)

전체 열량 섭취량 중 포화지방산 열량은 < 7%, 콜레스테롤 섭취는 하루에 < 200 mg 유지

2) 운동요법

대개 하루 40분 이상의 중등도 이상 유산소운동을 주 4~5회 이상 시행하여 체중감량

2. 약물 치료

1) 스타틴(HMG-CoA reductase inhibitor): 가장 대표적인 약물 표 5-8-2 참고

- 콜레스테롤 합성의 속도 제한 단계인 HMG-CoA reductase를 억제하여 콜레스테롤 합성을 근본적으로 억제
- 부작용: 근육통은 임상적으로 유의하지 않은 경우가 대부분. 횡문근융해증(rhabdomyolysis)과 같은 치명적 부작용은 매우 적으나 체구가 작은 노인, 신기능저하, 다제의 약물을 복용하는 환자 등의 경우는 사용주의. CPK, LDH, AST/ALT 등의 모니터링 필요
- 주의 약물: erythromycin, cyclosporin, 항진균제 등 CYP3A4 대사를 요하는 약물
- F/U: 첫 사용 2개월 이내 LDL cholesterol 감소 정도와 간기능검사, 부작용 monitoring
- 초기치료 이후 LDL cholesterol 감소를 위해 증량할 때는 용량을 2배로 증량해도 초기 LDL cholesterol 감소량의 6% 정도만 추가 감소할 수 있는 것을 고려해야 함(rule of 6), 최근 ezetimibe 병용 요법이 용량을 2~3배 증량하는 효과를 주어 이를 추가하는 병용 요법이 활발

- 신기능장애 시: atorvastatin, pravastatin, fluvastatin은 신장애에도 용량 조절 없이 사용 가능한 것으로 보고. 이 외의 스타틴은 가급적 GFR 30 mL/min 이하로 감소할 때 약물 용량을 반으로 줄여서 사용을 권고

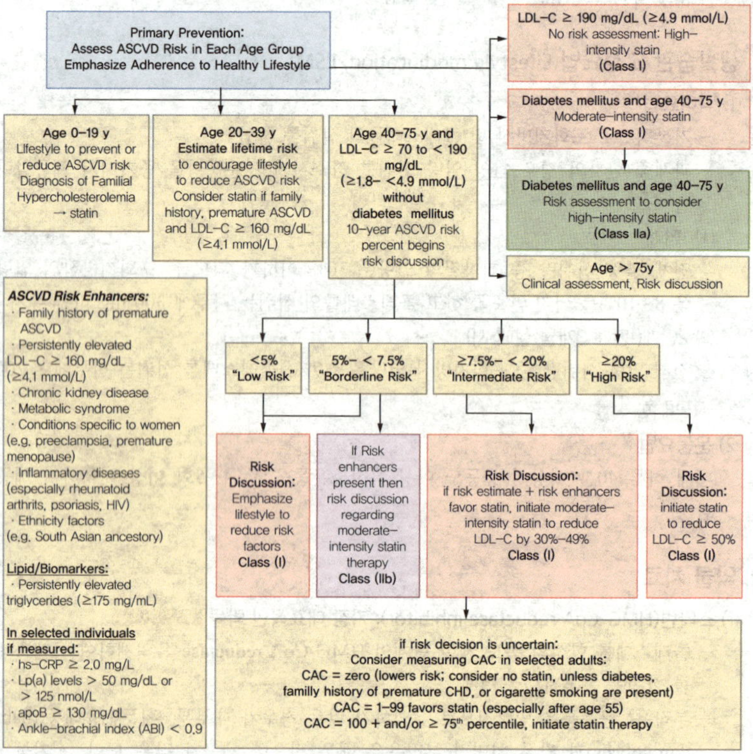

그림 5-8-1. 고지혈증 치료-일차 예방
출처: J Am Coll Cardiol. 2019 25;73(24):e285-e350.

2) 에제티마이브(Ezetimibe)

- 장세포 내의 NPC1L1에 작용하여 장내로의 cholesterol 흡수를 억제하는 약물, 식이성 콜레스테롤과 담즙성 콜레스테롤 모두 흡수 억제 효과
- 단독요법보다는 statin 치료만으로 목표에 도달하지 못한 환자들을 대상으로 병합요법 권고
- 시작 용량: 10 mg

- 상품명: Ezetrol (ezetimibe 단독), vytorin (ezetimibe 10 mg/simvastatin 10 mg or simvastatin 20 mg), 최근 atorvastatin 또는 rosuvastatin, pitavastatin과의 병합 제형이 다양하게 출시됨 (atozet 10–40/10 mg, rosuzet 2.5–20/10 mg, livarozet 2~4/10mg 등)

3) 페노파이브레이트(Fibrate)

- PPAR-alpha agonist로 주로 중성 지방을 낮추고 HDL cholesterol이 간접적으로 상승
- 대개 중성지방이 400~500 mg/dL 이상 올라갈 때 췌장염 등을 예방하기 위해서 단독요법으로 시작 가능. 말기 신부전 환자에서는 근손상의 우려로 사용을 하지 않도록 권유하고 있고, GFR이 30 mL/min 이하로 감소할 때 약물 용량을 반으로 줄여서 사용하도록 권고
- 상품명: lipidil supra 160 mg, fenocid 135 mg

4) Omega-3 fatty acids

- 오메가-3 지방산은 불포화지방산의 일종으로 올레인산(oleic acid)과 경쟁하여 우월적으로 세포에서 섭취되어 중성지방 감소에 기여함. 중성지방 합성을 억제하고 지방산의 산화를 촉진하여 유리지방산을 감소하는 기전 등이 알려짐
- omega-3 지방산에는 알파리놀렌산(ALA), 에이커사펜타에노산(EPA), 도코사헥사에노산(DHA)의 3종류가 대표적인데, 주로 청어, 연어, 숭어 등 등푸른 생선류에 다량 함유됨
- 주로 당뇨병 환자에서 중성지방이 높은 환자의 경우 statin과 병용 투여를 권고할 수 있으나 연구결과가 일정하지 않아 최근 가이드라인에서는 빠지는 경향임(1일 권장량 1 g/d of EPA & DHA)
- 상품명: Omacor 1 g soft cap

5) PCSK9 inhibitor

- LDL 수용체의 재활용(recycling)을 증가시켜서 LDL cholesterol을 강하시키는 약물로 2주 또는 한 달에 1회 사용하는 주사제임. 가족성 고지혈증(homozygous 및 heterozygous), 급성 관동맥증후군 등 고용량의 스타틴 치료 및 스타틴+에제티미브 병용요법에도 적절한 목표 LDL cholesterol 수치에 도달하지 못하거나, 스타틴 불응증이 있는 고위험군의 환자에게 스타틴과 동반 또는 단독요법 적용 가능
- Heterozygote FH 환자의 경우 possible FH 기준 이상에도 급여가 적용됨

••• 참고문헌 •••

1. Harrison's Principles of Internal Medicine, (21th ed.), Chapter 181.
2. National cholesterol education program: Executive summary of the third report of the National Cholesterol Education Program (NCEP) Expert Panel on Detection, Evaluation, and Treatment of High Blood Cholesterol in Adults (Adult Treatment Panel III). JAMA 2001;285: 2486-97.
3. 2023 AHA/ACC/ACCP/ASPC/NLA/PCNA Guideline for the management of patients with chronic coronary disease, Circulation, 2023 Jul 20:148:e9-119.
4. Standards of care in diabetes, Diabetes Care 2024, Jan vol 46.
5. 한국지질동맥경화학회, 2022 이상지질혈증 진료지침.

CHAPTER 09

비만
Obesity

곽수헌

I. 정의

비만도는 체질량지수 body mass index, BMI = 체중(kg)/키(m^2)와 허리둘레(갈비뼈 아래 경계부위와 엉덩뼈 능선의 중간지점에서 측정)로 평가. WHO에서는 BMI ≥30 kg/m^2, 우리나라를 포함한 아시아태평양 지역에서는 BMI ≥25 kg/m^2을 비만으로 정의. BMI 에 따라 1단계 비만(25~29.9), 2단계 비만(30~34.9), 3단계 비만(≥35)으로 세분화함. 허리둘레는 남성의 경우 90 cm 이상, 여성의 경우 85 cm 이상인 경우 복부 비만이 있다고 정의

II. 치료의 원칙

1. 비만 환자 평가

1) **체중 감량 목표**: 일반적으로 현재 체중의 5~10% 범위로 체중감량 목표를 정함. 비만 대사 수술시에는 초과체중의 50% 이상 감량을 목표로 함.

2) **비만 감별 검사(2차적인 원인이 의심될 때)**: 약물 투여력, 갑상선 기능 검사, 쿠싱증후군 검사, 시상하부 외상/종양, 유전자검사(MC4R, LEP, LEPR, POMC 등)

3) **비만 합병증 검사**: 혈압, FPG, Insulin, HbA1c, Lipid panel, Liver panel. 당뇨병, 심뇌혈관계질환, 담석, 지방간, 수면무호흡증, 골관절염 등에 대한 평가.

4) **비만 대사 수술전 평가**: 상부 위장관 내시경(GERD, hernia, H.pylori 검사 등), iron, folic acid, vitamin B_{12}, 25(OH) vitamin D, vitamin A and E.

2. 비만 치료의 원칙

1) 식이 조절

(1) 총 칼로리를 줄이는 식단 계획 – 하루 500~750 kcal 결핍

(2) 개인과 문화에 따라 개별화 필요(meal replacement, low carbohydrate diet)

(3) 초저 칼로리 식단(하루 800 kcal 섭취)은 일부 환자에서 의학적 감시하에 이루어져야 함

2) 운동 요법

(1) 유산소 운동을 주당 150분 이상 3~5회에 나누어 시행: 조깅, 자전거 타기, 수영 등

(2) 저항 운동은 큰 근육 사용 반복 운동으로 주당 2~3회 시행: 스쿼트, 런지, 밴드 운동 등
(3) 유산소운동과 근력운동을 병행한 운동이 유산소 운동 단독 또는 저항 운동 단독에 비해 효과적임
(4) 앉아서 생활하는 습관(sedentary behavior)을 줄여야 함
(5) 개인의 선호도와 신체적인 제한에 따라 개별화가 필요함

3) 행동 교정

(1) 자가 모니터링: 음식섭취량(전문 영양교육 또는 칼로리 계산기를 활용), 운동량, 체중
(2) 체중 감량 목표 설정
(3) 정신건강 문제점 파악 및 상담, 스트레스 조절
(4) 체중 감량에 대한 동기부여 및 사회적 지지 기반 구축

3. 비만의 약물 치료

1) 약물 치료의 적응증

(1) BMI ≥ 30 kg/m^2
(2) BMI ≥ 27 kg/m^2이면서 비만과 관련된 만성 질환을 동반한 경우
(3) 비약물 치료로 목표 체중에 도달하지 못한 경우 또는 비만과 관련된 합병증 동반 시에는 비약물 치료와 동시에 시작할 수 있음

2) 약물 치료의 종류(표 5-9-1)

4. 비만의 수술적 치료

1) 수술의 적응증

- BMI ≥ 35 kg/m^2 (보험급여 대상)
- BMI ≥ 30 kg/m^2이면서 당뇨병과 대사증후군 치료가 불충분한 경우(보험급여 대상)
- BMI ≥ 27.5 kg/m^2이면서 기존 내과적 치료 및 생활습관 개선으로도 혈당 조절이 되지 않는 2형 당뇨병 환자(선별 급여 적용)

2) 비만 수술의 종류 및 효과(표 5-9-2)

3) 추적 관찰 및 주의 사항

- 수술 이후 1~2개월 동안 유동식 및 죽식을 하게 되며 점진적으로 식이량을 늘리고 충분한 양의 단백질 보충이 중요함
- 장기적으로 미량원소 및 비타민 결핍, 빈혈, 흡수 장애, 골밀도 감소, 자살 등의 위험도에 대한 평가 및 처치가 필요함
- 수술의 위험도는 복강경하 담낭절제술의 경우와 비슷함
- 비만 수술 이후에도 식이 요법, 운동 요법이 지속되어야 함

- 당뇨병 환자의 경우 수술 직후 혈당이 급격히 호전되는 경우가 흔하여 저혈당 발생이 없도록 혈당 강하제의 조절이 필요함: 설폰요소제는 수술 이후 투약을 중단하고, 인슐린은 50% 이상의 감량이 필요한 경우가 대부분이며 혈당을 모니터하면서 조기 중단을 고려함.
- 수술의 장단점을 고려하여 선택적으로 시행되어야 하며, 다학제적 접근이 필요함

표 5-9-1. 3개월 이상 장기간 사용 가능한 비만 치료 약물

종류	기전	용법	부작용 및 주의사항
Liraglutide 3.0 mg	GLP-1 receptor agonist로 중추에서 식욕을 억제하고 포만감을 유발. 2형 당뇨병 환자에서 혈당강하제로 사용되는 용법보다 고용량에서 항비만 효과를 보임	식사와 상관없이 복부 피하에 주사함. 0.6 mg 하루 1회, 1주일 간격으로 0.6 mg씩 증량하여 3.0 mg까지 증량하여 유지	치료 시작 시 구역감, 소화불량 등의 증상이 흔하며 서서히 호전됨. 인슐린 또는 설폰요소제를 투약 중인 환자는 저혈당에 대한 주의 필요. 당뇨병 발생을 감소시킴
Orlistat	췌장과 위장의 lipase 억제제로 지방이 장관 내로 흡수될 수 있는 형태로 분해되는 것을 억제하여 음식물로 섭취한 중성지방의 30%를 체외로 배설	120 mg, 1 capsule을 식사와 함께 또는 식사 직후 복용	지방변, 변실금 등의 부작용이 흔한 편임. 당뇨병 발생을 감소시킴
Naltrexone /bupropion	부프로피온이 시상하부 POMC 뉴론을 자극하여 식욕 억제 효과를 유발하고, 날트렉손이 오피오이드 수용체 억제제로 작용하여 부프로피온의 작용을 강화시키는 작용을 함	naltrexone 8 mg/bupropion 90 mg, 1 tablet을 첫 주 1일 1회로 시작해서 주 단위로 1 tablet씩 증량하여 하루 2회 총 4 tablet 까지 복용(고지방식이와 복용하지 않도록 주의)	구역감, 어지럼증이 발생할 수 있으며, 간질발작의 병력이 있는 경우 간질발작 유발 가능성이 있어 주의가 필요함. 조절되지 않는 고혈압, 녹내장 환자에서 금기임
Phentermine-topiramate ER	phentermine 성분은 카테콜아민 분비를 촉진하고, topiramate 에 의한 항비만 효과의 기전은 명확하지 않으나 GABA와 Glutamate에 작용할 것으로 생각됨	Phentermine/topiramate 3.75/23 mg 1 cap을 1일 1회로 시작해서 2주 뒤 7.5/46 mg 1 cap 으로 증량해서 동일한 용법으로 12주간 유지. 체중 감량에 도달하지 못한 경우 11.25/69 mg 1 cap을 2주 투약하여 15/92 mg 1 cap까지 증량하여 투약	이상감각, 불면증의 부작용이 나타날 수 있으며, 임신부에서 사용할 경우 cleft palate 가 발생할 수 있어 금기임. 녹내장, 갑상선기능항진증, 관상동맥질환 환자 등 에서 처방할 수 없으며, 약물 중단 시 tapering 이 필요함

약물 치료는 3개월째 체중감소가 기저대비 5% 미만일 경우 사용 중단

표 5-9-2. 비만 수술의 종류와 효과 및 고려 사항

종류	수술 방법	체중감량 효과*	고려사항
조절형 위밴드삽입술 (adjustable gastric banding)	수술 기법이 간단함. 조절형 밴드를 삽입하여 위 용적을 15~20 ml 으로 줄임	50%	재수술의 비율이 상대적으로 높은 편으로 현재는 거의 시행되지 않음
위소매절제술 (sleeve gastrectomy)	위의 80%를 소매 모양으로 길게 절제하여 위 용적을 줄임	60%	위식도역류증이 심하면 악화될 가능성이 있음. 루와이 위우회술보다 장기적인 당뇨병 관해율이 낮은 경향이 있음
루와이 위우회술 (Roux-en-Y gastric bypass)	위 용적을 30 ml 으로 남기고, 잔여 위와 상부 소장 일부를 우회하여 연결함	70%	위암의 발생률이 높은 우리나라의 경우 남아 있는 위장에 대한 위암 선별 내시경이 어렵다는 문제가 있음
담도췌장우회술 (biliopancreatic diversion)	위소매절제술을 시행하고, 유문을 보존한 상태에서 십이지장-회장을 문합하여 공장 전체와 상부 회장을 우회함	70~80%	체중 감소 및 당뇨병 관해 정도가 가장 우수하나 수술이 복잡하고 영양소 결핍의 위험도가 높음

* 초과체중감량 효과: [weight loss/(baseline body weight − ideal body weight)] × 100%

••• 참고문헌 •••

1. Garvey WT et al., Endocrine Practice 2016; 22: 1-203.
2. Apovian DM et al., J Clin Endocrinol Metab 2015; 100: 342-62.
3. Textbook of Diabetes (5th ed.), Chapter 9.
4. Williams Textbook of Endocrinology (14th ed.), Chapter 40.
5. 대한비만학회 비만진료지침 2022.

CHAPTER 10

갑상선기능검사의 해석
Thyroid function test

박도준

I. 갑상선검사의 종류

1. 갑상선의 활성과 갑상선호르몬 생합성에 대한 평가

1) 방사성 요오드 섭취율 검사
2) 과염소산방출검사(perchlorate discharge test)
: Pendred syndrome을 의심할 때 등 특수한 경우에 시행하고 일반적으로는 시행하지 않음

2. 갑상선호르몬의 농도 측정

total T_3, total T_4 free T_3, free T_4

3. 갑상선호르몬의 작용의 직접적 평가(연구목적 이외에는 시행하지 않음)

1) 기초대사율 측정
2) 심부건반사의 이완시간 측정

4. 갑상선 자가항체 측정

1) TSH 수용체 항체(TSHR Ab)
2) 갑상선글로불린(Tg Ab), 갑상선과산화효소 항체(TPO Ab)

5. 해부학적, 조직학적 검사

1) 갑상선스캔
2) 초음파, CT, MRI 검사
3) 세침흡인검사(fine-needle aspiration, FNA), 중심바늘생검(core-needle biopsy, CNB)

6. 시상하부-뇌하수체-갑상선축의 평가

1) TSH 측정
2) TRH 자극검사

II. 갑상선기능검사의 시행

- 갑상선기능항진증이나 기능저하증의 증상 및 증후가 있거나 갑상선의 비대, 갑상선 결절이 발견되는 경우에 갑상선기능검사를 시행
- 증상에 대한 병력청취와 검진을 시행하고, CBC, admission panel 등의 일반적인 검사를 시행한 이후에 갑상선기능검사를 시행
- 갑상선호르몬, TSH 등의 호르몬검사
- 갑상선질환의 원인을 보는 검사

1. 스크리닝을 위한 검사

1) 갑상선기능이상(저하증 및 항진증)을 의심하는 증상이 있을 때
2) 갑상선비대가 있거나 갑상선에서 결절이 만져지는 경우

2. 어떤 검사를 시행할 것인가?

1) 스크리닝을 위한 검사: TSH, 혹은 TSH와 free T_4를 측정

(1) 증상이 없는 환자에서 TSH가 정상이면 갑상선기능은 정상(추가적인 검사는 필요 없음)

(2) Total T_3와 T_4는 선천성 갑상선호르몬결합단백 증가 등의 특수한 경우를 의심할 때 외에는 측정할 필요가 거의 없음

※ 임신시에는 측정 kit에 따라 free T_3와 T_4가 낮게 측정되는 경우가 종종 있어 total T_3와 T_4를 측정하는 것이 도움이 될 수도 있음

2) 스크리닝에서 이상이 발견된 경우

(1) TSH가 억제된 경우: 갑상선중독증을 의심

- TSH가 억제되었음에도 free T_4가 같이 감소되면 뇌하수체나 시상하부 이상에 의한 갑상선기능저하증을 의심해야 하지만, 이는 매우 드묾. 실제로 이러한 갑상선기능검사 결과가 나오면 측정오류를 먼저 의심하여야 하며, 특히 free T_4를 다시 측정하는 것이 필요.
- TSH가 억제되는 거의 대부분의 경우는 갑상선중독증으로 이의 원인을 감별하기 위해서는 갑상선자가항체, 특히 TSH 수용체 항체의 측정이 필요.

(2) 갑상선기능저하증이 있는 환자의 경우

- 갑상선자가항체의 측정이 필요. 갑상선자가항체, 특히 TPO Ab가 증가 시 만성갑상선염의 진단 가능
- 무증상의 갑상선기능저하증의 경우 TPO Ab가 증가되면 갑상선기능저하증으로 진행할 가능성이 있어 갑상선기능검사를 일정기간 추적검사를 하며, 필요시 갑상선호르몬의 투여 여부를 고려해야 함

3) 갑상선스캔

(1) 99m-technetium 갑상선스캔(편리하여 가장 흔히 시행)

- 99m-technetium을 정맥주사한 후 10~20분 후 영상을 얻음

(2) I-131 요오드스캔

- 요오드는 유기화되어 갑상선호르몬의 합성에 이용, 갑상선 생리를 완전히 반영
- 동위원소를 먹은 후 24시간 후에 영상을 얻어야 해 환자가 두 번 내원해야 함
- 투여량이 적어 해상도가 낮음
- 에너지가 높아 깊은 곳에 위치한 병변, 즉 종격동이나 흉골 밑에 위치한 이소 갑상선(ectopic thyroid)을 찾을 때 유리

(3) I-123 요오드스캔

I-131 스캔과 마찬가지로 갑상선 생리를 반영하는 등 I-131 스캔의 장점을 대부분 갖고 있으며, 정맥주사후 당일로 영상을 얻을수가 있는 등 장점이 있으나 동위원소 공급의 제한 등으로 인해 검사가 가능한 병원은 제한되어 있음

III. 갑상선의 기능이상과 감별이 필요한 경우

1. 정상갑상선-비정상기능증후군(Nonthyroidal illness, sick euthyroid syndrome)

- 심한 질환이나 신체손상, 스트레스 등에 의하여 갑상선호르몬의 조절이 변화된 상태
- 총 호르몬뿐 아니라 유리 호르몬도 변화 가능
- 갑상선기능검사의 이상의 원인으로 실제 갑상선질환보다 갑상선기능검사 이상의 더 많은 원인을 차지
- 대개 total T_3, total T_4의 감소가 먼저 오고, 이후 TSH의 감소, 경우에 따라 free T_3, free T_4의 감소도 가능
- 드물게 호르몬의 증가가 나타나기도 하고, 회복기에 들어서는 경우 일시적으로 TSH가 증가되고 호르몬도 증가되는 양상이 나타날 수 있음

2. 임신 시 갑상선기능검사의 변화

- Estrogen의 증가에 의한 갑상선호르몬결합단백질의 증가로 total T_3, T_4가 증가
- hCG의 증가로 TSH가 약간 억제됨(hCG와 TSH의 alpha 아단위가 동일하기 때문)
- 자가항체는 감소되는 경향이 있고, 실제 그레이브스병 같은 경우 임신 중 호전됨

3. 약제에 의한 갑상선기능검사의 변화

1) 갑상선기능이상을 유발하는 약제

(1) 갑상선기능저하증 유발가능 약제

- lithium, perchlorate, aminoglutethimide, thalidomide
- 요오드를 포함한 약제: amiodarone, 요오드 포함 조영제

- 면역기능에 영향을 주는 약제: interferon-alpha, interleukin−2, 면역관문억제제(immune check point inhibitors)
- sunitinib 등 다중티로신키나제 억제제
- 결핵약 중 PAS

(2) 갑상선기능항진증 유발가능 약제

- amiodarone, 요오드 포함 조영제, interferon-alpha, interleukin−2: 일반적으로 갑상선기능저하증을 유발할 가능성이 더 많으나 요오드 결핍 환자에서는 기능 항진증을 유발
- 면역관문억제제: 파괴성 갑상선염(destructive thyroiditis)를 유발하여 초기에는 갑상선중독증을 유발하였다 시간이 지나면서 기능저하증으로 이행함. 종종 갑상선중독위기 및 다중장기부전이 발생하여 입원하여 혈장분리교환술(plasmapheresis)까지 시행해야 하는 응급상황도 발생

(3) 갑상선호르몬의 흡수를 저해하는 약제

- cholestyramine, colestipol, aluminum hydroxide, calcium carbonate, sucralfate, iron sulfate, raloxifene, omeprazole

2) 갑상선기능이상을 유발하지는 않으나 갑상선기능검사에 영향을 주는 약제

(1) 갑상선호르몬결합단백질(TBG)을 감소시켜 total T_3, T_4 감소 약제: androgens, danazol, glucocorticoids, slow-release niacin (nicotinic acid), L-asparaginase

(2) 갑상선호르몬결합단백질(TBG)을 증가시켜 total T_3, T_4 증가 약제: estrogens, tamoxifen, raloxifene, methadone, 5−fluorouracil, clofibrate, heroin, mitotane

(3) TSH 분비를 감소시킬 수 있는 약제: dopamine, dobutamine, glucocorticoids, octreotide, bexarotene

4. 갑상선기능검사의 시행 및 해석 시 유의할 점

1) 갑상선호르몬을 복용하는 환자의 경우 갑상선기능검사 당일에는 갑상선호르몬을 복용하지 않은 상태에서 측정
2) 호르몬은 3종 측정까지 보험에서 급여 적용이 가능하고, 이전에는 free hormone은 1종 측정 시에만 급여 적용되었으나 이제는 2종까지 가능하므로 이전처럼 total T_3와 free T_4 측정 대신 free T_3와 free T_4를 TSH와 같이 측정하면 됨.
3) TSH는 정규분포를 하지 않고, free T_4와는 달리 지수함수(exponential)적으로 증가하므로 해석할 때 유의 필요

IV. TSH와 free T_4가 불일치할 때의 해석

- TSH와 free T_4는 대부분의 갑상선 질환에서는 반대로 움직임
- TSH와 free T_4의 변화가 역상관의 관계에 있기는 하지만 그 변화 시점이 항상 일치

하지 않고, 또 TSH는 큰 폭으로 증가하기 때문에 적절한 검사 시점과 올바른 해석이 필요

1. 시상하부, 뇌하수체 이상

- TSH, free T_4가 모두 증가: TSH 분비 뇌하수체 종양이나 갑상선호르몬 내성증후군의 감별이 필요
- 신생아나 소아는 시상하부–뇌하수체–갑상선 축이 성숙하는 과정에 있기 때문에 연령에 따른 정상치를 참조해야 함. 특히 신생아의 경우 TSH와 free T_4가 모두 높을 수가 있음
- 요오드 포함 조영제를 이용한 검사를 했으면 다량의 요오드를 섭취한 것과 마찬가지이므로, 갑상선기능검사에 영향을 줄 수 있음. 요오드 포함 조영제를 사용한 경우 갑상선 스캔은 2개월 이내에는 시행하지 않는 것이 좋으며, 갑상선기능검사 결과 해석시 유의하여야 함

2. 갑상선기능이 불안정한 상태

- 갑상선기능항진증 치료의 초기 단계: 항갑상선제로 치료 시 free T_4는 2~3주면 감소하나 TSH는 정상화되는 데 8주 정도 걸리기 때문에 치료 시작 후 초기에는 free T_4를 기준으로 약의 용량 조절 필요
- 갑상선기능저하증 치료의 초기 단계: 갑상선기능항진증의 초기 치료 때와 같은 원리로 초기에는 free T_4를 기준으로 갑상선호르몬의 용량을 조절
- 무통성 갑상선염이나 아급성 갑상선염의 회복기: 이때도 free T_4가 TSH보다 먼저 변화

※ 갑상선호르몬을 복용하는 갑상선기능저하증 환자에서 가끔 TSH와 free T_4가 모두 증가된 경우를 보는데, 이런 경우는 환자가 평소에 갑상선호르몬 복용을 게을리하다 병원에 오기 며칠, 몇주 전부터 남아있는 갑상선호르몬을 과다하게 복용할 때 볼 수 있는 검사결과임. free T_4는 갑상선호르몬을 많이 복용하며 며칠 내에 증가하기 시작하나(free T_4의 반감기는 약 7일) TSH는 안정화되는데 8주 이상 걸리기 때문에 free T_4와 TSH가 모두 증가될 수 있음.

3. TSH 분비에 영향을 주는 약제 사용

Chapter 10-III. 참고

참고문헌

1. 조보연, 임상갑상선학(제4판), 2014, 10장.
2. Braverman and Cooper. The Thyroid (11th ed., 2021) Chapter 17.
3. 2024 UpToDate®online

CHAPTER 11

갑상선기능항진증
Hyperthyroidism

이가희

I. 정의/분류

갑상선중독증/갑상선기능항진증/그레이브스병이 서로 혼용되어 사용되나 '갑상선중독증⊃갑상선기능항진증⊃그레이브스병'의 순서대로 부분집합의 개념으로 정확한 정의를 알고 있으면 갑상선중독증의 감별 진단에 도움이 됨

1. 갑상선중독증: 말초혈액 및 조직에 갑상선호르몬이 과잉 공급되어 나타나는 상태
2. 갑상선기능항진증: 갑상선호르몬이 과다하게 생성, 분비되어 일어나는 갑상선중독증
3. 그레이브스병: TSH 수용체 항체(TSHR Ab)가 갑상선을 자극하여 일어나는 갑상선기능항진증

표 5-11-1. 갑상선중독증의 분류

갑상선기능항진증에 의한 갑상선중독증 (갑상선의 방사성 요오드 섭취율 증가)	갑상선기능항진증이 없는 갑상선중독증 (갑상선의 방사성 요오드 섭취율 감소)
1. TSH의 과다분비 TSH 분비 뇌하수체 종양 갑상선호르몬에 대한 뇌하수체 내성 2. 비정상 갑상선자극 물질 그레이브스병: 갑상선자극항체(TSHR Ab) 영양막 종양, 임신성 갑상선중독증: β-hCG 3. 갑상선의 자율성(autonomy) 중독성 선종(toxic adenoma) 중독성 다결절성 갑상선종(toxic multinodular goiter)	1. 갑상선염 아급성 갑상선염(subacute thyroiditis) 무통성 갑상선염(painless thyroiditis) 2. 갑상선 이외로부터 갑상선호르몬 공급 갑상선호르몬제 과다섭취 약물: amiodarone, iodine 등 이소성 갑상선조직의 갑상선호르몬 과다생산: 갑상선암의 기능적 전이, struma ovarii

II. 증상/징후

1. 그레이브스병의 주요 증상

- 전반적 소견: 체중 감소 핵심역량, 식욕 증가, 피로, 더위를 못 참음
- 피부 및 부속물: 발한 증가, 가려움증, 따뜻하고 축축한 피부, 탈모, 과색소침착, 손톱박리
- 눈: 안구돌출, 이물감, 눈부심, 복시
- 경부: 갑상선종(goiter)
- 심혈관/호흡기: 심계항진 핵심역량 운동 중 호흡곤란

- 위장관: 잦은 배변, 묽은 변, 설사
- 생식기: 월경불순(희발월경, 무월경), 성욕 감퇴
- 신경, 근육: 떨림, 근력악화, 주기성 마비(남자)
- 정신: 신경과민, 불안, 불면증

2. 혈액검사

혈청 콜레스테롤 감소, ALP 증가, GOT/GPT 증가, 빈혈 등

3. 심전도

동성빈맥, 심방세동 등

III. 진단

1. 혈액검사

1) 갑상선기능검사

- 혈청 free T_4/T_3의 증가 + TSH의 감소
- T_3 중독증(T_3 toxicosis): TSH는 감소되었으나, 유리 T_4는 정상이고 T_3만 증가된 경우, 그레이브스병의 처음 발현 또는 재발 초기에 주로 나타남

2) TSH 수용체 항체(TSH receptor antibody, TSHR Ab)

- 그레이브스병의 원인 항체로 양성인 경우 그레이브스병으로 진단

※ TPO Ab, Tg Ab: 그레이브스병 환자에서도 양성인 경우가 있으나 그레이브스병 진단에는 도움이 되지 않음. 이 두 가지 항체중 하나라도 양성이고 TSHR Ab는 음성인 경우 무통성(산후) 갑상선염으로 진단

2. 영상검사

1) 갑상선스캔

- 섭취 감소 시 갑상선염과 같은 갑상선기능항진증이 없는 갑상선중독증
- 미만성 섭취 증가 시 그레이브스병
- 결절성 섭취 증가 시 중독성 선종

2) 방사성요오드섭취율: 최근에는 잘 시행하지 않고 갑상선스캔 검사를 시행함

3) 갑상선 초음파: Doppler 검사로 혈류량 증가 확인이 그레이브스병 진단에 도움이 될 수 있음

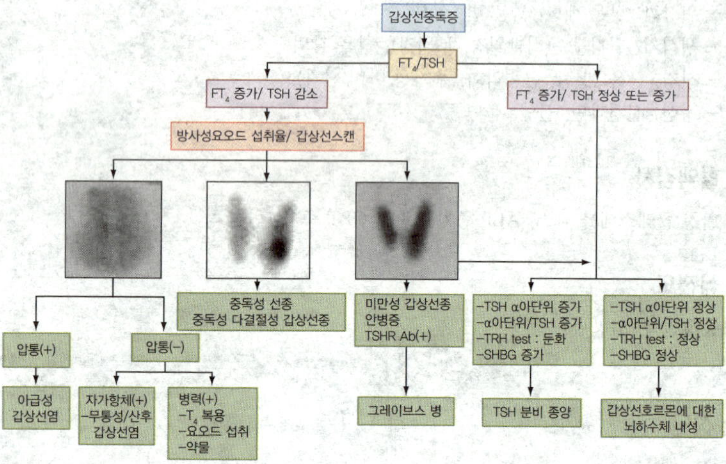

그림 5-11-1. 갑상선중독증의 감별진단

IV. 치료

1. 그레이브스병 치료법

그레이브스병 치료법은 크게 세 가지로 항갑상선제, 방사성 요오드, 수술이 있음. 우리나라에서는 대부분 항갑상선제로 일차 치료를 시작함

2. 항갑상선제

1) 항갑상선제의 종류: 메티마졸(methimazole), PTU, 카비마졸(carbimazole)

※ 카비마졸은 체내 대사를 거쳐 메티마졸이 되므로 동일한 약제로 간주
용량비: 카비마졸 10 mg = 메티마졸 6 mg

2) 항갑상선제의 선택: 메티마졸(효과가 좋고 부작용이 적음)

※ 임신 첫 3개월 이내, 갑상선중독발증, 메티마졸에 대한 부작용이 있는 경우 PTU를 선택

3) 항갑상선제 치료 시작

- 메티마졸: 하루에 15~30 mg 용량을 1~2번에 걸쳐 나누어 복용
- PTU: 하루에 100~300 mg 용량을 2~3번에 걸쳐 나누어 복용
- 약물 부작용, 특히 중증 부작용(무과립구증, 간 독성)에 대한 설명이 반드시 필요 기저 백혈구 수치와 간 기능 평가 필요함
- 약물 치료 시작 6~8주 뒤 TSH, free T_4/T_3, TSHR Ab 검사로 치료 반응 평가

4) 항갑상선제의 부작용

- 흔하고 경미한 부작용: 가려움증이나 피부 발진 등 → 항히스타민제, 다른 항갑상선제로 교체
- 드물고 중증인 부작용: 무과립구증(0.1~0.5%), 중독성 간염 → 항갑성선제 영구적 중단, 보존적 치료 → 회복 이후 방사성요오드 또는 수술

> **Tip 항갑상선제 부작용에 대한 대처**
>
> 1. 환자에게 발열, 인후염 증상, 황달, 회백색 대변, 진한 소변, 관절통, 복통, 메스꺼움 등이 발생하면 약물을 중단하고 응급실로 오도록 교육
> 2. 항갑상선제 약물 부작용이 의심되는 경우 백혈구수와 간기능검사 반드시 실시

3. 방사성 요오드

1) 방사선 요오드를 이용하여 갑상선 조직을 파괴하여 갑상선기능저하증 유도
2) 전처치: 항갑상선제, 베타차단제를 투여하여 갑상선기능 안정화, 항갑상선제는 방사성 요오드 치료 1주일 전 중단, 치료 후 1주 뒤 다시 시작
3) 효과 판정: 증상 호전은 투여 후 4주경부터 서서히 나타나며 투여 6개월 이후에도 갑상선기능항진증이 지속되면 재치료 고려
4) 금기증: 임신 또는 수유 중

4. 수술

1) 갑상선전절제술로 갑상선 조직을 제거하여 갑상선기능저하증 유도
2) 전처치: 항갑상선제, 베타차단제, 무기요오드 용액을 투여하여 갑상선기능 안정화

5. 기타

1) 베타 교감신경 차단제

- Propranolol 10~40 mg을 6시간 간격으로 투여, 최대 1일 320 mg까지 투여 가능
- 효과: 빈맥, 떨림, 신경과민, 안검퇴축 및 처짐 등의 증상 호전

2) 젬스테인 용액(무기요오드): 100 mL 중 iodine 5 gm, potassium iodide 10 gm

- 용량: 젬스테인 용액 0.1 cc (2방울 ~ 1스포이드) tid (물, 우유 또는 주스 200 cc에 섞어서 하루 세 번 복용)
- 주의사항: 첫 번째 투여는 반드시 항갑상선제 투여 1시간 후에 주어야 함. 2주 이상 투여 시 escape 현상으로 효과는 없어지고 갑상선호르몬 생산의 기질로 이용되어 더 악화되는 반동현상(rebound phenomenon)이 나타날 수 있음

V. 갑상선중독위기(Thyrotoxic crisis)

1. 정의

갑상선중독위기 또는 갑상선중독발작(thyrotoxic storm)은 갑상선중독증이 극심하게 나타나는 임상증후군. 매우 드물지만 치료하지 않으면 사망할 수 있어 정확한 진단을 요하는 응급상황

2. 임상양상

- 갑상선기능항진증으로 진단받고 적절한 치료를 받지 않았거나 불규칙하게 치료 받던 중 유발인자에 의해 발병
- 유발인자: 감염(가장 흔함), 수술, 외상, 저혈당, 분만, 정신적 스트레스, 급성 심근경색증, 뇌경색 등

3. 진단(표 5-11-2)

4. 치료

1) 갑상선호르몬 생산 억제

- 항갑상선제: PTU 200~250 mg을 4~6시간 간격으로 경구 투여

2) 갑상선호르몬 분비 억제

- 요오드: 젬스테인 용액 0.4 cc (8방울을 물 200 cc에 희석)를 6시간 간격으로 경구 투여 또는 NaI 0.5~1 g을 12시간 간격으로 정맥주사

3) T_4의 T_3 전환 억제

- Ipodate, iopanoate 1.0 g을 8시간 간격으로 정맥주사(요오드 대신 투여 가능)
- hydrocortisone 300 mg 정맥주사 후 8시간 간격으로 100 mg 정맥주사(부신피질기능부전의 동반이 의심되면 반드시 투여)

4) 베타차단제

- propranolol 60~120 mg을 6시간 간격으로 경구 투여
- propranolol 0.5~1 mg/min을 서서히 정맥주사 → 맥박변화 관찰 → 2~3 mg/10~15 min 서서히 정맥주사

5) 전신 각 장기의 대상기능장애에 대한 지지요법

(1) 발열: acetaminophen 1 g PO q 8 hr, 체온 하강 조치(알코올, 얼음물)

(2) 수분 및 전해질 공급

(3) 혈압 유지: 혈압 상승제 투여(필요시)

(4) 산소 공급

(5) 부신피질호르몬 투여

6) 유발인자에 대한 적절한 치료

표 5-11-2. 갑상선중독위기 또는 갑상선중독발작 진단기준

출처: Endocrinol Metab Clin North Am 1993; 22(2): 263-77.

Diagnostic parameters	Scoring points
Thermoregulatory dysfunction	
Temperature ℃	
37.2~37.7	5
37.8~38.2	10
38.3~38.8	15
38.9~39.4	20
39.5~39.9	25
≥ 40	30
Central nervous system effects	
Absent	0
Mild (agitation)	10
Moderate (delirium, psychosis, extreme lethargy)	20
Severe (seizures, coma)	30
Gastrointestinal-hepatic dysfunction	
Absent	0
Moderate (diarrhea, nausea/vomiting, abdominal pain)	10
Severe (unexplained jaundice)	20
Cardiovascular dysfunction	
Tachycardia (beats/minute)	
90~109	5
110~119	10
120~129	15
130~139	20
≥ 140	25
Congestive heart failure	
Absent	
Mild (pedal edema)	05
Moderate (bibasilar rales)	10
Severe (pulmonary edema)	15
Atrial fibrillation	
Absent	0
Present	10

Scoring system
≥ 45 highly suggestive of thyroid storm, 25~44 suggestive of impending storm
< 25 unlikely to represent thyroid storm

••• 참고문헌 •••

1. 조보연, 임상갑상선학(제4판), 2014. 15장.
2. Melmed S et al., Williams Textbook of Endocrinology 14th ed, 2020. Chap 12.
3. Ross DS et al., Thyroid 2016;26:1343-1421.
4. 대한갑상선학회 합의안. 갑상선기능항진증의 진단 및 치료. J Korean Thyroid Assoc 2013; 6: 1-11.

CHAPTER 12

갑상선기능저하증
Hypothyroidism

문재훈

I. 정의

- 갑상선호르몬의 생성 장애를 유발하는 다양한 질환 혹은 약물 등으로 인하여 체내 갑상선호르몬이 감소한 상태를 총칭
- 점액부종(myxedema): 갑상선기능저하증이 심하거나 장기간 지속된 경우, 피하 및 간질 조직에 glycosaminoglycan이 침착되어 나타나는 특징적인 비함요 부종

II. 원인

- 주 병변의 위치에 따른 분류로, 주 병변이 갑상선에 있는 경우는 일차성, 주 병변이 뇌하수체에 있는 경우는 이차성, 주 병변이 시상하부에 있는 경우는 삼차성임
- 갑상선기능저하증 약 95%가 일차성 갑상선기능저하증이며, 이차성 및 삼차성은 5% 이하

1. 자가면역성 갑상선염(autoimmune thyroiditis, 하시모토갑상선염)

1) 가장 흔한 갑상선기능저하증의 원인이며 대개 갑상선종을 수반함
2) 검사: 갑상선과산화효소 항체(TPO Ab), 갑상선글로불린 항체(Tg Ab)
   *일률적 자가항체검사 오더 발행시 보험 적용 안 되므로 모든 환자에서 검사할 필요는 없음
3) 동반질환: 제1형 당뇨, 악성 빈혈, 전신성 홍반성 낭창, 류마티스 관절염 등과 같이 자가항체가 발견되는 질환들

2. 갑상선 조직 파괴

^{131}I 치료 혹은 갑상선절제술, 두경부암으로 외부 방사선 치료시

3. 갑상선기능저하 유발 물질

- 항갑상선제, 리튬, interferon, amiodarone, 요오드 과잉 섭취
- 표적 치료제(Tyrosine kinase inhibitor: sunitinib, sorafenib, imatinib 등)
- 면역관문억제제(anti-PD-1/PD-L1 억제제, anti-CTLA-4 억제제 등)

4. 선천적 장애

5. 이차성(뇌하수체성) 갑상선기능저하증: 다른 뇌하수체 호르몬의 결핍이 동반

III. 임상양상

1. 일반적 증상

피로, 추위에 민감, 체중 증가, 부종, 무력감, 기억력 감퇴, 변비, 월경불순

2. 피부 및 그 부속물

1) 부종

- 비함요부종
- Glycosaminoglycan의 축적으로 생기며, 눈 주위, 얼굴에 잘 오고 이로 인하여 무표정, 푸석푸석(puffy)하고 창백한 얼굴 모습이 동반됨
- 성대의 부종: 애성(hoarseness)

2) 피부: 차갑고, 건조하며, 거침

3) 모발, 손발톱: 탈모, 거칠고 잘 부서짐, 성장 속도가 느려짐

3. 심혈관계

1) 맥압 감소 및 서맥, 심비대, 심박출량의 감소, 심실기능저하
2) 심낭, 흉막 및 복막 삼출
3) 고지혈증, 동맥경화증의 빈도 증가

4. 신경근육계

1) 인지능의 감소: 기억력, 계산 능력, 집중도 감소
2) 운동실조(ataxia), 청력 감퇴
3) 우울증, 정동장애, 분열성 정신장애
4) 심부건반사의 이완기가 길어짐, 근육통, 근수축력의 감소, 근경직과 경련
5) 수면 무호흡증후군

5. 위장관계 및 간

1) 위장관 운동의 저하: 변비, 마비성 장폐쇄
2) 간효소 수치 상승

6. 내분비계

1) 고프로락틴혈증
2) 성장장애(소아): 성장 호르몬의 분비, IGF-I의 생성 및 작용의 감소
3) 월경 과다, 성욕 감퇴, 불임

7. 신장 및 수분, 전해질 균형

1) 저나트륨혈증: Syndrome of inappropriate secretion of antidiuretic hormone (SIADH)

8. 혈액 및 조혈계

1) 빈혈: 갑상선호르몬 부족으로 erythropoietin의 생산 감소, 월경 과다로 인한 철분결핍, 비타민 B_{12} 흡수 감소 등

IV. 검사

1. 일반적 해석(표 5-12-1)

표 5-12-1. 갑상선기능저하증의 해석

원인질환	기능저하증 정도	총 T_4(유리 T_4)	총 T_3(유리 T_3)	TSH
1차성(갑상선)	Subclinical	정상	정상	증가
	Mild	감소	정상	증가
	Moderate to severe	감소	감소	증가
2차성 또는 3차성		감소	감소 또는 정상	감소 또는 정상

1) 일차성 갑상선기능저하증에서 가장 예민한 검사는 혈청 TSH임
2) 혈청 T_3는 갑상선기능저하증이 어느 정도 이상 진행될 때까지 정상을 유지함
(∵ T_3의 대부분이 말초조직에서 T_4로부터 생산되고, T_4에서 T_3로의 전환이 증가하기 때문에 혈청 T_3는 정상 범위를 유지하기 때문)
3) 갑상선질환 병력이 불확실한 상태로 갑상선호르몬을 복용해 온 환자는, 환자 혈액 내 항미크로솜 항체나 항티로글로불린 항체를 측정하여, 항체가 양성이면 호르몬 복용을 지속. 항체 음성이면 갑상선 호르몬 복용을 최소 6주 이상 중단한 이후, 갑상선 기능검사를 시행. 이는 억제되었던 뇌하수체의 TSH 분비능이 정상으로 환원되기까지 약 4~8주가 소요되므로 가능한 한 충분한 기간 동안 기다려야 하기 때문임
4) 추천되는 검사 항목: TSH, free T_4, free T_3 (또는 total T_3), TPO Ab(일반적으로 갑상선기능저하증 시 고지혈증이 동반되어 확인이 필요할 수 있음)

V. 치료

1. Levothyroxine (LT_4, 약품명: Synthyroid or Synthyroxine)

1) 가장 흔히 쓰이는 갑상선호르몬(T_4). 갑상선기능저하증의 일차 선택약제. 처방 가능한 제형: 25, 37.5, 50, 75, 88, 100, 112, 125, 150, 200 μg
2) 치료용량: 잔여 갑상선기능이 없는 경우 1.6 μg/kg 체중/일. 갑상선기능에 따라 용량이 다르며, 무증상 갑상선기능저하증의 경우는 더 적은 용량이 필요함
   - 나이가 젊고 심혈관계 질환이 없는 경우: 치료 시작부터 치료용량을 투여, 치료 시작 4~8주 후에 혈청 TSH로 용량을 조절
   - 고령이거나 심혈관계 질환이 있는 경우: 12.5~25 μg/일로 낮은 용량부터 시작하여 4주 간격으로 서서히 증량
3) 치료목표: 갑상선기능저하증의 증상 호전 및 TSH 정상화(이차성 갑상선기능저하증의 경우에는 T_4 정상화)
4) 혈중 반감기가 약 7일로 길기 때문에 1일 1회 투여로 충분
5) LT_4 용량의 증량 필요: 소화기계 흡수장애, sucralfate, aluminum hydroxide, calcium carbonate, ferrous sulfate, rifampin, estrogen, carbamazepine, phenytoin
6) 부작용: 갑상선기능항진의 경우 골소실, 심방세동의 위험성 증가
7) 동반 호르몬 결핍 확인: 부신기능저하증이 있으면 부신피질호르몬을 갑상선호르몬보다 먼저 투여
8) 공복 복용: LT_4의 흡수율은 위장관 산성도에 많은 영향을 받기 때문에 LT_4 복용 전 3~4시간 이상 공복 및 복용 후 30분~1시간 이상 공복을 유지하는 것이 권장됨. 아침 기상 직후 또는 자기 전에 복용

Tip

노인에서 Levothyroxine 투여 시 주의점

1. 노인에서는 TSH를 4~6 uU/mL을 목표로 좀 더 높게 잡을 수 있음
2. 70세 이상의 고령자 또는 심장 질환자는 12.5~25 μg/일로 시작하여 1개월 간격으로 12.5~25 μg씩 서서히 증량해야 함

2. 무증상 갑상선기능저하증(subclinical hypothyroidism)

1) 임상적으로 갑상선기능저하증의 증상이나 징후가 없고, 혈청 T_3 및 T_4는 정상이면서 혈청 TSH만 증가한 경우, 일시적 이상을 감별하기 위해 최소 3개월 이상 무증상 갑상선기능저하증이 지속되는지 확인이 필요
2) 치료(LT_4) 적응증(최소 3개월 이상의 무증상 갑상선기능저하증인 경우 치료)
   - 갑상선 자가항체(TPO Ab)가 양성
   - 혈청 TSH가 10 mIU/mL 이상
   - 갑상선종이 있을 때

- 갑상선 조직 파괴(^{131}I 치료 혹은 갑상선 절제술, 두경부암으로 방사선 치료)의 과거력
- 갑상선기능저하 유발 물질 투약력
- 임신을 원하는 환자
- 기저 관상동맥질환 또는 심부전 동반

3) 고령(≥70세)에서는 TSH ≤10 mIU/L의 경증 무증상 갑상선기능저하증에 대한 LT_4 치료는 일반적으로 권고하지 않음

3. 수술시 갑상선기능저하증

1) 응급 수술은 갑상선기능저하증 여부와 상관없이 수술을 진행(응급이 아니면 교정하고 수술)
2) 수술 후 생길 수 있는 합병증: 수술 전후 저혈압, 중추신경계 장애, 마취 후 회복지연, 이산화탄소 저류, 저나트륨혈증, 출혈 경향

4. 임신시 갑상선기능저하증

1) LT_4를 복용 중인 여성은 임신 전 용량의 25~30%를 증량해서 투여
2) 임신시 무증상 갑상선기능저하증: TSH 4.0 mIU/L 이상인 경우 LT_4 치료 시작
3) LT_4 치료 시에는 임신 분기별 참고 범위의 중간 이하(TSH 2.5 mIU/L 미만)로 유지되도록 조절

VI. 점액부종 혼수(Myxedema coma)

1. 임상양상

1) 의식의 혼탁, 저체온, 저환기, 저혈당, 저나트륨혈증, 심한 서맥, 쇼크
2) 치료하지 않으면 사망(갑상선기능검사를 미리하고 결과 보기 전에 미리 치료가 필요)
3) 빈도는 드물지만 고령 환자 특히 심장 및 폐질환이 있는 경우에 호발(향후 유발인자 개선)

2. 치료

1) 호흡부전에 대한 치료, internal warming
2) Hydrocortisone 50 mg 6시간마다 정맥주사
3) L-thyroxine 300~500 μg 정맥주사(5~10분간) → 매일 50~100 μg 정맥주사(하루 한 번)
   - 정맥주사제가 없으면 같은 용량으로 nasogastric tube로 투여
4) 기타: 항생제, 기저 유발요인 치료

••• 참고문헌 •••

1. 임상갑상선학(제4판), 2014, 16장.
2. The Thyroid (10th ed.), Chapter 45-47.
3. Harrison's Principles of Internal Medicine (21st ed.), Chapter 383.
4. 2023 대한갑상선학회 무증상갑상선기능저하증 진료 권고안. Int J Thyroidol 2023; 16(1): 32-50.
5. 2023 대한갑상선학회 임신 중 및 산후 갑상선질환의 진단 및 치료 권고안 개정안. Int J Thyroidol 2023; 16(1): 51-88.

CHAPTER 13

갑상선결절과 갑상선암
Thyroid nodule and Thyroid cancer

박영주

I. 갑상선결절(Thyroid Nodule)

1. 갑상선종의 분류

표 5-13-1. 갑상선종의 종류

	악성 여부 (benign vs. malignancy)	다발성 여부 (single vs. multiple)	기능성 여부 (non-toxic vs. toxic) (non-functioning vs. functioning)	대표 질환
미만성	결절 동반시 결절에 대해 평가		비기능성 기능성	단순갑상선종 자가면역 갑상선염 그레이브스병
결절성*	양성 결절	단일 결절 다발성 결절	비기능성 결절 자율기능성(중독성) 결절	증식 선종
	악성 결절	단일 다발성 미만성	비기능성 자율기능성(드묾)	(경계성 종양) 갑상선암

* 전이나 림프종 등의 침습성 갑상선암이나 일부 미만성 갑상선암 등은 명확하게 구분되는 결절 없이 실질을 침범하여 갑상선실질과 구별이 어렵게 발현, 양성의 미만성 갑상선종과 감별이 어려운 경우가 드물게 있음. 성장 속도나 동반 증상 등의 임상 소견을 고려한 감별이 필요함.

2. 갑상선결절의 진단: 갑상선결절이 의심되거나 발견되었을 경우

갑상선결절이 의심되거나 발견된 모든 경우 갑상선기능이상 여부를 확인하고, 기능이상 동반시 이에 대한 원인 감별과 치료를 시행하며, 갑상선결절은 초음파 소견에 따른 악성 위험도에 따라 병리진단검사를 시행, 치료 방침을 결정함(그림 5-13-1)

1) 갑상선암을 시사하는 임상 소견[a]

- 갑상선암의 대부분은 증상이 없음
- 만졌을 때 딱딱한(stiny hard) 결절, 최근에 커졌을 때
- 진행된 갑상선암 의심 소견: 쉰 목소리 혹은 성대마비, 연하 곤란, 기도 폐쇄, 경부 림프절종대 등의 소견 동반시에는 신속한 진단이 필요함

2) 갑상선기능검사(TSH, free T_4/T_3)[b]: 기능성(중독성) 결절을 감별

(1) TSH 정상 혹은 상승: 초음파검사(결절 확인), 기능이상에 대한 감별

(2) TSH 저하: 갑상선스캔검사

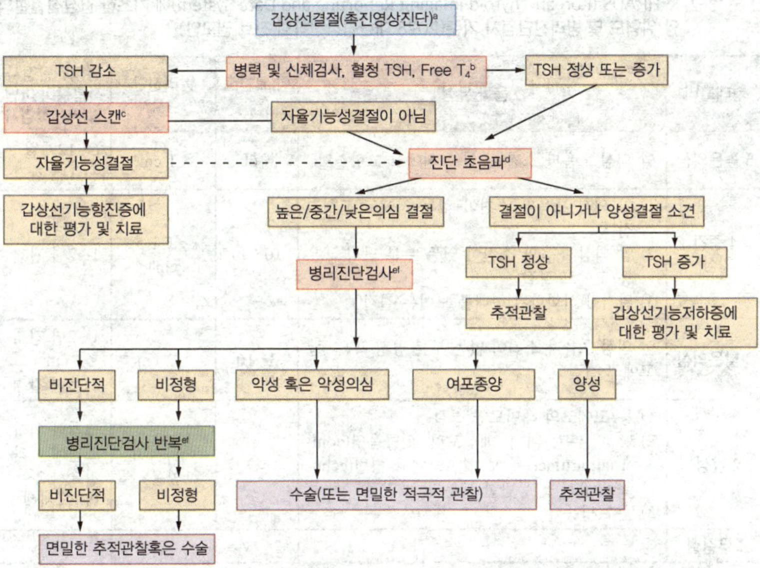

그림 5-13-1. 갑상선결절에 대한 검사 및 치료 알고리즘

2023 대한갑상선학회 갑상선결절 진료권고안 참조; a-f 위첨자 내용은 I-2절 본문내용 참조(572-573 페이지)

3) **갑상선스캔(^{99m}Tc-thyroid scan)[c]**: 갑상선약제 및 요오드제제 섭취나 조영제 사용 여부, 임신, 수유 여부 확인 후 시행

– 열결절 또는 온결절: 자율기능성 여부를 진단하기 위해 필요시 T3 억제 스캔 시행, 결절의 초음파 소견이 있는 경우에는 이에 따라 병리진단검사 시행 여부 결정

– 냉결절: 비기능성 결절로 진단 초음파 검사 시행

4) **갑상선초음파[d]**: 표 5-13-2과 같이 초음파 소견에 악성위험도를 구분, 갑상선결절이 의심되는 경우, 경부 림프절 종대 동반 여부와 성상을 확인

5) **갑상선 병리진단검사[e]**: 표 5-13-2의 초음파 소견에 병리진단검사 시행 여부 결정

– 세침흡인검사(fine needle aspiration, FNA)를 우선적으로 시행

– 중심바늘생검(core needle biopsy, CNB): 림프종, 분화도가 낮은 갑상선암 또는 수질암 등이 의심될 때, 이전 병리진단검사가 비진단적 또는 비정형이었던 경우 등에서 선택적 고려

- 영상 및 임상소견에서 경부 림프절전이, 주변 구조물로의 침범(기도, 후두, 인두, 되돌이 후두신경, 또는 갑상선 주위 혈관), 원격 전이 또는 갑상선수질암 등이 의심되는 경우와 같이 불량한 예후 인자를 가진 경우에는 갑상선결절의 크기와 무관하게 병리진단검사 시행

표 5-13-2. K-TIRADS (Korean Thyroid Imaging Reporting and Data System)에 기초한 갑상선결절의 암 위험도 및 병리진단검사 기준(2023 대한갑상선학회 진료 권고안)[a]

카테고리	초음파 유형	암 위험도 (%)	병리진단 검사[b]	병리진단검사 적응증이 아닌 경우 추적검사
5 높은의심	암 의심 초음파 소견[c]이 있는 저에코 고형결절	> 60	> 1 cm[d]	6~12개월 → 1년 간격
4 중간의심[e]	1) 암 의심 초음파 소견이 없는 저에코 고형결절 혹은 2) 암 의심 초음파 소견이 있는 부분 낭성 혹은 등/고에코 결절 3) 완전히 석회화된 형태를 보이는 결절[f]	10~40	> 1-1.5 cm[g]	1~2년 간격
3 낮은의심	암 의심 초음파 소견이 없는 부분 낭성 혹은 등/고에코 결절	3~10	> 2 cm	1~2년 간격 ≤1 cm: 2~5년 간격
2 양성[h]	1) 등/고에코의 해면모양 결절 2) 낭성 부분 내에 혜성꼬리 인공음영(comet-tail artifact)을 보이는 고에코 병변(echogenic foci)을 동반한 부분 낭성 결절 3) 순수 낭종	< 3	해당하지 않음[i]	크기와 임상 소견에 따라 필요시 2~5년 후 시행
1 무결절	–			

[a] 경부 림프절전이 의심, 명백한 주변 구조물로의 피막외 침범(기도, 후두, 인두, 되돌이 후두신경, 또는 갑상선 주위 혈관), 확인된 원격전이, 또는 갑상선수질암 의심 등의 불량한 예후 인자를 가진 경우에는 결절의 크기와 무관하게 가장 의심스러운 결절에서 병리진단검사를 시행한다.

[b] FNA는 가장 많이 사용되는 일차적 병리진단검사법이며, CNB는 FNA의 보완적 병리진단검사법으로 숙련된 시술자에 의해 선택적으로 시행될 수 있다.

[c] 점상 고에코 병변(punctate echogenic foci) 혹은 미세석회화, 비평행 방향성(nonparallel orientation) 혹은 앞뒤가 긴 모양(taller than wide), 불규칙적 경계(침상 혹은 소엽성 경계).

[d] 크기가 작은(>0.5 cm 및 ≤1 cm) 높은의심 결절에서 되돌이 후두신경의 경로를 따라 기도 또는 후내측 피막에 부착이 의심되는 경우 수술이 필요한 고위험 갑상선암일 수 있어 병리진단검사가 권고된다. 크기가 작은(>0.5 cm 및 ≤1 cm) 높은의심 결절에서 임상적 고위험특성이 동반되지 않는 경우 적극적 관찰 등 치료 계획 수립을 위해 성인에서 병리진단검사가 고려될 수 있다. 소아의 경우 임상적인 소견을 고려하여 크기가 작은(>0.5 cm 및 ≤1 cm) 높은의심 결절에서 병리진단검사가 고려되어야 한다.

[e] 명확히 구분되는 결절 없이 광범위한 실질내 점상 고에코 병변(parenchymal punctate echogenic foci) 혹은 미세석회화를 보여 미만성 경화 아형(diffuse sclerosing subtype) 유두암이 의심되는 경우와 미만성 침습적 병변(전이나 림프종과 같은 침습적 악성 종양 의심)은 중간의심(K-TIRADS 4) 결절로 간주한다.

[f] 초음파 영상에서 후방음향음영으로 인해 결절의 초음파 특성을 확인하기 어려운 완전히 석회화된 형태를 보이는 결절(entirely calcified nodules).

[g] 병리진단검사의 결절 크기 기준은 초음파 소견, 결절 위치, 임상적 위험 인자, 환자 특성(연령, 동반질환, 선호도)을 고려하여 1-1.5cm의 범위 안에서 결정한다.

[h] 암 의심 초음파 소견이 동반된 결절도 포함된다.

[i] 일반적으로 병리진단검사 대상에 해당하지 않으나, 지속적으로 의미 있게 크기가 커지는 결절 또는 수술적 치료를 계획하는 결절에서 생검이 시행될 수 있으며, 고주파 혹은 에탄올절제술 치료 예정인 결절은 치료 전 병리진단검사를 시행해야 한다.

6)[f] 분자표지자 검사

- 병리진단검사가 미결정(비정형, 여포종양, 악성의심)인 경우 악성 가능성 및 위험도 평가를 위하여 시행 고려 가능
- 현재 갑상선유두암에 특이적인 *BRAF* V600E 변이검사(direct sequencing, qPCR)가 상용화되어 있음. 수술 전 병리진단검사 검체 및 수술 병리조직 모두에서 허가 사항으로 시행 가능함.
- 면역화학염색: 유전자변이 특이 항체(BRAF VE1, NRAS 61Q, panTRK, ALK 등) 및 악성감별을 위한 표지자(Galectin-3, HBME-1, CK19, Cyclin-D1, CD 56 등), 갑상선세포 기원 표지자(TG, TTF-1, PAX-8, TPO, calcitonin 등)
- *TERT* promoter 유전자변이는 전이가능성 등 갑상선암의 위험도 평가에 도움을 줄 수 있음. 2024년 6월로 변경 현재는 수술 후 갑상선암에서만 허가되어 있음

3. 특수한 임상상황에서의 갑상선결절 진단

1) 영상 검사에서 우연히 발견된 갑상선결절

- CT, MRI, X-ray, PET 스캔에서 갑상선결절이 의심되는 경우 초음파 검사 시행하고, 임상 소견 및 초음파 소견을 고려하여 병리진단검사 시행
- PET 스캔에서 미만성 섭취를 보이는 경우에는 병력과 갑상선기능 및 자가항체검사 등의 갑상선염 감별

2) 갑상선암의 고위험군

- 두경부 조사, 골수이식을 위한 전신조사, 14세 이전 방사능 낙진노출 병력이 있는 경우, 알려진 유전성 질환이 없으면서 직계 가족 구성원 중 갑상선분화암 2명 또는 3명 이상 갑상선암의 가족력이 있거나 그레이브스병, 하시모토 갑상선염, 부갑상선기능항진증 환자의 갑상선결절은 갑상선암의 위험도가 증가됨. 주의 깊게 병력과 경부 촉진검사를 실시. 결절이 의심되거나 비대칭적 갑상선종대가 관찰되는 경우 등이나, 갑상선 또는 부갑상선의 절제(수술, 고주파절제 등)를 시행하기 전에 갑상선 초음파 검사 고려
- 직계 가족 중 가족성 갑상선암이나 유전성 종양증후군(hereditary tumor syndrome)에 이환된 가족이 있는 경우, 유전상담과 유전자변이 유무에 따라 선별검사와 치료 시행

4. 양성 결절의 치료와 추적 관찰

1) 병리진단검사를 시행한 경우: 표 5-13-3의 갑상선 병리진단검사 결과에 따라 초음파 소견을 고려하여 치료 및 추적 방침 결정

2) 병리진단검사를 시행하지 않은 경우: 병리진단검사 적응증이 아닌 경우 표 5-13-3의 추적 검사 권고안을 참고하여 추적 방침 결정

표 5-13-3. 갑상선 병리진단검사의 진단범주와 예측 악성도에 따른 2023 대한갑상선학회 및 2021년 대한갑상선영상의학회 치료권고안

<table>
<tr><th rowspan="2">2023 Bethesda system 진단범주</th><th colspan="2">예측 악성도[a], %(범위)</th><th rowspan="2">초음파소견 (K-TIRADS)</th><th rowspan="2" colspan="2">치료권고안</th></tr>
<tr><th>세침흡인 검사(FNA)</th><th>중심바늘생검 (CNB)</th></tr>
<tr><td rowspan="2">I. 비진단적 (Nondiagnostic)</td><td>13 (5~20)</td><td>18~50</td><td>C5 높은의심</td><td>6개월 이내 병리진단 검사 재검</td><td rowspan="2">반복검사도 I이면 [b]진단적 수술 또는 추적</td></tr>
<tr><td>12</td><td>변화없음</td><td>C4/C3 중간의심/낮은의심</td><td>12개월 이내 병리진단검사 재검</td></tr>
<tr><td rowspan="3">II. 양성(Benign)</td><td>4 (2~7)</td><td>2~6</td><td>C5 높은의심</td><td colspan="2">작아지지 않으면 6~12개월 이내 병리진단검사 재검</td></tr>
<tr><td rowspan="2">2</td><td rowspan="2">변화없음</td><td>C4 중간의심</td><td>1~2년 후 초음파</td><td rowspan="2">커지거나 치료계획시 병리진단 검사 반복</td></tr>
<tr><td>C3 중간의심</td><td>필요한 경우 2~5년 후 초음파</td></tr>
<tr><td rowspan="2">III. 비정형 (Atypia of undetermined significance, AUS)</td><td>22 (13~30)</td><td>32~45</td><td>C5 높은의심</td><td>6개월 이내 병리진단 검사 재검</td><td rowspan="2">반복검사도 III이면 추적검사 또는 진단적 수술</td></tr>
<tr><td>16</td><td>24% 감소 (24~34)</td><td>C4/C3 중간의심/낮은 의심</td><td>12개월 이내 병리진단검사 재검 또는 [c]분자표지자 검사</td></tr>
<tr><td rowspan="2">IV. 여포종양 (Follicular neoplasm)</td><td>30 (23~34)</td><td>46~57</td><td rowspan="2">C2~5 모든 결절</td><td rowspan="2" colspan="2">[d]수술 또는 [e]분자표지자검사</td></tr>
<tr><td>23</td><td>20% 감소 (37~45)</td></tr>
<tr><td rowspan="2">V. 악성 의심 (Suspicious for malignancy)</td><td>74 (68~83)</td><td>96~100</td><td rowspan="2">C2~5 모든 결절</td><td rowspan="2" colspan="2">> 1 cm: 수술, ≤ 1 cm 수술 또는 [f]적극적관찰; [g]분자표지자검사</td></tr>
<tr><td>65</td><td>변화없음</td></tr>
<tr><td rowspan="2">VI. 악성 (Malignant)</td><td>97 (97~100)</td><td>100</td><td rowspan="2">C2~5 모든 결절</td><td rowspan="2" colspan="2">> 1 cm: 수술, ≤ 1 cm 수술 또는 [f]적극적관찰; [g]분자표지자검사</td></tr>
<tr><td>94</td><td>변화없음</td></tr>
</table>

[a] 예측 악성도는 FNA는 Bethesda system 제3판을 따랐고, 중심바늘생검은 보고된 논문을 요약하였다. 각 진단범주에서 윗칸은 NIFTP(non-invasive follicular thyroid neoplasm 재소 papillary-like nuclear features)를 포함한 예측 악성도이고 아랫간은 NIFTP를 제외한 값이다.

[b] 반복적인 병리진단검사에서 결론에 이르지 못했을 때, 초음파 및 임상소견과 환자의 선호도를 고려하여 진단적 수술을 시행하거나 주의깊게 추적관찰

[c] 반복적인 병리진단검사 소견(FNA 보다는 CNB 재검 고려. 시행했다면 분자표지자검사 결과 함께 고려)에서 결론에 이르지 못했을 때, 초음파 및 임상소견과 환자의 선호도를 고려하여 진단적 수술을 시행하거나 주의깊게 추적관찰

[d] 갑상선 엽절제술(lobectomy)을 우선 시행. 수술 후 병리 소견에 따라 잔존갑상선절제술(completion thyroidectomy) 시행 결정함. 양측성 결절의 경우 갑상선 전절제술 고려 가능함

[e] 분자표지자검사 결과를 시행하지 않았거나 결론에 이르지 못했을 때, 초음파 및 임상소견과 환자의 선호도를 고려하여 진단적 수술을 시행하거나 주의깊게 추적관찰

[f] 매우 낮은 위험도를 가진 종양의 경우(임상적으로 전이와 국소 침윤이 없고 세포학적으로 공격적인 질환이라는 근거가 없는 미세갑상선유두암 등), 동반된 다른 질환으로 인해 수술의 위험도가 큰 경우, 남은 여생이 짧을 것으로 예상되는 경우(심한 심혈관계 질환, 다른 악성 종양, 고령인 경우 등), 갑상선 수술 전에 해결되어야 할 내과적 또는 외과적 질환이 동반된 경우 등에는 즉각적인 수술 대신 적극적 관찰(active surveillance)을 고려할 수 있음
분자표지자검사 결과에 따라 수술적절제에 대한 의사결정이 바뀔 수 있는 경우 고려

[g] 분자표지자검사 결과에 따라 수술적절제에 대한 의사결정이 바뀔 수 있는 경우 고려

3) 증상이 없는 양성 갑상선결절의 치료

- 적응증: 일반적으로 치료가 필요하지 않으나 ① 갑상선결절에 의한 압박 증상이 있거나, ② 미용적 문제가 있는 경우, 또는 ③ 갑상선 기능항진증을 동반하는 자율기능성(중독성) 갑상선결절인 경우 고려
- 임상적 특성, 동반 질환, 치료법에 따른 장단점, 환자의 선호도, 실행 가능성 등 고려하여 비수술적절제 치료(에탄올, 고주파, 레이저절제술), 방사성요오드 치료 및 수술 중 선택
- 비수술적절제는 2회 이상의 병리진단 검사에서 양성 소견이 확인 후 시행 고려 (병리진단검사에서 여포종양 혹은 악성의심 진단이 한번이라도 나왔거나, 높은 의심 초음파 소견(K-TIRADS 5)을 보이거나 초음파 또는 임상적 소견에서 암 혹은 여포종양이 의심되는 경우는 치료 대상에서 제외)

II. 갑상선암(Thyroid Cancer)

1. 2022년 WHO 분류(표 5-13-4)

2. 분화갑상선암의 치료

※ 분화갑상선암: 갑상선분화암(differentiated thyroid cancer, DTC)은 ATC을 제외한 여포세포 유래 암종을 의미하며, 고분화암(FTC, IEFVPTC, PTC, OCA), DHGTC 및 PDTC를 포함함

1) 수술: 일차 치료. 갑상선암을 완전히 제거하는 것이 가장 중요함

(1) 수술의 종류

- Open vs. minimally invasive thyroidectomy (endoscopy 또는 Robot-assisted; trans-axilla, BABA, trans-oral, trans-auricular approach 등)
- 갑상선 수술범위: 전절제술(total thyroidectomy), 엽절제술(lobectomy), 협부절제술(isthmectomy/isthmusectomy)
- 림프절 절제술: 예방적(prophylactic) 또는 치료적(therapeutic), 중앙림프절 또는 측부림프절

(2) 수술 후 합병증: 대부분 일시적이나 일부는 영구적

① 저칼슘혈증(부갑상선기능저하증)

- Calcium carbonate 혹은 Calcium citrate를 최대 2~3 T씩 1일 3~4회 + 활성형 Vit D (calcitriol) 1~6 T/일 투여함. 증상과 혈청 Ca/P 수치(또는 ionized Ca)에 따라 용량 조절(Calcium carbonate는 식사와 함께 복용하도록 함)
- 조절되지 않거나 과량의 Calcium 과 활성화 Vitamin D가 필요한 경우, 소변 calcium 배출(과배출시 thiazide로 칼슘재흡수 촉진) 여부와 혈중 magnesium 농도(부족시 보충) 확인

표 5-13-4. 갑상선암 2022년 WHO분류

양성 종양(benign tumor, ICD-10 code D34)[a]
Thyroid follicular nodular disease
갑상선여포선종 (Follicular adenoma, FA)
Follicular adenoma with papillary architecture
갑상선호산성선종 (Oncocytic adenoma of the thyroid, OA)
저위험 신생물(low-risk neoplasm, ICD-10 code D44)
Non-invasive follicular thyroid neoplasm with papillary-like nuclear features (NIFTP)
Thyroid tumors of uncertain malignant potential (TT-UMP)
Hyalinizing trabecular tumor (HTT)
악성 신생물(malignant neoplasm, ICD-10 code C73)
1. 여포세포 유래 암종(Follicular cell-derived carcinoma)
갑상선여포암(Follicular thyroid carcinoma, FTC)[b]
침습피막형성여포유두암(Invasive encapsulated follicular variant of papillary thyroid carcinoma, IEFVPTC)[b]
갑상선유두암(Papillary thyroid carcinoma, PTC)[c]
갑상선호산성암(Oncocytic carcinoma of the thyroid, OCA)[b]
고등급여포세포유래 비역형성갑상선암(High-grade follicular cell-derived non-anaplastic thyroid carcinoma) – 갑상선저분화암(poorly differentiated thyroid carcinoma, PDTC) – 고등급갑상선분화암 (differentiated high-grade thyroid carcinoma, DHGTC)
갑상선역형성암 (Anaplastic thyroid carcinoma, ATC)[d]
2. 갑상선 C세포 유래 암종 (Thyroid C cell-derived carcinoma)
갑상선수질암 (Medullary thyroid carcinoma)
3. 수질여포세포유래 혼합암종 (Mixed medullary and follicular cell-derived carcinomas)
수질여포혼합암 (Mixed medullary and follicular cell-derived thyroid carcinomas
4. 기타[ef]

[a] 발생이상으로 인한 종양은 thyroglossal duct cyst, other congenital thyroid abnormalities 가 분류됨.

[b] 혈관 침범 정도(없음, 3개 이하, 4개 이상)에 따라 미세침습(minimally invasive), 혈관침습(angioinvasive), 광범위침습(widely invasive)로 구분

[c] PTC의 subtype; subtype 중 tall cell, columnar cell, hobnail subtype은 임상병리학적 특성이, solid/trabecular, diffuse sclerosing subtype은 임상경과가 conventional subtype (가장 흔함) 보다 aggressive 하다고 알려짐. 그 외 infiltrative follicular (2nd), Warthin-like, oncocytic, clear cell, spindle cell, PTC with fibromatosis/fasciitis-like/desmoid-type stroma subtype 등이 분류됨.

[d] 동의어로 갑상선미분화암(undefferentiated thyroid carcinoma)가 사용됨.

[e] 발생 기원에 따라 점액표피모양암 (Mucoepidermoid carcinoma), 분비암종 (Secretory carcinoma), 호산구증가증동반경화성점액표피모양암 (Sclerosing mucoepidermoid carcinoma with eosinophilia), 갑상선체모양-오디모양암 (Cribriform morular thyroid carcinoma), 흉선종 (Thymoma), 방추상피흉선분화종양(Spindle epithelial tumour with thymus-like elements), 갑상선내흉선암 (Intrathyroidal thymic carcinoma), 갑상선모세포종 (Thyroblastoma) 이 구분되었으며,

[f] 기타 림프암, 전이성암 등은 2022년 WHO 분류에는 포함되지 않음.

- 염분 섭취가 과하지 않도록 하고, 적절한 수분 섭취(탈수시 고칼슘혈증 대처) 교육)

② 목소리 변화(반회후두신경 손상): 고음 발성 장애가 흔함. 쉰 목소리나 사래 증상 발생시 후두 검사 시행

③ 목의 감각 이상 및 유착: 수술 후 경부 운동 교육

④ 상처(흉터): 수술 직후 연고제 및 상처 양상에 따른 치료

2) 갑상선자극호르몬 억제 요법(갑상선호르몬 억제 요법)

- 갑상선호르몬제를 복용하여 혈중 TSH를 정상 농도보다 낮춤(억제함)
- 목적: 갑상선기능저하증의 보충 + 갑상선암의 재발 억제
- TSH 목표 농도: 목표 TSH에 따라 갑상선호르몬 농도는 정상을 유지하는 최소 용량으로 갑상선호르몬 용량을 조절함. 개별 환자의 재발위험도와 합병증 발생 위험인자에 따라 목표 TSH가 다름. 수술 직후 평가 및 경과 중 위험도 변화에 따른 재평가를 시행하여 목표 농도를 설정함
- 갑상선호르몬(levothyroxine, LT4) 복용 교육: 4시간 이상 공복 상태에서 LT4 만 단독(다른 약제, 보조식품, 음료 나 음식 등 금지)으로 적정량의 물로 복용, 복용 후 1시간 정도 공복 상태 유지. 갑상선혈액 검사는 LT4 복용 전 시행

3) 방사성 요오드(^{131}I) 치료(Radioactive Iodine Treatment, RAI)

(1) 종류

- 보조적 또는 잔여제거술(adjuvant RAI treatment, RAI remnant ablation); 잔여갑상선을 제거하여 잔여갑상선에서의 재발을 감소시키고, 수술 후 thyroglobulin와 전신스캔을 재발을 확인하는 검사로 활용 가능. 수술시 발견되지 않은 잔여/전이 암 병소 발견(치료 효과+) 가능성 있음. 임상 및 병리 소견에 따라 보통 30~100 mCi 사용
- 치료적(therapeutic RAI treatment): 국소치료가 불가능한 잔존(전이 병소 포함)하는 갑상선암의 치료. 임상 및 질환 상태에 따라 보통 100~250 mCi 사용

(2) RAI 치료 예정인 환자에서는 치료 전 준비

- RAI 치료 2~3개월 이내에는 가급적 조영제 사용 검사를 시행하지 않아야 함
- 치료 1~2주 전부터 저요오드 식이 시행
- TSH 상승 유도: ① [치료 4주전 LT4 중단/테트로닌(LT3) 20 ug bid 2주간 복용 → 치료 2주전 LT3도 중단] 또는 [치료 3주전부터 LT4 중단] ② 치료 1, 2일전 recombinant human TSH 둔부근육주사 2회 - 잔여제거술 목적시 급여]

(3) RAI 치료

- TSH 상승 유도 후 혈액에서 thyroglobulin 측정(LT4 중단시 방사성 요오드 복용 직전, rhTSH 주사시 주사 후 5일째), 방사성 요오드 복용 2~5일 후 전신스캔(Whole body scan, WBS) 촬영
- RAI 치료 후: 오심, 구토, 침샘염 등에 대한 예방 교육

- RAI 치료 후: 1~2주일 정도 방사성 오염이 되지 않도록 격리 및 주의 교육
- 잔여제거 또는 치료 6개월 이상 경과 후 진단적 스캔 검사 또는 치료 시행 고려

4) 진행성 갑상선암의 치료

- 보조적 국소치료(외부 방사선 조사, 고주파절제술 등), 표적항암치료 등
- 방사선 치료: 수술 후 보조적 치료(adjuvant) 또는 수술이 불가능한 병소에 대한 완화(palliative) 치료
- 함암화학요법: 보조적인 항암제의 일상적 사용에 대한 역할은 없음
- 유전자변이 검사: 표적치료제 선택을 위해 *BRAF* V600E 유전자 검사 결과에 따른 유전자패널검사 시행
- 표적치료제: 다른 치료에 반응하지 않는 진행성 갑상선암에서 사용 고려(해당 임상시험 참여를 우선 고려). 적응증(방사성요오드 불응성[RAI refractory]) DTC, 진행성, 유전자변이 여부 등)과 허가사항(급여 및 사용허가)을 고려하여 진행 속도와 환자의 동반 질환, 약제의 예상되는 효과와 합병증, 비용, 환자의 선호도 등을 고려하여 선택
- 2024년 6월 현재: sorafenib, lenvatinib, cabozantinib, selpercartinib (*RET* 융합유전자), larotrectinib/entrectinib (*NTRK* 융합유전자) 사용 가능(급여 또는 비급여 허가), dabrafenib/trametinib 병합(*BRAF* 변이)제는 허과초과사항임

5) 적극적 감시(Active surveillance)

- 매우 낮은 위험도를 가진 갑상선암의 경우, 동반된 다른 질환으로 인해 수술의 위험도가 큰 경우, 남은여생이 짧을 것으로 예상되는 경우(심한 심혈관계 질환, 다른 악성 종양, 고령인 경우 등), 갑상선 수술 전에 해결되어야 할 내과적 또는 외과적 질환이 동반된 경우 등에는 즉각적인 수술 대신 적극적 관찰(active surveillance)을 고려할 수 있음
- 매우 낮은 위험도의 갑상선암: 임상적으로 전이와 국소 침윤이 없고 세포학적으로 공격적인 질환이라는 근거가 없는 미세갑상선유두암(1 cm 이하) 등
- 위험 인자에 대한 정확한 평가 후, 저위험군 갑상선암의 자연 경과 및 적극적관찰과 즉시 수술 시행에 예상되는 장단점에 대한 환자의 선호도를 반영하여 방침을 결정하고, 추적시 진행 여부와 환자의 삶의 질을 고려한 주의깊은 추적검사를 진행

3. 갑상선 수질암(Medullary thyroid cancer)

1) 진단시 주의사항

- 세침흡인검사보다 중심바늘생검 검사가 진단에 더 유용함. 의심 시 혈청 및 세침흡인 검체 칼시토닌(calcitonin) 측정 또는 중심생검검체 칼시토닌 면역화학염색 시행
- MEN2 동반 가능성(특히 부갑상선기능항진증, 크롬친화종)과 가족력 확인

– *RET* protooncogene 배선돌연변이 여부 검사 시행. 유전자변이가 양성인 경우에는 가족 상담 시행

2) 치료 및 추적검사

– 수술로 완전히 제거하는 것이 가장 중요(예방적 중앙림프절절제술 권고)
– 수술적 치료가 불가능할 때 증상완화를 위한 국소치료(외부 방사선 조사, 고주파절제술 등), 병소의 진행시 조직에서의 *RET* 유전자변이 검사 및 표적치료제(selpercartinib, vandetanib) 사용 고려
– 혈청 갑상선호르몬(정상 유지), 칼시토닌, CEA 및 경부 초음파 등으로 추적검사. 칼시토닌/CEA 상승시 임상 소견을 고려하여 CT, MRI, PET-CT(FDG, DOPA, DOTATOC 등) 등의 추가 영상 검사 시행

4. 역형성/미분화 갑상선암(Anaplastic thyroid cancer)

1) 진단

– 진행이 매우 빠르고 치사율이 높은 암으로 빠른 진단과 치료가 중요
– 기존의 갑상선종이 갑자기 커지면서 기도 압박 증상으로 호소하는 경우 의심
– 세침흡인세포검사 보다는 중심바늘생검이 진단에 유리함
– 임상 증상과 경부 CT 검사 등으로 기도 및 식도 침범 상태를 확인, 전신 상태 파악을 위한 PET-CT 시행
– 유전자변이 확인: 병리진단검사 혹은 수술병리검사 검체에서 면역화학염색 또는 sequencing 방법으로 *BRAF* V600E 변이 확인, *BRAF* 변이 음성이면 유전자패널 검사 등으로 *NTRK*/*RET* 융합유전자 등 유전자변이 검사 시행

2) 치료

– 수술이 가능한 경우 가급적 빠른 수술 진행, 불가능한 경우 기도 및 식도 확보 필요성 확인
– 환자의 상태에 따라 예상되는 병소의 자연 경과, 치료의 효과와 합병증, 비용, 환자의 선호도 등을 고려하여 다학제 접근 시행
– 수술적절제가 불가능한 병소에 대해서는 유전자변이 기반(dabrafenib/trametinib, selpercartinib, larotrectinib/entrectinib) 또는 lenvatinib 과 immune checkpoint inhibitor (pembrolozumab, PD-L1/PD−1 발현 또는 TMB/MSI 확인) 적용 가능성 고려(허가초과사항)
– 적극적 치료를 시행하지 않는 경우 최선의 완화 치료 시행(best supportive care)

••• 참고문헌 •••

1. 2023년 대한갑상선학회 갑상선결절 및 갑상선암 진료권고안 개정안. Park YJ, Lee EK, Song YS, Kang SH, Koo BS, Kim SW, Na DG, Baek S-K, Oh SW, Lee MK, Lee S-W, Lee YA, Lee YS, Lee JY, Lim D-J, Joo L, Jung Y-S, Jung CK, Cho YY, Chung YJ, Kim WB, Yi KH, Kang H-C, Park DJ. 2023 Korean Thyroid Association Management Guidelines for Patients with Thyroid Nodules. Int J Thyroidol 2023;16(1):1-31.
2. Ha EJ, Chung SR, Na DG, Ahn HS, Chung J, Lee JY, Park JS, Yoo RE, Baek JH, Baek SM, Cho SW, Choi YJ, Hahn SY, Jung SL, Kim JH, Kim SK, Kim SJ, Lee CY, Lee HK, Lee JH, Lee YH, Lim HK, Shin JH, Sim JS, Sung JY, Yoon JH, Choi M. 2021 Korean Thyroid Imaging Reporting and Data System and Imaging-Based Management of Thyroid Nodules: Korean Society of Thyroid Radiology Consensus Statement and Recommendations. Korean J Radiol. 2021;22(12):2094-2123
3. 6th Edition SNUH Manual of Medicine. Part 5, Chapter 13, p. 539-543.

CHAPTER 14

뇌하수체질환
Pituitary disorders

김정희

I. 뇌하수체우연종

1. 정의/분류

증상 없이 우연히 시행한 영상검사에서 발견된 뇌하수체 종양

표 5-14-1. 뇌하수체 우연종의 원인 질환

원인	
Pituitary adenoma(가장 흔함) Physiologic enlargement: pregnancy, primary hypothyroidism Craniopharyngioma Meningioma Cyst – Rathke's cleft cyst Germ cell tumor	Chordoma CNS lymphoma Metastasis Abscess Aneurysm of internal carotid artery AV fistula of cavernous sinus Lymphocytic hypophysitis Langerhans cell histiocytosis

2. 검사

1) 영상검사: sella MRI

2) 호르몬검사

3) 종괴 효과: 신경학적 증상(두통), 복시, 시야 장애(시신경에 접한 거대선종인 경우): Goldmann's perimetry(안과 타과 의뢰)

Tip
1. 거대선종(macroadenoma, size ≥ 1 cm): IGF-I (GH), FSH, LH, free T4, TSH, E2 (estradiol, 여자), testosterone(남자), (ACTH), cortisol, prolactin, Rapid ACTH stimulation test or Insulin tolerance test
2. 미세선종(microadenoma, size < 1 cm): IGF-I (GH), FSH, LH, free T4, TSH, E2 (estradiol, 여자), testosterone(남자), (ACTH), cortisol, prolactin, 1 mg overnight dexamethasone suppression test

3. 치료

1) 호르몬 이상이 동반되지 않고, 종괴 효과가 없는 경우
- 거대선종: 6개월 sella MRI와 호르몬검사 follow up
  → 이후 3년 동안 1년마다, 그 후는 2년마다 sella MRI와 호르몬검사 follow up

- 미세선종: 3년 동안 1~2년마다 sella MRI와 호르몬검사 follow up, 그 후는 간격 연장

2) 호르몬 이상 동반하거나 종괴 효과 있는 경우: 약물 또는 수술적 치료

II. 뇌하수체저하증

1. 정의

뇌하수체의 호르몬 분비 기능이 저하된 상태

2. 증상

각 뇌하수체호르몬(GH, FSH/LH, TSH, ACTH, Prolactin) 분비저하에 해당하는 호르몬기능저하증 증상

- 갑상선기능저하증, 부신부전: 해당 chapter 확인할 것
- 성선저하증: 남성 – 발기부전, 성욕 감퇴/여성– 무월경, 불임, 성욕 감퇴
- 성장호르몬 결핍증, 프로락틴 결핍증, 요붕증

3. 진단

1) 기저호르몬검사: 대부분의 뇌하수체저하증을 진단할 수 있음

- 항목: IGF–1 (GH), free T_4, TSH, FSH, LH, E2 (estradiol, 여자), testosterone(남자), (ACTH), cortisol, prolactin

2) 인슐린 유발 저혈당검사(일명 인슐린 내성검사): GH, ACTH 호르몬 분비기능 평가

- 야간 금식 후 의사가 지켜보는 가운데 검사를 시행
- 기저 glucose, cortisol, growth hormone 농도 측정을 위한 채혈 후 속효성 인슐린을 0.10~0.15 U/kg(인슐린 저항성이 의심되는 경우 0.20 Unit/kg) 정주
- 저혈당(혈당 < 40 mg/dL이거나 저혈당의 증상이 있어야 함)을 확인 후 glucose, cortisol, GH을 인슐린 주입 시점으로부터 30분, 60분, 90분, 120분에 측정
- 정상 판정 기준: cortisol ≥ 18 μg/dL, GH ≥ 5 ng/mL (GH: 3~5 ng/mL–부분 결핍)
- 금기: 노인 (65세 이상), 관상동맥질환, 뇌혈관질환 및 간질 환자

3) Gonadotropin-releasing hormone (GnRH) 자극검사

- FSH, LH 호르몬 분비기능 평가
- LHRH (gonadorelin) 0.1 mg IVS 후 basal/30/60/90/120 min에 LH, FSH 측정
- 대부분 환자에서 기저호르몬검사와 임상 소견만으로 평가할 수 있어 거의 시행하지 않고 LHRH 생산 중단 상태임.

4) Thyrotropin-releasing hormone (TRH) 자극검사

- Prolactin, TSH 호르몬 분비기능 평가
- TSH 분비 선종의 감별 진단을 위한 목적으로만 주로 사용됨

4. 치료

1) ACTH 결핍

- 부신부전에 준하여 치료 Chapter 15. 참고

2) TSH 결핍

- Levothyroxine 50~100 ug qd(소량부터 시작하여 증량)
- 목표치: free T_4 검사 결과 mid-upper normal range, TSH는 검사할 필요 없음
- 부신부전 있을 경우 당질코르티코이드를 먼저 보충

3) LH, FSH 결핍(성선저하증)

- testosterone(남성), oral pill(여성) 투여
- 임신을 원할 때는 gonadotropin 주사

4) 성장호르몬 결핍

- 연령, 증상에 따라 개별적으로 성장호르몬 투여 고려

III. 뇌하수체졸중

1. 정의

급작스런 뇌하수체 경색 또는 출혈로 오는 응급상황(대부분 뇌하수체 종양에서 발생)

2. 증상

1) 두통: 일반적으로 매우 심하고, 안구 주위에 흔하고 증상 중 가장 많음
2) 시야장애, 시력 감퇴, 의식 혼미, 목덜미 경직
3) 오심과 구토: 수막자극증상, 뇌하수체기능부전, 뇌압 상승

3. 진단

1) Sella MRI
2) 감별 진단: 대뇌 동맥류 파열에 의한 지주막하 출혈, 뇌농양, 수막염

4. 치료

치료전 호르몬검사용 혈액 채취(cortisol, TFT, ACTH, prolactin)

1) Hydrocortisone 50~100 mg IV q6~8 hrs로 첫 48시간(부신부전 예방) 동안 투여하고 점차 감량

2) 신경학적 소견이 진행하는 경우에는 응급 신경외과적 수술을 통한 감압술
3) 급성 상태에서 회복 후 뇌하수체 전엽 호르몬검사에 따른 부족 호르몬의 보충 Chapter 14-II. 참고

IV. 고프로락틴혈증

1. 정의

프로락틴이 남자에서는 20 ng/mL, 성인 여자에서는 25 ng/mL 이상인 경우(2회 이상검사)

2. 중요한 감별 원인

1) **생리적 요인**: 임신, 수유, 흉벽 자극, 수면, 스트레스
2) **프로락틴분비선종**
3) **시상하부-뇌하수체 줄기 손상**: 뇌하수체종양 줄기 압박, 공터키안증후군, 방사선조사, 외상
4) **약물**
   - 정신과약: chlorpromazine, haloperidol, risperidone
   - 소화기약: metoclopramide, sulpiride, itopride
   - 고혈압제: methyldopa, reserpine
   - 드물게 유발하는 약물: cimetidine, verapamil, estrogen, antiandrogens, oral contraceptives, opiates
5) **전신질환**: 갑상선기능저하증, 신부전, 간질, 가성 임신

3. 증상

유루, 무월경 또는 희발월경, 불임, 성기능저하, 두통, 시야장애(거대선종에 의한 종괴효과)

4. 치료

1) 원인질환 치료
2) 원인 약물이 있는 경우 약을 중단할 수 있으면 1주 이상 중단 후 재검
3) 프로락틴 분비선종
   - 미세선종의 경우 정상 월경이고 임신을 원하지 않는다면 경과 관찰 가능
   - 도파민 효능제: 다른 뇌하수체 종양과는 달리 크기나 신경학적 증상과 상관없이 초치료임. Bromocriptine 1.25 mg qd hs부터 시작해서 서서히 증량, cabergoline 0.25~0.5 mg 일주일에 1~2회 투여부터 시작하여 증량

  - 폐경 전 여성에서 프로락틴이 정상화되었음에도 불구하고 성선기능저하가 회복되지 않는 경우 여성호르몬 보충요법을 시행

V. 말단거대증

1. 정의

성장호르몬의 과다 분비가 나타나는 질환. 주로 뇌하수체선종에 의하나 드물게 뇌하수체 외의 종양에 의해 발생할 수 있음

2. 증상

1) 말단 골격의 비대: 전두부 돌출, 손발 크기 증가, 하악골 돌출
2) 과도한 발한, 손목굴증후군, 퇴행성 관절염, 고혈압, 내당능이상, 당뇨, 고칼슘혈증, 유루, 수면무호흡

3. 진단

1) 혈청 IGF-I: 성별, 연령별 정상 범위보다 상승된 경우, 연령별 정상 상한치의 1.3배 초과시 확진
2) 75 g 경구당부하검사: GH < 1 ng/mL으로 억제되지 않으면 진단

4. 치료

1) 경접형동절제술(transsphenoidal surgery, TSA): 초치료
2) 약물 치료: 수술로 완치되지 않는 경우, 절제불가능하거나 환자가 수술을 거부하는 경우
   - somatostatin analog (SRL), dopamine agonists (cabergoline), GH receptor antagonist (pegvisomant)
3) 감마나이프수술
4) 방사선 치료: 수술과 약물 치료로 반응하지 않는 경우

VI. 중추성 요붕증(Arginine Vasopressin deficiency, AVP-D)

1. 원인

- 뇌하수체 후엽의 병변으로 항이뇨호르몬(anti-diuretic hormone, ADH) 결핍으로 발생
- 뇌하수체 수술 또는 외상, 시상하부종양이나 침윤성 질환, 특발성

2. 임상양상

- 갑자기 발생하고 야간뇨가 새로이 발생함
- 수술이나 외상 후에는 세 단계로 나타날 수 있음[수술 후 6일간: polyuric phase] → 6~12일째는 anti-diuretic phase (SIADH-like) → 12일 이후 permanent AVP-D
- 뇌하수체저하증이 동반되는 경우 중추성 요붕증이 호전되었다가, 당질코르티코이드나 갑상선호르몬을 보충하면서 악화될 수 있음

3. 검사

- serum Na, serum osmolarity, urine osmolarity: 수분 손실로 인한 고나트륨혈증
- 수분 제한 검사(Water deprivation test)

1) 검사 준비

- 본 검사는 반드시 입원 환자만을 대상으로 해야 함
- 수분 제한이 완전히 되도록 감시하여야 하며 탈수로 인해 환자의 상태가 악화되지 않도록 함
- 수분 제한검사 전에는 수분 섭취를 충분히 하도록 함
- 저녁 식사는 간단히 하도록 하되 홍차, 커피, 음주나 흡연은 금함
- 검사 전 desmopressin를 미리 준비

2) 시행 방법

- 요량이 10 L/day 이상이면 새벽 4~6시 사이에 시작하고 요량이 10 L/day 이하이면 그 전날 저녁 6~12시 사이에 시작
- 환자는 저녁 식사 이후 계속 금식 상태를 유지하도록 하고, 수면 중에 소변을 보기 위해 깬 경우 소변 삼투압과 혈장 삼투압을 측정
- 환자가 아침에 일어난 후에는 소변 삼투압은 매 시간마다 측정하고 혈장 삼투압 및 체중은 매 2시간마다 측정
- 검사 시에는 매시간 체중, 소변량, 소변과 혈장 삼투압 등을 측정하여 flow sheet를 작성. 혈장 Na는 검사 시작 전과 종료시에 측정, 혈장 AVP (anti-diuretic hormone, ADH) 는 검사 종료시 측정.
- 탈수의 증상이 나타나는지 유심히 관찰하고, 무의식적으로 음료수를 마시지 않도록 관찰

3) 수분 제한 검사의 종료 기준(목표)

다음 3가지 조건 중 어느 한 가지라도 만족하면 목표에 도달한 것으로 간주

(1) 매 시간 측정한 소변 삼투압이 안정치를 보이거나(연속 3시간 동안 시간당 삼투압의 증가가 30 mOsm/kg 이하)

※정상인은 대개 4~18시간 후, 10 L/day이상 심한 다뇨가 있는 경우 6~8시간 후에 도달

(2) 혈장 삼투압이 300 mOsm/㎏에 이르거나
(3) 체중 감소가 3~5%에 이를 때

- Vasopressin test
  - 수분 제한검사가 목표에 도달하면 desmopressin (DDAVP) 2 μg을 정맥 주사 후 1시간, 2시간 뒤 소변 삼투압을 측정
  - DDAVP 주사 전의 혈장 삼투압은 최소한 288 mOsm/㎏ 이상이어야 함

표 5-14-2. 수분 제한검사 결과의 해석

구분	Maximum Urine Osm (mOsm/kg)	Urine Osm Change After desmopressin (%)	Maximum Plasma Osm (mOsm/kg)
Normal	Concentrated (764±212)	No Change (< 10%)	289±7
Complete AVP deficiency	Very Dilute (168±59)	Marked Increase (> 50%)	306±12
Partial AVP deficiency	Modest Increase (438±116)	Modest Increase (10~50%)	294±4
AVP resistance	Dilute (< 150)	No Change (< 10%)	302~320
Primary Polydipsia	Concentrated (696±190)	No Change (< 10%)	> 288
High Set Osmoreceptor	Concentrated (> 600)	No Change (< 10%)	> 295

4. 치료

1) **수분 소실 보충**: 5% dextrose solution – 교정속도 plasma Na 0.5~1 mEq/L/hr, 최대 8~10 mEg/L/d
2) **Desmopressin (DDAVP)**: 최소 용량(경구 반알, 0.05 mg; 1 tab = 0.1 mg)부터 투약, 소변량 반응 관찰하면서 투약
   - IV or SC: 1~2 μg × 1~2회/일
   - Oral: 0.1~0.4 mg × 1~4회/일

••• 참고문헌 •••

1. Katznelson L et al., J Clin Endocrinol Metab, 2014; 99: 3933-51.
2. Freda PU et al., J Clin Endocrinol Metab 2011; 96: 894-904.
3. Melmed S et al., J Clin Endocrinol Metab 2011; 96: 273-88.
4. Fleseriu M, et al. J Clin Endocrinol Metab 2016;101:3888-921.

CHAPTER 15

부신부전
Adrenal insufficiency

김정희

I. 정의 및 분류

- 글루코코티코이드(glucocorticoid)나 염류코르티코이드(mineralocorticoid)의 결핍에 의하여 나타나는 증후군

1. 일차 부신부전(Primary adrenal insufficiency, Addison's disease)

부신피질기능의 파괴나 기능 이상

- 원인: 자가면역성 부신염, 감염(결핵, AIDS), 부신의 전이성 병변 혹은 림프종, 부신 출혈, 침윤성 질환(아밀로이드증, 혈색소침착증), 선천성 부신 과식증, 약제(ketoconazole, metyrapone, mitotane, etomidate 등)

2. 이차 부신부전(Secondary adrenal insufficiency)

뇌하수체에서 부신피질자극호르몬(ACTH) 분비 결핍

- 원인: 뇌하수체 및 시상하부 종양, 뇌하수체수술, 뇌하수체졸중, 쉬안증후군, 외상성 뇌손상, 글루코코티코이드 투약의 중단(가장 흔함, 쿠싱증후군의 임상 양상을 보임)

II. 증상 및 징후

1. 위약감, 식욕 감퇴, 위장관 증상(오심, 구토, 변비, 설사), 염분갈망, 기립성 현훈, 근육 또는 관절통, 체중 감소, 과색소침착(일차인 경우), 저혈압, 백반증
2. 저나트륨혈증, 고칼륨혈증(일차인 경우), 고칼슘혈증, 빈혈, 호산구증다증

III. 검사

1. 아침 8시 공복 기저 혈청 코티솔

- 3 μg/dL 미만이면 부신피질기능저하증 가능성 높으나 의심되면 기저 수치 관계없이 자극검사를 시행

2. 급속 부신피질자극호르몬(ACTH) 자극검사(rapid ACTH stimulation test)

- 합성 ACTH (Synacthen) 250 ug을 IV 또는 IM 투여 후 0, 30, 60분에 코티솔측정
- 정상 반응: 최대 코티솔 자극치가 18 ug/dL 이상

- 주의: 이차의 경우 ACTH 자극 소실에 따른 부신피질 위축이 발생하기까지는 4~6주의 기간이 소요되므로 질환의 초기에는 정상반응을 보일 수 있음
- 단백질 수치가 낮거나 기능 이상이 있는 경우 위양성 결과를 보일 수 있음

3. 인슐린 내성검사(insulin tolerance test)

- 시상하부 - 뇌하수체 - 부신 축 상태를 직접 검사함

Chapter 14-II. 참고

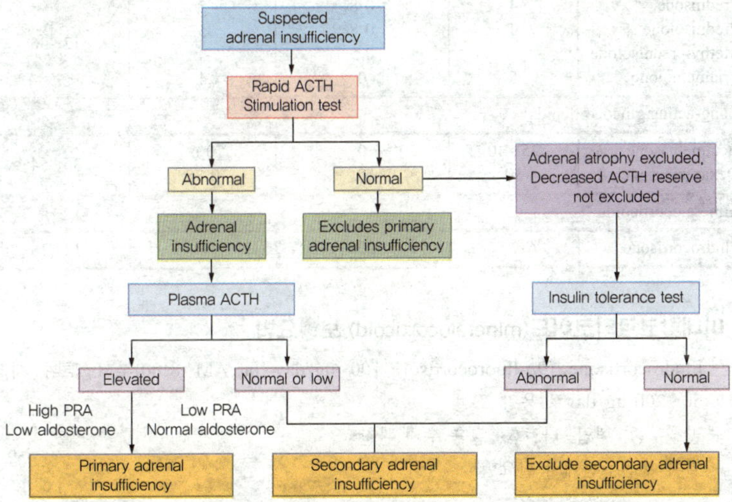

그림 5-15-1. 부신부전의 감별 진단

IV. 치료

1. 글루코코티코이드(glucocorticoid) 보충요법

- hydrocortisone 15~20 mg/day (10~15 mg at AM 8:00, 5~10 mg at PM 4:00) 또는 prednisolone 2.5~5 mg/day (at AM 8:00)
- 발열, 감기, 구역/구토, 스트레스 상황 시에는 2~4배 증량
- phenytoin, barbiturate, rifampin 사용시 증량 필요(2배)
- 갑상선기능저하증 동반 시에는 갑상선 호르몬 투약 전 당질 코르티코이드 먼저 보충함. 갑상선기능항진증 동반 시에는 당질 코르티코이드 용량 1.5~2배 증량

표 5-15-1. 글루코코티코이드의 종류와 효과

	효과		Equivalent oral dose (mg)	Biologic half-life (hr)
	소염 작용	Mineralocorticoid 효과		
Short-to medium-acting glucocorticoids				
Hydrocortisone Cortisone	1 0.8	1 0.8	20 25	8~12 8~12
Intermediate-acting glucocorticoids				
Prednisone Prednisolone Methylprednisolone Triamcinolone	4 4 5 5	0.8 0.8 0.5 0	5 5 4 4	12~36
Long-acting glucocorticoids				
Betamethasone Dexamethasone	25~40 30	0 0	0.6 0.75	36~54
Mineralocorticoids				
Fludrocortisone		200		12~36

2. 미네랄코르티코이드(mineralocorticoid) 보충요법

- Fludrocortisone (9α-fluorocortisol) 100 ug/day (at AM 8:00)부터 투여 시작, 50~200 ug/day로 용량 조절
- 말초부종, 혈압, 나트륨, 칼륨 수치 관찰
- 일차 부신부전에서 필요함

V. 부신위기(Adrenal crisis, acute adrenal insufficiency)

1. 만성 부신부전 환자에서 수술이나 감염 등 스트레스에 의함
2. 식욕 감퇴, 오심, 구토가 심해짐, 복통, 발열, 심한 탈수, 전해질 이상, 쇼크, 심한 경우 의식 소실 및 사망
3. 치료
   - 5% 포도당 식염주사액을 한시간 내로 1L 정맥투여
   - hydrocortisone 100 mg IV → hydrocortisone 200 mg/일 지속 주입(hydrocortisone 50 mg을 6시간 간격으로 정맥투여 할 수도 있음) → 다음날 hydrocortisone 100 mg/일로 감량 일차 기능저하증이라 하더라도 hydrocortisone 투여량이 1일 50 mg 이상일 경우 미네랄코르티코이드 보충은 필요치 않음
   - 임상 양상에 따라 빠른 감량 및 경구 약제로 전환
   - 유발인자에 대한 치료

※환자의 정확한 진단을 위하여 환자가 내원하면 우선 응급검사 및 혈청 코티솔 농도 측정을 위한 혈액을 채취하고 곧바로 치료를 시작

※회복 후 필요하면 자극검사 시행

Tip

부신부전 환자 처방의 실제

1. Hydrocortisone (15~25 mg/day, 아침 2/3, 저녁 1/3 배율로 분복) 또는 prednisolone 2.5~5 mg/day(아침)
2. Fludrocortisone 50~200 ug/day(일차 부신부전에서만)
3. 스트레스 상황 시(발열, 감기, 감염, 소수술 등) 글루코코티코이드 증량(38도 이상 발열시 2배, 39도 이상 발열시 3배) 후 회복할 때까지 복용(대개 2~3일)

••• 참고문헌 •••

1. Bornstein SR. J Clin Endocrinol Metab, 2016; 101: 364-89.
2. Hahner S, et al. Nat Rev Dis Primers. 2021;7(1):19.

CHAPTER 16

쿠싱증후군
Cushing's syndrome

김정희

I. 정의 및 분류

만성적 과잉 글루코코르티코이드(glucocorticoid)에 조직이 과도하게 노출되어 나타나는 증후군

- 외인성: 쿠싱증후군의 가장 흔한 원인
- ACTH 비의존성(20~30%): 부신 선종, 부신피질암, 거대결절 부신 과증식증
- ACTH 의존성(70~80%): 뇌하수체 종양, 이소성 ACTH 분비 종양

II. 증상 및 징후

체중변화, 중심성 비만, 자주색 선조, 다모증, 무월경, 점상 출혈, 고혈압, 당뇨, 골다공증, 근위부 근육 약화, 부종, 다뇨증

III. 진단(그림 5-16-1)

1. 선별검사(아래 4가지 검사 중 2가지 이상에서 양성이면 쿠싱증후군으로 진단)

1) 24시간 요중 유리 코티솔 배설량(2회 이상 반복)

- 검사 방법
  - 24시간 소변을 정확히 수집하며 냉암소에 보관
  - 소변 수집 완료 후 urine free cortisol과 소변 크레아티닌 배설량을 함께 측정
- 판정 기준
  - 정상 상한치 이상이면 의심, 정상 상한치의 3배 이상인 경우 진단적 가치 있음

2) 하룻밤 1mg 덱사메타손 억제검사

- 검사 방법
  - 밤 11시에서 12시 사이에 1 mg 덱사메타손을 경구 투여함
  - 다음 날 아침 8시에서 9시 사이에 혈청 cortisol을 측정함
- 판정 기준: 1.8 μg/dL을 초과하는 경우 쿠싱증후군 양성으로 판정함
  - 위음성: 제거율의 지연, 주기적 또는 일시적 호르몬 생성
  - 위양성: 급성/만성질환, 비만, 임신 또는 경구 피임약, phenytoin, phenobarbital, primidone, 알코올중독증, 우울증

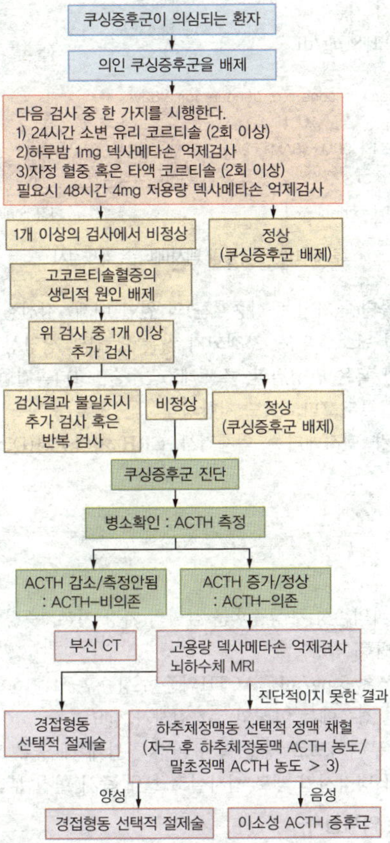

그림 5-16-1. 쿠싱증후군의 진단

3) 자정 혈청 코티솔 측정(저녁 10시-자정)

- 쿠싱증후군: 혈청 코티솔 > 7.5 μg/dL (awake)

4) 저용량 덱사메타손 억제검사(그림 5-16-2)

- 검사 방법
  - 0.5 mg 덱사메타손을 6시간 간격으로 하루 총 2 mg이 되도록 2일간 경구투여(아침 9시, 오후 3시, 밤 9시, 새벽 3시)
  - 투여 2일째(오전 9시부터 다음날 오전 9시까지) 24시간 소변을 수집하여 urine free cortisol을 측정
  - 마지막 덱사메타손 투여 후 6시간 뒤인 아침 9시에 혈청 cortisol을 측정

- 쿠싱증후군 판정 기준
  - 혈청 cortisol > 1.8 μg/dL

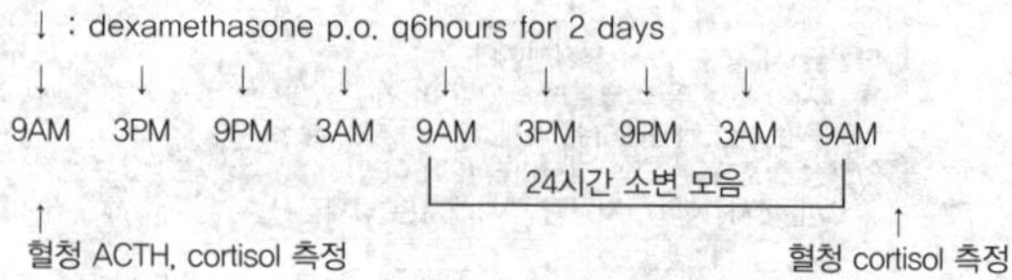

그림 5-16-2. 저용량 덱사메타손 억제검사

*비종양성 고코티솔혈증(가성 쿠싱증후군)의 원인 배제: 정신질환, 알콜 남용, 임신, 고도 비만, 다낭성 난소증후군, 조절되지 않는 당뇨병, 신경성 식욕부진, 영양실조, 격렬한 운동, 급성 혹은 만성질환, 스트레스, 수술, 코티솔결합단백질 증가 상태(여성호르몬 복용), 글루코코티코이드 저항성

- 감별검사: 저용량 덱사메타손 억제검사–CRH 자극검사(Dex-CRH test), 데스모프레신 검사

2. 감별 진단

1) 혈장 ACTH

ACTH 의존성과 비의존성 쿠싱증후군 감별의 가장 기본. 측정 시점에 따른 큰 변동성으로 2회 이상 반복 측정

- 부신쿠싱증후군: < 5 pg/mL, ACTH의존 쿠싱증후군: >15 pg/mL
- 5~15 pg/mL인 경우에는 아래의 추가검사가 필요
- 상온에서 쉽게 분해되므로 채혈 즉시 미리 차갑게 해 놓은 EDTA tube에 채혈하고, 얼음에 꽂아 냉각시킨 채로 검사실로 보내 즉시 혈청 분리

2) 고용량 덱사메타손 억제검사

- 하룻밤 고용량 덱사메타손 억제검사: 밤 11시에 덱사메타손 8 mg 복용 후 다음 날 아침 8시에 혈중 코티솔이 50% 이상 억제되면 쿠싱병 의심
- 2일 고용량 덱사메타손 억제검사: 저용량 덱사메타손 억제검사와 방법과 동일, 덱사메타손 1회 복용량만 2 mg 으로 증량
- 뇌하수체쿠싱병 판정 기준: 혈청 cortisol이 기저치의 50% 이상 감소되거나, urine free cortisol이 기저치의 90% 이상 감소한 경우

3) CRH 혹은 데스모프레신 검사

ACTH 분비 뇌하수체선종에서 CRH 수용체와 바소프레신 수용체 V1b(V3) 발현함.

- 양성 기준: CRH 100 ug 혹은 1 ug/kg 투여 후 30분 이내 기저치 대비 혈장 ACTH 30~50% 이상, 최대 혈청 코티솔 20% 이상 증가시 (기저 혈장 ACTH > 18 pg/mL, 기저 혈청 코티솔 > 12 ug/dL)

4) 혈장 DHEA-S

- 감소: 부신쿠싱증후군에서는 코티솔 과다 분비에 의한 ACTH 억제로 안드로겐을 생성하는 zona reticularis 퇴행으로 혈청 DHEA-S가 억제됨.
- 증가: ACTH 의존성 쿠싱증후군인 쿠싱병이나 이소성 ACTH 증후군, 부신피질암

3. 병소 위치 결정

1) Sella MRI: 쿠싱병의 병소 위치 확인

2) 하추체 정맥동 채혈(Inferior petrosal sinus sampling, IPSS)

(1) 정상 sella MRI이거나 6 mm 이하 병변을 보이는 뇌하수체선종의 수술 전 위치 확인

(2) 고용량 덱사메타손 억제검사에서 억제되지 않는 경우 이소성 쿠싱증후군과의 감별

(3) 검사 방법

- ACTH 채취를 위한 EDTA tube 15개를 준비 후 병실에서 미리 Lt, Rt, Peripheral 각각 basal, 2분, 3분, 5분, 10분으로 표기하여 얼음상자에 담아서 혈관조영실로 보냄
- Prolactin 채취를 위한 SST tube 3개도 Lt, Rt, Peripheral을 표기하여 준비
- Overnight fasting 후 누워 있는 상태에서 양쪽 대퇴정맥에 도관을 동시에 삽관
- 도관의 말단부를 양측 inferior petrosal sinus에 위치시킴
- Basal ACTH와 prolactin을 양측 inferior petrosal sinus와 말초혈액에서 채취
- CRH를 100 μg (1 vial) (desmopressin 10 ug 으로 대체 가능) 투여 후 2분, 3분, 5분, 10분 째 양측 petrosal sinus와 말초혈관에서 ACTH 측정

(4) 결과 해석

① 말초정맥혈액과 Inferior petrosal sinus의 ACTH 비교
- 쿠싱병: > 3: 1 (post CRH or desmopressin) 혹은 > 2: 1 (basal)
- 이소성: < 2: 1

② 말초와 petrosal sinus의 prolactin 비로 cannulation의 적절성을 평가할 수 있고 1.8 이상이면 성공적인 cannulation으로 판단할 수 있음

② ACTH를 Prolactin으로 보정한 ACTH/Prolactin 비를 이용할 수도 있음. 이 값이 1.3 이상이면 쿠싱병, 0.8 이하이면 이소성 쿠싱증후군으로 나누기도 함

※ 검체 label은 반드시 병실에서 위치 및 시간을 명시하여 혈관조영실로 이송

※ ACTH bottle 및 sample은 반드시 얼음상자에 넣어서 검사실로 즉시 보낼 것

3) 부신 전산화단층촬영: 부신 병변 확인

부신선종의 크기는 보통 2 cm 이상, 부신피질암은 크기가 더 커서 4 cm 이상일 경우가 많음. 부신피질 종양과 부신피질 증식증과의 감별에도 유용

4) 흉부 혹은 복부 전산화단층촬영: 이소성 쿠싱증후군

IV. 치료

1. 쿠싱병

1) 접형동경유 선종 절제술(transsphenoidal adenomectomy): 첫 번째 치료법

- 성공률: 약 75%
- 수술 후 합병증: 요붕증, 뇌척수액 누출, 뇌막염
- 시상하부-뇌하수체-부신 축 회복시까지(평균 1년 전후) 스테로이드 보충 필요.

2) 내과적 치료

- 부신피질자극호르몬 억제제: cabergoline, pasireotide(국내 사용 불가)
- 부신피질호르몬 억제제: ketoconazole(간독성 주의), mitotane
- 목표: Serum cortisol/24 h urine free cortisol 정상 범위
- Spironolactone: 고혈압, 저칼륨혈증인 경우에 투약, 과잉 코티솔의 염류코르티코이드(mineralocorticoid) 작용 억제

3) 방사선 치료 및 정위 방사선 수술

- 적응증: 수술 후에도 지속되는 경우, 재발된 경우, 넬슨증후군 예방 목적
- 보통 1년~1년 반 이상 지나야 효과를 나타냄
- 합병증: 뇌하수체저하증, 시신경손상, 이차성 뇌종양

4) 양측 부신절제술

- 적응증: 심한 코티솔 과잉분비의 즉각적인 조절이 필요한 경우(심한 감염 등)
- 일차부신부전과 넬슨증후군 위험성 때문에 일반적으로 시행하지 않음

2. 이소성 ACTH 증후군

1) 원인이 되는 종양치료: 가능하면 종양 절제

2) 부신피질호르몬 억제제 또는 spironolactone: 원발 병변을 찾지 못하거나 전이성 병변으로 조절되지 않는 경우

3. 부신 쿠싱증후군

1) 부신절제술: 수술 후 스테로이드 보충 필요(1년~1년 6개월)

••• 참고문헌 •••

1. Savas M, et al., J Clin Endocrinol Metab. 2022; 23;107(11):3162-3174.
2. Reincke M, dt al. JAMA. 2023; 11;330(2):170-181.
3. Fleseriu, M. et al. Lancet Diabetes Endocrinol. 2021;9:847-875.

CHAPTER 17

내분비 고혈압
Endocrine hypertension

김정희

I. 일차알도스테론증(primary aldosteronism, PA)

1. 정의 및 분류

1) 알도스테론의 분비가 부적절하게 증가되고 레닌-안지오텐신-알도스테론 축에 대해 상대적으로 자율성을 보이며 나트륨 부하에도 억제되지 않는 상태
2) 전체 고혈압 환자의 10% 이상, 이차성 고혈압의 가장 흔한 원인
3) 심혈관계 질환의 이환율 및 사망률이 높으며 수술 및 약물 치료에 효과가 좋아 선별검사를 통해 조기 확진하는 것이 중요함
4) 대표적인 원인
   (1) 특발성 고알도스테론증(Idiopathic hyperaldosteronism, IHA): 60~65%
   (2) 알도스테론분비 선종(Aldosterone producing adenoma, APA): 30~35%
   (3) 일차성 부신 피질 증식증, 일측성(Primary adrenal hyperplasia, unilateral, PAH): 2~3%
   (4) 가족성 고알도스테론증(Familial hyperaldosteronism, FH) 1형-4형: <6%, 상염색체 우성 유전, 생식세포돌연변이 (CYP11B1/CYP11B2 chimeric gene, CLCN2, KCNJ5, CACNA1H)
   (5) 일차알도스테론증, 발작 및 신경학적 이상: 생식세포 돌연변이 (CACNA1D)

2. 임상 소견

1) 고혈압(주로 중증도 이상, 통상적인 약물 치료에 잘 반응하지 않음)
2) 저칼륨혈증(전체 환자의 반수 이상: 정상 칼륨 수치를 보임)

3. 진단

Tip

일차알도스테론증 의심시 선별검사: 레닌-알도스테론 비(Aldosterone-renin ratio, ARR)

- 가장 신뢰도가 높지만 검사실간 측정법이 표준화되지 않아 선별검사로만 사용
- 아침 기상 2시간 후, 10~15분 정도 앉은 자세 유지 이후 혈장 알도스테론(plasma aldosterone concentration, PAC)과 혈장레닌 활성도(plasma renin activity, PRA)를 동시에 측정
- ARR 20 (PAC: ng/dL, PRA: ng/mL/h) 이상이면서 PAC > 15 ng/dL인 경우에 알도스테론 자율 분비가 의심됨(방사면역측정법 기준)

1) 선별검사

*적응증: 2기 고혈압 이상이거나 저항성 고혈압인 경우, 저칼륨혈증이 동반된 고혈압 환자, 부신우연종이 있는 고혈압환자, 구조적 질환이 없는 심방세동 환자

- ARR의 측정 조건
  - 저칼륨혈증의 교정, 식염 제한하지 않음
  - ARR 해석에 영향을 미치는 고혈압 약제의 중단할 것을 권하나, 최근에는 복용 중인 고혈압약제를 유지한 채 검사 후 필요시 중단 후 재검 고려.
- 최소한 4주간 중단
  - 미네랄코르티코이드 수용체 차단제(spironolactone and eplerenone), 레닌 억제제, 고용량(> 5 mg/d) amiloride
- 최소한 2주간 중단
  - ACEI, ARB, dihydropyridine calcium channel blocker (DHP-CCB), nonpotassium sparing diuretics, NSAIDs, β-adrenergic blocker, 중추성 α−2 agonist
- ACEI, ARB, DHP-CCB, non-potassium sparing diuretics 등은 PRA를 상승시킬 수 있으므로 이런 약제를 복용하는 경우에 PRA가 매우 낮다면 PA를 강력하게 의심할 수 있음
- β-adrenergic blocker, 중추성 α−2 agonist는 renin 분비를 억제시킬 수 있어 약제 복용하고 검사시 위양성일 수 있으나 대개 PAC는 15 ng/dL 이하로 나와 감별진단에 도움

2) 확진검사

- 심한 임상적 표현형 (PAC > 20 ng/dL + K<3.5 mEq/L +PRA <0.2 ng/mL/hr)이 있는 경우는 확진검사 생략 가능.
- Renin− angiotensin-aldosterone 축에 영향을 미치는 약제는 가급적 중단하고 칼슘 차단제(verapamil)나 알파차단제로 변경함(표 5-17-1).

표 5-17-1. 선별검사나 확진검사 중에 사용할 수 있는 항고혈압약제

약제	분류	투여 용량	Comments 비고
Verapamil slow-release	Non-DHP CCB	90~120 mg 1일 2회	단독 또는 표의 다른 약제와 병용 투여
Hydralazine	Vasodilator	10~12.5 mg 1일 2회	반사성 빈맥 예방을 위해 verapamil을 먼저 투여할 것
Prazosin	α-blocker	0.5~1 mg 1일 2~3회	기립성 저혈압 감시
Doxazosin	α-blocker	1~2 mg 1일 1회	기립성 저혈압 감시
Terazosin	α-blocker	1~2 mg 1일 1회	기립성 저혈압 감시

출처: J Clin Endocrinol Metab. 2016, 101: 1889-1916.

(1) 생리식염수 부하검사(Saline infusion test) 아래의 Tip 참고

(2) 캡토프릴 부하검사(Captopril challenge test)

① 방법

- Overnight fasting 후 검사 시행 30분 전부터 앉은 자세 유지
- 검사전 potassium 농도가 정상이어야 함
- 기저 plasma aldosterone과 plasma renin activity를 측정함
- Captopril 50 mg 1 tablet을 씹어서 복용
- 이후 60분, 90분 plasma aldosterone concentration, plasma renin activity

② 해석: ARR > 20 또는 PAC > 12 ng/dL일 때 양성으로 판정

3) 아형검사(Subtype testing)

APA와 IHA는 치료 원칙이 다르므로 특히 수술을 고려하고 있는 환자들에 대해서는 정확한 진단이 필수를 측정

Tip

생리식염수 부하검사

- 근거: 정상인은 생리식염수에 의한 세포외액의 증가에 의해 PAC가 감소하지만 PA 환자는 이러한 반응을 보이지 않음
- 방법(Recumbent와 seat position 2가지 방법이 있음)
  - Recumbent: overnight fasting 후 누워 있는 상태에서 오전에 검사를 수행함
  - Seated의 경우 앉은 자세를 유지하고 검사 시행
  - 검사 전 potassium 농도가 정상이어야 함
  - 기저 plasma aldosterone과 plasma renin activity를 측정함
  - 2 L 생리식염수를 시간당 500 mL의 속도로 4시간 정주함
  - 이후 plasma aldosterone concentration, plasma renin activity를 측정함
- 해석
  - Recumbent: 정상인: PAC < 5 ng/dL; PA 환자: PAC > 10 ng/dL
  - Seated: PAC > 6 ng/dL이면 PA 양성으로 판단

(1) 부신 CT: 알도스테론증이 진단되어 수술 고려하는 환자들에 대해서 아형 구분을 위해서 모두 시행하기를 추천

(2) 부신정맥 채혈(adrenal vein sampling, AVS)

- 수술을 하고자 하는 35세 이상의 PA 환자는 APA와 IHA의 감별을 위해 AVS을 권장하고 있음(미국내분비학회)(CT와 AVS 일치율: 60~70%)
- 35세 이하의 환자의 경우 부신 CT에서 뚜렷한 일측성 부신결절이 발견되고, 저칼륨혈증, 고혈압, PAC > 30.0 ng/dL 등 뚜렷한 일차알도스테론증의 임상양상이 있는 경우 AVS를 시행하지 않고 바로 수술을 시행할 수 있음.

① 방법

- 사전에 저칼륨혈증 교정과 적절한 혈압 조절이 선행되어야 함
- ACTH 50 μg/hr를 정주하여 코티솔의 분비를 자극함

- 시술 중 양측 부신정맥과 하대정맥에서 각각 2개씩 검체를 용기에 담아 검사실에 보내어 평균값을 구함
- 부신정맥에는 횡격막정맥 등 다른 정맥이 유입되어 알도스테론 농도가 희석될 수 있으므로 검사의 해석을 위해 측정된 알도스테론을 코티솔로 나눈 normalized aldosterone을 구하여 사용함

> Tip
> **선택적 부신 정맥 채혈 결과 해석**
> - 선택적 부신정맥 채혈 기준: 대개 하대정맥에 비해 부신정맥의 cortisol 농도가 3배 이상 높음(ACTH 사용할 경우 보통 10배 이상). 선택적 채혈이 이루어지 않은 경우 검사를 다시 시행할 수 있음
> - 편측화 기준: 반대편 부신정맥에 비해 10배 이상의 알도스테론 농도차가 확인 또는 양측 부신정맥의 보정된 알도스테론비가 4 이상이면서 억제된 부신정맥 대 하대정맥의 보정된 알도스테론비가 1 이하
> - 특발성 고알도스테론증(IHA): 양측 부신정맥 대 하대정맥의 보정된 알도스테론비가 1 이상으로 증가

(3) PET-CT: ^{11}C-metomidate(CYP11B1/B2), ^{68}Ga-pentixafor(CXCR4)

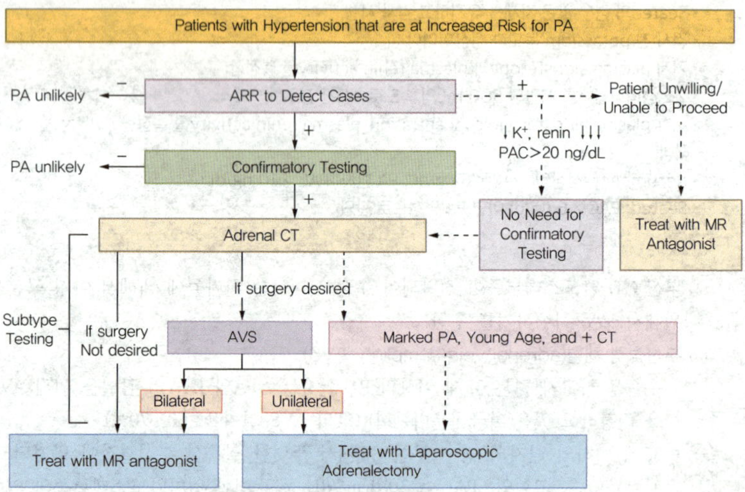

그림 5-17-1. 일차알도스테론증의 선별, 확진, 아형검사 및 치료의 알고리즘(Funder JW, et al. 2016)

4. 치료

1) 목적

고혈압, 고칼륨혈증과 심혈관계 손상과 관련된 합병증과 사망의 예방

2) 알도스테론 분비 선종(APA) 또는 일차성 부신증식증(PAH)

– 일측성 복강경적 부신절제술이 가장 우수한 치료 방법임. 수술 후 거의 모든 환자에서 혈압이 개선되지만 장기간 완치율은 30~60%임

(1) 수술 전 저칼륨혈증은 칼륨 보충제나 미네랄코르티코이드 차단제를 사용하여 교정 해야 하며 이 약제들은 수술 후에는 중단

(2) 수술이 어려울 경우 미네랄코르티코이드 수용체(MR) 차단제 사용 가능

3) 특발성 고알도스테론증(IHA): 내과적 치료가 원칙

– Spironolactone(1차 약제)

- 부작용: 여성형 유방, 발기부전, 생리 불순 등
- 용법: 초기 용량 하루 12.5~25 mg으로 시작하여 최대 100 mg까지 사용 가능

II. 갈색세포종(Pheochromocytoma)/부신경절종(Paraganglioma)

1. 정의 및 빈도

부신수질 등에서 기원하는 크롬친화성 세포에 발생한 종양

1) 전체 고혈압 환자의 0.1~0.6%로 드물지만 치료 받지 못하면 치명적인 질환

2) 30~40%에서 유전성 증후군(RET, VHL, NF1, SDHB, SDHC, SDHD의 배선 돌연변이)

2. 분류

1) 갈색세포종(Pheochromocytoma, PHEO): 부신수질에서 발생함. 전체 PHEO/PGL 종양 중 80% 차지함. 거의 항상 카테콜아민을 분비

2) 비두경부 부신경절종(Non-head/neck paraganglioma, PGL): 부신수질 외 다양한 부위의 교감 신경절에서 발생 가능. 비기능성일 수 있음

3) 두경부 부신경절종(Head/neck paraganglioma): 일반적으로 카테콜아민을 분비하지 않음. Carotid body 주변 두경부에서 발생

3. 증상

카테콜아민 과잉에 의한 두통, 발한 증가, 심계항진, 발작적 고혈압, 체위성 저혈압, 내당능 장애

4. 진단

1) 생화학적 검사

(1) 24시간 요중 분획 메타네프린/카테콜아민

① 강산(20 mL 6 N HCl)을 넣은 수집용기를 사용하고 냉장 보관은 필요 없음.

① 수집의 충실도를 확인하기 위하여 요 중 크레아티닌도 같이 측정함

② 신기능에 따라 위양성 또는 위음성이 나올 수 있음

③ 24시간 소변에서 총 메타네프린 > 1.3 mg/day(노르메타네프린 > 900 μg 또는 메타네프린 > 400 μg), NE 80 μg/day 이상, E 20 μg/day 이상 양성으로 판정하며 정상 상한치의 2배 이상일 경우 진단적임

④ 위양성: 삼환계 항우울제, methyldopa, levodopa, labetalol, sympathomimetic amine, 저혈당, 뇌압의 증가, clonidine 중단시

(2) 혈장/혈청 메타네프린/노르메타네프린: 민감도가 매우 높아 선별검사로 가장 적합

2) 영상학적 검사: 종양의 위치 파악

(1) CT: 과혈관성, 조영제에 의해 음영 증가. 낭종성 종괴가 아닌 경우 10 이상의 HU 보임. 요오드조영제 사용 시 증상이 유발될 수 있으므로 주의. 폐병변의 경우 MRI보다 우수

(2) MRI: T2 부하 영상에서 고음영으로 보임

(3) MIBG (^{123}I-methyliodobenzyl guanidine) 스캔: 부신 외 또는 전이성 부위 확인을 위해 부신경절종이나 10 cm 이상의 PHEO의 경우 시행함. ^{123}I-MIBG는 SPECT 또는 CT 스캔과 같이 시행될 수 있으므로 ^{131}I-MIBG보다 우수함. 갑상선의 섭취를 차단하기 위해 검사 전 Lugol solution을 투여

(4) ^{18}F-DOPA PET/CT, ^{68}Ga-DOTA-TOC PET-CT: MIBG 스캔보다 전이병소 검출에 민감도가 높은 편

(5) ^{18}F-FDG PET/CT: SDHx 돌연변이가 동반된 부신경절종인 경우

5. 치료

1) 내과적 치료

- 알파 차단제: phenoxybenzamine 또는 doxazoxin/prazosin, 수술 전 최소 10~14일 동안 투약, 부작용: 비충혈, 기립성 저혈압
- 칼슘 차단제: nifedipine ER 또는 nicardipine ER, 알파차단제 대신 또는 병용할 수 있음
- 베타 차단제: 알파 또는 칼슘 차단제 시작 2~3일 후에 사용 가능. 처음에 사용하면 고혈압(paradoxical hypertension)이 올 수 있음. 카테콜아민 측정에 영향을 줄 수 있으며 갈색세포종에 의한 NE 섭취를 감소시킬 수 있으므로 MIBG 스캔이나 치료 시에 적어도 4~7일 전에 중단되어야 함

2) 외과적 치료

- 수술적 절제

- 수술 중 고혈압 위기: nicardipine IV, sodium nitroprusside IV
- 수술 후 저혈압 및 저혈당: 급격한 NE의 감소 및 수술 전 항고혈압약제에 의해올 수 있음. Shock의 처치를 위해 적극적인 수액요법과 고용량 NE이 필요할 수 있음. 수술 후 저혈당 발생할 수 있어 혈당 관찰 필요
- 일생동안 추적관찰이 필요하며 매년 24시간 요 중 분획 metanephrine, catecholamine을 측정

표 5-17-2. 갈색세포종 치료에 사용되는 정주 약물들

약제	용량 범위
고혈압에 대해	
Phentolamine	시험 용량으로 1 mg 주사한 다음에 2~5 mg을 bolus 또는 지속 정주함
Nitroprusside	정주 속도는 2 mg/kg/min이 안전하며 4 mg/kg/min을 초과할 경우 3시간 내에 cyanide 독성이 올 수 있음. 10 mg/kg/min은 거의 필요하지 않으며 최대 용량이 800 mg/min을 초과해서는 안 됨
Nicardipine	최초 5.0 mg/hr의 속도로 시작하여 15분마다 2.5 mg/hr씩 증량하여 최대 15.0 mg/hr로 정주함
심부정맥에 대해	
Lidocaine	최초 1~1.5 mg/kg (75~100 mg) 용량을 bolus로 주사한 후 필요하면 5~10분 마다 0.5~0.75 mg/kg (25~50 mg) 주사하여 최대 3 mg/kg까지 주사. 부하 후 유지용량으로 효과와 환자의 대사 상태(심부전, 간울혈), 혈중 농도에 따라 2~4 mg/min (30~50 μg/kg/min)을 주입함
Esmolol	최초 부하 용량으로 0.5 mg/kg를 1분에 걸쳐 정주한 후 다음 4분 동안 0.05 mg/kg/min을 주입함. 기대하는 심실 반응에 따라 유지 용량을 0.05 mg/kg/min 또는 0.1 mg/kg/min씩 최대 0.2 mg/kg/min까지 서서히 증가시키면서 주입함(매 용량 증가 시 4분 이상 유지)

6. 갈색세포종과 관련된 유전성 증후군

1) 약 30~40%의 환자가 유전적인 증후군이 동반되어 모든 갈색세포종/부신경절종 환자에서 유전자 검사를 시행하는 것이 추천됨.
2) 대표적인 원인 유전자: MAX, NF1, RET, SDHA, SDHAF2, SDHB, SDHC, SDHD, TMEM127, VHL 등
3) SDHB 유전자 돌연변이가 있는 경우 전이성 갈색세포종 위험이 25~50까지 증가함.

••• 참고문헌 •••

1. Mulatero P, et al., J Hypertens. 2020 ;38(10):1919-1928.
2. Lenders JWM, et al., J Hypertens. 2020 ;38(8):1443-1456.
3. Funder JW, et al., J Clin Endocrinol Metab. 2016: 1889-1916.

CHAPTER 18

부갑상선질환
Parathyroid diseases

김상완

I. 일차 부갑상선기능항진증(Primary hyperparathyroidism, PHPT)

1. 정의

한 개 이상의 부갑상선의 기능이 비정상적으로 항진되어 부갑상선호르몬(parthyroid hormone, PTH)을 과다하게 분비하여 고칼슘혈증을 유발하게 되는 상태

2. 원인

1) 부갑상선 선종(80~85%)
2) 부갑상선 증식증(15~20%)
3) 부갑상선 암(< 1%)
4) MEN 1/MEN 2A에서 동반가능: 특히 30세 이하 환자

3. 증상/징후

무증상의 고칼슘혈증이 가장 흔한 임상 소견이며, 무력감, 피곤함 등의 비특이적 증상만을 호소하는 경우가 많음

1) 골병변: 골다공증, 낭종섬유성골염(osteitis fibrosa cystica, 최근에는 드문 소견)
2) 신장: 결석, 다뇨, 야뇨, 심한 경우 신석회화에 의한 신부전
3) 중추신경계: 기억력 감퇴, 정서불안, 우울증, 졸림, 혼수
4) 신경근육계: 근력약화(주로 근위부), 관절통
5) 위장관계: 식욕 부진, 구역, 구토, 소화불량, 소화성 궤양, 변비, 급성 췌장염

4. 진단/감별 진단

1) 진단: 이온화 칼슘, PTH 검사를 시행하여 칼슘에 비해 PTH가 부적절하게 상승해 있으면 진단함. 이후 치료방침 결정을 위한 추가 검사를 시행함(그림 5-18-1)

Tip

감별진단 시 주의점

* 비타민 D 결핍증이 있는 경우 PHPT 임상상이 악화되거나 고칼슘혈증이 masking 되는 등 진단에 혼돈을 줄 수 있으므로 비타민 D를 투여하여 혈중 25 (OH)Vitamin D_3를 20 ng/mL 이상 되도록 함.
* 30세 이하 또는 다선 질환(multigland disease)은 MEN1에 대한 유전적 검사고려

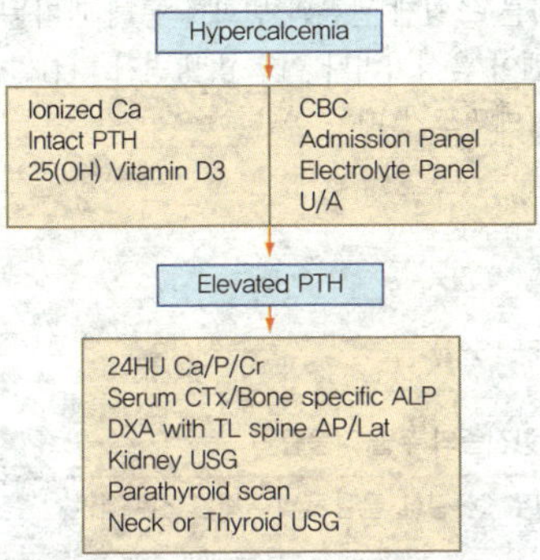

그림 5-18-1. 일차 부갑상선기능항진증이 의심되는 환자의 work-up

2) 감별 진단(그림 5-18-2)

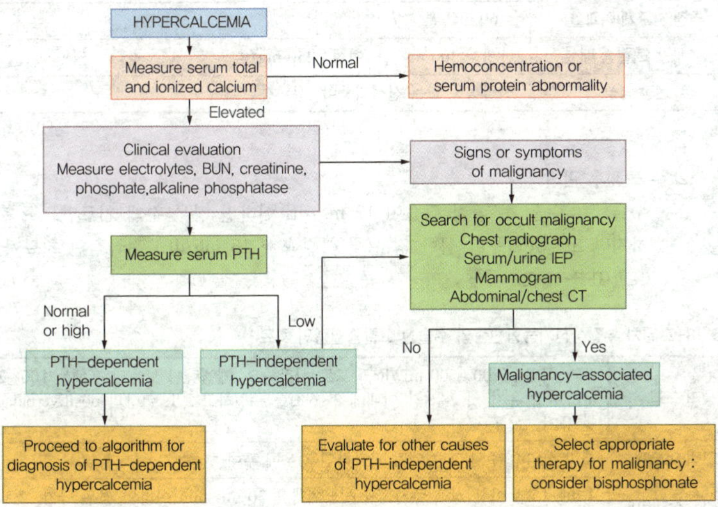

그림 5-18-2. 고칼슘혈증 환자의 진단적 접근

3) 수술 전 위치 확인

(1) 부갑상선 초음파: 예민도가 높으나 종격동 부위에 대한 검사가 어려움

(2) 부갑상선 스캔 및 SPECT: 예민도가 높으나 다선질환이나 크기가 작은 선종에서 정확도가 낮음

(3) 4D CT: 시간에 따른 조영제 관류의 변화를 통해 과기능 상태의 부갑상선 확인 가능. 초음파나 스캔이 음성이거나 이소성 병변이 의심될 경우 시행할 수 있음

(4) F18-choline PET: 예민도가 매우 높음

5. 치료

1) 외과적 치료

(1) 수술의 적응증(표 5-18-1)

표 5-18-1. 일차 부갑상선기능항진증의 수술 적응증

분명한 임상 증상을 동반한 경우 - 신결석, 골절 등의 골병변, 전형적인 신경근육증상, 생명을 위협하는 고칼슘혈증	
나이	<50세
혈중 칼슘	> 1 mg/dL 정상 상한치
골밀도	T-score ≤ -2.5
척추 영상	척추 골절
추정 사구체 여과율	< 60 mL/분
24시간 요 칼슘 배설	남성 > 300 mg/일, 여성 >250 mg/일
신장 영상	신결석증 또는 신석회증이 있는 경우

(2) 수술 전후 관리

- 수술 전: 수술 전 혈청 칼슘이 12 mg/dL 이하인 경우 수액 치료만으로 충분하지만 고칼슘혈증이 심한 경우(혈청 칼슘 > 13 mg/dL) 적극적인 치료가 필요함(표 5-18-2)

표 5-18-2. 일차 부갑상선기능항진증의 수술전 고칼슘혈증의 치료

생리 식염수	생리 식염수 200~500 mL/hr 속도로 시작하고, 체액량이 보충된 후에는 100~200 mL/hr로 유지 첫 24시간 이내에 3~6 L를 주입하고 2 L 이상의 positive balance를 유지
고리 이뇨제	생리 식염수 주입 후 체액량 과부하인 경우에 투여
졸레드로네이트	4 mg 15분 이상 정맥 주사, 사구체 여과율 30 mL/min 이하의 경우 금기, 저칼슘혈증 유의
데노수맙	60~120 mg 피하 주사, 신기능이 감소된 경우에도 사용 가능, 저칼슘혈증 유의
칼시토닌 (calcitonin)	Calcitonin 4 IU/kg q12hr SC 시작하고 6~8 IU/kg q6hr까지 증량, 3~4일 이상 사용시 tachyphylaxis 발생 가능
혈액 투석	기존에 투석을 받고 있던 환자, 혹은 위의 치료에 반응하지 않는 경우

출처: Harrison's Principles of Internal Medicine (21th ed.), Chapter 410

- 일반적인 칼슘 보충은 대부분 환자에서 고칼슘혈증을 악화시키지 않지만 식이 칼슘의 섭취를 더 권장함.
- 수술 후: 수술이 성공적인 경우 24~48시간 이내에 혈청 칼슘 농도가 정상화되지만 종양의 크기가 크거나 생화학적 이상이 심한 경우, 골 병변이 심한 경우 골이 세포외액의 칼슘 이온을 지속적으로 흡수하여 수술 후 3일 이후에도 혈중 칼슘 8 mg/dL 이하의 저칼슘혈증이 발생할 수 있음(Hungry bone 증후군). 이 경우 칼슘 정맥 주사나 활성형 비타민 D를 투여함.

2) 내과적 치료

증상이 없는 50세 이상의 환자에서 수술 적응증에 해당하지 않으면 정기적인 추적 검사를 하면서 경과관찰 가능

(1) 추적검사(표 5-18-3)

(2) 치료

- 충분한 수분섭취와 저염식이 필요하며 티아지드나 리튬제제는 가급적 피해야 함
- 하루 1,000 mg 정도의 식이 칼슘 섭취는 무방함
- 골다공증이 있으나 수술이 불가능할 경우 데노수맙이나 비스포스포네이트 투여
- 조절되지 않는 고칼슘혈증이 있으나 수술 불가능하면 칼슘 수용체 작용제(cinacalcet)투여 고려

표 5-18-3. 무증상 일차 부갑상선기능항진증 환자의 추적 검사

혈중 칼슘/25(OH)D_3	1년에 1회
크레아티닌 청소율 또는 추정 사구체 여과율	1년에 1회(신장 결석이 의심되면 24시간 요검사 및 영상학적 검사 시행)
골밀도(DXA)	1~2년에 1회(키의 감소 등 척추골절 의심되면 TL spine X-ray 시행)

출처: J Bone Miner Res. 2022, 37: 2293-2314.

II. 부갑상선기능저하증(Hypoparathyroidism)

1. 정의

PTH 결핍에 의해 저칼슘혈증, 고인산혈증 소견을 보이는 질환

2. 분류

1) 수술에 의한 부갑상선 제거/손상: 가장 흔한 원인으로, 갑상선 절제술, 경부암종제거술, 부갑상선 혈행 장애가 주원인
2) 기능성 부갑상선기능저하증: 마그네슘결핍, 영양결핍 등에 의한 PTH 분비 억제
3) 특발성 부갑상선기능저하증

3. 증상/징후

1) 저칼슘혈증에 의한 증상

- 입 주위, 손 발가락 끝의 저림, 따끔거림
- 강직, 근육 경련, 과민성, 경련, 발작

2) 잠복성 테타니의 징후

- Chvostek's sign: 귀 앞 안면신경을 치면 안면근육의 움찔한 수축
- Trousseau's sign: 커프를 수축기 혈압 이상으로 3분간 팽창시키면 수부 근육의 연축발생

4. 진단/감별 진단

1) 진단

- 이온화 칼슘 측정 혹은 교정 혈중 칼슘 계산(혈중 총 칼슘+0.8×[4.0−혈중알부민])
- PTH를 확인하여, 저칼슘혈증에서 PTH가 감소하여 있을 경우 진단함
- 진단 및 감별 진단을 위해 시행하는 검사: 이온화 칼슘, 25(OH) Vitamin D_3, Mg, CBC, Admission panel, Electrolyte panel, U/A with microscopy

2) 저칼슘혈증의 감별 진단

(1) 저칼슘혈증의 원인

- 혈중 PTH 감소(부갑상선기능저하증): 수술(가장 흔함), 자가면역, 부갑상선기능 저하 등
- 혈중 PTH 증가(2차성 부갑상선기능항진증): 비타민 D 결핍, PTH 저항성 증후군, 약제 등
- 기타: 저알부민혈증, 검사 오류(EDTA 용기), 고인산혈증, 대량 수혈, 급성 췌장염 등의 급성 질환, 골모세포 활성의 급격한 증가(Hungry bone 증후군, 광범위한 골 전이)

(2) 가성부갑상선기능저하증(Pseudohypoparathyroidism, PHP)

- 드문 가족성 질환. PTH에 대한 표적기관의 저항성으로 저칼슘혈증, PTH 증가, 작은 키, 짧은 중수골(metacarpal bone), 중족골(metatarsal bone) 등 골격성장, 발육의 선천 장애.
- 가성부갑상선기능저하증과 관련한 질환들은 호르몬 이상, Albright 유전 골격성장(Albright's hereditary osteodystrophy) 동반 여부에 따라 type 1A, 1B, 1C, 2 및 Pseudopseudohypoparathyroidism (PPHP)로 분류
- GNAS 유전자 검사가 필요

5. 치료

1) 급성기 치료

– 발작이나 테타니 등의 증상이 있거나 혈중 칼슘 < 7.6 mg/dL인 경우

(1) 칼슘 정맥 투여

– Calcium gluconate (1 amp = 2 g/20 mL = elemental Ca 180 mg)

– 시작: 0.5~1 amp (90~180 mg) in 5% DW 50 mL iv over 10~20 min

– 유지: 5 amp (900 mg) in 5% DW 1 L iv 50 mL/hr

*Bicarbonate 또는 phosphate와는 다른 경로로 투여

*혈중 칼슘이 낮은 정상 범위로 유지되도록 주입 속도를 조절하여 유지

*6~8시간마다 칼슘 및 전해질 추적관찰

(2) 저마그네슘혈증 동반 시 반드시 교정

2) 장기 유지 치료

(1) 목표: 혈중 칼슘 및 인의 정상화와 고칼슘뇨의 방지

(2) 칼슘: 하루 1~3 g의 elemental calcium 경구 투여

(3) 비타민 D: 일차 치료는 활성형 vitamin D (calcitriol, alfacalcidol)를 투여하는 것

– 비타민 D3: 800~4,000 IU/일 경구 투여

– Calcitriol: 0.25~1.0 mcg/일

– Alfacalcidol: 0.25~0.5 mcg/일

(4) 이뇨제

– 티아지드(Hydrochlorthiazide): 25~100 mg/일

– 인다파마이드(Indapamide): 1.5~2.5 mg/일

(5) 인간 재조합 부갑상선호르몬(1–84): 2015.1 미국 FDA 승인(아직 국내에서는 사용 불가)

표 5-18-4. 처방 가능한 칼슘 및 비타민 D 제제 비타민 D 제제

성분	용량
Calcium	
Ca carbonate	500 (200)* mg
Calcium + Plain Vitamin D	
Ca citrate + Cholecalciferol	480 (101) mg/1,000 IU
Ca citrate + Cholecalciferol	960 (202) mg/500 IU
Ca citrate + Cholecalciferol	1,139 (239) mg/400 IU
Ca carbonate + Cholecalciferol	250 (100) mg/1,000 IU
Ca carbonate + Cholecalciferol	1,250 (500) mg/1,000 IU
Ca carbonate + Cholecalciferol	1,500 (600) mg/400 IU

Plain vitamin D	
Cholecalciferol	1,000 IU
Cholecalciferol	7,000 IU/주
Cholecalciferol	25,000, 30,000 IU/월
Cholecalciferol (oral solution)	25,000 IU/2.5 mL
Cholecalciferol (IM)	100,000 IU/mL, 200,000 IU/mL, 300,000 IU/mL
Active Vitamin D	
Calcitriol	0.25 mcg
Alfacalcidol	0.5 mcg
*(elemental calcium)	

••• 참고문헌 •••

1. Primer on the Metabolic Bone Disease and Disorders of Mineral Metabolism (9th ed.), Chapter 82.
2. Harrison's Principles of Internal Medicine (21th ed.), Chapter 410.
3. Bilezikian JP, et al., J Bone Miner Res. 2022, 37: 2293-2314.

CHAPTER 19

골다공증
Osteoporosis

신찬수

I. 정의/분류

1. 정의

골량의 감소와 미세구조의 이상을 특징으로 하는 전신적인 골격계 질환으로, 결과적으로 뼈가 약해져서 부러지기 쉬운 상태가 되는 질환

2. 분류

1) 일차성

- 제1형: 폐경 후/제2형: 노인성

2) 이차성(표 5-19-1)

표 5-19-1. 이차성 골다공증의 원인

약물	글루코코르티코이드, 항경련제(카바마제핀, 페니토인, 페노바비탈), 항응고제(헤파린, 와파린), 과량의 갑상선호르몬제, 성선자극호르몬 분비호르몬 작용제(GnRH agonists), 항암제, 면역억제제, 항우울제, 리튬, 알루미늄-함유 제산제, 방향화효소억제제, 항결핵제, Thiazolidinediones, Proton pump inhibitors
내분비 대사질환	부갑상선기능항진증, 쿠싱증후군, 갑상선기능항진증, 고프로락틴혈증, 성장호르몬결핍, 비타민 D 결핍, 당뇨병 성선기능저하증: 터너증후군, 클라인펠터 증후군, 조기폐경, 뇌하수체기능저하증, 시상하부성 무월경(신경성 식욕 부진, 심한 운동)
장기이식 후	신이식, 심장이식, 간이식, 골수이식
소화기 질환	흡수장애, 위절제술, 염증성 장질환, 만성 간질환
호흡기 질환	만성 폐쇄성 폐질환, 천식
류마티스 질환	류마티스 관절염, 강직성척추염, 전신성 홍반성 루프스
만성 신부전	
골수 질환	다발성 골수종, 림프종, 백혈병, 용혈성 빈혈
악성 종양	혈액암, 유방암, 소화기계 암
유전성 질환	골형성 부전증, 호모시스틴뇨증
기타	장기간의 활동저하, 과도한 음주, 흡연, 특발성 고칼슘뇨증, 임신, 비만 수술, HIV 감염

II. 증상/징후

- 골절이 있기 전까지는 대부분 증상이 없는 것이 특징
- 골다공증의 주증상은 골절로 인한 통증 및 체형의 변화임

III. 진단

1. 골밀도 측정

1) 적응증

- 폐경 후 여성
- 골다공증 위험인자를 갖는 50~69세 남성
- 골다공증 골절의 과거력
- 방사선 소견에서 척추 골절이나 골다공증이 의심될 때
- 6개월 이상 무월경을 보이는 폐경 전 여성
- 골다공증 위험인자를 갖는 폐경 이행기 여성
- 70세 이상 남성
- 이차성 골다공증이 의심될 때
- 골다공증의 약물요법을 시작할 때
- 골다공증 치료를 받거나 중단한 모든 환자의 경과 추적
  (보험 기준: 실시간격은 1년 이상으로 하되, 검사 결과 정상골밀도로 확인된 경우는 2년)

2) 골밀도의 해석

⑴ 요추(L-spine 1~4), 대퇴골 전체(total hip), 대퇴골 경부(femur neck) 중 가장 낮은 T-score를 이용하여 판정

- T-score = (환자의 측정값 − 젊은 집단의 평균값)/표준편차(1SD)
  : 골절에 대한 절대적인 위험도를 나타내기 위해 골량이 가장 높은 젊은 연령층의 골밀도와 비교한 값

T-score ≥ −1.0	정상
−2.5 < T-score < −1.0	골감소증
T-score ≤ −2.5	골다공증
T-score ≤ −2.5 + 골다공증 골절	심한 골다공증

골밀도 해석 시 주의사항

Tip

* 반드시 spine x-ray (T4-L4 spine AP/Lat)와 함께 보고 평가

: 정상적으로 L1에서 L4로 가면서 골밀도 절대값이 증가하나, 이러한 경향이 역전되거나 T-score가 주위 요추와 1 SD 이상 차이를 나타내면 퇴행성 변화 등 판정에 적합하지 않은 부위임(해당부위를 제외한 평균으로 계산)

: 평가할 수 있는 요추가 한 부위만 남은 경우에는 대퇴골 골밀도 결과를 기준으로 진단

(2) 폐경 전 여성, 50세 이전 남성은 Z-score로 평가

- Z-score = (환자의 측정값 - 동일 연령집단의 평균값)/표준편차(1 SD)

: 같은 연령대의 평균 골밀도와 비교한 값.

: Z-score만으로는 골다공증 여부를 진단하지 않고 연령기대치 범위 이내 혹은 이하만으로 구분하며 -2.0 이하이면 이차성 골질환 감별을 위한 추가적인 검사를 요함

Z-score ≤ - 2.0	연령기대치 이하 (below the expected range for age)

2. 골절의 절대위험도(absolute fracture risk) 평가

골밀도와 골절의 위험인자를 입력하여 '10년 내 골절위험도(10-year fracture risk)'를 산출(https://www.sheffield.ac.uk/FRAX/tool.aspx?country=25)

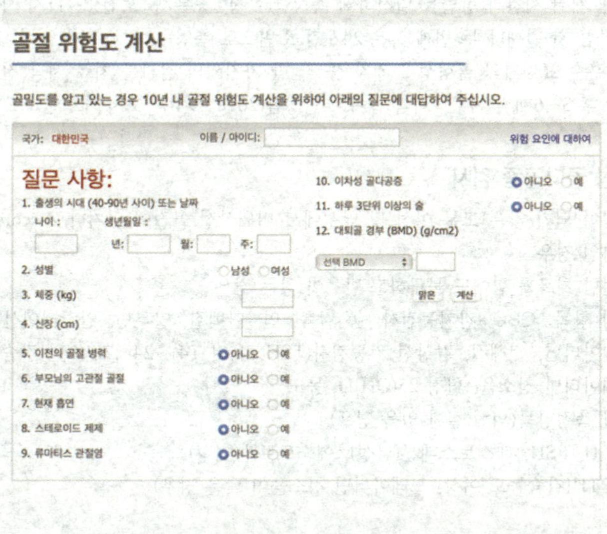

3. 생화학적 골표지자

골교체율을 반영하는 지표로 골의 질을 평가할 수 있는 지표. 골표지자는 골다공증 치료 후 가장 먼저 현저하게 변화하기 때문에 치료제의 효과를 평가하기 위해 측정함.

1) 종류(표 5-19-2)

표 5-19-2. 생화학적 골표지자

골흡수 표지자	
혈청	N-telopeptide of collagen cross-links (NTX) (급여) C-telopeptide of collagen cross-links (CTX) (급여)
소변	Free and total pyridinoline (PYR) Free and total deoxypyridinoline (DPD) (급여) N-telopeptide of collagen cross-links (NTX) (급여) C-telopeptide of collagen cross-links (CTX) (급여)
골형성 표지자	
혈청	Bone specific alkaline phosphatase (bone ALP) (급여) Osteocalcin (OC) (급여) Carboxyterminal propeptide of type I collagen (PICP) Aminoterminal propeptide of type I collagen (PINP) (급여)

2) 측정

- 측정 항목: 골흡수 표지자와 골형성 표지자를 함께 측정
- 측정 시기: 대개 치료 시작 전과 시작 후 3~6개월 이후 효과 판정을 위해 측정
- 측정 시 주의 사항: 골표지자는 일반적으로 하루 주기의 리듬이 있기 때문에 검체 채취 시간과 방법을 일정하게 측정함(혈청: 공복 후 오전 8~11시 사이, 소변: 아침 첫 번째나 두 번째 혹은 24시간 소변으로 측정)

*골흡수 표지자와 골형성 표지자 중 각 한 가지씩의 검사를 치료 시작 전, 치료 시작 후 3~6개월 이후 1회씩 급여로 인정함(2018.09.07. 고시 개정안)

4. 이차성 골다공증 검사

- 폐경이 되지 않은 모든 여성 및 남성에서 비외상성 골절이 있거나 Z-score가 -2.0 이하인 경우
- 적절한 치료를 함에도 불구하고 반응이 없는 경우
- 측정 항목: CBC, 간기능검사, 총 칼슘, 인, 단백질, 알부민, 알칼리인산분해효소, 크레아티닌, 전해질, 갑상선 기능검사(TSH, 유리 T4), 24시간 소변 칼슘, 나트륨, 크레아티닌 청소율, 혈청 25(OH)D_3 농도
- 추가 측정항목(의심 질환 있을 경우)
  (1) LH, FSH, 테스토스테론(남성), 에스트로겐(여성)
  (2) PTH(칼슘농도 이상, 크레아티닌 청소율이 낮은 경우)

(3) 24 HU free cortisol or 1 mg Dexamethasone suppression test (쿠싱증후군 의심 시)
(4) 혈청 및 소변 단백전기영동검사(빈혈 혹은 ESR 증가 시)
(5) Prolactin
(6) Bone biopsy

IV. 치료

1. 골다공증 치료지침

1) 일반적인 치료지침

- 칼슘, 비타민 D
- 적절한 체중 부하와 근육 강화 운동
- 금연, 과도한 음주 지양
- 낙상 방지

2) 약물 치료 적응증

(1) 대퇴골 혹은 척추 골절
(2) 골다공증(T-score ≤ −2.5): 이차성 골다공증의 원인 배제 후
(3) 골감소증의 경우
- 과거의 기타 골절
- 골절의 위험이 증가된 이차성 원인
- WHO에서 제시한 10년 내 대퇴골 골절 위험도가 3% 이상이거나 주요한 골다공증 골절(임상적 척추, 아래팔, 대퇴골, 상완골 포함) 위험도가 20% 이상인 경우(국내 기준은 아직 정해지지 않음)

2. 치료 약제

1) 칼슘

- Calcium carbonate(탄산칼슘): 40% of elemental calcium(위산 분비 감소시 흡수 감소)
- Calcium citrate(구연산칼슘): 24% of elemental calcium(위산 영향을 받지 않음)
- 50세 이상의 남성과 폐경 후 여성에서는 하루 800~1,000 mg 섭취가 권장됨. 음식물을 통한 칼슘 섭취가 충분하지 않은 경우에는 보충제가 권장됨

2) 비타민 D

- 25(OH) Vitamin D_3 ≤20 ng/mL: 불충분(inadequacy), ≤10 ng/mL: 결핍(deficiency)
- 하루 800 IU 권장함

- 부갑상선 호르몬 억제를 위해 25(OH) Vitamin D_3 30 ng/mL 이상 바람직함

*처방 가능한 칼슘, 비타민 D 제제는 Chapter 18. 참고

3) 골다공증 치료제

(1) **여성호르몬요법**: 60세 이상의 여성에서 표준 용량을 이용한 여성호르몬요법은 골다공증 골절의 예방만을 위해서는 권장되지 않음

- 종류: 에스트로겐 단독요법, 에스트로겐-프로게스토겐 병합요법
- 금기증: 진단이 불명확한 질출혈, 활동성 혈전색전증, 급성 담낭질환, 급성 간질환, 유방암과 자궁내막암과 같은 에스트로겐 의존성 암, 뇌졸중
- 최소 연 1회 진찰 및 검사: mammography, 산부인과 검진

(2) **선택적 조직 에스트로겐 활성조절제**(Selective Tissue Estrogenic Activity Regulator: STEAR)

- 종류: Tibolone
- 복용 후 대사가 되면 여성호르몬(에스트로겐, 프로게스토겐) 및 남성호르몬(안드로겐)과 유사하게 작용하여 폐경 증상의 완화 및 폐경 후 골소실을 예방하나 유방과 자궁내막 조직에 대한 자극은 적다.
- 투여 방법: 2.5 mg/day(저용량 1.25 mg/day)
- 금기증: 여성호르몬요법과 동일

(3) **선택적 에스트로겐 수용체 조절제**(Selective Estrogen Receptor Modulator, SERM)

- 종류: Raloxifene, Bazedoxifene
- 신체 조직에 따라 에스트로겐과 동일한 효과를 가진 에스트로겐 작용제(agonist) 혹은 반대되는 길항제(antagonist)로 작용할 수 있는 특성을 가진 약제(유방암의 위험도 감소)
- 금기증: 정맥혈전증의 병력이 있는 경우, 장기간 절대안정을 요하는 경우나 수술 전후

(4) **비스포스포네이트**(Bisphosphonate)

- 종류: Alendronate, Risedronate, Ibandronate, Zoledronate
- 투여 방법: 표 5-19-3 참조
- 복용시 주의 사항: 공복 상태에서 150 mL 이상 맹물과 같이 복용 후, 약 1시간 공복 유지하면서 눕지 않도록
- 부작용: 위장관 장애, 근육통 및 미열(첫 투여 시 NSAIDs나 acetaminophen 3일 정도 같이 처방), 일과성 저칼슘혈증(비타민 D 결핍 시 문제가 될 수 있으므로, 치료 전 비타민 D 결핍이 있을 경우 2~3개월 정도 충분히 보충을 한 후에 비스포스포네이트 시작), 턱뼈괴사, 비전형 대퇴골골절(장기간 사용시)
- 금기증: 식도협착, 중증신부전증, 저칼슘혈증, 골연화증, 임산부/수유부, 심방세동 등의 부정맥질환자는 주의

(5) RANKL 억제제

– 데노수맙(Denosumab)
– 파골세포의 활성화, 생존을 증가시키는 RANKL에 대한 항체로 강력한 골흡수 억제제
– 투여 방법: 60 mg, 6개월 간격 피하주사
– 부작용: 습진, 연조직염, 저칼슘혈증, 아나필락시스, 비전형 대퇴골골절, 턱뼈 괴사
– 금기증: 저칼슘혈증, 임신/수유부, 과민반응이 있는 경우

(6) 부갑상선 호르몬(rhPTH (1–34))

– 종류: Teriparatide, Teriparatide acetate
– 투여 방법: 매일(Teriparatide) 혹은 매주(Teriparatide acetate) 투여. 일생 동안 최대 24개월(Terippararide) 혹은 18개월(Teriparatide acetate)까지 투약 가능
– 부작용: 기립성 저혈압 혹은 빈맥에 의한 어지럼증, 다리 통증, 경미한 고칼슘혈증
– 금기증: 파제트씨병, 설명되지 않는 ALP 증가 소견, 소아, 골에 대한 방사선 치료 받은 환자, 골육종 발생위험이 증가된 환자, 골전이암, 골의 악성종양, 골다공증 이외의 대사성 골질환, 고칼슘혈증, CCr 30 mL/min 미만, 임신/수유부, 요로 결석 및 디지털리스 복용 중인 환자는 주의

(7) Sclerostin 억제제

– 로모소주맙(Romosozumab)
– 투여 방법: 210 mg, 1개월 간격 피하주사(12개월간)
– 부작용: 주사 부위 열감, 비인두염, 관절통, 저칼슘혈증
– 금기증: 1년 이내 심근경색이나 뇌졸중 병력이 있는 환자, 저칼슘혈증, CCr 30 mL/min 미만인 환자

3. 치료전략

1) 저위험군, 중위험군

약물치료 없이 골절위험을 2년에 한번 평가

2) 고위험군, 초고위험군

(1) 비스포스포네이트: 3년(주사)~5년(경구) 사용 후 재평가, 평가 시 골절 고위험 상태가 지속되면 지속치료 혹은 다른 약제로 변경, 저–중위험이면 휴약기간 및 2–4년 마다 재평가

(2) 데노수맙

(3) 부갑상선호르몬

최대 24개월 투여, 저–중위험이면 비스포스포네이트로 변경, 비스포스포네이트 3~5년 투여 후 휴약기간 고려

(4) 로모소주맙

12개월 투여 후 비스포스포네이트 혹은 데노수맙으로 변경

3) 위 치료에 부적응 혹은 적절치 않은 경우

(1) 60세 이하 혹은 폐경 10년 이내, 혈전증 위험 낮은 경우

혈관운동증상 있으면 여성호르몬요법, 혈관운동증상 없으면 SERM

(2) 60세 초과 시

SERM, 여성호르몬요법 혹은 Tibolone, 칼시토닌 순서로

표 5-19-3. 비스포스포네이트 치료제의 종류 및 투여 방법

	약제명	투여 방법	폐경 후 골다공증	글루코코르티코이드 유발 골다공증	남성 골다공증	비고
경구	Alendronate	5 mg/일	•	•	•	장용정 가능
		10 mg/일	•	•	•	
		70 mg/주	•		•	시럽제 가능
	Risedronate	5 mg/일	•	•		장용정 가능
		35 mg/주	•		•	장용정 가능
		150 mg/월	•			
	Ibandronate	150 mg/월	•			
정맥주사	Ibandronate	3 mg/3개월	•			
	Zoledronate	5 mg/년	•	•	•	

출처: 대한골대사학회 골다공증 진료지침 2022.

표 5-19-4. 골다공증 치료제의 급여기준(2022. 8. 1. 고시 기준)

골다공증 치료제	보험급여 인정 기준
Calcium, vitamin D, Estrogen	* T-score ≤ −1.0
Raloxifene, bazedoxifene Calcitriol Alphacalcidol Bisphosphonate (Alendronate, Risendronate, Ibandronate, Zoledronate) Alendronate + Calcitriol (oral)	<투여대상> 1) 중심골 [요추, 대퇴(Ward's triangle 제외)] DXA에서 T-score ≤ −2.5 2) QCT ≤ 80 mg/cm^{3}인 경우 3) 상기 1)2) 이외 부위 (손목, 발목, 발뒤꿈치) peripheral DXA, QUS 측정 T-score ≤ −3.0 인 경우 4) 방사선 촬영 등에서 골다공증성 골절이 확인된 경우 <투여기간> 1) 투여대상 1)2): 최대 1년 이내, 2) 투여대상 3): 6개월 이내 3) 투여대상 4): 3년 이내

Denosumab	추적 검사상 T-score가 −2.5 이하(QCT 80 mg/cm^3 이하)로 약제투여가 계속 필요한 경우는 급여토록 하며 추적 검사상 T-score가 −2.5 초과 −2.0 이하인 경우 (−2.5< T-score =<−2.0) 연속하여 2년까지 추가투여를 급여인정함. *Zoledronate의 경우 투여대상 4)와 관련하여 65세 이상의 폐경 후 여성 중 대퇴골 골절 1개 이상 또는 척추골절 2개 이상인 환자에서 3년간 처방 가능 *Bisphophonate 계열의 약제와 calcitriol/alphacalcidol의 동시 처방은 가능하지만, raloxifene/bazedoxifene의 경우 calcitriol/alphacalcidol의 동시 처방이 허용되지 않음 *Denosumab의 경우 투여대상 1), 4)에 해당하는 경우 1차로 급여 가능함
Alendronate, Risendronate (글루코코르티코이드 유발 골다공증, 2018.10)	6개월 이내에 최소 90일을 초과하여 prednisolone을 총 450 mg 이상(혹은 그에 상응하는 글루코코르티코이드 용량)을 투여 받은 환자로서 1) 폐경 후 여성 및 만 50세 이상 남성: T-score ≤ −1.5 2) 폐경 전 여성 및 만 50세 미만 남성: Z-score ≤ −3.0 투여기간: 1년 이내로 하며, 추적검사에서 위의 기준이 유지되고 약제투여가 계속 필요한 경우 급여로 인정
Teriparatide, Teriparatide acetate (sc)	기존 골흡수억제제(Bisphosphonate, SERM 제제. 단, SERM 제제는 ① 전신성 과민반응 ② 중증 신부전(eGFR <30 mL/min) ③ 약제 관련 턱뼈괴사(MRONJ) ④ 비전형 대퇴 골절 중 어느 하나에 해당하여 Bisphosphonate를 사용할 수 없는 경우에 한함.)) 중 한 가지 이상에 효과가 없거나(1년 이상 충분한 투여에도 불구하고 새로운 골절이 발생한 경우) 사용할 수 없는 환자로 다음의 조건을 모두 만족하는 경우 1) 65세 이상 (Teriparatide acetate의 경우 65세 이상 여성) 2) 중심골[요추, 대퇴 (Ward's triangle 제외)]에서 측정한 골밀도 검사결과 T-score-2.5 SD 이하 3) 골다공증성 골절이 2개 이상 발생(과거에 발생한 골절에 대해서는 골다공증성 골절에 대한 자료를 첨부하여야 함) 투여기간: 한 환자의 일생에서 최대 24개월(Teriparatide acetate의 경우 18개월)
Romosozumab (sc)	기존 Bisphosphonate 제제 중 한 가지 이상에 효과가 없거나* 사용할 수 없는 환자로 다음의 조건을 모두 만족하는 경우 1) 65세 이상의 폐경 후 여성 2) 중심골[요추, 대퇴(Ward's triangle 제외)]에서 골밀도 검사결과 T-score −2.5 SD 이하 3) 골다공증성 골절이 2개 이상 발생(과거에 발생한 골절에 대해서는 골다공증성 골절에 대한 자료를 첨부하여야 함) 투여기간: 일생에서 1개월 간격으로 총 12회까지만 인정 *효과가 없는 경우란 1년 이상 충분한 투여에도 불구하고 새로운 골절이 발생한 경우를 의미함.

호르몬대체요법과 비호르몬요법제를 병용 투여하거나 비호르몬요법 간 병용투여는 인정하지 않음 (단, 칼슘제제 + 호르몬대체요법, 칼슘제제 + 비호르몬요법제는 인정)

••• 참고문헌 •••

1. 골다공증 진단 및 치료 지침 2022, 대한골대사학회 진료지침위원회.
2. Harrison's Principles of Internal Medicine (21st ed.), Chapter 411.
3. Primer on the Metabolic Bone Disease and Disorders of Mineral Metabolism (9th ed.), chapter 49.
4. Williams textbook of endocrinology (14th ed.), Chapter 29.

Part 6

Allergy
알레르기

6 알레르기

CONTENTS

CHAPTER 01

알레르기 검사
Common Diagnostic Tests in Allergy

이소희

알레르기는 체내 면역체계가 특정 물질(알레르겐)에 감작(sensitization)되어 해당 알레르겐을 기억하고 있다가 그 알레르겐에 재노출되었을 때 과민반응 증상이 발생하는 것을 말함. 아토피(atopy)는 알레르겐에 감작이 되는 유전적인 소인을 말함

I. 알레르기 검사의 기본 원칙

1. 증상 발생과 연관된 특정 알레르겐을 찾는 것을 목표로 함
2. 감작되어있는 모든 알레르겐 중 증상의 원인 알레르겐을 감별하기 위해 환자의 병력을 고려한 임상적인 판단이 반드시 필요함
3. 원인 알레르겐 노출 후부터 반응 발생까지의 시간을 바탕으로 즉시형, 지연형을 구분하여 해당하는 검사법을 결정

표 6-1-1. 알레르기 진단 검사의 분류

반응 종류	검사 종류	
즉시형 (IgE-mediated)	in vivo in vitro	피부단자시험, 피내시험 혈청 IgE 측정 검사
지연형 (Non-IgE-mediated)	in vivo in vitro	첩포시험 림프구변환검사(lymphocyte transformation test)

II. 즉시형 과민반응 피부시험

1. 적응증 및 종류

1) 알레르기 질환(두드러기, 천식, 비염, 약물 알레르기, 음식 알레르기 등 1형 과민반응이 관여하는 알레르기 질환)에서 ① IgE 항체가 형성된 알레르겐을 찾고, ② 환자의 아토피 소인을 확인하기 위함.
2) 알레르겐을 표피 내로 전달하는 피부단자시험(skin prick test)과 진피 내로 주입하는 피내시험(intradermal test)이 있음. 보통 즉시형 반응에 사용하지만, 일부 지연형 반응(홍반성 반구진, DRESS, AGEP, 약물과민반응증후군 등)에 피내시험(지연판독)을 활용할 수 있음. 피내시험의 지연 판독은 시술 후 24시간, 48시간에 주로 시행하고 1주일 까지 지켜볼 수 있음.
3) 쉽게 파괴, 변형되는 음식물 알레르겐의 경우, 해당 음식물을 직접 찌른 바늘로 피부단자 시험을 시행함(prick-to-prick test)

2. 방법 및 해석

1) **피부단자시험**: 알레르겐 점적 15~20분 뒤 알레르겐과 양성 대조액(히스타민)과 팽진 크기의 비(allergen/histamine ratio, R)로 판단: 크기가 같거나 크면(R ≥ 1) 양성으로 판정(표 6-1-2)
   *팽진(wheal): 국소 부종으로 주위에 비해 도드라진 피부 상태
   *발적(flare): 미세혈관 확장으로 피부표면이 붉게 보이는 상태
   (참고: 팽진 직경이 ≥3 mm 또는 히스타민과 동일한 크기 이상이고 발적이 동반된 경우 양성으로 판정하기도 함)
2) **피내시험**: 알레르겐 주입 15~20분 뒤 팽진의 크기가 최소 ≥5 mm이고 음성대조군보다 크면서 발적이 동반되면 양성으로 판단함(음성대조군: 생리식염수 피내시험, 양성대조군: 히스타민 피부단자시험)

3. 검사 주의 사항

1) 1세대 항히스타민제는 24시간, 2세대 항히스타민제는 3~10일, 삼환계 항우울제는 3주까지 영향을 줄 수 있으므로 검사 전 미리 중단해야 함
2) 테오필린, 항류코트리엔제는 영향이 없어 중단할 필요가 없으며, 통상적인 용량의 $\beta 2$-항진제 또한 피부반응을 억제하지 않음
3) 경구용 스테로이드제는 장기간 전신적으로 사용하면 영향이 있을 수 있으나 단기간(2주 이내) 사용한 경우에는 검사에 큰 영향이 없음. 흡입용 스테로이드는 검사에 영향이 없음
4) 피내시험의 경우(드물게는 단자시험에서도) 아나필락시스와 같은 전신 반응 유발이 가능하므로 주의해야 함. 특히 음식물 알레르겐은 전신 반응 위험과 위양성 가능성이 있으므로 피내시험을 하지 않음
5) 심한 알레르기 반응(아나필락시스 등)이 있었다면 위음성을 피하기 위해 4~6주 후 피부시험을 시행하는 것이 이상적임

표 6-1-2. 피부단자시험 등급 판정 기준

등급	Allergen/Histamine Ratio (R)	발적 크기
음성	0	0
1+	R < 1	< 21 mm
2+	R < 1	≥ 21 mm
3+	1≤ R < 2	≥ 21 mm
4+	2≤ R < 3	≥ 21 mm
5+	3≤ R < 4	≥ 21 mm
6+	4 ≤ R	≥ 21 mm

III. 지연형 과민반응 피부시험

1. 적응증

지연형(non-IgE, T세포 매개성) 알레르기 반응(접촉성 피부염, 지연형 약물과민반응 등)의 원인 물질을 진단

2. 방법 및 해석

1) 피내시험: II. 2 참고 시행 24시간, 48시간, 1주 후 판독하며, 주입 시 생긴 경결(induration)이나 발적이 ≥5 mm로 커졌을 때 양성으로 판정함.

2) 첩포시험

① 시행 전 주의사항

- 검사 물질은 자극 반응을 일으키지 않도록 충분히 희석해야 함
- 판독시까지 목욕, 샤워, 땀이 나는 운동을 하지 않도록 함

② 방법

- 의심 물질을 소량 희석하여 작은 알루미늄 디스크(Finn chamber)에 놓고 등의 견갑골 사이에 부착(일반적으로 판매하는 첩포시험용 common allergen battery 키트를 사용함)
- 시행 48시간 후 1차 판독, 72시간 후 첩포를 제거하고 2차 판독(첩포 4~5일 후에 3차 판독하기도 함). 각 반응은 0~3단계로 판독(표 6-1-3)
- 해석: 양성 반응을 보이더라도 모두 접촉성 피부염의 원인 물질은 아니며 위양성 반응일 수 있으므로 임상적인 해석이 중요함

표 6-1-3. 피부첩포시험 결과의 등급 판정 기준

등급	소견
0	음성반응
1+	약양성 (수포 없는 발적, 구진)
2+	강양성 (수포를 동반한 발적, 구진)
3+	강양성 (심한 발적, 넓게 뭉치는 수포 반응)
자극반응	농포나 경미한 발적, 가려움증 없음

IV. 혈청 IgE 측정 검사

1. 적응증 및 장단점

1) 혈청 내 총 IgE (total IgE) 및 알레르겐 특이 IgE (allergen-specific IgE)의 양을 측정하여 알레르겐에 대한 감작 상태를 확인하고 감별진단에 활용함

2) 장점: 알레르겐 특이 IgE 검사는 피부반응시험과 비교하여 피부묘기증, 항히스타민제 사용 등에 관계없이 검사가 가능하며 정량적 결과를 얻을 수 있음
3) 단점: 검사 비용이 비싸며 검사결과 확인까지 더 많은 시간이 소요됨

2. 검사 방법

1) 현재 여러 가지의 Solid Phase 및 Labeling method가 쓰이고 있음. 혈청 총 IgE 측정을 위해서 PRIST, ELISA, ImmunoCAP 법을, 알레르겐 특이 IgE 측정을 위해서 RAST, MAST, ImmunoCAP 법을 주로 사용
2) MAST (Multiple Allergen Stimulation Test)의 경우 약 40~100여 개 알레르겐에 대한 특이 IgE를 한꺼번에 검사할 수 있으나 민감도 특이도가 상대적으로 낮아, 보통 여러 항원에 대해 선별목적으로 시행
3) RAST, ImmunoCAP은 민감도, 특이도는 높으나 가격이 상대적으로 높아 병력에서 의심되는 몇몇 항원에 대해서 선택적으로 검사를 시행함. 현재 가장 민감도가 우수한 것으로 알려진 ImmunoCAP 검사는 보통 6개 항목까지만 보험이 인정되나, 만 6세 미만 또는 정신적 신체적 장애가 있어 협조가 곤란한 환자, 피부묘기증, 건피증, 전신성 습진등 광범위한 피부질환자, 항히스타민제, 삼환계 항우울제 등 피부시험에 영향을 미치는 약물을 장기 투여하며 중단할 수 없는 경우, 피부시험 중 아나필락시스 위험이 있는 경우에는 최대 12종까지 보험이 인정됨

3. 검사 해석

1) 총 IgE의 경우 보통 혈청 내 IgE가 증가할 수 있는 다른 질환(기생충 감염 등)을 배제한 다음 20 U/mL 이하인 경우 비아토피, 그리고 ≥200 U/mL인 경우 확실한 아토피로 해석함
2) 알레르겐 특이 IgE의 경우 정량적 검사가 가능하며, 각 알레르겐에 따라 양성반응의 기준치가 다름. 일반적으로 class 2 이상의 알레르겐 특이 IgE가 검출될 경우 임상적으로 의미가 있다고 보지만, 단순 감작일 가능성도 있으므로 항상 임상적 정보와 함께 판단하여야 함

V. 기관지유발시험

1. 검사 목적

1) 천식의 임상적 특징 중 하나로 기관지 수축을 유발하는 약제(메타콜린, 만니톨, 히스타민 등)나 알레르겐 등의 자극에 의해 기관지 수축 반응이 비정상적으로 항진된 상태인 기관지과민증을 확인
2) 메타콜린: 기관지평활근에 직접 작용하여 기관지 수축을 유발하는 특성을 이용하여 기관지과민증의 유무와 정도를 평가하는데 가장 널리 사용됨

2. 방법 및 해석

1) PC_{20}: FEV_1이 기저치(음성 대조액인 생리식염수 흡입 후 FEV_1) 대비 20% 감소하는 자극제의 최소 농도

2) 메타콜린 기관지유발시험

- $PC_{20} \leq 16$ mg/mL 인 경우 양성으로 판단함. 민감도와 음성 예측도는 우수하나 양성 예측도와 특이도가 낮음. 단 PC_{20} 값이 아주 낮아 1 mg/mL 이하이면 양성 예측도와 특이도가 100%에 달함
- 직업성, 계절성 알레르겐에 의한 천식의 경우 알레르겐의 노출 여부에 따라 결과의 차이를 보일 수 있으며, 최근 흡입용 스테로이드, 전신 스테로이드 등으로 치료한 경우 결과에 영향을 줄 수 있어 결과 해석에 고려가 필요함
- 운동유발성 천식의 경우 메타콜린 기관지유발시험에 음성소견을 보일 수 있어 운동유발시험으로 확인이 필요함

3. 검사 전 주의 사항

1) 검사 결과에 영향을 미칠 수 있는 상황은 표 6-1-4와 같음

표 6-1-4. 기관지과민증에 영향을 미치는 상황

상황	영향 기간
환경적 알레르겐 노출	1~3주
직업적 감작	수개월
상기도 감염	3~6주
대기 오염	1주
흡연	불명확(검사 수시간 전 금연 권장)
화학 물질 자극	수일~수개월

2) 결과에 영향을 줄 수 있어 중단해야 하는 약은 표 6-1-5와 같음

표 6-1-5. 메타콜린 기관지유발시험 전 중단해야 하는 약제

약	검사 전 최소 사용 금지 시간
속효성 흡입용 β-항진제(salbutamol)	6시간
지속성 흡입용 β-항진제(salmeterol, formoterol)	36시간
초장기 지속성 흡입용 β-항진제 (indacaterol, vilanterol, olodaterol)	48시간
속효성 흡입용 항콜린제(ipratropium)	12시간
지속성 흡입용 항콜린제 (tiotropium, umeclidinium, aclidinium)	≥168시간
경구용 테오필린	12~24시간

VI. 유도객담검사

1. 검사 목적

비침습적으로 기도의 염증 상태를 파악하기 위한 검사로 기도 내 호산구성 또는 호중구성 염증의 확인과 감별에 유용함

2. 검사 해석

1) 편평상피세포가 전체 세포의 ≥30%이면 부적합한 객담으로 판정함
2) 호산구가 객담 내 염증 세포의 ≥3%를 차지할 때 호산구성 염증이 있는 것으로 간주함(현재 유도객담검사를 통해 얻을 수 있는 가장 의미 있는 임상 정보). 호산구성 염증확인을 통해 호산구성 기관지염을 진단할 수 있고 천식 환자에서 스테로이드에 대한 치료 반응도를 예측할 수 있음

3. 검사 전 주의 사항

고장성 식염수 흡입이 기관지를 자극할 수 있는 요인이 될 수 있어 검사 도중 폐기능의 감소나 환자의 증상을 잘 살펴야 함

VII. 호기산화질소검사(Fractional Exhaled Nitric Oxide, FeNO)

1. 검사 목적

1) 간편하고 비침습적으로 기도의 염증 상태를 파악하기 위한 검사로 호흡기 증상을 호소하는 환자에서 호산구성 기관지 염증을 진단하고 스테로이드에 대한 치료반응 예측 및 모니터링에 활용
2) 안전하며 빠른 시간 내에 즉각적으로 검사결과를 확인할 수 있는 장점이 있으나 비교적 최근 도입되어 현재 비보험으로 시행 중임

2. 검사 해석

1) 성인의 경우 > 50 ppb일 높을 경우 호산구성 기관지염증 가능성이 높음을 시사하며, < 25 ppb일 경우 호산구성 기관지염증 가능성이 낮음
2) 25~50 ppb의 검사결과의 경우 임상 상황 고려하여 해석함

3. 검사 전 주의 사항

1) 검사 1시간 전부터 식사를 금하며, 특히 질산염이 많이 함유된 음식(배추, 상추, 무, 시금치 등 채소류)은 호기산화질소 농도를 올릴 수 있으므로 검사 당일 금함
2) 흡연은 호기산화질소 농도를 낮출 수 있어 검사 당일 금함

••• 참고문헌 •••

1. Middleton's Allergy 9th edition, 2019, Elsevier Inc., Chapter 61, 67, 72
2. The Washington Manual of Allergy, Asthma, and Immunology Subspecialty Consult, 3rd edition, 2021, Chapter 3
3. 천식과 알레르기질환, 제3판, 2023, 여문각, 제2부 제3, 4, 6, 9장
4. Sohn KH, Kim HS, Kim BK, et al. Allergy Asthma Respir Dis. 2023;11(2):56-62

CHAPTER 02

천식
Asthma

장윤석

I. 진단

1. 병력과 검사

- 악화인자나 시간경과 등에 따라 변하는 호흡곤란, 천명, 가슴답답함, 기침 등의 증상이 있으면서 검사를 통해 호기 기류제한의 변동성이나 기관지과민성이 객관적으로 확인되어야 함(그림 6-2-1)

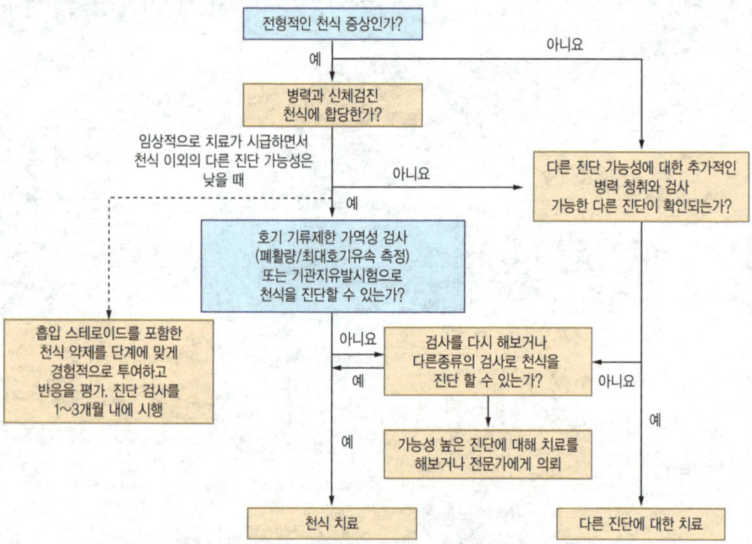

그림 6-2-1. 천식 증상으로 병원을 처음 방문한 환자에서 진단적 접근

2. 호기 기류제한의 변동성 확인(Variable expiratory airflow limitation)

표 6-2-1. 호기 기류제한의 변동성 확인

기관지 확장제 반응	– 속효성 흡입용 β–항진제인 Ventolin® 2~4 puff (salbutamol 200~400 μg) 흡입 10~15분 후 FEV_1이 기저치보다 12%, 그리고 200 mL 이상 증가 – 검사 전 속효성(≥ 4시간), 지속성(1일 2회 흡입형 ≥24시간, 1일 1회 흡입형 ≥36시간) 흡입용 β–항진제 중단 후 시행
기관지유발시험	Chapter 01. 참고
최대호기유속(Peak Expiratory Flow Rate, PEFR)변동성	– 2주간 1일 2회 측정하여 일일 변동[일중 최고 PEFR – 일중 최저 PEFR]/[일중 최고 PEFR와 일중 최저 PEFR 평균] ≥ 10% – 측정 기기마다 차이가 날 수 있어 항상 동일 기계로 측정
치료 4주 후 폐기능 향상	– 흡입 스테로이드 포함 치료 4주 후 FEV_1이 기저치보다 ≥12%, 그리고 ≥200 mL(또는 PEFR ≥20%) 증가
운동유발시험	– 운동 후 FEV_1 감소 ≥10%이면서 ≥200 mL
폐기능 변동성	– 매 방문 시 혹은 치료 후 FEV_1 변동 ≥12%이면서 ≥200 mL

II. 치료

1. 천식 조절도와 급성 악화 위험 인자 평가(표 6-2-2, 6-2-3)

표 6-2-2. 천식 조절도 평가

천식 증상 조절				
지난 4주간 환자가 경험한 증상		조절	부분 조절	조절 안됨
일주일에 3번 이상의 주간 증상	있음 □ 없음 □	모두 없음	있음 1~2개	있음 3~4개
천식으로 인한 야간 증상	있음 □ 없음 □			
일주일에 3번 이상의 증상완화제 사용	있음 □ 없음 □			
천식으로 인한 활동 제한	있음 □ 없음 □			

표 6-2-3. 급성 악화 위험 인자 평가

조절되지 않은 증상
증상이 심하지 않아도 다음에 해당 될 때
- 약제: 잦은 증상완화제 사용(≥3통/년이면 악화 위험, ≥1통/월이면 사망 위험 증가)
  적절한 흡입 스테로이드를 처방받지 않았거나, 순응도가 낮거나, 흡입기 사용법이 부정확할 때
- 동반 질환: 비만, 만성 비부비동염, 위식도역류질환, 식품알레르기, 임신
- 환경 노출; 흡연(전자담배 포함), 알레르겐, 대기오염
- 사회심리: 주요 정신적 또는 사회적 문제
- 폐기능: 낮은 FEV_1(<60% 예측치), 속효성 흡입용 β-항진제 사용 후 폐기능 큰 호전
- 제2형 염증지표 상승: 혈액 호산구 증가, 호기 NO 증가
- 악화 병력: 천식으로 인한 기관삽관이나 중환자실 치료 과거력 또는 천식 중증악화 ≥1회/최근 1년

2. 단계별 치료(그림 6-2-2, 6-2-3)

1) 증상 빈도에 따른 치료 시작(그림 6-2-2)

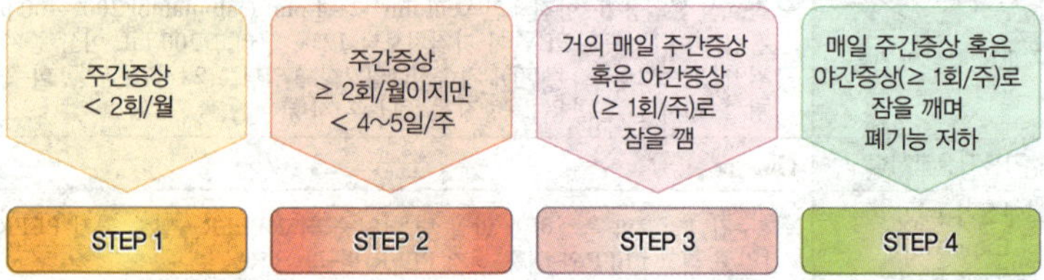

그림 6-2-2. 천식 조절도에 따른 치료 시작(한국 천식 진료지침 2021, GINA 2024)

2) 단계별 치료(그림 6-2-3)

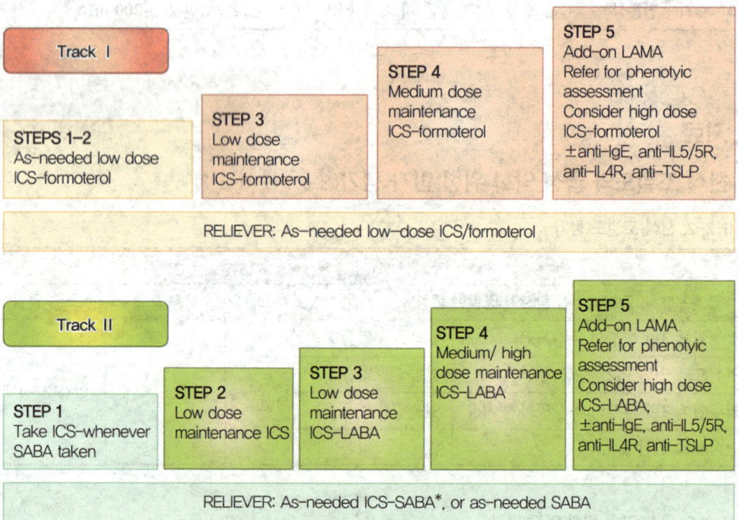

그림 6-2-3. 단계적 치료(한국 천식 진료지침 2021, GINA 2024)

ICS: Inhaled corticosteroid, SABA: Short-acting beta2 agonist, LABA: Long-acting beta2 agonist, LAMA: Long-acting muscarinic antagonist

ICS-formoterol: formoterol과 저용량 ICS 혼합제를 질병조절제와 증상완화제로 함께 사용할 수 있음 (예, 심비코트® 160/4.5, 듀오레스피® 160/4.5, 포스터® 100/6)

- 평가: 1~3개월마다 조절 상태와 폐기능을 평가하여 치료 단계를 올리거나 낮춤. 잦은 증상 혹은 악화 위험인자 가진 경우 ICS 완전 중단은 권고되지 않음

- 일시적 치료 단계 높이기: 바이러스 감염, 계절성 항원 노출로 일시 악화되었을 때는 1~2주간 ICS 흡입 횟수 증량하거나 전신 스테로이드를 사용함. 원인이 제거되면 이전 용량으로 돌아감
- 주요 ICS/LABA 복합제(표 6-2-4)

표 6-2-4. 스테로이드/지속성 베타2 항진제 흡입 복합제(성인)

분류	성분명	상품명(용법)
저용량	Beclomethasone dipropionate (HFA, 100~200 μg/day) *combined with Formoterol*	포스터®(MDI) 100/6 (1 puff bid) 포스터 넥스트할러®(DPI) 100/6 (1 dose bid)
	Budesonide (200~400 μg/day) *combined with Formoterol*	심비코트 라피헬러®(MDI) 80/2.25 (2 puffs bid) 심비코트 터부헤일러®(DPI) 160/4.5 (1 dose bid) 듀오레스피 스피로맥스®(DPI) 160/4.5 (1 dose bid)
	Ciclesonide (80~160 μg/day)	알베스코®(MDI) 160 (1 puff qd)
	Fluticasone furoate (100 μg/day) *combined with Vilanterol*	렐바®(DPI) 100/25 (1 dose qd)
	Fluticasone propionate (100~250 μg/day) *combined with Salmeterol*	세레타이드 디스커스®(DPI) 100/50 (1 dose bid) 에어플루잘 포스피로®(DPI) 100/50 (1 dose bid) 플루테롤®(DPI) 100/50 (1 dose bid)
	Fluticasone propionate (100~250 μg/day) *combined with Formoterol*	플루티폼®(MDI) 50/5 (2 puffs bid)
중간용량	Beclomethasone dipropionate (HFA, > 200~400 μg/day) *combined with Formoterol*	포스터®(MDI) 100/6 (2 puffs bid) 포스터 넥스트할러®(DPI) 100/6 (2 doses bid)
	Budesonide (> 400~800 μg/day) *combined with Formoterol*	심비코트 라피헬러®(MDI) 160/4.5 (2 puffs bid) 심비코트 터부헤일러®(DPI) 160/4.5 (2 doses bid) 심비코트 터부헤일러®(DPI) 320/9 (1 dose bid) 듀오레스피 스피로맥스®(DPI) 160/4.5 (2 dose bid)
	Ciclesonide (> 160~320 μg/day)	알베스코®(MDI) 160 (2 puffs qd)
	Fluticasone furoate (100 μg/day) *combined with Formoterol*	렐바®(DPI) 100/25 (1 dose qd)
	Fluticasone propionate (>250~500 μg/day) *combined with Formoterol*	세레타이드 디스커스®(DPI) 250/50 (1 dose bid) 에어플루잘 포스피로®(DPI) 250/50 (1 dose bid) 플루테롤®(DPI) 250/50 (1 dose bid)
	Fluticasone propionate (>250~500 μg/day) *combined with Formoterol*	플루티폼®(MDI) 125/5 (2 puffs bid)
고용량	Ciclesonide (> 320 μg/day)	알베스코®(MDI) 160 (2 puffs bid)
	Fluticasone furoate (200 μg/day) *combined with Vilanterol*	렐바®(DPI) 200/25 (1 dose qd)
	Fluticasone propionate (> 500 μg/day) *combined with Salmeterol*	세레타이드 디스커스®(DPI) 500/50 (1 dose bid) 에어플루잘 포스피로®(DPI) 500/50 (1 dose bid) 플루테롤®(DPI) 500/50 (1 dose bid)
	Fluticasone propionate (> 500 μg/day) *combined with Formoterol*	플루티폼®(MDI) 250/10 (2 puffs bid)

MDI: Metered dose inhaler, DPI: Dry powder inhaler

> Tip
> - 천식 환자에서 흡입 스테로이드제 동반 없이 속효성 흡입용 β-항진제 단독 사용은 권고되지 않음
> - Tract I: 한 종류의 budesonide/formoterol 복합제로 치료할 수 있음(순응도 향상에 도움)
> - Tract II: 질병조절제로 흡입 스테로이드를 규칙적으로 사용한다면 증상완화제로 속효성 흡입용 β-항진제 단독사용 가능함
> - Tract I 혹은 Tract II는 치료 순응도, 진료 실정, 환자의 선호도 등을 고려하여 선택함
> - 폐기능이 나쁘지 않으며 알레르기비염이 동반된 경우 원인 알레르겐을 이용한 면역치료도 고려할 수 있음

3) 치료 반응성이 떨어질 때 고려할 사항

- 천식 진단의 정확성 재확인
- 교정 가능한 위험 인자 확인: 흡연, 비만, 약제 순응도, 흡입기 사용법, 환경적 요인
- 교정 가능한 동반 질환 확인: 비부비동염, 위식도역류, 우울증, 수면무호흡증

4) 중증 천식에서의 생물학적제제(biologics) 사용

- 제2형 염증성 중증 천식 환자에서 바이오마커(혈중 호산구 ≥150/μL, 호기산화질소 ≥20 ppb, 통년성 알레르겐 감작 양성 등)에 따라 적절한 생물학적제제 선택
- 현재 국내에서 사용 가능한 생물학적 제제들(표 6-2-5)

III. 특수 상황의 치료: 급성 악화 (그림 6-2-4)

1. 초기 평가

1) 급성 악화 시작 시점과 악화요인 확인

약제 순응도 저하(기존 천식 진단 환자), 감기, 인플루엔자 등 바이러스 감염, 급성 부비동염 등 상기도 감염, 알레르겐 혹은 대기오염, 담배연기, 먼지 등 비특이적 자극 노출, 비스테로이드성 소염진통제나 β-차단제 등 약제 노출

2) 증상 중증도

활력징후(혈압, 맥박수, 호흡수, 체온), 의식수준, 보조호흡근 사용여부 및 환자와 대화(중등도 이상의 천식 악화: 한 문장을 한 번에 말하지 못함) 가능 정도 파악, 산소포화도

2. 초기 검사

1) **산소포화도**: Pulse oximetry로 90% 미만일 경우 적극적 치료 필요

2) **폐기능 측정**: 상황에 따라 폐기능 호전될 때까지 FEV_1을 한 시간마다 측정해볼 수 있음

표 6-2-5. 국내 허가 중증 천식 치료용 생물학적 제제(성인)

성분명	상품명	용량	적응증	투여방법
Omalizumab	Xolair®	75 mg (Prefilled syringe), 150 mg (Prefilled syringe)	아래에 해당하는 12세 이상 알레르기성 천식환자에서 천식 조절을 개선하기 위한 추가요법 1. 통년성 대기 알레르겐에 대하여 혈액검사 또는 피부 반응 양성을 보이며 치료 시작 전 IgE ≥ 761 IU/mL 2. 빈번한 주간 증상이나 야간 증상이 나타날 뿐만 아니라 폐기능이 저하되어 있고 (FFV_1< 80%) 3. 고용량의 흡입용 코르티코스테로이드 및 장기 지속형 흡입용 베타2 항진제 투여에도 불구하고 중증 천식 증상의 악화가 1년 내 천식 급성 악화 ≥2회 기록된 중증 지속성 알레르기성 천식	용량과 투여 빈도는 치료 시작 전 측정하는 IgE 기저치(IU/mL)와 체중(kg)에 의해 결정함 IgE 기저치에 따라, 1회 75~600 mg을 2주 간격 또는 4주 간격으로 피하 주사
Reslizumab	Cinqair®	100 mg (Vial)	성인에서 고용량 ICS/LABA/LAMA 치료로 적절하게 조절되지 않는 중증호산구성 천식치료의 추가 유지요법 – 치료 시작 시 혈중 호산구 ≥400/μL이면서 치료 시작 1년 이내 전신 스테로이드를 투여한 급성악화≥ 3회	3 mg/kg, 4주마다 20~50분간 점적 정맥 주사
Mepolizumab	Nucala®	144 mg (Vial)	성인에서 고용량 ICS/LABA/LAMA 치료로 적절하게 조절되지 않는 다음의 중증호산구성 천식 치료의 추가 유지 요법 – 치료 시작 시 혈중 호산구 ≥150/μL 또는 – 치료 시작 1년 이내 혈중 호산구 ≥ 300/μL이면서 전신 스테로이드를 투여한 급성악화≥4회 또는 6달 전부터 Pd ≥5 mg/일 복용 – 치료 시작 1년 이내 혈중 호산구 ≥400/uL이면서 전신 스테로이드를 투여한 급성악화 ≥3회	1 mL (약 100 mg) 4주마다 상완, 허벅지, 또는 복부에 피하 주사
Benralizuamb	Fasenra®	30 mg (Prefilled syringe)	성인에서 고용량 ICS/LABA/LAMA 치료로 적절하게 조절되지 않는 중증 호산구성천식의 추가 유지 요법 1) 치료 시작 1년 이내 혈중 호산구 ≥300/μL 이면서 전신 스테로이드를 투여한 급성 악화 ≥ 4회 또는 치료 시작 6개월 전부터 Pd 5 mg/일 이상의 경구 스테로이드 지속 투여 2) 치료 시작 1년 이내 혈중 호산구 ≥400/μL 이면서 전신 스테로이드를 투여한 급성 악화 ≥3회	30 mg 4주마다 3회 피하주사, 이후에는 8주 간격으로 피하 주사
Dupilumab	Dupixent®	300 mg (Prefilled syringe or Prefilled pen)	12세 이상에서 기존 치료에 적절하게 조절되지 않는 T2 중증천식의 추가 유지 치료 1) 중증 호산구성 천식(혈중 호산구 ≥150/μL 또는 호기산화질소(FeNO) ≥25 ppb) 2) 경구 코르티코스테로이드 의존성의 중증 천식	초회 용량으로 600 mg 투여(300 mg을 다른 투여부위에 연속 2회 투여) 후 유지 용량으로 300 mg을 2주 간격으로 투여

3) **동맥혈가스검사**: FEV_1이 예측치 50% 미만, 초기 치료에 반응하지 않거나 지속적 증상 악화 시 고려.(PaO_2 <60 mmHg 혹은 $PaCO_2$ >45 mmHg시 호흡부전 시사)

4) **흉부X선 검사**: 합병증이나 다른 질환 감별 위해 고려

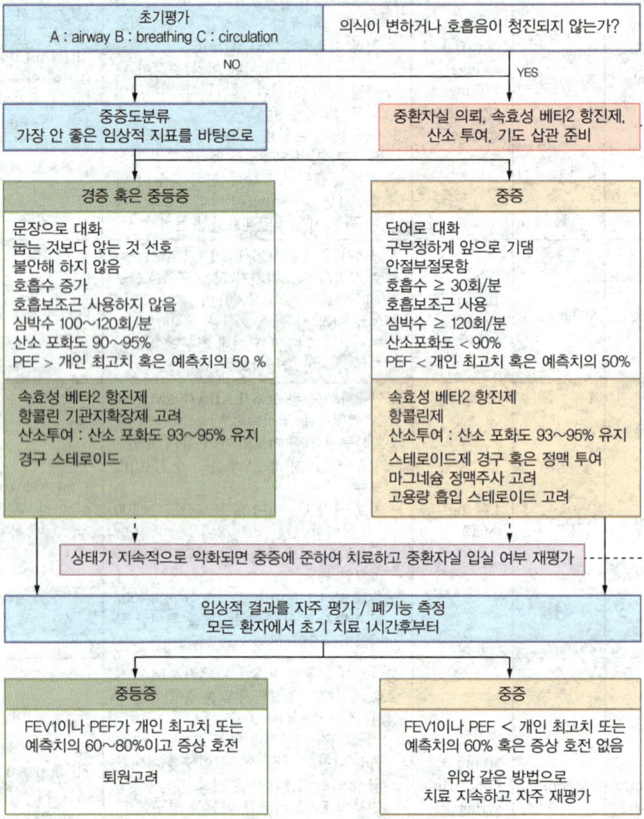

그림 6-2-4. 급성 천식 악화 치료

3. 치료

1) **산소 공급**: 저유량(low-flow), 산소 포화도 93~95% 유지를 목표로 함

2) **속효성 흡입용 기관지 확장제 투여**: 증상 호전될 때까지 네뷸라이저나 스페이서를 이용한 MDI 흡입(처음 1시간 동안 20분마다 Ventolin®[salbutamol] 3회까지). 사용

이 어렵거나 효과가 없는 경우 속효성 흡입형 항콜린제(Atrovent® [ipratropium]) 투여 고려

3) 전신 스테로이드제 투여

- 적응증: 경증이 아니라면 내원 1시간 이내에 반드시 투여. 특히 속효성 흡입용 기관지 확장제에 즉각적인 반응이 없는 경우, 최근 수개월 내 경구 스테로이드제 사용한 경우, 과거 증상 악화 시 전신 스테로이드제 사용했던 경우, 중증 악화 상태(호흡수 >30회/분, 맥박수 >120회/분, PaO_2 ≦60 mmHg, $PaCO_2$ ≧45 mmHg, SaO_2 ≦90% 등)에는 조기에 투여.
- 용량: 프레드니솔론 기준 0.5~1 mg/kg/day(최고 용량: 50 mg) 혹은 동량의 스테로이드제를 1~2회에 나누어 정맥 주사하거나 경구 투여(5~10일). 필요 시 네뷸라이저로 흡입 스테로이드제를 함께 투여(budesonide 1~2 ampule q 12hr)

Tip

전신 스테로이드제 감량

급성 악화 호전 징후가 나타날 때 감량하며 투약기간이 2주 이내이면 단계적 감량 없이 중단 가능. 과거 스테로이드제 치료력 있거나, 고용량, 장기간 투여 시, 고령자는 1~2주에 거쳐 서서히 감량 고려(감량 일정은 상황에 따라 다양)

cf. 호전 징후: 주관적 증상 호전, 천명 소실, FEV_1 ≥ 개인 최고치의 75%, 산소포화도 93~95% (혹은 개인 기저치로 회복)

IV. 특수 상황의 치료: 임신

1. 치료 원칙

- 일반적으로 치료 약제의 태아독성보다 조절되지 않은 천식이 태아에 미치는 악영향이 더 크다고 생각됨
- 흡입 스테로이드제, 속효성 흡입용 β-항진제, 항류코트리엔제(특히 montelukast), 테오필린 등은 일상적인 용량으로는 태아에 나쁜 영향을 미치지 않는 것으로 알려져 있음
- 규칙적인 흡입 스테로이드제 사용은 임신 중 천식 악화를 예방할 수 있으므로 임신과 상관없이 기존에 사용하던 흡입 스테로이드제는 유지해야 함(일반적으로 budesonide를 추천)
- 임신 중 면역치료 유지 요법은 가능하나 면역치료를 새로 시작하지는 않음
- 임신 중 급성 악화가 생기면 태아에게 저산소증이 발생하지 않도록 더욱 철저하게 치료해야 하며 속효성 흡입용 β-항진제, 산소, 필요한 경우 전신적 스테로이드제를 조기에 투여하여 천식 증상을 없애고 폐기능을 정상 범위 내로 유지해야 함

••• 참고문헌 •••

1. 한국 천식진료지침, 2021. Available at: http://www.allergy.or.kr/
2. Global Initiative for Asthma (GINA) 2024. Global strategy for asthma management and prevention. Available at: https://ginasthma.org/reports/
3. Middleton's Allergy 9th edition, 2019, Elsevier Inc., Chapter 51, 52
4. 천식과 알레르기질환, 제3판, 2023, 여문각, 제3부 제1장

CHAPTER 03

콧물/코막힘
Rhinorrhea/Nasal obstruction

박흥우

1. 진단

1) 병력 청취(표 6-3-1)

표 6-3-1. 비염(rhinitis)/비부비동염(rhinosinusitis) 환자의 병력 청취

- 주된 증상: 콧물(수양성, 점액성, 농성, 혈성), 코막힘(한쪽/양쪽), 코골이, 압통 등
- 증상 기간: 급성(<12주), 만성(≥ 12주)
- 발생 빈도: 간헐성, 지속성(급성 악화를 동반 혹은 동반하지 않은)
- 동반 증상: 발열, 두통, 기침, 호흡곤란 등 호흡기 증상, 피부, 관절 및 다른 장기 침범 증상
- 유발인자(알레르겐 노출과의 관련성)
- 천식, 구강 알레르기 증후군, 아토피피부염 등의 병력
- 약제 사용력: 사용 약제의 종류와 기간, 효과, 순응도(adherence)
- 가족력, 반려동물 유무

2) 검사

(1) 원인 알레르겐 검사: 알레르기비염 여부 및 원인 알레르겐 확인

- 피부단자시험(skin prick test), 혈청 내 특이 IgE 측정(ImmunoCAP or MAST) Chapter 01. 참고

(2) 방사선 검사: 부비동염(sinusitis)의 발생 유무 및 해부학적 이상 소견 평가

- PNS series and/or OMU CT

(3) 비내시경 검사(rhinosocpy): 비강 및 부비동의 해부학적 구조와 이상 소견, 비용종, 부비동염 동반 여부 평가

(4) 전신 질환 의심 시: CBC, ESR, ANCA(Wegener's granulomatosis 또는 Churg-Strauss syndrome), 혈청 ACE(Sarcoidosis), 조직학적 확진 고려

2. 비염의 분류

1) 알레르기비염(allergic rhinitis)

- 알레르겐 특이 IgE가 존재하고 이에 연관되어 증상이 나타나는 경우

2) 비알레르기비염(non-allergic rhinitis)

- 혈관운동성비염(vasomotor rhinitis): 비특이적 유발(차고 건조한 공기, 운동, 톡 쏘는 냄새, 담배, 알코올, 감정 상태, 식사 등)에 의하여 증상이 나타나는 경우
- 이외 임신, 약물 연관 비염

3. 비염의 치료

1) 치료 원칙

- 알레르기비염은 증상의 빈도(간헐성[증상 기간 1주간 4일 이내 혹은 1년간 4주 이내] *vs*. 지속성)와 강도(경증[정상 수면, 활동/운동/여가 제한 없음, 직장/학교 생활 제한 없음, 큰 불편감 없는 증상; 모두 만족] *vs*. 중등증/중증)에 따른 분류 후 단계적으로 치료(그림 6-3-1)
- 비알레르기비염은 아주 전형적 증상이 아닌 경우 우선 알레르기비염에 준해 치료 시작 후 반응을 평가. 경구 항히스타민제나 비강 내 스테로이드제 효과가 불충분하여, 비강 내 항콜린제 혹은 경구 비충혈제거제 투여가 필요한 경우도 있음

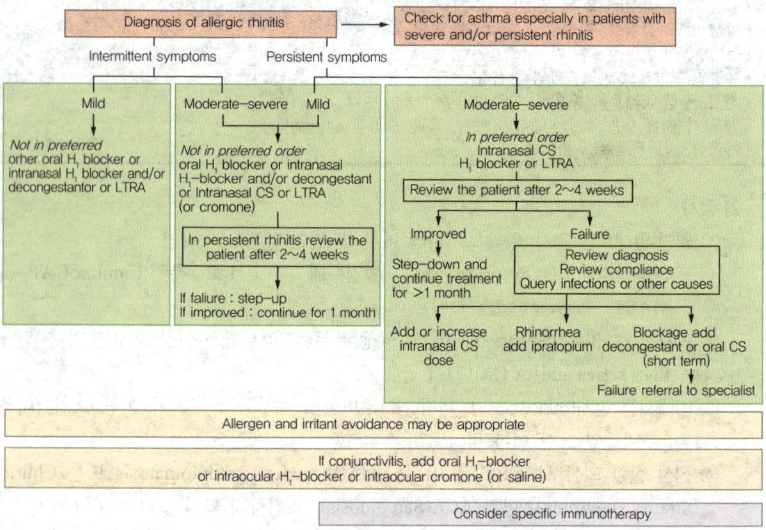

그림 6-3-1. 알레르기비염 단계적 치료

(CS, corticosteroid; LTRA, leukotriene receptor antagonist)

출처: Allergic Rhinitis and its Impact on Asthma (ARIA) guidelines-2016 revision J Allergy Clin Immunol 2017;140:950-8

2) 약물 치료

표 6-3-2. 약제 별 치료 효과 비교

	재채기	코가려움	콧물	코막힘	후각저하
경구 항히스타민제	++	++	++	±	
비강 내 항히스타민제	++	+++	++	+	
항류코트리엔제	+	+	++	++	+
경구 스테로이드제	+++	++	+++	++	+
비강 내 스테로이드제	+++	+++	+++	++	+
비강 내 항콜린제			+++		
경구 비충혈제거제				+	
비강 내 비충혈제거제				++	

① 경구 약물

표 6-3-3. 흔히 처방되는 경구 약물

분류	성분명	성인 상용량	참고
항히스타민제 (2세대)	cetirizine	5~10 mg qd	임신/수유 시 사용 가능[1]
	levocetirizine	5~10 mg qd	임신/수유 시 사용 가능[1]
	bepotastine	10 mg bid	
	loratadine	10 mg qd	임신/수유 시 사용 가능[1]
	desloratadine	5 mg qd	
	ebastine	10~20 mg qd	
	fexofenadine	60 mg bid or 120 or 180 mg qd	
	azelastine	1~2 mg bid	
비충혈제거제	pseudoephedrine	30~60 mg tid－qid	코막힘에 효과적. 불면, 긴장, 불안, 진전 및 심계항진, 혈압상승 유발 가능. 노인, 녹내장, 전립선비대, 부정맥, 심장질환, 고혈압 및 갑상선기능항진증 환자에서 신중히 처방
비충혈제거제/항히스타민제 복합제	ebastine＋pseudoephedrine	1 capsule qd－bid	
	fexofenadine＋pseudoephedrine	1 tablet bid	
항류코트리엔제[2]	montelukast[3]	10 mg qd	임신/수유 시 사용 가능[1]
	pranlukast	50 mg bid or 225 mg bid	용량이 다른 2종류 약물 처방 가능
항류코트리엔제/항히스타민제 복합제	montelukast＋levocetirizine	1 capsule qd	기관지천식 동반된 경우만 급여 처방 가능

[1] FDA 임부 class B, [2] 기관지천식 및 아스피린 과민반응 동반 환자에서 유용함. 항히스타민제와 병용 투여 시 상승 효과는 확실하지 않음. [3]최근 자살 충동과 같은 정신 건강 유해 반응이 보고되어 위험대비 이익 고려와 환자와 상의 후 투여 권고하고 있음(FDA black box warning)

② 비강 내 분무 약물

표 6-3-4. 흔히 처방되는 비강 내 분무 약물

<table>
<tr><th>분류</th><th>성분명</th><th colspan="2">참고</th></tr>
<tr><td rowspan="3">항히스타민제
+
스테로이드제</td><td>azelastine</td><td colspan="2">1일 2회, 1회 투여 시 각 비공 당 1번 분무. 코막힘과 비알레르기비염 치료에도 효과적. 가장 흔한 유해반응은 쓴 맛</td></tr>
<tr><td>azelastine+fluticasone</td><td colspan="2">1일 2회, 1회 투여 시 각 비공 당 1번 분무</td></tr>
<tr><td>olopatadine+momentasone</td><td colspan="2">1일 2회, 1회 투여 시 각 비공 당 2번 분무</td></tr>
<tr><td rowspan="5">스테로이드제</td><td>momentasone</td><td colspan="2" rowspan="5">1일 1회, 1회 투여 시 각 비공 당 2번 분무. 비알레르기비염 치료에도 효과적. 전신 유해반응 매우 드물지만 국소 유해반응 발생 가능(작열감, 건조, 코피, 장기간 사용 시 드물게 비중격 천공). 비중격 쪽을 피해 비강 외측으로 분무하도록 교육</td></tr>
<tr><td>fluticasone</td></tr>
<tr><td>ciclesonide</td></tr>
<tr><td>budesonide</td></tr>
<tr><td>triamcinolone</td></tr>
<tr><td>항콜린제</td><td>ipratropium</td><td colspan="2">1일 2~3회, 1회 투여 시 각 비공 당 2번 분무(증상 유발 요인 노출 30분 전), 콧물과 혈관운동성비염 치료에 효과적. 비점막 건조로 인한 비출혈 가능</td></tr>
<tr><td rowspan="3">비충혈제거제</td><td>xylometazoline</td><td>1일 3회 이내(8시간 이상 간격), 1회 투여 시 각 비공 당 1번 분무</td><td rowspan="3">일반의약품. 3일간 사용해도 효과 없으면 중단하고 연속해서 7일 이상 사용하지 않음. 지속 사용 시 반동현상으로 rhinitis medicamentosa 유발 가능</td></tr>
<tr><td>oxymetazoline</td><td>1일 2회 이내(8시간 이상 간격), 1회 투여 시 각 비공 당 1~2번 분무</td></tr>
<tr><td>xylometazoline +chlorpheniramine</td><td>1일 3회 이내(8시간 이상 간격), 1회 투여 시 각 비공 당 1번 분무</td></tr>
</table>

③ 면역치료

- 원인 알레르겐을 소량씩 증량한 후 지속적으로 투여함으로써 면역 관용을 유도하는 근본적인 치료. 피하주사와 설하투여(국내에서는 집먼지진드기 치료만 가능) 2가지 방법이 있으며 보통 5년 이상 지속적으로 시행을 권고
- 꽃가루, 집먼지진드기, 반려동물 털, 일부 곰팡이에 의한 알레르기비염 환자에서 증상 완화 또는 소실, 새로운 알레르겐 추가 감작과 천식 발생 예방
- 증상이 심하거나 지속적이며, 적절한 약물치료로 잘 조절되지 않거나, 약물 치료를 거부하거나 심각한 부작용으로 시행할 수 없을 때 고려

3) 비약물치료

- 증상 완화와 실내 알레르겐 농도 감소를 위해 공기청정기, 집먼지진드기 비투과성 침구, 반려동물 목욕시키기, 청소와 같은 다각적 환경 관리를 권고. 확실한 증상 개선 효과는 아직 입증되지 않음
- 비강 세척(nasal irrigation) 시 증상 개선 보고됨. 한 쪽 코에 200 mL 이상의 생리식염수로 비강을 세척하는 것이 효과적

– 적절한 치료에도 호전되지 않고 하비갑개 비대와 코막힘이 심한 경우 하비갑개 부피를 축소시키기 위한 수술을 고려. 비중격만곡이 동반되어 있을 경우 비갑개 수술과 함께 비중격교정술 고려

Tip UPDATE

- 항히스타민제와 항류코트리엔제 복합 투여는 일차 경구 치료로 권고하지 않음
- 비강 내 스테로이드제와 비강 내 항히스타민제 복합 투여는 단독 투여로 효과를 보지 못하는 경우에 권고
- 알레르기비염 환자에서 천식 발생 예방을 위해 면역치료를 권고할 수 있음
- 피하면역치료와 설하면역치료는 둘다 효과가 있지만, 순응도와 부작용 차이가 있으므로 환자의 선호도와 장애 요인을 고려하여 선택
- 생리식염수 비강 세척은 보조치료로 권고
- 알레르기비염 치료에 승인을 받은 생물학적 제제는 아직 없음

4. 급성 비부비동염(acute rhinosinusitis) 치료

– 대부분 바이러스성 비부비동염이므로 부비동 배액을 증진시키는 대증 치료로 충분 (항생제 필요 없음)

– 세균성 비부비동염 원인균: *S. pneumoniae*, *H. influenzae* (50~60% 차지)

표 6-3-5. 급성 비부비동염 항생제 치료 적응증

적응증	약제 선택
중등도 증상(10일 이상 지속되는 누런 코, 코막힘, 기침) 또는 기간에 관계없이 안면부 동통, 부종, 치통 등 증상 동반	일반적 치료기간 7~10일 amoxicillin/clavulanate 625 mg tid levofloxacin 500 mg qd

5. 만성 비부비동염(chronic rhinosinusitis) 및 비용종(nasal polyp) 치료

1) 만성 부비동염

– 비강 내 스테로이드제를 충분 기간 분무하는 것이 가장 중요. 항생제 역할은 제한적(급성 악화 시 단기간 항생제 사용)

– 비호산구성 비용종 경우 내시경적 수술과 장기간 저용량 macrolide 투여가 염증 호전에 도움(항생제 내성 발생 가능)

2) 비용종

– 국소 또는 전신 스테로이드제가 치료의 핵심으로 코막힘, 콧물 등 증상 감소에 효과적

– 보조 약물로 항류코트리엔제 투여 가능. 세균 감염 의심 시 항생제 투여

– 제2형 염증 반응이 두드러진 비용종은 생물학적 제제(anti-IgE 단일클론항체

[omalizumab]와 anti-IL4α 단일클론항체[dupilumab]) 투여 가능
- 아스피린 과민성 동반 시 아스피린 탈감작 요법 추가 고려
- 약물 치료로 호전이 없는 경우 수술이 고려되나 1/3 이상에서 재발 가능

••• 참고문헌 •••

1. Brożek JL, Bousquet J, Agache I, et al. J Allergy Clin Immunol 2017;140(4):950-8
2. Wise SK, Damask C, Greenhawt M, et al. J Allergy Clin Immunol Pract 2023;11(3):773-96
3. Yang SI, Lee IH, Kim M, et al. Allergy Asthma Immunol Res 2023;15(1):19-31
4. Park DY, Lee YJ, Kim DK, et al. Allergy Asthma Immunol Res 2023;15(2):145-59
5. 임상의를 위한 진료지침 알레르기비염, 2022, http://www.allergy.or.kr/
6. Okano M, Fujieda S, Gotoh M, et al. Allergol Int 2023;72(1):41-53
7. Rank MA, Chu DK, Bognanni A, et al. J Allergy Clin Immunol 2023;151(2):386-98

CHAPTER 04

아나필락시스
Anaphylaxis

양민석

I. 정의

아나필락시스(anaphylaxis)는 갑작스럽게 발생하고 급격히 진행하여 사망에 이를 수 있는 중증 전신 알레르기 반응을 의미함. 기도수축, 호흡곤란 또는 혈액순환장애가 나타나 생명을 위협할 수 있으며, 피부증상과 저혈압이 나타나는 것이 전형적이지만 때론 동반되지 않을 수 있음

II. 흔한 원인

1. 약물: 항생제, NSAIDs, 생물학적 제제, 항암제, 조영제 등
2. 음식물: 땅콩, 견과류, 갑각류, 달걀, 우유, 밀가루, 메밀 등
3. 곤충(꿀벌, 말벌, 애집개미)
4. 특발성: 명확한 유발인자를 찾지 못한 경우(6.5~35%)

III. 중증 아나필락시스의 위험인자

1. β-차단제, ACE 길항제: 아나필락시스 발생시 더 심한 반응을 초래
2. 고령
3. 동반질환: 만성 심폐질환(천식 포함), 아토피 질환(알레르기비염, 습진), 우울증
4. 비만세포증(mastocytosis)
5. 운동, 술, 급성 감염, 생리주기(생리 전), 스트레스

IV. 증상

1. 대부분 원인 노출 후 30분 이내 발생

① 피부증상(홍반, 소양증, 두드러기, 혈관부종 등): > 90%

② 호흡기증상(비염, 후두부종, 천명, 애성, 기관지 경련, 기침, 호흡곤란, 호흡부전 등): 50%

> **후두부종**
> - 젊은 사람에서 아나필락시스로 인한 사망의 2/3가 후두부종에 의한 질식사
> - 목소리가 변하거나 인후 이물감을 호소할 경우 후두부종 시사

③ 순환기증상(저혈압, 빈맥, 부정맥, 쇼크 등): 30% – 고령에서 사망 원인
④ 소화기증상(오심, 구토, 설사, 복통 등): 25% – 간과하기 쉬우므로 주의

2. 이상성 아나필락시스(biphasic anaphylaxis)

1) 초기 증상 호전 후 수 시간에서 수 일후 증상이 재발하는 경우(비율: 4.5~23%, 주로 6~24시간 후 발생)
2) 위험인자: 초기 반응이 중증인 경우, 초기 치료 중 여러 번의 에피네프린 투여가 필요했던 경우
3) 예방조치: 예방목적의 전신 스테로이드를 투여하나 근거는 없음
   퇴원 시 자가주사용 에피네프린 처방함

3. 지속성 아나필락시스(protracted anaphylaxis)

: 매우 드물지만 수시간, 수일, 혹은 수주 증상이 지속되는 경우를 말함.

V. 진단

1. 진단 기준(대부분 임상적으로 진단함) (표 6-4-1)

표 6-4-1. 아나필락시스의 진단 기준

1. 갑작스러운(수분-수시간) 피부나 점막 증상(두드러기, 가려움증, 홍조, 입술-혀-목젖 부음) + 아래 항목 중 하나 이상을 만족하는 경우 1) 호흡기증상(호흡곤란, 천명음, 기도수축, 협착음, 최고 호기유속 감소, 저산소증 등) 2) 혈압저하* 또는 end-organ dysfunction (근긴장 저하, 기절, 요/변실금 등) 3) 심한 소화기 증상(예: 쥐어짜는 듯한 복통, 반복되는 구토)
2. 원인으로 알려진 또는 원인일 가능성이 있는 알레르겐에 노출 후 피부 증상이 없더라도 혈압저하*, 기도수축 또는 후두부종이 갑자기(수분-수시간) 발생한 경우

*혈압강하는 아래의 세 가지 중 하나 이상에 해당하는 경우를 의미한다.
1) 수축기 혈압이 기저 혈압에서 30% 이상 감소
2) 10세 미만의 영유아에서 수축기 혈압이 70 mmHg + [2 × 나이] 미만으로 감소
3) 성인과 10세 이상 어린이에서 수축기 혈압 <90 mmHg로 감소

2. 진단 시 고려 사항

1) 피부 반응성이 감소한 사람(예: 말기 신질환, 항히스타민제 복용자)에서는 피부 증상이 없을 수 있음
2) 혈중 트립신분해효소(tryptase) 측정: 다른 원인에 의한 쇼크의 감별 진단에 도움이 될 수 있음. 증상 발생 3시간 이내 채혈해야 함(정상 수치: <11.4 μg/L)

3. 중증도 평가: 진단이 명확치 않을 때 각 장기별 중증도 평가가 도움이 됨(표 6-4-2)

표 6-4-2. World Allergy Organization 전신 알레르기 반응 중증도 평가 시스템

아나필락시스 아님		아나필락시스		
Grade 1	Grade 2	Grade 3	Grade 4	Grade 5
1개 장기의 증상/징후	Grade 1에 기술된 장기 중 2개 이상 장기 증상/징후	아래 증상/징후 중 1개 이상	아래 증상/징후 중 1개 이상	아래 증상/징후 중 1개 이상
피부 두드러기, 홍반, 열감, 가려움 and/or 입술 따끔거림, 가려움 and/or 혈관부종(후두부종 제외)		**하기도** 치료에 반응하는 가벼운 기관지연축(기침, 천명음, 호흡곤란)	**하기도** 치료에 반응하지 않는 기관지연축	**하기도** 호흡부전
or	and/or	and/or	and/or	and/or
상기도 코증상(재채기, 콧물, 코가려움, 코막힘 등) and/or 목청소(throat clearing) and/or 기관지연축과 무관한 기침	**위장관** 복통 and/or 구토/설사(표 6-3-4) 진단기준에 해당하지 않는 중증도)	**위장관** 복통 and/or 구토/설사	**상기도** 협착음을 동반한 후두부종	**심혈관** 허탈/저혈압 의식소실 (혈관미주신경실신 제외)
or		and/or		
결막 가려움, 홍조, 눈물		**자궁** 통증 and/or 하혈		
or				
기타 구역, 금속맛 등				

VI. 감별진단

1. 혈관미주신경 반응(vasovagal reaction): 피부증상 없이 서맥, 경한 저혈압이 나타나며 누워 있으면 대개 호전됨
2. 이외에도 표 6-4-3와 같은 질환과 감별이 필요함

표 6-4-3. 아나필락시스의 감별진단

흔한 감별진단	히스타민 과다 분비 증후군
천식 급성 악화 실신 공황장애 급성 전신 두드러기 이물질 흡입 폐색전증, 심근경색 경련, 급성 뇌졸중	전신성 비만세포증 호염기성 백혈병
식후 증후군	**혈관확장 반응**
고등어중독 꽃가루-음식 알레르기 증후군 MSG Sulfites 식중독	홍조 증후군 칼시노이드 증후군 폐경 갑상선 수질암 자율신경계성 간질
다른 형태의 쇼크	**기타**
출혈성 쇼크 심인성 쇼크 패혈성 쇼크	과호흡 증후군 성대기능장애 증후군 비알레르기성 혈관부종(ACE inhibitor) 유전성혈관부종 홍인 증후군(vancomycin) 갈색세포종

VII. 치료

1. 유발요인 제거(원인약물 중단 등)

2. 기도, 호흡, 맥박, 의식상태, 피부 확인

3. 에피네프린 투여

1) 근주

(1) 용량: 0.01 mg/kg, 최대 0.5 mg (1:1,000 에피네프린 1 mg/mL 0.5 mL)

(2) 용법: 1:1,000 에피네프린(1 mg/mL, 1 mL/ampule)을 1 mL 시린지로 0.5 mL를 허벅지 외측부위(vastus lateralis muscle)에 근주함. 반응이 없거나 부족한 경우 동량을 5~15분 간격으로 3회까지 반복 주사함

2) 정맥 주입

(1) 적응증: 에피네프린 근주를 반복해도 효과가 없는 불응성 저혈압

(2) 1:1,000 에피네프린 1 mL를 생리식염수 250 mL에 섞어(4 μg/mL) 1 μg/min (15 mL/hr)으로 시작하여 혈압 추이를 보면서 증량. 최대 10 μg/min (150 mL/hr)까지 증량 가능하며, 반드시 펌프를 사용해야 함

3) **부작용**: 창백, 떨림, 두근거림, 어지러움, 두통 등이 발생할 수 있으나 대부분 특별한 조치 없이 호전. 정맥 투여 시 심각한 고혈압, 부정맥, 심근경색, 폐부종 등이 발생할 수 있으므로 주의해야 함
4) 절대적인 금기증은 없으나 임신, 고령, 심한 심혈관질환 환자에서는 주의를 요함

4. **쇼크 체위**: 반듯이 누이고 다리를 들어 올려 심장 및 뇌혈류를 확보함. 임산부의 경우 좌측으로 반만 누운 자세를 취함

5. 체액량 유지

(1) 20 mL/kg의 생리식염수를 급속 주입함(보통 500~1,000 mL, 성인 수축기 혈압 ≥100 mmHg, 소아 ≥50 mmHg 유지)
(2) 생리식염수 투여에도 저혈압의 호전이 뚜렷하지 않을 경우 승압제 투여 개시함

6. 기도유지와 산소 공급

1) 충분한 산소를 공급함
2) 상기도 폐쇄(후두부종 등)가 의심되면 에피네프린 네뷸라이저 고려. 성인의 경우 1:1,000 에피네프린 5 mL (5 vial)를 네뷸라이져를 통해 흡입시킴. 10 kg 미만 소아의 경우 1:1,000 에피네프린 0.5 mL/kg에 생리식염수를 희석하여 총 5 mL가 되게 하여 이 용액을 네뷸라이져를 통해 흡입시킴
3) 후두부종이 에피네프린에 반응하지 않으면 기관절개술이나 윤상갑상연골절개를 고려

7. 기타 치료

1) **항히스타민제**: 피부 증상 완화에 도움이 됨. 아나필락시스 예후 호전에는 도움이 되지 않음.
2) **전신 스테로이드**: 급성기 증상에는 도움이 되지 않음. 기관지 경련이나 저혈압, 두드러기 등 증상의 후기반응 예방 목적으로 투여하지만 근거는 미약함. Hydrocortisone 5 mg/kg 또는 methylprednisolon 1 mg/kg를 투여하고, 필요한 경우 4~6시간마다 반복 투여함
3) **β-항진제 흡입 치료**: 기관지 수축이 있는 경우 네뷸라이저를 이용하여 salbutamol (2.5 mg/2.5 mL)을 3회 이상 반복 흡입
4) **에피네프린 치료에 반응이 늦은 경우**: β-차단제를 복용하고 있거나 β-차단제 복용을 배제할 수 없는 경우 atropine이나 glucagon 투여를 고려. Atropine은 0.3~0.5 mg 정주, 10분 간격으로 성인 기준 최대 2 mg까지 투여함. Glucagon은 초기 1 mg 정주하고 이후 혈압을 보아 가며 5~15 μg/min 정도로 용량을 조절함.
5) **압박대**: 벌 또는 뱀독 아나필락시스인 경우 상처의 근위부에 압박대(tourniquet)를

감는 것이 도움이 됨. 압박대는 5분 조임~3분 이완을 반복하여 허혈을 방지하며, 총 적용시간은 30분 이내로 함

6) **심폐소생술(CPR):** 적응증이 되는 경우 시행함

VIII. 후속 조치

1. 응급실

가벼운 두드러기, 혈관부종, 기관지경련만 관찰된 경우 6시간 정도 경과 관찰 후 귀가 고려함. 중등도 이상 환자는 이상성 반응의 발생 여부를 확인하기 위해 적어도 24시간 이상, 길게는 72시간까지 입원하여 경과 관찰함

2. 입원 적응증

1) 중등증 – 중증 반응인 경우
2) 천식 환자에서 호흡곤란, 천명이 있으면서 SpO_2가 감소하는 경우
3) 음식 또는 약물 등이 아나필락시스의 원인인 경우(지속적 흡수 위험성 고려)
4) 과거 이상성 아나필락시스 병력이 있는 경우

IX. 예방

1. 원인 알레르겐 확인 및 재노출 방지

1) 알레르기내과 진료 의뢰
2) 원인물질 확인: 반복성 병력이 있는 경우에는 피부시험이나 특이 IgE 항체 검사 결과로 추정해볼 수 있음. 확진이 필요한 경우 유발검사(경구 또는 비경구(정맥주사, 근육주사, 피하주사 등) 유발검사)를 시행해 볼 수 있으나 아나필락시스가 재발될 수 있음을 설명하고 환자의 동의를 구한 후 응급처치장비를 구비하고 시행해야 함.
3) 원인 알레르겐이 확인되면 표식 또는 메모 지참하게 함

> Tip
> **약물에 의한 아나필락시스**
> ① 약물부작용 신고(EMR > Alert)하여 원내 전산에 주의약물로 등록시킴
> ② 약물카드 발급(알레르기내과 또는 약물안전센터 의뢰)

4) 환자교육: 원인물질 및 교차반응이 나타날 수 있는 물질에 대해 교육함
5) 휴대용 에피네프린(성인용 JEXT®: Epinephrine 0.3 mg autoinjector) 처방 및 투여법 교육(그림 6-4-1). 원내처방으로 병원에서 구매하거나 원외처방전을 받아 인근 약국에서 구매 가능. 아나필락시스 진단 시 1회 처방에 2개까지 보험 적용

Instruction for use

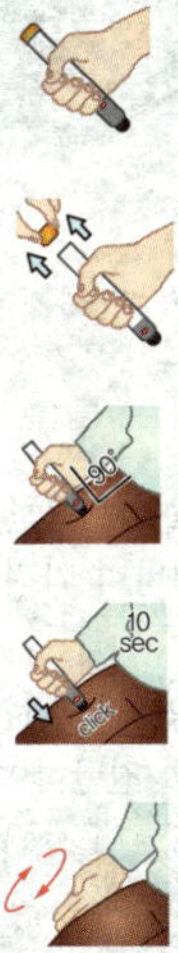

1 Grasp the Jext injector in your dominant hand (the one you use to write with) with your thumb closest to the yellow cap.

2 Pull off the yellow cap with your other hand.

3 Place the black injector tip against your outer thigh, holding the injector at a right angle (approx 90°) to the thigh

4 Push the black tip firmly into your outer thigh until you hear a 'click' confirming the injection has strared, then keep it pushed in. Hold the injector firmly in place against the thigh for 10 seconds (a slow count to 10) then remove. The black tip will extend automatically and hide the needle.

5 Massage the injection area for 10 seconds. Seek immediate medical help.

그림 6-4-1. 휴대용 에피네프린 사용법

안전캡을 제거 후 대퇴부(허벅지) 전외측에 근주 후 10초간 기다리면 투여가 완료됨

••• 참고문헌 •••

1. Middleton's Allergy 9th edition, 2020, Elsevier Inc., Chapter 75
2. Cardona V, Ansotegui IJ, Ebisawa M, et al. World Allergy Organ J 2020;13(10):100472
3. Shaker MS, Wallace DV, Golden DBK, et al. J Allergy Clin Immunol 2020;145(4):1082-123
4. Dodd A, Hughes A, Sargant N, et al. Resuscitation 2021;163:86-96
5. Hong D, Boyce JA. Harrison's Principles of internal Medicine, 21st edition, 2022, McGraw Hill, Chapter 353

CHAPTER 05

두드러기 및 혈관부종
Urticaria and Angioedema

윤정은

I. 정의

1. 두드러기

1) 피부 혈관의 투과성이 증가되고 혈장 성분이 조직 내 축적되어 일시적으로 발적과 팽진이 나타나는 현상. 주로 진피 상부의 미세혈관 주위에서 일어나며 가려움을 동반함.
2) 대개 수시간 내에 없어지고 다른 부위에 새로 발생함. 동일 병변이 24시간 이상 지속되는 경우 두드러기성 혈관염 또는 다른 기전의 피부발진을 감별 진단하여야 함.
3) 지속기간에 따라 급성(<6주)과 만성(≥6주)으로 구분함.

Tip

발진의 정의와 감별하기

1. 발진의 정의

발진이란 피부의 색이나 모양, 감촉 등이 변하는 객관적인 징후(objective sign)를 일컬음. 두드러기도 넓은 의미의 발진 중 하나이나, 좁은 의미로는 반점(macule)과 구진(papule)이 혼재되어 나타나는 반구진성 발진을 지칭하여 지연형 과민반응으로 간주하므로, 즉시형 과민반응인 두드러기와 차별적인 의미로 사용됨.

2. 발진의 감별 진단

1) 병력청취: 발진의 원인은 알레르기, 감염, 자가면역, 내분비 이상 등 매우 다양하며, 병력에서 다음 사항에 대한 확인이 중요함
   (1) 발진의 발생 시기, 진행하는 양상, 재발성 여부 등
   (2) 동반증상: 가려움, 발열, 발진부위 통증 등
   (3) 악화요인: 음식물, 약물, 접촉 물질, 온도변화, 음주, 스트레스, 피부자극, 운동 등
   (4) 과거력 및 기저질환, 가족력, 직업력, 사회력, 약물복용력, 환경변화 등
2) 신체검진: 국소형인지 전신형인지 확인하고, 발진의 형태를 구별함
   (1) 원발진: 반(macule), 구진(papule), 소수포(vesicle), 수포(bulla), 대수포(blister), 농포(pustule), 두드러기(wheal, urticaria), 판(plaque), 결절(nodule), 종양(tumor) 등
   ※ 홍반(erythema)과 자반(purpura)은 피부색조의 변화를 나타내며, 피부를 압박하여 소실되면 홍반, 소실되지 않으면 자반으로 구분함
   (2) 속발진: 미란(erosion), 찰상(excoriation), 궤양(ulcer), 인설(scale), 가피(crust), 균열(fissure), 반흔(scar), 태선화(lichenification) 등

2. 혈관부종

1) 심부 진피, 피하 또는 점막하 조직까지 침범하는 국소 부종으로, 가려움증보다는 통증이 흔함
2) 눈꺼풀, 입술, 뺨, 생식기, 인후 등에 주로 발생하여 서서히 회복되며 72시간 이내 소실됨. 후두부종은 응급상황이므로 신속한 치료가 필요함
3) 두드러기 없이 혈관부종 단독으로 발현하는 경우는 유전성혈관부종(hereditary angioedema, HAE), 후천성 C1 esterase inhibitor 결핍, ACE 억제제 유발성 혈관부종 등에 대한 감별진단을 요함(표 6-5-1)

표 6-5-1. 혈관부종의 임상적 특징

분류	Histamine-induced	Bradykinin-induced		
Causes	Allergic/non-allergic	HAE[1]	AAE[2]	Drug-induced[3]
Onset	Rapid (minutes)	Slow (hours)		
Recovery	Faster (12~24 hours)	Slow (48~72 hours)		
Prodromal symptoms	None	Frequent	May precede	
Associated symptoms	Urticaria, anaphylaxis (bronchospasm, wheezing, hypotension)	Abdominal symptoms (pain, diarrhea, vomiting)		
Response to standard treatment (epinephrine, antihistamine, and corticosteroid)	Effective	No or minimal response		

[1]HAE: hereditary angioedema, [2]AAE: acquired angioedema, [3]Drug-induced: ACE inhibitor, gliptins

II. 원인

1. 급성두드러기(6주 미만)

1) 대부분의 두드러기가 이에 해당됨
2) 감염, 음식물, 약제 등 외인성 원인이 흔함

2. 만성두드러기(6주 이상)

1) 특정 유발요인 유무에 따라 만성자발성두드러기(chronic spontaneous urticaria, CSU)와 만성유발성두드러기(chronic inducible urticaria, CIndU)로 나눌 수 있음. 대부분은 외인성 원인이 발견되지 않고 자발성인 경우가 많음
2) CSU는 특발성(idiopathic) 또는 자가면역반응(autoimmune)이 가장 흔함
3) 병력청취를 통해 식품(특히 밀가루), 식품첨가물, 약물(특히 진통소염제) 알레르기 가능성이 없는지 확인해야 함

4) 압력, 한랭, 햇빛, 운동, 체온상승 등에 의해 유발되는 CIndU와 CSU는 구별 되어야 함(팽진이 저절로 발생하는가 vs 물리적 자극이 있을 때에만 발생하는가)

3. 혈관부종

1) 주로 급, 만성 두드러기와 동반하여 발생하며, 이 경우 해당 두드러기와 유사한 원인으로 발생하여 하나의 질환으로 간주함.
2) 유전성 혈관부종은 주로 SERPING1 유전자의 돌연변이에 의한 C1 esterase inhibitor 결핍(1형) 또는 기능 이상(2형)에 의해 발생하며, 일부 다른 유전자의 이상에 기인하는 경우(normal C1 inhibitor HAE)도 있음.
3) 그 외 ACE 억제제 등의 약물에 의해 발생하기도 하고, 악성종양, 자가면역질환 등에서 C1 esterase inhibitor에 대한 자가항체 생성에 의해 발생하기도 함

III. 진단

1. 병력 청취 및 진찰

1) 피부병변 모양, 발생 위치, 색소 침착 여부 및 발생 시점, 기간

두드러기는 히스타민 매개성으로, 대부분 24시간 이내 병변이 소실되고, 다른 위치에 새로 발생함. 두드러기 소실 후 색소 침착이나 병변 자국이 남는 경우 단순 두드러기가 아닐 가능성이 높아 피부조직검사 등 추가적인 감별진단검사를 고려해야 함

2) 동반 증상

- 호흡곤란, 어지러움 등을 동반할 경우 아나필락시스 가능성을 고려
- 발열, 관절통, 피부병변의 통증이 동반될 경우 두드러기성 혈관염 가능성을 고려

3) 유발 요인(압력, 특정 온도, 운동, 직업 관련, 약제, 식품, 동물 등)

4) 완화 요인

2. 검사

1) 다른 동반질환 및 물리 두드러기 여부를 확인하고, 문진을 통해 가능한 원인을 파악해야함. 문진에서 의심되는 질환이 있는 경우, 다음의 검사를 시행해볼 수 있음 (표 6-5-2)
2) 그 외 기생충 감염, 내분비질환 관련 검사 등을 필요에 따라 시행

표 6-5-2. 두드러기/혈관부종 검사

	검사 항목
공통검사	CBC with differential count, ESR/CRP BUN/Cr, LFT Total IgE Complement C4, ANA Tryptase
식품, 약물 알레르기	의심 식품 또는 약물 제거 후 호전 여부 평가 혈청 알레르겐 특이 IgE 검사 피부반응검사, 경구유발검사
흡인성 알레르겐	피부단자시험 혈청 알레르겐 특이 IgE 검사
교원성 혈관염 (Urticarial vasculitis)	Complement C3, C4, CH50 Rheumatoid factor 피부조직검사
악성종양동반혈관부종	Complement C4, C1q, CH50, C1 esterase inhibitor
한랭 두드러기	Ice cube test(얼음 조각을 피부에 5분 간 직접 노출시킨 후 두드러기 발생 관찰)
햇빛 알레르기	특정 파장 광선 이용 유발 시험
피부묘기증	설압자로 압력을 주어 피부를 긁으면 선상의 팽진 유발
압박 두드러기 (Pressure urticaria)	정해진 무게와 시간으로 압박 유발 시험
진동 두드러기	Vortex로 4분 간 진동 유발 시험
수인성 두드러기	여러 온도의 물로 유발 시험
색소성 두드러기 (Urticaria pigmentosa)	Darier's sign: 피부병변을 긁으면 팽진이 발생되는 현상 피부조직검사
콜린성 두드러기	메타콜린피내시험(methacholine intradermal test) 운동유발시험
가족성 한랭 두드러기	추위노출유발시험 피부조직검사
자가면역성 만성 두드러기	자가혈청피부시험(autologous serum skin test) 피부조직검사
유전성 혈관부종	선별검사: Complement C4 확진검사: C1 esterase inhibitor 정량 및 기능 검사

IV. 치료

1. 원인 및 악화 인자 제거

- 음식, 음식첨가물, 스트레스, (일부 환자에서)알코올이나 아스피린 등 원인 인자와 악화 인자를 확인하고 제거함

2. 약물치료

1) 두드러기

(1) 급성두드러기

① 항히스타민제 Chapter 03. 표 6-3-3 참고

– 주로 졸림이 덜한 2세대 항히스타민제 사용

– 정주가 필요한 경우 chlorpheniramine 4 mg/mL (졸림 부작용 주의)

– 필요 시 항히스타민제 2~3제 병합 요법 고려

② 전신 스테로이드

– 증상이 심한 경우 prednisolone 30~40 mg qd 1주 이내 단기간 병용

③ 에피네프린

– 급성후두부종 및 호흡곤란, 기타 전신 증상이 동반된 아나필락시스의 경우

– 1:1,000 에피네프린(1 mg/mL, 1 mL/ampule) 0.3~0.5 mL 근주

(2) 만성두드러기(그림 6-5-1)

– 두드러기의 중증도 및 과거 치료반응을 고려하여 적정 단계로 치료 시작

– 항히스타민제 증량 또는 병합에도 조절되지 않는 경우, omalizumab 투여

– Omalizumab (monoclonal anti-IgE antibody, Xolair®): 150 mg 또는 300 mg 을 매 2주~4주 간격 피하주사(두드러기에는 현재 비보험)

1단계
- 2세대 항히스타민제 단독치료
- 악화 및 유발인자 회피

↓

2단계
- 2세대 항히스타민제 증량 (상용량의 최대 4배까지) 또는
- 2세대 항히스타민제 2-3제 병합치료

↓

3단계
- Omalizumab 추가
- 악화시 전신스테로이드 (e.g. prednisolone 30-40 mg/day qd) 1주 이내 단기간 병용

↓

4단계
- Cyclosporin 또는 기타 면역조절약물 추가
- 악화시 전신스테로이드 (e.g. prednisolone 30-40 mg/day qd) 1주 이내 단기간 병용

그림 6-5-1. 만성 두드러기의 단계적 치료 방법

2) 혈관부종

(1) 히스타민 매개 혈관부종

- 항히스타민제, 전신 스테로이드제 사용
- 아나필락시스가 의심되는 경우, 에피네프린 등 투여 Chapter 04. 참고

(2) 브라디키닌 매개 혈관부종

① HAE 발작 시(on-demand) 대응치료

- 후두 및 상기도 침범 등의 응급상황에 대한 기도유지 조치로 기관삽관 및 윤상갑상막절개술(cricothyroidotomy), 기관절개술(tracheostomy) 준비
- Icatibant (bradykinin B2 receptor antagonist, Firazyr®) 30 mg 피하주사
- 1회 치료에도 불구하고 혈관부종, 후두부종, 복통 등 임상 증상 지속 시, 6시간 간격으로 24시간 내 최대 3회까지 투약
- Icatibant 확보가 어려운 경우, 신선동결혈장을 사용해볼 수 있음

② HAE의 장기예방용법(long-term prophylaxis)

- Danazol: 100 mg 격일~200 mg 1일 3회까지 사용해볼 수 있으나 부작용(다모증, 월경장애, 간기능 이상 등) 발생에 주의
- Tranexamic acid: 30~50 mg/kg을 하루 2~3회로 나누어 투약

③ 약물 유발 혈관부종(ACE 억제제, Gliptin 등)

- 의심되는 약물 교체

V. 예후

1. 급성두드러기 또는 혈관부종: 생명을 위협할 수 있는 응급 질환인 후두부종 또는 아나필락시스 동반 여부를 반드시 확인하여야 함
2. 만성두드러기: 평균 3~5년 지속, 5명 중 한 명은 5년 이상 지속됨을 환자에게 미리 설명하는 것이 장기적 치료 순응도를 높이는 데 중요함. 한랭 두드러기, 피부묘기증 동반, 또는 자가면역성두드러기인 경우 유병기간이 더 길어질 수 있음

••• 참고문헌 •••

1. Middleton's Allergy 9th edition, 2019, Elsevier Inc., Chapter 35, 36
2. 한국 만성두드러기 진료지침, 2022, http://www.allergy.or.kr/
3. Zuberbier T, Abdul Latiff AH, Abuzakouk M, et al. Allergy 2022;77(3):734-66
4. Caballero T, Ferrer M, Guilarte M. Am J Clin Dermatol 2023;24(1):135-41
5. Jayasinghe M, Caldera D, Prathiraja O, et al. Cureus 2022;14(11):e32075
6. 천식과 알레르기질환, 제3판, 2023, 여문각, 제3부 제7장

CHAPTER 06

약물알레르기
Drug Allergy

김세훈

I. 정의 및 분류

1. 정의

1) 약물이상반응(adverse drug reaction)

진단, 치료, 예방을 위해 투여한 약물에 의해 발생한 의도하지 않았고 원치 않았던 유해한 증상이나 현상(표 6-6-1)

- A형 반응(약동학적 및 약리학적 특성과 관련되어 모든 환자에서 발생 가능. 예측 가능)
- B형 반응(일부 취약군에서 발생. 예측 불가능)
  - 종류: 불내성(intolerance), 특이반응(idiosyncrasy), 약물알레르기(drug allergy), 위알레르기(pseudoallergy)

2) 약물과민반응(drug hypersensitivity)

B형 반응, 정상인에서는 문제가 없는 소량의 약제로도 유발 가능, 면역학적 기전의 약물알레르기와 비면역학적 기전의 과민반응을 모두 포함

3) 약물알레르기

약물과민반응 중 면역학적 기전으로 발생하며, 재노출 시 재발 위험이 높은 반응. IgE 매개반응과 T세포 매개반응이 대표적임. 위알레르기는 약물알레르기와 유사한 임상양상을 나타내지만, 비면역학적 기전으로 발생

표 6-6-1. 약물이상반응의 분류와 예시

Type A predictable	Overdose: hepatic failure (acetaminophen)
	Side effects: nausea, headache (methylxanthine)
	Secondary or indirect effects: pseudomembranous colitis after antibiotics use
	Drug-drug interactions: erythromycin increases theophylline level
Type B unpredictable	Intolerance: tinnitus (aspirin)
	Idiosyncrasy: anemia in G6PD deficiency
	Drug allergy: anaphylaxis (β-lactam antibiotics)
	Pseudoallergy: redman syndrome (vancomycin)

2. 분류

면역학적인 기전에 따라 I형부터 IV형으로 나눔(표 6-6-2)

표 6-6-2. Gell과 Coombs 과민반응 분류별 약물알레르기

Gell & Coombs classification	Examples
I (IgE-mediated)	Anaphylaxis, urticaria, angioedema
II (Antibody dependent cytotoxicity)	Hemolytic anemia, thrombocytopenia, other cytopenia
III (Immune complex damage)	Serum sickness, vasculitis, lymphadenopathy, fever, arthropathy, rash
IV (Delayed onset cell-mediated response)	
IVa	Contact dermatitis
IVb	Maculopapular rash, DRESS
IVc	Contact dermatitis, bullous exanthema (SJS, TEN)
IVd	AGEP

DRESS: Drug Reaction with Eosinophilia and Systemic Symptoms
SJS: Stevens-Johnson Syndrome, TEN: Toxic Epidermal Necrolysis
AGEP: Acute Generalized Exanthematous Pustulosis

II. 증상 및 징후

1. 증상

1) 즉시형 반응: 두드러기/혈관부종, 기관지수축, 비염, 아나필락시스
2) 지연형 반응: 홍반성 반구진(maculopapular rash), 홍피증(erythroderma), 수포, 피부박리

2. 징후

1) 즉시형 반응: 후두천명(stridor), 천명(wheezing), 혈압 저하, 혈청 tryptase 상승
2) 지연형 반응: 발열, 호산구 증가, 간효소 수치 상승, 질소혈증(azotemia), Nikolsky 징후(피부표면은 정상으로 보이나, 압력을 가하면 표피와 진피가 분리됨)

III. 약물알레르기의 진단

1. 진단

1) 병력 청취: 가장 중요. 임상 양상 및 발현 시점 확인

(1) 시간적 인과관계

① 증상발생 시점

– 즉시형 반응(주로 Type I): 약물 투여 1시간(~6시간) 내
– 지연형 반응(주로 Type IV): 약물 투여 후 1시간 후~수주

Tip 약물알레르기 반응의 형태에 따라 투약 후 증상발생까지 기간과 호발시기가 차이가 있으며, 원인약제 감별에 도움이 될 수 있음. 이전에 감작된 경우에는 재노출시 더 빠르게 나타날 수 있음.

약물알레르기 형태	호발시기
IgE-mediated reaction	수분~수시간 이내 (6시간 이내)
Maculopapular rash	2~10일
Fixed drug eruption	1~7일
Stevens-Johnson Syndrome/Toxic Epidermal Necrolysis	3~28일
Drug Reaction with Eosinophilia and Systemic Symptoms	2주~8주
Acute Generalized Exanthematous Pustulosis	1~14일

② 약물 중단 후 경과
– 즉시형 반응 중 두드러기는 24시간 이내, 혈관부종은 24~72시간 이내 호전됨, 아나필락시스는 일반적으로 24시간 이내 호전되나 후기반응이 48시간까지 다시 발생 가능
– 지연형 반응은 일반적으로 약제 중단 후 수일(2~7일) 이내 호전되나 일부에서는 수주간 지속되기도 함. 특히 중증피부유해반응(Severe Cutaneous Adverse Reaction, SCAR)의 경우 중단 후에도 오래 지속되거나 악화 가능

2) 체내시험

(1) 약물피부반응시험

① 피부자극이 없는 농도로 희석하여 피부시험을 시행하여 IgE 매개 반응 여부 평가. 피부 비만세포 표면에 약물 특이 IgE 유무 확인
② 순서: 피부단자시험(음성일 경우) → 피내시험(주의: 전신증상 유발 가능)
③ 적용 가능한 약물: 페니실린, 세팔로스포린, 근이완제, 인슐린, 플래티넘 계열 항암제 등. 경구약은 선택적으로 시행
④ 해석: [양성] 해당 약물에 감작 되어있음을 의미하며 원인 약물일 가능성 시사함. [음성] 원인 약물일 가능성이 낮음(완전히 배제할 수는 없음).

(2) 약물유발시험

① 의심되는 약물을 환자에게 투여하여 반응을 일으키는지 확인
② 점진적 투여(graded challenge): 저용량부터 단계적으로 증량하여 증상 발생 여부를 확인
③ 이전 반응의 종류에 따라 투여간격(급성 반응: 15~30분/지연 반응: 24~48시간)과 투여경로(경구, 정주, 근주, 안점적 등)를 정함

④ 알레르기 전문의 감독 하에 관찰 및 응급처치 준비가 완비된 상태에서 시행
⑤ 금기: 아나필락시스(상대적 금기), 중증피부유해반응

3) 체외 검사(혈청 검사)

(1) ImmunoCAP: 혈청 내 약물 특이 IgE 항체 측정
(2) 검사 가능 약제: penicilloyl G, penicilloyl V, ampicilloyl, amoxicilloyl, cefaclor(양성기준 ≥0.35 kU/L)
(3) 피부반응시험에 비해 민감도는 낮으나 특이도는 좋음. 피부시험은 약물복용, 피부상태, 항히스타민제 투약 등에 따라 위음성이 나올 수도 있으나, 혈청검사는 영향을 받지 않으므로 피부시험에서 음성이 나오더라도 혈청검사를 실시해 볼 수 있음

2. 감별진단

이환될 경우 중증 경과를 보이며 치사율이 높은 중증피부유해반응(SCAR)은 초기에 단순 약발진과 감별하는 것이 중요

1) **중증피부유해반응**: 스티븐스존슨 증후군(Stevens-Johnson Syndrome, SJS), 독성표피괴사용해(Toxic Epidermal Necrolysis, TEN), 약물과민반응 증후군(Drug Reaction with Eosinophilia and Systemic Symptom, DRESS)
2) SJS, TEN: 초기에 보통 반구진으로 시작하여, 표피박탈이 진행될 경우 수포성 병변을 형성할 수 있으며, 과녁양 병변(targetoid lesion)이 특징적임.
3) DRESS: 홍반성 반구진 병변 외 전신증상 동반(고열, 호산구 증가, 간 또는 신장 이상 등 장기침범 소견)

Tip

1. 즉시형 반응인 두드러기와 지연형 반응인 반구진성 발진의 구분

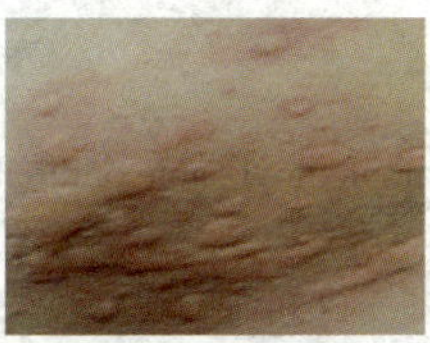

두드러기
(팽진, 발적이 특징)

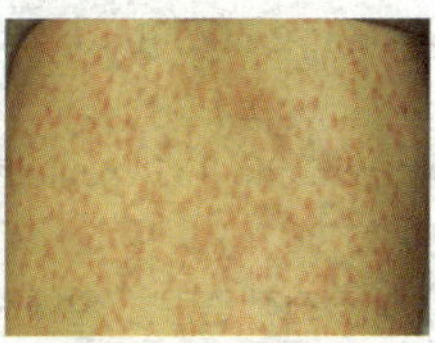

반구진성 발진
(홍반과 구진이 특징)

2. 약발진이 있을 때 중증피부유해반응 가능성이 있어 주의가 필요한 경우
1) 피부증상: 전신의 광범위한 홍반, 자주색 또는 검붉은 색의 발진, 과녁 모양 발진, 수포, 표피박탈/박리가 있는 경우, 피부통증이 동반된 경우, 얼굴 부종이 동반된 경우, 구강, 생식기 등 점막 침범이 동반된 경우
2) 전신증상: 고열, 림프절비대, 관절통이 동반된 경우
3) 검사소견: 호산구증가, 비정형림프구증, 간기능이상, 신기능이상이 동반된 경우

Ⅳ. 대표적인 약물알레르기

1. 베타락탐 항생제 알레르기

- 알레르기 반응의 빈도가 높은 약제
- 페니실린 사용 환자의 1~10%에서 발생. 아나필락시스는 15명/10만 명 정도로 드물게 나타나며, 주로 부결정소(minor determinant)에 의해 발생
- 항생제 알레르기의 주요 원인 약물이나 부정확하게 잘못 진단되는 경우도 많아 정확한 평가와 진단이 필요함

> Tip
> β-lactam이 혈액내 단백과 결합하여 항원성을 가지게 됨. 페니실린은 주결정소(major determinant)와 부결정소(minor determinant)가 형성되며, ImmunoCAP 검사로 혈청 내 주결정소를, 페니실린G 주사액을 이용하여 부결정소를 확인해볼 수 있음.

1) 진단

(1) 병력

① 즉시형: 투약 후 수분~한 시간 내 발생한 두드러기, 혈관부종, 아나필락시스

② 지연형: 투약 후 수일 이후 발생한 피부발진. 심한 경우 발열, 호산구증가, 간기능이상 등 전신증상 동반 가능.

(2) 약물피부시험: 피부단자시험, 피내시험을 할 수 있음

- 약제별 피부자극을 유발하지 않은 최대농도(non-irritating concentration)
  - Penicillin G: 10,000 IU/mL
  - Ampicillin, amoxicillin: 20 mg/mL
  - Piperacillin-tazobactam: 5 mg/mL
  - Nafcillin: 0.025 mg/mL
  - Cephalosporin: 2 mg/mL
  - Imipenem: 1 mg/mL

(3) 혈청 IgE 검사: penicilloyl G, penicilloyl V, ampicilloyl, amoxicilloyl, cefaclor (양성기준 ≥0.35 kU/L)

(4) 약물유발시험 및 점진적 증량법: 알레르기내과와 상의 하에 시행

2) 치료

(1) 교차반응 가능성이 낮은 대체 약물 사용

(2) 페니실린 알레르기 환자에서 반합성 페니실린이나 세팔로스포린을 투여할 경우 빈도가 높지는 않으나 교차 반응의 발생 가능성 있음. 공통되거나 유사한 곁사슬(side chain)을 가진 페니실린, 세팔로스포린의 경우 교차반응 위험성이 높으므로 항생제 선택 시 주의를 요함(표 6-6-3).

(3) 적절한 대체약물이 없을 경우 알레르기내과에 의뢰하여 탈감작요법을 시행

표 6-6-3. 공통 곁사슬을 가지는 반합성 페니실린과 세팔로스포린

Amoxicillin	Ampicillin	Ceftriaxone	Ceftazidime
Cefadroxil	Cefaclor	Cefotaxime	Azetreonam
Cefprozil	Cephalexin	Cefpodoxime	
Cefatrizine	Cephradine	Cefditoren	
	Cephaloglycin	Cefepime	
		Ceftizoxime	

2. 아스피린 과민반응

- 베타락탐계 항생제 다음으로 흔한 약물과민반응
- 천식 환자의 8~28%에서 아스피린에 의해 기관지 수축 발생
- 발병기전: 아스피린이 cyclooxygenase (COX)−1을 억제하여 prostaglandin 합성을 저해하고 leukotriene 생성을 증가시켜 발생. 비스테로이드성 소염제(non-steroidal antiinflammatory drugs, NSAIDs) 또한 유사한 반응을 일으킴

1) 임상 양상

(1) 비염, 천식 및 기관지 수축(NSAID–exacerbated respiratory disease, NERD): 아스피린 과민성, 천식, 비용종이 함께 나타나는 경우가 많아 이를 Samter's triad라고 함

(2) 두드러기 및 혈관부종

- 기저 두드러기 없이 아스피린에 의해서 두드러기/혈관부종이 유발되는 NSAID-induced urticaria/angioedema (NIUA)
- 기저 만성두드러기가 있으면서 아스피린에 의해 증상이 악화되는 NSAID-exacerbated cutaneous disease (NECD)가 있음
- 특정 NSAID에 대한 IgE 매개 반응인 single NSAID-induced urticaria/angioedema or anaphylaxis (SNIUAA)

2) 진단

(1) 병력: 아스피린 복용 후 증상 유발. 호흡기 증상을 보이는 경우 천식, 비염, 비용종 동반 여부 확인

(2) 유발시험: 알레르기의사의 감독 하에 소량부터 증량하여 투여하면서 증상이 유발되는지 확인

3) 감별진단

- SNIUAA: 특정 계열 NSAID에 대한 IgE 항체가 만들어져 나타나는 약물알레르기 반응으로 다른 계열 NSAIDs에 대해 교차반응을 보이지 않으며, 피부반응시험에 양성을 보일 수 있음.

4) 치료

(1) 아스피린뿐만 아니라 NSAIDs 투여를 금지
(2) 대체제: COX-2 억제제(celecoxib), 아세트아미노펜(일부 환자들은 고용량 아세트아미노펜에 과민반응을 보일 수 있음)
(3) SNIUAA의 경우 교차반응이 없는 다른 계열의 NSAID 사용 가능

3. 요오드화 조영제 과민반응

1) 즉시형 반응

- 빈도: 5~10% (중증 0.1%)
- 사망률: 1/40,000~50,000례
- 조영제가 비만세포 직접 자극하거나(위알레르기) 조영제 특이 IgE 매개반응(약물알레르기)으로 나타날 수 있음
- 증상: 두드러기가 가장 흔하며, 소양감, 결막염, 비염, 홍반, 미열, 구역 및 구토 같은 가벼운 증상부터 기관지 수축, 쇼크, 혈관성 부종, 후두부 부종, 경련 등을 일으켜 사망에 이를 수 있음

(1) **고위험군**: 조영제 과민반응 과거력, 알레르기(기관지 천식, 만성 두드러기, 아나필락시스) 병력

(2) **중증도**
① 경증: 국소 두드러기/가려움증, 구역, 경한 구토
② 중등증: 광범위한 두드러기/가려움증, 안면/후두부종, 기관지수축, 심한 구토
③ 중증: 심한 호흡곤란, 저혈압성 쇼크, 심정지, 경련

(3) **치료**
① 경증: 특별한 조치 없이 호전됨. 증상 경감을 위해 항히스타민제를 사용
② 중등증: 항히스타민제를 투여하고, 증상에 따라 스테로이드제(hydrocortisone 100~200 mg 또는 methylprednisolone 20~40 mg)를 정주
③ 중증: 급성 후두부종이나 아나필락시스인 경우 epinephrine (1:1,000, 1 mg/mL) 0.01 mg/kg (최대 0.5 mg = 0.5 ampule)을 허벅지 전외측 중간부분에 근주. 혈압추이를 보면서 5~15분 간격으로 반복 Chapter 4 참조

(4) **예방**
① 이전 과거력이 없는 경우 조영제 과민반응 발생을 예측하거나 예방할 수 없음
② 조영제 과민반응의 병력이 있는 경우 재발위험이 높음
- 경증: 증상 유발 조영제 재사용을 피하고 다른 조영제로 대체. 전처치 고려
- 중등증: 증상 유발 조영제의 재사용을 피하고 다른 조영제로 대체. 전처치 시행
- 중증: 조영제 재투여 금지. 꼭 필요한 경우 알레르기내과 의뢰하여 피부반응시험 및 필요시 유발시험을 통해 안전한 조영제를 선택한 후 전처치를 시행하고 조영제를 투여

③ 대체 조영제를 선택시 피부반응시험 결과와 carbamoyl side chain 공유여부에 따라 교차반응의 위험도가 차이가 있으므로 이를 토대로 선택

④ 전처치

Tip

서울대학교병원 조영제 관리시스템: 중증도에 따른 단계적 접근

1) 경증: 원인 조영제가 아닌 조영제 사용. 조영제 투여 1시간 전 chlorpheniramine 4 mg/2 mL 정주

2) 중등증: 알레르기내과 타과의뢰. 원인 조영제 재사용을 피하고, 조영제 피부시험 시행하여 음성인 조영제 선택. 조영제 투여 1시간 전 chlorpheniramine 4 mg/2 mL, methylprednisolone 40 mg 정주

3) 중증: 조영제 재투여 금지. 재투여 시 알레르기내과 상의 후 피부시험 및 유발검사를 통해 안전한 조영제를 확인 후 전처치를 하고 검사 진행해 볼 수 있음

4) 알레르기내과 협진 불가한 경우, 일반적 권고 사항에 따름

- 중등증~중증 반응이 의심되며 응급상황인 경우, 쇼크 발생 위험성에 대해 설명하고 methylprednisolone 40 mg을 즉시 투여하고 조영제를 투여할 때까지 4시간마다 반복 투여함. 조영제 투여 1시간 전 chlorpheniramine 4 mg/2 mL 정주 병행

2) 지연형 반응

- 조영제 투여 후 1시간(또는 6시간)에서 1주일 사이에 나타나는 후기반응
- 대부분 경증~중등증
- 증상: 반구진이 가장 흔하며, 홍반, 가려움증으로 나타나기도 함. 드물게 SJS, DRESS, 고정 약진(fixed drug eruption)으로 나타날 수 있음

⑴ 고위험군

- 조영제 과민반응 과거력, interleukin (IL)−2 치료(마지막 IL−2 투여 4주 이내), 비이온성 이합체(non-ionic dimer, iodixanol) 사용

⑵ 치료

- 대부분 특별한 치료 없이 저절로 호전
- 증상 정도에 따라 스테로이드를 국소 도포 혹은 경구 투여

⑶ 예방

- 효과가 입증된 예방법 없음
- 이전에 증상이 심했던 경우, 스테로이드제를 투여해 볼 수 있음(발생시점이 다양하여 예방약 투여시점이 명확하게 정해져 있지 않음)

※ 조영제 신독성은 신장내과 편 참고

4. 중증피부약물유해반응(SCAR)

1) 종류: DRESS, SJS, TEN

2) 발생시점: SJS/TEN은 투여 3일~4주 후, DRESS은 투여 2주~2달 후 주로 발생

3) 병인기전

- 약물에 대한 T세포 매개 면역반응(DRESS: type IVb, SJS/TEN: type IVc)
- DRESS: 인간헤르페스바이러스(HHV6/7, EBV, CMV 등) 재활성화와 관련
- 유전적 소인(HLA class I)(예: allopurinol – B*58:01, methazolamide – B*59:01, carbamazepine – B*15:02, B*15:11, A*31:01)

4) 진단

(1) 임상진단

① DRESS

표 6-6-4. RegiSCAR DRESS syndrome 진단 기준

1. Hospitalization
2. Reaction suspected to be related with drug
a. Skin rash
b. Fever > 38℃
c. Involvement of at least one internal organ
d. Enlarged lymph nodes of at least two sites
e. One of the following blood count abnormalities
(i) Lymphocytosis > 4,000/mm^3, or lymphocytopenia < 1,500/mm^3
(ii) Eosinophilia > 10% or 700/mm^3
(iii) Thrombocytopenia < 120,000/mm^3

a~e 중 3개 이상 만족, e 항목 혈구수치는 절대적인 기준은 아님

② SJS, TEN: 점막침범, 표피박리를 동반한 발진. 표피박리가 체표면적의 10% 미만이면 SJS, 10~30%는 SJS/TEN overlapping, 30% 이상이면 TEN으로 구분

Tip

SJS, TEN 초기 진단

1. 피부병변이 나타나기 3~4일 전 전구증상(후두통, 열감, 피로, 두통 등)이 선행
2. 과녁양 병변(targetoid lesion): 편평한 2겹 고리(flat atypical target)를 보임.
   감별: 감염에 의해 생기는 다형홍반(erythema multiforme)은 경계가 명확한 3겹 고리 형태의 정형 병변(target lesion)이나 중앙이 융기된 2겹 고리(elevated atypical target)를 보임

(2) 원인약제 진단

① 피내시험, 첩포시험: 2~3일 후 판독. 민감도는 약제에 따라 다양

② 유발검사: 증상이 재발될 수 있으므로 금기

5) 치료

(1) 원인으로 의심되는 약제를 즉각 중단

(2) 전신 스테로이드 요법: DRESS에서 매우 효과적이나 스테로이드를 감량할 때 증상이 다시 악화되는 경우가 흔하므로 주의를 요함. SJS에는 초기 1주일 동안 써볼 수 있으나, 이후에는 감염의 위험성을 높이고 상피재생을 지연시켜 추천되지

않음. TEN의 경우 감염의 위험성이 증가하므로 전신 스테로이드의 사용은 권장되지 않음

(3) 정맥면역글로불린(intravenous immunoglobulin, IVIG): SJS와 TEN에서 시도해 볼 수 있으나, 효능과 용법에 대한 객관적인 자료가 충분하지 않음. 통상 0.2~0.75 g/kg를 4~5일간 정주(보험급여: 10% 이상 표피박리가 있는 경우 총 2 g/kg 범위 내에서 투여)

5. 항암제 과민반응

– 동일한 약제를 반복 투여하는 항암요법의 특성상 감작(sensitization)될 가능성이 높음

1) 과민반응 유발 항암제

(1) 알레르기 반응: platinum계(oxaliplatin, carboplatin, cisplatin), L-asparaginase 등. 수차례 반복 투여 후 발생

(2) 주입관련 반응(infusion-related reaction): taxane (paclitaxel, docetaxel), rituximab 등. 초기 1~3주기에 주로 발생

2) 과민반응 중증도별 향후 대책

(1) Grade 1 (일시적인 발적 또는 가려움, 체온 <38.0℃): 항히스타민제(chlorpheniramine 4 mg/2 mL 정주) 전처치

(2) Grade 2 (지속적 발적, 가려움, 두드러기, 호흡곤란, 체온 ≥38.0℃): 항히스타민제(chlorpheniramine 4 mg/2 mL 정주) + 스테로이드(methylprednisolone 40 mg 정주) 전처치(탈감작 전환이 보다 안전)

(3) Grade 3 (기관지수축, 혈관부종, 저혈압) 또는 4 (아나필락시스): 재투여시 탈감작 필수

3) 항암제 탈감작

(1) 투여 전 알레르기내과에 타과의뢰하여 탈감작 프로토콜 결정한 후 다음날 주간에 완료할 수 있도록 준비. 전처치로 H_1/H_2 항히스타민제, 스테로이드제, 항류코트리엔제(montelukast)를 투여해볼 수 있음

(2) 1–bag 탈감작 프로토콜

- 개시: 1/1,000 미만 용량에서 시작하여 반응이 없으면 15분마다 속도를 2배씩 증가
- 반복: 최초반응의 종류, 이전 탈감작 결과에 따라 단계를 조정할 수 있음 (무반응 – 단축, 돌출반응 발생 – 연장)

(3) 탈감작 중 돌출반응(breakthrough reaction): 주입을 중단하면 대부분 증상이 호전됨. 증상 소실 후 중단했던 단계에서 주입을 재개하면 대부분 성공적으로 투여를 완료할 수 있음. 증상이 지속되면 항히스타민제와 스테로이드를 추가로 투여해 볼 수 있음

표 6-6-5. 1-bag, 13-step 탈감작 프로토콜 예시(옥살리플라틴 125 mg 투여 기준)

Step	Concentration (mg/mL)	Rate (mL/hr)	Minute	Dose (mg)	Vol (mL)
1	0.5556	0.1	15	0.0139	0.025
2	0.5556	0.2	15	0.0278	0.05
3	0.5556	0.4	15	0.0556	0.1
4	0.5556	0.8	15	0.1111	0.2
5	0.5556	1.6	15	0.2083	0.4
6	0.5556	3.2	15	0.4167	0.8
7	0.5556	6.4	15	0.8333	1.6
8	0.5556	12.8	15	1.7778	3.2
9	0.5556	25.6	15	3.5556	6.4
10	0.5556	50	15	6.9444	12.5
11	0.5556	85	15	11.8056	21.25
12	0.5556	140	15	19.4444	35
13	0.5556	220	38.6	79.7083	143.475
Total			235.1	125.0	225.0

Oxaliplatin solution total volume 225 mL = oxaliplatin 125 mg/25 mL + DW 200 mL

••• 참고문헌 •••

1. Middleton's Allergy 9th edition, 2019, Elsevier Inc., Chapter 77
2. Harrison's Principles of Internal Medicine 21st edition, 2022, McGraw Hill, Chapter 60, 352, 353
3. Khan DA, Banerji A, Blumenthal KG, et al. Drug allergy: A 2022 practice parameter update. J Allergy Clin Immunol 2022;150(6):1333-93
4. Kang HR, Jeong J, Brockow K. Diagnosis and Prevention of Hypersensitivity Reactions to Iodinated Contrast Media. Allergy Asthma Immunol Res 2022;14(4):348-60

CHAPTER 07

호산구증가
Eosinophilia

강혜련

I. 정의 및 분류

- 말초혈액 호산구(peripheral blood eosinophil) 기준
- 호산구증가 ≥ 500/mm^3
- 과호산구증(hypereosinophilia) ≥ 1,500/mm^3

표 6-7-1. 호산구 수에 따른 중증도

분류	말초 호산구수
경증(mild)	500/mm^3 ~ 1,500/mm^3
중등증(moderate)	1,500/mm^3 ~ 5,000/mm^3
중증(severe)	≥ 5,000/mm^3

경증 호산구 증가는 대부분 호산구와 직접적으로 관련된 증상이 없는 경우가 대부분으로, 천식, 알레르기비염, 아토피피부염 등의 알레르기질환에 동반된 경우를 우선적으로 고려함. 반면 중등증 이상 과호산구증가증에서는 혈전 생성과 호산구의 장기침범 위험이 증가하므로 원인 확인을 위한 검사가 추천되며, 기생충감염이나 약물알레르기를 우선적으로 고려하여 검사를 진행함

Tip
과호산구증에서는 천식이 있는 경우 eosinophilic granulomatosis with polyangiitis (EGPA, 舊 Churg-Strauss syndrome), allergic bronchopulmonary aspergillosis (ABPA), chronic eosinophilic pneumonia (CEP) 등의 질환을 우선적으로 의심해야 하므로, 천식 여부 확인이 중요함.

III. 진단적 접근

1. 임상 증상 및 병력

1) 과거 CBC 결과를 모두 확인하여 호산구증가의 지속 기간, 중증도를 파악함
2) 다음의 병력을 확인해야 함
   (1) 알레르기질환: 알레르기비염(콧물, 재채기, 눈/코 가려움, 코막힘), 천식(호흡곤란, 기침, 천명, 가슴답답함), 아토피피부염(접히는 부분의 가려움, 발진)

(2) 기생충질환: 생간, 민물회, 민물게장, 사슴피, 텃밭채소 등 섭취력, 동물, 여행력
(3) 복용 중인 약물, 한약, 건강보조식품 등
(4) 주요 장기 침범 소견 유무 병력

2. 신체검진

활력징후, 전신 피부 상태, 비강/구강 검진, 호흡음/심음 청진, 사지말단부(손톱밑 선상출혈, splinter hemorrhage) 등을 조사

3. 검사실 검사

1) 기본

CBC with differential count, atypical lymphocytes, serum chemistry (LFT, BUN/Cr, LDH), total IgE, parasite: stool exam, serum IgG (*Toxocara canii*, parasite 항체 4종: *Clnorchis sinensis*, *Paragonimus westermani*, *Sparganum*, *Cysticercus cellulosae*), chest X-ray

> Tip 국내에서 조사한 원인 미상의 호산구증가증의 68%가 toxocara IgG 양성을 보임 [천식 및 알레르기 2005;25:299-304

2) 특정질환이 의심되는 경우

(1) 천식: PFT with BDR, methacholine 기관지 유발검사, FeNO, 유도객담 등
(2) 알레르기비염 또는 만성비부비동염: 알레르겐 특이 IgE 검사(흡입알레르겐 피부시험, MAST 108종), PNS (필요시 OMU CT)
(3) ABPA: 천식 진단 + total IgE, *A. fumigatus* 항체(IgE, IgG), 알레르겐 특이 IgE 검사(흡입알레르겐 피부시험, MAST 108종), HRCT (또는 chest CT) 등
(4) EGPA: 천식 진단 + PNS (필요시 OMU CT), chest X-ray (필요시 chest CT), anti-neutrophil cytoplasmic antibody (ANCA), cardiac marker (CK/CKMB/troponin I), NT-proBNP, ECG, U/A, 병변부위 조직검사, 신경전도검사 및 근전도검사
(5) Acute eosinophilic pneumonia (AEP): bronchoscopy, bronchoalveolar lavage (BAL), PFT, HRCT (또는 chest CT)
(6) Chronic eosinophilic pneumonia (CEP): bronchoscopy, BAL, PFT with BDR, DL_{CO}, HRCT (또는 chest CT)
(7) IgG4 related disease: IgG/IgA/IgM, IgG subclass (I, II, III, IV), total IgE, C3/C4, amylase/lipase, 병변부위 조직검사
(8) Eosinophilic esophagitis/gastroenteritis: total IgE, 알레르겐 특이 IgE 검사(흡입 및 음식물 알레르겐 피부시험, MAST 108종), multiple endoscopic blind

biopsy (muscular이나 subserosal type 의심 시 laparoscopic full thickness bowel biopsy 고려)

(9) Eosinophilic liver abscess: abdominal sono 또는 abdominal CT

(10) Kikuchi disease: lymph node biopsy, CT 등

(11) Kimura disease: total IgE, subcutaneous mass biopsy 등

(12) Eosinophilic fasciitis: full thickness incisional skin biopsy, MRI 등

(13) 부신기능저하증: 아침 혈청 cortisol, rapid ACTH stimulation test

(14) HIV infection: HIV serology

※ 호산구 조직침범이 의심되는 경우 해당 장기의 조직검사를 최대한 시도

4. 추가적인 검사 여부의 결정

1) **2차성 호산구증가**: 원인 질환에 대한 접근

2) **특발성 호산구증가**: 병력, 신체검진, 검사실 검사에서 이상소견이 없는 경우

(1) 경증 호산구증가(< 1,500/mm^3): CBC with differential count 추적 관찰

(2) 과호산구증(≥ 1,500/mm^3)

① Bone marrow aspiration/biopsy with cytogenetic tests (FIP1L1/PDGFRA fusion gene에 대한 RT-PCR 혹은 FISH 등 포함)

② Serum tryptase, serum vitamin B_{12}: 골수 증식 활성 유무

③ 장기침범 여부확인: PFT, ECG, echocardiography, cardiac troponin, Chest/Abdomen CT, ABGA 등

④ 신경학적 증상 + 피부병변: EGPA 의심되면 피부조직검사
(신경조직검사: 차선)

→ 과호산구증이면서 이상의 검사에서 이상소견이 발견되지 않는 경우: 3~6 개월마다 정기적으로 말초혈액검사 및 장기침범에 대한 평가

→ 장기침범을 동반한 원인미상 과호산구증: 과호산구증후군(hypereosinophilic syndrome, HES)

- 골수증식성 과호산구증가증후군(myeloproliferative HES): 혈청 vitamin B12 증가, 간/비대증대, 심장 침범과 섬유화, 빈혈, 혈소판감소증, 말초혈액 골수 전구 세포 발견 – 골수증식 질환과 유사, F/P 융합유전자 발견 빈도 높음. 1차성(종양성) 호산구증가로 분류
- 림프구형 과호산구증가증후군(lymphocytic HES): 피부 병변과 혈관부종, 레이노 증후군이 흔하게 동반. 심장, 신경, 호흡기, 비장 등의 침범은 적고 양호한 임상경과를 보임

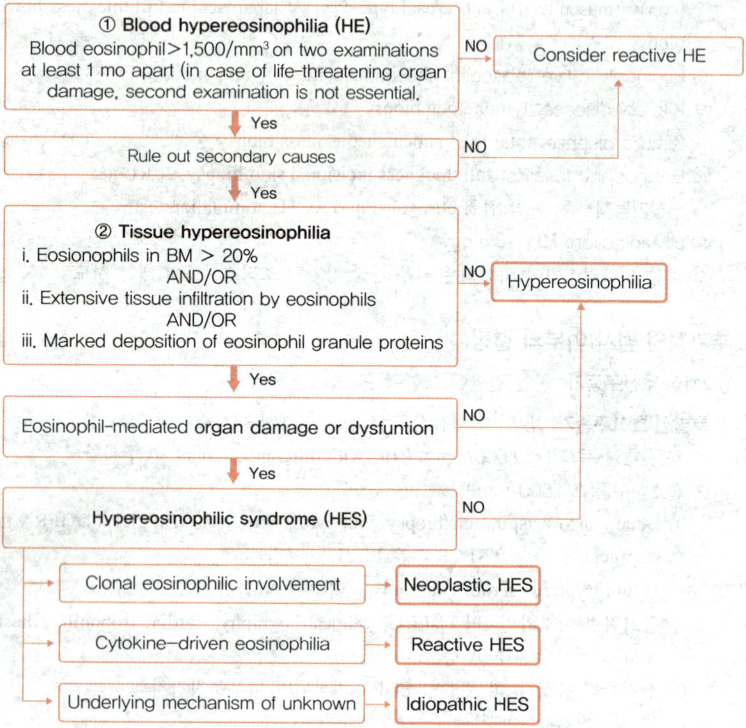

그림 6-7-1. 과호산구증에 대한 접근법 (Modified from Allergy 2020;75:3003-6)

IV. 치료

1. 1차성(종양성) 호산구증가: 골수성 증식을 보이는 악성질환 – 혈액내과 의뢰

2. 2차성 호산구증가

1) 기저질환이 있는 경우: 기저질환 치료

2) 약물알레르기가 의심되는 경우(표 6-7-2)

(1) 약제 사용과 호산구증가증 발생의 시간적 선후 관계를 면밀히 검토

(2) 호산구 증가 유발이 보고된 약제 우선적으로 중단

(3) 이외 필수적이지 않은 약제 모두 중단

(4) 주요 장기 손상 침범을 시사하는 증상이나 검사 이상 소견이 없다면 약제 투여의 득실을 고려하여 중단 없이 단기간 경과 관찰 가능

표 6-7-2. 호산구증가증과 약제 반응

Drug reaction	Examples
Cytokine-mediated response	GM-CSF, IL-2
Pulmonary infiltrates	Nonsteroidal antiinflammatory drugs
Pleuropulmonary response	Valproic acid, dantrolene
Interstitial nephritis	Semisynthetic penicillins, cephalosporins, linezolid
Necrotizing myocarditis	Ranitidine, carbamazepine
Hepatitis	Semisynthetic penicillins, tetracyclines, herbal products
Hypersensitivity vasculitis	Allopurinol, phenytoin
Gastroenterocolitis	Nonsteroidal antiinflammatory drugs
Asthma, nasal polyps	Aspirin
Eosinophilia-myalgia syndrome	L-tryptophan contaminant
Asymptomatic	Semisynthetic penicillins, penicillins, cephalosporins
Drug reaction with eosinophilia and systemic symptoms (DRESS)	Anticonvulsants, minocycline, nevirapine

GM-CSF: granulocyte/macrophage colony-stimulating factor, IL: interleukin

3. (원인 불문) 장기 손상(특히 중추신경계, 심장, 혈전/색전증 등)이 의심되는 호산구증가

전신 steroid 투여(prednisolone 0.5~1 mg/kg/day) 후 반응에 따라 유지 후 단계적 감량

4. 과호산구증후군(HES)

1) FIP1L1/PDGFRA (+): imatinib
2) FIP1L1/PDGFRA (−): corticosteroid
   - corticosteroid-sparing을 위한 경우 또는 refractory HES인 경우 hydroxyurea, IFN-α, vincristine 등 고려할 수 있음
   - IL-5 경로를 차단하는 생물학적 제제도 고려해볼 수 있음

V. 기생충 질환

표 6-7-3. 주요 기생충질환의 임상적 특징과 치료

Parasite	Risk factor	Symptoms	Treatment
*Clonorchis sinensis**	덜 익은 민물고기 섭취	무증상이 가장 흔함. 때때로 상복부 통증, 압통, 발열, 황달, 설사 등 동반	Praziquantel 25 mg/kg tid 1~2 days
Paragonimus westermani	덜 익은 민물 게/가재 섭취	주로 호흡기(62%), 그 외 다른 장기 증상 유발 가능	Praziquantel 25 mg/kg tid 2 days
Larva of Spirometra species (Sparganosis)	뱀이나 개구리 생식, 오염된 약수물로 섭취	통증이 수반된 움직이는 피하결절, 뇌신경계 증상, 안과 증상	약물치료 불가, 외과적 제거
Taenia solium (Cysticercosis)	덜 익은 돼지고기 섭취, 감염자의 분변 접촉	무증상 피하결절, 근육내 낭종, 뇌신경계 증상(간질, 두개내압 상승, 거미막염 등)	외과적 제거술 Albendazole 7.5 mg/kg 8 days†
Toxocara canis (Toxocariasis)	덜 익은 동물 간(주로 소) 또는 사슴피 섭취	무증상 감염 흔함, 호산구 간농양, 안과 증상(망막박리 등), 척수염, 뇌막염, 폐쇄성 수두증 등	Albendazole 7.5 mg/kg 5 days (중증도에 따라 2주까지 투여 가능)‡

*50세 이상에서 clonorchiasis 경험이 있는 경우 – 담도암 선별검사로 복부 초음파나 CT를 권장

† 기생충 사멸시 심한 염증반응 유발 위험 – 뇌실질 침범이 있는 경우 prednisolone 1 mg/kg/day를 함께 투여

‡ 무증상 개회충증은 임상상황을 고려하여 치료 결정(구충제 투여가 필수는 아님)

VI. 호산구성 폐질환

1. 정의

1) 말초혈액 호산구증가 + 흉부 영상검사에서 폐침윤(pulmonary infiltrate with eosinophilia: PIE)

2) 폐조직 호산구 침윤

3) 기관지폐포세척액 내 호산구 비율 증가

2. 감별 진단

1) 단순 호산구성 폐질환

– 기생충이나 약제에 의한 경우를 제외한 원인 미상의 일과성 폐침윤

2) 급성 호산구폐렴

(1) 임상적 특징

– 남성에서 약간 더 흔함, 흡연력(50%): 특히 최근 담배를 피기 시작한 경우

– 기저질환 없는 젊은 사람

– 1~5일 정도 발열, 근육통, 흉통, 저산소증, 호흡부전

(2) 검사 및 진단

- 말초 호산구 증가: 발병 7~9일째 최고치에 도달(초기: 호산구 증가 없이 백혈구 증가만 나타날 수 있음)
- Total IgE: 정상 또는 증가
- BAL: 호산구 ≥25%, 림프구와 호중구도 함께 증가
- PFT: obstructive 또는 restrictive pattern, DL_{CO} 감소
- Chest X-ray: 초기 미세한 간질성 폐침윤 → 2일 이내 급격히 진행: 폐포성 + 간질성 폐침윤
- Chest CT: bilateral diffuse reticular density + bilateral patchy ground glass opacity (GGO)
- 진단: 발열을 동반한 급성 호흡기 증상, 흉부방사선 소견, 저산소증, BAL 호산구 증가, 전신 스테로이드 투여에 대한 빠른 반응 등의 진단기준을 이용하여 진단

(3) 치료

- 저절로 또는 전신 스테로이드 치료에 빠르게(24~48시간 내) 호전
  : 저산소증이 심한 경우 methylprednisolone 125 mg q6h 로 투여하고 호전되면 8주 정도에 거쳐 감량

Tip 급성 호산구폐렴은 흡연을 처음 시작한 경우, 중단했다가 다시 시작한 경우, 흡연량이 증가했을 때 발생할 수 있다.

3) 만성 호산구폐렴

(1) 임상적 특징

- 여성이 2배 흔함. 40대 여성에서 호발
- 50% 이상 천식 병력, 그 외 알레르기질환도 흔히 동반됨. 흡연과 관련성 낮음
- 한달 이상의 기침, 진행성 호흡곤란, 수포음, 천명음 등과 함께 전신증상을 보임(고열, 흉통 및 근육통, 체중감소)

(2) 검사 및 진단

- 말초 호산구 증가: 80% 이상에서 관찰되지만, 없는 경우도 있음
- BAL: 호산구 ≥25% (≥40%이 흔함. 림프구 분획보다 높음)
- ESR 증가, 혈청 IgE 증가, hypoxemia 흔함
- PFT: 주로 정상 소견(obstructive 또는 restrictive pattern도 가능), 일부에서 DL_{CO} 감소
- Chest X ray 또는 chest CT: photonegative pulmonary edema (dense extensive bilateral peripheral infiltrate) 1/4에서 관찰
- 진단: 2주 이상 호흡기 증상, BAL 또는 말초 혈액 호산구 증가, chest x-ray 소견, 그 외 원인 제외 등의 criteria를 이용하여 진단

(3) 치료
- 전신 스테로이드로 치료(대부분 24시간 이내 반응)
- 2/3는 2주 이내 완전 관해되지만, 전신 스테로이드 감량 중 재발이 흔하여 6개월 이상 전신 스테로이드 치료가 필요한 경우가 대부분

(4) 예후
- 재발이 흔함

4) Eosinophilic Granulomatosis with PolyAngiitis (EGPA, 舊 Churg-Strauss syndrome)
- 천식, 말초 호산구증가증, 신경병증, 이동성 폐침윤, 부비동 이상, 조직 내 호산구 혈관외침윤: 이상 6개의 소견 중 4개 이상인 경우
- CT: GGO (가장 흔함) ± centrilobular nodules, pleural/pericardial effusion, hilar node enlargement, stellate pulmonary arteriole 등. Cavitation은 드묾
- 병리소견: small arteriole/venule vasculitis, small necrotizing granuloma
- p-ANCA(+): 국내에서는 비교적 드묾
- 치료: 1) 초기 증상 조절(remission): 고용량 스테로이드, cyclophosphamide, rituximab을 고려해볼 수 있음. 특히, 치료에 불응하는 ANCA(+) EGPA에서 rituximab 투여를 고려해볼 수 있음. 최근에는 IL-5 경로 차단하는 항체 치료가 효과적임이 보고되고 있음. 2) 유지 치료: 저용량 스테로이드 또는 azathioprine, hydroxyurea 등 면역억제제를 고려해볼 수 있음.

••• 참고문헌 •••

1. Middleton's Allergy 9th edition, 2019, Elsevier Inc., Chapter 58, 59, 65, 73
2. 천식과 알레르기질환, 제3판, 2023, 여문각, 제3부 제15장
3. 박찬선, 이상표. Allergy Asthma Respir Dis 2015;3:387-95
4. Schuster B, Zink A, Eyerich K. Allergy 2020;75:3003-3006
5. Thomsen GN, Christoffersen MN, Lindegaard HM, et al. Front Oncol 2023;13:1193730

Part 7

Nephrology

신장

CONTENTS

CHAPTER 01

신장 질환의 증상에 따른 접근

Diagnostic approach to kidney diseases

박석우

I. 혈뇨(Hematuria) 핵심역량

1. 정의: RBC ≥ 3/HPF (random urine)

2. 감별 진단(그림 7-1-1)

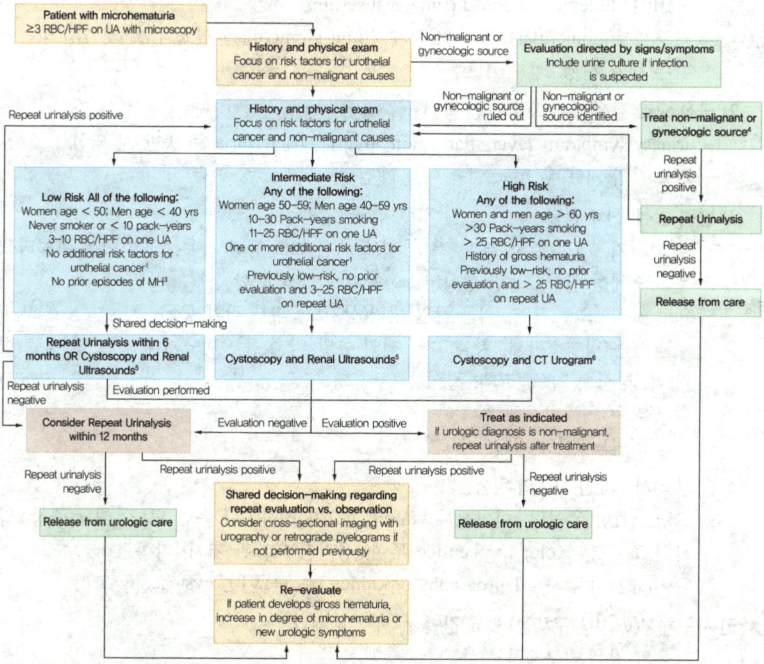

1. Main risk factors for urothelial cancer are those in the AUA risk stratification system (age, male sex, smoking, degree of microhematuria and history of gross hematuria). Additional risk factors for urothelial carcinoma include but are not limited to irritative lower urinary tract voiding symptoms, history of cyclophosphamide or ifosfamide chemotherapy, family his- tory of urothelial carcinoma or Lynch Syndrome, occupational exposures to benzene chemicals or aromatic amines, history of chronic indwelling foreign body in the urinary tract
2. If medical renal disease is suspected, consider nephrologic evaluation, but pursue concurrent risk-based urological evaluation
3. Patients may be low-risk at first presentation with microhematuria, but may only be considered intermediate- or high-risk if found to have persistent microhematuria
4. There are non-malignant and gynecologic sources of hematuria that do not require treatment and/or may confound the diagnosis of MH. Clinicians can consider catheterized urine specimen in women with vaginal atrophy or pelvic organ prolapse. Clinicians must use careful judgment and patient engagement to decide whether to pursue MH evaluation in the setting of chronic conditions that do not require treatment, such as the aforementioned gynecologic conditions, non-obstructing stones or BPH.
5. Clinician may perform cross-sectional imaging with urography or retrograde pyelograms if hematuria persists after negative renal ultrasound
6. MR Urogram or Non-contrast imaging plus retrograde pyelograms if contraindications to CT Urogram

그림 7-1-1. 혈뇨의 평가 알고리즘
출처: 2020 American Urological Association guideline, microhematuria

1) 감별 진단

(1) 진성 혈뇨의 확인

① microscopy 양성 (RBC ≥3/HPF): 진성 혈뇨

② microscopy 음성

- urine dipstick heme (+): hemoglobinuria, myoglobinuria
- urine dipstick heme (−): porphyria etc.

(2) 산부인과적 원인 배제

- 월경 기간 피해서 검사
- uterine prolapse, vaginal atrophy 등

(3) 흔한 비뇨기계 양성 질환 병력 파악

- BPH, Foley or Double-J catheter insertion

(4) 사구체성(glomerular) vs. 비사구체성(non-glumerular) 혈뇨 감별 및 알고리즘에 따른 평가 진행 그림 7-1-1. 참고

2) 급성 요로 결석 혹은 요로 감염 감별 Chapter 11. 신결석과 요로 감염 참조

- urinary symptom, fever, flank pain, pyuria, bacteriuria 등 동반 시 의심
- 요로 감염 치료 후 혈뇨 지속 여부 재검

3) 병력 청취, 신체 검진

- 발병 시기, 이전 검사 결과, 육안 혈뇨 혹은 clot 동반 유무, 색깔(어두운 콜라색은 사구체성 시사), 동반 증상(배뇨 증상, 단백뇨 동반 등)
- 요로 결석, 요로 감염, 최근 감염 병력(상기도, 피부 질환 등)
- 약물 복용(항혈소판제, 항응고제, 신염 유발 약제 등), 비뇨기계 질환 및 치료 병력(암, 방사선 치료, 결핵, 결석 등)
- 흡연력
- 가족력(혈뇨, 신장 질환, 비뇨기계암)

4) 악성 비사구체성 혈뇨의 위험인자

- 고령, 남성, 흡연력, 현미경적 혈뇨의 정도가 심하거나 육안 혈뇨, 배뇨 증상, 방사선 조사력, cyclophosphamide 투여, 장기간 도뇨관 거치, 가족력
  → 비뇨기계 검사 CT urography or kidney US (+IVP), cystoscopy 고려

5) 사구체성(vs 비사구체성) 혈뇨 감별

- 다음의 경우 사구체성 시사
  : dysmorphic RBC, red cell cast, cola colored urine, clot 없음, 3 tube test(소변 처음이나 마지막에만 혈뇨가 있을 경우 비사구체성 시사), 단백뇨 동반(단, 다량의 육안 혈뇨는 단백뇨 검출 가능)
- 사구체성 혈뇨 의심될 경우: 추적 관찰 혹은 추가 검사(serologic tests, kidney imaging 등)/신장 조직 검사 필요성 평가
- 고립성 사구체성 혈뇨의 흔한 원인: IgA 신장병, thin basement membrane disease 및 Alport syndrome

II. 단백뇨(Proteinuria) 핵심역량

1. 정의

1) **단백뇨**: 정상 범주를 벗어난 양의 소변 배출

- 단백뇨(proteinuria): 소변 총 단백 ≥ 150 mg/day
- 알부민뇨(albuminuria): 총 단백 배출량은 정상이어도, 아래와 같은 알부민 배출의 증가 시 질환 시사

표 7-1-1. 알부민뇨(albuminuria) 의 정의

Category	AER (mg/24 hours)	ACR (approximate equivalent)		Terms
		(mg/mmol)	(mg/g)	
A1	< 30	< 3	< 30	Normal to mildly increased
A2	30~300	3~30	30~300	Moderately increased*
A3	> 300	> 30	> 300	Severely increased**

AER, albumin excretion rate; ACR, albumin-to-creatinine ratio (KDIGO 2024 Clinical Practice Guideline).

2) **양에 따른 분류**

(1) 신증후군 범위 단백뇨(nephrotic range proteinuria): 총 단백 ≥ 3.5 g/day
- 사구체 질환 가능성을 시사함
- 신증후군(nephrotic syndrome)을 동반하거나, 동반하지 않을 수 있음

*신증후군: 신증후군 범위 단백뇨와 함께, 저알부민혈증 (≤3.5 g/dL), 부종 동반 시 진단

(2) 비 신증후군 범위 단백뇨(non-nephrotic range proteinuria)

2. 진단

1) **Urinary dipstick test**(표 7-1-2)

(1) 위음성: 희석뇨, 다발성 골수종과 같이 알부민 이외의 단백 증가

(2) 위양성: 농축뇨나 혈액에 오염된 뇨, 요로 감염증, pH > 7.0의 알칼리뇨, 요오드 조영제 사용 24시간 이내

(3) Dipstick albumin 결과와 요단백량(1일 소변량을 측정하여 예측)

: 소변 농축도(specific gravity), 알부민뇨(vs. 비알부민 단백뇨), 위양성/위음성 요인을 고려해 단백뇨 유무 해석. 더 정확한 진단을 위해서는 24시간 요검사, random (spot) urine ACR/PCR 검사 시행 권장

표 7-1-2. Urinary dipstick albumin에 따른 요 단백의 농도

Dipstick albumin	요단백 농도
Negative	< 10 mg/dL
Trace	10~20 mg/dL
1+	30 mg/dL
2+	100 mg/dL
3+	300 mg/dL
4+	1,000 mg/dL

2) 24시간 요 검사

(1) 첫 아침 소변을 버리고 모으기 시작하여 다음 날 아침 첫 소변까지

(2) 24 h 요 크레아티닌으로 검정: 20~25 mg/kg/day(남), 15~20 mg/kg/day(여)

※ 과소측정: 검체 소실 등 urine collection이 부정확할 때, cimetidine 등 복용 시, 영양 부족, muscle mass가 적은 경우

※ 과대측정: 실제 사구체여과율이 저하된 경우 creatinine의 tubular excretion이 증가될 수 있음

3) Random (spot) urine protein-creatinine ratio (uPCR) 및 albumin-creatinine ratio (uACR)

(1) random urine의 단백/알부민 농도를 creatinine 농도로 나누어 계산 (단위: mg/gCr, g/gCr)하며, 이 값을 하루 단백/알부민 배설량으로 가정함

(2) 24시간 검사에 비해 간편하고, 반복적 검사를 통한 추적에 편리

(3) 일 중 변동(diurnal variation), creatinine 생성량(근육량, 성별 등에 영향) 에 따라 오차 발생 가능: 정확한 정량이 필요한 경우 24시간 요검사 병행

4) 요단백 전기영동검사(Urine protein electrophoresis): 단백뇨 종류 감별

- 사구체성(glomerular): 알부민뇨가 전체 단백뇨 40% 이상
- 세뇨관성(tubular)
- 범람성(overflow): M protein 확인, Bence-Jones proteinuria라고도 불림

3. 임상적 원인에 따른 단백뇨의 분류(그림 7-1-2)

1) 신기능 저하, 사구체성 혈뇨 동반, 신증후군 범위 단백뇨 및 신증후군

(1) 신장 질환 혹은 사구체 질환을 시사

(2) 급만성 콩팥병, 일차성 혹은 전신 질환, 약물에 의한 이차성 사구체 신염 등 진찰, 추가 검사(혈액, 소변, 영상 및 조직 검사) 진행I. 혈뇨, III. 질소혈증 및 해당 chapter 참조

2) 비 신증후군 범위의 고립성 단백뇨(isolated proteinuria)

(1) 일시적 단백뇨(transient proteinuria)

(2) 지속성 단백뇨(sustained proteinuria, including moderately increase albuminuria)
- 기립성 단백뇨(orthostatic proteinuria) 감별
- 일시적 단백뇨, 기립성 단백뇨 배제하면, 편의 상 glomerular proteinuria, tubular proteinuria, overflow proteinuria, post-renal proteinuria 로 구분

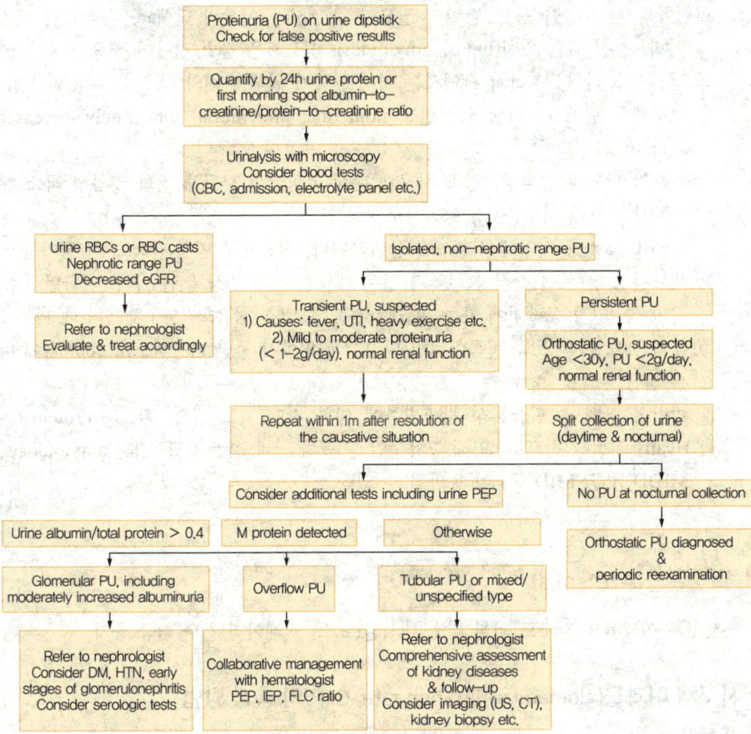

그림 7-1-2. 단백뇨의 진단

4. 비 신증후군 범위 고립성 단백뇨의 감별 진단

1) 일시적 단백뇨(Transient proteinuria)

(1) 발열, 운동, 비만, 수면 무호흡증, 심부전, 스트레스, 감염 등에 의해 일시적으로 발생 할 수 있음
(2) 원인 해결 후 재검 시 단백뇨 음성임을 확인

2) 기립성 단백뇨(Orthostatic proteinuria)

(1) 30세 미만, 정상 신기능을 가진 젊은 사람에서, 대부분 단백뇨 < 2 g/day

(2) 24시간 소변을 분리하여 채집: 낮 16시간 동안 단백뇨(+), 밤 8시간 단백뇨(−)

(3) 예후는 양호, 매년 호전 시까지 혈압측정 및 단백뇨검사 권장되기도 함

3) 지속성 고립성 단백뇨: 여러 신장 질환에 의한, 다양한 스펙트럼의 임상 양상으로 나타날 수 있음. 따라서, 병력, 단백 정량, 신기능, 요단백 전기영동검사, 영상 검사, 혈청학적 검사 등을 통한 감별이 필요함. 1 g/day 이상의 단백뇨, 점진적인 신기능 악화, 전신 질환 의심(lupus, amyloidosis 등) 혹은 감별 진단이 필요할 경우 조직 검사가 고려됨. 본 chapter에서는 이해를 돕기 위해 아래와 같은 분류를 제시함.

① 사구체성 단백뇨, 미세 알부민뇨(glomerular proteinuria, moderately increased albuminuria)

- 초기 당뇨병 콩팥병, 경도 사구체 손상(고혈압성 사구체 경화, 2차성 국소 분절상 사구체 경화증, 경도의 사구체 신염 등)
- RBC cast 등 사구체성 혈뇨를 동반하거나, 신증후군 범위 단백뇨 진행 가능

② 세뇨관성 단백뇨: 간질성 신염과 같은 세뇨관 특이 손상 뿐만 아니라, 급만성 신장 손상, 만성 콩팥병에 따른 세뇨관 위축 및 간질 섬유화, 사구체 신염에 따른 2차성 세뇨관 손상 등 비특이적인 다양한 원인에서 동반 가능하므로 context에 따른 진단.

③ 범람성 단백뇨: 단클론성 감마병증에 대한 진단/치료 필요. 단, M protein derivatives의 침착으로 인해 2차적인 사구체, 세뇨관-간질 질환(amyloidosis, MIDD, PGNMID 등) 이 동반될 수 있음.

III. 질소혈증(Azotemia)

: 사구체 여과율의 감소로 인한 질소 대사물(요소, 크레아티닌)의 혈중 증가.

1. 사구체 여과율(glomerular filtration rate, GFR)의 측정 방법

1) 혈청 creatinine

(1) 신기능을 대변하는 가장 대표적인 값

(2) GFR 변화 경향을 확인하기 위해 1/Cr의 변화를 확인할 수 있음

2) 혈청 Creatinine을 이용한 추정 사구체 여과율 (eGFR)

(1) Cockcroft-Gault 공식: 최근 MDRD 혹은 CKD-EPI 공식으로 대체되고 있음

(2) MDRD 공식: GFR < 60 mL/min per 1.73 m^2 에서 실제 신기능을 잘 반영함

(3) CKD-EPI-Cr 공식: 혈청 creatinine, 연령, 성별 활용. MDRD 공식보다 GFR > 60 mL/min per 1.73 m^2에서 더 정확하다고 알려져 최근 가장 각광받음

3) Cystatin C를 이용한 추정 사구체 여과율 (eGFR) 공식: creatinine을 이용한 공식에 비해 근육량의 영향이 적음. 그러나 활동성 악성 질환, 염증, 갑상선 항진증이 있거나 steroid 사용 시 cystatin C의 농도가 증가하므로 주의. 45~59 mL/min/1.73 m^2 이고 콩팥 손상의 증거가 없는 경우 만성 콩팥병의 확인을 위하여 Cystatin C 측정 고려

4) 24시간 소변 creatinine clearance: creatinine의 소변 청소율 통해 GFR측정

2. Azotemia의 감별 진단(그림 7-1-3)

: 과거 사구체 여과율 기록, 병력과 동반 증상, 다른 검사(소변 검사, 영상 검사)에서의 동반된 급/만성 이상 징후를 바탕으로, 급성 혹은 만성 콩팥병의 감별 진단 필요

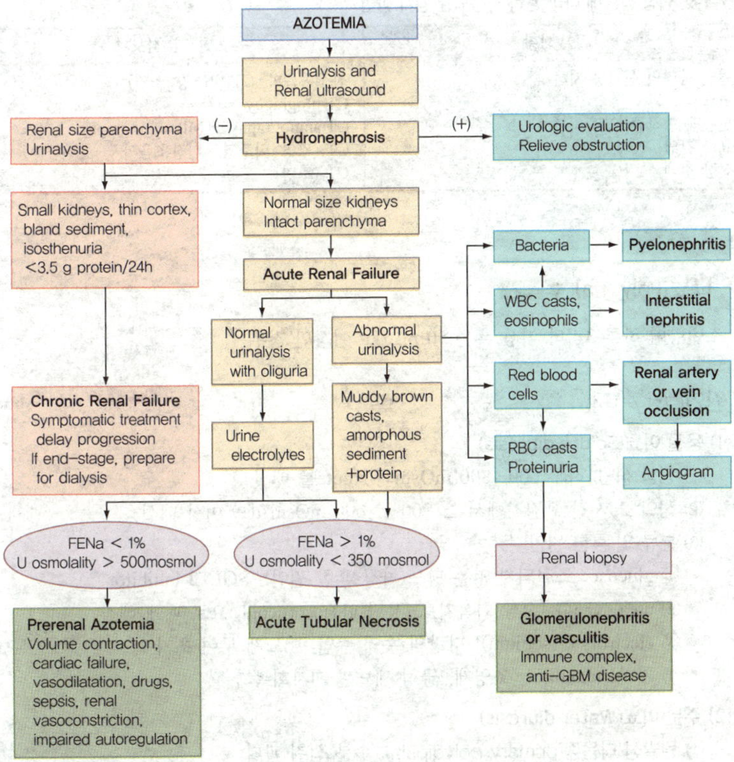

그림 7-1-3. 질소혈증 환자의 진단
출처: Harrison's Principles of Internal Medicine (19th ed.), Chapter 61

3. 영상 검사의 활용

1) 임상 상황에 따른 필요한 검사(표 7-1-3)

2) 핵의학 검사의 활용(주로 ^{99m}Tc-DTPA 혹은 ^{99m}Tc-MAG3 이용)

(1) GFR 측정: 신장 이식 공여자 검사에서, 양측 콩팥의 개별 사구체여과율 측정을 위해 활용되기도 함

(2) 요로 폐쇄 진단: 이뇨제를 사용하여 이뇨를 유발한 후 방사선핵종이 늦게까지 신장에 남아 있는 경우 기계적 요로 폐쇄를 의심함

(3) 신동맥 협착증 진단: Captopril challenge test가 사용되기도 하였으나, 신기능 저하 및 양측 신동맥 협착의 경우 민감도가 떨어지고, 영상 검사(CTA, MRA)로 대체되는 경향

표 7-1-3. 임상 상황에 따라 흔히 사용되는 검사 방법

임상 상황	필요한 검사
원인 불명의 신기능 저하	신장초음파, CT(비조영>조영)
혈뇨	CT urography
신동맥 협착증	CT angiography or MR angiography
요로 감염	CT (조영>비조영), 신장초음파
신장 경색	CT (조영)

IV. 다뇨(Polyuria) 핵심역량

소변량이 하루 3리터 이상 혹은 50 mL/kg 이상인 경우

1. 원인(그림 7-1-4)

1) 용질 이뇨(Solute diuresis)

(1) 정상 성인: 하루 600~800 mOsm의 solute를 배설

(2) 정의: 24시간 요검사에서 ≥ 900~1,000 mOsm/day 이상 배설

(3) 분류 및 흔한 원인

① glucose: 조절되지 않는 당뇨(가장 흔한 원인), SGLT2 inhibitor

② urea: 급성 신손상 회복기, 고용량 glucocorticoid, 요로 폐쇄 해결

③ electrolyte (sodium): 다량의 수액 주입, 이뇨제 투여 초기

④ 기타: mannitol, 조영제, 급성 세뇨관 괴사회복기

2) 수분 이뇨(Water diuresis)

(1) 원발성 다음증(primary polydipsia): 수분 섭취 과다

(2) 중추성 요붕증(central diabetes insipidus): 항이뇨 호르몬(antidiuretic hormone, ADH) 분비 부족

(3) 신성 요붕증(nephrogenic diabetes insipidus): 항이뇨 호르몬의 분비는 정상이나신장 세뇨관에서 호르몬 작용에 저항성을 보임

2. 요붕증의 감별 진단

1) 용질 이뇨와 수분 이뇨의 감별

- spot urine Osm (mOsm/kg) <300 수분 이뇨; ≥ 600 용질 이뇨 시사
- spot urine에서 감별이 불분명한 경우: 24시간 소변 검체에서 900~1,000 mOsm /day 이상 배설 시 용질 이뇨 시사

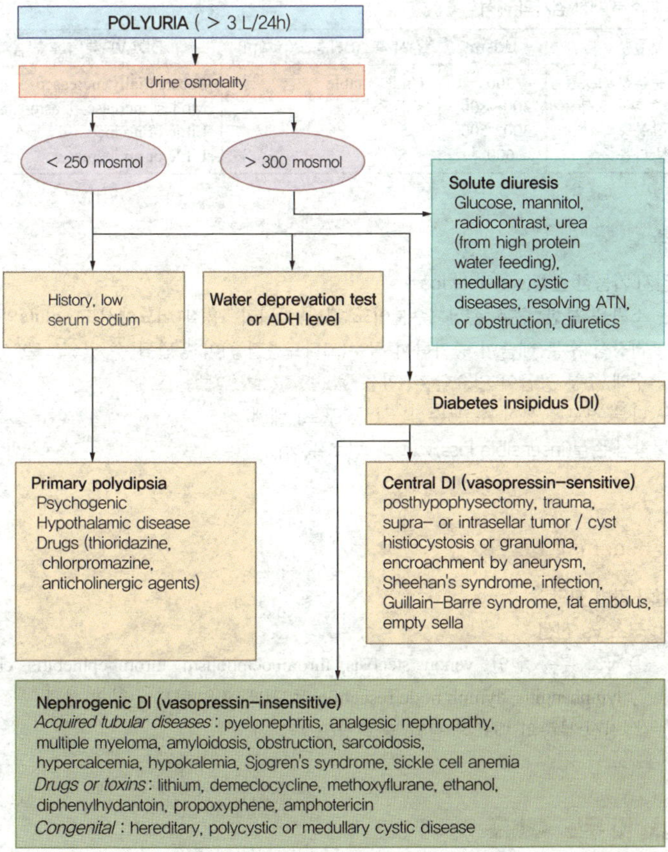

그림 7-1-4. 다뇨증의 진단

2) **수분제한검사(Water deprivation test)**: 수분 이뇨가 의심될 경우

(1) 방법: 매시간 체중, 혈청/요 osmolality, 혈청 Na^+, 요량 측정.

(2) 다음 중 하나 도달 시 검사 종료: 소변 osmolality > 600~700 mOsm/kg, 혈청 Osm >295 mOsm/kg, 혈청 Na^+ >145 mEq/L

(3) 검사 종료 시점에서 결과의 해석(표 7-1-4)

- 소변 osmolality > 600~700 mOsm/kg 도달한 경우 원발성 다음증 시사
- 상기 소변 osmolality 미만 시 desmopressin challenge test
  : 4 mcg (sc or iv) 투여 후 30분마다 총 4회 소변량, osmolality 등 측정

표 7-1-4. 수분 제한 검사의 해석

질환	Uosm	검사 후 ADH 농도(pg/ml)	DDAVP 투여 후 반응
완전 중추성 요붕증	< 300	Undetectable	Substantially increased
부분 중추성 요붕증	300~800	< 1.5	Modest increase, Uosm > Sosm
신성 요붕증	300~500	> 5	Little or no increase
원발성 다음증	> 600	< 5	Little or no increase

3. 탈수

1) **감지 가능한 손실(sensible loss)**

- 소변을 통한 수분 손실: 수분이뇨 뿐만 아니라, 용질 이뇨에서도 solute와 함께 저장성 수분 배출이 증가하여 탈수(고나트륨혈증)이 동반될 수 있으므로, 저장성 수액/수분 공급이 필요할 수 있음 '2. 요붕증의 감별진단' 참조
- 다른 경로를 통한 수분 손실: 설사, 구토, 배액

2) **불감성 손실(insensible loss)**: 고열, 빈호흡, 땀

V. 부종(edema) 핵심역량

1) **일차 감별 진단**

(1) 국소 vs 전신

① 국소 부종 원인: venous stenosis, thromboembolism, thrombophlebitis, chronic lymphangitis, lymph node resection 등 정맥 혹은 림프 순환의 폐쇄

② 전신 부종의 대표적 원인 및 특징(표 7-1-5)

VI. 핍뇨 및 무뇨 핵심역량

1) **정의**: 소변량 < 400~500 mL/일(무뇨: < 50~100 mL/일)

2) **감별진단**: 핍뇨성 급성 신손상에 대한 일차 감별이 중요Chapter 05. 참고

– 급성 신손상이 무뇨를 동반하는 경우 prerenal type (severe hypovolemia, shock) 혹은 양측성 완전 요로 폐쇄 의심

표 7-1-5. 전신 부종의 원인

장기	병력	신체검진	검사 소견
심장	주로 야간 혹은 좌위 시의 호흡곤란	목정맥압 증가, ventricular gallop; 말초 청색증, 차가운 사지, 맥압 감소	Elevated urea nitrogen-to-creatinine ratio common; elevated uric acid; serum sodium often diminished; liver enzymes occasionally elevated with hepatic congestion
간	호흡곤란은 드묾. 그러나 복수가 심하면 호흡곤란 나타날 수 있음.	복수가 종종 동반되나, 목정맥압은 정상이거나 낮다. 혈압도 낮은 경우가 많다.	If severe, reductions in serum albumin, cholesterol, other hepatic proteins (transferrin, fibrinogen); liver enzymes elevated; tendency toward hypokalemia, respiratory alkalosis; macrocytosis from folate deficiency
만성 콩팥병	의식 변화, 졸음, 식이 감소 등의 요독증상 나타남. 호흡곤란도 동반될 수 있으나, 심부전에 비해 뚜렷하지 않음.	혈압 증가, 고혈압 망막병증	Albuminuria, hypoalbuminemia; sometimes, elevation of serum creatinine and urea nitrogen; hyperkalemia, metabolic acidosis, hyperphosphatemia, hypocalcemia, anemia (usually normocytic)
신증후군	소아당뇨, plasma cell dyscrasias	눈 주위 부종, 고혈압	Overt proteinuria; hypoalbuminemia; hypercholesterolemia; microscopic hematuria
약물	NSAID, 고혈압 약제 (혈관확장제, hydralazine, methyldopa, minoxidil; DHP 계열 칼슘통로 차단제, α 차단제), steroid, cyclosporine, growth hormone 등		

CHAPTER 02

수액요법
Fluid management

정종철

I. 체내의 수분 분포

- 체내 총수분 함량(total body water, TBW)
- 혈장: 간질: 세포 내 = 1: 3: 8

표 7-2-1. 체내 수분량의 계산

소아, 성인 남성	0.6 × 체중(kg)
성인 여성, 노인 남성	0.5 × 체중(kg)
노인 여성	0.45 × 체중(kg)

II. 수액 요법의 목적(fluid therapy)

1. 체액량의 유지(Volume replacement)

1) 등장성 생리식염수(0.9% saline, normal saline)가 가장 기본적인 치료법
2) 수액 1 L의 체내 분획별 분포

표 7-2-2. 수액 요법 후 수분의 분포

	1,000mL 주입 후 변화(mL)			Replacement after plasma volume loss of 1L
	ICF	ISF	IV	
D5W	666	251	83	× 12 (8~12L)
0.9% NS	0	750	250	× 4 (2.5~4L)
Half Saline	334	506	160	× 6 (5~6L)
Colloid	0	0	1000	× 1

2. 유지 수액 요법(Maintenance replacement)

유지 수액 요법은 경구 투여가 우선적, 금식인 경우 경정맥요법 시행

1) 수분: 30 mL/kg/day (2,000 mL/day), 체온 1℃ 상승 → 10~15%의 수분 추가

2) Na^+: 100~150 mEq/day (salt 6~9 g/day),

※ 1g 소금(NaCl) = 17.1 mEq NaCl

3) K^+: 60~80 mEq/day

4) 포도당과 열량: 100~150 g/day 이상의 포도당 공급
→ 금식으로 인한 체단백 소실(1~1.2 g/kg/day) 억제 및 케톤산증 발생 예방
→ 금식이 일주일 이상 지속되는 경우, 중심정맥 고농도 포도당 용액 주입

5) 발열이나 배액이 없는 안정된 금식 환자의 기본 유지 수액 요법의 처방
(1) 수분: 30 mL/kg (2,000 mL) → 5% 포도당액 1,000 mL × 2
(2) Na^+: 100~150 mmol → 77 mmol/L × 2
(3) K^+: 40~80 mmol → 20~40 mmol/L × 2
→ D5Na77K30 (NK1) 혹은 D5Na77K20 (NK2) 2,000 mL/day

III. 수액 치료 목적에 따른 수액제의 선택

1. 포도당 용액(Dextrose water)

1) **적응증**: 수분과 칼로리 공급(1 g당 4kcal)

2) **투여 경로 및 속도**
(1) 포도당액은 시간당 0.5 g/kg 이하의 속도로 주입(요당이 검출되지 않고 이에 따른 삼투성 이뇨에 의한 수분 손실이 없음)
(2) 포도당을 빠른 속도로 주면 요당에 의한 삼투성이뇨 및 일시적인 고인슐린혈증 초래 → 쇠약감, 발한, 의식 및 지남력 장애, 저혈압 등 발생 가능

2. 등장성 및 저장성 식염수(Crystalloid)

1) **적응증**: Na^+ 결핍이나 이에 따르는 체액량 부족(volume depleted state)
※ 저장성 식염수는(0.45% half saline) 혈압이나 맥박 등이 안정된 상태에서 Na^+의 결핍이 있으면서 혈중에 혈당, BUN 등이 높은 고장성인 상태에서 사용함(예 당뇨병성 혼수, 급성 신손상의 이뇨기)

2) **투여량 및 속도**: 최대 500 mL/h, shock이 있는 경우 15~30분 이내에 500 mL까지

3) **특성**: 과량 투여 시 과염소성 대사성 산증(dilutional acidosis) 발생 가능

3. 고장성 식염수 용액(Hypertonic saline)

1) **적응증**: 극심한 Na^+ 소실 혹은 수분 과잉으로 증상이 있는 저나트륨혈증에서 뇌부종의 발생을 예방하기 위해 사용

2) **투여 속도**: 3% NaCl을 환자 체중 부피(mL)/hr 투여
→ 혈청 Na^+ 약 1 mEq/L/hr 상승

3) **특성**: 과다 속도로 급격한 교정은 중추탈수초질환으로 인한 마비 및 혼수를 일으킬 수 있으므로 주의

4. Ringer 용액 및 하트만 용액(Lactated Ringer's solution, Hartmann's solution)

1) 적응증: 수술 환자에서 다량의 생리식염수 투여로 인한 대사성 산증이 유발될 수 있으므로, 다량의 혈액 손실이 예상되는 경우(수술 및 화상)에 주로 사용함

2) 특성: K, Ca 조성이 체액과 유사함

⑴ Ringer 용액: NaCl, KCl, $CaCl_2$ 혼합액

⑵ Lactated Ringer's solution: Ringer 용액 + lactate(체내에서 lactate → HCO_3^-로 변화되어 특히 대사성 산증 시 선호됨, lactic acidosis에서는 lactate → HCO_3^- 전환 능력이 손상되기 때문에 사용하지 말아야 함)

5. Plasma solution-A

1) 적응증: 생리식염수와 치환되어 사용할 수 있음

2) 특성: Cl 제한 수액, 대사성 산증 시 선호됨

- 고칼륨혈증, 대사성 혹은 호흡성 알칼리증 환자에서 사용을 피해야 함

6. 교질용액(Colloid)

1) 적응증: shock 치료에 사용되었으나, crystalloid에 비하여 outcome 차이 없음

2) 예: 전혈, 혈장, packed RBC, 알부민(5%, 25%), dextran, hetastarch(6% hydroxyethyl starch, HES)

3) 특성

⑴ 분자량이 커서 주입 후 혈관 내 존재 → oncotic pressure 증가 → 일시적 혈관 내 용적 증가에 효과적임

⑵ HES: 중증 패혈증에서 crystalloid에 비하여 사망률을 증가시키고, 급성 신손상의 위험성을 증가시킬 수 있어 중증 패혈증에서는 사용을 피해야 함

7. Albumin

1) 적응증: paracentesis 혹은 hepatorenal syndrome에서 사용 가능. 이뇨제 반응을 올리기 위해서 사용함. 그러나 septic shock의 치료 효과는 없음

2) 특성: 알레르기 과민 반응을 보이는 경우가 있으므로 조심. 주입량뿐만 아니라 주입 속도에 따라 폐부종 및 식도정맥류 출혈을 일으킬 수 있음

표 7-2-3. 수액 조성표

Solutions	Na	K	Ca	Mg	Cl	HCO	Lactate	Acetate	Gluconate	Glucose	mOsm/L
ECF	135~145	4.5~5.0	2.2~2.6	0.8~1.0	94~1111	23~27					280~310
D5W										50	
0.9% NaCl	154				154						308
0.45% NaCl	77				77						154
D5/0.9% NaCl	154				154					50	586
NK2	77	20			97					50	
Lactated Ringer's	131	5.4	2.0		111		29				281
3% NaCl	513				513			27	23		1,026
Plasma solution-A	140	5.0		3.0	98						294
20% Albumin	100				19						330
5% Albumin	140				128						313
6% Hetastarch	154				154						308
15% Mannitol											823
20% Mannitol											1,098

Clinical Physiology of Acid-Base and Electrolyte Disorders Ch. 14:434.

••• 참고문헌 •••

1. Harrison's Principles of Internal Medicine (20th ed.), Chapter 49.
2. Comprehensive Clinical Nephrology (5th ed.), Chapter 7, 8.
3. Clinical Physiology of Acid-Base and Electrolyte Disorders (5th ed.), Part 2, 3.
4. Crit Care 2014;14:R191.

CHAPTER 03

전해질장애
Electrolyte disturbance

박세훈

I. 저나트륨혈증(Hyponatremia)

1. 정의: 혈청 Na+ 농도 < 135 mEq/L

2. 임상 양상: 대개 무증상

1) 중등도: 구역감, 두통, 졸음(drowsiness), 전신쇠약감
2) 중증: 구토, 혼미(stupor), 발작(seizure), 혼수(Glasgow Coma Scale 8)
3) 급성(지속기간 < 48시간) vs. 만성(지속기간 > 48시간 또는 불명)
4) 중등도(125~129 mEq/L) vs. 중증(< 125 mEq/L)
5) 주요 원인: SIADH, 이뇨제, 다음(polydipsia), 부신기능저하, 혈량저하증(hypovolemia), 심부전증, 간경화증

3. 진단적 접근(그림 7-3-1)

1) 비저장성 저나트륨혈증(Non-hypotonic hyponatremia) 감별

(1) 혈장 삼투질 농도의 증가: 고혈당, 만니톨
(2) 정상 혈장 삼투질 농도의 증가: 고농도의 혈중 중성지방, 콜레스테롤, 단백질

2) 소변 삼투질 농도(Urine osmolality, Uosm)

(1) Uosm < 100 mOsm/kg: 원발성다음증, 저장성 음료의 과다 섭취

3) 소변 Na$^+$, 세포외액량(extracellular fluid, ECF)

(1) 소변 Na$^+$ < 30 mmol/L
유효순환용적(effective arterial blood volume)의 감소
① 세포외액량 증가: 심부전증, 간경화증, 신증후군
② 세포외액량 감소: 구토/설사, 제3공간 손실(third space loss), 이전 이뇨제 사용력

(2) 소변 Na$^+$ ≥ 30 mmol/L
① 세포외액량 감소: 구토, 설사, 신성염분손실(renal salt wasting), 뇌성염분손실(cerebral salt wasting)
② 세포외액(extracellular fluid, ECF) 정상: SIADH, 부신기능저하증 (이전 스테로이드 투약력), 갑상선 기능저하증

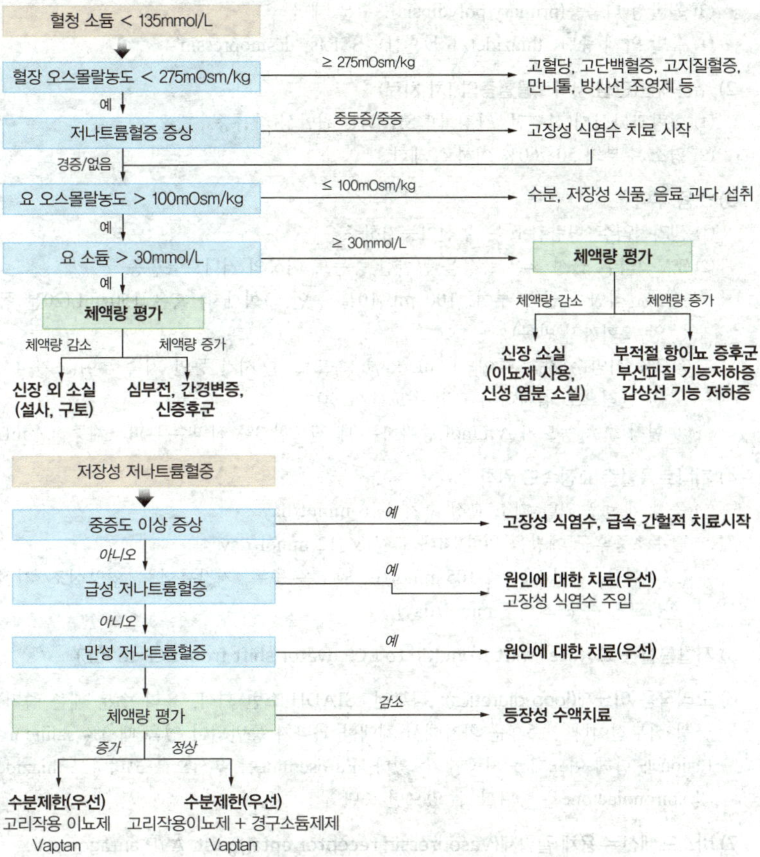

그림 7-3-1. 저나트륨혈증의 단계별 진단적 접근(위)과 치료적 접근(아래)
출처: 대한신장학회 저나트륨혈증 진료지침(2022년)

4. 저나트륨혈증의 치료

- 증상을 동반한 중등도 이상(< 130 mmo/L)의 저나트륨혈증은 고장성 식염수 치료
- 증상이 없는 경도(130~134 mmol/L)의 저나트륨혈증은 혈중 소듐 농도 교정보다 원인 질환에 대한 평가와 치료가 중요

1) 원인질환의 교정

(1) 혈량저하증: 생리식염수(volume status 회복 시 ADH 분비 억제)

(2) 부신기능저하증, 갑상선기능저하증: 호르몬 보충

(3) 원발성 다음증(primary polydipsia): 수분 제한

(4) 유발 약제 중단: thiazide(가장 흔함), SSRIs, desmopressin

2) 수분제한(만성 저나트륨혈증의 1차 치료)

(1) 혈량과다상태(심부전, 간경화), SIADH, 원발성 다음증

(2) 평소 수분의 50~60% 이하로 제한

3) 소듐 투약

(1) 생리식염수: 혈량감소증, 부신기능저하증

(2) 3% 식염수: 급성 혹은 증상을 동반한 중등도 이상의 저나트륨혈증

① 3% 식염수 급속 투여: 100 mL(10분 동안, 3회까지) 혹은 150 mL(20분 동안, 2회까지 반복)

② 3% 식염수 지속 투여: 1 mL/kg/h 속도로 수 시간 동안 지속 투여(초기 4시간 간격으로 검사하여 교정 속도를 조정)

③ 혈청 소듐 농도가 Δ mmol 증가하는 데 필요한 3% 식염수 부피 = 체중 × Δ mL

4) 저나트륨혈증 교정속도 원칙

(1) 증상 개선을 위한 최소 교정 수치 4~6 mmol/day

(2) 탈수초증후군 예방을 위한 최대 교정 8~12 mmol/day

(고위험군: 혈청 Na^+ ≤ 105 mmol/L, 알코올 중독, 저칼륨혈증, 영양실조, 간질환, 교정 속도 최대 8 mmol/day)

5) 저칼륨혈증 교정(Na^+ shift from ICF to ECF, water shift from ECF to ICF)

6) 고리작용 이뇨제(loop diuretics): 심부전, SIADH(소변 희석, 유리 수분 배출 증가) 급성 심부전이나 신증후군 환자에서 체액량 과다가 동반되어 있을 때 3% saline infusion과 함께 이뇨제를 처방할 수 있다. Furosemide를 우선으로 고려하고 thiazide 및 spironolactone은 중단할 수 있으면 중단

7) 바소프레신 수용체 길항제(Vasopressin receptor antagonist, AVP antagonist)

(1) 기전: free water 배설 촉진

(2) 약제: 국내에서는 tolvaptan만 사용 가능

(3) 적응증: 심부전, 항이뇨호르몬 분비 이상 증후군(SIADH) 환자에서 임상적으로 유의한(Na^+ < 125 mEq/L 혹은 증상을 동반) 고혈량성(hypervolemic) 또는 정상혈량성(euvolemic)인 저나트륨혈증에서 기존 치료(수분 제한, 고장성 생리식염수 또는 이뇨제 투여 등)를 할 수 없거나 반응하지 않는 경우

(4) 투여 방법

- tolvaptan: 경구, 시작 용량 7.5~15 mg/d, 24시간 후 15 mg/d씩 증량, 최대 60 mg/d까지 용량조절 가능, CrCl < 10 mL/min 이하는 추천되지 않음
- 첫 24시간에는 과도한 이뇨 가능성 있어 수분 제한을 하지 않음, 배뇨량 및 Na^+ 농도 close monitoring(필수), 갈증 발생 시 수분섭취 지속

- 중단할 때에는 낮은 용량으로 서서히 중단하고 중단 후에는 다시 수분 제한
- 간손상 위험성이 있으므로 간경변증 환자에서의 투여는 권고되지 않음

Tip

1. Adrogue'.Madias 공식에 의한 교정법
   1) 3% saline 이외 다른 수액으로 교정을 시도할 때 유용
   2) 단, 요량이나, on going loss 등에 대해 고려를 하지 않은 공식으로, 추적검사에서 예상한 수치와 다른 경우, 환자에 맞게 재조정해야 함
   일정 sodium 농도의 수액 1 L 주입 시 혈청 sodium 농도 변화

$$\text{rmchange in serum Na}^+ = \frac{\text{수액내}(\text{Na}^+ + \text{K}^+) - \text{혈청 Na}^+}{\text{Total body water} + 1}$$

$$\text{투약할 수액 양} = \frac{\text{목표로 하는 혈청 Na+ 변화량}}{\text{rmchange in serum}}$$

⊂예시⊃
58세 남자, 체중 60 kg, 혈청 Na^+ 108 mmol/L인 경우 첫 24시간 동안 5 mmol/L 상승을 3% 식염수로 교정하려고 할 때
- 총 체액량 = 0.6 × 60 = 36L
- 혈청 Na^+ 변화량 계산치 = (513 - 108) / (36 + 1) = 10.9
- 총수액량 = 5/10.9 = 0.459 (459mL)

2. 기타 교정법
   1) 교정에 필요한 Na^+ 양 = (목표 혈청 Na^+ 농도 - 현재 혈청 Na^+ 농도) × 총 체액량
   2) 총 투여할 수액량 = 교정에 필요한 Na^+ 양/교정수액 Na^+ 농도

⊂예시⊃
46세 여자, 체중 60 kg, 혈청 Na^+ 110 mmol/L인 경우
첫 24시간 동안 10 mmol/L 상승을 목표로 치료할 경우
- 총 체액량 = 0.5 × 60 = 30 L
- Plasma sodium deficit per liter = 120 - 110 = 10 mmol/L
- Sodium deficit for initial therapy = 10 × 30 = 300 mmol
- 3% 식염수로 치료할 경우 300 mmol/(513 mmol/L) = 0.6L
∴ 24시간 동안 0.6 L 투여
- 0.9% 식염수로 치료할 경우 300 mmol/(154 mmol/L) = 2L
∴ 24시간 동안 2L 투여

3. 과교정 치료방법
   1) 소듐 함유 수액을 중단
   2) 5% Dextrose 10 ml/kg over 1 hour ± desmopressin 2 mcg IV
   3) 혈청 소듐을 4~6시간 간격으로 측정해서 상기 범위 이내로 교정되었는지 확인 후, 소듐 교정 속도 재평가

5. SIADH (syndrome of inapproapriate antidiuretic hormone)

1) **원인**: 중추신경질환(뇌종양, 지주막하출혈, 뇌졸중, 염증성 뇌병변, 외상성 뇌손상), 폐질환(COPD, 폐렴), 암(소세포암, 두경부암, 림프종 등), 약제(DDAVP/vasopressin, oxytocin, SSRIs, tricyclic antidepressants, antipsychotic drugs, clofibrate, carbamazepine, vincristine, nicotine, narcotics, ifosfamide, cyclophosphamide, NSAIDs, MDMA ("ecstasy"), 감염(HIV, etc), 수술, 통증, 스트레스 등

2) **검사 소견 및 특징**
- (1) 저삼투성 저나트륨혈증
- (2) 정상체액증(Euvolemia)
- (3) 소변 삼투질 농도 > 100 mOsm/L, 소변 소듐 농도(UNa) > 40 mEq/L
- (4) 저혈압, 저혈량증이 없으면 부신, 갑상선, 신장기능의 저하가 없는 상태
- (5) 최근 이뇨제를 사용하지 않음
- (6) 증가한 요산 분획 배설 (FeUA)을 보조적인 도구로 활용 가능

3) **치료**: 원인질환의 교정, 수분 제한, 3% 식염수, 고리이뇨제, AVP antagonist (tolvaptan)

*SIADH에서 생리식염수 주입 시 저나트륨혈증 악화 가능

II. 고나트륨혈증(Hypernatremia)

1. 정의: 혈청 Na^+ > 145 mEq/L
2. 임상 양상: 정신혼란(altered mentality), 쇠약감, 신경근육계 흥분(neuromuscular irritability), 국소적 신경 결손(focal neurologic deficit), 혼수 및 발작
3. 진단적 접근: 소변량, 소변 삼투질 농도

1) 가성 고나트륨혈증: hypoalbuminemia 있을 때, + 4 mmol/L 가능

2) 급성(48시간 이내) vs. 만성 구분

3) 병력 청취: 수분섭취의 감소, 수분 소실의 원인, 약물 등

4) 체액량 확인

체액량 증가: 고장식염수, $NaHCO_3$ 과다 투여

5) 소변량과 요 삼투질 농도

(1) 요량 < 0.5 L/d, uOsm > 750 mOsm/kg: 불감손실의 증가, 위장관 수분손실, 장기간 신장의 수분 손실

(2) 요량 > 0.5 L/d, uOsm < 750 mOsm/kg

① 1일 삼투질 뇨배설 (mOsm/d) > 750: 이뇨제, 삼투이뇨

② 1일 삼투질 뇨배설 (mOsm/d) < 750: 중추성 요붕증(DDAVP에 uOsm 증가), 신성 요붕증(DDAVP에 uOsm 증가 미약)

6) Electrolyte free clearance

$$C^{\beta H_2O} = Vurine \times 1 - \frac{Urine(Na^{+}+K^{+})}{SerumNa^{+}}$$

- 신소실과 신외소실을 구분
- Positive (serum Na^+ > urine Na^+ + K^+): 신성 소실(osmotic diuresis, furosemide, DI, renal failure)
- Close to zero: GI or insensible water loss (hypovolemic hypernatremia)

7) 포타슘, 마그네슘, 칼슘, 인 확인: 동반 이상 시 함께 교정해야 함

4. 고나트륨혈증의 치료

1) 급성 고나트륨혈증(< 48시간)

(1) 처음 6~8시간 이내 1 mmol/L/hr 교정(하루 최대 12 mmol/L/day 이내로 교정)

(2) 소듐 투여로 인한 급성 고나트륨혈증(< 48시간)의 드문 상황: 1 mEq/hr 속도로 교정 가능

2) 교정 속도

≤ 0.5 mEq/L/hr, ≤ 10 mEq/L/day, 중증 고나트륨혈증(> 160 mEq)의 경우 48시간 이상 천천히 교정

3) 교정 방법

(1) 수분 결핍량 + 지속적 손실(water deficit + ongoing loss) + 불감소실

(2) 수분 결핍량 계산법

① 수분 결핍량 계산 공식 1

$$\text{Water deficit} = \frac{\text{혈청 } Na+ \text{ 농도} - 140}{140} \times \text{ current body water}$$

② Adrogue.Madias 공식에 의한 수분 결핍량 교정법

단, 요량이나, on going loss 등에 대해 고려를 하지 않은 공식으로, 추적검사에서 예상한 수치와 다른 경우, 환자에 맞게 재조정해야 함

일정 sodium 농도의 수액 1 L 주입 시 혈청 sodium 농도 변화

$$\text{Change in serum } Na^{+} = \frac{\text{수액내 } (Na^{+} + K^{+}) - \text{혈청} Na^{+}}{\text{Total body water} + 1}$$

$$\text{투약할 수액 양} = \frac{\text{목표로 하는 혈청 } Na^{+} \text{ 변화량}}{\text{change in serum}}$$

58세 남자, 체중 60 kg, 혈청 Na^+ 168 mmol/L인 경우 첫 24시간 동안 5 mmol/L 상승을 5% Dextrose로 교정하려고 할 때

- 총 체액량 = 0.6 × 60 = 36 L

- 혈청 Na^+ 변화량 계산치 = (0～168)/(36+1)=4.54
- 총수액량 = 5/4.54 = 1.1(1,100 mL)

표 7-3-1. 고나트륨혈증의 치료

수분 결핍량의 계산
1. 신체 수분량(total-body water, TBW)의 추정: 남성 체중의 60%, 여성 체중의 50%
2. 수분 부족량의 계산: $[(Na^+-140)/140] \times TBW$
3. 수분 부족량을 48~72시간에 걸쳐서 투여, 교정 속도가 하루 최대 10 mM을 넘지 않도록 지속 수분 소실량의 계산(Ongoing Water Losses)
4. 수분 청소율(CeH_2O)의 계산:
$CeH_2O = V \times \frac{UNa^+ + UK^+}{PNa^+}$
[V: 소변량, UNa^+: 요중 Na^+ 농도, U_{K+}: 요중 K^+ 농도, P_{Na+}: 혈장 Na^+ 농도] 불감 수분 소실량(Insensible Losses)
5. 대략 하루 10 mL/kg, 인공호흡기 적용 시 감소, 발열 시 증가 총합
6. 수분 결핍량과 수분 소실량을 합하여 교정

출처: Harrison 20th ed. p.302, table 49-3.

4) 적절한 수액의 선택

(1) 저혈량증

– 기립성 저혈압 혹은 빈맥 등 심한 저혈증: 생리식염수 혹은 균형결정질수액 투여로 체액량 회복 후 hypotonic solution (1/2식염수 혹은 5% 포도당액)

(2) 정상 체액량: 경구 수분섭취 혹은 정맥 내 5% 포도당액

- 혈청 소듐 < 150 mmol/L 미만이고, 수분섭취 요구량이 1 L 이내인 경우, 경구 수분 공급을 250 mL q6 hr 혹은 165 mL q4 hr로 시도할 수 있음

(3) 고혈량증: 5% 포도당액 + furosemide

5) 다른 전해질 이상 교정을 함께 시행: Ca, P, K, Mg

5. 요붕증(Diabetes insipidus, DI)

분류 및 상세 진단 기준은 chapter 01. IV의 다뇨 참고

1) 정의: 항이뇨호르몬(arginine vasopressin, AVP = antidiuretic hormone, ADH) 분비 혹은 작용의 감소

(1) 다음 및 다뇨(low Uosm, high urine volume)

(2) 중추성 요붕증(central DI): ADH 분비능 결핍

(3) 신성 요붕증(nephrogenic DI): ADH 효과 결핍

2) 치료

(1) 중추성 요붕증: Desmopressin (DDAVP)

– 비강 내: 10~20 mcg qd or bid

- 경구: 0.05 mg(초기), 0.1~1.2 mg/day(하루 2~3회 나누어)
- 피하/정맥 내: 1~2 mcg qd or bid

(2) 신성 요붕증: 저염식, thiazide, NSAIDs, amiloride (2.5~10 mg/d)

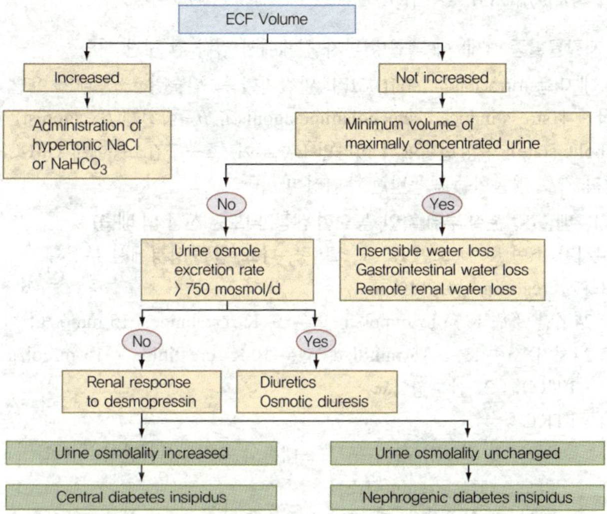

그림 7-3-2. 고나트륨혈증의 진단적 접근 및 원인
출처: Harrison's Principles of Internal Medicine (20th ed.), Chapter 49

III. 저칼륨혈증(Hypokalemia)

1. 정의: $K^+ < 3.5$ mEq/L

2. 임상 양상

1) $K^+ < 3.0$ mEq/L이면 증상 발생 가능: 무력감, 하지 근력저하/근경련 등
2) $K^+ < 2.5$ mEq/L: 변비, 장 마비, 진행성 위약감, 호흡저하, 횡문근융해증 등
3) 부정맥 및 이로 인한 심계항진, 실신, 심장마비

표 7-3-2. 저칼륨혈증에서 ECG 변화 순환기파트 Chapter. 7 심전도의 판독 참고

초기	진행
flattening or inversion of T wave prominent U wave ST segment depression	prolonged PR interval decreased voltage widening of the QRS complex

3. 진단적 접근

Urine K^+ 농도, TTKG (transtubular K^+ concentration gradient) 등

$$TTKG = \frac{[K]_U/U_{OSM}}{[K]P/SOSM} = \frac{[K]_U/S_{OSM}}{[K]_p/U_{OSM}}$$

1) 가성 저칼륨혈증 배제: 예 백혈병 환자 검체에서 검사 전 시간 지연

2) 세포 내 이동(intracellular shift) 고려: 알칼리혈증, 인슐린, 스트레스 유발 카테콜라민 항진제(stress induced catecholamine agonist), β_2-항진제(β_2-agonist), 동화상태(anabolic state)(악성 빈혈에서 비타민 B_{12} 투여, 호중구감소증에서 GM-CSF 투여), 일시적 저/고칼륨혈증을 동반한 주기성 마비

3) 신장 K^+ 배출(K^+ 손실 부위 확인, 높으면 신장, 낮으면 신장 외 배출)

(1) 24시간 소변 K^+ = 소변 K^+ × 소변량, 다뇨/핍뇨 상황에선 부정확

(2) 요 K^+/creatinine 농도비(mmol/g)

① 24시간 소변 K^+< 15 mmol/d, 혹은 요 K^+/creatinine< 15 mmol/g: 설사, 구토

② 24시간 소변 K^+ > 15 mmol/d, 혹은 요 K^+/creatinine > 15 mmol/g

- TTKG < 2: 삼투성이뇨
- TTKG > 4
  - 혈압 및 혈장량 증가, 알도스테론의 증가: 신혈관성 고혈압(renin 증가), 알도스테론증(renin 감소)
  - 혈압 및 혈장량 증가, 알도스테론의 감소: 쿠싱 증후군(cortisol 증가), 리들증후군, 감초
  - 혈압 및 혈장량 감소/정상, 대사성 산증: 신세관성산증, 당뇨병성 케톤산증, amphotericin, acetazolamide
  - 혈압 및 혈장량 감소/정상, 대사성 알칼리증: 구토/설사 (uCl^- < 10 mmol/L), Gitelman 증후군/thiazide (uCl^- > 20 mmol/L, uCa/Cr < 0.15), Bartter 증후군/furosemide (uCl^- > 20 mmol/L, uCa/Cr > 0.2)

4) 기타

(1) 저마그네슘혈증 감별(→ 헨레고리와 원위세관 K^+ 재흡수 감소)

(2) 이뇨제나 하제, amphotericin B(원위성 신세뇨관산증 유발), 기관지확장제, acetazolamide(녹내장 치료)

(3) 인위적 구토, 혈량저하증/혈량과다증, 고혈압 동반 유무와 같은 임상적 상태감별

4. 저칼륨혈증의 치료

- 저마그네슘혈증 여부 확인 후 교정 필요

1) 경구 치료: 만성, 경증의 저칼륨혈증의 경우

(1) 혈청 K^+ 1 mmol 감소는 총 K^+ 결핍 약 200~400 mmol을 의미

(2) 치료: K^+ 20~100 mEq/day 2~4 divided dose
- K-contin (potassium chloride) 600 mg 1 tab: K^+ 313.35 mg = 8 mEq per tab
- Urocitra K (potassium citrate) 1,080 mg 1 tab: K^+ 10 mEq per tab
- 대사성 알칼리증 동반 시 KCl, 대사성 산증 동반 시 K-citrate 유용
- 증상이 있거나 심한 저칼륨혈증 시 경정맥 투여용 KCl 1 ample (40 mEq)을 하루 3~4회, 혹은 1/2 ample (20 mEq)을 2~3시간마다 오렌지주스 등에 투여가능(100% 오렌지주스 240 mL 1병에 K^+ 약 6 mEq)

2) 정맥 치료: 중증 저칼륨혈증이나 심전도 변화 동반 시

(1) 염화포타슘은 생리식염수에 섞는 것이 원칙(포도당 용액은 인슐린에 의한 포타슘의 세포내 이동 유발)

(2) 투여 속도: 20 mEq/h 이하(생명을 위협하는 마비 또는 심실부정맥: 40 mEq/h), 10 mEq/h 이상에서 통증, 정맥염 발생 증가

(3) 투여 농도: 말초정맥 < 40 mEq/L, 중심정맥 < 100 mEq/L
*마비 혹은 생명을 위협하는 부정맥 시 200 mEq/L (NS 100 mL에 KCl 20 mEq mix)

Ⅳ. 고칼륨혈증(Hyperkalemia)

1. 정의: K^+ > 5.5 mEq/L

2. 임상 양상

1) 위약감, 이완성 마비, 심부건반사 저하, 감각 이상, 호흡 저하

2) 부정맥으로 인한 심계항진, 실신, 급성 심장사
- 심전도 변화: peaked T-wave, prolonged PR interval and QRS duration, 방실 전도지연, 심실세동 또는 심장 무수축 순환기파트 Chapter. 7 심전도의 판독 참고

3. 진단적 접근

1) 가성 고칼륨혈증 배제: 용혈, 심한 백혈구 및 혈소판 증가증(혈소판 >400,000 mm^3, 백혈구 >100,000 mm^3), 채혈 시 반복적으로 주먹을 쥐거나 토니켓을 장기간 사용

2) 재분포(Redistribution) 배제: 인슐린 결핍(DKA), 베타차단제, digoxin 독성, 대사성 산증, 세포 용해(종양 용해, 위장관 출혈, 횡문근융해증), 운동, 외상, 화상, 고칼륨혈증 주기마비

3) 신장 K^+ 배설 감소(요중 K^+ < 40 mmol/d)

(1) TTKG 〉 8: 콩팥기능 저하(GFR 20 미만), 유효 순환혈액량 감소

(2) TTKG 〈 5:

① 저알도스테론증(일차성 부신기능 저하증, 당뇨성 신병증, 폐쇄성 신병증, 요세관사이질질환[tubulointerstitial disease])

② 약물: heparin/ketoconazole, NSAIDs, cyclosporine/tacrolimus, spironolactone, ACE 차단제/ARB, trimethoprim, 베타차단제

(3) 기타: 요관공장문합술(ureterojejunostomy)(소변으로 분비된 K+의 소장 재흡수)

4) K^+ 섭취 증가(신기능 저하 동반): 건과일, 견과류, 토마토, 감자, 시금치, 바나나, 오렌지

4. 고칼륨혈증의 치료

1) 고칼륨혈증의 심장에 미치는 영향에 대한 즉각적인 길항작용

(1) Calcium gluconate 1 g (0.5 ample) IV over 2~3 min

① 5~10분 내 ECG 변화 없거나 재발 시 재투여 가능

② 고칼슘혈증 주의: 급성 칼슘 혈증을 피하기 위해서 희석해서 천천히 투여하기도 함 10% calcium gluconate 10 mL + 5% DW 100 mL over 20~30 min

③ 효과가 1~3분 사이에 나타나고, 30~60분까지 지속

2) 세포 내로의 재분포를 통한 즉각적인 포타슘 농도 감소

(1) 50% DW 50~100 mL + RI 10~20IU IV over 15~30 min(저혈당 주의)

① 효과가 투여 후 10~20분 이내에 시작, 30~60분 후에 최고 효과, 4~6시간 지속됨

② 혈당이 200~250 mg/dL 이상인 경우 포도당 없이 인슐린 투약 가능(저혈당 주의)

(2) 베타 아드레날린 작용제(β-adrenergic agonist): albuterol 10~20 mg in 4 L of normal saline nebulizer over 10 min

① 효과가 투여 후 30분 이내에 시작, 90분 후에 최고 효과, 2~6시간 지속됨

② 말기신부전 환자는 베타 아드레날린 작용제에 저항성

③ 부작용: 고혈당, 빈맥(심장질환이 있을 시 주의)

(3) $NaHCO_3$ 7 amp (140 mEq) + D5W 1 L IV over 2~4 h

① 대사성 산증 동반 시

② 급성기 치료에는 효과 없음: 4~6시간 후 효과가 나타남

3) 포타슘 제거

(1) 고리이뇨제, Thiazide 계열의 이뇨제(신기능 적절하게 유지될 때)

(2) 양이온교환수지(Cation-exchange resin): sodium or calcium polystyrene sulfonate (Kayexalate suspension 15g/60 ml/Kalimate granule, kasuwell suspension, kalitaker powder)

- Kalimate 5~10 g (1~2 pkg) tid PO
- Kalimate 30 g + 물/D5W 100mL enema

(3) 투석

V. 고칼슘혈증(Hypercalcemia)

1. 정의: 혈청 총 calcium level > 10.5 mg/dL (normal serum albumin) or ionized calcium증가

2. 임상 양상

1) 혈중 칼슘 농도의 심각한 (> 12 mg/dL) 혹은 급격한 상승 시 증상 발생
   (1) 신경학적 증상: 무력감, 의식장애
   (2) 소화기 증상: 식이부진, 구토, 변비, 드물게는 췌장염 증상
   (3) 신장 관련 증상: 다뇨, 신성 요붕증, type I RTA, 신결석, 신장 석회화, 신부전
   (4) 기타: 심전도의 변화(서맥, 방실차단, QT 간격 단축), 연부조직 석회화

3. 진단적 접근

1) 고칼슘혈증 기전: 뼈 재흡수 증가, 장 흡수 증가, 신장 배설 감소
2) 원인(표 7-3-3)
3) 혈청 칼슘, iCa^{2+}, corrected Ca^{2+} 의 확인
   corrected Ca^{2+} = measured Ca^{2+} + 0.8 × (4.0 − serum albumin)
4) 병력 및 약제, 혈청 인, ALP, 갑상선 기능
   혈청 인의 증가: 비타민 D 과잉, Paget병
5) Intact PTH (iPTH)
   ① 정상 혹은 증가: 부갑상선기능항진증, 가족성 저칼슘뇨성 고칼슘혈증, 리튬
   ② 감소: 종양에 의한 고칼슘혈증, 비타민 D 생성/섭취 증가 등
6) PTHrP, 25 (OH) D_3, 1,25 (OH) $2D_3$ 평가

4. 치료

*증상이 있거나 혈청 calcium 농도 12 mg/dL 이상의 고칼슘혈증에서는 응급 치료가 필요

1) 생리식염수(calciuresis 유도)

(1) 초기 200~500 mL/h → 100~150 mL/h(초기 24시간에 4~6 L)
(2) 목표: 적절한 체액량 상태 유지 및 신기능 유지(과도한 수액에 의한 폐부종 주의)
(3) 고리 이뇨제: 혈량과다증 동반 시 유용, 체액이 보충된 상태에서 요량과 칼슘의 요배설 증가시킴, furosemide 40~80 mg(반응에 따라 6시간 간격으로)

2) Bisphosphonate(뼈 재흡수 억제, 투여 후 1~3일부터 효과, 빠른 투여 필요)

(1) Pamidronate 60~90 mg IV over 2~4 h(첫 투여 7일 후 재투여 가능)
(2) Zoledronate 4 mg IV over ~30 min
(3) Ibandronate 2 mg IV over 2 h
(4) 신기능 저하 시 주의: 신독성 보고, Ccr 30 미만에서 일반적으로 금기

표 7-3-3. 고칼슘혈증의 원인

Excessive PTH production
Primary hyperparathyroidism (adenoma, hyperplasia, rarely carcinoma) Tertiary hyperparathyroidism (long-term stimulation of PTH secretion in renal insufficiency) Ectopic PTH secretion (very rare) Inactivating mutations in the CaSR or in G proteins (FHH) Alterations in CaSR function (lithium therapy)
Hypercalcemia of malignancy
Overproduction of PTHrP (many solid tumors) Lytic skeletal metastases (breast, myeloma)
Excessive 1,25(OH) D production
Granulomatous diseases (sarcoidosis, tuberculosis, silicosis) Lymphomas Vitamin D intoxication
Primary increase in bone resorption
Hyperthyroidism Immobilization
Excessive calcium intake
Milk-alkali syndrome Total parenteral nutrition
Other causes
Endocrine disorders (adrenal insufficiency, pheochromocytoma, VIPoma) Medications (thiazides, vitamin A, antiestrogens)

Abbreviations: CaSR, calcium sensor receptor; FHH, familial hypocalciuric hypercalcemia; PTH, parathyroid
hormone; PTHrP, PTH-related peptide.
출처: Harrison's Principles of Internal Medicine (20th ed.), Chapter 50.

3) Calcitonin(뼈 재흡수를 억제, 신장 칼슘 배출 증가)

4~8 IU/kg IM or SC q6~12 h(수 시간 후부터 효과, 신기능 저하에서도 안전, 골전이에 의한 통증에 진통효과)

4) 당질코르티코이드(일부 종양 사이토카인 분비를 억제, 장에서 칼슘 흡수를 억제, 칼슘 이뇨작용 증가)

(1) 골수종, 림프종, 비타민 D 또는 A 중독(예 비타민 D 유발 고칼슘혈증)에서 유용
(2) 경구 prednisolone 40~60 mg daily for 3~7 days
(3) 정맥 내 Hydrocortisone 100~300 mg daily for 3~7 days
(4) 효과는 5~10일 후 나타나며 순차적 tapering 필요

5) 투석: 심한 고칼슘혈증(Calcium > 16 mg/dL), 심부전, 신부전 동반 시 도움

VI. 저칼슘혈증(Hypocalcemia)

1. 정의: 혈청 총 calcium level < 8.8 mg/dL (normal serum albumin) or ionized calcium 감소

2. 임상 양상

1) **경증인 경우 대개 무증상**

2) **중등도 저칼슘혈증:** 감각 이상(paresthesia), 근육 경직 및 강축, Chvostek's sign, Trousseau's sign, QT 간격 연장

3) **중증 저칼슘혈증:** 후두부 경련(laryngospasm), 발작, 착란, 서맥

3. 진단적 접근

1) **임상 병력 및 진찰 소견으로 우선 감별**

2) **혈청 알부민 측정(corrected Ca^{2+} 계산)**

corrected Ca^{2+} = measured Ca^{2+} + 0.8 × (4.0 − serum albumin)

ionized Ca^{2+} 정상이면 가성 저칼슘혈증

3) **iPTH**

(1) 감소 혹은 정상: 부갑상선기능저하증

(2) 증가: 신부전, 비타민 D 부족, PTH 저항

4) **마그네슘:** 부족이나 과다 시 PTH의 작용 및 분비를 억제

5) **혈청 인**

(1) 증가: 신부전, 횡문근융해증, 종양 융해, 부갑상선 기능저하증(PTH 부족/저항)

(2) 감소: 비타민 D 부족

6) **Serum 25 (OH) D_3 check**

7) **기타:** ALP(증가: 골연화증, 골모세포성 골전이(osteoblastic bone metastasis), 혈청 amylase(급성 췌장염), 소변 칼슘농도 저하(부갑상선 기능저하증, 비타민 D 결핍증)

4. 치료

1) **증상(발작, 강직)을 동반한 급성기 치료**

(1) Calcium gluconate 1~2 g (0.5~1 amp) + D5W or N/S 50~100 mL IV over 10~20 min

(2) Calcium gluconate 10 g (5 amp, 900 mg elemental Ca^{2+}) + D5W or N/S 1 L over 24 hr (elemental Ca^{2+} ~ 0.93 mg/ml)

- 투여 속도: elemental Ca^{2+} 0.5~1.5 mg/kg/h
- corrected calcium 8~9 mg/dL까지 투여, 6시간마다 농도 측정

★ 칼슘은 반드시 포도당수액 혹은 식염수에 섞으며, 중탄산염 혹은 인산염 성분은 결정화 가능성이 있어 같이 섞지 않음

2) 경증 혹은 무증상의 만성 저칼슘혈증의 환자

(1) 원인에 따른 치료, 칼슘의 보충 혹은 비타민 D

(2) Calcium (elemental) 1,000~1,500 mg daily(하루 2~3회 나누어) elemental calcium = 0.4 × calcium carbonate ($CaCO_3$)

(3) Vit D_2 or D_3 25,000~100,000 U/d or calcitriol 0.25~2 μg/d

3) 저마그네슘혈증 치료

(1) 2 g magnesium sulfate, 15분에 걸쳐 투여 후 1 g/100 mL/hr 속도로 투여 가능

(2) 신기능이 저하된 환자는 Mg level (overshoot) 주의

••• 참고문헌 •••

1. Harrison's Principles of Internal Medicine (20th ed.), Chapter 49.
2. Comprehensive Clinical Nephrology (5th ed.), Chapter 8, 9, 10.
3. Ewout el al. J Am Soc Nephrol. 2017;28(5):1340-1349.
4. Lee A et al. Tials 2017;18:147
5. Tzoulis P et al. Clin Endocrinol 2016;84:620-626
6. Verbalis JG et al. Am J Med. 2013;126(10 Suppl 1):S1-42.
7. Sterns RH et al. Semin Nephrol 2009;29:282-299
8. Goldwasser P et al. Nephrol Dial Transplant 2015;30:252.
9. 대한신장학회 저나트륨혈증 진료지침 (2022년)

CHAPTER 04

산염기 장애
Acid-base disorders

김세중

I. 산염기 장애의 정의

1. 산혈증(acidemia): pH < 7.35
2. 알칼리혈증(alkalemia): pH > 7.45
3. 산증(acidosis): 동맥혈의 $[H^+]$를 증가시키는 과정
4. 알칼리증(alkalosis): 동맥혈의 $[H^+]$를 감소시키는 과정

II. 산염기 장애의 보상기전

표 7-4-1. 단순 산염기 장애의 보상기전의 예측

장애	pH	HCO_3^-/PCO_2	보상반응의 예측치
대사성 산증	감소	HCO_3^- 감소	• $PaCO_2 = (1.5 \times HCO_3^-) + 8 \pm 2$ • $PaCO_2$ ↓ 1.25 mmHg per mmol/L ↓ in $[HCO_3^-]$ • $PaCO_2 = [HCO_3^-] + 15 \pm 2$
대사성 알칼리증	증가	HCO_3^- 증가	• $PaCO_2$ ↑ 0.75 mmHg per mmol/L ↑ in $[HCO_3^-]$ • $PaCO_2$ ↑ 6 mmHg per 10 mmol/L ↑ in $[HCO_3^-]$ • $PaCO_2 = [HCO_3^-] + 15 \pm 2$
호흡성 알칼리증 - 급성 - 만성	증가	PCO_2 감소	• $[HCO_3^-]$ ↓ 0.2 mmol/L per mmHg ↓ in $PaCO_2$ • $[HCO_3^-]$ ↓ 0.4 mmol/L per mmHg ↓ in $PaCO_2$
호흡성 산증 - 급성 - 만성	감소	PCO_2 증가	• $[HCO_3^-]$ ↑ 0.1 mmol/L per mmHg ↑ in $PaCO_2$ • $[HCO_3^-]$ ↑ 0.4 mmol/L per mmHg ↑ in $PaCO_2$

출처: Harrison's Principles of Internal Medicine (19th ed.), Chapter 66. 수정함

III. 대사성 산증의 임상적 접근 방법

1. 일차성 산증의 진단: pH/HCO_3^- 감소/감소 방향을 확인하여 대사성 산증을 진단한다.
2. 대사성 산증이라면, 호흡성 보상반응 예측값과 PCO_2 비교
3. 혈청 음이온차(AG)를 계산 = $[Na^+] - ([Cl^-] + [HCO_3^-])$(normal: 12 ± 2 mmol/L)
   - 고 음이온차에 해당한다면, 네 가지 원인을 감별(케톤산증, 젖산산증, 요독산증, 독성물질)

- 정상 음이온차에 해당한다면, 두 가지 원인을 감별(콩팥 외 중탄산염 소실, 신세뇨관 산증)

4. 고 음이온차 산증의 경우, 혼합성 장애를 감별하기 위해, ΔAG와 ΔHCO_3^- 비교
5. 감별된 산증 장애와 환자의 임상 상황과 비교한다.

*동맥혈 가스검사(ABGA)를 시행할 때, 전해질 검사를 동시에 시행해서, 동맥혈 가스검사의 $[HCO_3^-]$과 total CO_2 차이가 2 이내인지 확인한다.

*산염기 장애에서 정맥혈 가스검사 (VBGA) 의 활용시 주의점

1) 말초 정맥혈의 값은 동맥혈 pH 보다 0.03~0.04 낮고, HCO_3^- 2~3 mEq/L 높고, PCO_2 4~5 mmHg 높다.
2) 중심 정맥혈의 값은 동맥혈 pH 보다 0.03~0.05 낮고, PCO_2 4~5 mmHg 높고, HCO_3^- 차이는 없다.
3) 위의 관계를 이용하여, 정맥혈 검사로 동맥혈 검사를 대체할 수 있으나, 혈압이 감소하여 불안정한 경우나 산염기 상태가 극단적인 경우에는 이러한 관계가 달라질 수 있기 때문에, 이러한 상황에서 정맥혈 검사를 추적한다면, 주기적으로 동맥혈 검사와 관계를 확인하는 것이 좋다.

IV. 대사성 산증(Metabolic acidosis)

*동맥혈 가스검사 결과 분석 시 주의할 점

1) 저알부민혈증이 동반된 환자에서는 albumin 1 g/dL에 따라 AG 2.5 mEq/L 감소한다.(알부민 보정 음이온차 = AG + (4.0 − serum albumin [g/dL]) * 2.5)
2) pH 0.1 감소에 따라 serum K+ 0.6 mEq/L 씩 증가한다. (type 1/type 2 RTA 는 예외)
3) 혈청 음이온차(AG) 1 mEq/L 증가에 따라 중탄산염$[HCO_3-]$ 1 mEq/L 씩 감소한다.

1. 고음이온차 대사성 산증(High AG metabolic acidosis)

1) 산(acid) 형성의 증가

(1) 케톤산증(ketoacidosis): 당뇨병성 케톤산증, 알코올 케톤산증, 기아 케톤산증

(2) 젖산산증(lactic acidosis):

- A형 젖산산증: 조직 저관류(저혈량, 심부전, 패혈증, 쇼크)
- B형 젖산산증: 당뇨병(metformin, 체액감소를 동반한 케톤산증), 악성종양(백혈병, 림프종), 알코올 중독(간기능 저하 동반), 독성 알코올(ethylene glycol), iv epinephrine, 미토콘드리아 기능저하
- D-젖산산증: short bowel syndrome, 위장관 흡수장애

(3) 요독 산증 (uremic acidosis)

(4) 독성물질, 약물 중독

2) 혈청 삼투질 농도차(Serum osmolal gap, OG)

(1) OG = 측정한 삼투질 농도(Measured Osm) − 계산한 삼투질 농도(Calculated Osm)

(2) 계산한 삼투질 농도 = $2Na^+$ + Glucose/18 + BUN/2.8

(3) 혈청 삼투질 농도차가 상승해 있는 고음이온차 대사성 산증(**MADGAS**)

① 만니톨(**M**annitol)

② 알코올(**A**lcohol, 에탄올, 에틸렌글리콜, 이소프로필알코올, 메탄올, 프로필렌글리콜)

③ 디아트리조에이트(**D**iatrizoate)

④ 글리세롤(**G**lycerol)

⑤ 아세톤(**A**cetone)

⑥ 솔비톨(**S**orbitol)

2. 정상 음이온차 대사성 산증(Normal AG metabolic acidosis)

1) 요 음이온차(Urine AG; UAG)를 계산: UAG = ($[Na^+]$ + [K+]) − $[Cl^-]$

2) Negative UAG: 알칼리 손실

(1) GI loss: diarrhea, enterostomy, pancreatic/biliary diversion, ureterosigmoidostomy

(2) Renal loss: proximal RTA (type 2 RTA)

cf) proximal RTA는 normal ammoniagenesis로 원칙적으로 negative UAG를 보이나, 알칼리 치료로 인해 urine bicarbonate 배설이 증가하면, positive UAG를 보일 수 있음

3) Positive UAG: 산 배설의 장애

(1) NH_4^+ 합성의 결핍: 신부전, hypoaldosteronism (type 4 RTA)

(2) H^+ 분비의 결핍: distal RTA (type 1 RTA)

4) 신세뇨관산증의 비교(표 7-4-2)

3. 혼합형 산염기 장애

1) 혼합 산-알칼리 이상을 감별하기 위해 $\Delta AG/\Delta HCO_3^-$ ratio 사용

(AG − 12)/ (24 − bicarbonate)

(1) < 1: 고음이온차 대사성 산증 + (정상음이온차 대사성 산증, 혹은 호흡성 알칼리증)

(2) 1: 당뇨병성 케톤산증

(3) 1.5: L형 유산 산증

(4) > 2: 고음이온차 대사성 산증 + (대사성 알칼리증, 혹은 호흡성 산증)

표 7-4-2. 신세뇨관 산증의 감별진단

	Type 1 RTA	Type 2 RTA	Type 4 RTA
Serum AG	Normal	Normal	Normal
Urine pH	> 5.5	< 5.5 (>5.5 if alkali therapy)	< 5.5
FE HCO_3^- (%)	< 10	> 15	< 10
Serum K	Low	Low	High
Fanconi syndrome	No	Yes	No
Stone/nephrocalcinosis	Yes	No	No
Daily acid excretion	Low	Normal	Low
Urine AG	+	− (+ if alkali therapy)	+
Bicarbonate needs	< 4 mmol/kg/day	> 4 mmol/kg/day	< 4 mmol/kg/day

출처: Clinical Physiology of Acid-Base and Electrolyte Disorders (5th ed.), Chapter 19. 수정함

표 7-4-3. 혼합형 산염기 장애의 예

대사성과 호흡성의 혼합형(Mixed Metabolic and Respiratory)
대사성 산증 – 호흡성 알칼리증 • 요점: 고음이온차성 또는 정상 음이온차성 대사성 산증; 예측치보다 낮은 $PaCO_2$ • 예 Na^+, 140; K^+, 4.0; Cl^-, 106; HCO_3^-, 14; AG, 20; $PaCO_2$, 24; pH, 7.39(유산산증, 중환자실의 패혈증) 대사성 산증 – 호흡성 산증 • 요점: 고음이온차성 또는 정상 음이온차성 대사성 산증; 예측치보다 높은 $PaCO_2$ • 예 Na^+, 140; K^+, 4.0; Cl^-, 102; HCO_3^-, 18; AG, 20; $PaCO_2$, 38; pH, 7.30(심한 폐렴, 폐부종) 대사성 알칼리증 – 호흡성 알칼리증 • 요점: $PaCO_2$가 예측만큼 증가하지 않음. pH는 예상치보다 높음 • 예 Na^+, 140; K^+, 4.0; Cl, 91; HCO_3^-, 33; AG, 16; $PaCO_2$, 38; pH, 7.55(간질환과 이뇨제) 대사성 알칼리증 – 호흡성 산증 • 요점: $PaCO_2$가 예측치보다 높고 pH는 정상 • 예 Na^+, 140; K, 3.5; Cl^-, 88; HCO_3^-, 42; AG, 10; $PaCO_2$, 67; pH, 7.42 (이뇨제를 사용 중인 만성 폐쇄성 폐질환)
혼합형 대사성 장애(Mixed Metabolic Disorders)
대사성 산증 – 대사성 알칼리증 • 요점: 고음이온차성 대사성 산증에서만 감별 가능; $\Delta AG >> \Delta HCO_3^-$ • 예 Na^+, 140; K^+, 3.0; Cl^-, 95; HCO_3^-, 25; AG, 20; $PaCO_2$, 40; pH, 7.42(구토를 동반한 요독증) 대사성 산증 – 대사성 산증 • 요점: 고음이온차성 대사성 산증과 정상 이온차성 대사성 산증이 혼합; ΔAG와 ΔCl을 모두 반영한 ΔHCO_3^- • 예 Na^+, 135; K^+, 3.0; Cl^-, 110; HCO_3^-, 10; AG, 15; $PaCO_2$ 25; pH, 7.20 (설사와 유산산증, 톨루엔 독성, 당뇨병성 케토산증의 치료)

출처: Harrison's Principles of Internal Medicine (20th ed.), Chapter 51.

Tip
$\Delta AG/\Delta HCO_3^-$ ratio 의 분모가 0이거나 음수일 때, 사용가능한 공식)
estimated bicarbonate = [measured bicarbonate level] + (AG - 12)
(1) < 20: 고음이온차 대사성 산증 + (정상음이온차 대사성 산증, 혹은 호흡성 알칼리증)
(2) 20~30: 고음이온차 대사성 산증
(3) > 30: 고음이온차 대사성 산증 + (대사성 알칼리증, 혹은 호흡성 산증)

4. 대사성 산증의 치료

1) 원인질환의 교정이 우선

– 패혈증, 혈량저하증(hypovolemia) 등의 원인질환 해결이 우선!

2) 급성 대사성 산증에서 알칼리 치료

(1) pH 에 따른 $[HCO_3^-]$ 요구량 계산

– pH > 7.2: $[HCO_3^-]$ 요구량 = 0.5 × BW × (15 – 현재 측정한 $[HCO_3^-]$)

– pH < 7.2 or $[HCO_3^-]$ < 10 mmol/L:
$[HCO_3^-]$ 요구량 = 0.5 × BW × (24/63 × PCO_2 – 현재 측정한 $[HCO_3^-]$)

(2) 케톤산혈증, 젖산혈증에서, pH < 7.10 + 혈역학적으로 불안정한 경우, $[HCO_3^-]$ 요구량 계산

• HCO_3^- 요구량 = (목표 – 현재 측정한 $[HCO_3^-]$) × bicarbonate space

→ 목표 HCO_3^- (at pH 7.2) = 24/63 × PCO_2 (by Henderson-Hasselbalch equation)

→ Bicarbonate space = (0.4 + 2.6/$[HCO_3^-]$) × weight (kg)
HCO_3^- deficit이 클수록 2시간마다 추적하여 필요량을 재계산한다.

예 젖산혈증으로 pH < 7.1 + 저혈압 환자에서, 60 kg, 측정한 HCO_3^- = 5.2, PCO_2 = 31.5 인 경우, $[HCO_3^-]$ 요구량 계산방법

– 목표 HCO_3^-= 24/63 × 31.5 = 12, bicarbonate space = (0.4 + 2.6/5.2) × 60 = 54 L

– HCO_3^- 요구량 = (12 – 5.2) × 54 L = 367.2 mmol

(3) 급성 대사성 산증에서 알칼리 치료법

– 호흡보상이 적절한 환자인 경우이면서 pH <7.1 이라면, sodium bicarbonate 1~2 mmol/kg를 정맥 주사할 수 있다. pH >7.1을 목표로 1시간 간격 반복 투여할 수 있다.

– Bolus 로 교정되지 않거나, Bicarbonate 요구량이 많다면, 1.26% bicarbonate 등장성 수액 (bivon 150 ml + 5% dextrose water 850 ml)을 이용하여 정주할 수 있다.

(4) 알칼리 치료를 할 때 발생 가능한 합병증

– 알칼리 치료가 과교정된 경우, 세포내 산증 혹은 호흡성 산증의 악화를 유발시킬 수 있음

- 소듐 과다 투여로 인한 폐부종과 고나트륨혈증, 저칼륨혈증, 저칼슘혈증 등이 가능함.
- 2시간 간격으로 ABGA 및 전해질 검사를 통해 교정 여부 및 합병증 발생여부를 확인함.

3) 만성 콩팥병에서 대사성 산증

(1) 치료의 목적: 신기능 저하 완화, 골대사 질환 예방, 영양상태 호전

(2) [HCO_3^-] 목표 > 22 mmol/L

(3) sodium bicarbonate 0.5～1 mmol/kg/day

4) 신세관성 산증

(1) 1형 신세관성 산증
- [HCO_3^-] 목표: 22～24 mmol/L
- potassium citrate 1～2 mEq/day

(2) 2형 신세관성 산증
- [HCO_3^-] 목표: 22～24 mmol/L
- potassium citrate 10～15 mEq/day
- hydrochlorothiazide 12.5～25 mg/day: bicarbonate 재흡수 증가로 알칼리 요구량 감소시킴)
- amiloride 혹은 spironolactone: 포타슘 요구량 감소시킴

V. 대사성 알칼리증(Metabolic alkalosis)

1. 원인 및 구분

1) 중탄산염의 축적: 급성 알칼리 주입, 우유알칼리 증후군(Milk-alkali syndrome)

2) 세포외액량의 감소, 정상 혈압, 포타슘 결핍, 이차성 고레닌 고알도스테론증

(1) 위장관 기원: 구토, 위액 흡인, 선천성 염산염 설사, 융모성 선종
→ 요 Cl^- < 10 mmol/L + 정상 혈압

(2) 신 기원: 이뇨제, 고탄산혈증 후의 상태, 고칼슘혈증/부갑상선 기능 저하증, 유산산증 또는 케톤산증 후 회복 단계, 페니실린이나 카르베니실린 같이 재흡수되지 않는 음이온, 마그네슘 결핍, 포타슘 결핍, 바터 (Bartter) 증후군, 지틀만 (Gitelman) 증후군
→ 요 Cl^- > 20 mmol/L + 정상 혈압

3) 세포외액량의 증가, 고혈압, 포타슘 결핍, 염류코르티코이드 과잉

(1) 고레닌혈증: 신동맥 협착, 가속성 고혈압, 레닌 분비성 종양, 에스트로겐 치료
→ 요 Cl^- > 20 mmol/L + 고혈압 + 고레닌혈증

(2) 저레닌혈증: 일차성 알도스테론증 (선종, 증식증, 암종), 부신 효소 결핍 (11β-수

산화효소 결핍, 17α-수산화효소 결핍

→ 요 Cl^- > 20 mmol/L + 고혈압 + 저레닌혈증

(3) 쿠싱 증후군이나 쿠싱병, 감초, 카르베노솔론 (Carbenoxolone), 씹는 담배

4) 세포외액량의 증가, 고혈압, 포타슘 결핍, 그리고 저레닌혈증-저알도스테론혈증을 동반한 신장 소듐 통로 기능항진성 변이: 리들(Liddle) 증후군

→ 요 Cl^- > 20 mmol/L + 고혈압 + 저레닌혈증 + 저알도스테론혈증

2. 감별진단에 중요한 포인트

1) Urine chloride 측정: 요 [Cl^-]가 요 [Na^+]보다 volume status 더 정확히 반영

- 대사성 알칼리증에서는 [HCO_3^-]의 과다배설로 인해 Na^+의 배설이 증가하여, Volume depletion 상태에서도 요 [Na^+] 정상일 수 있음. 따라서,

2) Urine potassium 측정: 대사성 알칼리증에 동반되는 저칼륨혈증의 원인 감별에 필요함.

- 신장 포타슘 소실 (요 [K^+] > 30 mmol/day) 인지, 신장외 포타슘 소실 (요 [K^+] < 20 mmol/day) 인지 감별에 유용함.

3) 고혈압의 동반 유무

- 고혈압이 동반된 경우, 신장 소디움 통로의 활성화가 고혈압과 대사성 알칼리증의 주 원인으로 추정할 수 있음.
- 고혈압이 동반되지 않은 경우, 대사성 알칼리증이 이차적인 원인으로 발생한 것으로 추정함.

3. 대사성 알칼리증의 치료: 우선적으로 원인 질환을 교정함.

1) 중탄산염 과다 투여가 원인인 경우, 투여 중지

- 원인 교정만으로 교정이 어려울 경우, 탄산탈수효소 억제제인 아세타졸아미드를 투여로 중탄산염의 신 배설 촉진 유도. 신기능이 유지된 경우 효과적이나, 저칼륨혈증 악화 가능함
- 신기능 저하가 동반된 경우, 중탄산염 농도를 낮춘 투석액으로 투석을 고려할 수 있음

2) 세포외액량 감소가 원인인 경우, 0.9% 식염수 투여 및 동반된 전해질 결핍 교정

- 세포외액량의 감소나 포타슘 결핍은 중탄산염의 재흡수를 부적절하게 증가시키므로 함께 교정해야만 함
- 위나 신장으로부터의 산 손실이 원인이라면, 위산 분버 억제제(proton pump inhibitor)를 투여하거나 이뇨제를 중단함

3) 원인이 일차성 알도스테론증, 신동맥 협착증, 또는 쿠싱 증후군 중에 있다면, 원인 질환 치료. 이를 교정함으로써 알칼리증을 호전시킬 수 있음

4) 리들 증후군이라면, amiloride 처방

CHAPTER 05

급성콩팥손상
Acute kidney injury, AKI

김동기

I. 정의 및 진단기준

1. 정의

급성콩팥손상은 갑작스러운 신기능 저하로 인하여 질소화합물을 포함한 다른 노폐물과 잉여의 수분이 콩팥을 통하여 배설되지 못하고 체내에 저류되는 상태. 무증상의 검사상 이상 소견만 있는 경우부터 급격한 체액 저류, 전해질 및 산염기 불균형으로 인한 장기 기능 이상까지 다양한 양상으로 나타날 수 있음.

2. 진단기준 (KDIGO 2012 Guideline)

(1) 정의(definition): 48시간 이내에 Cr이 기저 값보다 0.3 mg/dL 이상 증가하거나, 7일 이내에 Cr이 기저 값보다 1.5배 이상 상승하거나, 6시간 동안 소변량이 0.5 ml/kg/h 미만으로 감소하는 경우

(2) 중증도(stage)

표 7-5-1. KDIGO AKI stage

stage	serum creatinine	urine output
1	기저 creatinine 값의 1.5~1.9배 상승 혹은 ≥ 0.3 mg/dL 상승	6~12시간 동안 < 0.5 mL/kg/h
2	기저 creatinine 값의 2.0~2.9배 상승	12시간 이상 < 0.5 mL/kg/h
3	기저 creatinine 값의 3배 이상 상승 혹은 creatinine ≥ 4.0 mg/dL 혹은 신대체요법을 시작하는 경우 (18세 미만의 소아인 경우 GFR < 35 mL/min/1.73 m로 감소하는 경우)	24시간 이상 < 0.3 mL/kg/h 혹은 12시간 이상 anuria

(3) 위 진단기준은 급성콩팥손상 조기 진단에는 유용할 수 있다. 그러나 원인과 발병기전에 대한 고려는 하지 않고 있어 원인 및 신 손상의 기전에 대한 분류를 함께 고려해야 함

II. 분류(그림 7-5-1)

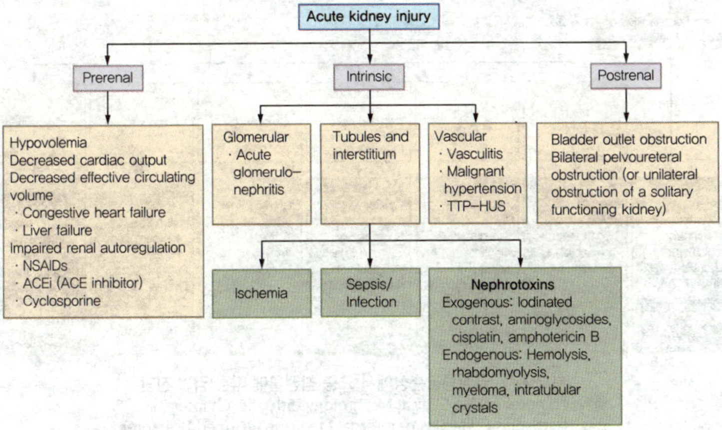

그림 7-5-1. 급성콩팥손상의 주요 원인 분류
출처: Harrison's Principles of Internal Medicine (20th ed.), Chapter 304.

III. 감별 진단(표 7-5-2, 그림 7-5-2)

표 7-5-2. 급성콩팥손상의 감별 진단

	신전성(pre-renal)	신성(renal)
병력	소화기, 요, 피부에서의 체액 손실, 실혈, 제3공간으로의 손실	약물 및 독소 노출, 혈역학적 변화
임상 양상	저혈압, 체액 결핍	특별한 증상 없음
요중 침전물	Hyaline casts	Muddy brown casts
요 비중	> 1.020	< 1.010
요 오스몰 농도(mOsm/kg)	> 500	< 350
요 나트륨 농도(mmol/L)	< 20	> 40
Fractional excretion Sodium(%)(FE_{Na}) Urea(%)(FE_{Urea})	< 1 < 35	> 1 > 35
BUN/sCr ratio	> 20:1	< 20:1
단백뇨	없거나 trace	Mild to moderate
진단 바이오마커	없음	cystatin C, KIM-1, NGAL, IL-18 등

출처: Comprehensive Clinical Nephrology (5th ed.), Chapter 71, Harrison's Principles of Internal Medicine(20th ed.), Chapter 304.

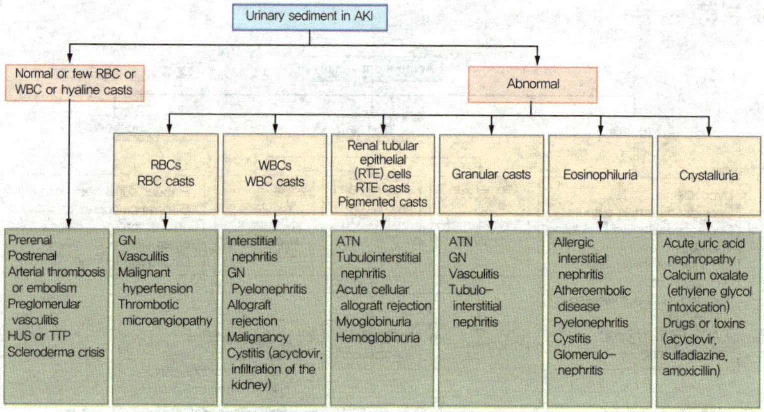

그림 7-5-2. 급성콩팥손상에서 요중 침전물에 따른 감별 진단
출처: Comprehensive Clinical Nephrology (5th ed.), Chapter 71.
Harrison's Principles of Internal Medicine (20th ed.), Chapter 304.

IV. 급성콩팥손상의 치료

1. 치료의 원칙

1) 신전성(pre-renal) 급성콩팥손상: 임상 상황에 맞는 체액 보충

(1) 불안정한 혈역학적 상태를 우선 교정: 체액 보충 혹은 승압제

(2) 신기능 감소로 인해 volume management가 어려울 수 있으므로 반드시 체액 상태를 확인한 후에 수액 치료 (crystalloid: isotonic saline 또는 balanced solution)를 결정함. volume overloading은 congestion을 유발할 수 있으며, 이로 인한 renal perfusion pressure의 감소로 신기능을 오히려 감소시킬 수 있으므로 환자의 volume status에 대한 면밀한 평가 후 수액 치료 결정.

(3) 경증-중등증의 출혈이나 혈장손실: crystalloid, 수혈

(4) 심부전: 승압제, 전부하/후부하 감소약제, 이뇨제, 항부정맥약제, 대동맥 내 풍선펌프

2) 신성(intrinsic, renal) 급성콩팥손상

(1) 급성 사구체신염/혈관염: 면역억제제

(2) 급성 간질성 신염: 원인 확인 및 제거, 필요시 스테로이드 치료

(3) Malignant hypertensive sclerosis: 철저한 혈압 조절이 중요하나 급격하게 과도한 혈압 강하 시 신장 관류가 저하되어 신손상을 악화시킬 수 있으므로 주의

(4) 피부경화증/고혈압에 의한 급성콩팥손상: 안지오텐신 전환효소 억제제

3) **신후성(post-renal) 급성콩팥손상**: 폐쇄의 원인을 제거해 주는 것이 중요

2. 대증 치료

1) **과혈량증**: 염분/수분 제한, 이뇨제, 심한 경우 한외여과 혹은 투석

2) **고칼륨혈증, 고인산혈증, 저칼슘혈증, 대사성 산증**: Chapter 03, 04 참고

3) **빈혈**: 필요시 수혈, 위장관 출혈 예방을 위한 PPI 혹은 H2 blocker 고려, 정맥혈전증 예방을 위한 low molecular weight heparin이나 Factor Xa inhibitor는 severe AKI에서는 사용 금지

4) **요독성 출혈**: desmopressin, estrogen

5) **영양**: 충분한 열량(20~30 kcal/kg/day) 공급. 가능한 경구로 투여. 단백 투여는 신손상의 정도에 따라 다르게 처방. noncatabolic이면서 신대체요법을 하지 않는 경우 0.8~1.0 g/kg/day, 신대체요법을 하는 경우 1.0~1.5 g/kg/day, 지속적 신대체요법을 받으면서 catabolic한 경우에는 최대 1.7 g/kg/day까지 처방을 권고

3. 투석

신기능의 회복 시까지 신기능 지지를 위해 사용됨

표 7-5-3. 급성 신대체요법

투석의 절대적 적응증
① 요독증의 증상 또는 징후 ② 난치성(refractory) 과혈량증, 고칼륨혈증, 대사성 산증
혈액투석(Hemodialysis, HD) vs. 복막투석(Peritoneal dialysis, PD)
혈액투석이 복막투석보다 효과적 혈액투석이 불가능하거나 혈관 접근로를 얻기 어려울 때 복막투석도 유용
혈액투석의 혈관 접근로
일시적 double-lumen 카테터 internal jugular or femoral vein subclavian vein: subclavian stenosis의 위험 때문에 흔히 사용하지는 않음
혈액투석의 종류
간헐적 혈액투석(IHD); 3~4시간/1회, 3~4회/주 Sustained low-efficiency dialysis (SLED): 6~12시간/1회, 3~6회/주 지속적 신대체요법(CKRT)

출처: Harrison's Principles of Internal Medicine (20th ed.), Chapter 304.

V. 원내에서 흔히 보는 급성콩팥손상

1. 심신증후군(cardiorenal syndrome, CRS)

1) Acute Dialysis Quality Initiative 분류

분류	병인
Type 1 CRS (acute CRS)	HF → AKI
Type 2 CRS (chronic CRS)	chronic HF → CKD
Type 3 CRS (acute renocardiac syndrome)	AKI → aHF
Type 4 CRS (chronic renocardiac syndrome)	CKD → chronic HF
Type 5 CRS (secondary CRS)	systemic disease → HF and kidney failure

2) 치료

(1) diuretics: Loop diuretics

(2) diuretic resistance: loop diuretics high dose, continous infusion, hemodynamic support, thiazide-type diuretics 또는 aldosterone antagonist 병용,

(3) Ultrafiltration: refractory volume overload

2. 조영제 유발성 신병증(Contrast Induced Nephropathy, CIN)

1) 정의: 다른 원인 없이 조영제 사용 48~72시간 이내에 혈청 creatinine이 기저치보다 0.5 mg/dL 또는 25% 상승하는 경우

2) 임상 양상: 24~48시간 내 혈청 creatinine 상승, 3~5일에 절정, 1주 후 회복. 대개 가역적

3) 위험인자

(1) 기존의 만성 콩팥병

(2) 당뇨

(3) 울혈성 심부전

(4) 일측 신장

(5) 저혈량증/탈수

(6) 고령(> 80세)

(7) Paraproteinemia(다발골수종)

(8) 신독성 약물이나 항암제의 동시 사용

(9) 조영제의 종류와 용량

① High-osmolar > Low-osmolar or iso-osmolar agent

② High dose > lower dose

4) 예방(그림 7-5-3)

(1) 체액 보충: 가장 효과적

① 수액의 정맥주입: 적절한 주입 속도와 기간이 확립되어 있지 않음

– 조영제 투약 전 적어도 1시간, 투약 후 3~6시간 동안 주입

– ≥ 1.0~1.5 mL/kg/hr(투약 전 3~12시간과 투약 후 6~12시간 동안)

– 조영제 투약 후 6시간 요량이 시간당 150 mL 이상으로 유지되도록

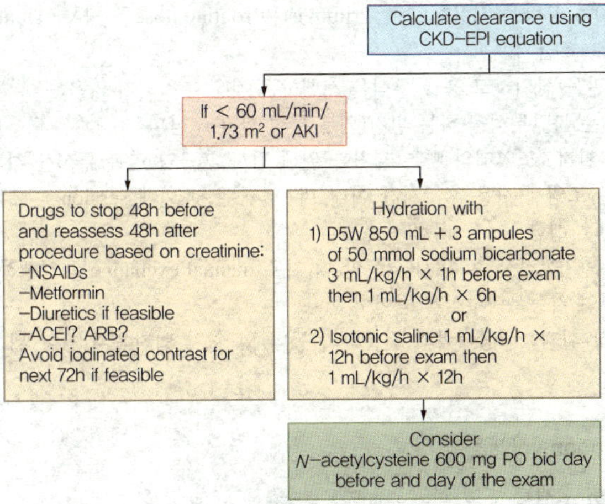

그림 7-5-3. 조영제 투여 시 환자의 관리

출처: Comprehensive Clinical Nephrology (5th ed.), Chapter 73.

② Isotonic saline or isotonic sodium bicarbonate-containing fluid

(2) N-acetylcysteine: 1,200 mg bid or 600 mg bid × 4 doses(최근의 메타분석 결과, 경정맥 투여는 효과가 빠르고, 높은 혈중 농도를 유지할 수 있으나, 조영제 유발성 신병증 예방에는 불충분한 효과를 보임)

(3) 고위험군에서는 iso- or low-osmolar iodinated contrast media 사용을 권고

(4) 고위험군에서 예방적 혈액투석이나 혈액여과(hemodiafiltration)는 권고하지 않음

***신성 전신 섬유화증(nephrogenic systemic fibrosis, NSF)**

1) 정의: 중증의 신기능저하 환자에서 gadolinium (MRI 조영물질)에 노출 후 발생 가능한 드문 합병증(보통 5~75일 후에 발생)

2) 임상 양상: 피부, 근육, 뼈, 폐, 흉막, 심막, 심근, 신장 등 여러 기관의 진행성 섬유화

3) 위험인자: 신장질환, 고혈압, 당뇨, 간질환 등의 기저질환이 있는 경우, 60세 이상

4) 예방: 특별한 치료법이 없어 예방이 가장 중요

(1) eGFR 30~59 mL/min/1.73 m^2: 신기능 저하에도 불구하고 조영 증강 MRI 촬영이 반드시 필요한 경우에 환자에게 충분한 설명 후 검사를 시행함
(2) eGFR < 30 mL/min/1.73 m^2이면서 투석을 하지 않는 환자: 조영제 사용 가급적 피함. 부득이 시행할 때는 해당 판독실 혹은 영상의학과 의사와 상의, 아래 절차를 따라야 함
① 다른 검사로 대체할 수 있는지 판단하여 가능하면 조영제의 사용을 피함
② MR 조영 증강 영상이 필요하다고 판단되면, Dotarem 혹은 Gadovist는 상용량의 80% 용량을 사용함. 단, Primovist는 routine dose를 사용. Double or triple dose 금기
③ 중심정맥관을 삽입하고 응급 투석을 시행하는 것은 추천되지 않음
(3) 혈액투석 혹은 복막투석을 하는 환자(외부 투석 환자 포함)
① 혈액투석 환자: 조영제의 빠른 제거를 위해 검사 후 3일 연속 투석을 하되, 첫 번째는 조영제 사용 후 2시간 이내, 두 번째는 첫 번째 session 후 24시간 이내에 시행함
② 복막투석 환자: 검사 후 48시간 동안 더 자주 manual exchange를 시행하거나 추가적인 자동복막투석을 받아야 함
(4) 급성콩팥손상 환자: 신장내과의 전문의의 동의 및 처치 의견을 확인한 뒤 검사 진행함

3. 횡문근융해증(Rhabdomyolysis)

1) 정의: 골격근 파열의 결과로 발생하는 증후군

2) 원인: Traumatic crush injury, 급성 근육 허혈, 지속적인 간질발작, 과도한 운동, 열사병, 악성 고열증, 감염이나 대사성 질환(저인산혈증, 중증 갑상선기능저하증)

3) 임상 양상
(1) 근육 약화, 통증, 부종, cramps, 일부 무증상(대개 자연 회복됨)
(2) 심한 경우, 부종에 의해 혈관, 신경이 압박되면서 구획 증후군 진행: 근막절개술 필요
(3) 근육 외 합병증: 대사 이상, 급성콩팥손상

4) 종류
(1) 운동성 횡문근융해증
(2) 유전성 질환(hereditary): ATP의 생성에 관여하는 효소(carnitine palmitoyl transferase, myophosphorylase) 부족
(3) 비유전성, 비운동성 횡문근융해증

5) 진단
(1) 요검사: 요 잠혈반응 양성이면서 검경에서 적혈구가 보이지 않음.
(2) 혈액검사: 요독증(BUN/Cr < 5), 고인산혈증, 저칼슘혈증, 고요산혈증, 고칼륨혈증

(3) ^{99m}Tc bone scan

6) 치료

(1) 운동성 횡문근융해증: 대사 이상이 없으면 물 많이 마시도록 하고, 2일 후 f/u

(2) Myoglobinuric 급성콩팥손상

① 초기의 집중적인 수액 치료: 시간당 요량 200 mL 이상, isotonic fluid 주입

② 요 알칼리화: 전신 알칼리증 및 체액과다 주의(목표: 요 pH 6~7, 혈청 pH < 7.5/요 pH < 6, 혈청 pH > 7.45: acetazolamide 추가)

③ 저칼슘혈증: 칼슘 보충 시 추후 이소성 칼슘화를 악화시킬 수 있으므로, 저칼슘혈증의 증상이 심하거나, 심한 고칼륨혈증이 있는 경우에만 정맥 내 칼슘 보충

4. 콩팥 독성 약물

1) 공통 위험인자

① 과량 투여

② 장기간 투여

③ 신독성 약물 동시 투여(예 aminoglycoside, vancomycin, furosemide, contrast agent)

④ 환자 인자: 중증의 동반질환, 패혈증, 쇼크, 기존의 신기능 저하 등

2) Aminoglycoside

(1) 임상 양상

① 사용 후 수일이 지나면서 혈청 creatinine 상승, non-oliguric

② 중증이거나 기존의 신기능저하가 없으면, 대부분 자연 회복됨

(2) 위험인자: 표 7-5-4

(3) 예방

① 치료 기간과 총량의 제한: 가장 효과적

② 1일 1회 투약

③ 최저혈중농도(trough level) 모니터링: 1일 다회 투약의 경우 24시간 후부터, 1일 1회 투약의 경우 48시간 후부터 모니터링 시작

④ 가능한 한 정맥주입보다는 국소적 투여를 고려

표 7-5-4. Aminoglycoside 신독성의 위험인자

의사 처방 관련 인자	환자 인자
최근의 aminoglycoside 치료 Aminoglycoside의 종류 (gentamicin > tobramicin > amikacin > netilmicin)	고령 간질환 저알부민혈증 저나트륨혈증/저칼륨혈증/대사성산증 다른 원인으로 인한 조직 괴사

3) Vancomycin

(1) 위험인자

① 높은 최고 혈중농도

② 높은 최저 혈중농도

(2) 예방: 치료약물농도감시(therapeutic drug monitoring, TDM)를 통해 안정적인 농도 유지

① 투여 30분 전 채혈하여 최저치(trough level) 확인: 목표 최저치 10~20 ㎍/ml

② 환자의 체중, 신기능 등의 상태에 따라 용량조절 필요

4) Amphotericin B

(1) Conventional Amphotericin B 0.6 mg/kg, 10일 동안 투여
→ 환자의 1/3에서 혈청 creatinine 2배 상승

(2) 사구체여과율 감소를 동반하지 않은 세뇨관 기능 이상

① 저마그네슘혈증, 저칼륨혈증, 농축기능 소실, 원위부 신세뇨관성 산증

② 중증 저칼륨혈증: 52%

③ 원위부 신세뇨관성 산증: 용량에 비례

(3) 영구적인 신기능저하

(4) 예방

① 고정된 총량을 장기간 투여

② 생리식염수 매일 1~2리터

③ 중탄산염 치료: 임상적으로 입증되지 않음

④ Theophylline, Calcium channel blocker: 사람에서 효과 확인되지 않음

⑤ Lipid based formulation: Amphotericin B colloidal dispersion (ABCD), Amphotericin B lipid complex (ABLC), Liposomal amphotericin B

5) Acyclovir

(1) 세뇨관 내 침전: 고용량을 정맥 주입한 경우 흔함

(2) 예방

① 최소 1시간 동안 천천히 주입

② 수분공급: 높은 요속, 요량 유지

③ 경구 투여(천천히, 불완전하게 흡수됨)

5. 종양 관련 수신증(Cancer-related hydronephrosis)

1) 정의: 요로계암(방광암, 전립선암), 자궁경부암, 복막 전이(peritoneal seeding), 후복막 섬유증(retroperitoneal fibrosis) 등으로 인한 post-renal 급성콩팥손상

2) 치료

(1) 기저질환 치료

(2) 경피적 신루 혹은 요관부목 삽입: 신기능이 회복되면 전향적으로 요관 스텐트 삽

입 후 경피적 신루는 제거. 요관 부목이 우선시 되나 복막 전이로 인한 요관이 침범 시, 요관의 연동운동(peristalsis)이 되지 않아 요관 부목으로 수신증이 해결되기 어려울 수 있음. 이 경우 경피적 신루를 설치해야 함

(3) **양측 수신증**: 즉각 중재적 치료가 이루어지지 않으면 급성콩팥손상으로 사망할 수 있음

① 신장 피질이 더 두껍고, 조영 증강이 더 잘 되고, 수신증이 덜 심한 쪽에 경피적 신루 또는 요관부목 삽입

② 양측 경피적 신루 삽입은 환자 삶의 질 저하 문제로 다음을 제외하고는 시행하지 않음

- 감염이 동반된 경우
- 신기능의 확보가 이후 치료에 큰 영향을 미치는 경우(cisplatin 사용 등)
- 암 이외의 원인이 의심되는 경우
- 어느 쪽 신기능이 더 좋은지 구분이 어려운 경우

③ 양측 신기능 구분이 어려울 경우 DTPA 혹은 MAG3 renal scan을 통해 split renal function을 비교할 수 있음

(4) **폐쇄 경감 후 이뇨(Post-obstructive diuresis)**: 요 농축능의 장애와 다뇨(polyuria) 발생

① 첫 2시간 요량이 200 ml/hr 이상이거나 24시간 동안 3L 이상인 경우 주의가 필요함

② 체중, 섭취량/배설량, 혈중 요소농도, 혈청 creatinine, 전해질 모니터링(마그네슘, 인산, 칼륨 등)

③ 직전 1시간 동안 요량의 75~80%를 저장성 생리식염수(half saline, 0.45%)로 다음 1시간 동안 보충

- 과도한 보충으로 인한 수분 과잉은 오히려 경과를 악화시키므로 주의
- 24시간 요량이 3L 미만으로 감소하면 경구 수분섭취로 변경
- 요 전해질 농도 측정이 보충 수액의 조성 결정에 도움이 될 수 있음

6. 종양 용해 증후군(Tumor lysis syndrome)

1) 정의: Lymphoproliferative 및 myeloproliferative disorders의 cytotoxic treatment 후나 때로는 치료 전에 발생하는 급성 요산성 신증

2) 임상 양상 및 검사 소견

(1) 핍뇨, 급격히 증가하는 혈청 creatinine

(2) 요 검사: 요산 결정, 현미경적 또는 육안적 혈뇨

(3) 고요산혈증, 고칼륨혈증, 고인산혈증, 저칼슘혈증

※ 요중 요산/creatinine 비 > 1 mg/mg (0.7 mol/mol): 급성 요산성 신증과 다른 원인의 급성콩팥손상으로 인한 고요산혈증 감별 가능

3) 예방 및 치료

(1) 요량 증가(하루 2.5 L 이상의 요량 유지)

① 적극적인 정맥 내 수액 공급과 furosemide 투여를 통한 이뇨 유도

② 신 세뇨관의 요산의 희석 유도

③ 강력한 이뇨제 사용(furosemide or mannitol)

(2) 요 알칼리화: 요산이 12 mg/dL 이상이거나 소변에서 요산 결정이 발견되는 경우 도움이 됨. 전신알칼리증 및 체액과다 주의

(3) 요산저하 치료

① Allopurinol (100 mg/m^2, 8시간마다, 600~900 mg/day): 항암 치료 2~3일 전에 시작

② Urate oxidase (Rasburicase): 고위험 환자에게 예방 목적, 고요산혈증과 함께 급성콩팥손상이 발생한 경우 사용

(4) 혈액투석

7. 패혈증 유발 급성콩팥손상(Sepsis-associated acute kidney injury)

1) 정의: 패혈증으로 인한 관류 저하(hypoperfusion)에 의해 발생하는 급성 세뇨관괴사

2) 병태생리: 전신성, 신성 혈역학적 변화 및 면역/염증성 손상, 세포/조직 손상 등

3) 위험인자

(1) 고령

(2) 여성

(3) 기저 동반질환(만성 콩팥병, 당뇨, 울혈성 심부전, 간질환, 종양)

(4) 패혈증의 근원(혈류 감염, 복부 및 요로계 패혈증, 감염성 심내막염)

(5) 항생제 투여 지연, 저혈압 발생 이후 항생제 투여

4) 치료

(1) 적절한 수액 치료. crystalloid가 선호

(2) ScvO2(중심정맥혈 산소분압)와 lactate 청소율(clearance) monitoring

(3) 적절한 승압제 치료. norepinephrine 선호

(4) 지속적 신대체요법(Continuous Renal Replacement Therapy, CRRT)
: 혈역학적으로 불안정한 패혈증 유발 급성콩팥손상 환자에서 고려

8. 간신증후군(HRS): Part 3. 소화기 Chapter 10. 참고

••• 참고문헌 •••

1. Comprehensive Clinical Nephrology (5th ed.), Chapter 69, 71-73.
2. KDIGO Clinical Practice Guideline for Acute Kidney Injury, 2012.
3. Harrison's Principles of Internal Medicine (19th ed.), Chapter 334.
4. Xu R et al. J Am Heart Assoc. 2016;5:e003968.
5. Alobaidi R et al. Semin Nephrol. 2015;35(1):2-11.
6. Honore PM et al. Ann Intensive Care. 2015;5:51.

CHAPTER 06

지속적 콩팥대체요법
Continuous kidney replacement therapy, CKRT

이정환

I. CKRT 적응증

표 7-6-1. CKRT 확대된 적응증

전통적인 적응증	확대 적응증
고칼륨혈증	혈역학적 불안정 상태
중증의 대사성 산증	체액 불균형(예 심장 기능 부전, 다기관 기능 부전)
이뇨제 저항성 수분 과잉/용적 과부하	이화 상태(catabolic status)의 증가(예 횡문근융해증)
핍뇨 또는 무뇨	패혈증
요독증 합병증	중증의 전해질 불균형
약물 중독	두개내압 증가

II. CKRT 장점

1. 혈역학적 변화가 적고 osmolality의 차이가 적음
2. 수분 제거에 좀 더 용이함
3. 약물, 수액, 영양 투여가 용이함
4. 두개내압에 영향을 덜 줌

III. CKRT 방법

1. Continuous kidney replacement therapy, CKRT: 24시간 유지하는 방식의 모든 신대체요법을 총칭
2. Continuous veno-venous hemofiltration, CVVH: CKRT 중 대류(convection)를 통해 용질(solute)을 제거하는 방식. 대체(보충)액 (Replacement/Substitution fluid)이 필요
3. Continuous veno-venous hemodialysis, CVVHD: CKRT 중 확산(diffusion)을 통해용질(solute)을 제거하는 방식. 투석액(Dialysate)이 필요
4. Continuous veno-venous hemodiafiltration, CVVHDF: CVVH + CVVHD. 대체(보충)액과 투석액이 모두 필요함. 가장 일반적으로 시행하는 방법
5. Slow continuous ultrafiltration, SCUF: 대체액과 투석액을 사용하지 않고, 한외여과(ultrafiltration)를 통한 수분 제거만을 목적으로 시행하는 치료

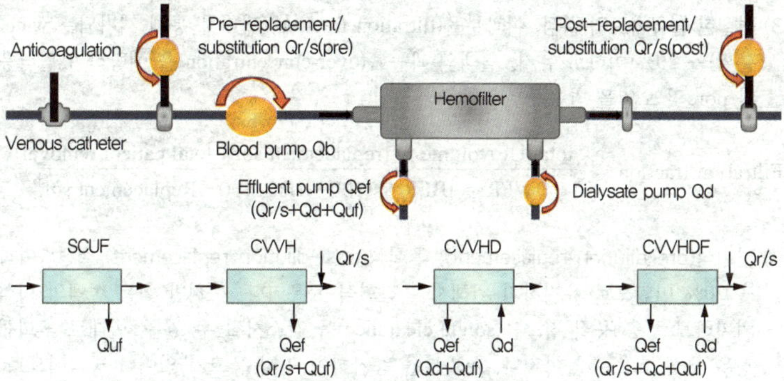

그림 7-6-1. CKRT 회로 구조 및 모드의 모식도

Qb: blood flow rate, Qr/s: replacement/substitution fluid rate, Qef: effluent flow rate, Qd: dialysate flow rate, Quf: ultrafiltration rate. 출처: Adapted from Am J Kidney Dis. 2016 Oct;68(4):645

IV. CKRT 처방

1. CKRT dose 이해

1) 혈액투석(intermittent HD)은 Kt/V인 데 반해 CKRT dose는 Total effluent amount (mL/kg/hr)로 표현

(1) CVVH: 일반적으로 투석액 속도(dialysate flow rate) 20~30 mL/min, 혈류 속도(blood flow rate, BFR) 100~120 mL/min, 투석액 속도가 혈류 속도보다 낮아 creatinine, 요소 등의 용질이 거의 100% 포화(saturation)되어 확산되는 것으로 간주. 즉, 필터를 통과한 투석액의 양 = 청소율(clearance)로 환산됨

(2) CVVHF: 대체/보충액을 20~30 mL/min의 속도로 설정하면 대류를 통해 용질이 제거됨. 필터의 투과성(permeability)이 충분히 높다면, 필터를 통해 여과된 수분의 양 (= 대체액의 양) = 청소율로 생각할 수 있음

(3) 두 모드를 합산한 CVVHDF에서 청소율의 지표는 total effluent amount(투석액 + 대체액 + net UF removal(실질 수분 제거량))를 사용함. 예를 들어 60 kg 환자에서 하루 총 60,000 mL의 effluent가 나왔다면, 60,000 mL/60 kg/24 hr = 약 42 mL/kg/hr로 표현되고, 이를 변환하면 실제 42 mL/min의 creatinine 청소율(creatinine clearance)을 갖는 것과 비슷

2) CKRT dose: 목표 청소율(target clearance) (mL/kg/hr)

(1) 2012 KDIGO guideline에서 20~25 mL/kg/hr 권고

(2) 처음 CKRT를 시작하는 환자에서 보통 30~35 mL/kg/hr를 처방(시술, line 교환, priming 등 CKRT 중단 시간을 고려)

(3) 혈역학적 상태, 전해질 및 산-염기 상태, 패혈증 등을 고려하여 개별화

3) 적절한 혈류속도의 결정: 여과분율(filtration fraction)(필터를 통해 제거되는 water의 분획)을 20% 이하로 유지, 혈액의 과농축(over-concentration)을 예방하여 필터응고와 pore의 오염을 막음

$$\text{Filtration fraction} = \frac{\text{total UF volume} = [\text{replacement sol} + \text{total patient removal}]}{\text{BWFR} = [\text{BFR} \times (100 - \text{Hct})/100 + \text{Replacement sol}]}$$

4) 전희석(pre-dilution replacement), 후희석(post-dilution replacement) 결정: 여과분율 20% 미만으로 유지하기 위해서는 전희석이 유리함. 하지만 이는 혈액의 희석을 의미하므로 총 용질 청소율(solute clearance)을 감소시킬 수 있음. 반대로 후희석의 경우 투석 효율은 높아지나, 여과분율 증가하여 필터 응고가 일어나 궁극적으로 효율을 떨어뜨리고, CKRT 유지에 장애를 유발할 수 있음

2. CKRT 처방의 실제

1) 투석접근로(통상 혈액투석 도관) 확보
2) 목표 섭취량/배설량(I/O) 결정(예 zero, −500 mL/day, −1,000 mL/day)
3) 목표 청소율 결정(예 25~45 mL/kg/hr)
4) 목표 청소율에 따라 투석액/대체액의 속도 결정(예 투석액 1,000 mL/hr, 대체액 1,000 mL/hr)
5) 전희석/후희석 결정(Prismaflex®에서만 가능, 예 pre(PBP) 800 mL/hr, post(replacement) 200 mL/hr)
6) 혈류속도 결정(예 100 mL/min, 120 mL/min)
7) 항응고요법 결정(헤파린/후탄(futhan)/항응고요법 하지 않음)
8) 처방한 CKRT dose에 맞게 시행 및 전달이 되는지 모니터링

3. CKRT 합병증 관리

1) 저칼륨혈증 교정

(1) CKRT 유지 중 경정맥 보충도 함께 진행: KCl을 normal saline 에 섞어서 경정맥 투여(하루 100~200 mmol를 투여할 때 혈청 포타슘 수치 1 mmol/l 상승)

(2) 투석액과 대체액의 포타슘 농도가 4 mmol/L가 되도록 사용(hemosol B0 5 L에 KCl 20 mmol mix)

① 혈청 포타슘 > 5 mmol/L: 포타슘을 섞지 않는다.

② 혈청 포타슘 4~5 mmol/L: 대체액에 KCl 20 mmol (0.5 ampule)을 섞거나, 대체액으로 인산염/포타슘 함유 용액 사용

③ 혈청 포타슘 < 4 mmol/L: 투석액과 대체액 둘 다 KCl 20 mmol (0.5 ampule)을 섞거나, 투석액과 대체액을 인산염/포타슘 함유 용액으로 사용

CKRT 처방의 실제 예시

Tip

※ 76 kg 환자, 패혈증 유발 급성 신손상, 무뇨, 적혈구용적률(hematocrit) 30%, 하루 총 섭취량 3 L, 목표 I/O 1 L/day, 목표 청소율 35 mL/kg/hr

(1) 목표 I/O가 -1 L/d, 총섭취량이 3 L/day이고 소변량이 없으므로 CKRT를 통한 전체 수분 제거는 4 L/day (=170 mL/hr)가 필요함

(2) 목표 청소율 35 mL/kg/hr × 76 kg = 2,670 mL/hr의 total effluent가 필요

(3) 이를 1:1의 대체액(= 대류): 투석액(= 확산)으로 나눔

(4) 필요와 가능한 기계 준비 여부에 따라 전희석/후희석을 적절히 배분. 본원에서는 후희석 대체액을 200~400 mL/hr 정도를 배분함. 최종적으로

① 대체액: 1,250 mL/hr(전희석 850 mL/hr + 후희석 400 mL/hr)

② 투석액: 1,250 mL/hr

③ 전체 수분 제거: 170 mL/hr를 합산하면 목표 청소율에 맞는 처방이 됨

(5) 여과분율을 고려하여 혈류속도를 결정(위 식대로 계산하면 140 mL/min) 단, 일반적으로 100~120 mL/min 정도면 35 mL/kg/hr의 목표 청소율을 감당하는 데 지장이 없음

(6) 실제 오더 예시

- Blood flow rate: 140 mL/min, Target clearance: 35 mL/kg/hr
- Dialysate: 1,250 mL/hr, Replacement: 1,250 mL/hr (pre 850, post 400)
- I/O balance: - (1,000) mL/day
- Priming: Heparin 5,000 U with NS 1,000 mL → NS 1,000 mL washing
- Anticoagulation: heparin free or Futhan(nafamostat mesilate) 20 mg/hr
- Filter change q24 hr

(7) 환자에서 어제 총 54,720 mL의 effluent가 나왔다면, 54,720 mL/76 kg/24 hr = 30 mL/kg/hr로 계획했던 청소율보다 적게 CKRT 시행 확인 가능

표 7-6-2. 상용 투석액/대체액의 조성

Comp. (mEq/L)	MultiBic (Fresenius)			Hemosol	Prismasol	Prismasol	Phoxilium
				(Baxter)			
	0K	2K	4K	B0	2K	4K	
Na^+	140	140	140	140	140	140	140
K^+	0	2	4	0	2	4	4
Ca^{2+}	1.5	1.5	1.5	1.8	1.75	1.75	1.25
Mg^{2+}	0.5	0.5	0.5	0.5	0.5	0.5	0.6
Cl^-	109	111	113	109.5	111.5	113.5	116
HCO_3^-	35	35	35	32	32	32	30
Lactate	0	0	0	3	3	3	0
Glucose	5.5	5.5	5.5	0	6.1	6.1	0
HPO_4^{2-}	0	0	0	0	0	0	1.2

2) 저인산혈증의 교정

(1) 무증상(1~2.5 mg/dL): 경구 보충

(2) 증상이 있거나 중증의 저인산혈증(<1 mg/dL): 경정맥 보충

(3) CKRT 투석액과 대체액에 인산염을 섞어주거나 인산염을 함유한 투석액/대체액 사용(경정맥 보충보다 더 효과적)

① 투석액/대체액에 phosten 1 ample (포타슘/인산 20 mmol/20 mL) 섞어 투여

② 투석액/대체액으로 인산염/포타슘 함유 용액 사용

3) 중증의 저나트륨혈증

(1) 투석액 나트륨 농도 140 mmol/L, CKRT 중에 급속 교정 위험을 줄이기 위해 5% dextrose water를 경정맥으로 주입

(2) 대체액을 5%포도당 수액으로 사용, CKRT circuit 소듐 농도를 낮추어 과교정 방지(예 투석액 Na^+ 140 mmol/L 1000 mL/hr, PBP Na^+ 0 mmol/L 300 mL/hr, 대체액(후희석) Na^+ 140 mmol/L 700 mL/hr; $(140 \times 1) + (0 \times 0.3) + (140 \times 0.7) / (1+0.3+0.7) = 119$; CKRT circuit 소듐 농도를 140 mmol/L에서 119 mmol/L로 낮추어 과교정 방지

(3) 혈중 나트륨 농도와 혈당 모니터링

(4) 나트륨을 직접 대체액에 섞는 것은 추천되지 않음

4) 고나트륨혈증 교정

(1) 교정을 위해 수분 부족(free water deficit)만큼 5% dextrose water나 저장성 생리식염수(half saline)를 경정맥으로 주입

(2) CKRT로 인한 과교정 주의

5) 대사성 산증 교정

(1) 경정맥 보충도 함께 진행: 5% dextrose water에 sodium bicarbonate (20 mmol/1 ampule) 4~8 ampule을 섞어서 투여

(2) 투석액/대체액으로 bicarbonate 함유 용액 사용

(3) 빠른 교정을 위해 CKRT dose를 40~45 mL/kg/hr 이상까지 증량 가능

(4) Sodium bicarbonate가 포함되지 않은 대체액(심한 경우 투석액에도)에 적절히 sodium bicarbonate (2~8 ampule)를 섞어서 시행(고나트륨혈증이나 대사성알칼리증 주의)

6) 패혈증, 패혈성 쇼크 환자의 CKRT

(1) 시기: 패혈증, 패혈성 쇼크에서 충분한 수액 소생치료(resuscitation)를 시행하였음에도 급성신손상 진행시 조기에 시작하는 것을 고려할 수 있느나 확실한 임상적 증거는 부족함

(2) 목표 청소율: metabolic need가 높은 경우 고유량(40~45 mL/kg/hr) hemofiltration 시행할 수도 있음. 다만 항균제의 치료농도 도달 실패나 전해질 불균형의 과교정의 가능성이 있으므로 주의를 요함

(3) **체액 상태 조절:** 체액 평형 상태(체액 결핍/체액 과잉. 단순 가슴 사진, 심에코, 폐 초음파 등)를 충분히 평가하여 혈역학적으로 영향을 주지 않는 범위 안에서 euvolemia 유지를 위한 수분 제거를 고려

(4) **항생제 용량조절:** 적절한 항생제가 충분한 농도로 유지, 전달되는 것이 가장 중요한 치료의 기본임. CKRT dose(목표 청소율)를 환자의 현재 신기능으로 간주하고 항생제 용량을 조절(예 목표 청소율 40 mL/kg/hr인 경우, creatinine 청소율 = 신기능을 40 mL/kg/hr로 간주하고 용량을 조절함)

••• 참고문헌 •••

1. Comprehensive Clinical Nephrology (7th ed.), Chapter 69, 71-73.
2. KDIGO Clinical Practice Guideline for Acute Kidney Injury, 2012.
3. Harrison's Principles of Internal Medicine (21th ed.), Chapter 304.
4. Galvagno SM Jr et al. J Crit Care 2013;28:1019.
5. Macedo and Connor. Am J Kidney Dis. 2016;68(4):645
6. Rosner and Mehta. Clin J Am Soc Nephrol. 2018;13(5):787

CHAPTER 07

만성콩팥병
Chronic kidney disease, CKD

이정표

I. 만성콩팥병(Chronic kidney disease)의 정의와 분류

1. 정의

3개월 이상 콩팥의 구조 혹은 기능의 이상이 지속되어 '건강에 영향을 미치는' 경우로 정의

- 사구체여과율에 관계없이 아래와 같은 콩팥 손상의 증거가 있거나
- 사구체여과율이 60 mL/min/1.73 m^2 미만으로 3개월 이상 지속되는 상태

표 7-7-1. 만성콩팥병의 범주

콩팥손상의 증거 (하나 혹은 그 이상	알부민뇨
	소변침사 이상 소견
	전해질 이상 소견, 세뇨관 질환에 의한 이상 소견
	병리학적 검사 이상
	영상검사에서 발견된 구조적 이상
	콩팥이식의 병력
사구체여과율의 감소	GFR < 60 mL/min/1.73 m^2 (GFR categories G3a-5)

2. 분류

- 사구 체여과율(eGFR) 및 알부민뇨의 정도에 따라 그림 7-1-1과 같이 카테고리를 나누어 예측 가능.
- 이러한 변수 이외에도 만성콩팥병의 원인질환의 종류 및 동반 질환 유무에 따라 예후를 예측하고 진료에 반영할 수 있음. 원인은 관련된 전신질환 유무(예 당뇨, 고혈압, SLE 등), 신장조직검사를 통해 확인, 혹은 추정할 수 있는 근거들(예 anti-PLA2R Ab, anti-GBM Ab 등)을 통해 입증 가능. 가장 흔한 원인은 당뇨병콩팥병, 고혈압, 만성사구체신염 순임.

Prognosis of CKD by GFR and Albuminuria Categories: KDIGO2012				Persistent albuminuria categories Description and range		
				A1	A2	A3
				Normal to mildly increased	Moderately increased	Severely increased
				< 30 mg/g < 3 mg/mmol	30~300 mg/g 3~30 mg/mmol	> 300 mg/g > 30 mg/mmol
GFR categories (ml/min/ 1.73 m^2) Description and range	G1	Normal or high	≥ 90			
	G2	Mildly decreased	60~89			
	G3a	Mildly to moderately decreased	45~59			
	G3b	moderately to severely decreased	30~44			
	G4	Severely decreased	15~29			
	G5	Kidney failure	< 15			

그림 7-7-1. 사구체여과율과 알부민뇨 분류에 따른 만성콩팥병의 단계와 예후
(녹색: 저위험, 노란색: 중등도 위험, 오렌지색: 고위험, 붉은색: 매우 고위험)

II. 만성콩팥병의 평가

1. 병력과 신체검진

1) **병력**: 고혈압, 당뇨, 비정상 소변검사, 임신중독증 혹은 조산의 병력, 자세한 약물복용력, 흡연력, 급성신손상병력, 이식신공여, 식이
   (1) **문진**: 요독 증상 유무(식욕 저하, 체중감소, 구역, 부종, 근경련, 소양증, 하지불안 증후군)
   (2) **가족력**: Alport syndrome, Fabry disease, 상염색체 우성 다낭신 등
2) **신체검진**: 혈압, 표적장기 손상 유무(안저검사, 심장 검사 등), 부종, 감각신경병증 유무

2. 혈액, 소변검사

1) 콩팥기능 및 손상 정도를 확인하기 위한 연속적인 검사(사구체여과율, 뇨미세알부민(뇨단백)/크레아니틴 비)
2) 만성콩팥병 원인 및 중증도 감별을 위한 검사: 혈청 및 소변 단백 전기영동, HBV, HCV, HIV test, 칼슘, 인, 비타민 D, PTH, 헤모글로빈, 철분, 24시간 소변검사

3. 영상검사

1) **콩팥초음파**: 크기, 실질 위축 정도, 종양, 폐쇄의 유무 확인

2) **신혈관질환**: 도플러 초음파, CT angio, MRI

3) **역류성 신병증**: 배뇨 중 방광조영술(voiding cystogram)

4. 신조직검사

1) **적응증**: 유의한 단백뇨를 동반하는 지속성 혈뇨, 유의한 양의 단백뇨, 신증후군, 루푸스 신염, 급속진행성 사구체신염, 호전 없는 원인 미상의 급성 신손상, 이식 신의 원인 불명의 급성 신손상

2) **금기**: 조절되지 않는 고혈압, 요로감염, 출혈 경향, 심한 비만

III. 만성콩팥병 치료

1. 심혈관계 이상

1) **고혈압**: 목표 수축기 혈압 < 120 mmHg
- 당뇨 혹은 알부민뇨가 동반된 고혈압 환자는 ACEi 혹은 ARB 우선 사용 후 환자가 감내할 수 있는 최대 치료 용량까지 증량하여 사용
- ACEi/ARB/direct renin inhibitor 약제 병합은 피해야 함

2) **심혈관계 질환**: 당뇨, 고혈압의 치료, 생활요법(정기적인 운동), 고지혈증의 치료

3) **심막질환**: 요독성 심막염 – 응급 투석 적응증(출혈 위험으로 헤파린 없이 투석)

2. 식이 및 생활습관

1) **염분섭취의 제한**: 나트륨 < 2 g/day(소금 < 5 g/day), 국, 찌개, 면류에 나트륨 함량이 많으므로 평상시 국물섭취를 줄이도록

2) **단백질 섭취 제한**
- 사구체여과율 30 mL/min/1.73 m^2 미만인 경우 0.8 g/kg/day 이하로 단백질 섭취 제한
- 1.3 g/kg/day 이상의 단백 섭취 금함

3) **전해질 조절을 위한 식사요법**
- 고칼륨혈증, 고인산혈증과 같은 전해질 불균형이 있는 경우는 칼륨과 인을 제한하는 식이요법을 시행

4) **기타**: 주 5회, 매회 최소 30분 이상의 운동, 목표 BMI: 20~25 kg/m^2, 금연, 약물 사용주의(신기능에 맞추어 사용)

만성콩팥병으로 식욕저하가 심하거나 식사제한을 너무 엄격히 할 경우에는 영양상태가 나빠질 수 있으므로 영양상태를 평가하여 식이요법을 개별화함.

3. 혈당 조절

- 당뇨병은 만성콩팥병의 가장 중요한 원인으로 따라서 당조절은 만성콩팥병 관리에 중요함.
- 목표: 당화혈색소 6.5~8.0%(환자별 개별화 적용) - 사구체여과율이 낮을수록, 대혈관 합병증이 많거나 심할수록, 동반 질환이 많을 수록, 기대여명이 작을수록, 저혈당 위험이 클수록 목표 당화혈색소를 높은 수치로 적용 가능
- 사구체여과율 30 mL/min/1.73 m^2 이상 단계 일차 약제 metformin과 SGLT2i 우선 추천. metformin과 SGLT2i로 목표 혈당 도달 못 하는 경우 GLP-1 RA 추천
- 중등도 이상의 강도, 주 150분 이상의 운동 추천

4. 빈혈

1) 정의: 남 Hb < 13 g/dL, 여 Hb < 12 g/dL

2) 원인: 조혈호르몬의 상대적 결핍이 주요한 원인이나 이외에도 적혈구 생존의 감소, 출혈경향, 철분결핍, 부갑상선기능항진증, 엽산, 비타민 B_{12}의 결핍 등 다른 원인 감별이 필요함

3) 검사항목: 적혈구수 및 감별계산, 적혈구 지표, 절대 망상적혈구수, 혈청 페리틴, 트랜스페린 포화도, 엽산 및 비타민 B_{12} 농도

4) 조혈호르몬 촉진제(Erythropoietin stimulating agent, ESA)

(1) **시작 기준**: 투석 전 만성콩팥병 환자: Hb < 10 g/dL, 투석 환자: Hb 9~10 g/dL
(2) **목표 헤모글로빈**: 10~11.5 g/dL (KDIGO 권고사항)
(3) **금기**: 활성화된 종양 상태, 최근 악성 종양의 과거력
(4) **보험기준**: 사구체여과율 30 mL/min/1.73 m^2 미만인 환자에서 10 g/dL 이하 또는 Hct 30% 이하인 경우, Hb 11 g/dL 또는 Hct 33%까지 인정

표 7-7-2. 조혈호르몬 촉진제

성분명	초기 용량	유지 용량
Epoetin-alpha or beta	주 3회 50 U/kg (IV, SC)	주 2~3회, 25~50 U/kg
Darbepoetin-alpha	주 1회 20 mcg	주 1회 15~60 mcg (max 180 mcg)
MPG (methoxypolyethyleneglycol)-epoetin beta	0.6 mcg/kg q2주 or 1.2 mcg/kg q4주	이전 투여량(2주 1회 용량)의 2배에 해당하는 용량을 1개월에 1회

* 투석 환자의 ESA 조절(예시)
Hb을 2~4주마다 측정
Hb이 1 g/dL 이상 떨어졌다면 출혈이나 Hb 저하 유발 요인 찾고 ESA 증량
Hb이 1 g/dL 이상 상승했다면 ESA 감량 고려
Hb < 9.5 g/dL: ESA 용량을 25~50% 증량, 수혈 필요를 점검
Hb 9.5~10.5 g/dL: 현재 ESA 용량을 유지
Hb 10.5~11.0 g/dL: ESA 용량을 25~50% 감량
Hb > 11 g/dL: ESA 중단

5) 철 결핍성 빈혈의 교정

(1) 조혈호르몬 촉진제에 저항성인 빈혈일 경우 철 결핍성 빈혈 유무를 꼭 확인해야 함
(2) 트랜스페린 포화도와 페리틴을 최소한 3개월에 한 번씩 측정
(3) 혈액투석: 목표 트랜스페린 포화도 > 20%, 페리틴 > 200 mg/dL
(4) 복막투석: 목표 트랜스페린 포화도 > 20%, 페리틴 > 100 mg/dL
(5) 치료
(6) 부작용: 변비, 구토, 상복부 통증
(7) 주의: 인산염, 칼슘염, 경구용 테트라사이클린계 항생제, 제산제 등과 병용 투여
(8) 보험기준 (주사 철분제)

- 투석 전 만성콩팥병 환자: Hb 10이하에서 투여 11 g/dL까지 인정
  혈청 페리틴 < 100 ng/mL 또는 트랜스페린 포화도 < 20% (경구투여가 곤란한 경우)
- 투석 환자: Hb 11 g/dL 미만에서 인정
  ① 혈액투석 환자는 혈청 페리틴 < 200 ng/mL 또는 트랜스페린 포화도 < 20%
  ② 복막투석 환자는 혈청 페리틴 < 100 ng/mL 또는 트랜스페린 포화도 < 20% (경구투여가 곤란한 경우)
  ③ 조혈호르몬 촉진제 저항성: 혈청 페리틴 < 300 ng/mL 또는 트랜스페린 포화도 < 30%

표 7-7-3. 경구 철분제

상품명	200 mg of elemental iron per day
Feroba Norferro	Ferrous sulfate 256 mg 80 mg as Fe Ferrous sulfate 613 mg 100 mg as Fe
Albumax, Bolgre	Iron acetyl transferrin 200 mg 40 mg as Fe
Ferromax	Ferric hydroxide polymaltose complex 375 mg 100 mg as Fe
Nephoxil*	Ferric citrate* 500 mg 100 mg 105mg as Fe

*Ferric citrate는 우리나라에서는 인결합제로 혈액투석환자에서 처방가능하나 3가철이 함유되어 빈혈교정에 추가적인 장점이 있음.

표 7-7-4. 주사 철분제

성분명(상품명)	
Iron sucrose (Venoferrum, Ferex)	총 철부족량 = 체중(kg) × (희망 Hb − 측정 Hb)(g/L) × 0.24 + 저장철(mg)투여 ampule = 총 철부족량(mg)/100 mg
Ferric carboxymaltose (Ferinject)	Hb < 10 g/dL: 1,500 mg(체중 35~70 kg), 2,000 mg(체중 > 70 kg)

6) 비정상 지혈

(1) 원인: 지연된 출혈시간, 혈소판인자 III의 활성 감소, 비정상 혈소판응집 및 부착

(2) 처치: DDAVP (Desmopressin, Minirin 0.3 mcg/kg with N/S over 30 min) 출혈 예상되는 시술 최소 1시간 전 투여, Cryoprecipitate등 사용

4. 미네랄 및 골대사 이상(CKD-MBD)

다음의 변화가 나타나는 상태로 요약

- 칼슘, 인, 부갑상선호르몬, 비타민 D 등 혈액검사에서 나타나는 변화
- 골대사의 이상 및 뼈, 혈관 및 연부조직의 석회화

1) 병태생리

(1) 사구체여과율의 감소 → 인 배설 감소, 인 저류

(2) 인 저류 → 골세포에서 FGF-23의 자극, 부갑상선 성장 촉진

(3) FGF-23 → 칼시트리올 생산 억제 → 이온화 칼슘의 감소 → 부갑상선호르몬 자극

*FGF-23: 골세포에서 분비되는 호르몬으로 인산뇨 유발, 부갑상선호르몬의 자극, $1,25(OH)2D_3$를 억제함으로써 인의 장 흡수를 억제. 만성콩팥병 환자에서의 좌심실 비대와 사망률의 독립적인 위험인자

(4) 부갑상선호르몬 항진이 골대사에 미치는 영향

- 골대사 과도 항진: 낭성 섬유뼈염(osteitis fibrosa cystica)
- 골대사 억제: 무력성 골질환(adynamic bone disease), 골연화증(osteomalacia)

2) 인결합제의 사용

- 인 수치는 정상 범위 내(3.0~5.5 mg/dL)로 유지

최근 KDIGO 등에서 calcium-based phosphate binder의 사용이 vascular calcification 악화 등 불량한 예후와 관련이 있다고 보고되어 이를 제한(restriction)할 것을 권고하고 있음. 투석환자에서는 2018년에 calcium-free phosphate binder 보험기준이 완화되어 적극적인 사용을 추천함.

표 7-7-5. 인결합제

성분명(상품명)	특징	부작용
Calcium-based phosphate binders Calcium carbonate (Cicibon) Calcium acetate (Phoslo)	Elemental calcium: 40% of wt Elemental calcium: 25% of wt	변비, 고칼슘혈증
Calcium-free phosphate binders Lanthanum (Fosrenol®) Sevelamer (Renvela®, Invela®) Ferric citrate (Nephoxil®) Sucroferric oxyhydroxide(Velphoro®)	*보험기준: 투석을 받는 ESKD 환자 중인(P) 수치 5.5 mg/dL 이상. 단, 유지요법에서는 인(P) 수치 4.0 mg/dL 이상에서 인정	구역, 설사, 변비, 소화불량

Ferric citrate와 Sucroferric oxyhydroxide는 철분제 기반 비칼슘계열 새로운 인결합제임. (Sucroferric oxyhydroxide, Ferric citrate 각 2020년, 2023년 국내 출시됨)

3) 이차성 부갑상선기능항진증

- 2017 KDIGO guideline에서는 만성콩팥병 환자에서 적정한 PTH level은 알지 못하나 PTH가 계속해서 상승하거나 지속적으로 정상 범위의 상한치를 초과하는 경우 고인산혈증, 저칼슘혈증, 과다한 인산섭취, 비타민 D결핍과 같은 교정 가능한 인자를 평가할 것을 제안함.
- 투석을 하지 않는 만성콩팥병 환자들에서는 calcitriol과 vitD analog를 routine하게 사용하지 말 것을 권고. 그러나 중증의 진행성 부갑성기능항진증이 있는 환자에서는 calcitriol과 vitD analog 사용을 고려(비보험).
- 투석을 하는 CKD G5 환자에서는 PTH-lowering therapy가 필요할 경우 calcimimetics, calcitriol, vitD analog 사용을 추천함. calcimimetics와 calcitriol 또는 vitD analog 병용요법도 가능함. iPTH를 정상상한치의 대략 2~9배내로 유지하기를 권고. 투석 환자에서 adynamic bone disease를 방지하기 위해서는 iPTH를 150 pg/mL 이하로 유지하면 안 됨.

표 7-7-6. 부갑상선호르몬 억제제

성분명(상품명)	작용	특징
Calcitriol (oral, iv)	Active VitD	고칼슘혈증
Paricalcitol (Zemplar)	VitD receptor activator (vitD analog)	Initial dose in mcg/dialysis = iPTH/120
Cinacalcet (Regpara)	Calcimimetics bind to the CasR	Ca < 8.4 mg/dL: 금기(Ca 저하) Initial dose: 25 mg (max 180 mg/day) PTH, Ca monitoring 필요

* CasR: Calcium sensing receptor.

5. 신경 근육계 이상

기억력/집중력/수면 이상, 딸꾹질, 근경련, 간대성 근경련, 발작, 혼수, 하지 불안 증후군 등

6. 피부 이상

소양증 치료: 보습제, 국소 스테로이드제, 경구 항히스타민제, 자외선 조사

7. 신성 전신 섬유화증(Nephrogenic systemic fibrosis, NSF) Chapter 05-V. 참고

8. 산증: 혈중 탄산 농도 < 22 mmol/L인 경우, 특별한 금기 없다면 경구용 중탄산염 보충

IV. 말기콩팥병(End-stage kidney disease)

만성콩팥병이 진행되어 약물치료 및 보존적 치료만으로는 정상적인 기능을 유지하기 어려워 신대체요법이 필요한 경우

※ 투석 치료 적응증

1. 조절되지 않는 용적 증가 그리고/혹은 고혈압
2. 식이제한이나 약물요법으로도 조절되지 않는 고칼륨혈증
3. 중탄산염 치료로도 조절되지 않는 대사성 산증
4. 식이제한 및 인결합제 치료에도 조절되지 않는 고인산혈증
5. 조혈호르몬과 철분 보충에도 조절되지 않는 빈혈
6. 최근의 체중감소, 영양 상태의 악화, 특히 구역, 구토 등의 요독증 증상

V. 신기능에 따른 약제의 용량조절

대사되지 않은 상태에서 신장으로의 배설이 70% 넘는 약물에 대해서는 신기능 저하에 비례하여 용량을 줄이거나 간격을 늘리는 것이 약물치료의 근간. 그러나 신기능 저하는 생체활용도, 단백 결합, 분포용적 변화, 약물 대사 변화를 일으키므로 더 세심한 용량조절이 필요

※ 약물 조절 시 이용 가능한 웹사이트

1) http://www.globalrph.com/renaldosing2.htm
2) http://www.uptodate.com/home

••• 참고문헌 •••

1. Harrison's Principles of Internal Medicine (21th ed.), Chapter 311.
2. Kidney Disease: Improving Global Outcomes (KDIGO) CKD Work Group. Kidney Int Suppl. 2013;3:1.150.
3. Kidney Disease: Improving Global Outcomes (KDIGO) Anemia Work Group. Kidney Int Suppl. 2012;2:279.335.
4. KDIGO 2017 Clinical Practice Guideline Update for the Diagnosis, Evaluation, Prevention, and Treatment of Chronic Kidney Disease-Mineral and Bone Disorder (CKD-MBD). Kidney Int Suppl. 2017 Jul;7(1):1-59.
5. Handbook of Dialysis (5th ed.), Chapter 33, 36.
6. Drug prescribing in renal failure (5th ed).
7. Primer on kidney diseases (7th ed).
8. KDIGO 2022 Clinical Practice Guideline for Diabetes Management in Chronic Kidney Disease. Kidney Int. 2022 Nov;102(5S):S1-S127.
9. Kidney Disease: Improving Global Outcomes (KDIGO) CPG for the Management of BP in CKD. Kidney Int Suppl. 2021;99:3:S1-S87.

CHAPTER 08

혈액투석과 복막투석
Hemodialysis and Peritoneal dialysis

정종철

I. 혈액투석

1. 혈액투석을 위한 혈관 접근

1) 일시적 혈관 통로(temporary vascular access)

- 응급 혈액투석: 대퇴정맥이나 내경정맥에 double-lumen catheter 삽입
- 장기간 혈액투석이 예상되는 경우: tunneled cuffed catheter 고려

(1) 대퇴정맥(femoral vein)

① 장점: 삽입이 가장 용이, 위험 부담이 적음

② 단점: 보행 불가, 감염의 위험성 높음 → 통상 1회 (or 1주 이내) 사용 후 제거

(2) 내경정맥(internal jugular vein)

① 장점: 삽입이 용이, 위험 부담이 적음

② 단점: 시술의 난이도가 높음 → 1개월 정도 거치가 가능하지만, 가능하면 빨리 제거 권장 (2주 이내)

(3) 중심정맥도관(Tunneled cuffed catheter)(그림 7-8-1)

① 오른쪽 쇄골 아래 부위에서 tunneling 하여 오른쪽 내경정맥으로 삽입

② 장점: 1개월 이상 사용이 가능하고 감염 위험성 적음

③ 단점: 시술 중 출혈이나 기흉 등의 합병증에 유의. 예외적인 경우를 제외하고, noncuffed catheter와 마찬가지로 가능한 한 빨리 제거하는 것이 권장됨

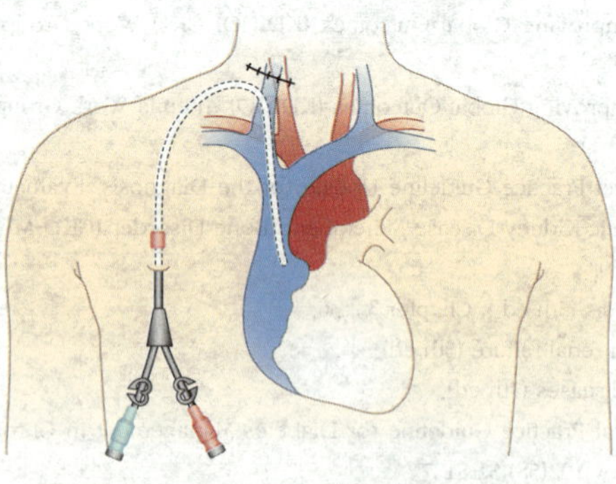

그림 7-8-1. Tunneled cuffed double-lumen catheter
출처: Comprehensive Clinical Nephrology

2) 영구적 혈관 통로(permanent vascular access) (그림 7-8-2)

(1) 동정맥루(Arteriovenous fistula, AVF)

① 동맥을 인접 정맥에 직접 연결해주는 것

② Non-dominant arm의 radial artery와 cephalic vein을 연결하거나, brachial artery와 cephalic vein을 연결하는 경우가 가장 흔함

③ Maturation time이 필요하므로 통상 수술 4~6주 후에 사용 가능

(2) 동정맥 인조혈관(Arteriovenous graft, AVG)

① 동맥과 정맥 사이에 인조혈관을 넣어 연결해주는 것. 자가 정맥이 maturation 하기에 내경이 작은 경우에 시행함

② 수술 2~3주 후에 사용 가능(graft와 자가 혈관을 연결한 부위가 안정되는데 필요한 시간)

③ 협착, 폐쇄, 감염의 위험성이 AVF보다 더 높음: 가능한 자기 혈관을 이용한 동정맥루 수술을 권장

※ 감염 발생의 위험성: Catheter > AVG > AVF

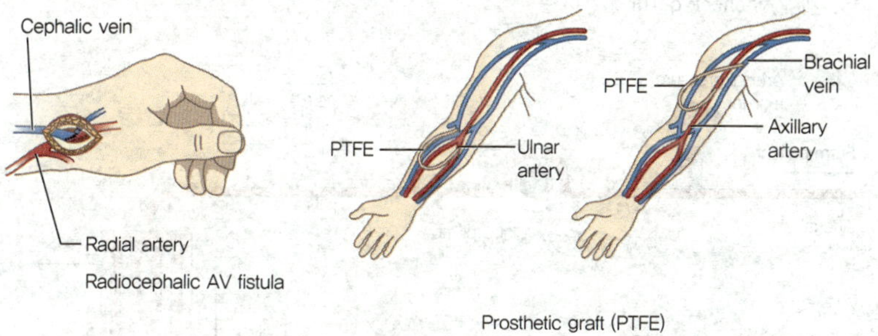

그림 7-8-2. 동정맥루와 동정맥 인조혈관
출처: Comprehensive Clinical Nephrology (7th ed.), Chapter 96.

3) 경피적 혈관성형술(Percutaneous Transluminal Angioplasty, PTA)

동정맥루 또는 인조혈관에 50% 이상의 협착이 있으면서, 다음 중의 하나라도 동반되었을 때 경피적 혈관성형술을 고려

(1) 비정상적인 신체검진 소견

(2) 과거 혈전의 병력

(3) 혈류량의 감소(< 600 mL/min)

(4) static pressure의 증가

2. 혈액투석 처방

혈액투석기기의 기본 서킷 구조는 다음과 같이 다수의 안전장치, 펌프 제어기, 압력 및 흐름 모니터, 공기 누출 감지기, 환자 BP 모니터 및 dialyste의 구성을 변경하고, 투석량을 변경하는 기기 등이 복합된 장치임(그림 7-8-3).

1) 투석 처방

(1) V/S 1시간마다 확인

(2) 혈액투석을 처음 시작하는 환자를 제외하고는 보통 4시간 투석

(3) 투석 경로 표기

(4) 투석 후 목표 체중 표기

(5) 혈액 속도는 유지 투석 환자의 경우 250~350 mL/min 이용하나, 환자 상태에 따라 가감

(6) 항응고제의 선택은 보통 heparin을 사용하면 되나, active bleeding이 있는 경우 heparin 없이 투석 시행. 출혈성 병변이 있거나 수술 전후의 환자에서는 Nafamostat 사용

예 V/S check q 1hr

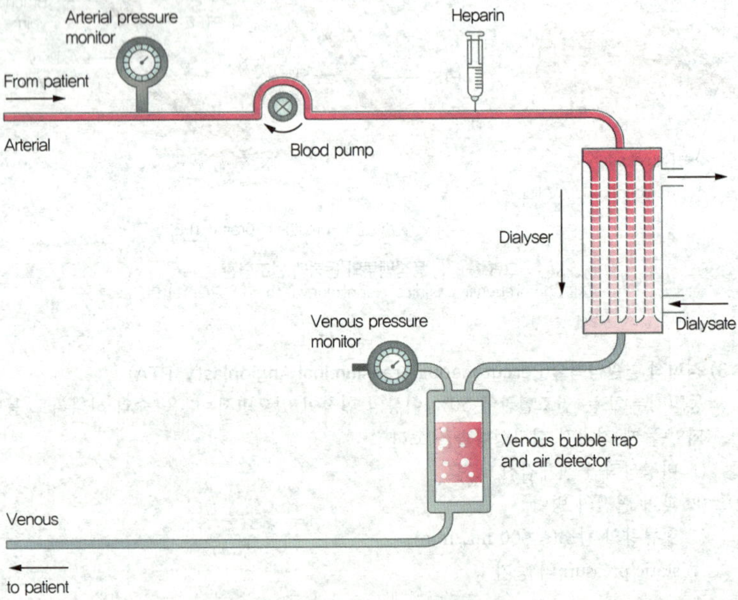

그림 7-8-3. Basic haemodialysis circuit.
출처: Oxford Handbook of Dialysis. 4th ed

- HD for (4) hours
- Access: (AVF/AVG/Catheter)
- Target body weight: ( ) kg
- Priming with (heparin/N/S 1L)
- Blood flow rate: (250~350) mL/min
- Dialysate: (Hemo B dex 0.1%, Hemo B dex 0.15%, Hemo-B1)
- Dialyzer: (low flux/high flux)
- Anticoagulation: (no-heparin, heparin, Nafamostat (futhan), others)
  - 건체중(dry weight)이란 저혈압 혹은 불편함이 발생하지 않는 최소의 체중 또는 과다한 체액을 거의 제거한 투석 후 체중으로 가능한 한 자주 재평가하는 것이 바람직함
  - 항응고제의 사용을 피해야 하거나 Nafamostat을 사용해야 하는 경우는 다음과 같음
    : 급성 출혈, 출혈의 위험성이 아주 높은 경우, 7일 이내 major surgery 받은 경우, 14일 이내 intracranial surgery 받은 경우, 72시간 이내 visceral organ의 조직검사, 심낭염(pericarditis)

Tip

Nafamostat 보험기준(고시 제2020-161호(약제))

- 혈액투석(Hemodialysis, 자702) 또는 혈액관류(Hemoperfusion, 자704)를 행하는 "출혈성 병변이 있는 환자이거나, 수술 전후의 환자, 혈소판수 50,000/mm^2 미만의 저혈소판증 환자"에게 사용 시 인정
- 지속적정정맥또는동정맥혈액투석(Continuous venovenous or Arteriovenous hemodialysis, 자703), 지속적 정정맥 또는 동정맥 혈액여과술(Continuous venovenous or Arteriovenous hemofiltration, 자705), 지속적 정정맥 또는 동정맥 혈액투석여과(Continuous Venovenous or Arteriovenous Hemodiafiltration, 자705-1)에 사용 시 인정

3. 혈액투석의 적절도 평가

1) $Kt/V = -\ln(R - 0.008 \times t) + (4 - 3.5 \times R) \times 0.55\ UF/W$
   - K: Dialyzer urea clearance (L/hr)
   - t: dialysis time (hr)
   - V: distribution of urea (L)
   - R: postdialysis BUN/predialysis BUN
   - UF: ultrafiltration volume (L)
   - W: postdialysis weight (kg)

2) URR (urea reduction rate) = $100 \times \frac{\text{(predialysis BUN - postdialysis BUN)}}{\text{predialysis BUN}}$

3) 적절도 기준(주3회 혈액투석을 하는 환자 대상)
- 목표: Kt/V ≥ 1.4 (URR 70%에 해당)
- 최소: Kt/V ≥ 1.2 (URR 60%에 해당) 권장

4) 임상적 환자 평가
- 적정 체중 유지, 혈압 안정
- 부종(−)

5) 적절도가 낮을 때
- AVF/AVG 문제, 투석 중 저혈압 등 해결
- 혈액 속도, 투석액 속도, 투석 시간 등을 조정하여 적절도를 높임
- High flux dialyzer 고려

4. 혈액투석의 합병증

저혈압(20~30%), 근육경련(5~20%), 오심/구토(5~15%), 두통(5%), 흉통(2~5%), 허리 통증(2~5%), 가려움증(5%), 발열/오한(< 1%)

1) 저혈압(hypotension)

(1) 원인: 갑자기 많은 체액이 빠져나가거나, 부적절한 혈관 수축, 심혈관계 문제 등으로 발생

(2) 예방

① 투석 시간과 빈도를 증가시키면서 초미세여과율을 줄임
② 염분섭취를 제한해서, 투석 간 체중 증가를 최소화(ideally < 1 kg/day)
③ 투석액의 온도↓: 35.5℃
④ 투석 전 및 중간에 금식(∵ 식사 → 내장 혈관의 확장 → 혈압↓)
⑤ 투석 전 항고혈압제의 사용을 금지/α-adrenergic agonist (midodrine) 투여

2) 평형 이상 증후군(disequilibrium syndrome)

(1) 원인: 혈장의 용질(예 urea)이 급격히 제거 → 뇌세포에 비해 혈장이 hypotonic 해짐 → 물이 혈장에서 뇌 조직으로 이동 → brain edema 발생

(2) 증상: 구역, 구토, 두통, 가만히 있지 못함, 의식 변화, 경련

(3) 치료

① 증상이 경미한 경우: 대증적 치료, 혈류량을 줄이거나 조기에 투석 중단 고려
② 증상이 심각한 경우: 즉시 투석을 중단, mannitol 투여 → disequilibrium에 의한 혼수상태는 24시간 이내에 호전

II. 복막투석

1. 복막 평형검사(peritoneal equilibration test, PET)

1) 복막투석 초기 또는 투석 진행 환자의 복막기능 평가 방법
2) 2.5% 포도당 투석액 2L로 4시간 동안 복막투석을 시행하면서 매시간 혈액(P)과 투석액(D)의 creatinine 및 glucose의 농도를 측정하여, D/P Creatinine과 D/D_0 Glucose을 계산하고 복막의 투과 특성을 고려하여 4가지 종류(transporter)로 구분(4.25% 2L 포도당 투석액을 사용하기도 함) (그림 7-8-4)
3) 복막의 특성에 따라 처방하는 복막액의 종류, 복막 횟수, 복막투석 방법 등 조절
4) 복막 평형검사에 따른 처방(표 7-8-1)

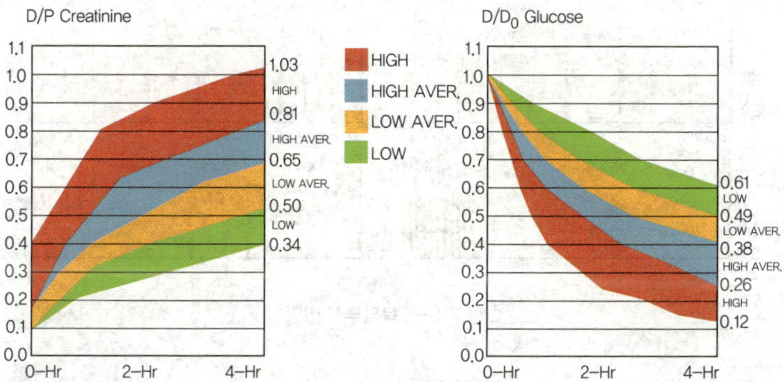

그림 7-8-4. PET 결과의 해석
출처: Perit Dial Int;1987;7:138-148.

표 7-8-1. 복막 평형검사에 따른 처방

Solute Transport	Ultrafiltration	Clearance	Preferred prescriptions
High	Poor	Adequate	NIPD, NTPD, DAPD
High average	Adequate	Adequate	Standard dose PD
Low average	High	Adequate	Standard dose PD
Low	High	Inadequate	High dose PD/HD

출처: Adv Perit Dial;1990;6:186-91.

2. 복막투석 방법(그림 7-8-5)

1) CAPD (Continuous Ambulatory Peritoneal Dialysis): 일정한 시간 간격으로 환자본인 혹은 보호자가 투석액(dialysate)을 교환

2) DAPD (Daytime Ambulatory Peritoneal Dialysis): CAPD와 동일하나 밤 동안에는 복강을 비우고 투석액을 넣지 않음

3) APD (Automated Peritoneal Dialysis): 짧은 시간(9시간 30분 내외) 동안 자동으로 투석액을 교환해주는 기계(cycler)를 사용

(1) NIPD (Nightly Intermittent Peritoneal Dialysis): 밤에만 여러 번 dialysate를 교환해 주고, 낮에는 복강을 비움

(2) CCPD (Continuous Cyclic Peritoneal Dialysis): 밤에는 APD 시행, 낮에는 icodextrin solution long dwell

(3) TPD (Tidal Peritoneal Dialysis): Dialysate의 40~60%만 교환하여 교환 사이에 복강을 완전히 비우지 않는 방법

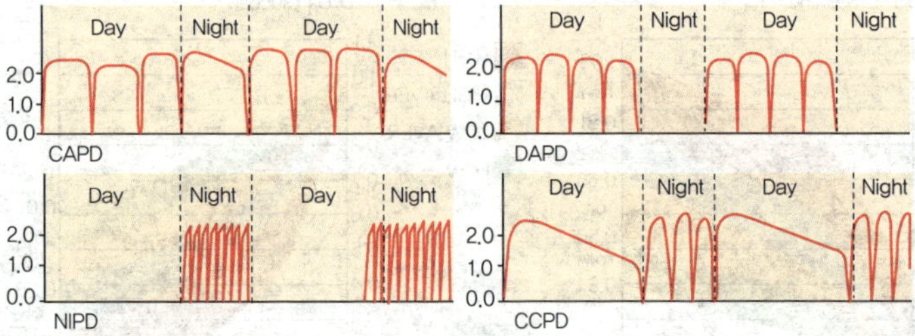

그림 7-8-5. 복막투석 방법

III. 복막투석의 적절도 평가 및 대처

1. 복막투석과 잔여 신기능을 합한 weekly Kt/V > 1.7 유지

투석 효율이 떨어진다면(low Kt/V)

1) 투석액량 증가

2) 하루 투석 횟수 증가

2. 복막투석 여과량이 줄어든다면

1) 저염식이 여부 확인

2) 투석액 내 glucose 농도 증가

3) Polyglucose 투석액(icodextrin) 사용

4) 자동복막투석(automated peritoneal dialysis) 전환

위의 치료에도 반응이 없다면, 혈액투석으로 전환 고려

IV. 합병증

1. 복막투석 연관 복막염(PD peritonitis)

1) 원인균의 빈도(표 7-8-2)

– 복막투석연관 복막염의 원인균은 다음과 같다. 하지만 지역 및 기관마다 복막염 원인균의 감수성 내력이 다르므로 각 기관의 고유한 경험적 항생제 선택이 권장된다. 복막염의 배양 검사 결과가 나오기 전, 경험적 초기 치료를 위한 항생제는 그람 양성균 및 음성균을 모두 치료할 수 있어야 한다.

표 7-8-2. 복막투석 연관 복막염의 원인균

Microorganism	Freq. (%)		Freq. (%)
Gram-positive		Gram-negative	
Staphylococcus epidermidis	30~40	Pseudomonas	5~10
Staphylococcus aureus	15~20	Enterobacter	5~20
Streptococcus sp.	10~15	Other gram-negative	5~7
Other gram-positive	2~5		
Fungi	2~5		
Culture negative	10~30		

출처: Primer on kidney diseases (6th ed.), Chapter 59.

2) 임상 양상 및 진단

(1) 광범위한 복부 동통, 많은 경우 rebound tenderness 동반됨
국소부위 통증 혹은 동통이 있다면 다른 외과적 병변(예 급성 충수염) 의심

(2) 투석 배액이 혼탁한 경우, 복막염이 있는 것으로 간주할 것
→ 배액의 cell count (differential count 포함), Gram stain & Culture 시행
→ WBC > 100/μl (PMNL > 50%) 또는 Culture (+)이면 복막염 진단

(3) 도관 출구 및 터널을 관찰하여 출구로부터의 분비물이 발견되면 배양검사 시행

(4) 주간에 투석액을 교환하지 않는 APD 환자는 투석액 1L를 주입하고 최소 2시간 저류시킨 뒤 배액하여 검사를 진행

3) 항생제 선택 및 치료(그림 7-8-6, 표 7-8-3)

(1) 각 복막투석 기관은 적어도 매년마다 복막염의 발생률을 모니터링을 해야 함. 여기에는 환자당 복막염 비율과 항생제 감수성에 관한 보고가 포함되어야 함

(2) 복막염이 의심될 경우 미생물학적 검체를 얻은 후, 바로 경험적 항생제 치료 시작

(3) 경험적 항생제는 G (+), G (−) organism을 모두 cover 할 수 있는 항생제를 병용해야 함

(4) 그람양성균은 1세대 cephalosporin(예 cefazolin) 또는 MRSA가 많은 기관에서

는 vancomycin으로 cover함

(5) 그람음성균은 녹농균을 포함한 그람음성균을 cover 할 수 있는 broad spectrum antibiotics으로 3세대 cephalosporin(예 ceftazidime) 또는 아미노글리코사이드(예 gentamicin)으로 사용함

(6) 선택한 항생제를 동시에 2 L의 투석액에 mix 하여 복강 내(IP)로 주입하며 최소 6시간 이상 복강 내 저류(하루 1회 투여)

(7) 전신성 패혈증의 특징을 보이는 경우는 정주(iv) 요법을 시행함

(8) 임상적인 호전을 평가하기 위해 모든 환자에서 항생제 투여 3~5일 경과한 후에 배액의 cell count (differential count 포함), culture를 재시행

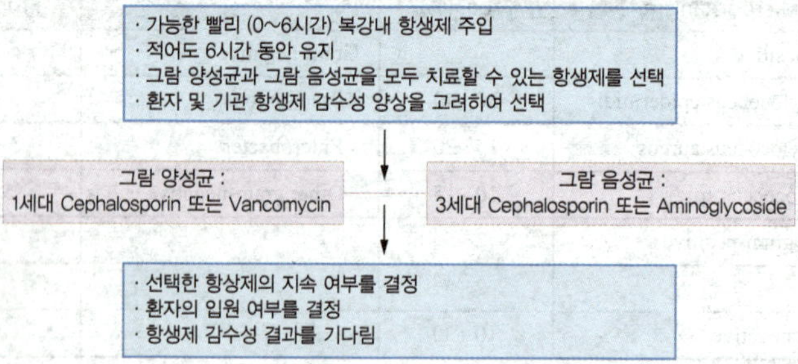

그림 7-8-6. 균 동정에 따른 복막염 초기 치료지침
출처: 한국 말기신부전 임상연구센터 진료지침

4) 복막염의 용어정리

(1) Recurrent: 복막염 치료 종결 4주 이내 발생한 다른 균에 의한 복막염

(2) Relapsing: 복막염 치료 종결 4주 이내 발생한 같은 균에 의한 복막염

(3) Repeat: 복막염 치료 종결 4주 이후에 발생한 같은 균에 의한 복막염

(4) Refractory: 5일간의 적절한 항생제 치료에도 배액된 투석액의 호전이 없음

(5) Catheter-related: 출구감염 또는 터널감염이 동반되어 발생한 복막염

5) 복막투석 관련 감염증에서 복막투석 도관을 반드시 제거해야 하는 경우들(2022 ISPD guideline)

(1) Refractory peritonitis

(2) Relapsing peritonitis

(3) Refractory exit-site and tunnel infection

(4) Fungal peritonitis

(5) Catheter removal may also be considered for repeated peritonitis, mycobacterial peritonitis, multiple enteric organisms

2. 도관 감염(Catheter infection)

1) 출구 감염(exit-site infection)

– 정의: 발적(erythema) 유무에 상관없이 도관–표피 경계면에서 화농성 분비물(purulent drainage)이 발견

2) 터널 감염(tunnel infection)

(1) 피하 경로 주변의 발적, 부종, 동통이 발생하나 임상 증상이 없는 경우 많음

(2) 대개 출구 감염증과 동반되며 단독으로 나타나는 경우는 드묾

3) 출구 및 터널 감염의 치료

(1) *S. aureus* 및 *P. aeruginosa*: 가장 중요한 원인균

(2) MRSA를 제외하면 경구 항생제로 치료 가능

(3) G(+) organism: penicillinase 내성(혹은 광범위 스펙트럼) 페니실린이나 1세대 cephalosporin (cephalexin 등)으로 경구 투여

(4) *P. aeruginosa*: oral fluoroquinolone

(5) 치료 기간: 최소 2주(P. aeruginosa는 3주 치료) 출구가 완전히 정상으로 보일 때까지 항생제 치료 유지

(6) 도관 제거: 복막염으로 진행, 동일 균주에 의해 출구감염과 복막염 발생 시

표 7-8-3. 복막염에 대한 항생제 투여 권장량(2022 ISPD guideline & 한국 말기신부전 임상연구센터 진료지침)

		간헐적 투여(1회 교환 시 용량, 1일 1회)	지속적 투여(mg/L; 매 교환 시마다)
Aminoglycosides	Amikacin	2 mg/kg daily	부하 25 mg/L, 유지 12 mg/L
	Gentamicin	0.6 mg/kg daily	부하 8 mg/L, 유지 4 mg/L
	Netilmicin	0.6 mg/kg daily	유지 10 mg/L
	Tobramycin	0.6 mg/kg daily	부하 3 mg/kg, 유지 0.3 mg/kg
Cephalosporins	Cefazolin	15~20 mg/kg daily	부하 500 mg/L, 유지 125 mg/L
	Cefepime	1,000 mg daily	부하 250~500 mg/L, 유지 100~125 mg/L
	Cefoperazone	no data	부하 500 mg/L, 유지 62.5~125 mg/L
	Cefotaxime	500~1,000 mg daily	no data
	Ceftazidime	1,000~1,500 mg daily	부하 500 mg/L, 유지 125 mg/L
	Ceftriaxone	1,000 mg daily	no data
Penicillins	Penicillin G	no data	부하 50,000 unit/L, 유지 25,000 unit/L
	Amoxicillin	no data	유지 150 mg/L
	Ampicillin	4000 mg daily	유지 125 mg/L

Penicillins	Ampicillin/ Sulbactam	2 gm/1 gm every 12 hours	부하 750~100 mg/L, 유지 100 mg/L
	Piperacillin/ Tazobactam	no data	부하 4 gm/0.5 gm, 유지 1 gm/0.125 gm
Others	Aztreonam	2 gm daily	부하 1,000 mg/L, 유지 250 mg/L
	Ciprofloxacin	no data	유지 50 mg/L
	Clindamycin	no data	유지 600 mg/bag
	Daptomycin	300 mg daily	부하 100 mg/L, 유지 20 mg/L
	Imipenem/ Cilastatin	500 mg in alternate exchangea	부하 250 mg/L, 유지 50 mg/L
	Ofloxacin	no data	부하 200 mg, 유지 25 mg/L
	Polymyxin	no data	유지 300,000 unit (30 mg)/bag
	Quinupristin/ Dalfopristin	25 mg/L in alternate exchange	no data
	Meropenem	1 gm daily	유지 125 mg/L
	Teicoplanin	15 mg/kg every 5 days	부하 400 mg/bag, 유지 20 mg/bag
	Vancomycin	15~30 mg/kg every 5~7 daysb	부하 30 mg/kg, 유지 1.5 mg/kg/bag
Antifungals	Fluconazole	IP 200 mg every 24 to 48 hours	no data
	Voriconazole	IP 2.5 mg/kg daily	no data

a 하루 2회 500 mg 정맥주사와 함께 투여
b 복막투석 환자에게는 보충용량 필요

••• 참고문헌 •••

1. Handbook of Dialysis Therapy (6th ed.)
2. Comprehensive Clinical Nephrology (7th ed.), Chapter 95-102.
3. ISPD Catheter-related infection recommendations: 2023 Update
4. ISPD peritonitis guideline recommendations: 2022 update on prevention and treatment
4. KDOQI clinical practice guideline for vascular access: 2019 update
5. 대한신장학회 홈페이지(http://www.ksn.or.kr)
6. Twardowski et al. Perit Dial Int 1987;7(3):138-148.
7. 한국 말기신부전 임상연구센터 진료지침.

CHAPTER 09

콩팥이식
Kidney transplantation

강은정

I. 콩팥이식의 종류

1) 공여자에 따라 생체 콩팥이식과 뇌사 콩팥이식으로 구분
2) 생체 콩팥이식은 혈연관계에 따라 혈연간 생체 이식(부모-자녀, 형제 등)과 비혈연간 생체 이식(부부, 친구 등)으로 구분
3) 공여 후보자가 없는 경우 뇌사 콩팥이식을 받기 위해 장기이식관리센터국립장기조직혈액관리원(Korean Network for Organ Sharing, KONOS)에 대기자로 등록하고 순서를 기다려야 함.

II. 수혜자 평가

표 7-9-1. 수혜자 이식 전 검사

면역학적 검사	HLA crossmatch panel (donor와 같이): 가장 먼저 시행해야 하는 검사 HLA typing: HLA-A, B, DR, DQ PRA screening I/II: 양성인 경우 생체 콩팥이식 예정인 환자는 HLA 단일항체 동정검사, 뇌사 이식 대기자인 경우 PRA identification ABO/Rh typing
수술 전 일반검사	CBC, ESR, Liver function test, Renal function test, Lipid profile, electrolyte panel, hs-CRP, Coagulation panel, HbA1c, Urinalysis with microscopy, Dysmorphic RBC, Chest PA, ECG
감염 관련 검사	HBsAg, anti-HBs, HCV Ab, HBcAb (IgG), HBeAg/Ab, HIV (Ag, Ab), EBV VCA IgG/M Ab, CMV IgG/M Ab, HSV IgG/M, VDRL, TB specific Ag induced interferon gamma, BK virus real-time PCR, Urine, Stool exam (parasite), PNS x-ray, Mastoid view, 치과 검진
활동성 사구체신염 확인	ASO, Rheumatoid factor, Antinuclear Ab, Anti-dsDNA, PEP (serum), Complement C3/4, PTH
암 검진	EGD, Stool occult blood (50세 미만) or Colonoscopy (stool occult blood (+) 혹은 50세 이상), Urine cytology, 여성인 경우 Mammography, Gynecologic examination including PAP smear Abdomen & Pelvis CT (enhanced): 잔여 신기능으로 인해 조영제 검사가 어려운 경우 Sono 혹은 noncontrast CT로 대신하기도 함
심장 기능 평가	Echocardiography, Myocardial SPECT: 당뇨 혹은 고령(60세 이상), 필요시 coronary angiogram

1) 수혜자 금기사항: 치료 불가능한 정신이상자, 마약 등 약물 중독자, 예상 생존 기간이 5년 미만인 경우, 활동성 감염, 활동성 폐결핵, 폐렴, 패혈증, 에이즈 양성, 치료되지 않은 악성 종양, 규칙적인 약물복용의 실행이 불가능한 환자 등

2) 면역학적 검사

① HLA cross-match test(교차반응검사): 공여자 림프구와 수혜자의 혈청을 직접 섞어 공여자 특이 항체 여부를 간접적으로 확인
- 보체의존성 세포독성 검사(complement mediated cytotoxicity test)
- 유세포 분석 검사(flow cytometric cross match test)
- 보체의존성 세포독성 검사보다 유세포 분석 검사의 민감도가 높음.

표 7-9-2. 교차반응 검사의 해석

이식 위험도	보체의존성 세포 독성 검사 (CDC)		유세포 분석 검사 (Flow cytometry)		권고사항
	T Cells	B Cells	T Cells	B Cells	
++++	+	+	+	+	고위험 이식을 권고하지 않음
++ ~ +++	−	+	+	+	고위험 이식을 권고하지 않음
+ ~ ++	−	−	+	+	적은 양의 anti HLA I 항체 존재
~ +	−	+	−	+	anti HLA II 항체 혹은 적은 양의 anti HLA I 항체 존재

② HLA 항체검사: 수혜자의 혈청에 존재하는 HLA 항체를 측정
- 임신, 출산, 기존의 이식 등에 의해 생길 수 있음.
- PRA screening (선별)과 PRA identification (동정) 검사로 구분
- PRA < 10%: Non-sensitized, 11~50%: Sensitized, > 50%: Highly sensitized
- HLA 단일 항원 항체 동정 검사는 특정 항원에 대한 항체 존재 유무 및 양을 확인, 공여자 특이 항체(Donor specific antibody, DSA)가 있을 경우, 항체매개 거부반응의 발생 위험이 높아짐.

③ HLA typing: 공여자와 수혜자의 HLA 항원을 각각 조사하여 일치도를 평가함.
예 공여자: A1/A29, B5/B7, DR1/DR4, 수혜자: A1/A29, B7/B27, DR1/DR3 → 해석: HLA 불일치 항원 B5, DR4 − 2 mismatch

④ ABO/Rh typing: 혈액형 불일치는 더이상 생체 콩팥이식의 금기가 아님.
- 일반적으로 혈액형 항체는 IgM이기 때문에 혈구응집법(isoagglutinin)을 이용한 시험관 법으로 측정하나, 이식 거부반응에서는 IgG 항체가 중요하기 때문에 Coomb's test를 이용한 IgG를 함께 측정

표 7-9-3. 혈액형 불일치 관계에서 혈액형 항체검사

Recipient	Donor	진행검사
A형	AB형, B형	IgM/G Anti-B titer
B형	AB형, A형	IgM/G Anti-A titer
AB형	ALL	검사 필요 없음
O형	A형	IgM/G Anti-A titer
	B형	IgM/G Anti-B titer
	AB형	IgM/G Anti-A titer, IgM/G Anti-B titer

III. 공여자 선정 및 평가

1. 공여자 금기

- 18세 미만, 임신, 활동성 감염, 신장 질환(사구체질환 혹은 의심 소견, 반복적인 요로 결석 및 요로계 이상), 당뇨, 조절되지 않는 고혈압, target organ damage를 동반한 고혈압, 사구체여과율 < 80 mL/min/1.73 m^2, 악성 종양을 포함한 전신질환(악성 종양 종류에 따라 무병 상태 2~5년 이상인 경우 허용), 정신질환 및 인지장애, 약물 중독 ※ 65세 이상, 당뇨 전단계의 경우 센터별로 acceptable risk를 고려하여 결정

2. 공여자 평가

표 7-9-4. 공여자 평가

면역학적 검사	ABO/Rh typing, HLA typing: A, B, DR, DQ
수술 전 일반검사	CBC, ESR, Liver function test, Renal function test, Lipid profile, electrolyte panel, hs-CRP, coagulation test U/A microscopy, chest PA
감염 관련 검사	VDRL, HBsAg, anti-HBs, anti-HCV, HIV (Ag/Ab), HBeAg, HBcAb (IgG) EBV VCA IgG/M Ab, CMV IgG/M Ab, HSV IgG/M, TB specific Ag induced interferon gamma, BK virus 정량검사, urine culture
암 검진	EGD, Stool occult blood(50세 미만) or Colonoscopy (Stool occult blood (+) or 50세 이상), 여성인 경우 Mammography, Gynecologic examination including PAP smear, 남성인 경우 PSA (40세 이상 or BPH 증상이 있는 경우), Urine cytology
신기능 정밀 검사	Cystatin C, measured GFR, CT Angio + 3D Renal (contrast), serial KUB
기타	정신건강의학과 상담, 비뇨기과 상담

III. 탈감작(Desensitization)

1. 적응증

혈액형 불일치, 조직형 불일치(교차반응 검사 양성 혹은 공여자 특이 항체 존재), 고도 감작된 환자

2. 방법

리툭시맙, 혈장교환술, 경정맥 면역글로불린 투여를 이용한 프로토콜

1) 리툭시맙(Rituximab)

(1) B 림프구 표면에 특이적으로 표현된 CD20에 대한 단일클론항체

(2) 투여 30분 전 chlorpheniramine, acetaminophen, H_2 blocker로 premedication

(3) ABO 불일치 이식의 경우 Rituximab 100~200 mg/m², HLA 항체가 있는 경우 375 mg/m²

2) 혈장 교환술 및 경정맥 면역글로불린 투여

(1) 수혜자의 혈액 내에 존재하는 혈액형 항체 혹은 HLA 항체를 제거하는 목적

(2) Replacement: albumin 또는 FFP를 사용

(3) 혈장 교환술 후 IVIG (0.1~0.5 g/kg): 투여 30분 전 acetaminophen premedication

(4) 혈장반출술 후 CBC, total protein, albumin, ionized Ca^{2+}, PT, aPTT, isoagglutinin titer 확인

3) 탈감작 환자는 유지면역억제제 투여를 이식 전, 탈감작 중에 시작하게 됨

IV. 면역억제 치료

1. 이식 후 면역억제치료의 종류

1) 유도 면역억제 치료(Induction immune suppression)

- 이식의 위험도에 따라 고도 감작된 고위험 환자는 anti-thymocyte globulin을, 저위험이면 IL-2 receptor monoclonal antibody인 basiliximab나 daculizumab을 사용

2) 유지 면역억제 치료(Maintenance immune suppression)

- 3제 요법이 가장 대표적이며, steroid + calcineurin inhibitor (tacrolimus 혹은 cyclosporin) + 림프구 증식억제제(mycophenolate mofetil 혹은 azathioprine)가 기본, 경우에 따라 mTOR 억제제 사용 고려(sirolimus, everolimus)

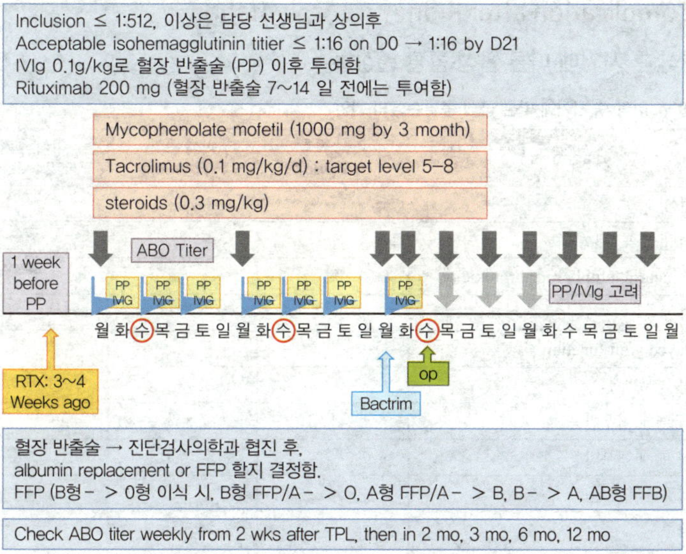

그림 7-9-1. 혈액형 불일치 콩팥 이식에서 탈감작 프로토콜

2. 면역억제제의 부작용

표 7-9-5. 콩팥이식에 사용되는 면역억제제의 부작용

면역억제제 종류	부작용
스테로이드	고혈압, 당불내성(glucose intolerance), 고지혈증, 골다공증
칼시뉴린 억제제	신독성, 고혈압, 당불내성, 고지혈증, 다모증, 치육증식, 고요산혈증/통풍, 신경독성, 감염
1) Cyclosporin	고혈압, 다모증, 치육증식, 고요산혈증 및 통풍
2) Tacrolimus	탈모, 당불내성, 신경독성
림프구 증식억제제	
1) Mycophenolate mofetil	위장관계 부작용(설사, 구역, 구토, 복부 불편감 등), 기회감염, 선천성 기형(임신 시 금기)
2) azathioprine	혈구감소증, 간염, 담즙울체(cholestasis)
mTOR 억제제	신독성(단백뇨, 세뇨관 손상), 상처치유의 저하, 태아독성(임신 시 금기), 고지혈증, 고혈당, 폐렴, 혈구 감소

V. Complication after Kidney transplantation

1. 이식 후 시기에 따른 급성 콩팥 손상(표 7-9-6)

표 7-9-6. 이식 후 시기에 따른 급성 콩팥손상의 원인

diagnosis	이식 직후 0~1 week	이식 초기 1~12 weeks	이식 후기 > 12 weeks
신전성			
체액량 부족, 저혈압	**	*	*
Calcineurin inhibitor nephrotoxicity	**	*	*
신성			
Delayed graft function	**		
급성 거부반응			
세포 매개 거부반응	*	**	**
항체 매개 거부반응	**	*	*
기저질환의 재발		*	**
감염증			
요로계 감염	**	**	*
BK virus 감염		*	**
신후성			

2. 거부반응(Rejection)

1) 급성 거부반응 진단

(1) 임상 증상: 발열, 오한, 이식한 콩팥의 팽만 및 압통, 소변량 감소, 부종

(2) 급성 신손상을 보이는 혈액검사: eGFR 감소, Cr 상승

(3) 신장초음파 도플러 검사에서 신동맥 저항지수 상승(> 0.85)

(4) 조직검사: 확진

표 7-9-7. 거부반응의 종류에 따른 치료

진단	치료
급성 항체 매개성 거부반응	Rituximab (anti-CD20+ monoclonal antibody) Plasma exchange Intravenous immunoglobulin
급성 세포 매개성 거부반응	Intravenous solu-medrol 250~500 mg daily for 3~6 days (total 1~3 g) ATG (Anti-T-cell antibodies): 스테로이드에 저항성 혹은 재발
만성 거부반응	현재 정립된 치료방법은 없으나, 가역성의 여부를 판단하여 시행할 수 있음

2) 만성 거부반응 진단

(1) 임상 증상: 이식 1년 후 발생한 단백뇨, 고혈압, 점진적인 이식 신의 기능 저하

(2) 조직 검사: 확진

3. 감염

1) 바이러스 질환

(1) BK polyoma virus

① nucleic acid testing (NAT)을 이용한 BK 바이러스 screening은 모든 콩팥이식 환자에게 시행

② 이식 후 첫 6개월간 매달 시행, 혈청 크레아티닌 수치의 증가 혹은 급성 거부반응 치료 후 시행

③ 혈청 BK 바이러스 NAT > 10^4 copies/mL 시 면역억제제의 감량을 권고

(2) Cytomegalovirus

① 수혜자, 공여자 모두 CMV IgG Ab 음성일 경우 제외하고, 이식 후 첫 3개월간 예방적으로 ganciclovir 혹은 valganciclovir를 투여하도록 권고

② 이식 후 공여자 CMV IgG+/수혜자 CMV IgG− 일 때 첫 6개월간 예방적으로 ganciclovir 혹은 valganciclovir를 투여하도록 권고

(3) Epstein–Barr virus (EBV)

① 고위험군(donor EBV seropositive/recipient seronegative)은 모니터링

② EBV 관련 질환 발생 시 면역억제제의 감량을 권고

※ 관련 질환: 감염성 단핵구증(infectious mononucleosis), polyclonal polymorphic B-cell hyperplasia, B 세포 림프종 등 이식후림프계증식질환(post-transplant lymphoproliferative disease, PTLD)

(4) Varicella zoster virus: acyclovir (IV/oral) 혹은 valacyclovir로 치료, 일시적으로 면역억제제 감량

(5) Hepatitis B virus

① HBsAg (+) 이식 환자에서 예방적으로 tenofovir, entecavir, lamivudine 투여를 권고

② 이식 전 HBsAg 및 anti-HBs 항체 음성이면 예방접종

(6) Hepatitis C virus: 이식 후 HCV 감염이 지속되는 경우 항바이러스 치료를 권고. 이식 신기능, 면역억제제와의 약물 상호작용 등을 고려하여 약제를 선택

2) 진균 감염

(1) Pneumocystis jirovecii pneumonia

① 이식 후 첫 3~6개월간 trimethoprim-sulfamethoxazole의 예방적 투여 권고

② 급성 거부반응 치료 후 6주간 예방적 투여 권고

(2) Candida

① 이식 후 1~3개월간 nystatin 혹은 fluconazole의 예방적 투여 권고

② antilymphocyte antibody 치료 후 1개월간 예방적 투여 권고

3) 결핵

(1) Quantiferon-TB test (IGRA)와 자동화 액체배양법이 진단에 도움

(2) rifampin 투여 시 약물상호작용으로 스테로이드 증량 및 칼시뉴린 억제제, mTOR 억제제의 혈중 농도 모니터링을 권고

4) 요로감염: 콩팥 이식 환자의 신우신염 시, 주사 항생제 치료를 권고

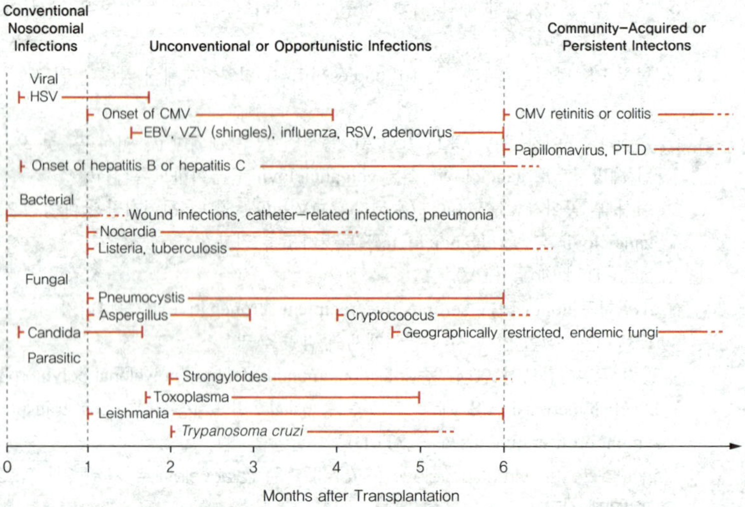

그림 7-9-2. 이식 후 시기별 감염의 종류 (N Engl J Med 1998;338:1741-51)

··· 참고문헌 ···

1. Primer on Kidney Disease (6th ed.), Chapter 61-64.
2. Comprehensive Clinical Nephrology (5th ed.), Chapter 105.
3. Cecil (24th ed.), Chaper 133.
4. Handbook of Kidney Transplantation (5th ed.), Chapter 2, 4, 5, 7, 11.
5. Halloran et al. Immunosuppressive drugs for kidney transplantation, N Engl J Med 2004;351 (26):2715-29.
6. KDIGO Guidelines for the Care of kidney transplant recipients: 2009.
7. KDIGO Guidelines on the evaluation and management of kidney transplant candidates: 2020
8. KDIGO Guidelines on the evaluation and care of living kidney donors 2017
9. Endorsement of the Kidney Disease Improving Global Outcomes (KDIGO) guidelines on kidney transplantation: a European Renal Best Practice (ERBP) position statement.
10. CLINICAL GUIDELINES FOR KIDNEY TRANSPLANTATION.

CHAPTER 10

사구체질환
Glomerular diseases

김용철

I. 사구체질환의 임상적 접근

1. 임상 소견에 따른 분류: 5가지 증후군

1) 무증상적 요검사 이상(Asymptomatic urinary abnormality, AUA)

(1) 경도~중등도의 단백뇨(proteinuria < 3 g/day), 미세혈뇨(RBC > 2~5/HPF)

(2) 부종, 고혈압, 육안적 혈뇨와 같은 증상 없이 요 검사에서 우연히 발견된 이상 소견

(3) 신기능은 정상이거나 감소되어 있을 수 있음

예 얇은기저막증후군(Thin basement membrane disease), IgA 사구체신염, 국소분절사구체경화

2) 신증후군(Nephrotic syndrome, NS)

(1) 과량의 단백뇨(proteinuria > 3.5 g/day), 저알부민혈증(serum albumin < 3.0 g/dL)

(2) 고콜레스테롤혈증

(3) 저알부민혈증 및 염분 저류에 의한 전신 부종

예 미세변화신증후군, 막성사구체신염, 국소분절사구체경화, 막증식성 사구체신염

표 7-10-1. 신증후군과 급성 신염의 감별

임상적 특징	신증후군	급성 신염
Onset	Insiduous	Abrupt
부종	++++	++
혈압	정상	상승
경정맥압	정상/낮음	상승
단백뇨	++++	++
혈뇨	may/may not occur	+++
RBC	cast	− +
serum albumin	현저히 감소	정상/약간 감소

3) 급성 사구체신염(Acute glomerulonephritis, AGN)

(1) 급격한 신기능 저하(수일~수주)

(2) 핍뇨(하루 400 mL 미만의 요량), 고혈압

(3) 염분 저류에 의한 부종

(4) 신증후군 범위 이내의 단백뇨(proteinuria < 3.5 g/day), 육안적 혈뇨, 미세 혈뇨, RBC Cast, 농뇨

예) 감염 후 사구체신염, IgA 사구체신염, 루푸스신염, 막증식성 사구체신염

4) 급속진행형 사구체신염(Rapidly progressive glomerulonephritis, RPGN)

(1) 서서히 진행하는 신기능 저하(수주~수개월)

(2) 핍뇨 및 고혈압은 다양한 양상으로 발현

(3) 염분 저류에 의한 부종

(4) 신증후군 범위 이내의 단백뇨(proteinuria < 3.5 g/day), 육안적 혈뇨, 미세혈뇨, 농뇨

(5) 혈관염의 다양한 전신 증상이 동반되어 있음

예) 항기저막 사구체신염(Anti-GBM disease), ANCA 연관 혈관염, Immune complex GN (PSGN, lupus nephritis, IgAN/Henoch-Schonlein purpura)

5) 만성 사구체신염(Chronic glomerulonephritis, CGN)

(1) 만성으로 진행하는 신기능 저하(수년)

(2) 양측 콩팥의 위축, 고혈압, 과량의 단백뇨(proteinuria > 3 g/day)

(3) 말기콩팥병으로 진행하게 될 가능성 있음

2. 원인에 따른 감별: 일차성(primary) vs. 이차성(secondary)

1) 일차성 사구체질환: 콩팥에 국한되어 발생하며 다른 이차적인 원인이 배제된 사구체질환

2) 이차성 사구체질환: 감염, 약물, 악성 종양 및 기타 전신질환의 콩팥 침범으로 발현되는 사구체질환

① 여러 장기를 침범하는 전신질환: 당뇨, 고혈압, 류마티스관절염, 크론병, amyloidosis, SLE, 알레르기 및 아토피

② 가족력이 있는 질환: 알포트 증후군, IgA 사구체신염, 국소 분절성 사구체 경화, 용혈성 요독 증후군

③ 약제나 독성물질: 미세변화신증후군, 막성 신증후군, 국소분절사구체경화

④ 최근 발생했거나 조절되지 않는 감염: streptococcal infection, 감염성 심내막염, 일부 바이러스 감염

⑤ 악성 종양: 호지킨 림프종, 유육종증, 유방암, 소화기계 암 등

3. 신체검사 소견

1) 부종: 아침에 눈 주위 부종이 특징적. 전신이 모두 부음. 오후가 되면 중력의 영향으로 눈 주위 부종은 호전되고 하지 등 중력의 영향을 받는 부위에 모임

2) 손톱의 White band, Muehrcke's line (hypoalbuminemia)

3) Xanthelasma (hypercholesterolemia)
4) Palpable purpura (vasculitis)

표 7-10-2. 이차성 사구체질환을 유발하는 원인들

사구체질환	유발 원인	혈청학적 소견
미세변화 신증후군 (MCD)	아토피, 알레르기, NSAID, 호지킨 림프종	None
국소분절사구체경화 (FSGS)	Race: African American Infection: HIV 감염 Drug: Heroin, Pamidronate	– HI
막성사구체신염(MN)	Drug: gold, penicillamine, NSAIDs Infection: HBV, HCV, Malaria Lupus nephritis Malignancy: breast, lung, GI cancer	Anti-PLA2R antibody HBsAg, anti-HCV Ab Anti-ds DNA, C3/C4, FANA –
막증식성 사구체신염	C4 nephritic factor	C3↓, C4↓
Dense deposit disease	C3 nephritic factor	C3↓, C4 normal
Cryoglobulinemic MPGN	HCV	Anti-HCV Ab, RF, C3↓, C4↓, CH50↓
Amyloidosis	AL amyloidosis: Myeloma AA amyloidosis: Rheumatoid arthritis, Bronchiectasis, Crohn disease and other chronic inflammatory conditions	plasma free light chain, Serum PEP/IEP
당뇨병콩팥병	Other diabetic microangiopathy	None

4. 검사실 검사소견

1) **신기능 평가**: serum creatinine, cystatin C, 추정사구체여과율 (eGFR)

2) **단백뇨 정량**: random urine protein/creatinine ratio, random urine microalbumin/creatinine ratio, 24 hrs urine protein amount

3) **Urinalysis with microscopy**: dysmorphic RBC, Blood, RBC, RBC cast

4) **혈청학적 검사**

① IgG, IgA, IgM

② C3, C4: complement 감소를 동반하는 경우, lupus nephritis, MPGN, PSGN, C3GN 등에 대한 감별 필요

③ FANA and anti-DNA Ab: lupus nephritis에 대한 감별

④ Cryoglobulin: cryoglobulinemic vasculitis 감별

⑤ Rheumatoid factor

⑥ Anti-GBM Ab: Anti-GBM nephritis 혹은 Goodpasture disease의 감별

⑦ ANCA titer, MPO ANCA, PR3 ANCA: ANCA associated vasculitis 의 감별

⑧ ASO titer: 감염 후 사구체신염의 감별

⑨ Selectivity index: < 0.1인 경우 Albuminuria가 매우 dominant 한 selective proteinuria를 뜻하며 미세변화 신증후군을 의심해 볼 수 있음

⑩ Serum and urine electrophoresis: multiple myeloma, light chain deposition disease, amyloidosis 감별

⑪ 감염 관련 혈청검사: HBV (MN), HCV (MN, cryoglobulinemic GN), HIV (FSGS)

표 7-10-3. 보체 감소와 관련된 사구체질환 보체 감소와 관련된 사구체질환

연관된 보체 경로	보체 변화	사구체질환
Classic pathway	C3, C4, CH50 모두 감소	Lupus nephritis MPGN type I
Alternative pathway	C3, CH50 감소, C4 normal	PSGN GN associated with endocarditis shunt nephritis hepatitis B Dense deposition disease

5. 영상 검사

1) 콩팥 초음파: 양쪽 콩팥이 모두 있는지, 크기 측정(DM, amyloid, or HIV infection에서는 정상 크기일 수 있음) 및 만성도 평가, 해부학적 구조 이상은 없는지 확인

II. 콩팥 조직 검사

사구체질환의 최종 진단은 콩팥 조직 검사(kidney biopsy)를 통해서 함

1. 콩팥 조직 검사의 적응증

1) 비침습적 방법으로 원인 확인이 힘든 경우

2) 환자의 증상과 소견이, 조직 검사를 통해 진단 가능한 사구체질환으로 의심되는 경우

3) 조직 검사를 통해서 활성도를 평가할 수 있고, 이로 인해 치료 방침이나 예후가 달라지는 경우

2. 콩팥 조직 검사의 금기

협조가 안 되는 환자, 콩팥이 한쪽만 있는 경우(이식 신은 제외), 만성적으로 위축된 콩팥, 출혈 경향이 있는 경우, 조절되지 않는 고혈압, 심각한 빈혈이나 탈수, 낭종성 신질환, 수신증, 다발성 신동맥 꽈리, 급성 신우신염 혹은 신주위 농양, 콩팥 종양

3. 콩팥 조직 검사의 합병증

신 주위 혈종, 육안적 혈뇨(<10%), 동정맥루(<1%), 수술이 필요한 정도의 출혈(<1%), 사망(<0.1%)

*조직 검사 후 출혈 예방 및 응급 처치

- 생검 부위를 모래주머니로 압박한 상태로 똑바로 누워 6~8시간 동안 유지함.
- 만약 육안적 혈뇨, 생체 징후의 변화, 조직 검사 부위 혹은 복부에 심한 통증, 식은 땀, 구역 및 구토 등의 증상이 있다면 응급으로 콩팥혈관 조영술 및 coil 색전술을 고려하며, 경우에 따라 수술도 고려해야 함

III. 신증후군의 합병증 및 치료

1. 고혈압

1) 고용량의 이뇨제와 염분섭취 제한이 치료의 근간임.
2) 생활습관 교정: 염분 제한, 체중감량, 규칙적인 운동, 금연
3) 혈압의 이상적인 목표: 보통 ≤ 130/80 mmHg, 1g/day 이상의 단백뇨가 있는 환자 ≤ 125/75 mmHg로 조절
4) ACE inhibitors, ARBs (first-choice therapy)
5) non-dihydropyridine CCBs: proteinuria, BP 조절에 효과

2. 단백뇨

1) 가급적 proteinuria < 0.5 g/day로 조절
2) ACE inhibitors or ARBs 사용(salt restriction과 같이하면 더 효과적)
3) 단백질 섭취 제한: 단백뇨의 양을 줄이기 위해 시도해 볼 수도 있으나 모든 신증후군 환자에서 시행할 필요는 없고 환자의 영양 상태를 보며 결정해야 함. 요단백량이 많다면 오히려 compensation을 요할 수 있음

3. 고지혈증: 장기간 지속되는 경우 Statin 또는 statin/ezetimibe 사용을 권고

4. 신독성 약물 주의

5. 부종 조절

1) 염분섭취 제한(sodium 1.5~2 g [60 to 80 mmol]/24 h 미만)
2) 이뇨제 사용(그림 7-10-1): Loop diuretics(경구 furosemide 40 mg bid)로 시작
3) Fluid removal의 목표: 하루에 체중감소는 2 kg 넘지 않도록 함

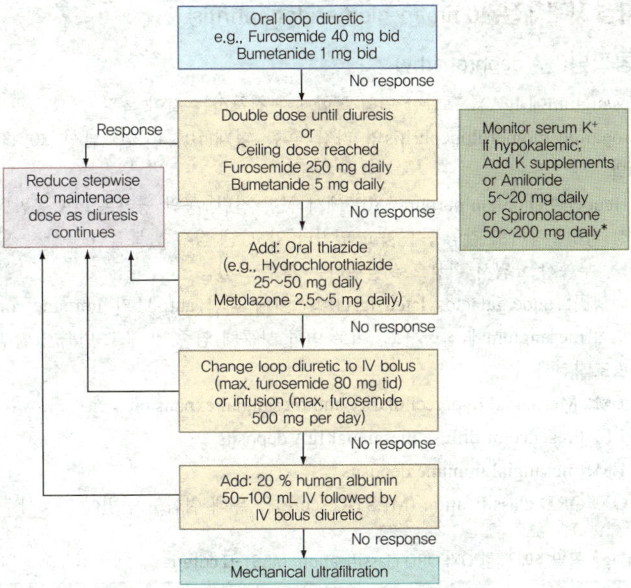

그림 7-10-1. 신증후군 환자에서 부종의 치료

출처: Comprehensive Clinical Nephrology (5th ed.), Chapter 15.

6. 저단백혈증

1) Dietary protein 제한: 0.8~1.0 g/kg/day가 적절
2) High carbohydrate intake: 섭취한 protein을 가급적 많이 사용될 수 있도록 함
3) Proteinuria loss가 많다면 urinary loss 측정하여 dietary protein으로 보충

7. Hypercoagulability

1) Serum albumin < 2.5 g/dL: 혈전 합병증의 발생 위험 증가(edema로 인한 immobility나 감염증 등의 합병증으로 위험도 더욱 증가)
2) Serum albumin < 2.5 g/dL 또는 2.0~2.5 g/dL이면서 움직임이 어려운 경우 → 저용량 항응고 치료(heparin 5,000 unit s.c. bid)
3) Serum albumin < 2.0 g/dL → 표준 용량 항응고 치료(target INR = 2~3)

8. 감염증

1) ESR보다는 CRP가 도움이 됨
2) 감염증 의심 시 적극적으로 항생제 사용 고려함. 혈액 배양 후 pneumococci에 대비 가능한 경정맥 항생제 투여

IV. 일차성 사구체질환(Primary glomerulonephritis)

1. IgA 콩팥병(IgA nephropathy)

1) Mesangium에 IgA를 포함한 면역 복합체가 침착하는 것이 특징
2) Idiopathic glomerulonephritis의 가장 흔한 형태(10~40%), 남성 20~30대에서 호발
   - Henoch-Schonlein purpura: 80%에서 콩팥 침범, 콩팥 병리는 IgA 콩팥병
3) 임상 양상: 상기도 감염증을 앓고 있거나 앓고 난 직후 반복적인 육안적 혹은 미세 혈뇨, 무증상 요검사 이상으로 발현하는 경우도 있음
4) 병태생리: undergalactosylated IgA1 및 이에 대한 autoAb가 immune complex를 이루어 mesangium에 침착하고, 이로 인한 사구체 염증 및 구조 변화가 발생
5) 콩팥조직검사
   (1) LM: Mesangial hypercellularity and mesangial expansion
   (2) I F: Presence of diffuse mesangial IgA deposits
   (3) EM: mesangial immune deposits
   OXFORD classification (MEST-C score)을 통해 위험도 선별이 가능함

표 7-10-4. IgA 콩팥염에 대한 OXFORD classification: MEST-C criteria

병리학적	소견 정의	score
Mesangial hypercellularity	More than four mesangial cells in any mesangial area of a glomerulus	M0: <50% of glomeruli showing mesangial hypercellularity M1: >50% of glomeruli sh
Endocapillary hypercellularity	Hypercellularity due to ian increased numbers of cells within glomerular capillary lumina	E0: No endocapillary hypercellularity E1: any glomeruli showing endocapillary hypercellularity
Segmental glomerulosclerosis	Adhesion or sclerosis in part but not the whole glomerular tuft	S0: abscent S1: present in any glomeruli
Tubular atrophy/ Interstitial fibrosis	Estimated percentage of cortical area showing tubular atrophy or interstitial fibrosis, whichever is greater	T0: 0-25% of cortical area T1: 26-50% of cortical area T2: >50% of cortical area
Cellular or fibrocellular crescent	Percentage of glomeruli with cellular or fibrocellular crescents	C0: abscent C1: 0-25% of glomeruli C2: ≥25% of glomeruli

출처: Nature Reviews Nephrology 13:385-386

6) 치료

(1) 단백뇨 및 혈압 조절

- ACE inhibitor/ARB: 단백뇨 0.5 g/day 이상이면 SBP <120 mmHg 미만으로 유지할 것을 권고
- 3~6개월 보존적 치료에도 불구하고 proteinuria >1g/d일 경우 corticosteroid 치료 고려
- Tonsillectomy나 steroid therapy, fish oil의 효과는 명확히 입증된 바 없음

(2) RPGN으로 발현되는 경우, steroids, cytotoxic agents, plasmapheresis 등을 고려

7) 예후

(1) 25~30%의 환자에서 20~25년 후에 ESKD로 진행

(2) 위험요인: 고혈압, 단백뇨 1 g 이상, 육안적 혈뇨가 없는 경우, 진행된 조직학적 변화(global sclerosis, interstitial fibrosis 등)

2. 미세변화 신증후군(MCD)

1) FSGS와 더불어 신증후군을 유발하는 대표적인 질환

2) 병인

(1) Primary (idiopathic): unknown

(2) Secondary

① 약제: NSAIDs, ampicillin, rifampicin, cephalosporins, lithium 등

② 악성 종양: 림프종, 흉선종 등

③ 바이러스 감염: syphilis, tuberculosis, HIV, mycoplasma, hepatitis C virus 등

④ Allergy (e.g. atopy)

3) 임상 양상

(1) 갑자기 발생하는 급성 신증후군: 대개 한 달 이내의 짧은 시간에 발병하며, 급격한 부종과 체중 증가가 동반됨

(2) 미세혈뇨

(3) 급성 콩팥손상

4) 콩팥 조직검사

(1) LM: 정상

(2) IF: 정상

(3) EM: diffuse effacement of foot process

5) 치료

(1) 초기 치료

① 신증후군의 대증적 치료

② 면역억제제: 90% 이상이 스테로이드 단독 치료에 반응을 보임

- prednisolone: 1 mg/kg/day (max. 80 mg) or alternate-day 2 mg/kg

(max. 120 mg)
- 완전관해에 도달할 때까지 투여 후 감량하면서 중단. 총 6개월 정도 치료 권장

(2) 치료 반응의 평가
- 완전관해(complete remission): proteinuria 0.2 g/day 미만이면서 부종 없고, 정상 albumin level
- 빈번 재발(frequent relapser): 6개월 이내에 2회 이상 재발하는 경우
- steroid 의존성(steroid dependent): steroid를 줄이는 과정에 재발하는 경우
- steroid 불응성(steroid resistant): steroid 단독으로 완전관해에 이르지 못하는 경우, secondary MCD, FSGS 등 다른 원인을 감별해야 함. 필요시 조직검사를 다시 하는 것도 고려

(3) 빈번 재발 혹은 steroid 의존성 MCD
① Cyclophosphamide (oral) 12 weeks course (2~2.5 mg/kg/d)
→ 그래도 재발한다면, cyclosporine (4~6 mg/kg/d) 또는 tacrolimus (target drug levels 4~8 ng/mL) 고려함
② Intolerant to corticosteroids, cyclophosphamide, CNIs: MMF (500~1,000 mg twice daily)
③ Rituximab

6) 예후: 90% 이상이 완전관해에 도달함. 관해에 이르지 않는 경우 다른 질환 감별 필요. 급성콩팥손상 20~30%에서 동반되나 대부분 호전되며 말기콩팥병으로 진행하는 경우는 거의 없음. 2/3에서 1회 이상의 재발을 경험함

3. 국소분절 사구체경화(Focal segmental glomerulosclerosis, FSGS)

1) 원인 불명의 신증후군의 주된 원인. MCD와 유사하나 예후는 불량함

2) 병인

(1) Primary: circulating permeability factor

(2) Secondary
① 유전자 이상: 사구체 족세포의 cytoskeleton을 이루는 gene에 mutations ($NPHS_1$, $NPHS_2$, $NPHS_3$, CD2AP, MYO1E, TRPC6, ACTN4 등)
② Virus: HIV, Hepatitis B, Parvovirus B19
③ 약제: Heroin, analgesics, pamidronate, lithium, interferon-α)
④ Adaptive structural-functional responses: 비만, 출생 시 저체중, 콩팥 절제로 인한 신 실질 감소
⑤ 악성 종양: 림프종
⑥ 고혈압에 의한 혈관 변화

3) 임상 양상

(1) 급성 혹은 서서히 발생하는 신증후군 혹은 무증상적 요이상

(2) 미세혈뇨와 다양한 양의 단백뇨

(3) 고혈압

(4) 신기능 저하

4) 콩팥조직검사

(1) LM: focal, segmental areas of mesangial collapse and sclerosis

(2) IF: no immunoglobin deposits, non-specific binding of IgM and complement in sclerotic lesions

(3) EM: diffuse effacement of foot process

5) 치료

(1) 신증후군이 아닌 경우: RAS 차단제를 이용한 혈압 조절 및 단백뇨 조절, statin, 단백 제한, 염분 제한

(2) 신증후군

① 신증후군의 대증적 치료

② 면역억제제: Prednisolone: 초기에 1 mg/kg/d (max. 80 mg/d) or alternate day 2 mg/kg (max. 120 mg) for 4~16 weeks 또는 complete remission 도달할 때까지

③ Steroid 불응성인 경우: Cyclosporin (3~5 mg/kg/d) or tacrolimus (0.1~0.2 mg/kg/d), and Prednisone (0.15 mg/kg/d for 4~6 months)

(3) Secondary FSGS: 원인 기저질환에 대한 치료와 단백뇨를 조절하기 위한 치료를 병행, 면역억제제 치료는 도움이 되지 않음

6) 예후

(1) MCD보다 좋지 않음

(2) 신증후군, African-American 인종, 진단 당시 신기능 저하가 동반된 경우 약 50%의 환자는 6~8년 이내에 ESRD로 진행

(3) 이식 환자에서 25~30%에서 재발하며 이로 인하여 50%에서 graft loss가 발생

4. 막성 사구체신염(Membranous nephropathy, MN)

1) 성인에서 생기는 일차성 신증후군의 30%

2) 병인

(1) Primary: 사구체 족세포의 세포막에 있는 M-type phospholipase A2 receptor (PLA2R)에 대한 autoAb

(2) Secondary

① 감염: hepatitis B/C, syphilis, malaria, leprosy 등

② 자가면역질환: SLE, RA, Graves' disease 등

③ 약제: Gold, penicillamine, NSAIDs, captopril, mercury 등
④ 악성 종양: 유방, 폐, 대장 등의 고형암

3) 임상 양상

(1) 20~30%는 무증상적 요이상으로 발현, 나머지는 대부분 신증후군
(2) 초기에 혈청 Creatinine은 대개 정상 혹은 약간 감소
(3) 혈전 합병증 발생이 가장 높은 신증후군: 옆구리 통증, 급성콩팥손상 동반, 혈뇨 발생 시 신정맥 혈전증 의심해야 함 → renal venogram 등을 고려해 볼 수 있음
(4) 악성 종양과 동반되는 경우들이 많으므로 적극적인 암 스크리닝을 반드시 시행해야 함

4) 콩팥조직검사

(1) LM: diffuse thickening of the GBM
(2) IF: diffuse granular subepithelial IgG and complement deposition
(3) EM: subepithelial electron-dense deposits

5) 치료

(1) secondary MN인 경우 원인질환 치료
(2) primary MN
① 신기능 악화 가능성 위험도 평가
- 저위험(low risk): 정상 사구체여과율, 단백뇨 3.5 g/day 미만, serum albumin > 3 g/dL
- 중등도 위험 (moderate risk): 정상 사구체여과율이면서 단백뇨 4 g/day 이상이거나, 6개월간의 RAS blockade 치료에도 50% 이상 감소하지 않는 경우, PLA2R antibody < 50 RU/mL, selectivity index < 0.15, urine IgG < 250 mg/day
- 고위험(high risk): 사구체여과율 60 미만, 단백뇨 8 g/day 이상이 6개월 이상 지속되는 경우, PLA2R antibody > 150 RU/mL, selectivity index > 0.20, urine IgG > 250 mg/day
- 초고위험(very high risk): life-threatening nephrotic syndrome 급격한 신기능의 저하

② 위험도에 따른 치료 방침 선정
- 저위험(low risk): 보존적 치료, RAS 차단제 사용하면서 경과 관찰
- 중등도 위험(moderate risk): 보존적 치료, RAS 차단제 사용하면서 경과 관찰, 경우에 따라 Rituximab 혹은 calcineurin inhibitor 고려
- 고위험(high risk): Rituximab, Cyclophosphamide, Calcineurin inhibitor + Rituximab 고려
- 초고위험(very high risk): Cyclophosphamide

6) **예후**: 1/3은 저절로 호전, 1/3은 신증후군에서 약물치료 후 호전, 1/3은 약물치료에도 불구하고 신기능 저하가 진행되어 ESRD로 진행

5. 막증식성 사구체신염(Membranoproliferative glomerulonephritis, MPGN)

1) **소아 및 젊은 성인에서 호발**

2) **병인**: 면역복합체 침착 혹은 보체 alternative pathway의 과활성화로 인한 사구체 손상

3) **임상 양상**

다양한 임상 양상: 미세혈뇨 및 경미한 단백뇨(35%), 경미한 신기능 저하가 동반된 신증후군(35%), 만성적인 신기능 저하(20%), 혈뇨 및 active urinary sediment를 보이며 급격히 진행하는 신기능 저하(10%)

4) **콩팥 조직검사**

① LM: hypercellularity, mesangial expansion, mesangial interposition

② IF: scanty deposition of IgM, IgG and C3 in a granular capillary wall distribution

③ EM: discrete immune deposits in the subendothelial portions of the capillary walls and mesangial regions

5) **병태생리에 따른 분류 체계**

① Idiopathic MPGN
- Immune complex mediated MPGN
- classical complement pathway 관여

② C3 glomerulopathy
- Nonimmunogobulin mediated MPGN
- Dense deposit disease, C3 glomerulonephritis
- Alternative complement pathway 관여

6) **치료**

(1) 보존적 치료: 단백뇨 감소를 위한 RAS 차단제, 혈압 조절 등

(2) 신기능 저하가 동반된 신증후군: steroid (1 mg/kg) ± cytotoxic agents

6. C3 glomerulopathy (C3G)

1) **정의**

(1) 보체 alternative pathway의 과도한 활성화로 인해 immunoglobulin의 침착 없이 C3의 glomerular deposition이 일어난 질환을 통칭

(2) 과거 MPGN Type II로 분류되었던 dense deposit disease와 C3 glomerulonephritis를 모두 포함

2) **임상 양상**: 미세혈뇨(30%), 고혈압(30%), 신증후군(30%), Monoclonal gammopathy와 동반되는 경우가 많음

3) **콩팥 조직검사**

(1) LM: 다양함. MPGN처럼 보이는 경우가 많음

(2) IF: C3 intensity가 다른 component에 비해 2단계 이상 높은 강도로 침착한 경우
- IF 강도는 다음과 같은 단계로 나눔: 0, trace, 1+, 2+, 3+

(3) EM: 다양함. MPGN처럼 보이는 경우가 많고, post-infectious GN처럼 subepithelial hump가 보이기도 함

4) **치료**

(1) 보존적 치료: 단백뇨 감소를 위한 RAS 차단제

(2) 신증후군, 진행하는 신기능 저하, proliferative histologic feature: corticosteroid with mycophenolate mofetil

V. 이차성 사구체질환(Secondary glomerulonephritis)

1. 급속진행형 사구체신염(Rapidly Progressive Glomerulonephritis, RPGN)

1) **임상 양상**

(1) 급성 혹은 아급성의 사구체 염증, 대개 수주~수개월에 걸쳐 발생

(2) 고혈량증, 부종, 고혈압

(3) 신증후군 이내의 단백뇨, 혈뇨

(4) 병리학적으로는 crescentic glomerulonephritis

2) **진단**

(1) 콩팥 조직검사: gold standard

(2) IF 소견에 따라 분류

① Immune complex GN: scattered granular deposits of immunoglobulin

② Anti-GBM disease: IF에서 GBM을 따라 IgG가 선형으로 잘 구분되는 강한 침착을 보임

③ Pauci-immune GN: IF에서 특이 면역글로불린 침착이 관찰되지 않음

(3) Serologic markers: serum C3, anti-GBM Ab, ANCA

3) **치료**

(1) ANCA-associated small vessel vasculitis

① Induction treatment

- Organ-threatening involvement (+): cyclophosphamide + high dose steroids, prn> plasmapheresis

: Cyclophosphamide 0.75 g/m^2 q 3~4 weeks i.v. (0.5 g/m^2 i.v.: age >

60 years or GFR < 20 mL/min/1.73 m²) or 1.5~2 mg/kg/d po

: Corticosteroids: pulse methylprednisolone (500 mg/d i.v. for 3 days), fol lowed by oral prednisone 1 mg/kg/d for 4 weeks

: Plasmapheresis: 60 mL/kg volume replacement

– Organ-threatening involvement (–): rituximab + high dose steroids

: rituximab + high dose steroids: Rituximab 375 mg/m² weekly × 4

② Maintenance treatment

– switch to azathioprine, taper corticosteroids

– continue rituximab, taper corticosteroid

(2) Anti-GBM disease

① 초기 적극적인 immunosuppression (cyclophosphamide, corticosteroids) plus plasmapheresis

② Corticosteroids: methylprednisolone 500~1,000 mg/d i.v. for 3 days, followed by prednisone 1 mg/kg/d

③ Cyclophosphamide: 2 mg/kg/d orally for 3 months

④ Plasmapheresis: one 4-liter exchange/day with 5% albumin for 14 days or anti-GBM antibody 측정되지 않을 때까지

⑤ 폐출혈 혹은 kidney biopsy 포함한 최근 수술 병력이 있는 경우 매 pheresis session 종료 시 FFP 150~300 mL 투여

2. 루푸스 신염(Lupus nephritis, LN)

1) 임상 양상

(1) SLE 초기 약 30~50% 동반, SLE 경과 중 60% 이상에서 동반

(2) 신침범 양상: AUA, AGN, RPGN, NS 모두 가능

(3) 콩팥 병리소견이 임상 양상, 병의 진행 및 예후와 깊은 연관

(4) Anti-dsDNA (lupus nephritis 활성도 관련), C3/C4 검사는 치료 효과 판정에 도움

2) 병리학적 분류

(1) Class I (minimal-mesangial LN)

(2) Class II (mesangial-proliferative LN)

(3) Class III (focal proliferative LN)

(4) Class IV (diffuse proliferative LN)

(5) Class V (membranous LN)

(6) Class VI (sclerotic LN)

3) 치료

(1) Class I, II: 면역억제제 치료 여부는 콩팥 외 침범 정도에 준하여 결정.

(2) Class III와 IV: 적극적인 면역억제제 치료가 필요함

① Induction treatment: corticosteroid with low-dose IV cyclophosphamide or mycophenolate mofetil
- High dose IV cyclophosphamide: 0.5~1.0 g/m^2 monthly (× 6)
- Low dose IV cyclophosphamide: 500 mg q 2 weeks (× 6)
- Oral cyclophosphamde 1.0~1.5 mg/kg/day (max 150 mg/day) for 2~6 months
- Mycophenolate mofetil 2~3 g/day

② Triple regimen: initial induction therapy에 반응이 없거나, tolerable 하지 않은 경우 corticosteroid + low dose MMF + low dose calcineurin inhibitor 의 세가지 약제를 동시에 사용해 볼 수 있음.
- Low dose mycophenolate mofetil: 1 g/day
- low dose tacrolimus: 4 mg/day, trough level 5 ng/ml 전후

③ Maintenance treatment: corticosteroids plus long-term reduced dose mycophenolate or azathioprine
- Low dose mycophenolate mofetil: 1~2 g/day
- Azathioprine 1.5~2.0 mg/kg/day
- Tacrolimus trough level 4~6 ng/ml or cyclosporine trough level 60~100 ng/ml or mizoribine 3 mg/kg/day
- corticosteroid는 완전관해 후 최소 12개월 이상 사용하는 것을 권고

(3) Class V: pure class V인 경우 mycophenolate mofetil 2~3 g/day

4) 치료 반응 평가

(1) **완전관해**: 치료 시작 6~12개월 이내에 24 hour urine protein < 0.5 g/day이고 신기능 안정적인 경우 (baseline 대비 10~15% 이내의 변화)

(2) **부분관해**: 치료 시작 6~12개월 이내에 24 hour urine protein 50% 감소 혹은 3 g/day 미만으로 감소하고 신기능 안정적인 경우 (baseline 대비 10~15% 이내의 변화)

(3) **무반응**: 치료 시작 6~12개월 이내에 부분 혹은 완전관해가 이루어지지 못한 경우

3. Antiglomerular basement membrane disease (anti-GBM disease)

1) 병인: 사구체 기저막의 collagen IV의 $\alpha3$ NCI domain에 대한 자가 항체

2) 폐출혈과 사구체신염이 병발한다면 Goodpasture's syndrome

4. ANCA (anti-neutrophil cystoplasmic antibody) associated small vessel vasculitis

- c-ANCA: anti-proteinase 3 (PR3), cytoplasmic staining pattern
- p-ANCA: anti-myeloperoxidase (MPO), paranuclear staining pattern

1) Wegener's granulomatosis (c-ANCA 흔함)

(1) 임상 양상: 발열, 화농성의 콧물, 비강궤양, 부비동 통증, 다발성 관절통, 기침, 객혈, 호흡곤란 현미경적 혈뇨, 단백뇨(보통 0.5~1g/day), 때로는 피부자반, 신경염 증상

(2) 조직검사: small-vessel vasculitis & 주변의 noncaseating granuloma

2) Micoscopic polyangiitis (p-ANCA 흔함)

(1) Wegener와 임상 양상 비슷, 폐 침범(–), 심한 부비동염(–)

(2) 조직검사: granuloma를 동반하지 않는 vasculitis 관찰

3) Churg-Strauss syndrome (p-ANCA 흔함)

Small-vessel vasculitis, peripheral eosinophilia, cutaneous purpura, mononeuritis, asthma, allergic rhinitis 동반되면 의심 가능

5. 사구체 침착 질환(Glomerular deposition disease)

1) Light chain deposition disease (LCDD)

(1) Light chain malignancies와 관련, light chain은 cast nephropathy(주로 renal failure)나 LCDD(주로 nephrotic syndrome)를 일으킴

(2) Light chain deposits: fibrillar (×), Congo red stain (×), 면역형광염색/전자현미경 관찰(O)

2) Renal amyloidosis

(1) Amyloid는 간이나 심장, 말초신경, 수근관, 인두, 콩팥 등에 침착하여 hepatomegaly, restrictive cardiomyopathy, macroglossia, heavy proteinuria 등을 일으킴

(2) AL amyloidosis (primary amyloidosis): plasma cell dyscrasia에서 발생한 과도한 light chain이 macrophage에 의해 세분화되어 발생, myeloma 동반(10%)

(3) AA amyloidosis (secondary amyloidosis): acute phase reactant인 serum amyloid A protein의 β-pleated sheets 침착에 의하여 발생, rheumatoid arthritis 동반(40%), ankylosing spondylitis 혹은 psoriatic arthritis 동반(10%)

(4) 진단: 침범된 장기의 조직검사, abdominal fat pad aspiration (pretest probability 70%)

6. 당뇨병콩팥병(DM CKD)

1) 당뇨병콩팥병 외의 질환을 의심해야 하는 상황

(1) DM CKD에서 hematuria는 전형적인 양상은 아님

(2) 당뇨병의 이환 기간이 짧은 경우(type 1 DM의 경우를 기준으로 10년 이내)

(3) 당뇨병성 망막병증이 동반되지 않은 경우

2) 당뇨병이 있는 환자에서 단백뇨가 있을 때의 감별 진단법

3) DM CKD의 전반적인 내용에 대해서는 내분비내과 당뇨합병증 참고

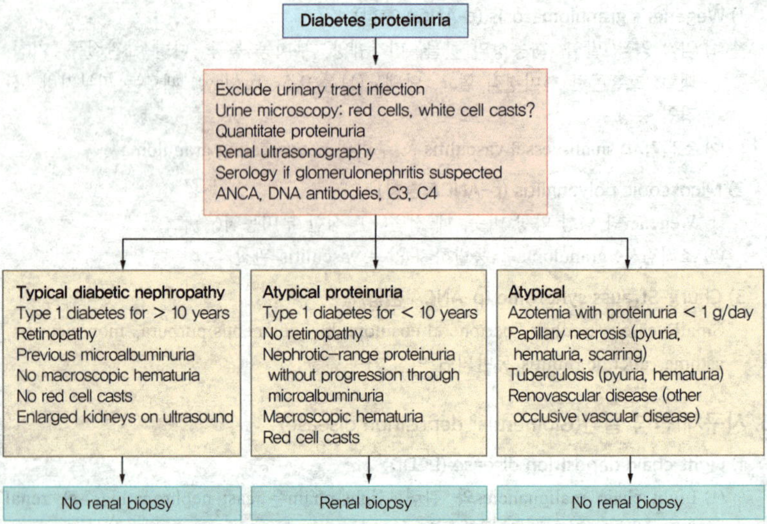

그림 7-10-2. 당뇨병이 있는 환자에서의 콩팥질환 평가
출처: Comprehensive clinical nephrology (5th ed.), Chapter 30.

••• 참고문헌 •••

1. Harrison's Principles of Internal Medicine (20th ed.), Chapter 308.
2. Comprehensive Clinical Nephrology (5th ed.), Chapter 15-30.
3. Fakhouri F et al., Nat Rev Nephrol. 2010 Aug; 6(8):494-9.
4. KDIGO guideline on glomerular disease 2020

CHAPTER 11

신결석과 요로 감염
Nephrolithiasis and Urinary tract infection

박석우

I. 신결석(Nephrolithiasis)

1. 종류

1) Calcium phosphate or oxalate: 75~85%, 중년 남성에 많음, 비투과 음영
2) Uric acid stone 5~10%, cystine stone 드묾
3) 녹각석(Struvite stone): 5%, Proteus spp. 등 urease-producing bacteria 감염증과 연관된 결석 여성, chronic bladder catheterization을 필요로 하는 환자에서 흔함

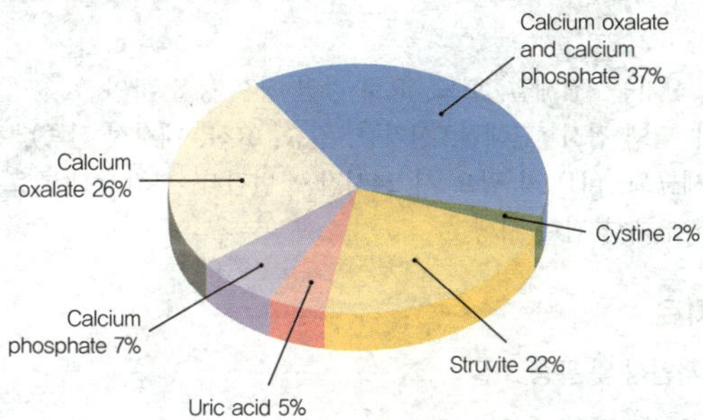

그림 7-11-1. Proportion of stone types in a typical U.S. population
출처: Comprehensive Clinical Nephrology (5th ed.), p.689.

2. 임상 양상

1) **가장 흔한 증상**: 통증, 혈뇨
   - 요관 또는 신우요관이행부에 들어가면서 통증 및 폐쇄 증상 유발
   - 늑척추각 압통, 회음부 방사통, 요로 감염

2) **무증상 혈뇨, 영상 검사 이상으로 발견되기도 함**

3. 진단

- 급성 질환의 진단: 특징적 급성 통증 ± 혈뇨 환자에서 의심
- 감별진단: 신우신염, 악성 질환에 의한 요로 폐쇄, 부인과 질환, 위장관 폐쇄, 게실염, 급성 담낭염 및 담도 폐쇄 등

1) 병력

(1) 기저질환: 과거 결석의 병력, 고칼슘혈증(암, 크론병, 부갑상선 기능 항진증, sarcoidosis), 고옥살산혈증(크론병, celiac disease), 고요산혈증(통풍, 인슐린 저항성), type I RTA, 쿠싱 증후군, Milk-Alkali syndrome

(2) 식이 및 약물 복용력: 고염식이, 고단백식이, 적은 수분 섭취 및 탈수, 고옥살산식이, 저칼슘 식이, 비타민 C/D 과량 섭취, 이뇨제 등 위험 인자 확인

(3) 분석이 가능한 경우 결석의 종류(Ca oxalate, Ca phosphate, uric acid 등)

(4) 신추체에 결석 침착이 있을 때 nephrocalcinosis

(5) 녹각석(struvite)은 세균뇨 여부를 확인

2) 방사선 검사

(1) CT (noncontrast 선호), 초음파, KUB (CT 대비 낮은 민감도), IVP 등으로 결석과 수신증 확인

(2) 유증상 급성기 때 비조영 CT, 불가할 경우 초음파와 KUB 고려

3) 실험실검사

(1) 급성기: 신기능, 전해질, 혈뇨, 요로 감염 징후 등을 확인

(2) 안정 시: 혈액 검사 (전해질, 신기능, 칼슘, 요산, 대사성 산증), 소변 검사 (혈뇨, 농뇨, 세균뇨, pH) 및 필요 시 24시간 소변검사, 부갑상선 호르몬 검사 등 대사성 질환에 대한 검사 시행

4. 급성기의 치료

1) 수분공급, 저염식 및 통증 조절

2) 자연 배출을 기다려 볼 수 있는 경우

(1) 요석의 크기가 4 mm 미만, 표면이 평활한 경우

(2) 심한 감염증이나 수신증에 의한 신부전이 없는 경우

(3) 증상이 진통제로 견딜 수 있는 경우

3) 자연 배출 보조 약물 요법: tamsulosin, nifedipine 등

4) 비뇨기과 협진 및 치료

(1) 보존적 치료의 실패

(2) 자연 배출이 잘 안 되는 5 mm 이상 크기의 결석

(3) 통증 조절의 실패 시

(4) 내과적 치료가 어려운 요로폐쇄, 신부전, 요로감염증이 동반된 경우

5. 대사성 검사 및 내과적 치료(무증상 혹은 안정 시)

* 대사성 검사의 적응증

- 2개 이상, 크기나 수가 증가, 반복적 결석
- 모든 어린이

- 비칼슘 결석
- 다수의 위험 인자 동반

1) 기본검사

혈액 검사, urinalysis (spot urine), 24시간 소변 채집(고칼슘뇨증, 저구연산염뇨증, 고요산뇨증, 고옥살산뇨증)

2) 특발성 고칼슘뇨증

(1) 하루 2~2.5 L 이상의 수분섭취

(2) 저염식, 저단백식

(3) hydrochlorothiazide 12.5~25 mg bid로 투여 4~6주 후 요칼슘 농도 측정, 용량조절

3) 저구연산염뇨증: potassium citrate 25~30 mEq bid 투여

4) 고요산뇨증

(1) 원인: 고기, 생선, 가금류의 섭취 과다로 발생

(2) low purine diet, allopurinol 100~300 mg/day 투여

(3) 수분섭취

5) 고옥살산뇨증

(1) Dietary and enteric hyperoxaluria

① 원인: 시금치, 코코아, 견과류, 차, 비타민 C 등 과량 섭취, 장내세균과증식증후군, ileojejunal surgery, 지방변

② 치료: 저옥살산 식이, calcium carbonate 1~1.5 g tid, cholestyramine

(2) Primary hyperoxaluria

① 원인: 옥살산 과도한 대사를 야기하는 간효소 결핍

② 치료: pyridoxine, citrate, magnesium, 간이식

6) 녹각석(Struvite stone)

(1) 항생제 사용, 조기에 비뇨기과적 치료(경피적 충격파 쇄석술, 수술적 요법, 필요시 신장절세술)로 결석 제거가 중요

(2) acetohydroxamic acid 등 urease inhibitor 사용 가능

7) 대사성 이상이 없는 재발성 결석 환자

(1) 하루 2L 이상의 수분섭취

(2) 저단백식이, 저염식이, 정상 칼슘 섭취

※칼슘 섭취를 제한하면 옥살산의 흡수가 촉진되므로 칼슘은 제한하지 않도록 함

표 7-11-1. 신결석 환자에서 24시간 소변검사 결과의 해석

Urine Values in 24 hours	
Volume	> 2~2.5 L
Calcium	< 4 mg/kg (0.1 mmol/kg), −300 mg (7.5 mmol) in men, −250 mg (6.3 mmol) in women
Oxalate	< 40 mg (0.36 mmol)
Uric acid	< 750 mg (4.5 mmol) in women, < 800 mg (4.7 mmol) in men (can be pH dependent)
Citrate	> 320 mg (17 mmol)
Sodium	< 3,000 mg (< 130 mmol)
Phosphorus	< 1,100 mg (35 mmol)
Creatinine > 10 mg/kg (88 μmol/kg) in women and > 15 mg/kg (132 μmol/kg) in men, if specimen is a complete collection	
Urine Supersaturation Values*	
Calcium oxalate supersaturation	< 5
Calcium phosphate supersaturation	0.5~2
Uric acid supersaturation	0~1

II. 요로감염(Urinary tract infection)

1. 분류

1) 침범 부위에 따라 무증상적 세균뇨, 방광염, 전립선염, 신우염
2) 증상 여부에 따라 무증상 요로계 감염과 증상을 동반한 요로계 감염
3) 복잡성 요로감염: 요로계 구조적 및 기능적 이상 또는 결석, 신이식 등의 상황에서 발생
4) 비복잡성 요로감염: 기저질환 없는여성에서 흔히 발생
5) 재감염(Reinfection): 이전 요로감염이 완전히 완치된 후 같은 균 또는 다른 균에 의해 발생
6) 재발성 감염(Relapse): 이전 요로 감염의 적절한 치료 후 2주 이내, 같은 균에 의해 발생

2. 위험인자

1) **건강한 여성**: 빈번한 성관계, 새로운 파트너, 살정제를 포함한 피임기구의 사용, 요로계 감염의 병력 및 모계의 요로계 감염 가족력, 요실금
2) **당뇨**: 유병기간 길수록, 인슐린 사용할수록 증가

3) 젊은 남성의 경우 해부학적 혹은 기능적 요로계 이상이 있는지를 반드시 확인. 포경 수술 하지 않을 경우 증가

3. 원인

1) 병원균

(1) 비복잡성 요로계 감염: *E. coli* (70~90%), Staphylococcus saprophyticus (5~15%) *Klebsiella, Proteus, Enterococcus, Citrobacter species*

(2) 복잡성 요로계 감염: *E. coli* (m/c), *Pseudomonas aeruginosa, Klebsiella, Proteus, Citrobacter, Acinetobacter, Morganella, Enterococci, Staphylococcus aureus, yeasts*

2) 숙주 방어기제 약화

*방어기제

(1) 산성 소변 유지는 병원균의 침투 억제

(2) 안쪽에서 바깥쪽으로 소변의 흐름이 지속적 유지되어 균 침투 억제

(3) 요로계 점막에서 분비되는 다양한 펩타이드 또는 사이토카인들의 살균 효과

(4) 숙주의 면역반응(예 사이토카인, 염증세포)

3) 요로계의 해부학적 혹은 기능적 이상

(1) 요 흐름 장애: 신우 - 요관 폐쇄, 전립선 비대, 요결석 및 종양 등

(2) 방광 기능 저하: 당뇨, 뇌혈관 질환

(3) 도구(예 도뇨관, 신루), 요로의 변형(예 방광요관 역류, 회장루), 다낭신

4) 대부분 상행 감염으로 발생하지만, 2% 이내에서 혈행성 감염으로 발생. 이 경우 *Salmonella, S. aureus*.가 주 원인균이며 국소 농양 형성을 야기할 수 있음

4. 임상 양상

1) **방광염**: 배뇨통, 빈뇨, 긴박뇨가 가장 흔함. 이외에 야간뇨, 치골상부압통, 육안적 혈뇨

2) **신우신염**: 고열, 오한, 구역, 구토, 측부 통증 등 전신 증상, 20~30%에서 균혈증동반, 폐쇄 또는 진통제에 의한 신유두괴사, 신농양, 드물게 기종성 신우염, 황생육아종성 신우염 등 합병증이 발생

3) 전립선염

(1) **급성**: 배뇨통, 빈뇨, 골반통 등이 주된 증상, 발열과 오한을 동반하기도 함

(2) **만성**: 골반통이 주로 나타나며, 서서히 진행하는 경과를 보임.

5. 진단

1) **시험지봉검사**: 간단하고, 비용이 저렴함. 요스틱에서 nitrite 양성, leukocyte esterase

양성, 요잠혈 양성 시 요로감염 시사. Pseudomonas, Staphylococcus albus, Enterococcus 등은 nitrite 음성 보일 수 있어 해석에 주의

2) **현미경적 요 검사**: 요 백혈구와 적혈구를 육안으로 확인. 대부분의 방광염에서 농뇨 소견.

3) **요 배양검사**: 가장 정확한 검사로 다음과 같은 경우에 진단 가능함.

⑴ 요로계 감염에 해당하는 증상이 있는 경우: 여자는 소변 1 mL에 세균이 10^2 집락이상, 남자는 소변 1 mL에 세균이 10^3 집락 이상

⑵ 요로계 증상이 없으면 소변 1 mL에 세균이 여자는 10^5 집락 이상, 남자는 10^4 집락 이상

⑶ 도뇨로 얻어진 검체의 경우 10^3 집락 이상

6. 치료

1) **증상이 있는 요로계 감염은 항생제 치료를 해야 함.**

2) **항생제 선택 시 고려해야 할 사항**: 감염 발생 부위, 합병증의 존재 유무, 약리학적변화, 해당 지역의 항생제 감수성

3) **비복잡성 요로계 감염**: TMP-SMX (160/800 mg q12 hr), Fluoroquinolone (ciprofloxacin 100~250 mg q12 hr, levofloxacin 250 mg q24 hr), fosfomycin, nitrofurantoin(우리 나라 사용 어려움), beta-lactam 제제(신장 투과력이 적고 항생제 저항성 증가 우려).

4) **신우신염**: 약제 선택은 동일하나 2주 이상의 치료기간 필요

5) **임산부**: 무증상 세균뇨의 치료가 태아 저성장 등 출산 전후 합병증 막기 위해 필요함. ampicillin이나 cephalosporin이 효과적이고 안전. sulfonamides(기형 유발), quinolone(태아연골발달 저해)은 금기

6) **복합성 요로계 감염**: 원인균 및 항생제 감수성에 따라 치료 약제 결정. 구조적 또는 기능적 이상을 해결해주는 것이 근본 치료. 황색육아종성 신우염, 기종성 신우염 시 경피배액 혹은 신절제술 고려

7) **도뇨 관련 요로계 감염**: 병원균이 바이오필름 형성해 항생제 치료에 영향을 주므로, 불필요한 도관은 가급적 조기에 제거하고 배뇨장애 남아 있을 시 간헐적 도뇨 시행 고려. 증상 있을 경우만 항생제 치료 시행. *C. albicans* 등에 의한 candiduria가 증가하는 추세로 가능하면 도관 제거하는 것이 가장 우선되며, 증상 동반 시에 fluconazole (200~400 mg qd) 14일간 투여

8) **전립선염**: TMP-SMX 또는 fluoroquinolone을 급성의 경우 2~4주간, 만성의 경우 4~6주, 재발의 경우 12주 투여

9) **무증상 세균뇨 치료가 필요한 경우**: 임산부, 요로계 중재술 시행 받는 경우, 신장 이식 환자(이식 1개월 이내)

7. 예방

(1) 비항생제 요법
- 근거 수준이 높은 것은 없으나 잦은 재발 시 고려할 수는 있음
- 하루 2L 이상 수분 섭취, 살정제 포함 피임법 회피, 성관계 후 배뇨, 배변 후 교차 감염 방지, 크렌베리 섭취 등
- 회음부 estrogen 도포 (폐경 후 여성의 방광염 예방)

(2) 항생제 요법
① 지속적으로 또는 성관계 후 저용량 경구항생제(TMP-SMX 등)를 6개월 정도 복용
② 증상 발생 시 환자가 요배양 검사를 직접 시행, 검체를 보내고 지참한 항생제 복용

8. 예후

1) 방광염은 재발성 방광염 및 신우염의 위험인자, 무증상 세균뇨는 사망률 증가시키지 않음
2) 폐쇄성 신결석 같이 신 이상 동반된 경우, 감염은 신실질의 손상을 악화시킬 수 있음
3) 장기간 도뇨관 유지 시 방광암이 증가

9. 요로감염의 특별한 상황

1) 만성 콩팥병 환자

(1) 신혈류 감소로 항생제의 신장 및 요중 농도가 목표치 도달에 어려운 경우가 많아 항생제에 대한 반응이 늦고 치료 후 재발 위험성이 높음
(2) 기능을 하지 못하는 콩팥 감염 시 장기간 항생제 치료가 필요. 때로는 신절제술이 요구됨
(3) 신기능에 따른 전신 항생제 용량 조절 필요

2) 신 이식 환자

(1) 이식 환자의 감염증 중 45~60%가 요로계 감염
(2) 대개 방광염이나 신우염, 3~14%에서 균혈증 동반
(3) 복잡성 요로계 감염에 준하여 치료
(4) 무증상 세균뇨만으로는 이식 신 생존에 영향을 미치지 않음

••• 참고문헌 •••

1. Comprehensive Clinical Nephrology (5th ed.), pp.632-643, pp.688-702.
2. Harrison's Principles of Internal Medicine (20th ed.), Chapter 130.

CHAPTER 12

낭성 신질환

Cystic kidney disease

김용철

1. 정의: 신 낭종(Renal cyst)이란 콩팥 실질 내에 상피세포로 이루어진 원형 또는 타원형의 낭포 내에 비정상적인 액체가 고인 경우를 의미함

2. 분류: 후천적 낭성 신질환과 유전적 낭성 신질환으로 나누어 볼 수 있음

1) 후천적 낭성 신질환

단순 신 낭종(Simple renal cyst), 신우주위 낭종(Parapelvic cyst), 후천성 낭성 신질환(Acquired cystic kidney disease), 낭성 신장암(Cystic renal carcinoma), 수질해면 신장(Medullary sponge kidney) 등

2) 유전성 낭성 신질환

(1) 상염색체우성 다낭신(Autosomal dominant polycystic kidney disease, ADPKD)
(2) 상염색체열성 다낭신(Autosomal recessive polycystic kidney disease, ARPKD)
(3) 신장의 대형 낭종을 특징으로 하는 질환들: 결절성 경화증(Tuberous sclerosis), Von Hippel-Lindau 병
(4) 기타 요세관의 성장과 발달과정에서 발생하는 유전질환: 수질 낭성 신질환 (Medullary cystic kidney disease = Autosomal dominant tubulointerstitial kidney disease)
(5) 신장황폐증(Nephronophthisis)
(6) 기타

3. 상염색체 우성 다낭신(Autosomal dominant polycystic kidney disease)

1) 원인 및 경과: PKD1 (85%)과 PKD2 (15%) 유전자의 결함에 의해 발생, 유전성 신장질환 중에서 가장 흔한 형태로 양쪽 콩팥에 다수의 낭종이 생기고 자라서 신기능 감소 및 만성콩팥병을 초래. 발병률은 1,000명당 1명이며, 60세까지 전체 환자의 절반에서 대체요법이 필요한 말기콩팥병이 됨.

2) 진단

(1) ADPKD의 가족력이 있는 경우
① 영상검사에서 전형적인 소견이 있거나 다음의 기준으로 진단
(2) ADPKD의 가족력이 없는 경우
① 영상검사에서 전형적인 소견 또는
② 영상검사와함께 유전자 검사에서 PKD1 or PKD2에서 돌연변이를 확인

표 7-12-1. 영상학적 ADPKD 진단

나이	진단기준
15~39세	양쪽 신장에 총 3개 이상의 낭종
40~59세	각 신장에 2개 이상의 낭종
> 60세	각 신장에 4개 이상의 낭종

3) 신장합병증

고혈압(65~93%), 말기콩팥병, 통증, 혈뇨, 감염, 요로결석 등

4) 기타 전신합병증

간낭종(58~82%), 뇌동맥류(7~11%), 승모판 탈출증, 대장게실, 췌장낭종 등

5) 치료

(1) 만성콩팥병의 진행이 빠를 것으로 예상되는 고위험군 환자에서는 vasopressin receptor antagonist (Tolvaptan)을 투여함. 고위험군은 신기능 감소속도, 신장크기 증가 속도, 나이에 따른 신장크기와 유전형으로 판단함. Tolvaptan의 보험 기준은 만성콩팥병 2~3단계이면서 Mayo Class 1C, 1D, 1E에 해당하는 18세 이상 환자를 대상으로 1일 최대 30일까지 처방할 수 있으며 매달 간기능과 전해질 검사를 시행해야 함. 처방 18개월 이후부터는 최대 3개월 처방이 가능함. 2023년 1월 1일부터 해당 환자들에서 난치질환으로 산정특례 적용이 됨.

(2) 혈압

- ACEi나 ARB를 사용하여 ≤ 140/90 mmHg를 목표로함.
- 18~50세, eGFR > 60 mL/min/1.73 m^2인 환자들은 ≤ 110/75 mmHg로 조절하는 것이 신질환의 진행을 늦추는 데 도움이 됨. 기타 환자에서 수축기 혈압을 ≤ 110 mmHg로 조절하는 것은 권고되지 않음

(3) 수분섭취

요오스몰 농도가 ≤ 280 mOsm/kg가 되도록 수분섭취를 권고함

(4) 기타: 만성 콩팥병 각 단계에 따라 치료를 하면 됨

6) 합병증 관리

(1) 출혈: 40%에서 반복적으로 발생. 대개 2~7일 이내에 저절로 호전되나, 1주 이상 지속되거나 첫 출혈이 50세 이상에서 생긴 경우 악성종양을 감별해야 함

(2) 감염: 다낭신 환자의 20~25%에서 평생 1번 이상 경험. 감염된 낭종에서 낭종액을 추출하여 배양검사를 확인하는 것으로 확진하지만, 감염된 낭종을 찾거나 천자 하는 것이 어려운 경우 임상적으로 진단함

- 발열이 38.5℃ 이상 3일간 지속되면서, 복부 통증(대개는 특정 부위를 가리킬 수 있음)이 동반되고 낭종 출혈을 배제할 수 있을 때 낭종 감염을 진단함
- 항생제: 낭종 투과력이 좋은 fluoroquinolone 혹은 trimethoprim-sulfamethoxazole을 일차 경험적 항생제로 사용, 배양 결과와 치료 반응에 따라서 변경함.

대개 4~6주간 항생제를 사용하게 됨

(3) **결석**: 20%에서 동반되며 절반 이상이 요산결석, 나머지는 대개 Calcium oxalate 결석임. 요산결석 및 수산화칼슘(calcium oxalate) 결석의 경우 구연산칼륨(potassium citrate) 치료가 권장됨

(4) **통증**: 신독성이 없는 진통제, 마약성 진통제 사용. 수술적 치료나 신경차단술

(5) **간낭종**: 낭종의 흡인/경화요법, 수술, 부분간 절제술, 간이식

(6) **뇌동맥류**: 뇌출혈의 과거력이나 가족력이 있으며 5~10년마다 MRA로 스크리닝

4. 신낭종의 진단 및 치료

1) 신낭종의 양, 악성 구분에 가장 도움이 되는 기준은 Bosniak 분류가 사용됨. I, II 단계의 경우는 추가적인 관찰이 필요 없지만, IIF의 경우 경과 관찰이 필요하며, III, IV 단계의 경우는 수술적 절제를 요함

표 7-12-1. 신낭종의 분류 및 관리

Bosniak	Class Features on Imaging	Comment	Management
Class I: simple benign cyst	Round or oval Uniform density < 20 HU Unilocular No perceptible wall No contrast enhancement	대부분 무증상	더 이상의 추가 검사 권고되지 않음
Class II: benign cyst	One or two nonenhancing septa Calcifications in the wall or septum Hyperdense lesions (50~90 HU, resulting from the presence of blood, protein, or colloid) < 3 cm No contrast enhancement		더 이상의 추가 검사 권고되지 않음
Class II F: probable benign cyst	Multiple hairline septa "Perceived" enhancement Nodular calcification Hyperdense lesions > 3 cm	"Perceived" enhancement resulting from contrast within capillaries of septa	6~12개월 간격으로 CT 추적 검사
Class III: indeterminate cystic lesions	One or more of the following: Thick, irregular borders Irregular calcifications Thickened or enhancing septa Multilocular form Uniform wall thickening Small nonenhancing nodules	40% 정도에서 악성 MRI가 감별에 도움	수술적 평가 및 치료
Class IV: presumed malignant cystic masses	Appear malignant Heterogeneous cysts Shaggy, thickened walls or enhancing nodules	악성 종양	수술적 평가 및 치료

참고문헌

1. Brenner and Rectors The Kidney (11th ed.), Chapter 45.
2. Harrison's Principles of Internal Medicine (20th ed.), Chapter 309.
3. J Am Soc Nephrol. 2009;20:205-12.
4. J Am Soc Nephrol. 2015;26:160-72
5. Clin J Am Soc Nephrol. 2018;13:1765-76
6. Korean J Med 2015;89:169-178.
7. Radiology 1986;158:1-10.

CHAPTER 13

신장의 세뇨관, 간질, 혈관 질환

Tubulointerstitial and vascular disease of Kidney

한승석

I. 세뇨관 간질염(Tubulointerstitial nephritis)

1. 분류 및 특징

1) 원발성 세뇨관 간질염: 해부학적 기능적 병변이 세뇨관 및 간질부에 현저한 질환

2) 이차성 세뇨관 간질염: 사구체나 혈관 손상의 진행 결과로 초래되는 질환

3) 급성 세뇨관 간질염: 급격하게 진행하는 신기능 저하

4) 만성 세뇨관 간질염: 세뇨관 기능저하 및 만성적인 신기능 저하로 발현

2. 급성 간질염(Acute interstitial nephritis)

1) 원인

(1) 약물: 일종의 과민반응, 약제의 용량과 관계없이 발생 가능, 항생제, NSAID, diuretics, captopril, allopurinol, cimetidine, ranitidine, diphenylhydantoin, α-interferon 등

(2) 감염증: Bacteria, Rickettsia, Leptospira, Virus, Toxoplasma, Mycoplasma

(3) 자가면역질환: SLE, Sjogren's syndrome, sarcoidosis, IgG4-related disease

(4) 그 외 light chain cast nephropathy, acute uric acid or phosphate nephropathy 등

2) 임상 양상

(1) 비핍뇨성 급성콩팥손상 > 핍뇨성 급성콩팥손상

(2) 발열, 피부발진, eosinophilia, 육안적 혈뇨, 요통, 단백뇨

3) 진단

(1) **검사 소견**: 신손상, 소변검사 [WBC cast, hematuria, eosinophiluria (40%)]

(2) **신장 조직검사(확진)**: 원인 불분명한 급성콩팥손상, 약제를 중단해도 지속적으로 신기능이 악화되는 소견(3~7일 내 호전이 없는 경우), 대체 약제가 없고 반드시 확진이 필요할 때

4) 치료

(1) **보존적인 치료**: 원인 약제의 중지, 감염증이나 전신질환의 일차적 치료, 급성콩팥손상에 대한 보존적인 치료

(2) **면역억제 치료**: corticosteroids (methylprednisolone 250 mg qd × 3일 치료 후 경구 스테로이드(prednisone 0.5~1 mg/kg/day over 4~6 wks)

(3) **Others**: cyclophosphamide, cyclosporine, mycophenolate mofetil

3. 만성 간질염(Chronic interstitial nephritis)

1) 원인

(1) 중금속: lead, cadmium, arsenic, mercury, gold, uranium
(2) 만성적인 요 폐색
(3) 약물: analgesics, calcineurin inhibitors, lithium, cisplatin, herbal medication
(4) 대사성: 고요산혈증, 고칼슘혈증, 저칼륨혈증
(5) 면역 관련: SLE, Sjogren, sarcoidosis, Wegener's granulomatosis

2) 일반적인 치료

(1) 원인인자 교정
(2) 혈압 조절

3) Analgesic nephropathy

(1) 원인: 장기간 analgesics 복용(acetaminophen, aspirin, ibuprofen, naproxen)
(2) 특징: nocturia, pyuria, proteinuria, hematuria, hypertension 등
(3) 원인 약제의 중지, 요로계 종양에 대한 평가가 필요
(4) 정신과적 지지와 지속적인 지도가 필요
(5) 복합 제제보다는 단일 제제를 권유
(6) 수분섭취로 요량을 2 L/day 이상 유지, 탈수 유발 상태에 대한 주의

4) Calcineurin inhibitor (CNI) nephropathy

(1) 사구체여과율 감소, 경도의 단백뇨, 고혈압, 고칼륨혈증
(2) 조직 소견: 간질성 섬유화, 세뇨관 위축, 유리질증
(3) CNI 용량 조절 필요

5) 리튬 신병증

(1) 장기간의 리튬 사용(10~20년), toxic level
(2) 요붕증, 경도의 단백뇨
(3) 리튬 사용 중 신기능 모니터링 필요, 리튬 혈중 농도 모니터링

II. 신동맥 협착증(Renal artery stenosis)

1. 원인

1) 동맥경화성 질환(Atherosclerotic disease): 중년 및 노령, 신동맥의 proximal 1/3
2) 섬유근이형성증(Fibromuscular dysplasia): 젊은 여성, 신동맥의 distal 2/3
3) Takayasu's arteritis, renal artery aneurysm, extrinsic compression 등

2. 임상 양상

1) 고혈압

(1) 50세 이전에 갑자기 발생한 고혈압(섬유근이형성증에 의한 신동맥 협착을 시사)

(2) 50세 이후에 갑자기 발생한 고혈압(동맥경화성 신동맥 협착을 시사)

(3) 악화되는 고혈압 혹은 악성 고혈압

(4) 불응성 고혈압: 이뇨제 포함 3가지 이상의 항고혈압약제 투여에도 조절되지 않는 고혈압

2) 신장의 이상

(1) 설명되지 않는 신기능 저하

(2) RAS 차단제 사용 시 악화되는 신기능 저하

(3) 한쪽 신장이 작은 경우

(4) 설명되지 않는 저칼륨혈증

3) 기타

(1) 복부 혹은 측복부 잡음

(2) 심한 망막의 혈관 변화

(3) 경동맥, 관상동맥 및 말초 혈관 질환

(4) 설명되지 않는 심부전 혹은 폐부종

3. 진단

1) Doppler ultrasonography

2) CT angiography

3) Gadolinium-enhanced MRI

4) Captopril renal scan (DTPA or MAG3)

5) Arteriography

표 7-13-1. Relative value of Imaging Methods for Evaluating the Renal Vasculature

Methods	Images of vessels	Tissue perfusion	Function (GFR)
CT angiography	+++	+	±
Arteriography	+++	++	±
Captopril renography	−	+++	++
Doppler ultrasonography	++	++	−
MRI	++	++	±

출처: Comprehensive Clinical Nephrology (4th ed.), chap 37.

4. 치료

1) 내과적 치료

(1) 목표: 혈압 조절 및 신기능 보존

(2) 약물치료: RAS 차단제(ACEI or ARB), 이뇨제

표 7-13-2. 신동맥 협착증의 치료 방침 결정에 고려하는 요소들

Factors Favoring Medical Therapy and Revascularization for Renal artery stenosis

- Progressive decline in GFR during treatment of systemic hypertension
- Failure to achieve adequate blood pressure control with optimal medical therapy (medical failure)
- Rapid or recurrent decline in the GFR in association with a reduction in systemic pressure
- Decline in the GFR during therapy with ACE inhibitors or ARBs
- Recurrent congestive heart failure in a patient in whom the adequacy of left ventricular function does not explain a cause

Factors Favoring Medical Therapy and Surveillance of Renal Artery Disease

- Controlled blood pressure with stable renal function (e.g. stable renal insufficiency)
- Stable renal artery stenosis without progression on surveillance studies (e.g. serial duplex ultrasound)
- Very advanced age and/or limited life expectancy
- Extensive comorbidity that make revascularization too risky
- High risk for or previous experience with atheroembolic disease
- Other concomitant renal parenchymal diseases that cause progressive renal dysfunction (e.g. interstitial nephritis, diabetic nephropathy)

출처: Harrison's Principles of Internal Medicine (20th ed.), Chapter 272.

2) 재관류요법

(1) 목표: 혈압 조절 및 신기능 보존

(2) Percutaneous transluminal renal angioplasty (PTRA) and stenting

(3) 신기능 악화(18~20%)를 보이는 경우도 있으므로 시술 결정에 주의를 요함

III. Atheroembolic renal disease (Renal involvement of cholesterol embolism)

1. 위험인자

1) 남성, 고령, 고혈압, 당뇨병

2) 허혈성 심혈관질환, 대동맥류, 뇌혈관질환, 울혈성 심부전, 만성공팔병, 신동맥 협착

2. 유발인자

1) 혈관 수술, 동맥혈관조영술, 혈관성형술

2) Heparin을 이용한 항응고요법, 혈전용해제 사용

3. 임상 양상

1) 전신증상(< 50%): 발열, 근육통, 두통, 체중감소

2) 피부증상(50~90%): livedo reticularis, purple toes, toe gangrene

3) Accelerated or labile hypertension (50%)

4) 만성콩팥병 악화

(1) 대개 subacute course (several weeks)

(2) Dialysis (40%)

4. 검사실 소견

1) Azotemia, eosinophilia, leukocytosis

2) Elevated ESR, hypocomplementemia

5. 진단

1) 망막에서 cholesterol emboli의 발견

2) 확진 검사: only by renal biopsy

6. 치료

1) 효과적인 치료는 없음, 항응고요법 중단이 도움될 수 있음

2) 콜레스테롤 저하시키는 약제의 사용: outcome을 향상시킬 수 있음

3) Steroid therapy: 일부에서 도움이 된다는 근거, 충분한 연구 부족

IV. Thrombotic microangiopathy (TMA)

1. 정의

미세혈관성 용혈성 빈혈(Microangiopathic hemolytic anemia, MAHA), thrombocytopenia, platelet thrombosis로 인해 신장, 중추 신경 등 다양한 장기 손상 발생하는 증후군

2. 유발인자

1) 혈관 손상의 발단: Exotoxins/endotoxins, neuraminidase, virus (HIV), antibodies, immune complexes, drugs

2) Congenital predisposing defects

(1) vWF 기능장애

(2) Complement regulatory protein activity ↓ (DAF, CR1, CR2, C4 binding protein)

3. 병리기전

endothelial antithrombotic anticoagulant resistance 소실, 백혈구 활성화, complement 소모, vascular shear stress 증가, abnormal vWF fragmentation

4. 검사 소견 및 임상 소견

1) Thrombocytopenia: < 20×10³ cells/㎕ (TTP), 30~100×10³ cells/㎕ (HUS)
2) MAHA: Hb < 6.5 g/dL (~40%), hyperbilirubinemia (indirect↑), reticulocyte↑, haptoglobin↓, LDH↑↑, negative Coombs test, PBS (Schistocytes with typical appearance of a helmet)
3) **Leukocytosis (shiga toxin associated HUS), Normal leukocyte count (atypical HUS, TTP)**
4) Coagulation lab: PT, aPTT, Factor V, VIII, fibrinogen 정상
5) 급성 신손상: Mild proteinuria (1~2 g/day), few RBC casts
   (1) Microscopic hematuria (78%), subnephrotic proteinuria (75%)
   (2) Gross hematuria (rare)
   (3) Renal failure > 90% with HUS, < 10% with TTP Degree of elevation of BUN on presentation: prognostic indicator
6) 신경학적 이상: 조절되지 않는 고혈압과 관련하여 경련 혹은 혼수 발생(frequent in TTP, less frequent in HUS)

5. 감별 진단

1) Systemic vasculitis: Cutaneous rash (palpable purpura), arthralgia, normal platelet count, 중추보다는 말초신경 손상 유발
2) Hypertensive emergency: high BP, retinal lesion
3) DIC: sepsis, shock, fibrinogen, factor V, VIII 소모, PT↑, aPTT↑
4) Hantavirus infection: 고열, 허리통증, AKI, thrombocytopenia, no hemolysis

6. 분류 및 치료

1) **TTP (thrombotic thrombocytopenic purpura)**
   (1) Hereditary TTP: ADAMTS13 mutation에 의해 발생. 출생 때부터 neurologic abnormality와 severe kidney injury가 자주 동반. 반복적 MAHA.
   (2) Acquired TTP: ADAMTS13에 대한 autoantibody inhibition. 1/3 정도에서는 신경증상이 없고, AKI도 약하게 있거나 일시적인 경우가 대부분. ADAMTS13 activity < 10%

(3) 치료: ADAMTS13 replacement by plasma infusion, Plasma-derived factor VIII concentrates that contains ADAMTS13, Glucocorticoid, Rituximab, Recombinant human ADAMTS13 (BAX930)

(4) 예후: plasma exchange (before) 10% survival rate → (after) 78% survival rate

2) Complement mediated TMA (aHUS)

(1) complement regulatory gene의 loss of function mutation (CFH, CFI, CD46)이나 effector gene (CFB, C3)의 gain of function mutation으로 alternative complement system이 지속적으로 활성화되어 혈관 손상을 유발. 뚜렷한 AKI와 고혈압이 특징적

(2) Scr↑, MAHA, thrombocytopenia, ADAMTS13 activity > 5%, negative stool OB

(3) 치료: Plasma exchange, plasma infusion, Transplantation (kidney, liver), Eculizumab (humanized monoclonal antibody against C5) 600 mg qw for 4 wks + 900 mg every 14 days up to 6 months.

3) ST-HUS (Shigatoxin associated HUS)

(1) Shiga toxin에 의한 enteric infection에 의해 유발(E. coli O157:H7, Shiga toxin producing *E. coli*, Shigella. dysenteriae type 1)되며 소아에서는 AKI 형태가 흔함

(2) 심한 복통과 설사, 혈변으로 시작, 위장관 증세가 완화되기 시작하면서 thrombocytopenia와 renal failure 나타남

(3) 치료: supportive care, early aggressive hydration, bowel rest, prn dialysis - Plasmapheresis

① 사망률을 낮추고 ESRD로의 진행을 낮춘다고 알려짐

② Severe renal insufficiency, CNS involvement 있는 성인에서 고려되어야 함

③ ~up to 16 procedures, 2~2.4 L plasma exchange with FFP

- 항생제 사용은 균혈증이 있지 않은 한 피해야 함
  (Acute release of preformed toxin → Risk of overt HUS↑)
- Steroid: ineffective, active colitis 환자에서 천공을 유발할 수 있음
- Heparin, anti-thrombotic agents: 출혈 위험을 높이므로 피해야 함

(4) 예후: 고혈압과 신경이상증세가 지속될 수 있음. 말기신부전으로 진행은 드물다.

4) Drug mediated TMA

(1) 원인 약제: Gemcitabine, Cisplatin/carboplatin, Clopidogrel, Calcineurin inhibitor, Penicillin, Rifampin, Metronidazole, NSAIDs

(2) 고혈압과 함께 서서히 신기능이 저하되는 특징

(3) 치료: drug avoidance, dose reduction (CNI)

(4) 예후: 회복되는 경우도 종종 있으나 ESRD로도 진행 가능

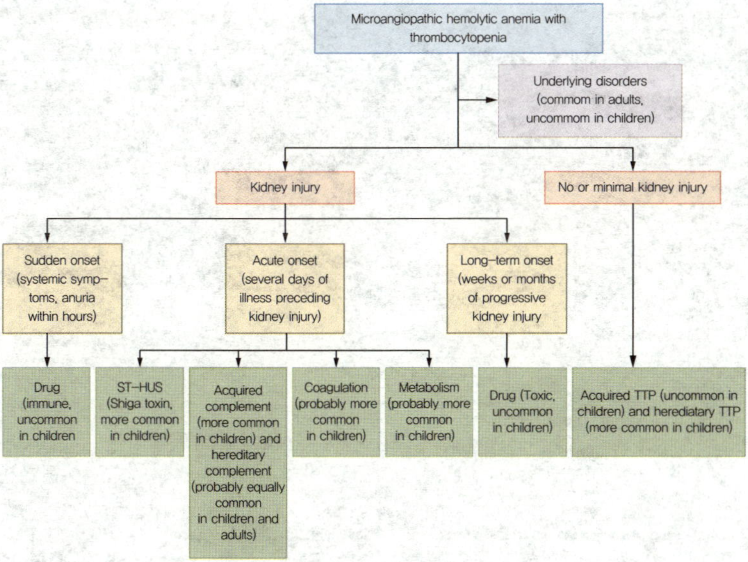

그림 7-13-1. Nine primary TMA syndromes

••• 참고문헌 •••

1. Comprehensive Clinical Nephrology (5th ed.), Chapter 62,64,66.
2. Kulwant S. Modi et al. J Am Soc Nephrol 2001;12:1781-1787.
3. James N. George et al. N Engl J Med 2014;371.7; 654-666.

Part 8

Infectious Diseases
감염

CONTENTS

CHAPTER 01

발열 환자에 대한 접근
Approach to the febrile patient

김남중

I. 열이 나는가?

- 구강 체온이 오전 > 37.2℃ 혹은 언제라도 > 37.7℃
- 개인별로 정상체온이 다르기 때문에 기저치로부터 변화가 중요
- 심각한 감염병이 있더라도 노인, 투석환자, 스테로이드 투여 환자 등은 열이 없을 수 있음

II. 열이 왜 나는가? UPDATE

발열의 원인은 다양함. '발열 = 감염병'으로 판단하지 말고 다양한 가능성 고려
- 감염질환: 바이러스, 세균, 진균, 기생충
- 류마티스 질환: 루프스, 혈관염
- 종양: 백혈병, 악성 림프종, 심장 점액종
- 내분비 질환: 갑상선기능항진증, 부신피질기능저하증
- 기타: 약열, 수혈, 혈종, 심근경색, 뇌혈관질환

III. 감염병이라면 어디서 열이 나는가?

- 감염병으로 추정한다면 열이 어디서 나는지(침범된 장기)를 찾아야 함
- 폐렴, 연조직염처럼 침범된 장기를 쉽게 알 수 있는 경우도 있지만 간농양, primary bacteremia처럼 침범된 장기를 추정하기 어려운 경우도 있음
- 해부학적 진단을 위해서는 환자의 병력과 진찰 소견이 가장 중요함
- 흔한 감염병소: 요로 감염증, 폐렴, 복강내 감염증

IV. 감염병이라면 어떤 병원체에 의해서 열이 나는가?

- 침범된 장기를 안 다음에는 어떤 병원체가 침범했는지를 알아야 함
- 감염부위에서 적절한 검체를 얻어 배양검사 시행

1. 감염부위를 모르는 경우 일반적인 미생물검사

- 혈액배양검사 최소 2쌍
- 요배양검사
  * 피부상재균의 해석이 어려운 감염병을 의심하는 경우(카테터 관련 감염, prosthesis 감염, 감염심내막염 등): 혈액배양 3쌍 시행
  * 병력, 진찰, X-ray에서 폐렴을 의심할 소견이 없는 경우: 객담배양 검사 시행하지 않아야 함

2. 배양검사 확인 전 원인균 추정

- 침범된 장기
- 병의 진행속도: 세균과 바이러스는 급성 경과, 진균과 Mycobacterium은 아급성 혹은 만성 경과
- 역학적 유행: 계절에 따른 유행 질환 고려
- 숙주 면역상태(나이, 기저질환) 등을 고려

3. 내성 여부 추정

- 내성균의 집락화 병력 여부
- 이전 입원이나 항생제 사용 여부
- 병원별 내성률 등을 고려

V. 불명열 환자에 대한 접근

불명열 환자의 진단을 위해서는 철저한 병력청취와 신체진찰이 가장 중요

1. 불명열 환자에 대한 병력청취 항목

- 발열 양상 및 경과, 동반증상
- 과거력: 수술력, 치과 치료력, 타질환 치료력 등
- 사회력: 직업, 거주지, 여행력, 동물노출력, 성관계
- 가족력: 주변 감염 환자 여부

2. 불명열 환자에서 시행할 일반적인 검사

- CBC with differential count, ESR, LFT, BUN/Cr, electrolyte, CRP, U/A with microscopy
- HIV Ag/Ab, rheumatoid factor, anti-nuclear antibody
- creatinine kinase, LDH, protein electrophoresis

- Blood culture, urine culture
- Chest PA, chest and abdominal CT
- 의심되는 질환에 따라서 추가 검사 필요 (PET, 골수 검사 등)

VI. 면역저하자의 발열에 대한 접근

- 정상 면역기능인 사람에서 발생하는 지역사회 유행 질환과 면역저하상태에서의 감염병이 모두 발생 가능
- 한 가지 질환뿐 아니라 여러 병원체에 의한 중복감염이 가능
- 감염이 의심되는 경우 바로 경험적 항생제 투여 Chapter 03. 참고

VII. 발열 환자에서 경험적 항생제를 사용할 것인가? UPDATE

- 감염병 가능성이 높다고 판단할 때는 경험적 항생제 투여
- 경험적 항생제 지연 투여가 위험한 경우(의식이 나쁜 경우, 급성 장기부전을 동반한 경우, 맥박 · 호흡수 · 혈압이 불안정한 경우, 호중구감소가 동반된 경우)이고 감염병 배제가 되지 않으면 경험적 항생제 투여
- 경험적 항생제 투여 전 필요한 검사 Chapter 03. 참고

••• 참고문헌 •••

1. Barlam TF: Approach to the Acutely Ill Infected Febrile Patients, In Harrison's Principles of Internal Medicine 21st ed., McGraw-Hill, 2022;1042-1057.
2. Haidar G, Singh N. Fever of Unknown Origin. N Engl J Med 2022;386:463-77

CHAPTER 02

경험적 항생제 사용의 원칙
Principles of empirical antimicrobial therapy

박상원

I. 경험적 항생제의 사용 원칙

① 해부학적 & 미생물학적 진단: 증상과 검사결과 등을 종합하여 감염부위(해부학적 진단)를 의심하고, 해당 감염부위의 원인균을 빈도순으로 2~3개 추정

② 항생제 내성: 지역사회감염 또는 의료관련감염 여부, 각각에서의 추정 미생물의 항생제 내성 현황 고려(예 국내 지역사회 급성신우신염 혈액배양 분리 *E. coli*의 ciprofloxacin 내성률은 10%가 넘어 중증에서 1차 선택제로 ciprofloxacin은 적당치 않다)

③ 숙주인자: 환자의 면역저하, 투약금기증(임신, 알레르기, 약물상호작용), 용량조절 필요성(신장애, 간장애) 등의 여부를 추가로 고려하여 항생제 선택

④ 감염병소별로 추천하는 경험적 항생제는 Chapter 03. 참고

1. 고려할 숙주인자

1) **환자의 방어기전 손상(호중구감소증, asplenia, AIDS 등)**: 초기에 광범위 항생제를 사용하거나 비전형적인 감염증을 추가로 고려해야 함

2) **임신**: 페니실린, 세팔로스포린은 임신부에게 비교적 안전하나 doxycycline은 금기

3) **항생제 알레르기**: 항생제 알레르기 병력 반드시 확인. 이상반응과 아나필락시스 또는 쇽을 상세히 구별하여 향후 재사용의 가능성 평가

4) **신기능 이상**: 신기능(크레아티닌 청소율)을 확인하여 신장으로 배설되는 항생제는 1회 용량과 투약시간의 조절이 필요

5) **간기능 이상**: ceftriaxone, clindamycin, isoniazid 등과 같이 간으로 배설되는 항생제를 투여할 경우 간기능 악화 가능성에 대한 주의 필요

2. 항생제를 시작하기 전에 점검할 사항

1) **배양검사**: 기본적으로 혈액배양검사와 소변배양검사를 고려하며, 해부학적 진단에 따라 해당 부위의 검체를 이용한 배양검사 시행. 정상상재균이 오염될 수 있는 객담, 대변 배양검사 등은 해당 부위 감염이 의심되는 경우에만 시행

2) **도말검사, 신속항원검사, 신속PCR검사**: 빠르게 원인균을 추정할 수 있음(예 폐렴에서의 객담 도말검사, COVID19 신속항원검사, 결핵의 Xpert검사)

3) **감염부위**: 중추신경계감염은 혈액-뇌장벽 통과 가능 항생제(nafcillin, cefotaxime,

ceftriaxone, vancomycin 등; cefazolin은 사용하지 않음). 뼈, 전립샘, 안구, 농양 등은 감염원 제거, 직접 주사 고려

4) **약물상호작용**: 동시 투여 약제와 항생제 사이의 약물상호작용으로 용량조절이 필요한지 금기인지 확인(예 carbapenem은 valproate의 농도를 감소시킴)

3. 항생제 투여가 급한 경우

1) 감염증이 진행하여 중증패혈증의 소견이 있거나 중증면역저하 상태여서 임상악화가 빠를 것으로 예상되는 경우
2) 의식저하, 급성 장기부전 동반, 활력징후(맥박, 호흡수, 혈압)의 불안정, 호중구감소증 동반

4. 항생제 병합요법이 필요한 경우

1) **다균성감염**: 호기균과 혐기균의 혼합감염(복강내감염 등)에서 1가지 항생제만으로 항균범위가 적절하지 못할 때, 1가지 약제로 항균범위가 충분할 경우 병합 필요하지 않음
2) **중증감염의 초기치료**: 호중구감소증, 패혈쇼크 등 중증감염 초기에 광범위 항균력을 위해 고려할 수 있음
3) **내성 출현의 방지**: 결핵 등
4) **상승작용**: 장알균 혹은 사슬알균 심내막염에서 페니실린과 아미노글리코사이드 병합
5) **주의사항**: 부적절한 병합사용은 항생제 오남용의 주요 원인이며 길항작용, 비용과 부작용 증가, 균교대감염 증가를 초래하므로 적응증인 경우에만 시행

II. 항생제 반응에 대한 평가

1. 항생제의 효과 판정

1) 발열을 포함한 환자가 호소하는 주관적 증상이 호전되었는가?
2) 신체검진에서 체온, 염증소견이 호전되었는가?
3) 검사소견이 호전되었는가?
4) 주의사항: 세균감염은 적절한 항생제 투여 후 대개 3~5일에 효과를 보이기 시작하나 숙주 면역상태나 감염병 종류에 따라 다름. 쯔쯔가무시병은 항생제 투여 48시간 이내에 해열되나 결핵처럼 1개월 이상 걸리는 경우도 있음.

2. 반응이 나타날 때가 되었으나 경험적 항생제에 반응이 없는 경우의 해석

1) 감염질환이 아닌 경우: 종양, 염증성 질환 등
2) 감염질환이지만 효과적 항생제가 없는 경우: 대부분의 바이러스 감염증, 세균 독소에 의한 것
3) 효과적인 항생제가 있지만 경험적 항생제 선택을 잘못한 경우
4) 적절한 항생제를 선택하였으나,
   - 혈관이 막힌 부위, 조직괴사, 이물질, 농양 등이 있어서 항생제 투과가 되지 않는 경우
   - 중추신경계감염, 담도폐쇄, 요로폐쇄 등으로 항생제가 감염부위에 도달하지 못하는 경우
   - 부적절한 용량을 사용한 경우(vancomycin, aminoglycoside 등 혈중약물농도 측정 필요)
   - 약물상호작용으로 항생제 농도가 감소한 경우
   - 숙주면역기능의 심각한 이상이 동반한 경우(예 호중구감소증 환자의 발열)
5) 감염질환은 호전 중이나 항생제에 의한 약열 또는 균교대감염(예 *Clostridioides difficile* 감염)이나 정맥염 등 다른 문제가 생긴 경우

••• 참고문헌 •••

1. Hooper DC. Shenoy ES, Elshaboury RH: Treatment and prophylaxis of bacterial infections, In Harrison's Principles of Internal Medicine 21st ed., McGraw-Hill, 2022.
2. 오명돈, 최강원: 항생제 사용의 일반원칙, 대한감염학회: 항생제의 길잡이, 제4판, 서울: 군자출판사, 2016:53-66.

CHAPTER 03

감염 부위에 따른 경험적 항생제
Initial antibiotic choice based on the anatomic sites

이은영

	추천 약제 (Primary)	대안 약제 (Alternative)
전신 발열증(Systemic febrile illness)		
Catheter-related infection UPDATE	Vancomycin 1 g IV q12h	Teicoplanin 400 mg IV q12h 3 times then qd
Neutropenic fever UPDATE	Piperacillin/tazobactam 4.5 g IV q6h or Cefepime 2 g IV q8h	Meropenem 1 g IV q8h or Imipenem 500 mg IV q6h or Ceftazidime 2 g IV q8h (+ Vancomycin 1 g IV q12h only in case of possible MRSA infections)
피부연부조직 감염(Skin & soft tissue infection)		
Cellulitis		
Mild	Cefadroxil 500 mg PO bid or Cephalexin 500 mg PO bid or Cephradine 500 mg PO qid	
Moderate to severe	Cefazolin 1~2 g IV q8h	Ampicillin/sulbactam 3 g IV q6h
Gas gangrene UPDATE	Ceftriaxone 2 g IV qd + Clindamycin 900 mg IV q8h	
Necrotizing fasciitis	All require prompt surgical debridement	
Group A Streptococci UPDATE	Ceftriaxone 2 g IV qd + Clindamycin 900 mg IV q8h	Cefazolin 2 g IV q8h + Clindamycin 900 mg IV q8h
Mixed aerobes and anaerobes	Ampicillin/sulbactam 3 g IV q6h or Ceftriaxone 2 g IV qd + (Clindamycin 900 mg IV q8h or Metronidazole 500 mg IV q8h)	Vancomycin 1 g IV q12h + Metronidazole 500 mg IV q8h + Ciprofloxacin 400 mg IV q8h
Diabetic foot infection		
Mild, moderate or non-limb-threatening infection UPDATE	[Cefadroxil 500 mg PO bid, or Clindamycin 300 to 450 mg PO tid, (+ Ciprofloxacin 500mg PO bid in case of macerated wound or significant water exposure)] or Ampicillin/sulbactam 3 g IV q6h	Amoxicillin/clavulanate (500/125) mg 625 mg PO tid or Amoxicillin/clavulanate (875/125) mg 1 g PO bid

Severe ulcer, limb/life threatening infection, Deep soft tissue infection or osteomyelitis UPDATE	Piperacillin/tazobactam 4.5 g IV q8h	Metronidazole 500 mg IV q8h + (Ceftazidime or Cefepime) 2 g IV q8h or Ciprofloxacin 400 mg IV q12h to q8h)
Severe infections that do not improve after 48h of antibiotic therapy	(Imipenem 500 mg IV q6h or Meropenem 1 g IV q8h) + Vancomycin 1 g IV q12h	
골관절 감염(Bone & joint infection)		
Community UPDATE	Cefazolin 2 g IV q8h	Ceftriaxone 2 g IV qd
Nosocomial or Health-care-related UPDATE	Vancomycin 1 g IV q12h (+ Ceftazidime or Cefepime 2 g IV q8h in case of combined infection due to gram negative organisms)	Teicoplanin 400 mg IV q12h 3 times then qd
중추신경계 감염(Central Nervous System infection)		
Brain Abscess		
Immunocompetent	Ceftriaxone 2 g IV q12h + Metronidazole 500 mg IV q6h	Cefotaxime 2 g IV q4h + Metronidazole 500 mg IV q6h
Post-surgical/traumatic	(Ceftazidime or Cefepime) 2 g IV q8h + Vancomycin 1 g IV q12h	
Meningitis, acute bacterial		
Immunocompetent, < 50 yr	Ceftriaxone 2 g IV q12h + Vancomycin 1 g IV q12h	Cefotaxime 2 g IV q4h + Vancomycin 1 g IV q12h
> 50 yr, any age with alcoholism, other debilitating illnesses, neutropenic patients, or patients with impaired cell-mediated immunity	Ampicillin 2 g IV q4h + Ceftriaxone 2 g IV q12h + Vancomycin 1 g IV q12h	Ampicillin 2 g IV q4h + Cefotaxime 2 g IV q4h + Vancomycin 1 g IV q12h
Hospital-acquired meningitis, posttraumatic or postneurosurgery meningitis UPDATE	(Ceftazidime or Cefepime) 2 g IV q8h + Vancomycin 1 g IV q12h	
두경부 감염 (Head & neck infection)		
Otitis media		
Mild to moderate UPDATE	Amoxicillin/clavulanate (875/125 mg) 1 g PO bid	Cefixime 200 mg PO bid
Severe UPDATE	Ampicillin/sulbactam 3 g IV q6h	Ceftriaxone 2 g IV qd
Orbital cellulitis UPDATE	Ceftriaxone 2g IV qd + Metronidazole 500 mg IV q8h	Piperacillin/tazobactam 4.5g IV q8h ± Vancomycin 1g q12h

Sinusitis UPDATE	Amoxicillin/clavulanate (500/125) mg 625 mg PO tid or Amoxicillin/clavulanate (875/125) mg 1 g PO bid	Levofloxacin 500 mg PO qd or Cefpodoxime 200 mg PO bid
Pharyngitis UPDATE	Amoxicillin 500 mg PO tid	Azithromycin 500mg PO qd
Deep neck infection UPDATE	Ampicillin/sulbactam 3 g IV q6h	Ceftriaxone 2 g IV qd + Metronidazole 500 mg IV q8h
호흡기감염(Respiratory tract infection)		
Pneumonia (community)		
Outpatients UPDATE	Cefpodoxime 200 mg PO bid + Azithromycin 500 mg PO qd	Amoxicillin/clavulanate (875/125)mg 1 g PO bid + Azithromycin 500 mg PO qd or Levofloxacin 750 mg PO qd or Moxifloxacin 400 mg PO qd
Inpatients UPDATE	Ceftriaxone 2 g IV qd or Levofloxacin 750 mg IV qd + Azithromycin 500 mg IV/PO qd	Ampicillin/sulbactam 3 g IV q6hr + Azithromycin 500 mg IV/PO qd
Pneumonia (nosocomial)		
No multidrug resistance (MDR) risk	Ceftriaxone 2 g IV qd or Levofloxacin 750 mg PO/IV qd or Moxifloxacin 400 mg PO/IV qd	Ampicillin/sulbactam 3 g IV q6hr
MDR risk or severe	(Piperacillin/tazobactam 4.5 g IV q6h or Cefepime 2 g IV q12h) ± Levofloxacin 750 mg IV qd ± Vancomycin 1 g IV q12hr	(Imipenem 500 mg IV q6h or Meropenem 1 g IV q8h) ± Levofloxacin 750 mg IV qd ± Vancomycin 1 g IV q12hr
Empyema	Ampicillin/sulbactam 3 g IV q6h or Piperacillin/tazobactam 4.5 g IV q6h	Ceftriaxone 2 g IV qd + Clindamycin 450~900 mg IV q8h
심혈관계 감염(Cardiovascular system infection)		
Infective endocarditis		
Native valve UPDATE	Vancomycin 1 g IV q12h	Cefazolin 2 g IV q8h or Ceftriaxone 2 g IV qd
Prosthetic valve UPDATE	(Piperacillin/tazobactam 4.5 g IV q6h or Cefepime 2 g IV q8h) + Vancomycin 1 g IV q12h	Ciproflxacin 400 mg IV q12h + Vancomycin 1 g IV q12h
위장관 감염(Gastrointestinal tract infection)		
Community, acute infectious diarrhea	Ciprofloxacin 500 mg PO bid or 400 mg IV q12h	Cefpodoxime 200 mg PO q12h
C. difficile associated disease		
Mild disease	Metronidazole 500 mg PO tid or Vancomycin 125 mg PO qid	

Severe disease	Vancomycin 250 mg PO qid ± Metronidazole 500 mg IV q8h	
Peritonitis		
Primary peritonitis	Ceftriaxone 2g IV qd	Cefotaxime 1 g IV q8h
Secondary peritonitis	(Ceftriaxone 2 g IV qd or Cefotaxime 2g IV q8h) + Metronidazole 500 mg IV q8h	Ampicillin/sulbactam 3 g IV q6h, or Piperacillin/tazobactam 4.5 g IV q8h or Ciprofloxacin 400 mg IV q12h + Metronidazole 500 mg IV q8h
CAPD peritonitis UPDATE	Cefazolin 1 g mix dialysate bag qd + Ceftazidime 1 g mix dialysate bag qd	Cefepime 1 g mix dialysate bag qd
Pyogenic liver abscess	(Ceftriaxone 2g IV qd or Cefotaxime 2 g IV q8h) + Metronidazole 500 mg IV q8h	Ciprofloxacin 400 mg IV q12h + Metronidazole 500 mg IV q8h
Cholangitis	(Ceftriaxone 2g IV q24h or Cefotaxime 2 g IV q8h) + Metronidazole 500 mg IV q8h	Ampicillin/sulbactam 3 g IV q6h or Piperacillin/tazobactam 4.5 g IV q8h
Perianal abscess	Ampicillin/sulbactam 3 g IV q6h	(Ceftriaxone 2 g IV qd or Cefotaxime 2g IV q8h) + Metronidazole 500 mg IV q8h or Ciprofloxacin 400 mg IV q12h + Metronidazole 500 mg IV q8h
비뇨생식기계 감염(Genitourinary tract infection)		
Cystitis	Fosfomycin 3 g (1 sachet) PO once	Nitrofurantoin 50 mg PO qid or Ciprofloxacin 250 mg PO bid
Pyelonephritis		
Mild to moderate illness	Cefpodoxime 200 mg PO bid	Ciprofloxacin 500 mg PO bid
Severe illness	(Ceftriaxone 2g IV qd or Cefotaxime 2 g IV q8h) ± Aminoglycoside	Piperacillin/tazobactam 4.5g IV q8h or Meropenem 1g IV q8h
Pelvic inflammatory disease	(Cefotetan 2 g IV q12h or Cefoxitin 2 g IV q6h) + Doxycylcine 100 mg PO bid or Ceftriaxone 250 mg IM single + Doxycycline 100 mg PO bid	Clindamycin 900 mg IV q8h + Gentamicin 2 mg/kg IV loading, then 1.5 mg/kg IV q8h or Ampicillin/sulbactam 3 g IV q6h + Doxycycline 100 mg PO bid

CHAPTER 04

호중구감소성 발열
Neutropenic fever

박완범

I. Neutropenia의 정의

- 절대호중구 수(ANC) < 500/mm³ 또는
- 1,000/mm³ 미만이면서 2~3일 이내에 500/mm³ 미만으로 감소할 것이 예상되는 경우

II. Neutropenia 환자에서 항생제시작 시점

- 발열이 있는 경우 30~60분 이내에 항생제 투여: 고막 체온계로 측정 시 38.0℃ 이상 혹은 액와 체온계로 측정 시 37.5℃ 이상(cf: 체온의 절대수치보다는 기저치로부터의 변화가 중요)
- 발열이 없더라도 감염을 시사하는 증상이나 징후가 있는 경우

III. 초기 항생제 선택

1. 경구 항생제로 치료 가능한 경우

- 감염합병증의 위험도가 낮은 경우로 아래의 <<위험도가 낮은 조건>>을 모두 만족하는 경우 또는 <<MASCC 점수>> 합계가 21점 이상인 경우

위험도가 낮은 조건	MASCC 점수	
• 외래 진료 중 발생한 발열	• 질환의 중증도	
• 입원이나 집중 관찰을 요하는 급성 질환을 갖고 있는 않음	– 증상이 없거나 가벼움	5
	– 중등도 이상의 증상	3
• 절대호중구 수가 100/mm³ 이하인 기간이 7일 이내로 예측	• 저혈압 없음	5
	• COPD 없음	4
• 전신 상태가 양호(ECOG 0~1)	• 고형암이거나 진균감염력 없는 혈액암	4
• 간 기능장애나 신기능장애가 없음	• 탈수 없음	3
	• 외래 진료 상황	3
	• 60세 미만	2

출처: MASCC, Multinational Association for Supportive Care in Cancer (J Clin Oncol 2006;24:4129-34)

2. 추천되는 경구 항생제

- Fluoroquinolone (ciprofloxacin or levofloxacin) + amoxicillin/clavulanic acid. 단, 예방적으로 fluoroquinolone을 사용했던 경우는 위 조합을 권장하지 않음
- 페니실린 알레르기가 있는 경우 fluoroquinolone (ciprofloxacin or levofloxacin) + clindamycin

3. 추천되는 주사 항생제

1) 단일항균제

Piperacillin/tazobactam, cefepime, ceftazidime, imipenem/cilastatin, meropenem (ceftazidime의 경우, 그람양성균에 주의 요망)

2) 복합 항균제

Anti-pseudomonal penicillin (±β-lactamase inhibitor) + aminoglycoside, extended-spectrum cephalosporin (cefepime, ceftazidime) + aminoglycoside (ceftazidime의 경우, 그람양성균에 주의 요망)

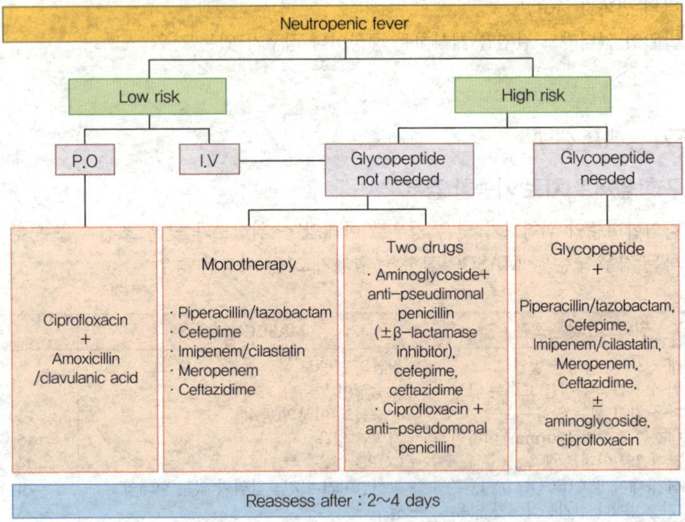

그림 8-4-1. 호중구감소성 발열 환자에서 초기 항생제

출처: Korean J Intern Med 2011;26:220-252

3) 다제내성균에 대한 고려

아래 균의 과거 감염이나 집락화가 있었던 경우 혹은 위험이 높은 경우 초기 경험적 항생제의조정을 고려

- MRSA: vancomycin 추가를 고려
- VRE: linezolid 추가를 고려
- ESBL 생성균: carbapenem 추가를 고려
- Carbapenem 내성균(CRE, IRAB, CRPA 등): colistin 추가를 고려

4. Glycopeptide (vancomycin, teicoplanin) 사용 적응증

- 혈액배양에서 그람양성균이 자라는 경우
- 카테터 관련 감염증이 의심되는 경우
- 이전에 MRSA 집락화 또는 감염증이 있었던 경우
- 심한 패혈증 또는 패혈증에 의한 쇼크가 있는 경우
- 폐렴에 합당한 영상검사 소견이 있는 경우
- 피부 또는 연조직 감염이 있는 경우
- Fluoroquinolone을 예방적으로 사용한 환자에서 심한 점막염이 발생한 경우(단, 이 경우에는 ceftazidime을 경험적 항생제로 사용하는 경우에만 vancomycin을 추가함)

*Glycopeptide의 통상적인 사용은 권장하지 않음

IV. 2~4일 후 재평가와 조치

1. 발열이 호전되는 경우

- 호중구가 회복될 때까지 초기 항생제를 유지 또는 저위험군의 경우 경구항생제로 변경 고려

2. 발열이 지속되는 경우

- 특정 감염이 확인되지 않고 환자가 안정적인 상태라면 사용하던 항균제를 그대로 유지 가능
- 환자 상태 불안정하면 혐기균, 약제내성 그람음성균이나 그람양성균에 대해 항균범위를 넓힘
- 위험도에 따라서 항진균제 사용 고려 Chapter 04-V. 참고

V. 항진균제 사용

1. 예방적 항진균제의 사용

- Acute myeloid leukemia, myelodysplastic syndrome 환자에서 induction chemotherapy를 시행하는 경우: Posaconazole
- 조혈모세포 이식의 경우: Micafungin. 단, 이전에 aspergillosis의 기왕력이 있는 경우는 voriconazole 사용가능(posaconazole, micafungin 등의 broad spectrum antifungal agent를 예방적으로 사용하는 경우 *Aspergillus* Ag의 통상적인 추적검사는 권고하지 않음)

2. 경험적 항진균제의 적응증

- 장기간(> 7일) 호중구감소증이 지속될 것으로 예상되는 환자에서 초기 경험적 항균제 투여 4~7일 후에도 반응이 없을 때
- 발열 유무와 무관하게 과거 침습성 진균감염의 병력이 있거나, 호중구감소증 상태에서 진균 집락형성, 폐렴 의심 증상(흉막통증, 혈액흔적가래, 객혈) 혹은 징후(새롭게 관찰되는 폐렴, 부비동 혹은 안구주위 압통과 부종, 코 주위 궤양성 혹은 가피성 병변 등)가 있을 때

3. 추천되는 경험적 항진균제

- Liposomal amphotericin B, caspofungin, itraconazole
- Fluconazole, itraconazole 등의 azole을 예방적 항진균제로 사용하고 있을 경우 azole을 경험적 항진균제로 고려하지 않음
- Anti-mold prophylaxis를 사용한 경우에는 경험적 항진균제를 변경할 때 작용기전이 다른 항진균제를 우선 고려함. CT에서 병변의 뚜렷한 변화가 없고, anti-mold azole prophylaxis의 혈청 농도가 안정적이라면 항진균제를 변경하지 않고 유지하는 것도 가능함

VI. 항생제 투여 기간

- 발열의 원인이 불명확한 경우 절대호중구 수가 500/mm^3 이상 유지될 때까지 항균제를 유지. 단, ANC가 곧 회복될 것으로 예상되고 환자가 안정적이면 항균제의 중단 또는 경구 항균제로 변경을 고려할 수 있음.
- 원인균 또는 감염병소가 확인된 경우는 호중구 회복에 맞추어 해당 감염증의 치료기간 동안 치료

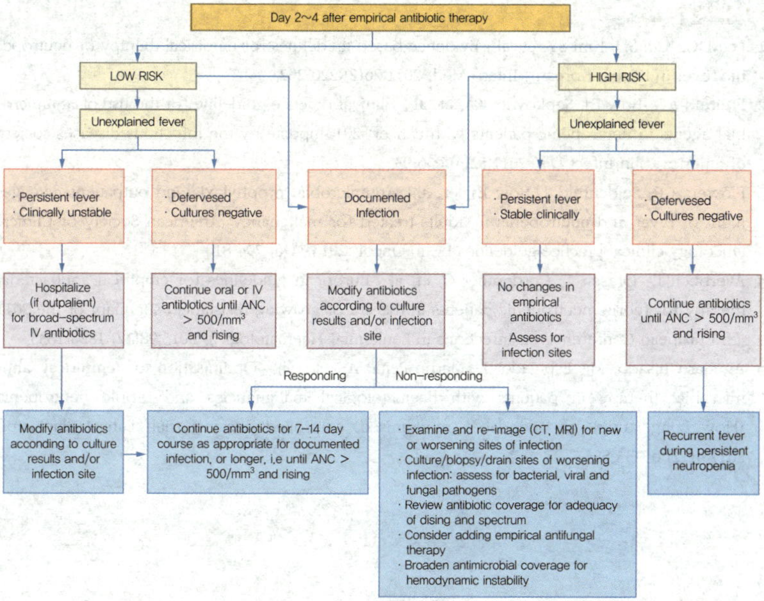

그림 8-4-2. 호중구감소성 발열 환자에서 2~4일 후 재평가 및 조치

출처: Clin Infect Dis 2011;52:e56-93

Microbiologic or clinically documented infection UPDATE

- Skin and soft tissue infection: 7~14 days (if Gram-negative sepsis, consider 10-14 days)
- Bacteremia
  - Gram-positive bacteria: 7~14 days
  - Gram-negative bacteria: 10~14 days
  - *S. aureus*: at least 2 weeks after first negative blood culture or 4~6 weeks
  - Yeast: at least 2 weeks after first negative blood culture
- Sinusitis: 10~21 days
- Bacterial pneumonia: 10~21 days
- Intra-abdominal infection (i.e., typhlitis): until no evidence of symptoms or signs of infection and neutrophil recovery
- HSV/VZV: 7-10 days

출처: Korean J Intern Med 2011;26:220-252

••• 참고문헌 •••

1. Lee DG, Kim SH, Kim SY, et. al.. Evidence-based guidelines for empirical therapy of neutropenic fever in Korea. Korean J Intern Med. 2011;26(2):220-252.
2. Freifeld AG, Bow EJ, Sepkowitz KA, et. al.. Clinical practice guideline for the use of antimicrobial agents in neutropenic patients with cancer: 2010 update by the infectious diseases society of america. Clin Infect Dis. 2011;52(4):e56-93.
3. Flowers CR, Seidenfeld J, Bow EJ, et. al.. Antimicrobial prophylaxis and outpatient management of fever and neutropenia in adults treated for malignancy: American Society of Clinical Oncology clinical practice guideline. J Clin Oncol. 2013;31(6):794-810.
4. Averbuch D, Orasch C, Cordonnier C, et. al.. European guidelines for empirical antibacterial therapy for febrile neutropenic patients in the era of growing resistance: summary of the 2011 4th European Conference on Infections in Leukemia. Haematologica. 2013;98(12):1826-1835.
5. Aguilar-Guisado M, Espigado I, Martín-Peña A, et. al.. Optimisation of empirical antimicrobial therapy in patients with haematological malignancies and febrile neutropenia (How Long study): an open-label, randomised, controlled phase 4 trial. Lancet Haematol. 2017;4(12):e573-e583.

CHAPTER 05

중심정맥관 관련 감염

Central line-associated bloodstream infection

최평균

I. 중심정맥관 관련 감염증의 진단

1. Exit site infection

카테터 삽입부위 2 cm 이내에 국한된 홍반, 경결, 압통이 있을 때 임상적으로 진단

2. Tunnel infection

카테터 삽입부위 2 cm 이상으로 피하 카테터삽입 경로를 따라 홍반, 경결, 압통이 있을 때 임상적으로 진단

3. 중심정맥관으로 인한 균혈증(Catheter-related bloodstream infection, CR-BSI)

UPDATE

- 의료관련감염의 감시 목적으로 중심정맥관 관련 혈류감염(Central line-associated bloodstream infection, CLABSI)가 사용되고 있으나, 임상적으로는 혈관카테터로 인한 혈류 감염(catheter related bloodstream infection, CRBSI)를 사용하기도 함
- CLABSI 진단기준은 CRBSI 진단기준 보다 간단하고 비교적 간단한 미생물 검사만으로 진단을 할 수 있어, 미국 NHSN, 국내 KONIS 등 많은 감시체계에서 사용되고 있음

표 8-5-1. 중심정맥관 관련 감염 진단기준 비교

혈관카테터로 인한 혈류 감염 (Catheter-related bloodstream infection,CRBSI)	중심정맥관 관련 혈류 감염 (Central line-associated bloodstream infection, CLABSI)
1. 혈관카테터 팁과 말초혈관에서 채혈한 혈액검체에서 같은 균이 동정. 2. 혈관카테터를 통해서 채혈한 혈액검체와 말초혈관에서 채혈한 혈액검체에서 같은 균이 동정되고, 정량배양검사에서 혈관카테터를 통해서 채혈한 혈액검체의 균 양이 3배 이상 많음. 3. 혈관카테터를 통해서 채혈한 혈액검체와 말초혈관에서 채혈한 혈액검체에서 같은 균이 동정되고, 혈관카테터를 통해서 채혈한 혈액검체에서 배양양성까지의 시간이 2시간 이상 빠름.	의미 있는 균혈증이 발생한 환자가 중 2일을 초과하여 중심정맥카테터를 가지고 있었고, 감염발생일 또는 그 전날 중심정맥카테터를 가지고 있던 경우. 의미 있는 균혈증은 다음과 같음. 1. 혈액검체에서 병원성으로 인정되는 균주가 분리되고, 혈액에서 분리된 균이 다른 부위의 감염과 관계가 없는 경우 2. 발열(>38℃)이나 오한(chills) 또는 저혈압(hypotension) 중 적어도1개의 증상이 있고, 독립적으로 채혈한 두 개 이상의 혈액검체에서 피부상재균이 분리되고, 혈액검체에서 분리된 균이 다른 부위의 감염과 관계없는 경우

- CLABSI의 경우 중심정맥관을 가지고 있는 환자에서 중심정맥관이 아닌 다른 감염 부위로 인하여 균혈증이 발병하였을 때 그 원발병소가 뚜렷하지 않은 때도 있기 때문에 CLABSI 진단기준을 적용하면 실제 중심정맥관으로 인한 감염 합병증이 과장되어 조사될 수 있는 단점이 있음
- CRBSI는 CLABSI에 비해서는 보다 정확한 정의로 실제 혈류감염이 중심정맥관으로부터 시작되었는지를 판단할 수 있는 기준을 제시해 주고 있어, CRBSI의 기준을 만족한다면, 임상적으로 중심정맥관으로부터 혈류 감염이 시작하였다고 판단하고 치료할 수 있음

4. 중심정맥관 관련 균혈증 진단을 위한 주의사항

1) 경험적 항균제 사용 전에 말초혈관과 중심정맥관을 통해 혈액을 채취하고 채취부위를 표시하여 배양검사를 의뢰
2) 감염이 의심되지 않는 경우 통상적인 카테터 tip 배양검사 시행은 권장되지 않음

II. 중심정맥관 관련 균혈증의 치료

1. 진단할 때 카테터를 제거해야 하는 경우

1) 환자가 혈역학적으로 불안정하거나 기관부전 징후를 보일 때
2) 터널 카테터의 경우 명백한 tunnel infection 징후가 관찰될 때
3) 화농성 정맥염, 심내막염, 골수염 등의 합병증이 동반될 때
4) Yeast, *S. aureus*, gram-negative bacilli, Mycobacteria 중심정맥관 균혈증이 확인된 경우 (이 균주들이 I-3의 중심정맥관으로 인한 균혈증의 진단 기준을 만족하는 경우)

2. 경험적 항생제의 선택

1) Vancomycin 15 mg/kg/dose IV q12h(성인의 경우 대개 1 g IV q12h)
2) 호중구 감소증, 중증 패혈증, 이전 다제내성 그람음성균 집락된 환자의 경우 그람음성균에 대한 항균제 사용을 고려
3) 혈액암 환자, 광범위 항생제나 총정맥 영양 장기간 사용 환자, 이전 Candida 집락된 환자의 경우 Candida에 대한 항진균제 사용을 고려

3. 원인균에 따른 중심정맥관 관련 균혈증의 치료

1) *S. aureus*는 심내막염을 비롯한 전이성 감염을 잘 유발하므로 *S. aureus*에 의한 중심정맥관 관련 감염에는 카테터 제거가 필수. 새로운 카테터도 균 음전을 확인 후 삽입. 경흉부 혹은 경식도 초음파 검사를 시행하는 것이 추천됨

2) Tunneled catheter salvage를 시도하는 경우 경정맥 항생제와 더불어 antibiotic lock therapy를 병합하는 것이 추천됨. 그람음성균이나 Coagulase-negative staphylococci에 의한 중심정맥관 관련 균혈증에는 80%가량에서 catheter salvage가 성공적이나, *S. aureus*에 의한 경우에는 50% 이상에서 실패하므로 추천되지 않음

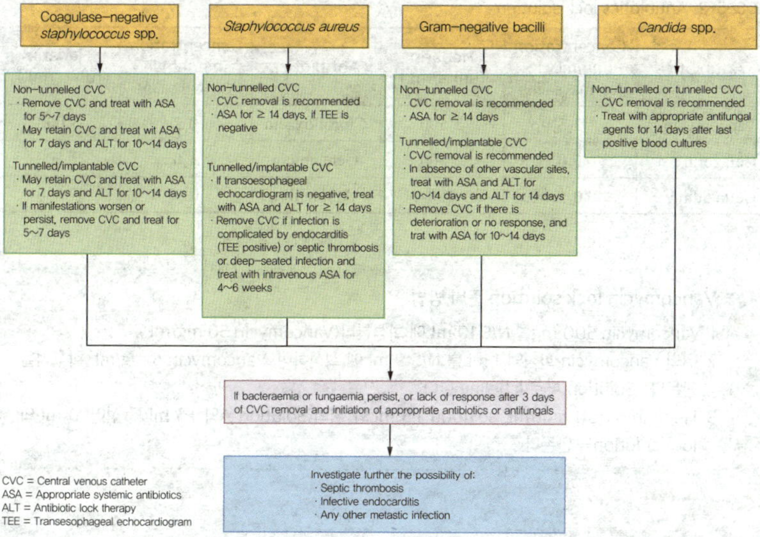

그림 8-5-1. 원인균에 따른 중심정맥관 관련 균혈증의 치료

III. Antibiotic lock therapy

- Exit site 또는 tunnel infection이 없는 카테터 관련 균혈증 환자에서 catheter salvage가 목적일 때 적응
- *S. aureus*와 Candida species 감염일 경우 (alternative insertion site가 없는 등 예외적 상황이 있지 않은 이상) catheter 유지하고 antibiotic lock하는 것보다 카테터 제거를 추천
- Lock 단독요법으로 치료하지 않으며, 전신적 항생제 투약과병용하여 7~14일 유지
- 한 번 lock solution을채운 뒤 교환까지48시간을 초과하지 않고 가급적 24시간마다 교환(femoral catheter 사용하는 경우). 혈액 투석시에는 각 투석 session이 될때마다 교환
- 카테터에서의 채혈에서 여러 번 Coagulase-negative staphylococci 또는 Gram negative bacilli가 자라고 말초혈액 배양에서는 자라는 균이 없을 경우, 전신적 항생제

투약 없이 antibiotic lock therapy만 10~14일간 시행할 수 있음
- Vancomycin은 미생물의 MIC보다 적어도 1,000배 높은 농도를 lock therapy에 사용함
- 항생제를 N/S에 섞을 경우 보통 2~5 mL (catheter lumen 채울 정도) 사용

표 8-5-2. Antibiotics lock solution

Antibiotics	Concentration (mg/mL) in Normal saline	Heparin (units/mL)	Antibiotics	Concentration (mg/mL) in Normal saline	Heparin (units/mL)
Vancomycin	2.5	2,500	Ciprofloxacin	0.2	5,000
Cefazolin	5.0	2,500	Gentamicin	1.0	2,500
Ceftazidime	0.5	100	Ampicillin	10.0	5,000

Tip

Vancomycin lock solution 준비 방법

1. Vancomycin 500 mg를 N/S 10 mL에 희석한다(Vancomycin 50 mg/mL).
2. 위의 Vancomycin 희석액 1 mL를 N/S 9 mL에 희석하여, Vancomycin 5 mg/mL 희석액을 만든다. "Solution A"로 labeling 한다.
3. Heparin 5,000 unit/mL solution 1.5 mL와 위의 Solution A의 1.5 mL를 섞어, 3 mL의 lock solution을 만든다.

IV. 중심정맥관 관련 감염증의 예방

1. 중심정맥관 삽입

1) 환자의 치료에 필요한 최소 수의 포트와 내강이 있는 것으로 사용
2) 중심정맥관 삽입 부위는 각 부위의 장점 및 기계적인 합병증의 위험을 고려하여 결정하고, 성인에서는 가능한 한 대퇴정맥에 삽입하지 않음
3) 손위생을 철저히 준수하고, 중심정맥관을 삽입, 소독, 조작할 때에 무균적으로 함.
4) 중심정맥관을 삽입 또는 가이드와이어를 이용하여 교체시 모자, 마스크, 멸균가운, 멸균장갑과 전신을 덮는 멸균 방포를 사용하여 최대멸균차단(maximum barrier precaution)을 함.
5) 중심정맥관 삽입 전 그리고 드레싱 교체 전에 알코올이 함유된 0.5% 초과 농도(가능하면 2% 추천)의 클로르헥시딘으로 피부소독을 함.
6) 삽입부위에 소독제가 충분히 마른 후에 삽입.

2. 중심정맥관 유지 관리

1) 중심정맥관 삽입부위는 멸균 거즈나 멸균된 투명한 반투과성 필름을 이용하여 드레싱
2) 환자가 땀을 많이 흘리거나, 삽입부위 출혈이나 액체 누수시 멸균 거즈로 삽입부위 드레싱
3) 중심정맥관 삽입부위의 드레싱은투명 필름을 이용한 경우 7일마다 교체, 거즈를 이용한 경우 2일마다 교체
4) 중심정맥관 삽입부위 드레싱이 젖거나, 헐거워지거나, 오염되어 있으면 즉시 교체
5) 중심정맥관 수액주입세트는 혈액, 혈액산물 또는 지방 유탁액을 주입하지 않았다면 96시간 내에 교체할 필요는 없으나, 적어도 7일 이내에는 교체
6) 혈액, 혈액산물, 지방 유탁액(아미노산/포도당과 3:1로 혼합한 혹은 따로 주입된)을 주입한 경우, 수액세트를 24시간 이내에 교체
7) 중심정맥관이 더 이상 필요하지 않으면 즉시 제거

••• 참고문헌 •••

1. Buetti N., et al. Strategies to prevent central line-associated bloodstream infections in acute-care hospitals: 2022 Update. Infect Control Hosp Epidemiol. 2022 May;43(5):553-569.
2. 최평균. (2023). 혈관카테터감염. 대한의료관련감염관리학회. 의료관련감염관리(제1판, pp224-235). 군자출판사

CHAPTER 06

미생물검사 결과의 이해

Understanding of diagnostic microbiology

김홍빈

I. 미생물 진단

1. 직접적인 방법: 병원체 자체나 그 성분(항원, 핵산)을 증명

예 현미경으로 직접 찾아내거나, 미생물을 배양하여 분리하고 동정 혹은 유전자 검출 (PCR 등)

2. 간접적인 방법: 병원체(항원)의 자극으로 생긴 숙주의 반응(항체)을 증명

1) 혈청검사로 IgM 항체를 증명하거나 급성기와 회복기의 혈청에서 항체가 상승 확인 혹은 피부반응 시험

2) 감염병이 있어도 항체가 없을 수 있음

예 항체를 못 만드는 면역억제 환자, 항체가 아직 안 생긴 감염 초기 환자 등

3) 교차 반응, 예방접종, 과거 감염 등에 의한 항체일 수도 있으므로 임상적 상황에 따라 적절히 해석해야 함.

예 과거 감염된 경우 *Orientia tsutsugamushi* 항체가가 1:40 이하로 낮게 지속

II. 그람염색의 중요성

1. 가능한 원인 병원체를 초기에 추정하여 적절한 경험적 항생제를 선택 가능
2. 검체가 적합한지 판단 가능(예 객담)
3. 숙주의 염증반응과 세균의 숫자 등을 확인하여 배양결과를 적절히 해석 가능

표 8-6-1. 그람염색의 해석

	증상	숙주의 염증반응 (백혈구의 수)	세균의 수
오염균	−	−	+
상재균	−	−	+
원인균	+	+	++

III. 배양검사 결과의 해석

1. 균이 자랐다 하더라도 반드시 감염의 원인균이라 할 수 없음

- 대부분 검체가 무균이 아니므로 감염증과 무관한 정상 세균총(상재균)이 배양될 수 있음
- 검체채취 과정에서 오염되었을 가능성도 있음

2. 검체의 종류에 따라 의미가 달라질 수 있음

1) 혈액, 뇌척수액, 복수, 흉수, 관절액 등의 무균검체

- 검체를 채취하는 과정에서 오염되지 않았다면 원인병 원체로 간주할 수 있음
- 다만, 채취과정 중 오염될 수 있는 피부상재균(예 coagulase 음성 포도알균, *Aerococcus* species, *Bacillus* species, *Corynebacterium* species, *Micrococcus* species, *Propionibacterium* species, viridans *streptococci* 등)이 분리된다면 오염균인지 원인병원체인지 임상적으로 판단해야 하며, 대개 혈액배양의 경우 1쌍에서만 분리되면 전자의 가능성이 높다고 판단함
- 황색포도알균(*Staphylococcus aureus*)이나 칸디다(*Candida* species)의 경우 혈액배양 검사에서 1쌍에서만 자란다면 오염균(피부상재균)으로 추정할 수 있지만, (진)균혈증이라면 심각한 위해가 될 수 있으므로 1쌍에서만 자라더라도 오염균이 확실하다고 판단하기 전까지는 원인 병원체로 추정하고 진단과 치료를 진행해야 함

2) 무균검체이지만 채취과정에서 오염을 피할 수 없는 검체

(1) 소변

- 요도의 끝에는 정상적으로 대장균(*Escherichia coli*) 등의 상재균이 존재하므로, 흔히 청결채취중간뇨을 검사에 사용함. 단지 요검경(urine microscopy) 검사에서 세균이 있다고 세균뇨라 단정할 수 없음
- 대부분의 요로감염 환자에서 10^5 CFU/mL 이상의 세균이 동정됨. 다만, 이보다 적은 수가 동정되는 경우도 있으므로(예 여성 방광염 환자의 1/3에서 10^5 CFU/mL 미만), 성별과 증상 유무에 따라 해석해야 함
- 세균 수의 증가를 막기 위해 요검체는 채취 즉시 검사실로 보내 2시간 이내 배양을 권고하지만, 지연될 경우 24시간 냉장보관 추천

(2) 객담

- 입안에서 후두까지는 상재균이 많으므로, 그람염색에서 백혈구와 상피세포의 수를 확인하여 적절한 검체인지 판단해야 함
- 현미경 검사의 100배 시야에서 호중구의 수 >25개이고 편평상피세포의 수 <10개이면 배양을 시행하는 것이 바람직하지만, 최근에는 편평상피세포의 수만으로 판단하여 > 25이면 새로운 검체 채취를 권장함

(3) 배액관이 삽입된 경우

- 배액관을 통해 배양된 균은 병원균일수도 있지만 단순히 배액관에 집락된 균일 수도 있음

따라서, 배액관을 삽입하면서 무균적으로 채취하지 않고 장기간 배액관을 유지한 상태에서 검체를 채취한다면 집락균일 가능성이 높음

3) 정상적으로 무균상태가 아닌 검체

- 균이 자랐더라도 임상적으로 감염증이 의심되지 않는다면 의미가 없음

3. 배양된 균의 특성에 따라 결과를 해석해야 함

1) 무균검체가 아닌 경우에도 상재균이 아니라면 원인 병원체로 간주

예 객담에서 분리된 결핵균 혹은 호흡기 검체에서 분리된 인플루엔자 바이러스 등의 호흡기 바이러스

2) 감염증을 야기할 수 있을 만한 병독성이 없는 경우라면 원인 병원체일 가능성이 낮음

예 급성 편도염 환자의 인후부 배양검사에서 분리된 칸디다균

항균제관련 설사 환자의 대변 배양검사에서 분리된 독소음성 *Clostridioides difficile*

3) 상재균일 수도 있고 원인균일 수도 있는 경우라면 임상적 상황을 고려하여 판단

예 호흡기 검체에서 분리된 녹농균, 폐렴막대균(*Klebsiella pneumoniae*), 황색포도알균 등

IV. 항생제 감수성 검사 결과의 해석

1) 감수성 검사 결과에 따라 적절한 항생제를 선택

2) 하지만, 검사 결과는 실험실 조건(*in vitro*)에서 시행한 것이므로 실제 환자(*in vivo*)에게 투여하였을 때 효과가 없을 수도 있음

- 일부 세균은 유도 내성(inducible resistance)이 있어서 감수성으로 확인된 항생제 치료 중 감수성이 바뀌어 치료에 실패할 수도 있음
- 감염증이 있는 부위에 항생제가 잘 침투하는지를 고려해야 함

예 중추신경계 감염증에서는 혈액뇌장벽(blood-brain barrier)을 잘 통과하는 약물을 사용해야 함

CHAPTER 07

원인미생물에 따른 항미생물제

Antimicrobial agents according to organisms

문송미

감염증의 종류, 중증도, 감염 부위 및 환자의 신기능, 몸무게 등에 따라 적절한 약제의 선택 및 용법, 용량은 달라질 수 있음

*이 장에 기술된 약제의 적응증과 보험 기준은 2024년 5월 기준으로, 추후 변동될 수있음

I. 세균

균명	1차 선택약제	2차 선택약제	비고
Acinetobacter baumannii-calcoaceticus complex	Imipenem 500 mg IV q6h or Meropenem 1 g IV q8h or Ciprofloxacin 400 mg IV q12h or Amp/sul 3 g IV q6h or Colistin 2.5~5 mg/kg/day in 2 divided doses	Ceftazidime 2 g IV q8h or Cefepime 2 g IV q8h	항생제 감수성 결과를 바탕으로 치료 항생제의 선택이 필요하며, 다제내성균의 경우 병합요법, 고용량 투여 또는 다제내성균 치료를 위해 개발된 신규 항생제의 적용을 고려해야 할 수 있음
Actinomyces species	Aqueous Penicillin G 3~4 million U IV q4h or Ampicillin 2 g IV q6h or Amoxicillin 500 mg PO qid	Doxycycline 100 mg PO bid	
Bacteroides fragilis	Metronidazole 500 mg IV/PO q8h	Ampicillin/sulbactam 3 g IV q6h or Imipenem 500 mg IV q6h	
Burkholderia cepacia complex	TMP-SMX (TMP 5 mg/kg) IV q6h	Levofloxacine 750mg IV q24h or Meropenem 1 g IV q8h	
Citrobacter species	Cefepime 2 g IV q12h or Ciprofloxacine 400mg IV q12h	Meropenem 1 g IV q8h	Chromosomal ampC beta lactamase
Clostridium difficile	Vancomycin 125 mg PO qid	Metronidazole 500 mg PO/IV tid	
Enterobacter species	Cefepime 2 g IV q12h	Ciprofloxacin 400 mg IV q12h or Ertapenem 1 g IV q24h	Chromosomal ampC beta lactamase
Enterococcus species	Ampicillin 2 g IV q6h	Vancomycin 15 mg/kg IV q12h	심내막염의 경우 Gentamicin 1 mg/kg IV q8h 병합

균명	1차 선택약제	2차 선택약제	비고
Escherichia coli	Cefotaxime 1 g IV q8h or Ceftriaxone 2 g IV q24h or Ciprofloxacin 400 mg IV q12h	Ertapenem 1 g IV q24h	ESBL+ and Ciprofloxacin R → Ertapenem
Haemophilus influenzae	Cefotaxime 1 g IV q8h or Ceftriaxone 2 g IV q24h	Ciprofloxacin 400 mg IV q12h	BLNAR (Beta-Lactmase Negative but Ampicillin Resistant) 포함
Klebsiella species	Cefotaxime 1 g IV q8h or Ceftriaxone 2 g IV q24h or Ciprofloxacin 400 mg IV q12h	Ertapenem 1 g IV q24h	ESBL+ and Ciprofloxacin R → Ertapenem
Legionella pneumophila	Azithromycin 500 mg IV/PO q24h or Levofloxacin 750 mg IV q24h		
Listeria monocytogenes	Ampicillin 2 g IV q4h ± Gentamicin 1 mg/kg IV q8h	TMP-SMX (TMP 5 mg/kg) IV q6h	뇌수막염의 경우 Gentamicin 1 mg/kg IV q8h 병합
Moraxella catarrhalis	Amox/clav 625 mg PO tid or Amox/clav (7 : 1) 1 g PO bid or Cefotaxime 1 g IV q8h or Ceftriaxone 2 g IV q24h	Azithromycin 500 mg IV/PO q24h or Clarithromycin 500 mg bid	
Morganella morganii	Cefotaxime 1 g IV q8h or Ceftriaxone 2 g IV q24h (± Amikacin 7.5 mg/kg IV q12h)	Ciprofloxacin 400 mg IV q12h or Ertapenem 1 g IV q24h	ESBL+ and Ciprofloxacin R → Ertapenem
Neisseria gonorrhoeae	Ceftriaxone 125 mg IM (once) + azithromycin 1g PO 단회		
Neisseria meningitidis	Aqueous Penicillin G 50,000 U/kg IV q4h	Ceftriaxone 2 g IV q24h	Antimicrobial chemoprophylaxis – Rifampin 600 mg PO bid for 2 days – Ciprofloxacin 500 mg PO single dose – Ceftriaxone 250 mg IM single dose – Azithromycin 500 mg PO single dose

Nocardia species	TMP-SMX (TMP 5 mg/kg) IV q8h (± Ceftriaxone 2 g IV q12h)	Imipenem 500 mg IV q6h + Amikacin 7.5 mg/kg IV q12h	
Proteus species	Cefepime 2 g IV q12h	Ciprofloxacin 400 mg IV q12h or Ertapenem 1 g IV q24h	Chromosomal ampC beta lactamase, Intrinsic resistance to Colistin
Providencia species	Cefepime 2 g IV q12h	Ciprofloxacin 400 mg IV q12h or Ertapenem 1 g IV q24h	Chromosomal ampC beta lactamase, Intrinsic resistance to Colistin
Pseudomonas aeruginosa	Ceftazidime 2 g IV q8h or Piperacillin/tazobactam 4.5 g IV q6h (±Tobramycin 2 mg/kg IV load, then 1.7 mg/kg IV q8h or Amikacin 7.5 mg/kg IV q12h)	Ciprofloxacin 400 mg IV q8h or Cefepime 2 g IV q8h or Imipenem 500 mg IV q6h or Meropenem 1 g IV q8h or Colistin 2.5~5 mg/kg/day in 2 divided doses	Aminoglycoside 단독치료는 추천되지 않음 항생제 감수성 결과를 바탕으로 치료 항생제의 선택이 필요하며, 다제내성균의 경우 병합요법, 고용량 투여 또는 다제내성균 치료를 위해 개발된 신규 항생제의 적용을 고려해야 할 수 있음
Salmonella species	Ciprofloxacin 500 mg PO bid/400 mg IV q12h or Ceftriaxone 2 g IV q24		
Serratia marcescens	Cefepime 2 g IV q12h	Ciprofloxacin 400 mg IV q12h or Ertapenem 1 g IV q24h	Chromosomal ampC beta lactamase, Intrinsic resistance to Colistin
Shigella species	Ciprofloxacin 500 mg PO bid or Ciprofloxacin 400 mg IV q12h or Ceftriaxone 2 g IV q24h		
Staphylococcus aureus Oxacillin resistant	Vancomycin 15 mg/kg IV q12h	Linezolid 600 mg IV or PO q12h Daptomycin 6~8 mg/kg q24h	Vancomycin TDM 시행 Daptomycin은 MRSA로 인한 균혈증에서 vancomycin이나 teicoplanin에 치료 실패하였거나 부작용으로 투약할 수 없는 경우 급여 투여 가능

Staphylococcus aureus Oxacillin sensitive	Nafcillin 2 g IV q4h	Cefazolin 2 g IV q8h	
Staphylococcus epidermidis	Cefazolin 2 g IV q8h	Vancomycin 15 mg/kg IV q12h	오염균일 가능성을 고려
Staphylococcus lugdunensis	Nafcillin 2 g IV q4h	Cefazolin 2 g IV q8h	
Stenotrophomonas maltophilia	TMP-SMX (TMP 4~5 mg/kg) IV q8h	Ciprofloxacin 400 mg IV q12h or Levofloxacine 750mg IV q24h	
Streptococcus agalactiae	Aqueous Penicillin G 2~4 million U IV q4h	Ceftriaxone 2 g IV q24h	
Streptococcus pneumoniae	Ceftriaxone 2 g IV q24h	Levofloxacin 750 mg IV q24h	
Streptococcus pyogenes	Aqueous Penicillin G 2~4 million U IV q4h	Ceftriaxone 2 g IV q24h	
Streptococcus species (viridans group)	Aqueous Penicillin G 2~4 million U IV q4h	Ceftriaxone 2 g IV q24h	
Vibrio vulnificus	Ceftazidime 2 g IV q8h + Doxycycline 100 mg PO bid or Ceftriaxone 2 g IV q24h+ Doxycycline 100 mg PO bid	Levofloxacin 750 mg IV q24h	

내성균의 항생제 선택 UPDATE

균명	1차 선택약제	2차 선택약제	비고
MRSA	Vancomycin 15 mg/kg IV q12h Teicoplanin 400 mg (6 mg/kg) IV load, then 200 mg IV q24h	Linezolid 600 mg IV or PO q12h Daptomycin 6~8 mg/kg q24h	– Vandomcyin 은 TDM을 통해 용량, 용법 조절 필요 – Teicoplanin 은 감염의 중증도에 따라 투약 용량의 증량 고려 – Daptomycin은 MRSA로 인한 균혈증에서 vancomycin이나 teicoplanin에 치료 실패하였거나 부작용으로 투약할 수 없는 경우 급여 투여 가능
ESBL + *E. coli* ESBL + *Klebsiella spp.*	Ertapenem 1 g IV q24h or Imipenem 500 mg IV q6h or Meropenem 1 g IV q8h or Ciprofloxacin 400 mg IV q12h		ESBL+ and Ciprofloxacin R → Ertapenem을 우선 고려
CRAB	Colisitn 기반의 항생제 병합투여 Colistin 2.5~5 mg/kg/day in 2 divided doses or Colistin 2.5~5 mg/kg/day in 2 divided doses + (Imipenem or Meropenem) + Amp/sul 3 g (~6g) IV q6h	Minoycline, Aminoglycoside, Tetracycline 등의 병합 투약 고려	항생제 감수성 결과, in vitro synergy data 및 감염 중증도에 따라 치료 항생제의 선택이 필요하며, 병합요법, 고용량 투여, 다제내성균 치료를 위한 신규 항생제의 적용 등에 대한 결정이 필요함
CRPA	Colisitn 기반의 항생제 병합투여 Colistin 2.5~5 mg/kg/day in 2 divided doses or Colistin 2.5~5 mg/kg/day in 2 divided doses + (Imipenem or Meropenem) or Ceftolozane/tazobactam 1.5 g IV q8h.(폐렴의 경우, 3 g IV q8h)	Minoycline, Aminoglycoside 등의 병합 투약 고려	– 항생제 감수성 결과, in vitro synergy data 및 감염 중증도에 따라 치료 항생제의 선택이 필요하며, 병합요법, 고용량 투여, 다제내성균 치료를 위한 신규 항생제의 적용 등에 대한 결정이 필요함 – Ceftolozane/ tazobactam 보험기준: 복잡성 복강내감염, 복잡성 요로감염, 원내폐렴에 carbapenem계 항생제에 실패한 경우 또는 다제내성 녹농균이 증명된 경우

CRE	Colisitn 기반의 항생제 병합투여 Colistin 2.5~5 mg/kg/day in 2 divided doses or Colistin 2.5~5 mg/kg/day in 2 divided doses + (Imipenem or Meropenem) or Ceftazidime/avibactam 2 g IV q8h (2024년부터 일부 급여 적용됨)	UTI에서 TMP-SMX, ciproflxacine, levofloxacine 등의 감수성이 남아 있다면 투약을 고려해 볼 수 있음 UTI 이외의 감염증에서는 tigecycline 등의 감수성이 있다면 투약을 고려해 볼 수 있음 (혈류감염 제외)	– 항생제 감수성 결과, in vitro synergy data 및 감염 중증도에 따라 치료 항생제의 선택이 필요하며, 병합요법, 고용량 투여, 다제내성균 치료를 위한 신규 항생제의 적용 등에 대한 결정이 필요함 – Ceftazidime/avibactam 보험기준 : 복잡성 복강 내 감염, 복잡성 요로감염, 원내폐렴에 carbapenem계 항생제에 실패한 경우 또는 다제내성 녹농균이나 카바페넴 내성 장내세균이 증명된 경우

II. 스피로헤타 & 리케차(Spirochetal disease)

균명	1차 선택약제	2차 선택약제
Syphilis		
Primary, secondary, or early latent syphilis	Benzathine Penicillin G 2.4 million U IM (once)	Doxycycline 100 mg PO bid for 2 weeks
Late latent (or latent of uncertain duration), cardiovascular, or benign tertiary syphilis	Benzathine Penicillin G 2.4 million U IM qw (for 3 weeks)	Doxycycline 100 mg PO bid for 4 weeks
Neurosyphilis	Aqueous crystalline penicillin G 3~4 million U IV q4h or Continuous infusion of same total dose	Ceftriaxone 2 g IV q24h for 2 weeks
Leptospira interrogans	Penicillin 1.5 million units IV q6h (in moderate/severe case)	Doxycycline 100 mg PO bid (in mild case)
Orientia tsutsugamushi	Doxycycline PO 100 mg bid	Azithromycin PO 500 mg qd

III. 바이러스

균명	1차 선택약제	2차 선택약제	비고
Herpes simplex virus			
Mucocutaneous HSV infections	– Immunocompromised host: Acyclovir 5 mg/kg IV q8h, or Acyclovir 400 mg PO qid or Famciclovir 500 mg PO bid or Valacyclovir 500 mg PO bid, – Immunocompetent host: Acyclovir 400 mg PO qid or Famciclovir 500 mg PO bid or Valacyclovir 500 mg PO bid		
CNS HSV infection	Acyclovir 10 mg/kg IV q8h		
Visceral HSV infection	Acyclovir 5 mg/kg IV q8h		
Varicella-zoster virus			
Chickenpox	Acyclovir 800 mg PO 5/day or Famciclovir 250 mg PO tid or Valacyclovir 1 g PO tid	Immunocompromised host IV acyclovir 10 mg/kg q8h for 7 days	Adolescent나 adult에서, 특히 임산부에서 onset 24시간 안에 Antiviral 투여하는 것을 추천함
Herpes zoster	Acyclovir 800 mg PO 5/day or Famciclovir 250 mg PO tid or Valacyclovir 1 g PO tid	Immunocompromised host IV acyclovir 10 mg/kg q8h for 7 days	
CMV retinitis	Induction: Ganciclovir 5 mg/kg IV q12h Maintenance: Ganciclovir 5 mg/kg IV q24h	Induction: Valganciclovir 900 mg PO bid Maintenance: Valganciclovir 900 mg PO qd	valganciclovir 보험정보 1) CMV retinitis in AIDS 2) 고형장기이식 환자 고위험군(recipient negative, donor positive)에서 예방적 요법

Influenza A and B	Oseltamivir 75 mg PO bid	Zanamivir 10 mg bid by inhalation IV peramivir 300~600 mg as a single dose PO Baloxavir: UPDATE – Pphylaxis: 40 mg PO once within 48h of exposure – Treatment: 40 mg PO once within 48h of onset of symptoms	Oseltamivir 보험정보 고위험군에서 증상 발생 48시간 내 투여할 경우 급여 투여가능, 입원환자는 증상 발생 48시간 이후라도 의사가 투약이 필요한 것으로 판단할 경우 요양급여 인정
SARS-CoV2 UPDATE	IV Remdesivir: 200 mg IV for 1d → 100 mg q24h IV for 4~9d (5일 투약이 원칙이나 임상 경과에 따라 10일 투약까지 연장 가능) PO Nirmatrelvir/ritonavir(Paxlovid®): Nirmatrelvir 300 mg with ritonavir 100 mg q12h for 5d within 5d of onset of symptoms PO Molnupiravir(Lagevrio®): 800 mg q12h for 5d within 5d of onset of symptoms		

IV. 진균 & 기생충

균명	1차 선택약제	2차 선택약제	비고
Invasive Aspergillosis	Voriconazole 6 mg/kg IV q12h load, then 4 mg/kg IV q12h or Voriconazole 200 mg PO bid	Ambisome 3~5 mg/kg IV q24h	Voriconazole TDM 시행
Candidiasis			
Candidemia, azole sensitive	Fluconazole 800 mg (12 mg/kg) IV load, then 400 mg (6 mg/kg) IV qd	Caspofungin 70 mg IV load, then 50 mg IV qd, or Micafungin 100 mg qd or Anidulafungin 200 mg IV load, then 100 mg IV qd or Amphotericin B 0.5~1 mg/kg/day	가능한 혈관 내 catheter 제거, 안내염 등 전이성 감염에 대한 검진 추천
Candidemia, azole resistant	Caspofungin 70 mg IV load, then 50 mg IV q24h, or Micafungin 100 mg q24h or Anidulafungin 200 mg IV load, then 100 mg IV q24h	Ambisome 3~5 mg/kg IV q24h or Amphotericin B 0.5~1 mg/kg/day	가능한 혈관 내 catheter 제거, 안내염 등 전이성 감염에 대한 검진 추천
Esophageal candidiasis	Fluconazole 200~400 mg PO qd	Itraconazole oral solution 200 mg PO qd	치료기간 14~21일
Oropharyngeal candidiasis	Fluconazole 100~200 mg PO qd	Itraconazole oral solution 200 mg PO qd	치료기간 7~14일
Giardiasis	Metronidazole 250 mg PO tid		치료기간 5일
Malaria			말라리아의 경우, 이환 지역을 확인하여 해당 지역의 약제 내성 경향을 확인한 후 약제를 선택해야 함

Plasmodium vivax	Hydroxychloroquine 800 mg (0hr) → 6시간 후 400 mg (6hr) → 24시간 후 400 mg (24hr) → 48시간 후 400 mg (48hr) (총 2,000 mg 투약) ⇒ then primaquine 30 mg qd for 14 days		체중에 따라 필요시 증량 고려(60 kg 기준 10 mg/kg가 chlorquine 600 mg = Hydroxy-chlorquine 800 mg)
Plasmodium falciparum (uncomplicated)	Mefloquine 20~25 mg/kg PO divide by 2~3 doses Atovaquone-Proguanyl PO 4tab q24h for 3days Pyronaridine-Artesunate 3~4tab PO q24h for 3days		Mefloquine 외의 열대열 말라리아 치료제 요청은 국립중앙의료원 약제부에 문의하여 절차에 따라 진행
Plasmodium falciparum (severe)	IV Artesunate ; 2.4 mg/kg per dose hours 0, 12, and 24; then every 24hr; in patients with BW<20kg unit dose is 3 mg/kg		
Mucormycosis	Amphotericin B 1.0~1.5 mg/kg IV q24h or Ambisome 5 mg/kg IV q24h	Posaconazole 300 mg tab PO q24h or Posaconazole 400 mg syrup PO q12h	
Pneumocystis jirovecii pneumonia	TMP-SMX (TMP: 5 mg/kg; SMX: 25 mg/kg) q6~8h PO or IV	TMP 5 mg/kg q6~8h + dapsone 100 mg qd PO or Clindamycin 300~450 mg q6h PO or 600 mg q6~8h IV + primaquine 15~30 mg qd PO or Pentamidine 3~4 mg/kg IV qd	치료기간 HIV 감염자: 21일 Non-HIV: 14일
Schistosomiasis			
C. sinensis	Praziquantel 25 mg/kg 3 doses for 2 day		
P. westermani	Praziquantel 25 mg/kg 3 doses/day for 3 days		
Trichinellosis	Albendazole 400 mg bid for 8~14 days		

CHAPTER 08

항미생물제 용법 및 부작용
Dosing and Adverse Effects of Antimicrobial Agents

강창경

*이 장에 기술된약제의 보험 기준은 2024년 5월 기준으로, 추후 변동될 수있음

I. 항균제

약물	용법	주의사항 및 흔한 부작용
Amikacin	5~7.5 mg/kg IV q8h or 15~20 mg/kg IV q24h, MIV with D5W/NS 50 mL over 60 min	★ TDM 필요 1~10%: 신경독성, 신독성, 이독성 임산부에 투여 지양 (기존 pregnancy category D) UPDATE
Amoxicillin/ Clavulanate	250~500 mg amoxicillin PO q8h or 500~875 mg amoxicillin PO q12h	>10%: 설사 1~10%: 발진, 두드러기, 복통, 무른변, 오심, 구토, 질염, 칸디다증
Ampicillin	1~2 g IV q4~6h (max 12 g/day), slow injection over 3~5 min or MIV with D5W/NS 50 mL over 15 min 250~500 mg PO q6h	1~10%: 발진, 두드러기, 설사, 오심, 구토
Ampicillin/ Sulbactam	1.5~3 g IV q6h (max 12 g/day), MIV with NS 50 mL over 30 min	> 10%: 주사부위 동통 1~10%: 발진, 설사, 혈전정맥염, 알레르기반응
Azithromycin	500 mg IV q24h, MIV with D5W/NS 500 mL over 3h 250~500 mg PO q24h	★ bolus 투여 금지 > 10%: 설사, 오심 1~10%: 소양감, 발진, 복통, 경련, 구토, 질염, 주사부위동통, 염증, 안이물감, 혈구감소증, 간기능수치이상, Cr 상승
Aztreonam	0.5~2 g IV q6~12h (max 8 g/day), slow injection over 3~5 min or MIV with D5W/NS 50 mL over 30 min	1~10%: 발진, 오심, 설사, 구토, 혈전정맥염, 주사부위 동통, 간기능수치이상, Cr 상승
Cefadroxil	500 mg PO q12h	1~10%: 설사

약물	용법	주의사항 및 흔한 부작용
Amikacin	5~7.5 mg/kg IV q8h or 15~20 mg/kg IV q24h, MIV with D5W/NS 50 mL over 60 min	★ TDM 필요 1~10%: 신경독성, 신독성, 이독성 임산부에 투여 지양 (기존 pregnancy category D) UPDATE
Amoxicillin/ Clavulanate	250~500 mg amoxicillin PO q8h or 500~875 mg amoxicillin PO q12h	>10%: 설사 1~10%: 발진, 두드러기, 복통, 무른변, 오심, 구토, 질염, 칸디다증
Ampicillin	1~2 g IV q4~6h (max 12 g/day), slow injection over 3~5 min or MIV with D5W/NS 50 mL over 15 min 250~500 mg PO q6h	1~10%: 발진, 두드러기, 설사, 오심, 구토
Ampicillin/ Sulbactam	1.5~3 g IV q6h (max 12 g/day), MIV with NS 50 mL over 30 min	> 10%: 주사부위 동통 1~10%: 발진, 설사, 혈전정맥염, 알레르기반응
Azithromycin	500 mg IV q24h, MIV with D5W/NS 500 mL over 3h 250~500 mg PO q24h	★ bolus 투여 금지 > 10%: 설사, 오심 1~10%: 소양감, 발진, 복통, 경련, 구토, 질염, 주사부위동통, 염증, 안이물감, 혈구감소증, 간기능수치이상, Cr 상승
Aztreonam	0.5~2 g IV q6~12h (max 8 g/day), slow injection over 3~5 min or MIV with D5W/NS 50 mL over 30 min	1~10%: 발진, 오심, 설사, 구토, 혈전정맥염, 주사부위 동통, 간기능수치이상, Cr 상승
Cefadroxil	500 mg PO q12h	1~10%: 설사
Cefazolin		
Cefepime	1~2 g IV q8~12hr (max 6 g/day), slow injection over 3~5 min or MIV with D5W/NS 50 mL over 30 min	> 10%: direct Coombs 양성반응 1~10%: 발열, 두통, 발진, 소양감, 설사, 오심, 구토, 주사부위동통, 홍반, 간기능수치이상, 저인산혈증

Ceftolozane/ tazobactam	1.5 g q8h, MIV with D5W/NS 50 mL over 1 hour	1~10%: 저혈압, 두통, 불면, 불안, 저칼륨혈증, 구역, 구토, 설사, 변비, 빈혈, 혈소판감소, 간기능수치이상, 발열 ★ 보험기준: 복잡성 복강내감염, 복잡성 요로감염, 원내폐렴에 carbapenem계 항생제에 실패한 경우 또는 다제내성 녹농균이 증명된 경우 UPDATE
Cefixime	200 mg PO q12h or 400 mg PO q24h	> 10%: 설사 2~10%: 오심, 구토, 복통, 구토, 묽은 변
Cefotaxime	1~2 g IV q6~8h (max 12 g/day), slow injection over 3~5 min or MIV with D5W/NS 50 mL over 30 min	1~10%: 발진, 소양감, 오심, 구토, 대장염, 주사부위동통/경결
Cefotetan	1~3 g IV q12h (max 6 g/day), slow injection over 3~5 min or MIV with D5W/NS 50 mL over 30 min	1~10%: 설사, 간기능수치이상, 과민반응
Cefpodoxime	100~200 mg PO q12h	> 10%: 설사, 기저귀발진 1~10%: 두통, 발진, 설사, 오심, 구토, 복통, 질염
Ceftazidime	1~2 g IV q8h (max 6 g/day), slow injection over 3~5 min or MIV with D5W/NS 50 mL over 30 min 1~1.5 g IP q24h (CAPD peritonitis)	1~10%: 설사, 주사부위동통, 과민반응, 호산구증다증, LDH 상승, 간기능수치이상, direct Coombs 양성반응, 혈소판감소증
Ceftazidime/avibactam UPDATE	2. g q8h , MIV with NS 50 mL over 2h	★ 보험기준 : 복잡성 복강내감염, 복잡성 요로감염, 원내폐렴에 carbapenem계 항생제에 실패한 경우 또는 다제내성 녹농균이나 카바페넴 내성 장내그람음성균이 증명된 경우 UPDATE > 10%: direct Coombs 양성반응 1~10%: 혈전정맥염, 발진, 구토, 설사, 구역, 변비, 복통
Ceftriaxone	1~2 g IV q12~24h (max 4 g/day), MIV with D5W/NS 50 mL over 30 min	★ CNS infection시 고용량 사용 1~10%: 팽진, 열감, 동통, 발진, 설사, 호산구증다증, 혈소판감소증, 백혈구감소증, 간기능수치이상, 주사부위동통, BUN 증가
Cefuroxime	500~1,500 mg IV q8h (max 6 g/day), slow injection over 3~5 min or MIV with D5W/NS 50 mL over 30 min 250~500 mg PO q12h	> 10%: 설사 1~10%: 기저귀발진, 간기능수치이상, LDH 증가, 오심, 구토, 질염, 호산구증다증, 빈혈, 혈전정맥염, Jarisch-Herxheimer 반응

Cephradine	500 mg PO q6~8h	1~10%: 발진, 오심, 구토, 설사
Ciprofloxacin	200~400 mg IV q8~12h over 60 min 250~750 mg PO q8~12h	★ 양이온(제산제, sucralfate, multivitamin)과 같이 투여 시 흡수율 감소 1~10%: 어지러움, 불면, 신경과민, 주간졸림, 두통, 발진, 오심, 설사, 복통, 간기능수치이상, 소화불량, 주사부위동통, 비염 임산부에 투여 주의 (기존 pregnancy category C) UPDATE
Clindamycin	300~900 mg IV q6~12h (max 4.8 g/day) MIV with D5W/NS 50 mL over 30 min 150~600 mg PO q6~8h (max 2.4 g/day)	★ bolus 투여 금지 1~10%: 위막성대장염, 설사, 복통, 발진, 혈전정맥염, 간기능수치이상
Clarithromycin	250~500 mg PO q12h or 1,000 mg PO q24h (extended-release)	1~10%: 두통, 발진, 설사, 구역, 구토, 복통, 소화불량, 이상미각, PT 연장, BUN 상승, 간기능수치이상, 유사아나필락시스반응, 칸디다증, BUN 상승 임산부에 투여 주의 (기존 pregnancy category C) UPDATE
Colistin	(colistin base activity 기준) 150 mg IV q12h (2.5~5 mg/kg/day), slow injection over 3~5 min or MIV with D5W/NS 50 mL over 30 min	★ 부작용 감소 위해 투약 직전에 mix >10%: 신독성, 급성신부전 1~10%: 어지러움, 감각이상
Daptomycin	피부 연조직 감염: 4 mg/kg q24h 균혈증 또는 심내막염: 6 mg/kg q24h MIV with NS over 30 min 폐렴에서는 사용 불가	>10%: 구토 1~10%: 흉통, 부종, 고혈압, 저혈압, 발한, 가려움, 발진, 복통, 설사, 요로감염, 간기능 이상, 균혈증, 그람음성균 감염, 패혈증, 어지러움, 두통, 불면, 근효소(CK)수치 상승, 호흡곤란, 인후통, 발열 UPDATE ★ 보험기준: Methicillin 내성 균주에 의한 right-side 심내막염을 포함하는 Staphylococcus aureus 균혈증에 투여 시 vancomycin이나 teicoplanin에 실패한 경우 또는 두 약제의 부작용으로 투여할 수 없는 경우 (소견서 필요)
Doripenem	500 mg IV q8h MIV with D5W/NS 100 mL over 60 min	> 10%: 두통, 구역, 설사 1~10%: 발진, 소양감, 구강칸디다증, 빈혈, 간기능수치이상, 정맥염, 신부전, 진균성질염, 위막성대장염

Doxycycline	100 mg IV q12h MIV with D5W/NS 250 mL over 2 h 100 mg PO q12h	★ 양이온(제산제, sucralfate, multivitamin)과 같이 투여 시 흡수율 감소, 혈관외유출 주의 1~10%: 오심, 구토, 위장관염, 상기도감염, 광과민성, BUN 상승, 고혈압, 불안, 발진, LDH 상승, 생리통, 간기능수치이상, 관절통, 인후염, 기관염, 부비동염 임산부에 투여 지양 (기존 pregnancy category D) UPDATE
Ertapenem	1 g IV q24h, MIV with NS 50 mL over 30 min	>10%: 설사 1~10%: 부종, 흉통, 고혈압, 혈전정맥염, 빈맥, 두통, 의식변화, 발열, 불면, 불안, 발진, 소양감, 고/저칼륨혈증, 고혈당, 혈소판증가증, 빈혈, 호산구증가증, 호중구감소증, 설사, 오심, 구토, 간기능수치이상, 호흡곤란, 천명, 상기도감염, 인후염, 적혈구뇨증, 질염, 기침, 콧물
Gentamicin	1~2 mg/kg IV q8h or 5~7 mg/kg IV q24h, MIV with D5W/NS 50 mL over 60 min	★ TDM 필요 > 10%: 신독성, 신경독성, 보행장애, 이독성, Cr 상승 1~10%: 부종, 소양감, 발진, 홍반 임산부에 투여 지양 (기존 pregnancy category D) UPDATE
Imipenem/ Cilastatin	0.5 g IV q6h or 1 g IV q8h (max 4 g/day), MIV with NS 100 mL over 60 min	★ bolus 투여 금지 1~10%: 빈맥, 경련, 발진, 오심, 구토, 무뇨/핍뇨, 정맥염, 주사부위동통
Levofloxacin	500~750 mg IV q24h over 60~90 min 500~750 mg PO q24h	★ 양이온(제산제, sucralfate, multivitamin)과 같이 투여 시 흡수율 감소 1~10%: 흉통, 부종, 두통, 불면, 피로감, 통증, 발진, 소양감, 미각변화, 오심, 구토, 설사, 변비, 복통, 질염, 주사부위동통, 인후염, 칸디다증 임산부에 투여 주의 (기존 pregnancy category C) UPDATE
Linezolid	600 mg IV q12h over 60 min 600 mg PO q12h	> 10%: 두통, 설사, 빈혈, 혈소판감소증, 백혈구감소증 1~10%: 불면, 어지러움, 발진, 오심, 구토, 췌장염, 변비, 미각변화, 구강칸디다증, 빌리루빈 증가, 진균감염, LDH 증가, amylase/lipase 증가, 간기능수치이상, 발열, BUN/Cr 상승, ★ 보험기준: 혈액/무균성 체액에서 VRE 동정 시, Glycopeptide에 알레르기가 있거나 임상적 반응이 없는 MRSA 감염증 치료 시, 리팜핀 내성/다제내성 결핵 치료 시 (지침에 따라 약제 구성 시) 임산부에 투여 주의 (기존 pregnancy category C) UPDATE

Meropenem	0.5~2 g IV q8h, slow injection over 3~5 min or MIV with NS 50 mL over 30 min	1~10%: 말초혈관질환, 두통, 경련, 통증, 발진, 저혈당, 설사, 오심, 구토, 변비, 구강칸디다증, 설염, 빈혈, 주사부위동통, 무호흡, 인후염, 폐렴, 패혈증
Metronidazole	500~750 mg IV q6~8h (max 4g/day) MIV with NS 100 mL over 60 min 500~750 mg PO q6~8h	★ 장기간 투여 시 신경계독성(뇌병증, 경련, 말초신경병증 등) 증가 > 10%: 질염, 두통, 오심 1~10%: 어지러움, 위장관장애, 구토, 미각이상, 설사, 복통, 설사, 구갈, 생리통, 요로감염, 칸디다증, 세균감염, 독감유사증상, 상기도감염, 인후염, 부비동염, 백혈구증가증, 소양감
Moxifloxacin	400 mg IV q24h over 60 min 400 mg PO qd	★ 양이온(제산제, sucralfate, multivitamin)과 같이 투여 시 흡수율 감소, bolus 투여 금지 1~10%: 두통, 어지러움, 불면, 저혈당, 고염소혈증, 알부민 증가, 오심, 설사, amylase 감소, 변비, 구토, 복통, 혈구증다/감소증, PT 연장/감소, 빌리루빈 증가/감소, iCa 증가, 저산소증, 발열, 저칼륨혈증 임산부에 투여 주의 (기존 pregnancy category C) UPDATE
Nafcillin	1~2 g IV q4~6h (max 12 g/day), MIV with D5W/NS 100 mL over 60 min	★ 혈관 외 유출 주의 1~10%: 국소염증, 동통, 정맥염
Benzathin penicillin G	1) 1°/2°/Early latent syphilis: 2.4 million U IM once 2) Late latent syphilis: 2.4 million U IM qw x 3	★ IV, SQ 투여 금지 1~10%: 발진, 두드러기, 오심, 구토, 호산구증가증, 피로, 발열, Jarisch Herxheimer 반응
Piperacillin	4 g IV q6h (max 24 g/day), slow injection over 3~5 min or MIV with D5W/NS 100 mL over 30 min	1~10%: 혈전정맥염, 발진, 발열, 설사, 두통, 주사부위동통
Piperacillin/ Tazobactam	3.375~4.5 g IV q6~8h (max 18 g/day), MIV with D5W/NS 100 mL over 30 min	★ Galactomannan test 위양성 가능 > 10%: 설사 1~10%: 불면, 두통, 발열, 불안, 초조, 통증, 발진, 소양감, 변비, 오심, 구토, 소화불량, 복통, 간기능수치이상, 국소반응, 농양, 칸디다증
Rifampicin	300~600 mg IV q12~24h (max 600 mg/day), MIV with D5W/NS 500 mL over 3 h 300~600 mg PO q12~24h	★ 약물상호작용 주의, IV 사용 시 혈관 외 유출 주의 1~10%: 발진, 오심, 구토, 설사, 복통, 위막성대장염, 췌장염, 간기능수치이상, 소변색 변화, 눈물색 변화 임산부에 투여 주의 (기존 pregnancy category C) UPDATE

Rifabutin	300 mg PO q24h or 150 mg PO q12h	> 10%: 발진, 소변색 변화, 호중구감소증, 백혈구감소증 1~10%: 두통, 발열, 오심, 구토, 복통, 미각변화, 혈소판감소증, 간기능수치이상, 근육통 임산부에 투여 주의 (기존 pregnancy category C) UPDATE
Teicoplanin	1) Mild infection: 400 mg (6 mg/kg) IV load, then 200 mg IV q24h 2) Severe infection: 400~800 mg IV q12h x3~5, then 200~400 mg IV q24h MIV with D5W/NS 50 mL over 30 min	> 10%: Red neck(red man) syndrome, 안면홍조 1~10%: 오한, 위장장애, 발열, 오한, 발진, 소양증
Tigecycline	100 mg IV load, then 50 mg IV q12h, MIV with D5W/NS 100 mL over 60 min	★ Warfarin 병용 투여 시 TDM 필요 > 10%: 오심, 구토, 설사 2~10%: 고혈압, 말초부종, 저혈압, 정맥염, 발열, 두통, 통증, 불면, 소양감, 전해질불균형, 복통, 변비, 혈소판감소증, 빈혈, 간기능수치이상, LDH 상승, 위약감, BUN 상승, 기침, 호흡곤란, 감염, 농양, amylase 상승, 소화불량 ★ 보험기준: 복합성 중증 연조직감염이나 복합성 복강 내 감염에 적절한 항생제 치료에 내성이 있거나 실패한 경우 UPDATE 임산부에 투여 지양 (기존 pregnancy category D) UPDATE
Trimethoprim-sulfamethoxazole	5 mg/kg TMP IV q6~12h MIV with D5W 500 mL over 90 min 1~2 DS(double-strength) tablet PO q12-24h	1~10%: 발진, 두드러기, 식욕저하, 오심, 구토
Tobramycin	2 mg/kg IV load, then 1.5~1.7 mg/kg IV q8h or 4~7 mg/kg IV q24h MIV with D5W/NS 100 mL over 60 min	★ TDM 필요 1~10%: 혼돈, 현훈, 발열, 두통, 무기력, 탈락성피부염, 소양감, 두드러기, 저칼슘/칼륨/마그네슘/나트륨혈증, 설사, 오심, 구토, 간기능수치이상
Vancomycin	1 g (15~20 mg/kg) IV q12h (max 3 g/day) MIV with D5W/NS 200 mL over 2 h 125~500 mg PO q6h	★ Red man syndrome 발생 예방 위해 천천히 주입, TDM 필요, 혈관 외 유출 주의 > 10%: 미각변화, 오심, 구토, 위염, 저혈압, 홍조 1~10%: 오한, 발열, 호산구증가증, 정맥염

II. 항바이러스제

약물	용법	흔한 부작용
Acyclovir	1) Immunocompetent/mild ① 5 mg/kg IV q8h, MIV with D5W or NS 50~100 mL over 1h ② 200~400 mg PO x5/day 2) Immunocompromised/severe: ① 10 mg/kg IV q8h, MIV with D5W or NS 50~100 mL over 1h ② 800 mg PO x5/day	★ BUN/Cr 상승 및 급성신부전이 발생할 수 있으므로 충분한 Hydration이 중요 ★ 경구 투여 시 Bioavailability가 낮고 작용시간이 짧으므로 환자에게 처방 전 교육이 필요함 > 10%: 전신권태감(경구 투여 시) 1~10%: 두통, 오심, 구토, 설사, 급성 신부전, 농뇨, 결정뇨, 간염, 간기능 이상
Baloxavir UPDATE	1) Influenza prophylaxis: 40 mg PO once within 48h of exposure (if ≥ 80 kg, 80 mg PO once) 2) Influenza treatment: 40 mg PO once within 48h of onset of symptoms (if ≥ 80 kg, 80 mg PO once)	1~10%: 설사, 구토
Cidofovir UPDATE	With concomitant probenecid and 1L of NS over 1 to 2 h pre-hydration, 1) Induction (or treatment): 5 mg/kg/dose, MIV with D5W or NS over 1h, once weekly for 2 consecutive weeks 2) Maintenance: 5 mg/kg/dose, MIV with D5W or NS over 1h, once every 2 weeks	★ 급성신부전이 발생할 수 있으므로 pre-hydration 및 probenecid 병용 투여 필요 ★ 희귀의약품(비급여), 약제부 상의 필요 > 10%: 대사산증, 단백뇨, 호중구감소, 감염, 급성 신부전, 발열 1~10%: Fanconi 증후군, 구역, 구토, 호흡곤란, 폐렴 임산부에 투여 주의 (기존 pregnancy category C)
Famciclovir	Herpes zoster: 500 mg PO q8h for 7d	> 10%: 두통, 설사, 오심 1~10%: 피로, 편두통, 소양감, 발진, 월경불순, 설사, 복부팽만감, 구토, 복통, 호중구감소증, 백혈구감소증, 간기능이상, 총빌리루빈 증가, 감각이상

Foscarnet UPDATE	1) Induction (or treatment): 60 mg/kg q8h, MIV with D5W or NS over 1h, for 14-21d 2) Maintenance: 90 to 120 mg/kg q24h, MIV with D5W or NS over 2h 12 mg/mL 이하 농도로 희석하여 주입	★ 급성신부전이 발생할 수 있으므로 첫 dose 주입 전 750 to 1000 mL NS 또는 D5W pre-hydration 및 충분한 hydration 유지 ★ 희귀의약품(비급여), 약제부 상의 필요 > 10%: 두통, 저칼륨혈증, 저칼슘혈증, 저마그네슘혈증, 저인산혈증, 구역, 구토, 설사, 빈혈, 호중구감소, 급성 신부전, 발열 5~10%: 경련, 불안, 혼돈, 우울, 어지러움, 피로감, 신경병증, 통증, 감각이상, 오한, 식은땀, 발진, 고인산혈증, 전해질이상, 복통, 식욕부진, 골수억제, 감염, 패혈증, 근육경련, 시력이상, 호흡곤란 임산부에 투여 주의 (기존 pregnancy category C)
Ganciclovir	1) Induction (or treatment): 5 mg/kg IV q12h (for 2~3 weeks), MIV with D5W or NS 100 mL over 1~2h 2) Maintenance: 5 mg/kg IV q24h, MIV with D5W or NS 100 mL over 1~2h	★ 혈소판감소증 및 백혈구감소증에 유의 > 10%: 발열, 발진, 복통, 설사, 오심, 구토, 식용부진, 빈혈, 백혈구감소증 1~10%: 혼돈, 신경장애, 두통, 소양감, 혈소판감소증, 호중구감소증, 망막박리 ★ 보험기준: 면역저하자 장기이식자, 또는 중증 CMV 감염 질환의 치료. 선제치료는 CMV antigenemia/PCR 양성에 인정. 예방 치료는 장기이식 공여자가 CMV IgG 양성, 수혜자가 CMV IgG 음성이거나 면역억제제로 ALG/ATG/OKT3 사용한 경우 인정
Letermovir	PO 480 mg q24h cyclosporin과 병용 시 PO 240 mg q 24h 이식 당일 및 이식 후 28일 이내 투여 시작하고 이식 후 100일까지 투여 CMV 질환 발생하거나 선제치료 필요할 경우 중단	> 10%: 오심, 구토, 설사, 말초부종, 기침, 두통 ★ 보험기준: 동종 조혈모세포 이식을 받은 CMV IgG 양성 성인으로 투여 시작 전 5일 이내 혈청 CMV 검사(PCR)에서 음성으로 확인
Marbivavir UPDATE	PO 400mg bid	> 10% : 설사, 오심, 구토, 빈혈, 혈소판감소, 미각이상, Cr 상승 ★ 보험기준 : 고형장기이식 또는 조혈모세포이식 후 CMV 감염 및 질병의 치료가 필요하고 약제 투여 시작 전 5일 이내 혈청 CMV PCR 양성으로 확인된 성인 환자로서, i) 최소 2주 이상 ganciclovir/valganciclovir 투여 후에도 CMV viral load 기저치 대비 변화가 없거나 증가하였거나, ii) 임상적으로 의미 있는 CMV 내성 돌연변이가 확인된 경우, iii) 심각한 혈액학적 부작용 등으로 ganciclovir/valganciclovir 지속 치료가 불가능한 경우

Molnupiravir UPDATE	★ 만 60세 이상이거나, 만 18세 이상의 면역저하자 또는 다음 기저질환을 하나 이상 가진 COVID-19 환자에게 투여(당뇨, 심혈관질환, 만성신장질환, 만성폐질환, BMI > 30 kg/m², 신경발달장애 또는 정신질환자) 800 mg q12h for 5d within 5d of onset of symptoms	빈도 미상: 발진, 두드러기, 과민반응
Nirmatrelvir/ritonavir (Paxlovid®) UPDATE	★ 만 60세 이상이거나, 만 12세 이상의 면역저하자 또는 다음 기저질환을 하나 이상 가진 COVID-19 환자에게 투여(당뇨, 심혈관질환, 만성신장질환, 만성폐질환, BMI > 30 kg/m², 신경발달장애 또는 정신질환자) Nirmatrelvir 300 mg with ritonavir 100 mg q12h for 5d within 5d of onset of symptoms	★ 약물상호작용 주의 1~10%: 설사, 미각이상
Oseltamivir	1) Influenza prophylaxis: 75 mg PO q24h for 10d (or 7d) within 48h of exposure 2) Influenza treatment: 75 mg PO q12h for 5d initiate treatment within 48h of onset of symptoms	> 10%: 오심, 구토 1~10%: 복통, 설사, 결막염, 비강출혈 ★ 보험기준: 인플루엔자 주의보가 발표된 이후나 검사에서 인플루엔자 감염이 확진된 경우 고위험군 환자에게 초기 증상 발생 후 48시간 이내 투여 시 인정. 단 입원 환자의 경우에는 48시간 이후라도 의사 판단 하에 투여 시 인정 * 고위험군: 소아, 임산부, 65세 이상, 면역저하자, 대사장애, 심질환, 폐질환, 신장애 * 예방요법은 백신에 당해 유행주가 포함되어 있지 않거나 기타 이유로 백신의 효과를 기대할 수 없는 경우 또는 백신 접종을 하지 못하는 경우에 한하여 인정 임산부에 투여 주의 (기존 pregnancy category C) UPDATE
Valacyclovir	1) Herpes zoster: 1 g PO q8h for 7d 2) Herpes labialis: 2 g PO q12h for 1d 3) Herpes genitalis ① Initial: 1 g q12h for 10d ② Recurrent: 500 mg q12h for 3d	> 10%: 두통, 구역, 복통, 과립구감소증, 간기능이상, 비인두염 1~10%: 무기력, 우울감, 발열, 어지러움, 피부 발진, 월경불순, 탈수, 구토, 설사, 혈소판감소증, 근육통, 콧물 ★ 보험기준: 대상포진, 구순포진, 성기포진 및 장기이식 공여자가 CMV IgG 양성이고 수혜자가 CMV IgG 음성인 경우에 한하여 예방적 치료약제로 인정

Valganciclovir	1) Induction: 900 mg PO q12h for 21d 2) Maintenance: 900 PO mg q24h	★ 체내 흡수 후 빠르게 Ganciclovir로 전환됨. Ganciclovir와 유사한 약물 이상 반응 ★ 보험기준: CMV 감염질환 치료 시 인정
Peramivir	600 mg IV q24h for 1d initiate treatment within 48h of onset of symptoms	1~10%: 고혈압, 불면, 당조절장애, 설사, 변비, 호중구감소, 간기능이상, 근효소수치이상
Remdesivir	★ COVID-19 확진자 중 CXR 또는 CT에서 폐렴 확인되고 RA SpO2 94% 이하면서 Low flow/High flow 산소치료 받는 환자에서 투약 가능 (인공호흡기, ECMO는 제외) 200 mg IV for 1d → 100 mg q24h IV for 4~9d (5일 투약이 원칙이나 임상 경과에 따라 10일 투약까지 연장 가능)	1~10%: 발진, 구토, 간기능이상, 프로트롬빈시간 연장, 경련
Ribavirin UPDATE	600 to 800 mg PO q12h or q8h	> 10%: 탈모, 피부염, 발한, 가려움, 발진, 성장장애, 고요산혈증, 체중감소, 복통, 식욕부진, 설사, 소화불량, 복통, 구토, 빈혈, 용혈성 빈혈, 림프구감소, 호중구감소, 고빌리루빈혈증, 바이러스감염, 혈전정맥염, 불안, 오한, 우울, 정동장애, 피로, 두통, 불면, 통증, 관절통, 근육통, 기침, 호흡곤란, 독감유사증상, 인두염, 부비동염, 상기도감염, 발열 임산부에 투여 금기 (기존 pregnancy category X) UPDATE

III. 항진균제

약물	용법	흔한 부작용
Ambisome (Liposomal Amphotericin B)	3~6 mg/kg IV q24h, MIV with D5W 200~300 mL over 1~2h	★ Infusion-related immediate reaction이 흔히 발생하므로 예방을 위해 Acetaminophen 650 mg PO + Chlorpheniramine 4 mg MIV with NS 50 ml 투여할 수 있음. > 10%: 말초부종, 빈맥, 저혈압, 고혈압, 흉통, 오한, 불면, 두통, 불안, 통증, 혼돈, 발진, 소양감, 전해질불균형, 오심, 구토, 설사, 복부통증, 변비, 빈혈, 혈소판감소증, 백혈구감소, AST/ALT 증가, BUN/CR 증가, 빌리루빈 증가, 정맥염, 혈뇨, 호흡곤란, 폐질환, 기침, 비출혈, 패혈증, 감염 2~10%: 부정맥, 심실세동, 빈맥, 심비대, 기립성저혈압, 불안, 초조, 환각, 우울, 탈모, 발진, 소양감, 자반증, 피부색변화, 두드러기, 산증, 전해질불균형, 위장관 출혈, 토혈, 장마비, 간세포괴사, 정맥혈정증, 주사부위 동통, 관절통, 골통, 감각이상, 진전 안구출혈, 천식, 각결막염, 호흡부전, 폐부종, 무과립혈구증, 혈관부종 ★ 보험기준: 호중구 감소성 발열, 만성 육아종 질환, 타 항진균제로 치료가 실패하거나 투여가 불가능한 경우
Amphotericin B	Test dose 투여 후 문제 없으면 Full dose로 투여한다. 1) Test dose Amphotericin B 1 mg + D5W 50 mL MIV over 1h 2) Full dose Amphotericin B 0.7~1.5 mg/kg + D5W 500 mL MIV over 4h	★ Infusion-related immediate reaction이 흔히 발생하므로 예방을 위해 Acetaminophen 650 mg PO + Chlorpheniramine 4 mg MIV with NS 50 ml 투여할 수 있으며, 필요시 투여 속도를 조절 ★ 신기능 감소 및 정맥주사 시 반응에 유의 > 10%: 저혈압, 빈맥, 발열, 두통, 피로감, 저칼륨혈증, 저마그네슘혈증, 빈혈, 오심, 구토, 식욕부진, 설사, 복통, 위경련, 주사부위 동통, 관절통, 신기능저하, 신세뇨관괴사, 요로결석 1~10%: 고혈압, 홍조, 섬망, 요추신경통, 요로폐색, 백혈구증가증, 감각이상 ★ 보험기준: 칸디다 감염, 호중구 감소성 발열, 침습성 아스페르길루스증

Anidulafungin	칸디다 균혈증, 복부 내 칸디다 감염, 칸디다 복막염: 200 mg IV => 100 mg IV q 24h 칸디다 식도염: 100 mg IV => 50 mg IV q24h	> 10%: 저혈압, 고혈압, 말초부종, 발열, 불면, 저칼륨혈증, 저마그네슘혈증, 구역, 설사, 구토, 요로감염, ALP 증가, 호흡곤란, 균혈증 2~10%: 심부 정맥 혈전증, 흉통, 혼돈, 두통, 우울, 피부 궤양, 저혈당, 탈수, 고혈당, 고칼륨혈증, 변비, 소화불량, 복통, 구강 칸디다증, 빈혈, 혈소판감소증, 백혈구증가증, ALT 증가, AST 증가, 요통, 크레아티닌 증가, 흉수, 기침, 폐렴, 호흡곤란, 패혈증 ★ 보험기준: 침습성 칸디다증 확진자 중 중증 환자 또는 최근에 azole 투여 경험이 있는 경우. 타 항진균제 치료에 실패하였거나 투여가 불가능한 경우.
Caspofungin	70 mg IV load, then (after 24h) 50 mg IV q24h	> 10%: 저혈압, 말초부종, 빈맥, 발열, 오한, 두통, 발진, 저칼륨혈증, 설사, 구토, 오심, 빈혈, ALP/AST/ALT 증가, 혈전정맥염, BUN/Cr 증가, 폐렴, 패혈증 1~10%: 고혈압, 부종, 소양감, 점막염, 고혈당, 고칼륨혈증, 복통, 알부민감소증, 신독성, Cr 증가, 호흡곤란, 흉수, 빈호흡 ★ 보험기준: 호중구 감소성 발열, 침습성 칸디다증 확진자 중 중증 환자 또는 최근에 azole 투여 경험이 있는 경우. 타 항진균제 치료에 실패하였거나 투여가 불가능한 경우. 침습성 아스페르길루스증의 타 항진균제 치료에 실패하였거나 투여가 불가능한 경우
Fluconazole	200~800 mg IV q24h, MIV with D5W or NS 100 mL over 1~2h 200~800 mg PO q24h	1~10%: AST/ALT 증가, 오심, 구토, 두통 ★ 보험기준: 칸디다감염, 세포독성화학요법/방사선요법/골수이식 환자의 칸디다 감염 예방 임산부에 투여 지양 (기존 pregnancy category D) UPDATE
Flucytosine UPDATE	25 mg/kg PO q6h	★ 희귀의약품(비급여) 빈도 미상: 심기능저하, 흉통, 정좌불능, 혼돈, 피로, 두통, 경련, 피부 광과민성, 발진, 저혈당, 저칼륨혈증, 복통, 설사, 위장출혈, 구역, 구토, 신기능저하, 골수기능저하, 간기능 이상, 청력저하, 급성 신부전, 호흡곤란, 발열
Itraconazole	200 mg IV q12h x4 (loading dose x4), then 200 mg IV q24h, MIV with NS 100 mL over 0.5h 200~400 mg PO qd	> 10%: 오심 1~10%: 부종, 저혈압, 두통, 피로, 권태, 발열, 어지럼증, 발진, 소양감, 성욕감소, 설사, 복통, 오심, 구토, 간기능 이상, 간염, 알부민뇨 ★ 보험기준: 호중구 감소성 발열(주사제), 칸디다감염, 혈액종양/골수이식 환자에서 칸디다 감염 예방(시럽제), 침습성 아스페르길루스증 임산부에 투여 주의 (기존 pregnancy category C) UPDATE

Isavuconazole	침습성 아스페르길루스증과 암포테리신 B 투여가 적합하지 않은 침습성 털곰팡이증의 치료 Initial: PO or IV 200 mg q8h x6 Maintenance: PO or IV 200 mg q24h	★ 비보험 약제 > 10%: 부종, 두통, 불면증, 저칼륨혈증, 구토, 설사, 변비, 호흡곤란, 기침, 간기능이상 1~10%: 부정맥(QT 간격 단축, 심방세동, 서맥 등), 섬망, 혼돈, 우울감, 말초신경병증, 발진, 가려움증, 저마그네슘혈증
Micafungin	칸디다 균혈증, 파종성 칸디다증, 칸디다 복막염, 칸디다 농양: 100 mg IV q24h for 15d 칸디다 식도염: 150 mg IV q24h for 15d 조혈모세포 이식 환자의 칸디다 감염 예방: 50 mg PO q24h	> 10%: 발열, 두통, 어지럼증, 저칼륨혈증, 저마그네슘혈증, 설사, 구역, 구토, 점막부종, 변비, 혈소판감소증, 1~10%: 저혈압, 빈맥, 고혈압, 말초부종, 부종, 서맥, 심방세동, 불면, 불안, 피로, 피부발진, 가려움증, 저칼슘혈증, 저혈당, 고혈당, 고나트륨혈증, 고칼륨혈증, 복통, 식욕부진, 소화불량, 빈혈, 호중구감소성 발열, AST 증가, ALT 증가, ALP 증가, 경직, 요통, 기침, 호흡곤란, 코피, 균혈증, 패혈증 ★ 보험기준: 침습성 칸디다증 확진자 중 중증 환자 또는 최근에 azole 투여 경험이 있는 경우. 타 항진균제 치료에 실패하였거나 투여가 불가능한 경우. 조혈모세포 이식 환자의 칸디다 감염 예방
Posaconazole	200~400 mg PO q6~12h Refractory aspergillosis: 200 mg PO q6hr ⇒ 400 mg PO q12hr	> 10%: 고혈압, 부종, 저혈압, 빈맥, 발열, 두통, 무기력증, 불면, 어지러움, 통증, 저칼륨혈증, 저마그네슘혈증, 탈수, 고혈당, 설사, 구역, 구토, 복통, 변비, 식욕저하, 점막염, 체중저하, 구강 내 캔디다감염증, 혈소판감소증, 빈혈, 과립구감소증, 간기능이상, 경직, 관절통, 기침, 호흡곤란, 비출혈 1~10%: 불안, 저칼슘혈증, 소화불량, 질출혈, 고빌리루빈혈증, 발한 ★ 보험기준: 급성 골수성 백혈병이나 골수이형성 증후군으로 관해-유도 화학요법을 받고 있는 환자 또는 GVHD로 고용량 면역억제요법을 받고 있는 환자의 진균 감염 예방 임산부에 투여 주의 (기존 pregnancy category C) UPDATE
Voriconazole	Initial: 6 mg/kg IV q12h x2 Maintenance: 4 mg/kg IV q12h, MIV with D5W or NS 50~100 mL over 1~2h 100 mg PO q12h (Weight < 40 kg) 200 mg PO q12h (Weight ≥ 40 kg)	> 10%: 환각, 시력변화, Cr 증가 2~10%: 빈맥, 발열, 오한, 두통, 발진, 저칼륨혈증, 오심, 구토, AST/ALT 증가, 황달, 눈부심 ★ 보험기준: 침습성 칸디다증 확진 환자 중 타 항진균제 치료에 실패하였거나 투여가 불가능한 경우, 침습성 아스페르길루스증, 급성 백혈병, 림프종 치료실패 또는 만성골수성백혈병으로 인한 조혈모세포이식환자에서 침습성 아스페르길루스 기왕력이 확인되는 경우 예방 목적으로 인정

IV. 항기생충제

약물	용법	흔한 부작용
Albendazole	400 mg PO q12h	> 10%: 두통, 간기능 이상 1~10%: 뇌압 증가, 어지러움, 발열, 탈모, 복통, 구역, 구토 < 1%: 간부전, 신부전, 무과립구증, 혈소판저하증, 피부 발진, 간염
Praziquantel	25 mg/kg PO x3 for 1d (4~6h interval)	빈도 미상: 어지러움, 발열, 두통, 근육통, 두드러기, 복통, 설사

CHAPTER 09

성인 예방접종
Adult immunization

송경호

I. 성인 예방접종 일정표

	19-29세	30-39세	40-49세	50-59세	60-64세	≥65세
인플루엔자	●	●	●	●	●	●
폐렴사슬알균	▲	▲	▲	▲	▲	●
파상풍-디프테리아-백일해	●	●	●	●	●	●
대상포진	▲	▲	▲	●	●	●
A형간염	●	●	●	●	●	●
B형간염	●	●	●	●	●	●
수두	●	●	●	–	–	–
홍역-볼거리-풍진	●	●	●	–	–	–
인유두종바이러스	●	–	–	–	–	–

- ● 해당 연령군에서 면역의 증거가 없는 경우 추천
- ▲ 해당 연령군 중 "고위험군"에서 추천
- – 고려할 필요 없음

"면역의 증거": 백신 접종력, 과거감염력, 또는 항체 검사 양성 (감염병별로 다를 수 있음)
"고위험군": 해당 감염병별로 감염의 위험이 큰 집단. 기저질환이나 상황에 따라 다름 (아래 "1. 감염병별 위험군"에 해당)

1. 감염병별 위험군

1) **인플루엔자 위험군**: 만성질환자, 면역저하자, 임신부, 의료기관 종사자, 집단시설 거주자, 위험군을 돌보거나 함께 거주하는 자 등

2) **폐렴사슬알균 위험군**

⑴ 면역 기능이 저하된 환자: HIV 감염증, 만성 신부전과 신증후군, 면역억제제나 방사선 치료를 요하는 질환(악성 종양, 백혈병, 림프종, 호지킨병) 혹은 고형 장기 이식, 선천성 면역결핍질환 등

⑵ 기능적 또는 해부학적 무비증 또는 비장 기능 장애 환자, 겸상구 빈혈 혹은 헤모글로빈증

(3) 면역기능은 정상이며, 뇌척수액 누출, 인공와우 이식 상태
(4) 면역 기능은 정상이나 다음과 같은 질환을 가진 환자: 만성 심장 질환, 만성 폐 질환, 만성 간 질환, 당뇨병등

3) **대상포진 위험군**: 항암치료 중인 고형암, 면역억제제 사용, 장기이식, 조혈모세포이식, CD4양성 T세포수 200/mm³ 미만인 HIV 감염인 등 세포매개면역 저하자

4) **A형간염 위험군**: 만성간질환자, 혈액제재를 자주 투여 받는 혈우병 환자, 보육시설 종사자, A형간염 바이러스에 노출될 위험이 있는 의료인 및 실험실 종사자, A형간염 유행지역 여행자 또는 근무 예정자, 음식물을 다루는 요식업체 종사자, 남성 동성애자, 약물중독자, 최근 2주 이내에 A형간염 환자와의 접촉자}

5) **B형간염 위험군**: 만성 간질환 환자, 혈액투석환자, HIV 감염인, 혈액제재를 자주 투여 받는 환자, B형간염 바이러스에 노출될 위험이 높은 환경에 있는 사람

6) **수두 위험군**: 수두 유행 가능성이 있는 환경에있는 사람(의료인, 학교 혹은 유치원 교사, 학생, 영유아와 함께 거주하는 사람, 수두 유행지역 여행자), 면역저하 환자의 보호자, 가임기 여성 중 수두에 면역이 없는 사람

7) **홍역/유행성이하선염/풍진 위험군**: 의료인, 홍역/유행성이하선염/풍진 유행국가 해외 여행자, 가임기 여성 중면역이 없는 사람 등

8) **수막알균 위험군**: 해부학적 또는 기능적 무비증, 보체결핍 환자, 군인(특히 신병), 직업적으로 수막구균에 노출되는 실험실 근무자, 수막구균 감염병이 유행하는 지역에서 현지인과 밀접하게 접촉이 예상되는 여행자 또는 체류자

9) **B형 헤모필루스 인플루엔자 위험군**: 기능적 · 해부학적 무비증, 보체결핍, 겸상적혈구빈혈증, 조혈모세포 이식 환자

2. 감염병별 백신 접종 권고 상세

1) **인플루엔자**: 모든 성인은 매년 10~11월에 1회 접종, 65세 이상 고령자에서 고면역원성 인플루엔자 백신 접종을 권고.

2) **폐렴사슬알균**: 건강한 65세 이상 고령자 또는 65세 미만 고위험군은 13가 단백결합백신(PCV13)과 23가 다당류백신(PPSV23)을 순차적으로 1회씩 접종 (1년 간격). 아직 국내에는 15가 또는 20가 단백결합백신(PCV15, PCV20)이 도입되지 않았으나, 도입되면 PCV20 1회 접종 또는 PCV15 1회 → PPSV23 1회 순차 접종 (1년 간격)을 추천.

65세 이전에 PPSV23을 접종한 경우에는 피접종자의 상태에 따라 5년 이상의 간격을 두고 1-2회 PPSV23 재접종. PPSV23의 최초 접종 연령이 65세 미만인 만성질환자, 뇌척수액누수, 인공와우 삽입 환자는 65세 이후가 되고 이전 PPSV23 접종 후 5년 이상 경과한 경우에 1회 재접종하여 PPSV23을 총 2회 접종. PPSV23의 최초 접종 연령이 65세 미만인 면역저하자와 무비증 환자는 최초 PPSV23 접종 후 5

년이 지나서 1회 재접종. PPSV23을 재접종 하는 나이가 65세가 넘으면 2회 접종으로 완료. PPSV23을 재접종 하는 나이가 65세 미만이면, 65세가 넘어 가장 최근 PPSV23 접종 후 5년이 지나 한 번 더 재접종 하여 PPSV23을 총 3회 접종.

3) **파상풍-디프테리아-백일해**: 소아 표준예방접종 지침에 따라 과거 소아용 디프테리아-파상풍-백일해 백신(DTP) 접종을 받은 18세 이상의 성인은 매 10년마다 성인용 파상풍-디프테리아 백신(Td) 1회 접종이 필요하며, 성인용 파상풍-디프테리아-백일해 백신(Tdap)을 한 번도 접종받지 않았다면 이 중 한 번은 Td 대신 Tdap을 접종. 18세 이상의 성인에서 소아기 DTP 접종을 받지 않았거나, 기록이 분명치 않은 경우, 또는 1958년(국내 DTP 도입 시기) 이전 출생자의 경우에는 기초접종 3회를 하되, Tdap을 첫 번째로 접종하고 4~8주 후 Td, 이후 6~12개월 뒤 다시 Td를 접종함(첫 번째에 Td를 접종하였다면 이후 두 번째 혹은 세 번째 일정 중 한 번을 Tdap으로 접종). 이후 매10년마다 Td를 추가접종

4. 대상포진: 만 50세 이상 성인에게 재조합 대상포진 백신(recombinant zoster vaccine, RZV) 접종을 권고(0, 2~6개월 2회 접종). 대상포진 생백신(zoster vaccine live, ZVL)을 RZV 대신 접종할 수 있음(1회 접종). 만 18세 이상 중증면역저하자에게 RZV 접종을 권고 UPDATE

5. A형간염: A형간염의 고위험군은 6-12개월 간격으로 2회 접종. 국내 A형간염 유행과 역학을 고려하여 A형간염의 고위험군이 아니더라도 40세 미만에서는 항체검사 결과 없이, 40세 이상에서는 항체검사 후 음성일 경우 백신 접종 권고

6. B형간염: B형간염백신 미접종 성인, B형간염 고위험군 중 백신 미접종자는 0, 1, 6개월의 간격으로 3회 접종

7. 수두: 1970년 이후 출생자, 학생, 군인, 의료기관종사자, 학교 및 유치원 교사, 해외여행자, 고위험군(면역저하자)과 자주 접촉하는 사람, 가임기 여성 중 면역이 없는 사람은 4~8주 간격으로 2회 접종

8. 홍역-볼거리-풍진: 1967년 이후 출생 성인 중 홍역에 대한 면역이 없고 건강한 일반 성인은 적어도 1회 MMR 접종. 홍역 노출 고위험군이거나 중증 합병증 발생 위험이 높은 성인이 홍역에 대한 면역 추정 증거가 없다면 최소 28일 간격을 두고 2회 MMR 접종. 볼거리에 대한 면역이 없는 일반 성인은 적어도 1회 MMR 접종. 볼거리 노출 고위험군이 볼거리에 대한 면역이 없는 경우 최소 28일 간격을 두고 2회 MMR 접종. 풍진에 대한 면역이 없는 성인은 MMR 1회 접종

9. 인유두종바이러스: 26세 이하 성인 여성과 21세 이하 성인 남성은 3회 접종. HIV 감염인을 포함한 면역저하자, 남성 동성애자의 경우 26세까지 접종

II. 기저질환에 따른 예방접종

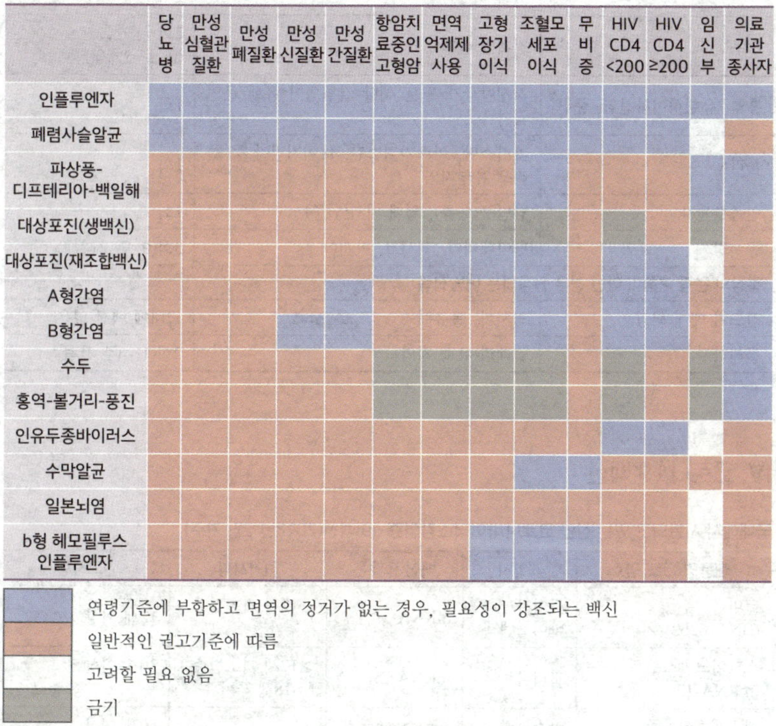

III. 해외여행자에게 권하는 예방접종

예방접종 종류	백신이 필요한 지역	접종일정
입국 시 필요한 예방접종		
황열	아프리카와 중남미의 황열 발생 지역 및 접종증명서를 요구하는 국가	1회
수막알균	사우디아라비아 및 아프리카 중부지역	1회, 5년마다 재접종
저개발국가 여행 시 일반적으로 필요한 예방접종		
A형 간염	저개발국가	2회(0, 6~12개월)

장티푸스	저개발국가, 특히 인도, 파키스탄, 방글라데시, 네팔, 인도네시아, 필리핀, 파푸아뉴기니	1회(주사), 3년마다 재접종
수두	저개발국가	2회 (0, 1~2개월)
홍역-유행성이하선염-풍진	저개발국가 또는 해당 감염병이 유행 중인 국가	1회
폴리오	파키스탄, 아프가니스탄, 나이지리아 등 폴리오 유행지역	1회
인플루엔자	남반구(여름), 열대 지역(연중)	1회
공수병	남아메리카, 멕시코, 아시아	3회(0, 7, 21일)
통상의 관광 여행이 아닌 경우 권장되는 예방접종		
진드기 매개 뇌염	러시아, 동유럽	국내에 백신 없음
콜레라	콜레라 유행 지역	2회(1~6주 간격)

IV. 코로나19 백신

국내에서 시판되고 있는 성인 코로나바이러스감염증-19 백신(2023년 2월 기준)

제품명 (코드명)	개발사	백신 플랫폼	허가사항	권고사항
코미나티주 (BNT162b2)	화이자/바이오엔텍	mRNA	≥12세 기초접종 / 추가접종	12세 이상
스파이크박스주 (mRNA-1273)	모더나	mRNA	≥12세 기초접종 (≥18세 추가)	30세 이상 → 기초접종 종료
백스제브리아주 (AZD1222)	아스트라제네카	Virus vector (ChadOx1)	≥18세 기초접종	50세 이상 → 기초접종 종료
코비드-19백신 얀센주 (Ad26.COV2.S)	얀센	Virus vector (Ad26)	≥18세 기초접종	mRNA백신/노바백스 접종이 어려울 경우
뉴백소비드 프리필드시린지 (NVX-COV2373)	노바백스	Recombinant protein	≥12세 기초접종 / 추가접종	12세 이상
스카이코비원주 (GBP510)	SK바이오사이언스	Recombinant protein	≥18세 기초접종 / 추가접종	18세 이상
스파이크박스2주a	모더나	mRNA (bivalent)	≥18세 추가접종	18세 이상
코미나티2주b	화이자/바이오엔텍	mRNA (bivalent)	≥12세 추가접종	12세 이상

***권고사항**

- 2023년 2월 국내를 기준으로 18세 이상의 모든 성인에게 코로나19 백신 기초접종을 권고.
- 고령, 중증 코로나19의 고위험군에 해당하는 기저질환자, 의료기관종사자에게 코로나19 백신 접종을 적극 권고.
- 12~17세 청소년, 5~11세 소아, 6개월~4세 영유아 대상으로 코로나19 백신이 허가되어 접종이 가능하며, 중증 코로나19 고위험군에 해당하는 소아청소년에 대해서는 코로나19 백신 기초접종을 적극 권고함.
- 기초접종을 완료한 12세 이상에서 이전에 접종한 백신 종류와 상관없이 mRNA 2가 백신의 추가접종이 가능하며, 모든 성인에서 추가접종을 권고. 마지막 접종일 이후 90일이 되는 날부터 접종이 가능.

••• 참고문헌 •••

1. 2018 질병관리본부 (현, 질병관리청), 성인 예방접종 안내서 제2판
2. 질병관리청, 코로나19 백신 바로알기, https://ncv.kdca.go.kr/
3. 대한감염학회, 성인예방접종 가이드라인, https://www.ksid.or.kr/
4. 코로나바이러스감염증-19 예방접종, *Infect Chemother*. 2023;55(1):135-149

CHAPTER 10

의료기관의 감염관리

Infection control and prevention in healthcare facility

김의석

I. 표준주의(standard precautions)

환자의 진단명이나 감염여부와 관계없이 감염 전파의 위험이 있음을 가정하고 모든 환자의 혈액, 체액(땀 제외), 분비물, 배설물, 점막, 손상된 피부를 감염성이 있는 것으로 간주하여 적용

1. 손 위생

1) **목적**: 손 위생은 의료관련감염 예방을 위한 가장 효과적이고 중요한 감염관리 방법임

2) **손위생의 종류와 용어 정리**

(1) 손위생(hand hygiene): 손씻기, 물 없이 적용하는 손소독, 수술 전 손소독을 포함한 일반적 용어

(2) 알코올 제제를 이용한 손 소독(alcohol-based handrub): 물 없이 알코올 제제를 이용하여 손을 마찰하는 손 위생 방법

(3) 손씻기(hand washing): 일반비누 또는 항균비누와 물을 이용하여 손을 씻는 것

3) **손 위생이 필요한 경우**

(1) 손에 혈액이나 체액이 묻거나 눈에 보이는 오염이 있는 경우 물과 비누로 손을 씻음

(2) 화장실을 이용한 후에는 물과 비누로 손을 씻음

(3) 아포 형성 미생물(예 *C. difficile*)에 의한 오염 가능성이 있는 경우 물과 비누로 손을 씻음

(4) 눈에 보이는 오염이 없는 경우 손소독제를 이용하여 손위생을 할 수 있음

(5) 다음의 상황에서는 장갑착용 여부와 상관없이 매번 손 위생을 실시함

① 환자 접촉 전

- 활력징후 측정 전, 체위변경 전, 신체검진 전, 물리치료 전 등

② 청결/무균처치 전

- 혈관카테터 삽입/관리 전, 약물 정맥주입 전, 주사 전, 검체 채취 전, 호흡기관리 및 분비물흡인 전, 상처드레싱 전 등

③ 체액 노출 위험행위 후

- 체액 또는 분비물, 점막, 상처부위와 접촉 또는 상처 소독 후
- 검체 채취 후, 배설물 다룬 후, 호흡기 분비물 접촉 후, 배액 관련 행위 후 등

④ 환자 접촉 후
- 활력징후 측정 후, 체위변경 후, 신체검진 후, 물리치료 후 등

⑤ 환자의 주변 환경 접촉 후
- 호흡기 치료기구, 수액펌프 또는 모니터, 침상 또는 환자 주변 물품 접촉 후 등

2. 개인보호구

1) 사용원칙

(1) 혈액이나 체액 노출이 예상되는 경우에 장갑, 가운, 마스크, 고글, 안면보호구와 같은 개인보호구를 착용하여야 함

(2) 개인보호구를 벗을 때 의복과 피부를 오염시키지 않도록 주의

(3) 환자병실을 떠나기 전에 개인보호구를 제거

2) 장갑

(1) 혈액, 체액, 점막, 손상된 피부, 잠재성 감염 물질과 직접적인 접촉이 예상되는 경우(예 변실금, 요실금 환자) 착용

(2) 손에 잘 맞고 내구성이 있는 장갑을 착용

(3) 환자 접촉 후, 의료장비를 포함한 환경에 접촉 후 손이 오염되지 않도록 주의하여 올바른 방법으로 장갑을 제거하고 손위생 시행. 사용한 장갑을 다른 환자에게 사용하거나, 사용 후 재사용해서는 안 됨

(4) 한 환자의 오염된 신체 부위(예 회음부)에서 청결한 신체 부위(예 중심정맥카테터 드레싱)로 옮겨서 접촉할 경우에도 장갑을 교환하고 중간에 손위생 시행

3) 가운

(1) 혈액, 체액, 분비물, 배설물과 접촉이 예상되는 경우, 의료진의 피부와 옷이 오염되는 것을 방지하기 위해 가운을 착용

(2) 처치 후 환자를 떠날 때에 가운을 벗는 과정 중 의복과 주위 환경을 오염시키지 않도록 주의하여 제거 후 손위생 시행

4) 눈, 코, 입 보호

(1) 눈, 코, 입 점막에 환자의 혈액, 체액, 분비물 등이 튈 우려가 있을 때 마스크, 고글, 안면 보호구를 적절하게 선택하여 사용해야 함

(2) 감염을 의심하지 않더라도 에어로졸을 생성되는 처치(예 기관지내시경, 호흡기 계흡인, 기관내 삽관 등)를 할 경우, 적절한 안면보호구 또는 마스크와 고글(혹은 실드가 부착된 마스크)를 착용해야 함, N95 호흡기를 착용할 경우 안면부 누출 여부를 확인

(3) 마스크 앞면은 오염된 것으로 간주하고 손으로 만지지 않으며 제거 후 손위생 시행

II. 감염성 질환의 전파경로별 주의지침

표준주의에 추가하여, 역학적으로 중요하거나 높은 전염력을 가진 병원체에 감염 또는 보균이 확인되었거나 의심되는 환자에게 적용

1. 접촉주의(contact precautions)

1) **적용대상**: 접촉으로 전파될 우려가 높은 감염원, 특히 다제내성균 균집락 혹은 감염 환자에게 적용(예 VRE, MRSA, CRAB, CRPA, VRSA/VISA, CRE, C. *difficile* 등)

2) **환자 배치**: 가능하면 1인실 혹은 코호트 격리(동일한 병원체 감염/보균 환자들끼리 코호트)

3) **개인보호구**: 환자와 직접 접촉, 환자 주변 환경 표면이나 기구와 접촉하거나 접촉이 예상되면 장갑, 가운을 착용

4) **환자 치료 장비 및 의료기구**: 비위험기구(예 청진기, 혈압계 커프 등)는 1회용으로 사용하거나 환자 전용으로 사용, 여러 환자에게 사용하는 경우 다른 환자에게 사용하기 전에 세척과 소독

2. 비말주의(droplet precautions)

1) 적용대상: 기침, 콧물, 대화 중 5μm 초과하는 호흡기 비말(전파의 위험 거리는 약 2 m)을 통해 미생물이 전파될 가능성이 있는 경우 적용(예 백일해, 수막알균질환, 인플루엔자, 볼거리, 풍진 등)
2) 환자 배치: 가능한 1인실 혹은 코호트 격리, 다인실에 입원하는 경우, 침상 간격은 1 m 이상이 되게 하고 직접 접촉 기회를 최소화하기 위해 커튼을 이용
3) 개인보호구 사용: 환자의 병실에 들어갈 때 수술용 마스크 착용, 흡인 등 점막에 분비물이 튈 우려가 있는 경우 안면보호구 착용
4) 환자 이동 필요한 경우, 환자에게 수술용 마스크를 착용하도록 하고 호흡기예절을 지키도록 교육

3. 공기주의(airborne precautions)

1) 적용대상: 5μm 이하의 작은 비말핵(에어로졸)이 공기의 흐름을 타고 먼 거리를 이동하여 전파되는 감염원을 가진 환자에게 적용(예 결핵, 홍역, 수두, 파종대상포진 등)
2) 환자배치: 음압이 유지되는 격리실에 격리
3) 개인보호구 사용: 환자 병실 입실시 의료진은 N95 호흡기나 고수준 호흡기 보호구를 착용
4) 치료적 목적이 아니라면 환자가 병실 밖으로 이동하는 것을 제한, 환자가 격리실 밖

으로 나갈 때는 수술용 마스크를 씌우고 호흡기예절을 지키도록 교육

5) 코로나19 팬데믹 이후, 비말전파 보다 에어로졸 흡인에 의해 호흡기감염이 발생하는 경우가 더 흔하다는 것으로 패러다임 전환이 이뤄짐, 기존에 비말전파로 알려진 감염증도 에어로졸이 많이 만들어지는 환경에서 공기매개전파 양상을 보일 수 있어 비말전파와 공기매개전파를 이분법적으로 분류하기는 어려움 UPDATE

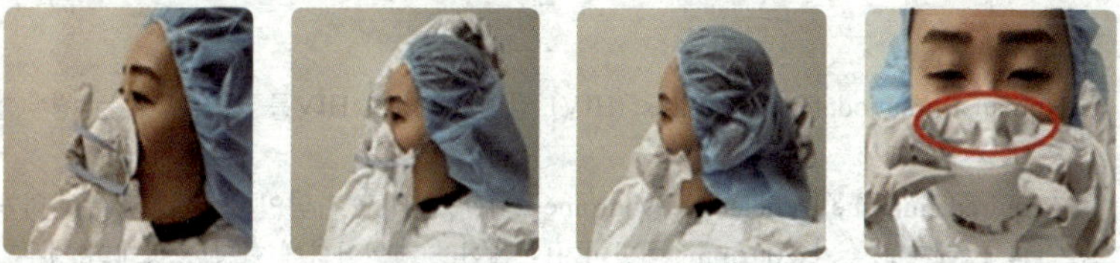

한 손으로 마스크를 얼굴에 고정 | 위 끈을 뒷머리 상단에 고정 | 아래 끈을 목 뒤에 고정 | 코 모양에 맞도록 밀착 클립 조절

그림 8-10-1. N95 호흡기 착용법 UPDATE

매 착용시 ① 숨을 '흡' 들이마셨을 때 마스크가 약간 찌그러지는지,
② 숨을 '후' 내쉬었을 때 마스크가 약간 부풀어 오르는지 확인하기

••• 참고문헌 •••

1. 대한의료관련감염관리학회. 의료관련감염관리. 군자출판사. 2023
2. 질병관리본부·대한의료관련감염관리학회. 의료관련감염 표준예방지침. 질병관리본부. 2017

CHAPTER 11

HIV/AIDS

방지환

I. 정의 및 진단

1. 정의

- Human Immunodeficiency Virus (HIV) 감염: 체내에 HIV를 가지고 있는 경우를 총칭
- Acquired Immune Deficiency Syndrome (AIDS): HIV 감염인 중 증상과 무관하게 CD4 T 림프구 수가 200/mm^3 미만이거나 에이즈 정의질환에 합당한 상태인 경우

Tip

HIV 감염을 의심해야 하는 임상 및 역학적 상황

- AIDS 정의 질환이 발병한 경우(우리나라는 HIV 감염의 presenting illness로 식도칸디다증, 폐포자충폐렴, 결핵, 거대세포바이러스 망막염 등이 흔함. 이외에 버킷림프종, 카포시육종 등의 기회 종양도 AIDS 정의 질환에 포함)
- 대상포진(특히 multiple dermatome)이 젊은 사람에서 또는 자주 재발하는 경우
- 아메바 간농양이 발병한 경우
- 신체검진에서 대상포진의 흉터, 손발톱 무좀이 심한 경우
- 매독을 비롯한 성병 환자
- 치칠, 치루, 치핵, 항문주변 농양, 항문 콘딜로마 등 항문질환이 있는 남성
  (역학적으로 국내 HIV 감염인의 대부분은 남성동성애자로 추측)

2. 진단

EIA/ELISA 2회 양성이면 시도 보건환경연구원에 Western blot을 의뢰하여 확진

- HIV 항체 검사법

*효소면역시험법(EIA 또는 ELISA): 민감도가 높아 선별검사로 가장 널리 사용됨

*Western blot: 특이도가 높아 선별검사 양성인 경우 확진을 위한 최종검사법으로만 사용

- 직접적인 HIV 검사법: window period가 상대적으로 짧음/acute HIV syndrome에 사용

*p24 Ag capture, HIV RNA RT-PCR 등

3. 신고

- 대상: HIV 감염이 확인된 자(AIDS 임상증상 有: 환자/AIDS 임상증상 無: 병원체 보유자)

*HIV 감염 확인 : 생후 ≥18개월은 Western blot, <18개월은 HIV RNA, p24 Ag, HIV 배양 등 2회 이상 양성

- 환자와 상의하여 익명 혹은 실명 신고 가능. 실명 신고시 환자에게 진료비 지원 가능

II. 치료

1. 항레트로바이러스제 치료

- 목표: 바이러스 증식을 억제하여 CD4 림프구 수 회복을 유도하고 HIV 전파를 줄임
- 한계: 약물 복용을 중단하면 다시 바이러스 증식이 일어나므로 약제를 종결할 수 없음
- 흔히 두 종류의 NRTI + 한 종류의 INSTI, NNRTI 혹은 PI를 병용
- 모든 HIV 감염인에서 항레트로바이러스제 치료를 권고
- 추적시 검사 항목: CD4 T 세포 수(T cell subset panel), HIV RNA (HIV viral load)

* 현재 사용 중인 항-HIV 약제

작용기전	약 이름
Nucleoside Reverse Transcriptase Inhibitors (NRTI)	Zidovudine, Lamivudine, Abacavir, Tenofovir, Emtricitabine
Non-Nucleoside Reverse Transcriptase Inhibitors (NNRTI)	Efavirenz, Envirapine, Etravirine, Rilpivirine, Doravirine
Protease Inhibitors (PI)	Atazanavir, Darunavir, Lopinavir
Integrase Strand Transfer Inhibitors (INSTI)	Raltegravir, Dolutegravir, Elvitegravir, Bictegravir
Capsid Inhibitor	Lenacapavir
Fusion Inhibitor	Enfuviritide
CCR5 Inhibitor	Maraviroc

2. 기회감염 예방 적응증 및 약제

감염증	적응증	예방 약제
폐포자충폐렴	CD4 < 200/μL 또는 구인두칸디다증 병력	TMP-SMX 80 mg/400 mg qd or 160mg/800mg qd
톡소포자충 뇌염	CD4 < 100/μL 이면서 Toxoplasma IgG (+)	TMP-SMX 160 mg/800 mg qd
M. avium complex	CD4 < 50/μL	즉시 항레트로바이러스 치료를 시작하면 예방약 필요 없음
결핵	잠복결핵 또는 전염성 결핵환자와 긴밀히 접촉한 경우	Isoniazid 300 mg qd with pyridoxine + Rifampin 600mg qd × 3개월 or Isoniazid 300 mg qd with pyridoxine × 9개월 or Rifampin 600mg qd × 4개월

III. 혈액노출 사고시 대처

1. 일반 원칙

- 짜지 말고, 노출된 피부를 비누(가급적 소독 비누, 없으면 일반 비누)와 물로 씻음
- HIV 환자의 HIV RNA count, 복용 중인 항HIV 약제, 노출된 혈액의 양과 경로를 파악
- 혈액노출 사고시 감염원 평가용 HIV (Ag/Ab), anti-HCV, anti-HBs, HBsAg, RPR정성 시행

2. 노출 후 예방약제 UPDATE

- 가능한 4시간 이내 시작, 48~72시간 이후에는 효과 거의 없음, 4주간 투여 권고
- 권장 예방약제 조합:
    - Tenofovir(TDF or TAF)/Emtricitabine(트루바다 or 데스코비 25 mg/200 mg 제형) + Raltegravir
    - Tenofovir(TDF or TAF)/Emtricitabine(트루바다 or 데스코비 25 mg/200 mg 제형) + Dolutegravir
    - Tenofovir(TAF)/Emtricitabine/Bictegravir 복합제
    - Tenofovir(TDF or TAF)/Emtricitabine(트루바다 or 데스코비 10 mg/200 mg 제형 - 제형 선택 주의) + cobicistat or ritonavir boosted Darunavir
- 추적: 2주 후 부작용 추시 관찰, 6주, 12주 후 HIV Ag/Ab 검사

••• 참고문헌 •••

1. European AIDS Clinical Society Guidlines 2023 (https://eacs.sanfordguide.com/).
2. The Korean Society for AIDS. Summary of 2021 Clinical Guidelines for the Diagnosis and Treatment of HIV/AIDS in HIV-infected Koreans. Infect Chemother. 2021;53:592-616.
3. Korean Society for AIDS. The 2015 Clinical Guidelines for the Treatment and Prevention of Opportunistic Infections in HIV-Infected Koreans: Guidelines for Opportunistic Infections. Infect Chemother. 2016 Mar;48(1):54-60.
4. US DHHS. Guidelines for the Prevention and Treatment of Opportunistic Infections in Adults and Adolescents with HIV Prevent New HIV Infections (https://clinicalinfo.hiv.gov/en/guidelines/hiv-clinical-guidelines-adult-and-adolescent-opportunistic-infections/whats-new)

Part 9

Rheumatology
류마티스

9

CONTENTS

CHAPTER 01

류마티스 질환에 대한 접근

이윤종

류마티스 질환은 근골격계 통증과 기능 장애를 초래하는 질환으로 관절염, 결체 조직 질환, 혈관염, 골 질환, 국소 연부 조직 질환 등 200가지 이상의 질환을 포함

I. 류마티스 질환 접근 방법의 개괄

1. 병력청취와 신체진찰, 영상의학적 평가 및 검사 소견을 종합하여 평가를 함
2. 임상 평가 및 검사에서 얻은 정보를 각 질환의 분류 혹은 진단 기준과 비교하여 진단함(질환 분류 기준은 연구 목적이나 임상 판단에 참조)
3. 반드시 설명 가능한 다른 질환은 없는지를 검토하여야 함
4. 두 가지 이상의 질환으로 설명 가능한 경우 중첩 증후군(overlap syndrome)으로 진단함(예 RA + SLE)

II. 병력청취와 신체진찰

① 근골격계 질환의 주 증상(통증, 관절 강직, 종창, 운동범위 제한, 근력 감소 등) 존재, 증상의 시간적 변화, 호전 및 악화 인자, 동반된 증상 등

② 과거 존재하였던 증상 및 징후도 고려하며 개별 류마티스 질환의 특징적 증상으로 구성된 "류마티스학적 계통적 문진(rheumatologic ROS)"을 진단적 접근에 활용(표 9-1-1)

표 9-1-1. 류마티스학적 계통적 문진

이전 또는 현재 증상	의심되는 질환
구강 궤양	BD, IBD, ReA, SLE
Sicca 증상(입마름/눈마름)	MCTD, Sarcoidosis, SS, SSc
포도막염	BD, JIA, Sarcoidosis, SpA
장막염	IIM, SLE, SSc,
광과민증	SLE, SS
레이노현상	IIM, MCTD, SLE, SSc
피하결절	Erythema nodosum, Gout, RA, Sarcoidosis

단백뇨	Henoch Schonlein Purpura (IgA nephropathy), MCTD, SLE
요로결석	Gout, SS
설사	BD, IBD, ReA, SpA, SSc
근위약감	IIM, MCTD, SLE, SSc
말초 신경병증	AAV, PAN, RA, vasculitis

AAV = ANCA-associated vasculitis, BD = Behcet's disease, JIA = Juvenile idiopathic arthritis, IIM = Idiopathic inflammatory myositis (i.e. dermatomyositis and polymyositis), IBD = Inflammatory bowel disease, MCTD = Mixed connective tissue disease, PAN = Polyarteritis nodosa, ReA = Reactive arthritis, SLE = systemic lupus erythematosus, SpA = Spodyloarthropathy, SS= Sjogren's syndrome, SSc = Systemic sclerosis.

1. 신체진찰

기본적인 신체 진찰 외 관절, 피부 및 신경학적 진찰 등이 필요함

1) 관절 종창은 촉진으로 평가하고 관절면에 대한 압통도 평가

2) 일부 관절의 간단 평가

- 경추부관절: 좌우회전 시 통증 여부
- 어깨관절: 팔을 들어 머리와 허리 뒤에 양손을 접촉할 수 있는가, 외회전 시 통증 여부
- 팔꿈치관절: 최대 신전할 때 통증 여부
- 손목관절: 손목 회전할 때 통증 여부
- 중수지관절: squeezing test(그림 9-1-1)
- 고관절: 내회전 시 통증 여부
- 발목관절: 발목 회전할 때 통증여부
- 중족지관절: squeezing test(그림 9-1-1)

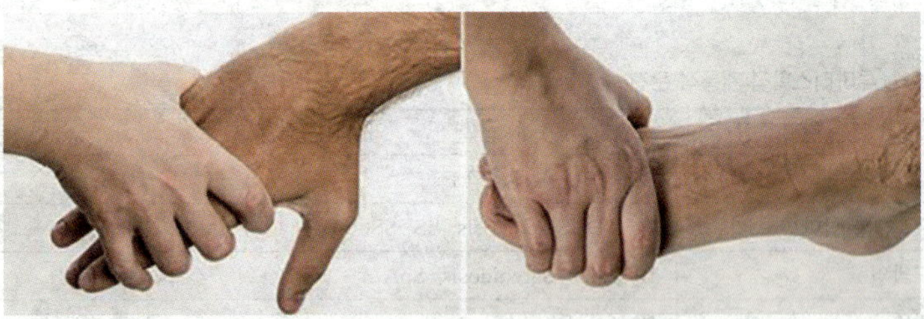

그림 9-1-1. 중수지관절(metacarpophalangeal joint) 및 중족지관절(metatarsophalangeal joint)을 평가하는 squeezing test(출처: Ann Rheum Dis. 2015;74(10):1886-9)

2. 피부 병변의 예

1) 구강 궤양

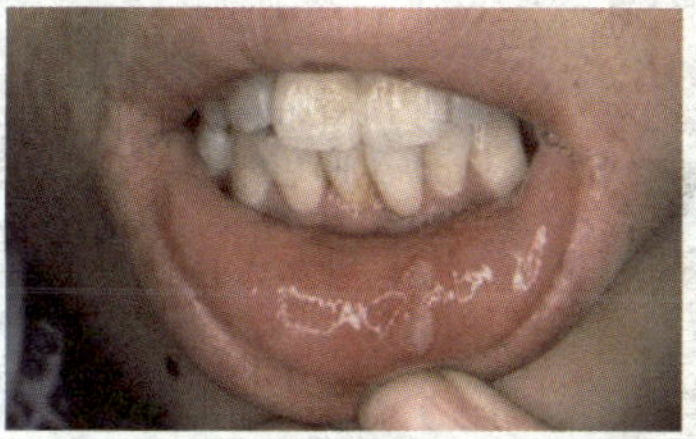

그림 9-1-2. 베체트병에서의 구강 궤양

대개는 지름 1 cm 이하의 아프타성 궤양으로 경계가 명확하고 경계부의 발적이 동반되며 통증이 심함

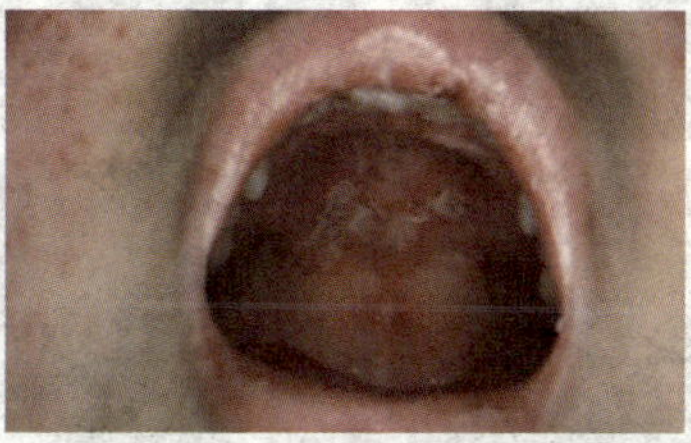

그림 9-1-3. 전신홍반루푸스 환자에서의 구강 궤양

입천장에 얕고 경계가 불규칙한 궤양, 대부분 통증이 없으나 중앙에 함몰이 발생할 수 있고 나중에 통증이 있는 궤양이 발생하기도 함

2) 전신홍반루푸스의 대표적 발진

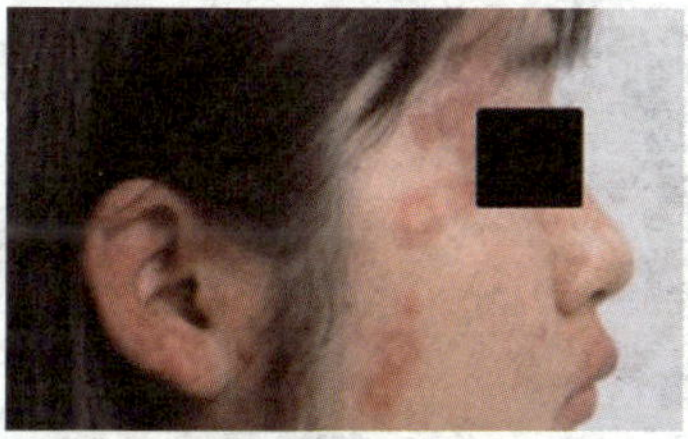

그림 9-1-4. 원반홍반(Discoid lupus)

둥근 모양으로 가장자리는 약간 융기되고 경계가 비교적 분명한 홍반, 수개월 수년 경과 후에는 위축반흔, 색소탈실/침착 또는 모세혈관을 남기며 탈모를 보임

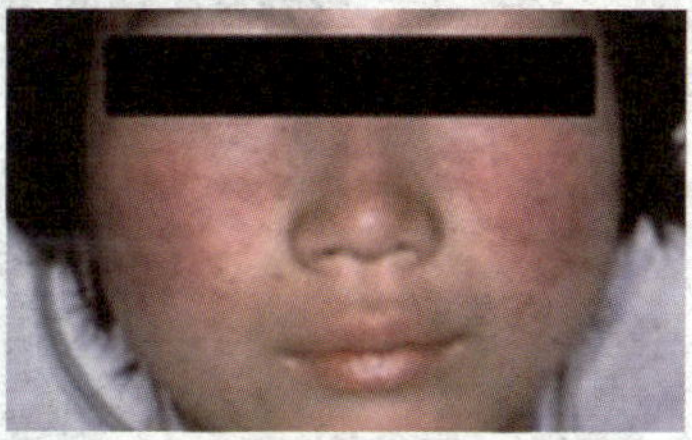

그림 9-1-5. 뺨 발진(Malar rash, butterfly rash)

뺨 발진은 코 상부를 포함한 대칭성 나비모양 발진으로 약간의 부종과 가벼운 인설을 가짐

3) 전신경화증의 수부변화

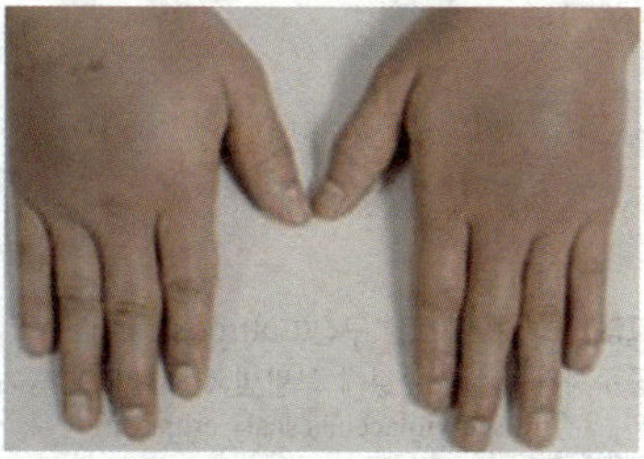

그림 9-1-6. 전신경화증의 초기 피부 소견

염증/부종기로 손, 손가락은 주름이 없어지며, 홍반과 가려움증, 동반 가능(puffy hand). 혼합 결합 조직병에서도 보일 수 있음

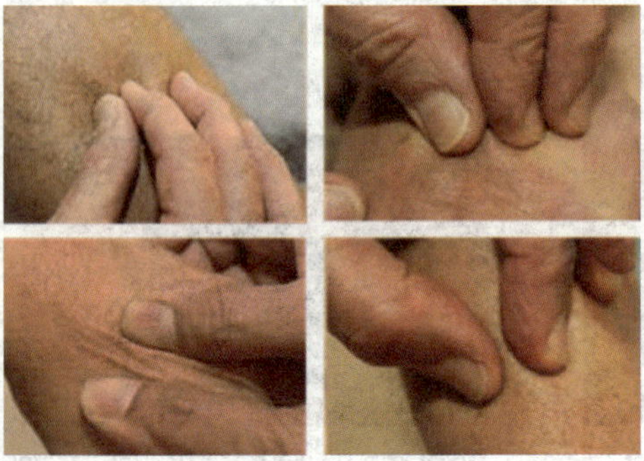

그림 9-1-7. 전신경화증의 피부경화증(sclerodactyly) 변화
손가락으로 환자의 피부를 집어 올릴 수 있는 지 피부의 잔주름이 관찰되는 지 확인 (좌측은 정상피부, 우측은 피부점수 1점에 해당하는 피부경화; J Scleroderma Relat Disord. 2017;2:11-18.)

4) 통풍결절과 류마티스결절

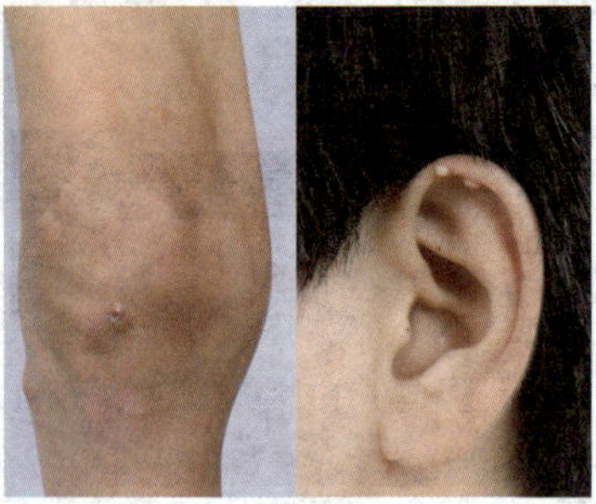

그림 9-1-8. 통풍결절(tophus)
단단하고 압통이 없는 결절이 무릎과 귓바퀴에 보임

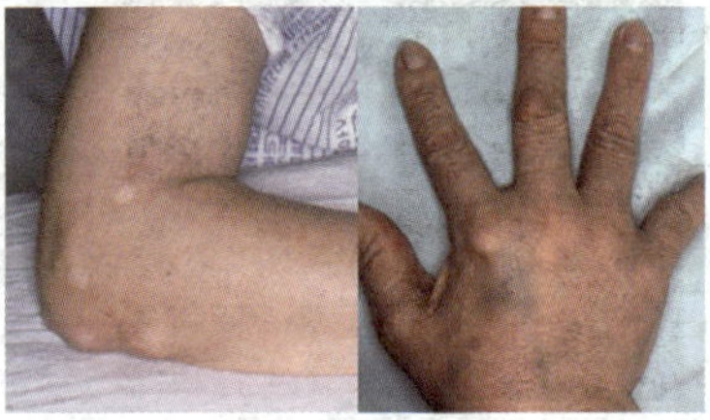

그림 9-1-9. 류마티스 결절(rheumatoid nodule)
주로 압력을 받는 부위에 생기는 피하결절로 팔꿈치와 관절 부위에 주로 보임

5) 피부근염의 대표적 발진

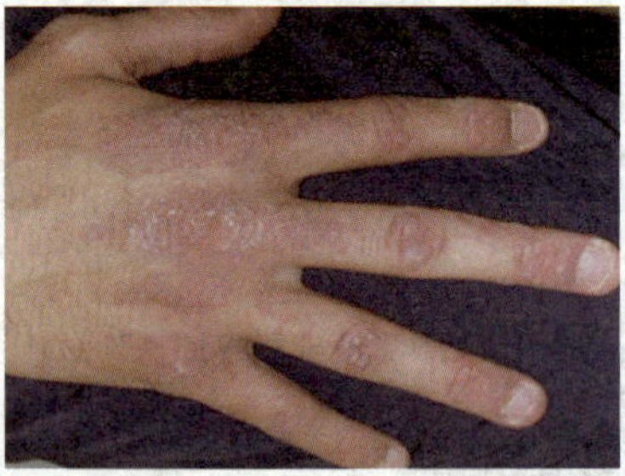

그림 9-1-10. 고트론 구진(Gottron's papule)
중수지관절과 지관절에 보랏빛의 비늘모양 융기된 발진(raised violaceous scaly eruption)

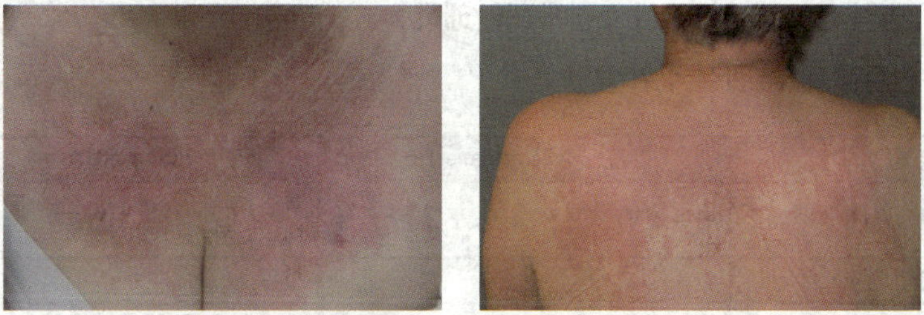

그림 9-1-11. V 징후(V sign), 어깨걸이징후(Shawl sign)
햇빛 노출 시 악화되는목과 전흉부의 발진(V sign), 햇빛 노출 시 악화되는 어깨와 견갑부의 발진(shawl sign)

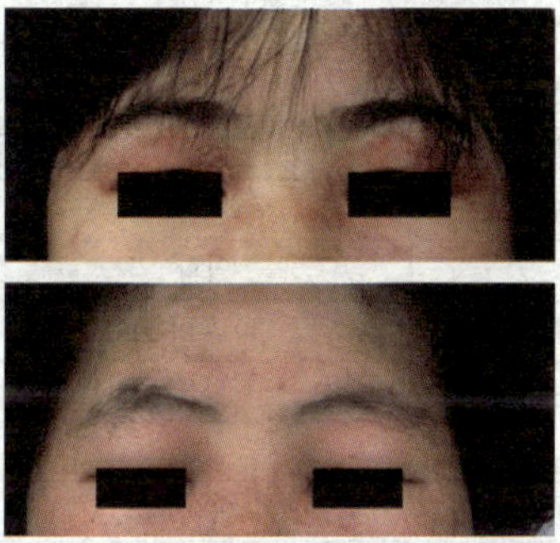

그림 9-1-12. 헬리오트로프 발진(Heliotrope rash)
위눈꺼풀의 부종을 동반한 붉은 혹은 보랏빛 발진(erythematous or purple discoloration). 색깔 변화 없이 부종만 관찰될 수 있음

6) 혈관염에서 흔히 관찰되는 피부병변

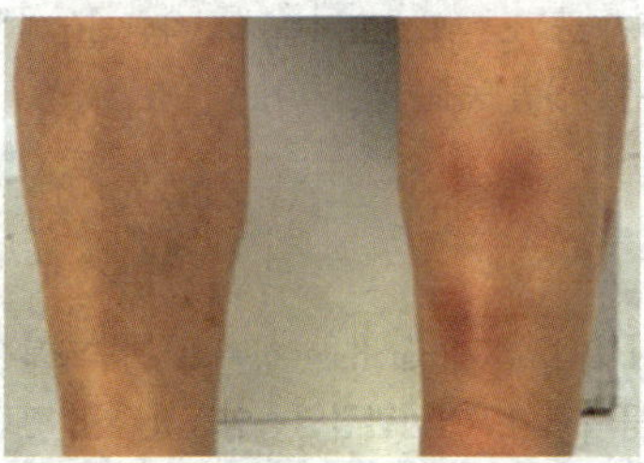

그림 9-1-13. 결절 홍반(erythema nodosum)
주로 하지의 전면부에 발생하는 붉은 색의 압통을 동반하는 융기된 둥근 결절이 관찰됨

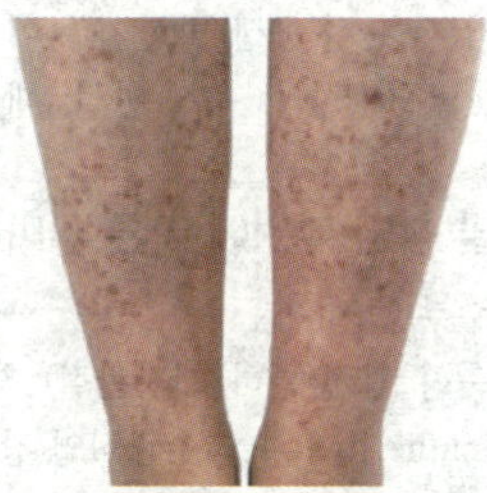

그림 9-1-14. 혈관염(vasculitis)
non-blanching(눌렀을 때도 색깔이 변하지 않음) 및 촉지되는 자반(petechiae) 소견은 소혈관염을 의심하여야 함

III. 병력 청취와 신체 진찰 소견에 대한 해석

1. 관절강 내 vs 관절 주위 원인

	관절강 내(articular)	관절 주위(non-articular)
통증/압통	관절 전체	힘줄, 점액낭, 인대 등 침범 부위에 국한된 통증 및 압통
관절 종창	있음	없음
관절 운동범위 제한	수동 및 능동적 관절운동 범위 모두 제한	수동 관절운동 범위는 정상
통증유발	관절 운동 방향과 무관	특정 자세 혹은 움직임에서 통증 유발 혹은 악화

2. 염증성 vs 비염증성 원인

	염증성	비염증성
일중 증상 변화	오전 > 오후	오후 > 오전
관절운동에 따른 증상 변화	호전	악화
조조경직감 시간	30~60분 이상	30분 이내
온열감 및 발적	있음	없음
전신 염증 증상	가능	없음
활막액 백혈구	> 2,000/mm³	< 2,000/mm³

3. 관절 침범 양식에 따른 구분

급성 vs 만성(증상 발현 6주 이상 경과), 단관절 vs 소수관절(2~4개) vs 다관절(5개이상), 말초관절 vs 축성 관절, 대칭 vs 비대칭 관절침범 등

4. 호발 침범 부위에 따른 실마리

1) 수부 관절(그림 9-1-15)
2) 축성 관절(특히 천장관절) 침범과 Achilles 혹은 슬개(patellar) 힘줄의 골부착부염(enthesitis)은 척추관절염(강직척추염, 반응관절염, 건선관절염, 염증장질환 관련 관절염 등)의 특징

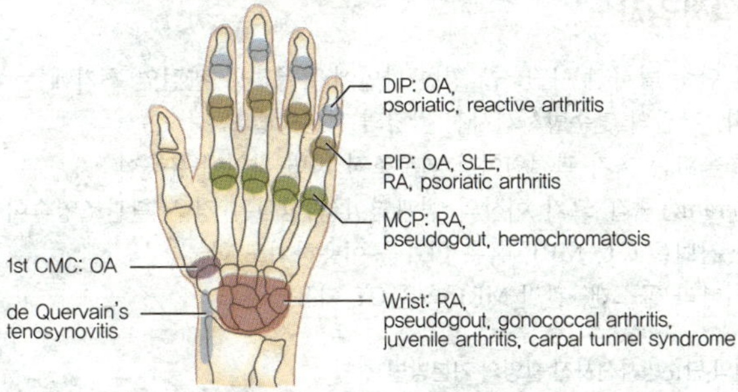

그림 9-1-15. 손가락 및 손목 통증과 원인 질환

출처: Harrison's Principles of Internal Medicine, 18th Edition

5. 임상 양상에 따라 의심되는 질환들(그림 9-1-16)

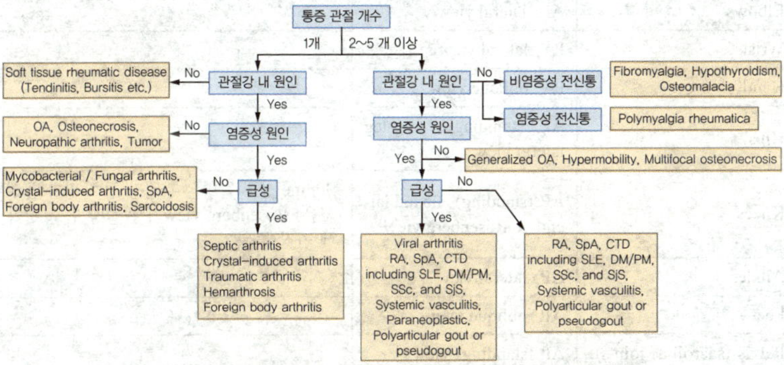

그림 9-1-16. 관절 침범 임상 양상에 따른 진단적 접근

OA, osteoarthritis; SpA, spondyloarthritis (ankylosing spondylitis, reactive arthritis, psoriatic arthritis, enteropathic arthritis); RA, rheumatoid arthritis; CTD, connective tissue disease; SLE, systemic lupus erythematosus; DM/PM, dermatomyositis/ polymyositis; SSc, systemic sclerosis; SjS, Sjogrens syndrome.

IV. 영상의학적 검사

1. 관절의 단순 방사선 사진: 골 병변 확인에 유용하나 관절염 초기에는 소견 없는 경우 흔함. 관절의 단순방사선사진 촬영의 기본방법(표 9-1-2)
2. 관절 초음파는 초기 관절염이나 연부조직 병변 확인에 유용함
3. Angiogram: 중간 크기 이상의 혈관염이 의심되는 경우 혈관조영술이 기본적이며 대혈관 침범은 CT, MRI, 혹은 PET을 이용하기도 함
4. 필요에 따라 골스캔, 관절 MRI 혹은 CT 이용

표 9-1-2. 관절의 단순방사선사진 촬영의 기본방법

Joint area	Standard view	Additional view or Comments
C-spine	AP, lateral (neutral) view	C1-C2 subluxation을 관찰하기 위해서는 Lateral (flexion) & Lateral (extension) view, 외상이 있는 경우 open mouth view.
Shoulders	AP, axillary view	
Elbows	AP, lateral view	
Wrists	PA, lateral view	
Hands	PA, oblique view	
Hips	AP (standing), frog-leg lateral view	
Knees	AP (standing), flexed lateral & Rosenberg view	Supine 상태 촬영은 관절강 협소 평가할 수 없음. Rosenberg view가 관절강 협소 평가에 가장 좋음.
Ankles	AP, lateral view	
Feet	AP, oblique view	
Pelvis (sacroiliac joints)	AP (standing) view	

V. 류마티스 질환이 의심되는 환자에서의 혈액검사

1. 류마티스 질환 의심할 때 흔히 시행하는 검사

1) CBC, ESR, CRP, Admission panel, Urinalysis with microscopy
2) HBsAg, HBsAb, HBcAb, Anti-HCV
3) ANA
4) RF, Anti-CCP antibody(특히 관절염이 주된 증상일 경우)

2. 임상상에 따라 결정하여야 하는 검사

1) ANA > 1:80에서 양성인 경우, 임상상에 따라 Ro/La, RNP, Sm, ds-DNA, centromere, RNA polymerase 3, Scl-70 등 질병 특이 항체 검사 추가
2) 혈전증 등 anti-phospholipid syndrome (APS) 의심 시에는 PT/aPTT, mixing test (aPTT prolongation 시 확인), Lupus anticoagulant (LA), anti-$\beta 2$ glycoprotein I IgM/IgG Ab, anti-cardiolipin IgG/IgM Ab. 항인지질항체증후군을 진단 위해 지속적 양성 확인 위해 3개월 후 재검
3) 혈관염 중 소혈관염이 의심되는 경우에 한하여 면역형광측정 ANCA 및 효소면역분석을 이용한 MPO 및 PR3에 대한 항체 검사 시행함
4) 전신홍반루푸스가 의심될 때 보체 C3/C4 및 Coombs' test 검사가 진단에 도움
5) IgG4는 염증성 종괴가 주된 병변일 때 시행함(발열은 IgG4 연관질환과 음성연관성)

3. 자가항체 종류와 이와 관련된 류마티스질환(그림 9-1-17)

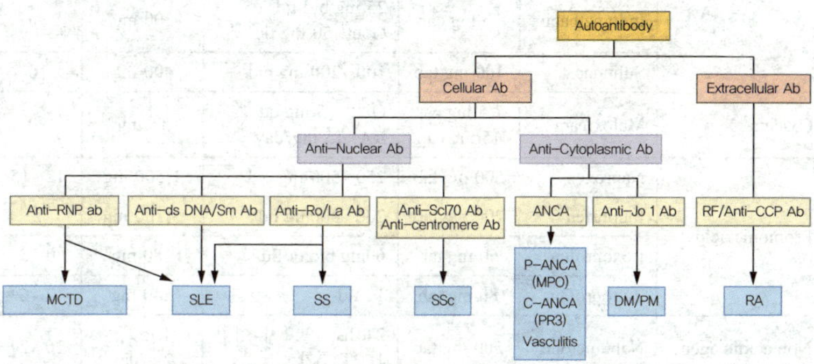

그림 9-1-17. 자가항체 종류와 이와 관련된 류마티스 질환

Ab, antibody; ANCA, antineutrophil cytoplasmic antibody; RF, rheumatoid factor; anti-CCP, anticyclic citrullinated peptide; MCTD, mixed connective tissue disease; SLE, systemic lupus erythematosus; SS, Sjogren's syndrome; SSc, systemic sclerosis; MPO, myeloperoxidase; PR3, proteinase 3; DM/PM, dermatomyositis/polymyositis; RA, rheumatoid arthritis

••• 참고문헌 •••

1. Rheumatology 7th Edition.
2. Symptom to Diagnosis: An Evidence-Based Guide, 3th Edition.
3. Harrison's Principles of Internal Medicine, 21th Edition.
4. 대한류마티스학회, 류마티스학 3판.
5. Ravelli A, et al. Ann Rheum Dis 2016;75:481.489.

CHAPTER 02

류마티스 질환의 치료에 흔히 사용되는 약제들

하유정

I. 비스테로이드 소염제(non-steroidal anti-inflammatory drugs, NSAIDs)

표 9-2-1. NSAIDs 종류 및 특징

계열	성분명	함량, 제형	용법, 용량	최대용량	반감기 (시간)
Acetic acid	Aceclofenac	100 mg tab	1T bid	200 mg	4
	Diclofenac	50 mg tab	1T tid	200 mg	2
	Ketorolac	10 mg tab	1T bid-qid	40 mg	4~6
	Indomethacin	25 mg cap	25 mg bid-tid Gout: 50 mg tid	200 mg	2~13
	Sulindac	100 mg tab	100~200 mg bid	400 mg	16
Oxicam	Meloxicam	7.5 mg cap 15 mg cap	OA: 7.5 mg qd RA: 15 mg/day	15 mg	20
Propionic acid	Naproxen	500 mg tab	250~500 mg bid	1,500 mg	12~15
	Ibuprofen	200 mg tab	200~600mg tid	3,200 mg	2
	Loxoprofen	60 mg tab	60mg bid or tid	180 mg	0.75
	Zaltoprofen	80 mg tab	1T tid	240 mg	2~6
Non acidic agent	Nabumetone	500 mg tab	2T hs, 필요시 아침 1, 2T 추가	1 g/회, 2 g/day	20~24
Cox-2 inhibitor	Celecoxib	200 mg cap	OA: 200 mg qd RA: 100~200 mg bid	400 mg	11
	Etoricoxib	30 mg tab	OA: 30 mg qd	60~120 mg	22

출처: 류마티스학 (3판.) 3부. Chapter 22.

1. 효능

1) 염증 억제 및 통증 조절 목적으로 사용
2) 류마티스 관절염, 척추관절염, 골관절염, 통풍 등의 급/만성 관절염에서 사용
3) Aspirin과 NSAIDs는 효과 면에서 차이가 없음

2. 용법

1) 치료 목적에 따른 사용 용량 결정
   (1) **항염증 작용:** 약제별 최대 용량 사용(예 통풍발작 시 naproxen 500 mg bid)
   (2) **통증 조절:** 가능한 최소 용량 사용
2) 두 가지의 NSAIDs 병용은 부작용만 상승시켜 추천되지 않음
3) 통증조절을 위해 NSAIDs와 진통제(acetaminophen, tramadol 등)는 병용 가능
4) 개개인마다 약물 효과가 상이하여 한 가지 NSAIDs를 약 2주 사용 후 효과가 불충분하면 다른 화학구조의 NSAIDs 로 교체를 고려

3. 부작용

1) 소화불량, 상하부 위장관 문제(궤양, 협착, 장염 등), 신독성, 간독성, 천식, 알레르기 반응, 심혈관계 부작용
2) 부작용을 고려한 약제의 선택(표 9-2-2)

표 9-2-2. 위장관계 및 심혈관계 부작용을 고려한 NSAIDs의 선택

– 대한 상부위장관 학회 약제 연관 소화성궤양의 임상 진료지침 개정안

		위장관계 위험도	
		저위험(고위험에 해당하는 위험인자가 없는 경우)	고위험(아래 인자 중 하나 이상 해당) 1. 고령 2. 궤양의 병력 3. 고용량 NSAIDs 치료 4. Aspirin, glucocorticoid, 항응고제, 항혈소판제제 사용
심혈관계 위험도	저위험	비선택적 NSAIDs 단독	비선택적 NSAIDs + PPI Cox-2 선택억제제 단독
	고위험	비선택적 NSAIDs + PPI	NSAIDs 사용 회피 꼭 사용해야 한다면 비선택적 NSAIDs + PPI

출처: 류마티스학(3판) 3부. Chapter 22.

Tip

NSAIDs and cardiovascular risk

1. NSAIDs의 항혈소판 효과 고려하여 수술 2~3일 전에 중단 권유함 (COX-2 억제제는 무관)
2. NSAIDs-aspirin 상호작용 감소를 위해 NSAIDs를 aspirin 복용 2시간 후 투여함
3. NSAIDs 제제 중 cardiovascular risk가 가장 낮다고 보고된 약은 naproxen이고, moderate dose celecoxib (200 mg/d)는 이와 비교해서 열등하지 않음
4. NSAIDs + PPI는 상부 위장관 부작용 위험을 낮출 수 있으나 하부 위장관 부작용은 감소하지 않음

II. 글루코코르티코이드(스테로이드)

1. 효능 및 일반적 사용 원칙

1) 효능: 항염 작용, 면역억제
2) 류마티스질환에서는 중기 작용 글루코코르티코이드(프레드니솔론, 프레드니손, 메틸프레드니솔론, 트리암시놀론) 사용을 선호
3) 관절강내 주사 및 국소주사: 불용성이고 반감기가 긴 triamcinolone을 주로 사용. 동일 부위 1년에 3~4회 이상 투여해서는 안 됨

2. 용법

1) 용량 정의: 일반적으로 prednisolone 기준 일일 투여량에 따라 저용량(< 7.5 mg), 중간용량(7.5~30 mg), 고용량(30~100 mg, 보통 1 mg/kg를 칭함), 초고용량(>100 mg)으로 분류
2) 류마티스 관절염 치료에서는 보통 저용량 스테로이드 사용, 급성 통풍 발작의 경우 NSAIDs 및 colchicine 투여가 어려운 환자에서 중간 용량을 단기간 투여
3) 고용량 치료 적응증: 전신홍반루푸스에서 주요 장기 침범(루푸스 신염, 중추신경계 루푸스, 루푸스 폐렴, 혈소판감소증, 용혈성 빈혈, GI 혈관염 등), 염증성 근염, 혈관염, 성인발병성 스틸병, 결체조직 질환 연관 간질폐질환, diffuse alveolar hemorrhage
4) 스테로이드 충격 요법(steroid pulse therapy): 중증의 경우 IV methylprednisolone 250~1,000 mg/d 3~5일간 투여

3. 부작용

1) 골다공증, 소화기계부작용, 감염 유발과 악화, 부종, 고혈압, 이상지질혈증, 백내장/녹내장, 내당불내성과 당뇨병, HPA axis 억제, 정신장애(우울, 불면, 정신증), 체중 증가, 보름달형 얼굴 (Moon face), 월경 이상 등
2) 부작용에 대한 숙지 및 적절한 예방적 치료 및 모니터링이 필요함
   예 골다공증 예방으로 칼슘, 비타민 D, 생활습관 개선

III. 항류마티스약제(disease modifying anti-rheumatic drugs, DMARDs)

1. 일반적 사항

1) 많이 사용되는 약제: methotrexate (MTX), hydroxychloroquine (HCQ), sulfasalazine (SSZ), leflunomide (LEF)
2) 류마티스 관절염에서 증상 조절 및 관절 손상 진행을 억제하기 위한 목적으로, 단독 또는 다른 DMARDs와 병용함(예 MTX + LEF, MTX + HCQ + SSZ)

3) 약 효과 발현이 수주에서 수개월 걸려 스테로이드, NSAIDs 등의 bridging therapy 필요

4) 부작용에 대한 정기적인 모니터링 필요 표 9-2-3 참조

표 9-2-3. 주로 사용되는 항류마티스 약제

	Methotrexate (MTX)	Leflunomide (LEF)	Hydroxychloroquine (HCQ)	Sulfasalazine (SSZ)
용량	경구 또는 피하주사 10~25 mg/주 엽산 1 mg/일 병용	10~20 mg/일	200~400 mg/일 (5 mg/kg/일 이하)	500 mg bid 시작해서 1,000~1,500 mg bid 유지
흔한 부작용	구역, 설사, 구강 궤양, 탈모	설사, 탈모, 위염, 무기력	구역, 설사, 두통, 발진	구역, 설사, 두통
심각한 독성	간독성, 골수억제, 감염, 간질폐렴	간독성, 골수 억제, 감염	비가역적 망막손상, 심장독성	호중구 감소증, 용혈성 빈혈 (G6-PD 결핍 시)
금기	급성 감염, 간질폐렴, 간기능 이상(LFT > 2 xULN), 신부전(CrCl < 30 mL/min), 혈액이상(백혈구 < 3,000/mm, 혈소판 < 50,000/mm, MDS, 5년 이내 림프구 증식 질환), 급성 혹은 만성 B/C형 간염, 임신, 수유	급성 간염, 간기능 이상(LFT > 2 xULN), 신부전(CrCl < 30 mL/min), 혈액이상(백혈구 < 3,000/mm, 혈소판 < 50,000/mm, MDS, 5년 이내 림프구 증식 질환), 급성 혹은 만성 B/C형 간염, 임신, 수유	일부 만성 B/C형 간염	간기능 이상(LFT > 2 xULN), 혈소판 < 50,000/mm, 설파제제 알레르기, 급성 B/C형 간염, 일부 만성 B/C형 간염

ULN, upper limits of normal (정상상한치).
출처: 류마티스학 (3판) 3부. Chapter 22

Tip

MTX-induced pneumonitis

1. 정확한 유병률은 알려져 있지 않으나, 최근 체계적 문헌고찰에서 0.43%로 보고
2. 치료 시작 수 주~수개월 이내에 급성, 아급성으로 발생하는 경우가 흔함.
3. 비특이적 호흡기 증상 및 chest X-ray에서 미만성 폐 침윤을 보임
4. 발생시 MTX를 즉시 중단 및 재투여하지 않아야 하며, 단기간 스테로이드 투여 고려
5. 대부분 수일 안에 임상적 호전됨
6. 대부분의 경우 MTX는 간질성 폐질환을 유발 또는 악화시키지 않음. 따라서 간질성 폐질환을 동반한 환자에서 폐기능을 모니터링 하면서 사용 가능

IV. 면역억제제

1. 일반적 사항

1) 흔히 사용되는 약제: cyclophosphamide, azathioprine, mycophenolate mofetil (MMF), tacrolimus, cyclosporine
2) 스테로이드 투여량을 줄일 목적 및 스테로이드와 병용 시 치료 효과 상승 목적으로 사용
3) 흔한 적응증: 전신 홍반 루푸스(특히 루푸스 신염), 염증성 근염, 혈관염, 베체트병, 결체조직 질환 연관 간질성 폐질환
4) 생명이 위험한 경우 또는 주요장기 침범 시 고용량 스테로이드 및 면역억제제 1차 병용
5) 질환마다 효과적인 면역억제제가 다름(예 MMF – 루푸스 신염에 효과적이나, RA 치료에는 효과가 미미함)

2. Cyclophosphamide (CYC) 효능, 용법, 부작용

1) 주요 적응증: 루푸스 신염, 중추신경계 루푸스, ANCA 연관 혈관염, 중추신경계 베체트병, 결체조직 질환 연관 간질성 폐질환
2) 용법: 경구 혹은 정맥주사로 사용가능. 연구에서 IV pulse therapy가 경구 투여와 비교 시, 효과 면에서는 비슷하고 부작용은 적은 것으로 보고되어 IV pulse therapy를 선호하는 경향
3) 부작용: 혈구감소증, 감염, 비뇨기 장애(출혈성 방광염), 성선 독성
4) 축적 용량이 높아지면(80~100 g) 이차 암 발생 위험이 증가하여 모니터링이 필요

3. Azathioprine (AZA) 효능, 용법, 부작용

1) 주요 적응증: 질환 조절, 스테로이드 요구량 감소(steroid-sparing agent), CYC 관해 유도 요법 이후 유지 치료
2) 용법: 통상 2~3 mg/kg
3) 부작용: 가역적골수억제(TPMT 활성도와 연관), 간기능검사 이상, 드물게 과민반응
4) Allopurinol, febuxostat과 병용 금기(심한 골수 억제발생 가능)

4. Mycophenolate mofetil (MMF) 효능, 용법, 부작용

1) 주요 적응증: 루푸스 신염에서 관해 유도 및 유지 요법. 전신경화증의 피부 비후, 염증성 근염, 류마티스 질환에 동반된 간질성 폐질환
2) 용법: 루푸스 신염에서 관해 유도 목적 2~3 g/d, 유지 요법은 1 g/d로 사용
3) 부작용: 복용 초기에 위장관 장애(낮은 용량으로 시작해 서서히 증량)

V. 생물학적 제제

1. 일반적 사항(그림 9-2-1)

1) 류마티스 질환 발병에 주요한 역할을 하는 면역 반응의 표적 물질을 차단하는 약제
2) 류마티스 관절염: 항 TNF 제제, 항 CD20 항체, CTLA4-Ig 융합단백, IL-6 억제제, JAK 억제제
3) 강직척추염: 항 TNF 제제, 항 IL-17 제제, JAK 억제제

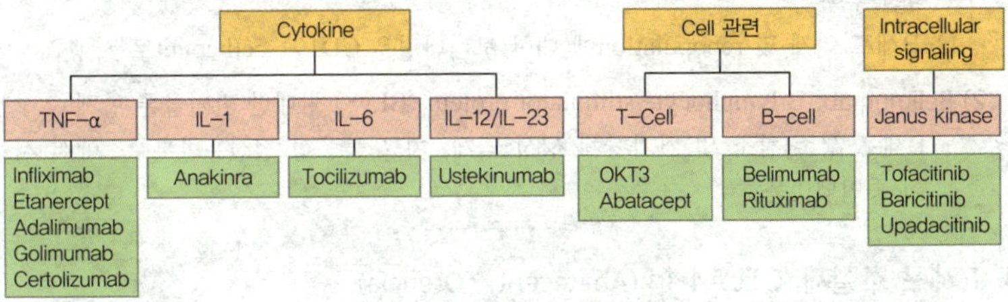

그림 9-2-1. 류마티스 질환에 사용되는 생물학적 제제 및 target

2. 항 TNF 제제 효능, 용법, 부작용(표 9-2-4)

표 9-2-4. 항 TNF 제제 효능, 용법, 부작용

성분명 (상품명)	Adalimumab (휴미라, 아달로체, 유플라이마)	Infliximab (레미케이드, 렘시마, 레마로체)	Etanercept (엔브렐, 에톨로체, 유셉트)	Golimumab (심포니)	Certolizumab (심지아)
특징	유전자 재조합 100% 사람 IgG1 단일클론 항체	키메라 단일클론 항체 25% 쥐, 75% 사람	100% 사람 IgG1 Fc 부위와 TNF 수용체의 융합단백질	사람 IgG1 kappa 단일클론 항체	PEGylated TNF-α 차단제
적응증	류마티스 관절염, 강직척추염, 건선, 건선관절염, 크론병, 포도막염, 베체트 장염	류마티스 관절염, 강직척추염, 건선, 건선관절염, 크론병, 궤양성 대장염	류마티스 관절염, 강직척추염, 건선, 건선관절염, 소아 특발성 관절염	류마티스 관절염, 건선관절염, 강직척추염, 궤양성 대장염	류마티스 관절염, 크론병
용법/용량	피하주사 2주 1회, 40 mg/회	정맥주입 0, 2, 6주 이후 8주마다 3~5 mg/kg IV 혹은 120mg 피하 2주 1회	피하주사 1주 1회, 50 mg/회	피하주사 4주 1회, 50 mg/회(체중에 따라 100 mg까지 사용 가능)	피하주사 2주(200 mg)~4주(400 mg)
부작용	다양한 종류의 감염(특히 결핵), 급성 주사 반응, 소화기계 반응, 악성 종양, 항핵항체 또는 anti-ds DNA antibody 형성				

1) 항 TNF 제제 사용 전 필수검사: 활동성 혹은 잠복 결핵 스크리닝(IGRA or tuberculin skin test + Chest X-ray)
2) 잠복결핵의 치료: Isoniazid 300 mg qd × 9 개월 혹은 isoniazid/rifampin 병합 × 3 개월, 치료시작 3주 후부터 항 TNF 제제 사용 가능

3. B-세포 표적 치료제

1) Rituximab: CD20+ B세포를 표적으로 하는 쥐/사람 키메라 단클론 항체 (B 세포 제거)

(1) 적응증: 항 TNF 제제 치료에 실패한 류마티스 관절염(RA), ANCA 연관 혈관염(AAV)

(2) 용법: [RA] Day 1, day 15 각 1,000 mg/day 투여(총 2,000 mg 투여가 한 cycle). 필요시 6개월 이후 추가 cycle 재투여 가능. [AAV] 375 mg/m²을 매주 총 4번 투여

(3) B세포 억제 및 repopulation에 대한 모니터링은 CD19+ cell count로 시행

2) Belimumab: B lymphocyte stimulator protein (BLyS)에 대한 단일클론 항체

- B세포 생존 감소 및 자가항체 생성 억제. 치료 불응성 전신홍반루푸스에서 사용이 승인되었음.

4. T-세포 조절제: CTLA4-Ig (Abatacept, ®Orencia)

1) **기전**: T세포 활성화에 필요한 공동자극 신호를 억제함(항원제시세포의 CD80/86에 결합하여 T 세포의 CD28이 결합하지 못하도록 차단)

2) **적응증**: 고식적 DMARDs 치료에 실패한 성인 류마티스 관절염 혹은 다발성 소아특발성 관절염

3) **용법**: MTX와 병용 시 상승효과

(1) **정맥주사**: 체중에 따라 500 mg (<60 kg), 750 mg (60~100 kg), 1,000 mg (>100 kg)을 0주, 2주, 4주, 그 이후 4주마다 투여

(2) **피하주사**: 125 mg 주 1회

5. IL-6 억제제(Tocilizumab, ®Actemra)

1) **기전**: IL-6 수용체에 대한 단클론 항체 - 세포막 결합형 혹은 유리형 IL-6 수용체와 결합

2) **적응증**: 고식적 DMARDs 치료에 실패한 성인 류마티스 관절염, 성인발병성 스틸병, 전신형 소아특발관절염, 거대세포 동맥염, 사이토카인방출증후군

3) **용법**: [정맥주사] 8 mg/kg (최대 800 mg) 월 1회, [피하주사] 162 mg 2주 1회

6. Janus kinase (JAK) 억제제

1) JAK을 억제하여 여러 시토카인들의 세포 내 신호전달 차단하는 소분자 억제제

2) 적응증: MTX 포함 고식적 DMARDs 치료에 실패한 류마티스 관절염

3) 종류

(1) Tofacitinib (®Xeljanz): JAK1/JAK3 억제, 일 5 mg bid 혹은 서방정 11 mg qd

경구 투여

(2) Baricitinib (®Olumiant): JAK1/JAK2 억제, 일 4 mg qd 경구 투여

(3) Upadacitinib (®Rinvoq): 선택적, 가역적 JAK1 억제제, 일 15 mg qd 경구투여

4) 안전성: 혈구감소증, 감염위험 (특히 대상포진) 증가, 심혈관질환 및 종양 발생 위험군 (고령, 흡연자, 심혈관계 위험인자가 있는 자)에서 주의하여 투여 권고

7. 기타

1) Secukinumab (®Cosentyx): 항 IL-17 단클론 항체

2) Ixekizumab (®Taltz): IL-17 수용체에 대한 단클론 항체

- 적응증: 건선, 건선 관절염, 항 TNF 제제에 실패한 강직척추염

3) Ustekinumab (®Stelera): IL-12, IL-23의 공통 구성 요소인 p40에 대한 단클론 항체

- 적응증: 건선, 건선 관절염, 크론병/궤양성 대장염

••• 참고문헌 •••

1. Primer on the Rheumatic Diseases 13th Edition. Chapter 40-44.

2. Rheumatology, Hochberg, 8th Edition. Chapter 61-73.

3. 대한류마티스학회, 류마티스학 3판 제3부.

CHAPTER 03

통풍, 감염성 관절염, 골관절염

Gout, infectious arthritis and osteoarthritis

신기철

I. 급성 단관절염

- 발적 후 몇 시간 내에 중증의 관절염을 유발함
- 보통 최대 염증 상태까지 24시간 내에 도달
- 염증이 관절 외 피부 및 피하조직까지 침범하여 봉와직염(cellulitis)과 유사한 피부 소견이 흔히 발견됨
- 통증이 심하여 관절의 passive/active motion이 모두 불가능함
- 통풍, 가성 통풍(acute calcium pyrophosphate dihydrate (CPPD) arthritis), 감염성 관절염은 임상적으로 감별이 어려울 수 있어 감별 진단을 위해 관절 천자가 반드시 필요함

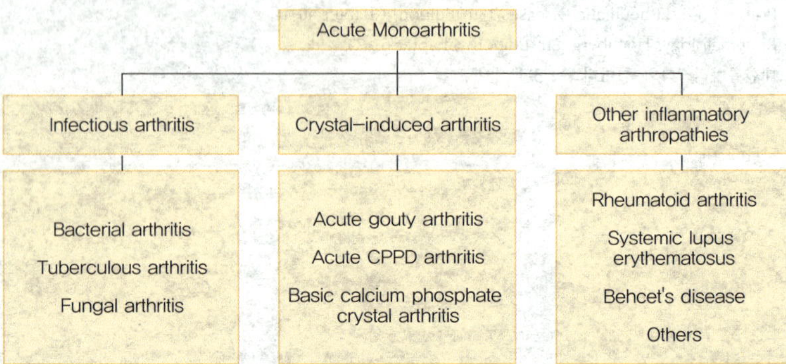

그림 9-3-1. 급성 단관절염의 감별 진단

II. 통풍(gout)

1. 정의

장기간 고요산혈증(hyperuricemia)이 지속되면서 형성된 요산 결정체가 여러 조직에 침착되어 다양한 증상을 유발하는 대사성 질환

2. 발병 원인

- 요산은 37℃에서 농도가 7.0 mg/dL 이상이면 결정형성이 가능함
- 대부분의 환자에서 요산배설능력이 저하되어 있으며, 10~15%의 환자에서는 요산 생성이 과도하여 발생함
- 만성 신부전에서 고요산혈증이 흔히 동반됨
- 혈청 요산 농도의 갑작스런 증가(음주, 과식) 또는 감소(금식, 스트레스)할 경우 급성 발작이 유발됨

3. 임상양상

- 주로 급성 단관절염 혹은 관절염주위염의 형태로 발병(급성 발작)
- 관절의 심한 통증, 부종, 발적, 열감 등이 동반됨
- 첫 번째 중족지절(metatarsophalangeal) 관절, 발등, 발목에 가장 흔히 발병하지만, 손목, 팔꿈치, 손가락 관절 등에도 발생할 수 있음
- 주로 밤이나 새벽에 시작되며, 음주, 과식, 금식, 심한 운동, 수술 후에 발생할 수 있음
- 발열이 동반될 수 있음
- 특별한 치료 없이도 1~2주 내에 증상이 소실될 수 있으나, 만성통풍성 관절염이나 부적절한 요산강하치료 시 더 지속될 수 있음
- 급성 통풍관절염이 처음 발생하면 1년 내 재발률은 약 62%임
- 치료하지 않으면 발작과 발작 사이의 간격이 점차 감소하여 만성 통풍성 관절염으로 진행함(그림 9-3-2)

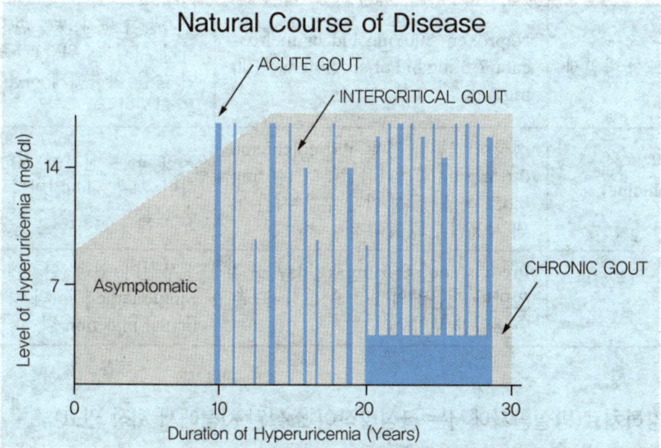

그림 9-3-2. 방치한 통풍 관절염의 자연 경과

4. 진단

1) 혈액검사

CBC, admission panel (uric acid 포함), ESR, CRP. 급성 발작 시에는 혈청 요산이 낮게 측정될 수 있어서, 발작이 지난 후에 1~2주 뒤 재측정이 필요할 수 있음

2) 관절천자

- Cell count (white blood cell count, differential count)
- Gram stain, proper cultures(세균은 blood culture bottle)
- Joint fluid microscopy: 관절액의 편광현미경 검사에서 바늘 모양의 음성 복굴절(strongly negative birefringence)을 보이는 요산 결정이 관찰됨
- Cellulitis가 의심되는 경우 시술 중 bacterial seeding이 가능하기 때문에 관절천자는 피해야 함
- 관절천자가 불가한 상황에서는 환자의 임상상과 과거력을 통하여 진단해야 함

5. 치료

1) 급성기의 치료

(1) 항염증제(표 9-3-1): 비스테로이드성 항염제, 콜치신(colchicine), 스테로이드를 급성기 기간 동안 사용(단일 혹은 병합)

(2) 요산강하제: 혈중 요산 수치의 급격한 변화를 피해야 하므로, 이미 사용하고 있는 경우에는 원래 용량/용법으로 유지

표 9-3-1. 급성기 치료제

약물 종류	용법, 용량	주의하여야 할 점
비스테로이드성 항염제	Naproxen 500 mg bid or meloxicam 7.5 mg bid or aceclofenac 100 mg bid	신기능이 좋지 않은 환자에게 사용하기 어려움. 위장관 출혈의 위험이 높은 환자에게 사용시 주의 혹은 피해야함
콜치신(colchicine)	정상 신기능일 경우 첫날 colchicine 0.6 mg tid 후, 다음날부터 0.6 mg bid로 복용. 급성 발작 후 24시간 이내 사용할수록 효과적	노인 또는 신기능 저하에는 감량하여 사용. 1시간마다 주는 처방은 금물
스테로이드	Prednisolone 0.5 mg/kg/day → 2일마다 전용량의 1/2 으로 감량, 총 7~8일간 투약	신부전이 있는 환자에서 선호됨. Single large joint의 경우 intra-articular injection 할 수 있음

2) 요산강하치료(병실환자에서는 급성발작이 소실된 시점에서 시작 권고)

(1) 요산 생성 억제제: 일차적으로 allopurinol 또는 febuxostat가 추천됨(표 9-3-2)

- 적응증(하나라도 있으면): 연 2회 이상의 급성발작, 신기능 저하, 통풍결절(tophus) 존재, 관절 X-선에서 골미란 존재, 다발관절 침범, 요석 병력 등이 하

나라도 있는 경우.
- 혈청 요산의 목표치를 6 mg/dL 이하, 통풍결절이 있을 경우 5 mg/dL 이하를 목표로 함

⑵ 요산 배설제: 요산배설의 이상이 문제가 되고 요석 병력이 없으며, 신기능 저하가 없을 경우 benzbromarone을 사용할 수 있음

⑶ 급성 발작을 예방하기 위해 요산강하치료에 더해 콜치신을 6개월간 병용해야 함

표 9-3-2. 요산저하제

약물 종류	기전, 용법, 용량	부작용
요산 생성 억제제		
Allopurinol	Xanthine oxidase 억제제 용량: 100~300 mg/일(신기능장애 환자에서는 저용량으로 시작하여 점차 증량). 필요시 800 mg/일까지 증량 가능.	피부발진, 간기능 이상, 발열, 호산구 증가증 등. 0.1%의 환자에게서 치명적인 allopurinol hypersensitivity syndrome을 유발할 수 있다. Azathioprine 및 warfarin의 대사를 억제하므로 병용 처방 시 주의
Febuxostat	Xanthine oxidase 억제제 용량: 40~80 mg/일 신기능장애 환자에서는 용량 조절이 필요	부작용 간기능 이상, 설사, 두통 등 Azathioprine의 대사를 억제하므로 병용 처방 시 주의
요산 배설제*		
Benzbromarone	URAT1 transporter 억제제 용량: 50 mg/일	간기능 이상 Warfarin의 대사를 억제하므로 병용 처방 시 주의
요산 분해제		
Rasburicase	Recombinant uricase(통풍결절 와해를 위한 약물로, 현재 국내에서는 사용할 수 없음)	

* 24시간 소변검사에서 요산 800 mg/day 이상이거나 요석의 병력 있으면 금기(요석 형성 가능성)

3) 요산수치에 영향을 주는 식이

- 퓨린이 많은 음식인 육류(특히 간, 콩팥 등의 내장), 해산물, high fructose corn syrup 등
- 식이조절로는 요산농도는 1.0 mg/dL 정도만 조절할 수 있어, 약물 치료가 중요함
- 금주 교육이 필요함

4) 무증상 고요산혈증

- 일부(~20%)에서만 통풍으로 이행함
- 과식, 과음, 퓨린의 함량이 높은 음식을 피하고, 적절한 체중을 유지할 수 있도록 노력하는 비약물적인 방법이 권장됨

III. 가성통풍(acute CPPD arthritis, pseudogout)

1. 정의

- 칼슘피로인산(calcium pyrophosphate dihydrate, CPPD) 결정이 침착되어 발생
- 고령, 골관절염과 동반된 경우가 많으며 무릎에 가장 흔히 발생함
- 부갑상선기능항진증과 같이 calcium, phosphate 대사에 이상이 있을 경우, 또는 Gitelman 증후군에서 동반되는 저마그네슘혈증에서도 CPPD 위험이 상승함

2. 임상 양상

- 급성 통풍관절염과마찬가지로 발적, 열감을 동반한 급성 단관절염의 형태로 발생함. 무릎, 손목, 어깨, 팔꿈치, 발목과 같은 큰관절에 주로 발생하며, 하나 이상의 관절을 침범할 수도 있음
- 고열이 발생하는 경우도 있음
- 급성 단관절염뿐만 아니라 골관절염에 동반된 만성 관절염의 양상을 보일 수도 있음

3. 진단

1) **관절액에서 편광현미경**: 다각형 모양의 약양성 복굴절(weakly positive birefringence)을 보이는 CPPD 결정 확인

2) **방사선검사**: 무릎 및 손목 연골의 관절석회화(chondrocalcinosis)가 관찰되나 골관절염이 있는 고령의 환자에서도 관찰될 수 있어 특이적이지 않음

4. 치료

1) **급성기 치료**: 통풍과 동일
   - 비스테로이드성 항염제, 콜치신, 전신 또는 관절강 내 스테로이드

2) **예방 치료**: 통풍과는 달리 관절 내 CPPD 결정을 제거하는 법이 없음
   - 재발이 흔한 경우 예방요법으로 콜치신(colchicine 0.6 mg QD)을 고려해 볼 수 있음

Tip

1. Monosodium urate crystal, CPPD crystal, bacteria 모두 염증세포의 inflammasome을 자극시켜 심한 염증반응 유발, 급성 단관절염을 일으킬 수 있음
2. 통풍 및 가성통풍의 급성기 치료는 동일하나, 통풍은 충분한 항염증치료 이후 대개 요산강하치료가 필요(요산강하치료를 이미 하고 있는 통풍환자는 급성기에 요산강하제를 유지)
3. 고요산혈증을 조절되지 않으면 통풍 재발 가능성이 높아, 통풍환자에서 life-long 요산강하치료가 필요함

IV. 감염성 관절염

1. 정의

- 관절 내 조직 및 활막액에 세균, 바이러스 또는 진균에 의한 감염
- 대개는 세균에 의해 일어나지만 일부 바이러스 또는 진균에 의해 발생하기도 함
- 관절 외감염(extraarticular infection) 후 나타나는 (비감염성)반응성 관절염(reactive arthritis)과 구분이 필요함

2. 임상양상

- 소아에서는 국소 증상보다는 전신 증상이 더 뚜렷이 나타나는 반면, 성인에서는 관절 부위 국소 증상이 더욱 뚜렷해짐
- 주로 하지를 침범하여, 무릎관절, 고관절에서 가장 흔히 발생함
- 임질균에 의한 증상은 대개 이동성의 다발성 관절통인 반면, 포도상구균 등 비임질균에 의한 감염은 고열과 단일 관절의 국소 종창 및 통증을 특징으로 함
- 결핵균이나 진균 감염증은 주로 만성적인 단일 관절염을 일으키며 증상이 상대적으로 경함

3. 진단 및 검사

- 혈액 및 관절 외 감염 부위 배양도 필요함
- 비임질균에 의한 경우 약 50%의 환자의 관절 천자액에서 그람염색에서 균이 염색됨. 임질균의 경우 그람염색과 배양결과가 음성인 경우가 흔함
- 건강한 성인인 경우 인후, 자궁경부, 요도 분비액의 미생물학적 검사가 필요함
- 결핵균이 의심되는 경우, 항산성 간균 염색(acid-fast bacilli staining), 배양과 더불어 결핵균 중합효소연쇄반응(polymerase chain reaction, PCR) 검사가 도움이 됨

4. 치료

1) 일차 치료

- 관절 천자 후 관절액 그람염색을 통하여 그람양성과 그람음성균을 구분

(1) **그람양성:** nafcillin or oxacillin

(2) **그람염색이 되지 않은 경우:** 경험적 항균제
- 건강한 성인의 경우: 황색포도구균, 연쇄상구균, 임질균을 표적으로 하여 3세대 cephalosporin (ceftriaxone, ceftizoxime, cefotaxime)
- 면역기능 저하자의 경우: 광범위 항균제 투약

(3) **비임질균:** 정맥 항생제를 약 2주간 투약 후 1~2주간의 경구 항생제를 복용

(4) **임질균 감염:** 총 7~10일간 항생제 치료

(5) **결핵성 관절염:** 호흡기 결핵과 동일하게 치료(isoniazid, rifampin, ethambutol, pyrazinamide 복합 요법, 6~9개월)

(6) 바이러스 감염을 동반하는 관절염에서는 비스테로이드성 항염제 등 보존적인 치료로 충분함

(7) 필요시 반복적인 관절천자를 통해 관절액을 배액함

2) 수술적인 배액이 필요할 수 있는 경우

- 바늘천자를 이용한 배액이 기술적으로 어렵거나 완전한 배액이 어려울 때
- 관절액 배양검사 결과가 음전이 되지 않을 때
- 이미관절염으로 관절 손상이 있는 경우
- 감염된 활막 조직이나 주위 뼈의 제거가 필요할 때

3) 주의사항

- 발병 2~3일 내에 적절한 치료를 받게 되면 예후는 좋으나, 치료가 지연될 경우 영구적인 관절 파괴를 가져올 수 있음
- 감염성 관절염에서 관절의 고정(i.e. splint)을 피해야 함
- 염증 현상이 소실될 때까지 체중 부하를 피하는 것이 필요하나 가능한(수동) 운동으로 관절 운동 범위가 제한되는 것을 막아야 함

V. 골관절염(osteoarthritis)

1. 정의

- 주로 50세 이상의 성인에서 보이는 근골격계 질환으로 관절의 연골층이 손실되어 뼈와 뼈가 직접 마찰하면서 통증이 발생하고 움직이기 어려운 질환

2. 임상양상(그림 9-3-3)

- 연골층의 손실은 연골하골의 경화(subchondral sclerosis), 관절극단의 새로운 뼈끝돌기(osteophyte) 형성, 관절낭(articular capsule) 신전, 활액막염(synovitis) 등으로 임상 소견이 다양함
- 관절통은 활동과 관련되며 관절을 사용하는 동안 또는 사용후 주로 나타남
- 손의 원위지절(distal interphalangeal) 관절, 근위지절(proximal interphalangeal) 관절, 첫째 수근중수(carpometacarpal) 관절, 발의 첫째 중족지절(metatarsophalangeal) 관절, 고관절, 무릎관절과 요추와 경추를 잘 침범
- 조조경직은 대개 30분미만
- 관절통은 많이 사용할수록 더 악화되며, 쉬면 호전됨
- 과체중은 몸무게를 지탱하는 관절통을 악화함
- 관절의 압통이 동반 가능
- 골관절염이 진행되면 운동범위 제한 및 관절경직을 관찰할 수 있음
- Inflammatory osteoarthritis 경우 synovitis 등의 염증을 동반 가능함

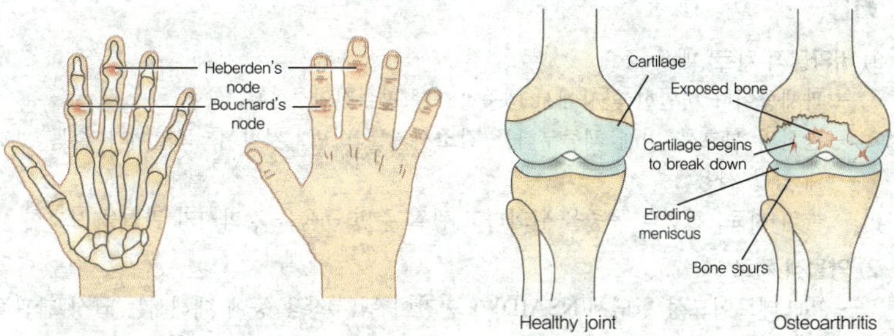

그림 9-3-3. 수부 및 무릎 골관절염

골관절염은 원위지간 또는 근위지간 관절의 골비후에 의한 헤베르덴 결절(Herberden's node) 또는 부샤르 결절(Bouchard's node)을 형성한다.

3. 진단

1) 방사선검사

- 단순 X-ray에서 관절간격의 감소, 뼈끝돌기(osteophyte) 생성, 연골하 경화(subchondral sclerosis), 연골하골 낭종(subchondral cyst)을 보임
- 무릎, 고관절 등의 체중부하 관절은 관절간격의 감소 평가
- 미란성(erosive) 골관절염의 경우 류마티스 관절염, 건선 관절염과의 감별이 필요함

2) 혈액검사

일차성 골관절염의 진단에 중요하지 않으나 이차성 골관절염의 원인 배제를 위해 시행함(예 rheumatoid arthritis, multiple myeloma, infection etc.)

3) 관절천자

염증성 관절염이 의심되면 감별을 위해 고려함

- 골관절염의 관절액성상은 비염증성임(관절액 WBC < 2,000/mm^3)

Tip

골관절염보다 류마티스 관절염을 시사하는 소견*

1. 대칭적으로 손목, 중수지절(MCP) 관절, 근위지절(PIP) 관절을 침범
2. 조조경직 30분 이상, synovitis 등의 관절염 소견이 뚜렷
3. ESR, CRP 상승, 류마티스 인자나 항 CCP 항체 양성(류마티스 인자는 정상에서도 양성 가능함)
4. 방사선검사 소견에서 골미란이 존재하고 관절주위 골음영 감소가 뚜렷

* 류마티스 관절염과 골관절염이 공존할 수 있음

4. 치료

1) 비약물적 치료: 매우 중요

- 과체중이나 비만한 환자에서 체중감소가 필수적임
- 관절의 보호를 위해 체중부하를 감소시키는 방법: 지팡이, 목발이나 손목 보호대 등을 사용
- 물리 치료: 관절의 통증을 완화하고 관절 주변 근육을 강화시켜 관절을 보호함

2) 약물적 치료

- 비스테로이드성 항염제(NSAID)가 근간이 됨(부작용 등에 대해서는 급성 단관절염 섹션 참조)
- 아세토아미노펜: NSAID를 쓸 수 없는 경우 고려
- 글루코사민, 콘드로이틴, 다이아세린: 골관절염의 진행을 막아준다는 증거는 아직 부족함
- 관절강 내 스테로이드 주사: 1년에 3~4회 정도 사용할 수 있음. 부작용을 피하기 위해서 적어도 3개월 간격을 두고 사용함

3) 외과적 치료

- 약물 혹은 비약물적 치료로 통증이나 관절기능 장애가 조절되지 않는 경우(특히 무릎이나 고관절) 수술적인 치료를 고려함

••• 참고문헌 •••

1. Choi HK et al. Ann Int Med 2005;143:499-516.
2. Underwood M et al. BMJ 2006;332:1315-9.
3. Khanna D et al. Arthritis Care Res 2012;64(10):1431-61.
4. Harrison's principles of Internal Medicine 21th Edition, Chapter 130, 371, 372.

CHAPTER 04

류마티스 관절염
Rheumatoid arthritis

이은봉

I. 정의

- 만성 염증성 관절질환으로 주로 말초관절에, 특히 상지에 대칭성의 관절염을 유발하며, 관절외(extra-articular) 병변을 동반할 수 있는 질환
- 유병률은 1.0% (0.3~2.1%) 정도이며, 남녀의 비율은 1:3 정도임
- 호발 연령은 35~50세

II. 임상양상

1. 관절염 증상: 관절의 통증 및 종창, 조조경직

1) 소관절

- 손의 중수지 관절(metacarpophalangeal joints, MCP), 근위부손가락뼈사이 관절(proximal interphalangeal joint, PIP), 손목 관절(wrist), 중족지 관절(metatarsophalangeal joint, MTP)

2) 대관절

- 어깨(shoulder), 팔꿈치(elbow), 무릎(knee), 발목(ankle)

3) 척추

경추 (cervical spine 1,2)

2. 관절 변형: 만성 악화 시 관절 변형 초래(그림 9-4-1)

Swan-neck deformity, Boutonniere deformity, ulnar deformity 발생

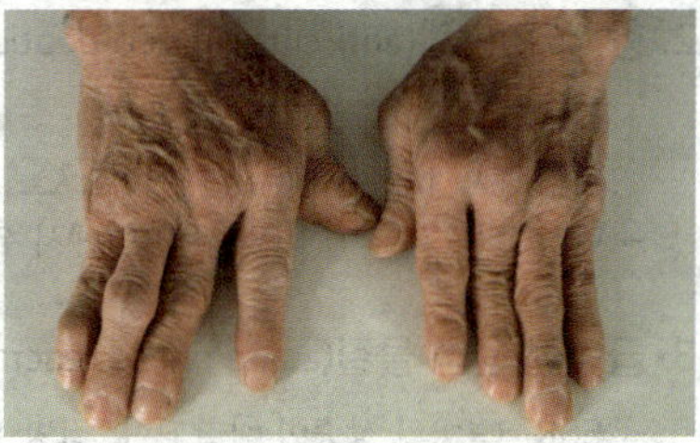

그림 9-4-1. 관절변형
Swan neck deformity (우측 5번째 손가락), Boutonniere deformity (우측 4번째 손가락), Ulnar deviation (좌우측 손가락들)

3. 관절 외 병변

표 9-4-1. 류마티스 관절염의 관절 외 병변

Skin	Rheumatoid nodules, vasculitis, pyoderma gangrenosum
Heart	Pericarditis, premature atherosclerosis, vasculitis, valve disease, rheumatoid nodules
Lung	Pleural effusion, interstitial lung disease, bronchiolitis obliterans, rheumatoid nodules
Eye	Keratoconjunctivitis sicca, episcleritis, scleritis, scleromalacia perforans, peripheral ulcerative keratopathy
Neurologic	Entrapment neuropathy, cervical myelopathy, mononeuritis multiplex (vasculitic neuropathy), peripheral neuropathy
Hematologic	Anemia, thrombocytosis, lymphadenopathy, Felty's syndrome
Kidney	Amyloidosis, vasculitis
Bone	Osteoporosis

III. 검사 소견

1. Rheumatoid factor (RF)

- 류마티스 관절염 환자 약 75%에서 양성
- 민감도 65~73%
- 특이도 85%
- 만성 B형, C형 간염, 만성 질환 및 노인에서도 양성 가능함
- 류마티스 결절이나 관절 외 증상이 있는 경우 양성률이 높음

2. 항 CCP 항체(anti-citrullinated peptide antibody, ACPA)

- RF와 유사한 민감도
- 높은 특이도(95~98%)
- 만성 B형, C형 간염 및 노인 등에서 위양성률 낮아 RA 감별 진단에 도움

3. 급성 반응성 물질(acute phase reactants)

- ESR, CRP의 상승이 관찰되며, 질병 활성도나 관절 파괴의 진행과 관련됨

4. 경도의 빈혈, 혈소판증가증

- 만성 질환성 빈혈, 비스테로이드성 항염제 사용에 따른 철분 결핍성 빈혈이 흔함
- 만성 염증과 관련해서 혈소판의 증가가 관찰됨

5. 활액검사 소견

- 활액은 전형적인 염증성 관절염 소견으로, 혼탁하고 점도가 낮음
- 백혈구 수는 3,000~50,000/mm^3로 증가된 소견

6. 방사선학적 진단

- 연부조직의 부종, 대칭적인 관절강 협착, 골미란, 관절 주위 골다공증

7. 관절초음파 소견

- 파워 도플러를 활용하여 활막염 소견인 관절의 혈관상 증가를 확인
- 활액 증가 및 활막 비대 소견

IV. 진단

만성 염증성 관절염으로 말초 관절들이 대칭적으로 침범되었으면 진단할 수 있음. 연구 목적으로 표준 분류 기준을 사용하기도 함(표 9-4-2)

표 9-4-2. 2010년 미국 류마티스 학회/유럽 류마티스 협회 분류 기준

점수의 합이 총 6점 이상인 경우 류마티스 관절염으로 분류함	
분류기준	점수
관절침범	
대관절* 1	0
대관절* 2~10	1
소관절** 1~3(대관절 침범 여부에 관계없음)	2
소관절** 4~10(대관절 침범 여부에 관계없음)	3
관절 10개 초과(소관절 1개 이상 포함)	5
혈청검사(최소 한 가지 이상 검사 필요)	
RF−, ACPA−	0
Low-positive*** RF 또는 low-positive ACPA	2
High-positive RF 또는 high-positive ACPA	3
급성 반응기 물질(최소 한 가지 이상 검사 필요)	
정상 CRP와 정상 ESR	0
비정상 CRP 또는 비정상 ESR	1
증상 기간	
< 6주	0
≥ 6주	1

* 대관절, shoulders, elbows, hips, knees, ankles

** 소관절, metacarpophalangeal joints, proximal interphalanageal joints, 2~5 metatarsophalangeal joints, thumb interphalangeal joints, wrist joints

*** low-positive, upper limit of normal (ULN)의 3배 이하인 경우

V. 초기 검사

1. 일반혈액검사, 간기능검사, 신기능검사, 급성 반응물질(ESR, CRP), 류마티스 인자, 항 CCP 항체, B형 간염(HBsAg, HBcAb, HBsAb), C형 간염검사(Anti-HCV)
2. 주요 관절에 대한 X선 검사(손, 발, 무릎, 어깨, 경추, 고관절)
3. 흉부 X선

VI. 임상적으로 나쁜 예후를 나타내는 중요인자

- 관절 외 증상(rheumatoid nodules, RA vasculitis, Felty syndrome)
- 류마티스 인자 양성, 항 CCP 항체(anti-CCP antibodies) 양성
- X-ray에서 골미란이 있는 경우
- 기능제한이 있는 경우: Poor Health Assessment Questionnaire-Disability (HAQ) Index

VII. 치료

- 약물 치료가 기본. 관절의 변형이 심한 일부 환자에서는 수술적 치료가 필요함
- 6개월 내에 완해를 목표로 하나, 불가능한 경우 낮은 질병활성도(low disease activity)를 유지함을 목적으로 함

1. 약물 치료 원칙(그림 9-4-2)

- 조기 진단, 조기 치료를 통해 관해를 달성하여 관절의 변형이 진행하는 것을 최소화 하는 것이 목표.
- 조기에 항류마티스제(disease modifying antirheumatic drugs, DMARDs)를 시작하여야 함
- 보통 DMARD 시작 후 3~6개월 뒤에도 치료 효과가 없으면 생물학적 제제(biologic DMARD, bDMARD) 또는 신호전달억제제(targeted synthetic DMARD, tsDMARD) 고려
- DMARD의 효과는 천천히 나타나므로 치료 초기에는 NSAIDs, 스테로이드 등으로 통증 조절

2. 재활 치료

- 휴식, 운동, 물리 치료, 작업 치료 등이 치료에 도움이 됨

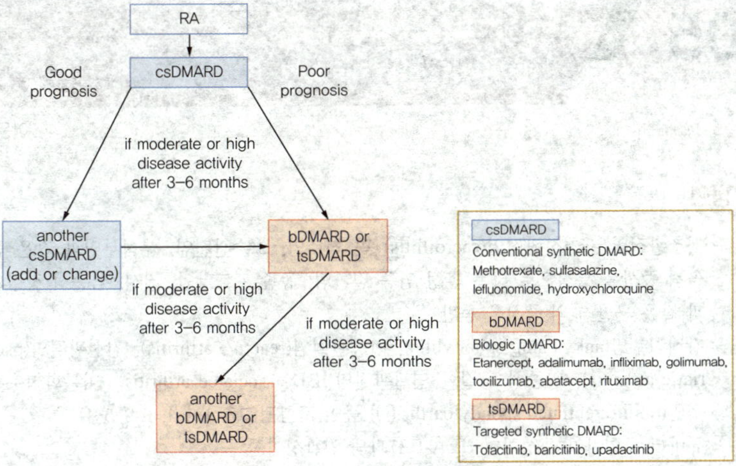

그림 9-4-2. 류마티스 관절염의 치료 원칙

••• 참고문헌 •••

1. 류마티스학. 3판, 대한 류마티스학회.
2. Harrison's principles of internal medicine 21st Edition.
3. Smolen et al. EULAR guideline for the management of RA, 2022 update, Ann Rheum Dis 2023;82:3.
4. Fraenkel et al. 2021 ACR guideline for the treatment of Rheumatoid Arthritis. Arthritis Rheum 2021;73:1108

CHAPTER 05

척추관절염
Spondyloarthritis

이은영

I. 정의

- 척추관절염은 천장관절염(sacroiliitis) 및 척추염, 소수관절염, 부착부염과 같은 근골격 증상을 특징으로 하는 만성 염증 질환임. 종종 포도막염, 건선, 염증성 장질환과 같은 근골격 외 증상을 동반
- 강직척추염(ankylosing spondylitis), 반응관절염(reactive arthritis), 건선관절염(psoriatic arthritis), 염증성 장질환 연관관절염(IBD-associated arthritis), 미분화척추관절염(undifferentiated spondyloarthritis) 등이 포함됨(그림 9-5-1, 표 9-5-1)
- 류마티스 인자가 음성이며 HLA-B27과의 연관성이 높음
- 척추관절염의 주된 병변은 부착부염(enthesitis)임

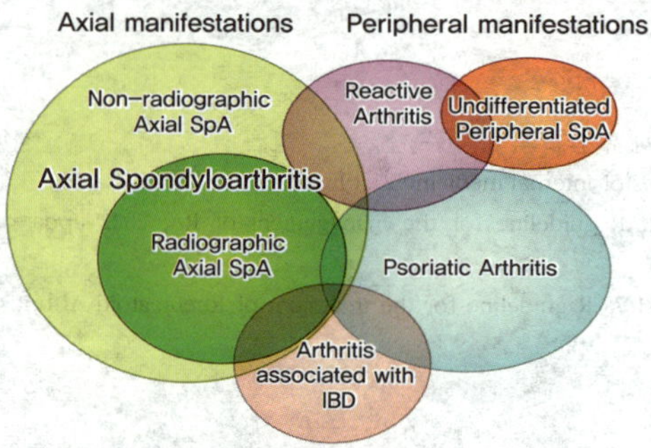

그림 9-5-1. 척추관절염의 분류

표 9-5-1. 척추관절염 종류에 따른 임상적 특징

	강직척추염	반응관절염	건선관절염	염증장질환연관관절염
남녀 비	3 : 1	5 : 1	1 : 1	1 : 1
천장관절 침범	대칭적	비대칭적	비대칭적	비대칭적
천장관절염 빈도	100%	40~60%	40%	20%
말초관절 침범	+	++	++	++
골부착부염 (ethesitis)	++	+++	+++	+

가락지염 (dactylitis)	+/−	++	++	+/−
피부병변	−	Circinate balanitis, keratoderma blennorrhagicum	Psoriasis	Erythema nodosum, pyoderma gangrenosum
안 증상	전방 포도막염	전방 포도막염, 결막염	전방 포도막염	전방 포도막염
비뇨생식계 병변	전립선염	요도염, 자궁경부염		

II. 임상양상(강직척추염을 중심으로)

1. 축성(axial) 관절의 증상

1) 염증성 둔부통 혹은 요통: 가장 중요한 임상 증상
   - 45세 이전 발생
   - 잠행적 발생(Insidious onset)
   - 운동으로 호전
   - 휴식으로 호전되지 않음
   - 야간 통증 및 기상 후 호전(조조경직)

   위의 5가지 항목 중 4개 이상을 만족하면 염증성 요통으로 간주할 수 있음
2) 척추의 운동성 혹은 흉곽 확장의 감소
3) 갈비척추(costovertebral), 갈비흉골(costosternal) 및 복장뼈자루(manubriosternal) 관절을 침범하는 경우 기침이나 재채기로 악화되는 늑막염과 유사한 흉통을 호소할 수 있음

2. 말초성(peripheral) 관절의 증상

1) 말초관절염(peripheral arthritis)은 하지, 특히 무릎과 발목에서 잘 발생
2) 보통 비대칭적, 1~3개의 관절에 보통 급성으로 발생
3) 손발가락염(dactylitis)은 1개 이상의 손가락 또는 발가락 전체가 붓는 증상이 발생
4) 골부착부염(enthesitis)이 발생한 곳에 압통(발뒤꿈치, 아킬레스건 부위가 가장 흔함, 척추관절염 외 다른 류마티스 질환에서는 흔하지 않음)

3. 관절 외 증상

1) 안증상: 급성전방포도막염(홍채염), 환자들의 약 30~40%에서 동반
2) 장증상: 5~10%에서 염증장질환이 발생
3) 피부증상: 건선이 약 10%에서 동반
4) 이외 심혈관계침범, 신경계 침범, 전립선염, 아밀로이드증 등이 드물게 발생

Tip

요통

1. 염증성 요부동통은 기계적 요부동통과 달리, 45세 미만에서 잠행적으로 발생한 3개월 이상의 만성 요통으로 조조경직 및 운동으로 호전되는 양상을 보이는 것이 특징임
2. 기계적 통증은 대부분 갑자기 시작하고, 특정 신체활동에 의해 악화하여, 휴식으로 경감됨. 그리고 90% 이상에서 2달 이내에 자연적으로 호전됨
3. 추간판 탈출증에 의한 좌골신경통은 다리로 방사되는 통증이 특징이지만, 염증성 요통도 허벅지로 방사될 수 있음. 그러나 염증성 요통의 경우 방사통이 무릎 이하로 내려가는 것이 드묾
4. 소변, 대변 장애 또는 사지 마비 증상이 동반될 경우 응급 사항으로 추간판 탈출증의 수술적 치료를 고려함 (red-flag sign)

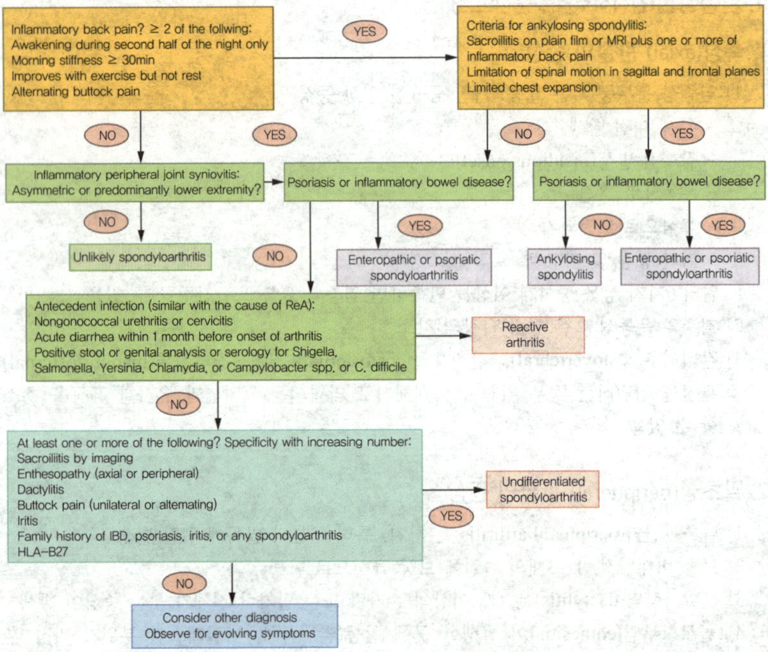

그림 9-5-2.
출처: The Assessment of SpondyloArthritis international Society (ASAS) handbook: a guide to assess spondyloarthritis.

III. 진단

1. 방사선학적 소견

1) 천장관절염: 연골하골(subchondral bone)의 흐려짐(blurring), 미란, 연골하골의 경화증(장골쪽에 변화가 심함)
2) 척추: 척추체의 모서리 부분에 경화증으로 인한 'shiny corners', 척추체의 앞부분에 신생골이 형성되어 척추체 전면의 오목함이 줄어드는 'squaring', 척추체 사이 섬유륜의 점진적 석회화에 따른 'bridging (=syndesmophyte)', 척추체의 완전한 융합으로 인한'bamboo spine'
3) 말초뼈: 부착부에 발생하는 골미란이나 골염 소견
4) 천장관절염 조기 진단을 위해 자기공명영상(MRI)을 이용함
5) 분류 기준(표 9-5-2, 9-5-3)으로 진단함

표 9-5-2. 국제 척추관절염학회의 축형 척추관절염의 분류 기준

영상검사에서 천장관절염이 있고 척추관절염의 특징이 1개 이상 또는 HLA-B27 양성이고 척추관절염의 특징이 2개 이상	
영상검사에서 천장관절염 – MRI에서 활동성 천장관절염 – 단순 X선 촬영에서 확정 천장관절염	척추관절염의 특징 • 염증성 등통증 • 관절염 • 부착부염(발뒤꿈치) • 포도막염 • 손발가락염 • 건선 • 크론병/염증성 대장염 • NSAID에 좋은 반응 • 척추관절염의 가족력 • HLA-B27 양성 • CRP 상승

표 9-5-3. 강직척추염의 수정 뉴욕 분류 기준(1984)

임상 기준
요추 통증 및 경직: 최소 3개월 이상, 운동으로 호전되지만 휴식으로 호전되지 않음 요추 운동의 제한: 전후방 및 측방 운동 제한 흉부 확장능 감소: 연령 및 성으로 보정된 기준보다 감소
방사선학적 기준
2~4등급의 양측 천장관절염 또는 3~4등급의 편측 천장관절염
진단
확정 강직척추염: 방사선학적 기준과 1개 이상의 임상기준을 만족하는 경우 의증 강직척추염: 임상기준 없이 방사선학적 기준을 만족하거나 임상기준 3개를 만족하는 경우

2. 혈액검사

- 초기 혈액검사: CBC, ESR, CRP, HLA-B27, Rheumatoid factor(배제목적), Anti-CCP(배제목적)
- 흔히 ESR이나 CRP가 증가하지만 간혹 질병활성도를 잘 반영해주지 못할 수 있음

IV. 질환활성도 평가

- BASDAI (Bath Ankylosing Spondylitis Disease Activity Index), ASDAS (Ankylosing Spondylitis Disease Activity Score) 등의 질환활성도 평가가 이용되고 있음.

V. 치료

- 금연
- 자세와 움직임의 범위를 유지시킬 수 있는 운동 프로그램이 매우 중요

1. 약물 요법

1) NSAIDs (1st-line therapy)

- 통증, 압통을 줄이고 mobility를 증가시킴
- 일부 환자에서 적절한 사용이 방사선학적 진행을 늦춘다는 보고가 있음

2) Anti-TNFα therapy

- 직전 3개월 동안 2가지 이상의 NSAID 혹은 DMARD를 사용했음에도 BASDAI 4점 이상의 질환 활동도를 보이는 경우 고려대상이 됨 (국내보험 기준)
- Infliximab/Etanercept/Adalimumab/Golimumab 및 biosimilar들이 사용되고 있음

3) IL-17 blockade (Secukinumab/ixekizumab)

- 국내에서는 Anti-TNFα therapy에 효과가 없는 경우 사용할 수 있도록 허가되어 있음
- 건선 및 건선관절염 치료에도 효과가 증명되어 있음

4) DMARDs

- Sulfasalazine (2~3 g/d)가 peripheral arthritis에서 어느 정도 효과 있음
- Methotrexate, Hydroxychloroquine 등 다른 DMARDs의 효과는 증명되지 않음

2. 재활운동 치료

- Mobility를 유지, disability 예방
- 참고영상: https://www.youtube.com/watch?v=ibdTnhTwcWc

3. 수술적 치료

- 적응증: 심한 고관절염(total hip arthroplasty), 척추의 심한 굴곡 변형이나 환축추아 탈구(atlantoaxial subluxation)에서 고려함

••• 참고문헌 •••

1. Harrison's principles of Internal Medicine. (21th ed)
2. Ramiro S, Nikiphorou E, Sepriano A, Ortolan A, Webers C, Baraliakos X, Landewé RBM, et al. ASAS-EULAR recommendations for the management of axial spondyloarthritis: 2022 update. Ann Rheum Dis. 2023;82(1):19-34
3. 류마티스학 3rd edition (2022, 군자출판사).

CHAPTER 06

전신홍반루푸스

Systemic lupus erythematosus, SLE

박준원

I. 정의

다양한 자가항체 형성을 특징으로 여러 장기를 침범하는 대표적인 자가면역질환

II. 역학과 병리기전

- 정확한 병태생리는 알려지지 않았지만, 자가항체에 의한 면역복합체(immune complex) 형성 및 이에 의한 이차적 조직 손상이 주요 기전으로 알려져 있음
- 발생률: 10만 명 당 1~25 건
- 주로 가임기 여성을 포함한 젊은 나이에 발병, 남녀 비 1:7~15
- 호발 연령: 15~55세

III. 임상증상

- "천의 얼굴을 가진 병"으로 침범 장기에 따른 다양한 증상이 나타날 수 있음
- 발열, 피로, 권태, 식욕부진, 체중 감소와 같은 전신 증상이 발생하기도 함
- 병의 경과 중에 새로운 증상이 나타남
- 임상 증상은 진단, 경과판정, 치료 결정에 중요함

1. 피부 점막 증상(80~90%)

- 뺨 발진(malar rash), 원반형 발진(discoid rash), 광과민성, 구강 궤양 등
- 피부 소견: 뺨 발진은 코 상부를 포함한 대칭성 나비모양 발진으로 약간의 부종과 인설을 가짐(그림 9-1-5). 원반 홍반은 병변은 둥근 모양으로 가장 자리는 약간 융기되며, 위축 반흔, 색소탈실/침착, 모세혈관 확장 등을 남김(그림 9-1-4)
- 점막 증상: 구강, 코, 항문, 생식기에 발생, 구강 병변은 혀와 볼점막, 윗입천장 궤양이 특징적임
- 피부는 질병 활성도를 나타내는 중요한 표지자로 두피, 귀의 뒤쪽, 입천장, 손 검진 필요

2. 근골격계 증상(76~100%)

- 가장 흔한 증상 중 하나임
- 관절통/관절염은 주로 손관절을 대칭적으로 침범하고, 이외 다른 관절에도 발생할 수 있음
- 관절 변형을 동반한 관절염(Jaccoud 관절병증)은 10% 내외에서 발생함

3. 장막염(serositis)

- 흉막염은 30~60%에서 심장막염은 20~30%에서 발생함
- 심한 경우 복막염도 동반 가능함

4. 신장 증상(루푸스 신염: lupus nephritis) (25~75%)

- 루푸스 신염은 신부전 또는 신증후군이 발생하기 전까지는 무증상인 경우가 많아 주기적인 소변검사가 필요함
- 단회뇨 단백/크레아티닌 비(또는 24시간 요단백량)가 500 mg/24시간을 초과, 요검사(dipstick test)에서 3(+) 이상의 단백뇨, 세포성 원주(적혈구, 요세관상피세포, 과립성, 혹은 혼합성) 과 같은 소변검사 상 이상 소견이 나타남
- 루푸스 신염이 의심되면 신장 조직 검사가 필요하며 조직검사 소견에 따라 치료 방향과 예후가 달라짐(표 9-6-1)
- 위험한 증식성 형태의 사구체 손상(III, IV형)이 있는 환자는 대체로 현미경적 혈뇨와 500 mg/24시간 이상의 단백뇨가 나타남. 절반에서 신증후군으로 발전, IV형을 치료하지 않으면 대부분의 환자가 2년 내에 말기 신질환으로 진행함
- 신장 조직검사에서 활성형 병변(active lesion)은 적극적인 항염증 및 면역억제 치료 필요

5. 뇌신경증(Neuropsychiatric lupus) (20~40%)

- 2012년 SLICC 전신홍반루푸스 분류 기준에는 다발성 단일신경병증(mononeuritis multiplex), 척수병증(myelitis), 말초 또는 뇌신경병증(peripheral or cranial neuropathy), 급성 혼돈상태(acute confusional state) 등도 포함됨
- 횡단척수염(transverse myelitis): 급속히 진행하는 상행성 마비 또는 하반신 마비, 감각이상, 조임근 조절장애를 나타내며 빠른 진단과 치료가 필요하므로, 뇌척수액검사와 자기공명영상검사를 신속하게 시행하여야 함
- 뇌신경 침범을 평가: 기본 혈액검사, 뇌척수액검사, 방사선검사, 발작이 있는 경우 뇌파 등의 검사가 필요함

표 9-6-1. 루푸스 신염의 분류(국제신장학회/신장병리학회)

Class I	Minimal mesangial lupus nephritis
Class II	Mesangial proliferative lupus nephritis
Class III	Focal lupus nephritis III (A): active lesions: focal proliferative lupus nephritis III (A/C): active and chronic lesions III (C): chronic inactive lesions with scars
Class IV	Diffuse lupus nephritis IV-S (A): active lesions : diffuse segmental proliferative lupus nephritis IV-G (A): active lesions : diffuse global proliferative lupus nephritis IV-S (A/C): active and chronic lesions IV-G (A/C): active and chronic lesions IV-S (C): chronic inactive lesions with scars IV-G (C): chronic inactive lesions with scars
Class V	Membranous lupus nephritis
Class VI	Advanced sclerotic lupus nephritis

6. 폐침범

- 루푸스 흉막염, 루푸스 폐렴, 폐출혈, 폐색전증, 폐동맥 고혈압 등
- 흉막염이 가장 흔하며 간질 폐질환, 폐출혈, 폐위축 증후군(shrinking lung syndrome)은 생명을 위협할 수 있음
- 폐출혈: 폐 혈관염에 의한 것으로 감염 등 출혈성 폐렴의 다른 원인을 감별 진단하여야 함

7. 심장 침범(~25%)

- 심장막염: 기침, 기대어 눕는 동작에 의해 악화되는 흉골하 또는 심장막 통증을 호소함. 심초음파가 가장 예민한 검사법임
- Libman-Sacks 심내막염: 비세균성 사마귀 모양의 증식을 보이며, 부검에서 15~60%에서 관찰됨. 급성 또는 아급성 세균심내막염은 이전에 전신홍반루푸스가 침범했던 판막에서 발생할 수 있으므로 루푸스 심내막염 환자에서 외과적 시술 전에 예방적 항생제 투여가 권고됨

8. 위장관 증상

- 연하곤란(2~6%), 복수(8~11%), 췌장염, 장간막 또는 장혈관염 등
- 장간막 또는 장혈관염: 생명을 위협하는 심각한 합병증이며, 고용량의 글루코코르티코이드가 필요하고 침범 범위가 넓거나, 출혈이나 천공을 동반하는 경우 수술적 치료가 필요함

10. 안과 증상

- 안구건조증, 비특이적인 결막염, 포도막염, 공막염, 망막혈관염, 시신경염 등
- 망막혈관염과 시신경염: 심각한 증상으로 수일에서 수 주일 내에 실명할 수 있으므로 적극적인 치료가 요구됨

11. 혈액학적 증상

- 빈혈: 대개 만성 질환에 동반되는 정상색소, 정상혈구빈혈, 용혈빈혈
- 림프구감소증, 백혈구감소증, 혈소판감소증, 혈전혈소판감소자색반병(thrombotic thrombocytopenic purpura, TTP), 용혈요독증후군(hemolytic uremic syndrome)

IV. 검사 소견

1. 전혈구 및 혈소판 수 검사

- 빈혈이 가장 흔한 소견, 만성 질환과 관련된 빈혈 80%, 철결핍빈혈이나 신질환과 동반된 빈혈
- 자가면역용혈빈혈: 10% 미만의 환자에서 관찰되지만, 쿰스검사(직접, 간접) 양성은 용혈 없이도 나타남
- 백혈구감소: 림프구감소가 중성구감소보다 흔함
- 혈소판감소증: 만성적, 증상이 없는 경우가 흔하며 50,000~100,000/mm^3 정도임, 심한 경우 20,000/mm^3 이하로 잇몸 출혈이나 점출혈 등 나타남

2. 소변검사

- 신장 침범은 무증상인 경우가 많기 때문에 전신홍반루푸스가 의심되는 모든 환자나 진단 후 경과 추적 중인 환자에서 소변검사는 필수적임
- 현미경적 혈뇨가 있고 적혈구 원주가 발견되는 경우 루푸스 신염의 가능성이 높고, 단백뇨를 정량하여야 함
- 단회뇨 단백/크레아티닌 비(또는 24시간 요단백량)이 500 mg/24시간을 초과하거나, 요검사(dipstick test)에서 3(+) 이상의 단백뇨나 세포성 원주(적혈구, 요세관 상피세포, 과립성, 혹은 혼합성) 소견이 있을 경우 신조직검사를 고려해야 함

3. 자가항체검사

- ANA (antinuclear antibody): 98%에서 양성, 가장 좋은 선별검사, 반복적으로 음성이 나오면 루푸스가 아닐 확률이 높음
- Anti-dsDNA antibody: 70%에서 양성, 고역가는 전신홍반 루푸스에 특이적이고, 일부 환자에서는 질병 활성도, 신장염, 혈관염과 관련됨

- Anti-Smith antibody: 25%에서 양성, 특이적이나 임상 증상과 관련성은 없음
- Anti-Ro (SSA) Ab: 전신홍반루푸스에 특이적이지 않음. 건조증후군 (sicca syndrome), 아급성 피부 루푸스, 선천성 심장차단이 있는 신생아루푸스와 연관이 있음
- Anti-La (SSB) Ab: 항 Ro 항체와 대개 연관이 있음
- 항인지질항체: anti-cardiolipin Ab, anti-$\beta 2$ glycoprotein I Ab, Lupus anticoagulant, 혈전증, 유산, 혈소판감소증 위험 증가와 관련

4. 보체검사

- C3, C4, CH50 (total hemolytic complement)
- Anti-dsDNA Ab 역가가 높고 C3, C4 수치가 낮으면 질병의 활성도를 반영함

5. 질병의 경과를 추적하기 위한 검사

- 혈색소치, 혈소판 수, 혈청 크레아티닌, 혈청 알부민, 혈뇨 및 단백뇨를 보기 위한 소변검사
- 보체 역가의 감소와 항 dsDNA 항체 역가의 증가는 질병 활성도를 비교적 잘 반영하지만, 임상 증상이 호전된 경우에도 지속적으로 항 dsDNA 항체 역가가 높은 경우가 있음
- 치료를 결정하는 데 있어 혈청학적 소견보다 임상양상이 우선 고려되어야 함

Tip

1. 초기 진단에 필요한 혈액검사: CBC, ESR, CRP, Admission panel, Urinalysis, Urine Protein/Creatinine ratio, C3, C4, Anti-dsDNA, Anti-Ro, Anti-La, Smith Ab, Anti-RNP, Lupus anticoagulant, Anti-cardiolipin, Anti-beta2 glycoprotein
2. 추적관찰에 필요한 혈액검사: CBC, ESR, CRP, Admission panel, Urinalysis, Urine Protein/Creatinine ratio, C3, C4, Anti-dsDNA
3. ANA, Ro, La, Sm, RNP는 질환활성도를 반영하지 않아 재검하지 않음
4. Antiphospholipid antibody가 양성일 경우 3개월 후 재검 필수

V. 진단 기준 (표 9-6-2)

표 9-6-2. 2012년 Systemic Lupus International Collaborating Clinics (SLICC)에서 개정된 분류 기준

분류 기준	정의
임상적 기준	
1. 급성 피부발진	루푸스 뺨 발진(lupus malar rash); 수포성 루푸스(bullous lupus); 독성 표피 괴사 용해 아형(toxic epidermal necrolysis variant of SLE); 반구진 루푸스 발진(maculopapular lupus rash); 광과민 루푸스발진(photosensitive lupus rash); 또는 아급성 피부 홍반루푸스[인설성 홍반 또는 환상 홍반 (nonindurated psoriaform and/or annular polycyclic lesions)]

2. 만성 피부발진	원판상 발진(discoid rash); 제한성(목 윗부분); 전신성(목 위, 아래 침범); 사마귀 모양 루푸스(verrucous lupus); 루푸스 지방층염(lupus panniculitis); 점막 루푸스(mucosal lupus); 비대 루푸스(lupus erythematous tumidus); 동창루푸스(chilblains lupus); 또는 원판상 발진/편평태선 중복(discoid lupus/ lichen planus overlap)
3. 반흔을 남기지 않는 탈모 (nonscarring alopecia)	혈관염, 베체트 병, 감염, 염증성 장질환, 반응성 관절염 등과 같은 다른 유발원인 없이 발생한 탈모
4. 관절염	2개 이상 관절의 종창이나 삼출을 동반한 활막염 또는 30분 이상 아침경직을 동반하고 2개 이상 관절의 압통이 나타나는 관절염
5. 장막염	하루 이상 지속된 전형적인 흉막염, 흉막삼출액, 흉막마찰음, 또는 하루 이상 지속된 전형적인 심장막 통증(비스듬히 누운 자세에서 통증이 생기고 앉은 자세에서 전방으로 숙이면 통증이 호전), 심장막 삼출, 심장막 마찰음 청진, 심초음파로 확인되는 심장막염(감염이나 요독증, Dressler's syndrome과 같은 다른 원인이 없는 경우)
7. 신질환	단회뇨 단백/크레아티닌 비(또는 24시간 요단백량)가 500 mg/24시간을 초과하거나, 적혈구 원주의 존재
8. 신경계질환	발작; 정신병; 단일신경병증(mononeuritis multiplex)(일차성 혈관염과 같은 다른 원인 없이 발생한 경우); 척수병증(myelitis); 말초 또는 뇌신경병증(peripheral or cranial neuropathy); 또는 급성 혼돈상태(acute confusional state)(유발할 만한 약제나 다른 대사이상, 요독증 등의 원인이 없는 경우
9. 용혈성 빈혈	
10. 백혈구감소증 또는 림프구감소증	1) 백혈구감소증 – 1번 이상 4,000/mm³개 미만일 때(스테로이드, 약물, 감염 등의 다른 유발할 만한 원인 없이) 또는 2) 림프구감소증 – 1번 이상 1,000/mm³개 미만일 때(스테로이드, 약물, 감염 등의 다른 유발할 만한 원인 없이)
11. 혈소판 감소증	1번 이상 100,000/mm³ 미만일 때(약물, 문맥 고혈압, TTP 등 다른 알려진 유발 원인 없이)
면역학적 기준	
12. 항핵항체	항핵항체가 비정상적으로 높아져 있는 경우(≥1:80부터 임상적인 의미가 있음)
13. 항 dsDNA 항체	항 dsDNA 항체가 비정상적으로 높아져 있는 경우 (또는 ELISA 결과 정상수치의 두 배 이상 상승한 경우)
14. 항 Sm 항체	
15. 항인지질항체 양성	① 루푸스 항응고인자 양성 또는 ② 위양성 RPR ③ IgA, IgG 혹은 IgM 항 cardiolipin 항체 증가 또는 ④ IgA, IgG 혹은 IgM 항 beta 2-glycoprotein I 항체 증가
16. 보체 감소	C3 저하; C4 저하; 또는 CH50 저하
17. 직접 쿰스검사 (direct Coombs test)	용혈성 빈혈이 동반되지 않았으며 직접 쿰스검사 양성인 경우

* 다음 17개 분류 기준 중 적어도 한 개 이상의 임상적 기준과 한 개 이상의 면역학적 기준을 포함하는 4개 이상의 기준을 만족하는 경우; 항핵항체 또는 항 dsDNA 항체가 양성이며, 조직검사로 루푸스 신염이 증명된 경우

VI. 치료

Tip

1. 항말라리아약제는 모든 전신홍반루푸스 환자에서 투여함
2. 글루코코르티코이드는 장기 혹은 생명을 위협하는 전신홍반루푸스 환자의 치료에서 가장 중요함
3. 면역억제제는 중증도, 침범된 장기, 임신 계획 등과 약물 독성을 고려하여 결정함
4. 임상적 증상이 혈성 질환활성도(anti-ds DNA, C3/C4 level) 보다 중요함

1. 비약물적 치료

- 일광차단: 직접적인 자외선 노출을 피하고, 간접적인 일광 노출을 차단하기 위하여 일광차단크림(자외선 차단지수 15 이상), 차양이 넓은 모자등을 사용
- 금연: 흡연이 질병 활성도를 증가시키고, 항말라리아약제 효과 감소시킴
- 영양: 장기간의 글루코코르티코이드를 복용하고 자외선 노출이 제한되므로 칼슘과 비타민 D 보충이 추천됨

2. 약물 치료

1) 항말라리아제(hydroxychloroquine)

- 루푸스에서 기본적인 치료제, 용량 ≤ 5 mg/kg/day
- 피부 증상과 관절통에 효과적이며, 관해 상태를 유지하고 악화를 억제, 혈전 억제 및 혈중지질상태를 개선하는 효과
- 임신, 수유 중에서도 사용 가능하며 유지 필요함
- 부작용이 매우 적으나 망막 독성이 드물게 발생할 수 있어 정기적 안과검진 (1회/년)이 필요함

2) 글루코코르티코이드

- 전신 증상, 관절통, 심막염, 늑막염 및 피부 증상: 5~30 mg의 경구 프레드니솔론
- 중증 장기 침범 또는 생명의 위험이 있을 경우: methylprednisolone pulse 500~1,000 mg/day IV 3일 투여 후 경구 프레드니솔론 1 mg/kg으로 투여하며 환자의 증상이 안정화될 때 서서히 감량함

3) 면역억제제

(1) Cyclophosphamide

- 루푸스 신염이나 중추신경계 침범 같은 중증 장기 침범에 사용
- 정맥주사로 투여하는 방법이 경구투여보다 부작용이 적음
- 생식성 독성은 환자의 나이 및 누적용량에 의존, 생식성 기능을 유지하기 위하여 성선자극호르몬분비호르몬 유도체 혹은 테스토스테론을 이용, 난자와 정자를 냉동 보관

– 충격요법 시 방광독성을 감소시키기 위하여 mercaptoethanesulphonic acid (mesna)를 투여함

(2) Azathioprine

– 루푸스 신염을 포함하여 중등도 및 중증의 전신홍반루푸스 환자의 유지요법에 주로 이용
– 부작용: 골수 억제(혈구 감소), 간기능 이상
– 임신 기간 중 상대적으로 안전하므로 가임기여성 환자에서 면역억제제로 선호함

(3) Mycophenolate mofetil (MMF)

– Class III/IV 혹은 V의 루푸스 신염 관해요법으로 cyclophosphamide와 동등한 효과
– Cyclophosphamide 관해 유도 이후 유지요법 치료제
– 부작용: 설사를 포함한 위장관계 부작용

(4) Methotrexate

– 글루코코르티코이드의 감량이 어려운 관절과 피부 침범 환자에 국한하여 사용
– 신기능장애가 있는 경우 급속독성을 보일 수 있음

4) 그 외 보조 치료법

(1) Intravenous gamma globulin (IVIG)

– 기존 치료약제에 반응하지 않는 루푸스
– 2 g/kg 용량을 2일 혹은 5일에 걸쳐 나눠 정주

(2) 혈장교환술(plasmapheresis)

– 생명을 위협하는 중증 루푸스
– 루푸스에 연관된 thrombotic thrombocytopenic purpura (TTP)에서 고려

(3) 생물학적 제제: rituximab, belimumab 등

VII. 루푸스와 임신

1. 환자의 임신

– 임신 전에 전신홍반루푸스 활동도를 평가하기 위한 기저검사를 시행하여야 함
– 항인지질항체, 항 SSA/Ro, 항 SSB/La 항체 존재 여부를 확인함

2. 약물

– 임신 시 사용가능한 약물: prednisolone, azathioprine, hydroxychloroquine 및 저용량 아스피린
– 임신 전 중단하여야 할 약물: MMF, cyclophosphamide, MTX, 엔지오텐신전환 효소억제제

- 와파린을 사용하던 환자의 경우 임신 시도 전, 혹은 임신 직후 (임신 6주 이내) 저분자량헤파린 (콩팥 기능이 저하된 환자의 경우 미분획 헤파린) 으로 교체

3. 특정 상황의 임신

1) 항인지질항체 양성인 전신홍반루푸스 환자

(1) 저용량 아스피린: 과거 산과적 합병증이 없는 항인지질항체 양성인 환자, 사산 및 자간전증의 위험 감소, 혈전 예방

(2) 저용량 아스피린과 헤파린 복합요법

① 적응증

- 혈전증의 병력 없이 산과적 합병증만 있었던 항인지질항체 증후군 환자 (enoxaparin 40 mg 하루 1회 피하주사)
- 과거 혈전증 병력이 있었던 항인지질항체 증후군 환자(enoxaparin 1 mg/kg 12시간마다 피하주사)

② 치료 기간

임신 시도 전, 혹은 임신을 알게 된 직후(임신 6주 이내) 부터 분만 4~6주까지

2) 항 Ro/SSA 항체 및 항 La/SSB 항체 양성인전신홍반루푸스 환자

- 임신 제2기 및 3기 동안 정기적인 태아심초음파 검사가 권고됨
- 제1도 혹은 제2도 심차단에 해당하는 PR 간격의 연장이 확인되면 dexamethasone 4 mg/일을 즉시 투여

4. 예후

- 6~12개월 동안 관해 상태가 유지되고 있으며, 과거 신질환, 고혈압, 혈소판감소증 혹은 항인지질항체가 없는 환자는 임신에 성공할 가능성이 높음
- 수축기 폐동맥압 50 mmHg 초과 혹은 증상을 동반한 폐동맥고혈압, 노력성 폐활량 (FVC) 1 L 미만의 심각한 제한성 폐질환, 심부전, 혈청 크레아티닌 2.8 mg/dL 이상의 만성 신부전, 항혈소판제 및 항응고제 치료에도 불구하고 자간전증 발생과거력, 6개월 이내 뇌졸중, 6개월 이내 심각한 전신홍반루푸스 악화 과거력 등이 있는 환자에서는 임신을 피하는 것을 권고함

••• 참고문헌 •••

1. 류마티스학. 3판, 대한류마티스학회.
2. Harrison's principles of internal medicine 21st Edition.

CHAPTER 07

쇼그렌 증후군
Sjogren's syndrome

강은하

I. 정의

- 눈물샘, 침샘 등 외분비샘의 염증세포 침윤으로 인해 건조증을 유발하는 만성적인 전신 자가면역질환
- 여자가 남자의 9배, 중년에서 호발
- 일차성 쇼그렌 증후군: 다른 전신성 류마티스 질환 없이 단독으로 존재
- 이차성 쇼그렌 증후군: 류마티스 관절염, 전신홍반루푸스 등의 다른 류마티스 질환에서 약 30%에서 병발

II. 건조증 (sicca symptom)의 감별 진단

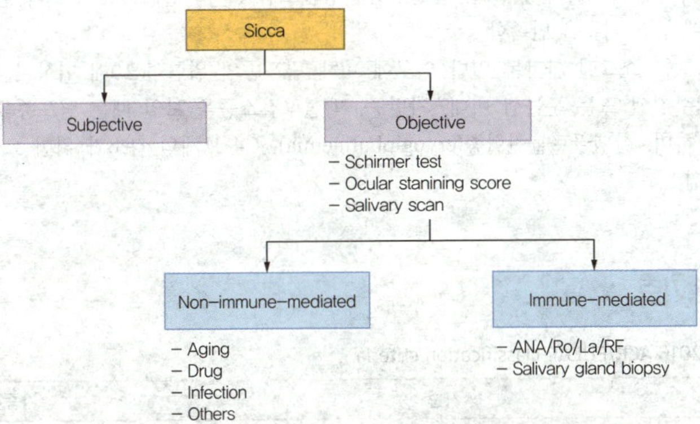

그림 9-7-1. Sicca(건조) 증상의 감별진단

- 건조증, 피로, 통증과 같은 쇼그렌 증후군의 주요 증상은 일반 인구에서도 흔하고 비특이적으로 발생할 수 있어, 타 질환이나 약제 부작용과의 감별이 필수적으로 선행되어야 함.
- 건조증을 유발 가능한 질환 또는 상태: 노화, 당뇨, C형 간염, 후천성 면역결핍증, 파킨슨병, 갑상선 동위원소 치료 및 두경부방사선 치료, 유육종증, 이식편대 숙주병 (graft-versus-host disease), 면역글로불린 4 연관 질환, 콘택트렌즈

- 안구 구강 건조증 유발 약물: 항콜린 작용을 가지는 약물들이 해당되며(항우울제, 항히스타민, 항정신병제, 항무스카린수용체제), 이뇨제, β-차단제(anti-adrenergic), isotretinoin, 칼슘통로차단제, 마약성 진통제, 벤조다이아제핀 등도 포함된다.

III. 임상양상

환자의 대부분이 외분비샘이상 증상(glandular symptom)을 가짐. 40~60%의 환자에서 샘외 증상(extraglandular symptom)을 경험하지만, 근골격계 증상(30%) 을 제외한 내부 장기의 침범은 10% 내외로 보고 됨

1. 구강건조: 음식섭취장애, 발음장애, 충치, 구강 작열감
2. 안구건조: 이물감, 안구건조, 충혈, 가려움, 피로감
3. 질건조, 배뇨곤란
4. 샘외 증상: 관절통(30~40%), 레이노 현상(20%), 간질성 폐렴(5%), 신염(< 5%), 혈관염 (< 5%), 신경염 (5%)
5. 원발성담즙성담도염(formerly 원발성담즙성간경변): 쇼그렌 환자의 약 5~10%에서 볼 수 있다고 되어 있으며, 원발성담즙성담도염 환자의 약 35% 정도가 일차성 쇼그렌 진단 기준을 만족함
6. 림프종: 쇼그렌 환자는 일반 인구에 비해 림프종의 위험이 10배 이상 높음. 지속되는 침샘 또는 눈물샘 비대, 자반증, 백혈구감소증을 보일 때는 림프종을 의심해야 하며, 한냉글로불린혈증(cryoglobulinemia), C4 보체의 감소가 위험 요인 중 하나임

IV. 진단 기준

표 9-7-1. 2016 ACR/EULAR classification criteria.

기준	가중치
1. 침샘의 조직병리 소견: 소타액선 생검에서 focus 점수 ≥ 1점	3
2. Anti-Ro antibody	3
3. Ocular staining score ≥ 5 또는 van Bijsterfeld score ≥ 4	1
4. Schirmer test ≤ 5 mm/ 5 minutes in at least one eye	1
5. 비자극성 전타액량분비: ≤ 0.1 mL /min	1

건조증이 있고 위 점수의 합이 4점 이상인 경우 진단 가능

V. 검사

1. 혈액학적 검사: ANA, anti-Ro/La antibody, RF, Anti-CCP, HBV, HCV
2. 안과 검진: Schirmer's test, ocular surface staining
3. 침샘평가: 침샘 스캔, 필요시 minor salivary gland biopsy (이비인후과 의뢰)
4. Focus score of 1 (침샘조직 검사의 해석): 샘 조직의 4 mm 당 침윤하는 임파형질 세포의 수가 50개 이상인 경우

VI. 치료

증상을 경감하고 건조로 인한 안구, 구강의 손상을 방지

1. 건조 증상

1) **안구건조**: 인공누액(Hyalein oph solution), 유발약제의 회피(이뇨제, 항콜린제, 항고혈압제, 항우울제, 항히스타민제)

2) **구강건조**: 수분보충, pilocarpine (Salagen) 2.5~5 mg bid-tid(부작용을 고려하여 저용량으로 시작), 인공 타액(artificial saliva)

3) **질건조**: propionic acid gel

2. 전신 치료

면역억제제는 샘외 증상 중 내부장기 침범이 있는 경우에 사용하게 된다.

1) **관절통**: NSAIDs, Hydroxychloroquine

2) **혈관염**: 중증 혈관염 경우 glucocorticoid (1 mg/kg/d, high dose), cyclophosphamide, rituximab 고려. 자반증에서는 low dose glucocorticoid 효과적임

••• 참고문헌 •••

1. Harrison's principles of internal medicine 21st Edition.
2. Pijoan Moratalla C, Sobrino-Grande C, De la Puente-Bujidos CAB0562 Extraglandular manifestations in patients with primary sjögren syndrome in a tertiary hospital in madrid. Annals of the Rheumatic Diseases 2018;77:1435-1436.
3. Le Goff M, Cornec D, Jousse-Joulin S, et al Comparison of 2002 AECG and 2016 ACR/EULAR classification criteria and added value of salivary gland ultrasonography in a patient cohort with suspected primary Sjögren's syndrome. Arthritis Res Ther. 2017;19:269.
4. Zhong H, Liu S, Wang Y, et al. Primary Sjögren's syndrome is associated with increased risk of malignancies besides lymphoma: A systematic review and meta-analysis. Autoimmun Rev. 2022;21:103084.

CHAPTER 08

전신경화증
Systemic sclerosis

이은봉

I. 정의

전신경화증은 피부 경화를 특징으로 하며, 자가면역, 미세혈관의 이상에 의한 조직의 섬유화에 의해서, 피부, 폐, 위장관, 심장, 신장 등 다양한 내부장기에 이상을 일으키는 원인 불명의 결체조직 질환임(표 9-8-1)

표 9-8-1. 전신경화증에서의 혈관병증과 섬유화의 분류

장기	혈관병증(vasculopathy)	섬유화(fibrosis)
피부	Raynaud's phenomenon Telangiectasia	Scleroderma
위장관	GAVE (Watermelon stomach)	Gastroesophageal reflux disease Gastroparesis Small bowel obstruction Bacterial overgrowth Constipation Malabsorption Fecal incontinence
폐	Pulmonary arterial hypertension (PAH)	Interstitial lung disease (ILD)
심장	Multiple focal necrosis, Variant angina	Fibrosis with restrictive heart failure
신장	Obliterating vasculopathy	

II. 분류

제한형 전신경화증(Limited cutaneous systemic sclerosis)과 미만형 전신경화증(Diffuse cutaneous systemic sclerosis)으로 구분하며(표 9-8-2), 다음과 같은 임상상의 차이를 보임(그림 9-8-1)

표 9-8-2. 제한형 전신경화증과 미만형 전신경화증의 비교

임상양상	제한형 전신경화증	미만형 전[illegible]
피부 침범	손, 발, 얼굴	사지 전체, 체간, 얼[illegible]
피부 침범 속도	완만함	처음 2년 동안 급[illegible]
레이노 현상	피부 침범에 선행함	피부 증상과 동[illegible]

내부장기 침범	후기에 흔히 발생	초기 침범
폐동맥고혈압	단독 발생가능, 후기에 흔히 발생	흔히 폐섬유화와 연관하여 발생
간질성폐질환	중등도, 후기에 이따금 나타남	심하고 초기에 흔함
경피증 신위기	드묾	15% 이내, 초기에 발생
자가항체	항 centromere 항체	항 topoisomerase I 항체(SCl70) 항 RNA polymerase III 항체
10년 생존율	75%	55%

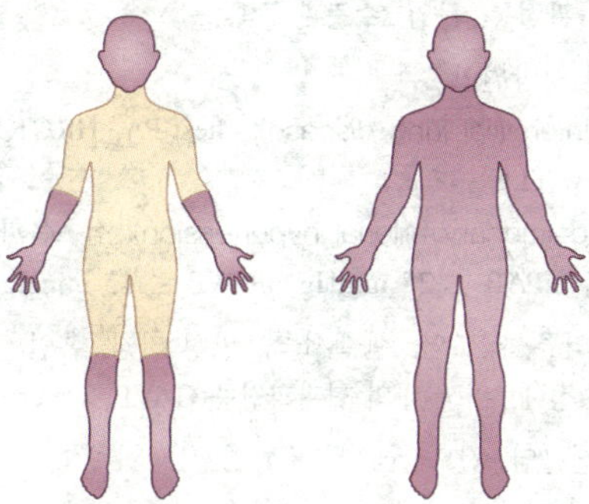

그림 9-8-1. 제한형 전신경화증과 미만형 전신경화증의 피부 침범 범위

III. 임상양상 및 검사(표 9-8-2)

1. 레이노 현상

추위나 심리적 스트레스에 노출 시 손가락, 발가락 끝이 창백하게(pallor) 변하고, 시간이 지나면 청색증(cyanosis)이 발생했다가 이상 부위를 따뜻하게 해주면 발적(rubor)이 되면서 회복하는 현상. 혈관수축, 허혈, 재관류를 의미함

2. 피부병변

1) 피부 부종 및 경화, 과색소침착증, 저색소피부증, 흑백모자이크(salt & pepper appearance), 메트 혈관확장증(mat telangiectasia), 석회화증, 가려움증, 피부궤양 또는 괴저(gangrene)
2) 제한형 전신경화증의 특징: CREST (Calcinosis, Raynaud's phenomenon, Esophageal dysmotility, Sclerodactyly, Telangiectasia)
3) 주로 손가락에서부터 시작하여 근위부로 진행

레이노 현상

Tip

1. 레이노 현상은 중간크기 혈관의 수축으로 나타난 허혈증상으로 'pallor (= no blood flow)' 및 허혈성 통증의 증상을 흔히 동반함
2. 추위 노출 시 'pallor' 현상 없이 cyanosis만 존재할 경우 레이노 현상의 가능성 낮음
3. 젊은 여성에서 흔히 나타나는 레이노 현상은 임상적으로 대부분 무의미 하지만, 중년에서 처음 나타나는 레이노 현상은 류마티스 질환과 연관성이 높음

3. 피부 외 병변

1) **근골격계**: 관절염, 관절통, 근염, 수근관 증후군

2) **호흡계**: 가장 흔한 사망원인
   (1) 간질성 폐질환(Interstitial lung disease): chest PA, HRCT, PFT (low FVC, low DLCO/VA, low TLC)
   (2) 폐동맥 고혈압(pulmonary arterial hypertension): 심초음파, serum NT-proBNP, 우심도자(확진, mPAP ≥ 25 mmHg, PCWP ≤ 15 mmHg)

3) **위장관계**: 위식도역류, 식도염, 쉰 목소리, 만성 기침, 흡인, 위마비(gastroparesis), 가성 폐색증, 흡수장애, 위장 내의 혈관확장증(GAVE, watermelon stomach)

4) **순환계**: 심막염, 심근염, 전도장애

5) **신장**: 경피증 신위기(Scleroderma renal crisis; ACEi 등장 이전의 흔한 사망원인)

6) **암 발생의 증가**: 일반인보다 폐암, 식도암의 발병빈도가 높음

4. 자가항체

1) **항핵항체(ANA)**: > 90%에서 양성

2) **항 topoisomerase I (Scl-70) 항체**: 미만형 전신경화증 연관, 간질성 폐질환, 심장침범, 경피증 신위기 관련

3) **항 centromere 항체**: 항핵항체검사에서 centromere pattern, 제한형 전신경화증 연관

4) **그 외**: 항 RNA polymerase III, 항 U1 RNP, 항 U3 RNP 항체

IV. 전신경화증의 진단(표 9-8-3)

각 항목의 최대 점수를 더해서 9점 이상이면 전신경화증으로 분류가능함. 단, 손가락 피부가 두꺼워지지 않은 경우와 전신경화증 유사질환에서는 이 기준을 적용해서는 안됨

표 9-8-3. 전신경화증의 진단(2013년 미국 및 유럽 류마티스학회 전신경화증 분류 기준)

항목	소항목	점수
1. 손허리손가락관절(MCP joint)의 근위부까지 침범하는 양쪽 손가락 피부가 두꺼워지는 증상	–	9
2. 손가락 피부가 두꺼워지는 증상(더 높은 점수만 인정)	손가락 부종 손가락피부경화증	2 4
3. 손가락 끝 병소(더 높은 점수만 인정)	손가락 끝 궤양 손가락 함요	2 3
4. 모세혈관확장증	–	2
5. 비정상적인 손톱주름 모세혈관현미경 소견	–	2
6. 폐동맥고혈압 and/or 간질성 폐질환(최대점수 2점)	폐동맥고혈압 간질성 폐질환	2 2
7. 레이노 현상	–	3
8. 전신경화증 관련 자가항체(최대점수 3점)	항 centromere 항체 항 topoisomerase I 항체 항 RNA polymerase III 항체	3

Tip

1. 피부의 경화가 있더라도 항핵항체(ANA) 음성 및 레이노 현상이 부재할 경우 전신경화증의 가능성이 낮음
2. 감별 질환: scleromyxedema, eosinophilic fascitis, morphea, nephrogenic systemic fibrosis

V. 치료

1. 혈관 치료

1) 레이노 현상

(1) 비약물적 치료: 보온, 스트레스 회피, 겨울에는 모자를 써서 core temperature를 유지

(2) 약물적 치료

- 칼슘차단제[Nifedipine 5 mg tid 또는 30 mg qd(서방형)]
- Phosphodiesterase−5 차단제(PDE−5 inhibitor) (Sildenafil 20 mg bid~tid)

2) 피부궤양

(1) 비약물적 치료: 보습, 피부 마사지, 듀오덤 드레싱

(2) 약물적 치료

- Iloprost 정주(국내에서는 사용불가함)

- Sildenafil 20 mg bid~tid
- Bosentan 125 mg bid (예방)
- Alprostadil 정주, 5~10 ng/kg/min over 2 hr qd
- Alprostadil-lipo 정주, 5~10 mcg qd

3) 폐동맥 고혈압

- Bosentan,62.5~125 mg PO bid/Macitentan 10 mg qd/Ambrisentan, 5 mg qd
- Sildenafil, PO 20 mg tid
- Iloprost 비강 내 투여, 2.5~5 mcg/dose, 하루 6~9회
- Treprostinil 정주 또는 피하, 초기 1.25 ng/kg/min 이후 0.625~1.25 ng/kg/min 범위 내에서 환자에 따라 용량조절
- Riociguat, Selexipag

4) 경화증 신위기(Systemic sclerosis renal crisis)

- 발견 즉시 ACE 차단제(Captopril 6.25~12.5 mg 4~8시간마다 투여)를 시작하며 정상혈압에 이를 때까지 증량해야 함. 호전 없을 시 투석, 신이식 고려
- 고용량 스테로이드는 경화증 신위기의 위험성을 높일 수 있음

2. 간질성 폐질환

1) Mycophenolate mofetil: 1,000 mg bid로 경구복용
2) Cyclophosphamide: < 600 mg/m^{2}로 월 1회 정주요법(6개월 이내)
3) Azathioprine: 2~3 mg/kg qd로 경구복용
4) Rituximab: 1000 mg 정주 2주간격으로 2회 투여(6개월 간격으로 투여)
5) Nintedanib: 150 mg bid로 경구복용

3. 그 외

1) 피부의 경화: 미만형이고 진행성일 때만 치료함

- Mycophenolate mofetil: 1,000 mg bid로 경구복용
- Methotrexate: ≤15 mg/week 경구복용(folic acid 1 mg qd와 함께 복용)
- 스테로이드: 신장합병증의 우려로 prednisolone 기준 10 mg 미만의 용량으로 단기간만 사용

2) 위장관 증상

(1) 위식도 역류

- proton pump inhibitor (omeprazole 20 mg qd-bid 등)

(2) 장관 내 세균과 증식

- Normix 400 mg tid, Tetracycline 250 mg qid, ciprofloxacin 250 mg bid, amoxicillin-clavulanate 500 mg tid, metronidazole 500 mg qid를 매달 1주씩 순환적으로 사용

Neck flexors relatively weaker than neck extensors	1.9	1.6
Proximal muscles are relatively weaker than distal muscles in the legs	0.9	1.2
Skin manifestations		
Heliotrope rash	3.1	3.2
Gottron's papules	2.1	2.7
Gottron's sign	3.3	3.7
Other clinical manifestations		
Dysphagia or esophageal dysmotility	0.7	0.6
Laboratory measurements		
Anti-Jo-1 (anti-histidyl-transfer RNA synthetase) autoantibody present	3.9	3.8
Elevated serum CK, LDH, AST, or ALT above the upper limit of normal	1.3	1.4
Muscle biopsy feature: presence of		
Endomysial infiltration of mononuclear cells surrounding myofibers		1.7
Perimysial and/or perivascular infiltration of mononuclear cells		1.2
Perifascicular atrophy		1.9
Rimmed vacuoles		3.1
non-IIM (probability <50%)	< 5.3	< 6.5
Possible IIM (probability ≥50%)	≥5.3	≥6.5
Probable IIM (probability ≥55%)	≥5.5	≥6.7
Definite IIM (probability ≥90%)	≥7.5	≥8.7

2. 봉입체근염(Inclusion body mysositis)(표 9-9-3)

표 9-9-3. 봉입체근염의 진단 기준

Individual criteria

1. 근육병증 근육 약화: 서서히 발생, 초기에 원위부 근육 침범, 자주 넘어짐
2. 근전도 검사 소견: 근육병증 또는 근육병증과 신경병증의 혼합양상
3. 근육 효소: 증가(정상 상한치의 10배 이내) 또는 정상
4. 근생검 소견:
   CD8/MHC-I 복합체의 일차 염증
   Vacuolated fibers with β-amyloid deposits*
   Cytochrome oxygenase-negative fibers (indicates mitochondrial dysfunction)
   Signs of chronic myopathy
5. 발진 또는 석회화는 없음

Definite inclusion body myositis: 1~5 모두 만족

*임상적으로 의심되나 vacuolated fibers 관찰되지 않고 다른 조직 소견을 모두 보이면 probable IBM

V. 검사

1. 기본검사: 일반혈액검사, 간기능검사, 신기능검사, thyroid function test, CRP, ESR, chest X-ray

2. 근육효소: CK, LDH, aldolase, myoglobin

3. 자가항체: antinuclear antibodies (ANA: cytoplasmic pattern인 경우 anti-synthetase antibody 양성 가능성이 있음), anti-Jo-1, Other myositis-specific/associated antibodies (시행 가능한 경우) (표 9-9-4)

4. MRI: 진단을 위한 필수검사는 아니나 근육의 염증 여부를 확인하고 조직검사를 할 부위를 결정하는 데 유용함

5. 근전도검사(electromyography, EMG): 신경질환과 감별, 특징적인 소견 관찰되면 진단에 도움이 됨. 증상이 대칭적으로 있어도 한쪽에서만 시행해야 함

6. 근육조직검사: 진단에 필수이나 정상소견이 염증성 근염을 배제할 수는 없음. EMG 시행한 곳과 반대쪽 병변에서 시행

7. 진단 후 추가로 필요한 검사

1) 암 선별검사: 연령에 맞는 암 선별검사 필요
2) 폐기능검사, 고해상도 흉부 CT
3) 심초음파: 심부전 증상 있으면 시행 (폐동맥고혈압 확인 필요)
4) 삼킴검사(VFSS): 삼킴곤란 등 증상 있으면 시행
5) 식도내압검사: 음식이 걸리는 느낌, heartburn 등 distal esophageal hypomotility 의심시 고려함

표 9-9-4. Mysositis-specific and myositis-associated autoantibodies in adult and juvenile IIMs

Autoantibody	Autoantigen	Clinical features
Jo-1, PL7, PL12, EJ, OJ, KS, Tyr, Zo	Aminoacyl-tRNA synthetase	Fever, Raynaud phenomenon, mechanic's hands, myositis, polyarthritis, ILD
SRP	Signal recognition particle (Cytoplasmic protein translocation)	Severe necrotizing myopathy, predominantly PM
Mi-2	Helicase	DM (adult > children), "shawl" sign and other DM rashes
PM-Scl	Nucleolar macromolecular complex	Overlap features of myositis and systemic sclerosis (or either disease alone), mechanic's hands

U1RNP	Small nuclear ribonucleoprotein	Overlap syndromes (mixed connective tissue disease)
SUMO-1(small ubiquitin-like modifier 1)	Small ubiquitin-like modifier enzyme (posttranslational modification)	Adult DM, ILD
TIF-1-γ (p155/140)	Transcriptional intermediary factor 1-γ	Cancer-associated myositis in adults, >20% frequency in JDM
NXP2/MJ (p140)	NXP-2 (SUMO target: possible role in SUMO-mediated transcriptional repression)	20%-25% frequency in JDM cohorts; calcinosis, severe disease (atrophy/contractures)
MDA-5 (cADM-140)	RNA helicase	ADM, ILD; palmar papules and cutaneous ulcerations
PMS1	PMS1 (DNA mismatch repare gene)	Myositis (specifics not known)
Ku	70- and 80-kDa nuclear/nucleolar protein complex (DNA break repair and recombination)	Undifferentiated connective tissue disease and overlap syndrome (Raynaud phenomenon, ILD, myositis, arthritis)
HMGCR (200/100kDa)	HMG CoA reductase	Necrotizing myopathy

ADM, amyopathic dermatomyositis; DM, dermatomyositis; JDM, juvenile DM; PM, polymyositis

출처: Rheumatology, Hochberg, 8th Edition. Section 13.

VI. 치료

근력을 향상시켜 삶의 질을 개선하고 다른 증상들(발열, 발적, 삼킴곤란, 호흡곤란 등)을 호전시키는 것이 목표

1. 글루코코르티코이드(Glucocorticoid): 초기 치료

1) 고용량 스테로이드 요법: 경구 prednisolone 1 mg (최대 2 mg)/kg/day를 근력과 근육효소가 정상이 될 때까지 유지하며, 보통 4주간 지속함.
2) 심한 임상 양상을 보이는 경우(폐, 심장, 소화기계 침범 등): 정맥 methylprednisolone pulse 1,000 mg/day, 3~5일간 투여함
3) 고용량 스테로이드를 유지하며 근력과 근육효소가 정상이 되면 2~4주 간격으로 5~10 mg씩 혹은 이전 용량의 25% 정도로 서서히 감량하여 투약함
4) 근력의 향상 없이 근육효소수치만 감소하는 것은 질병 호전의 지표가 되지 못함

2. Steroid-sparing agents

스테로이드 치료에 반응이 충분하지 않은 경우, 스테로이드 감량이 필요하거나 감량 실패 시 추가로 사용

1) Azathioprine: 1 mg/kg/day 로 시작, 2~3 mg/kg/day 로 사용
2) Methotrexate: 7.5~15 mg/week로 시작, 최대 20 mg/week
3) Mycophenolate mofetil (MMF): 500 mg bid로 시작해 2~3 g/day 사용, 일 2회 분할 투여

3. 정맥 면역글로불린(intravenous immunoglobulin, IVIG)

1) 스테로이드에 반응이 없는 경우 또는 스테로이드 사용이 힘든 경우 고려(우리나라에서는 근육 조직검사로 확진되고 적어도 4~6개월 스테로이드 치료에도 불구하고 CK의 지속적 상승이 있는 경우만 보험 인정)
2) 총 2 g/kg을 2~5일에 나누어 투여, 4~8주 간격으로 유지

4. Cyclosporine, Tacrolimus: ILD 동반되는 환자에서 고려

- Cyclosporine: 2.5 mg/kg/day로 시작하며 혈청 농도에 따라 용량 조절함
- Tacrolimus: 1 mg bid 시작하여 혈청 농도에 따라 용량 조절함

5. 그 외 개별적 상황 고려하여 사용해 볼 수 있는 약물

1) Cyclophosphamide: 0.5~1 g/m^2 body surface area monthly, 6개월간, ILD 동반 시 고려
2) Rituximab: 750 mg/m^2 body surface area, 최대 1 g을 2주 간격으로 2회, 6~18개월마다 반복

6. 물리 치료: 근육의 기능을 보존하고 관절구축 예방

7. 봉입체근염(IBM): 치료에 저항성인 경우가 많음, 다발근염에서 치료에 반응이 없는 경우 봉입체근염일 가능성 고려해야 함

1) Prednisolone과 azathioprine 또는 MTX와의 병합요법
2) Prednisolone과 IVIG 병합요법

VII. 예후

1. 다발근염, 피부근염

5년 생존율 ~95%, 10년 생존율 84%로 주로 폐, 심장 또는 다른 전신적인 합병증으로 사망하며 초기 치료가 늦어져 연하곤란, 호흡곤란이 동반되면 예후가 나빠짐. 또한 고령의 환자, 암이 동반된 경우 그렇지 않은 경우보다 예후가 나쁨

2. 봉입체근염

예후가 가장 좋지않아 대부분의 환자가 5~10년 이내 지팡이, 워커, 휠체어 등의 보조 기구가 필요하며, 고령의 환자에게서 빠르게 진행하는 경우가 많음

••• 참고문헌 •••

1. Harrison's Principles of Internal Medicine, 21th Edition. Chapter 365.
2. Primer on the Rheumatic Diseases 13th Edition. Chapter 18.
3. Rheumatology, Hochberg, 8th Edition. Section 13.
4. 대한류마티스학회 류마티스학 3판, 제13부. 염증근염

CHAPTER 10

혈관염
Vasculitis

박진균

I. 정의

- 혈관병증(vasculopathy)은 혈관벽의 구조적 변화로 인하여 혈관의 주기능인 혈류공급의 저하를 초래하여 허혈성 조직손상을 유발하는 혈관질환을 통칭함. 혈관병증은 염증성과 비염증성 질환으로 분류됨. 일차성 혈관염은 자가면역반응으로 혈관벽이 손상되는 염증성 혈관병증임
- 혈관염은 침범된 혈관의 크기에 따라 대 · 중간크기 · 소혈관 혈관염으로 분류하며 소혈관염은 다시 항호중구세포질항체(ANCA) 등의 자가항체의 유무에 따라 분류함 (그림 9-10-1)

II. 임상양상

1) 전신 증상: 혈관 및 혈관 외 장기의 염증으로 발열, 전신 피로감, 체중감소 등의 전신 증상(constitutional symptom)이 대부분 동반함.
2) 혈관의 염증으로 혈관 내강이 막히거나 혈관벽이 약해져 출혈이 발생하며 조직의 허혈로 인해 침범된 장기 손상 및 기능 저하가 유발됨.
   - 대혈관 혈관염: 허혈 증상보다 발열 및 진신 증상이 흔함.
   - 중간크기 혈관염: 피부에서 만져지는 자반, 다발성 단일신경병증(mononeuritis multiplex), 원인 미상의 허혈증상(stroke, myocardial, intestinal, renal infarct) 등
   - 소혈관염: 점상출혈, 페침윤, 미세혈뇨, 사구체신염 등
3) 혈관 외 장기침범: 만성 부비동염, 중이염, 폐결절
4) 침범된 혈관 크기 및 부위에 따라 임상양상이 다양함(표 9-10-1)

Tip

1. "Vasculitis is painful": 혈관염은 허혈 및 혈관주변의 염증반응으로 다양한 통증(ischemic, inflammatory pain)을 유발함
2. "Time is nerve" 혈관염에서 동반될 수 있는 신경손상은 대부분 비가역적임으로 치료가 지연되지 않도록 유의해야 함
3. 발열이 흔히 동반되어 불명열 원인으로 혈관염 배제가 필요함. 전신증상이 없으면 혈관염 가능성이 낮음
4. 대부분 글루코코르티코이드 +/- 면역억제제 치료에 반응이 좋으며 예후가 양호함

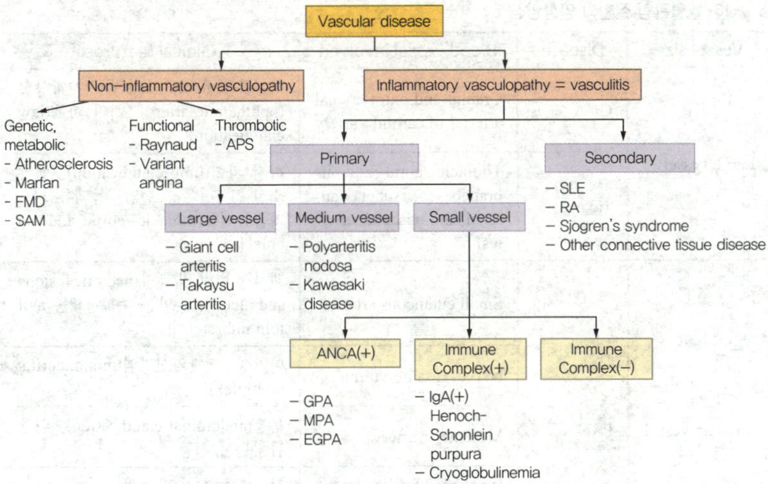

그림 9-10-1. 혈관병증 및 혈관염의 분류

APS = antiphospholipid syndrome, EGPA = eosinophilic granulomatosis with polyangiitis, FMD = fibromuscular dysplasia, GPA = Granulomatosis with polyangiitis, MPA = microscopic polyangiitis, SAM = segmental arterial mediolysis.

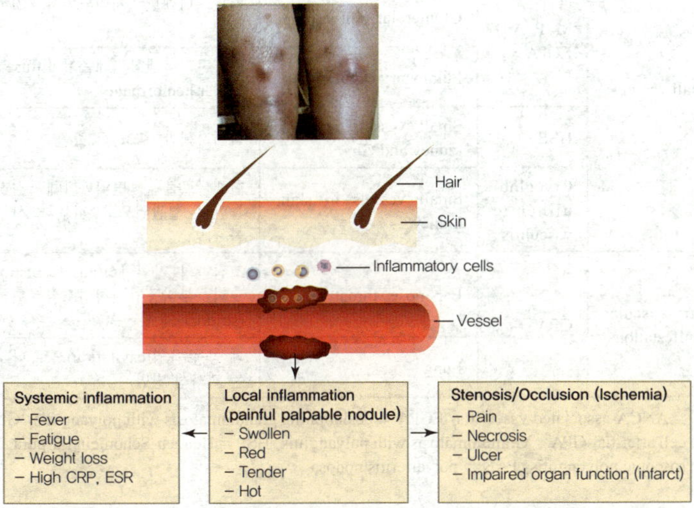

그림 9-10-2. 홍반성 결절

표 9-10-1. 혈관염 질환의 임상양상

Vessel size	Disease	Blood vessel involved	Clinical features
Large vessel	GCA	Cranial and extra-cranial arteries of carotid artery	측두통(temporal artery), 시각상실(ophthalmic artery), 하악 파행(jaw claudication)
	Takayasu	Thoracic aorta and its branches (subclavian, renal and visceral arteries)	하지 파행(limb claudication), 맥박 소실 및 비대칭 혈압, 동맥류잡음, 가슴동맥류(thoracic aorta and its branches).
Medium vessel	PAN	Small cutaneous arteries	괴사성 병변 및 궤양(necrotic lesions and ulcers), 손발톱 주름경색증(nail fold infarcts)
		Nerve/vasa nervorum	다발성 단일신경염(mononeuritis multiplex)
		Mesenteric artery	복통(abdominal claudication), 위장관 출혈/천공
		Branches of celiac artery	간, 비장, 췌장의 경색증
		Renal artery	신경색증, 고혈압
		Coronary arteries	심근경색증, 협심증, 허혈성, 심장근육병증, 관상동맥 동맥류
Small vessel	AAV GPA / MPA / EGPA	Cutaneous post-capillary venules	촉지자색반(palpable purpura)
		Glomerular capillaries	혈뇨, 단백뇨, 신기능저하, 적혈구 원주
		Pulmonary capillaries	호흡곤란, 객혈, 폐출혈(diffuse alveolar hemorrhage)
	HSP	Small vessels in skin, kidney and GI	촉지자색반, 혈뇨, 장출혈
	Cryoglobulinemic vasculitis	Small vessels in skin, kidney	한랭글로불린 면역복합체 침착이 동반된 혈관염으로 피부와 사구체를 침범
Extra-vascular manifestations	GPA	Ear, nose, throat	코점막의 가피형성(nasal crusting), 코피, 부비동염, 청력소실, 협착음(stridor)
		Lung	폐 공동 음영(cavitation)으로 나타나는 괴사성 병변

AAV = ANCA-associated vasculitis, EGPA = eosinophilic granulomatosis with polyangiitis, GCA = Giant cell arteritis, GPA = Granulomatosis with polyangiitis, HSP = Henoch-Schonlein Purpura, MPA = microscopic polyangiitis, PAN = polyarteritis nodosa.

III. 진단

> Tip
> 1. 혈관염의 진단은 조직검사에서 혈관 내벽의 염증을 확인하는 것을 원칙이나, 대혈관, 중간크기 혈관의 조직검사는 현실적으로 불가능 함
> 2. 혈관병증(vasculopathy) 및 전신/국소적 염증(inflammation)이 동시에 존재할 경우 임상적으로 혈관염 진단이 가능하나, 혈관염 유사질환 배제가 필요함 (Vasculitis = (systemic, local) inflammation + vasculopathy)
>
> 예 Takayau arteritis = subclavian artery stenosis + consitutional symptoms + elevated ESR/CRP

1. 임상양상을 기반으로 침범된 혈관 크기예측(표 9-10-1)

2. 혈액검사

- CBC, LFT, renal function, urine analysis, urine microscopy, urine protein
- Hepatitis B/C
- ESR, CRP
- ANCA (PR3-ANCA, MPO-ANCA), rheumatoid factor, ANA, cryoglobulin level, IgG4 level, C3/C4, protein electrophoresis, immunofixation

3. 혈관 조영술

1) CT angiography, MR angiography
   - 대혈관 및 중간크기 혈관염에서 염증 유무보다 혈관벽의 구조적 문제에 대한 정보를 제공함
   - 소혈관염에서 진단적 가치가 낮음
2) Conventional angiography
   - CT angiography 보다 작은 혈관 변화(stenosis, microaneurysm)에 더 민감하여 더 선호됨
3) PET는 대혈관 혈관염에서 혈관 내벽의 염증을 직접적으로 보여주나 민감도가 높지 않음

4. 조직 생검

- 혈관벽 내의 염증 소견을 확인하여 확진 가능함
- 대동맥 같은 대혈관 및 장기의 중간크기 혈관은 접근성이 낮아 대부분 생검이 불가능함
- 생검 위치: 진단적 가치 및 접근 용이를 고려함. 폐 및 신장은 진단적 가치가 높으나 접근 용이도가 낮은 반면에 비점막은 얻기 쉬지만 진단적 가치가 낮음

- 피부의 경우 궤양보다는 결절이나 구진이 진단적 가치가 높음
- Deep punch biopsy로 subcutis에 위치한 중간크기 혈관의 생검 가능함
- Sural nerve biopsy 시행 시 근접한 muscle를 동시에 생검하여 신경, 근육 내 존재하는 혈관의 염증 여부 확인함
- 병리검사: 일반병리검사 및 면역형광염색 병리검사(fresh frozen tissue 필요)

5. 일차성 혈관염 감별진단

1) 임상적 특징에 의한 일차성 혈관염 감별(표 9-10-1)
2) 혈청학적 검사를 이용한 일차성 소혈관염 감별(그림 9-10-3)
   - ANCA, PR3-ANCA, MPO-ANCA, rheumatoid factor, ANA, cryoglobulin, C3/C4 등
   - Atypical ANCA (ANCA 양성, anti-PR3 음성 및 anti-MPO 음성)는 혈관염과무관하며 오히려 염증성 장질환에서 관찰됨

6. 이차성 혈관염과 혈관염 유사질환 배제

- 일차성 혈관염과 치료 및 예후가 다르므로 감염증, 약물, 악성 종양 등에 의한 이차성 혈관염 질환과 혈관염 유사질환(표 9-10-2)은 치료 전에 반드시 배제가 필요함

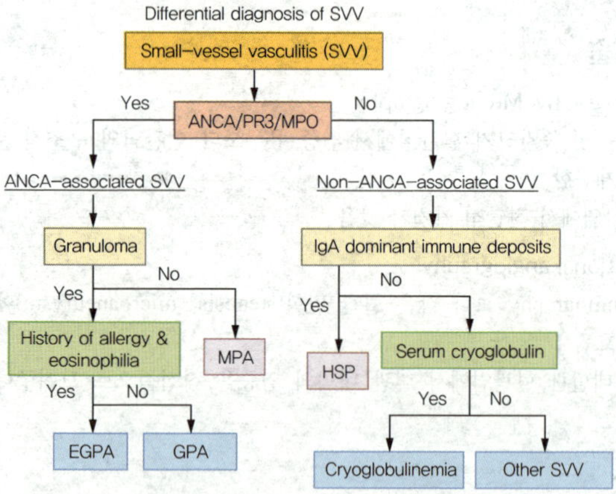

그림 9-10-3. 일차성 소혈관염의 감별 알고리즘
출처: Am Fam Physician 2002;65(8):1615-21.

표 9-10-2. 혈관염 유사질환

Vascular disease
1. Atheroembolic disease 2. Antiphospholipid syndrome 3. Atheromatous vascular disease 4. Thrombotic thrombocytopenic purpura (TTP) 5. Genetic vascular disorder (e.g. Marfan syndrome) 6. Segmental arterial mediolysis
Infection
1. Infective endocarditis 2. Disseminated gonococcal infection 3. Syphilis 4. Coccidioidomycosis, pulmonary histoplasmosis, Lyme disease
Cancer
Carcinomatosis, lymphoma (angiocentric lymphoma), atrial myxoma
Drug
Cocaine, amphetamines, ergot alkaloids, methysergide, arsenic anti-glomerular basement membrane disease (Goodpasture's syndrome)
Others
Amyloidosis, sarcoidosis

IV. 혈관염 치료의 일반 원칙

1. 이차성 혈관염 질환은 감염이나 약물 등으로 인한 경우, 해당 원인인자의 제거가 우선
2. 혈관염 질환의 치료는 관해유도요법과 관해유지요법으로 구분됨
   - 관해유도약물은 침범 혈관의 크기(일차성 혈관염 질환의 예후와 연관됨), 장기 손상과 약물 독성 등을 고려하여 결정함(표 9-10-3)
   - 일반적으로 스테로이드(prednisolone 0.5~1.5 mg/kg daily)에 대한 반응이 좋으며, 질환 조절되면 서서히 감량함
   - 질환의 중증도 및 예후에 따라서 cyclophosphamide, azathioprine, methotrexate와 같은 면역억제제 추가함
3. 치료에 불응하는 일부 전신성 혈관염에서는 생물학적 제제를 시도할 수 있음
   - ANCA 연관 혈관염(AAV) 치료에서는 Rituximab을 cyclophosphamide 대신 투여 가능함
   - Takayasu arteritis에서의 Infliximab 투여를 고려함

4. 관해유지요법
   - Azathioprine 혹은 methotrxate와 같은 steroid-sparing agent로 면역억제제를 유지하면서 가급적 스테로이드를 최소화 함
   - 관해유지용법은 3~5년 정도 유지함

표 9-10-3. 혈관염 질환의 관해유도요법

Disease	Initial	Refractory / severe	Remarks
GCA	High-dose steroid*	IL-6 inhibitor	MTX를 steroid sparing agent로 고려 Aspirin은 vascular stenosis으로 인해 stroke 위험이 등가 할 경우 추가
TAK	High-dose steroid	TNF inhibitor	
PAN	High-dose steroid	CYC	Plasmapheresis & anti-viral agents for HBV-associated PAN
AAV	High-dose steroid + CYC or RTX	CYC → RTX switch RTX → CYC switch	Plasma exchange for rapidly progressive GN, diffuse alveolar hemorrhage MTX, MMF for non-severe GPA
Low (cutaneous)	Low-dose steroid**		Colchicine or dapsone for HSP

*High-dose steroid = prednisolone equivalent 1 mg/kg/day.
**Low dose-steroid = prednisolone <10 mg/day.
CYC = cyclophosphamide, MMF =mycophenolate mofetil,
MTX = methotexate, RTX = rituximab.

••• 참고문헌 •••

1. Mahr AD, Merkel PA. Vasculitis. In : Creager M, editor. Atlas of vascular medicine. 3rd ed. Philadelphia : Current Medicine Group/Springer; 2007.
2. Primer on the Rheumatic Diseases 13th Edition Chapter 21.
3. Yazici H et al. EULAR Compendium on Rheumatic Diseases. 1st ed, London, BMJ Publishing Group, 2009 : 357-64.
4. Suresh, E et al. Postgrad Med J, 2006;82(970) : 483-8.
5. 2021 American College of Rheumatology/Vasculitis Foundation Guideline for the Management of Giant Cell Arteritis and Takayaus Arteritis/ Polyarteritis Nodosa / Antineutrophil Cytoplasmic Antibody-Associated Vasculitis.
6. 대한류마티스학회 류마티스학 제3판.

CHAPTER 11

베체트병

Behcet's disease/Intestinal Behcet's disease

김주연

I. 정의

- 반복적인 피부 및 점막의 병변(구강 궤양 및 성기부 궤양)과 안과적 염증 등을 나타내는 만성적인 염증성 질환
- 혈관염이 흔히 동반되어 혈관염 질환으로 분류 가능함

II. 임상증상

1. 아프타성 구강 궤양

가장 흔한 첫 증상으로 원형이나 타원형으로 주위에 발적 및 통증을 동반함. 다발성으로 존재하기도 하며 2주 이내에 호전됨

2. 성기부 궤양

구강 궤양에 비하여 더 크고 깊어 통증이 심하며 흉터를 남김. 남성에서는 귀두나 음경 체부보다는 음낭에 더 흔하게 발생함

3. 피부 병변

1) **가성모낭염, 여드름양 병변**: 얼굴, 목, 가슴에 발생하며, 일반 여드름과 구분이 어려움

2) **결절성 홍반**: 주로 하지에 발생하는 붉은색의 압통을 동반하는 융기된 둥근결절

3) **초과민반응(Pathergy test)**
   - 20~22 gauge 바늘을 수직으로 깊이 5 mm 정도로 피부에 찌른 후 24~48시간 후 판독(크기 2 mm를 넘는 발적을 동반한 구진이나 농포가 발생하면 양성)

4. 안과적 병변

- 전방 포도막염, 후방 포도막염을 유발하여 시력소실로 진행 가능함.
- 후방 포도막염은 육안으로 관찰되지 않아 안과 검진(ophthalmoscopy)이 필요함

5. 근골격계 증상

관절염은 환자 50%에서 주로 무릎, 발목, 팔꿈치, 팔목을 침범하며, 수 주간 지속되다가 저절로 호전됨

6. 혈관염

다른 혈관염과 달리, 베체트병에서는 정맥과 동맥 모두 침범이 가능함

1) 정맥 침범 시 표재성 혈전정맥염(thrombophlebitis)이나 심부정맥 혈전증(DVT)을 일으키나 폐혈전색전증은 드묾. DVT는 혈관벽 염증이 원인으로 항응고 치료보다 항염/면역억제 치료에 반응이 좋음
2) 대동맥 및 말초동맥의 협착 또는 폐색으로 허혈성괴사까지 가능함
3) 폐동맥염은 대부분 동맥류의 형태로 나타나며 급사에 이를 수 있음

7. 신경계 침범

- 뇌실질 침범: 뇌간(brain stem) 침범이 특징적이어 중증의 신경학적 증상을 유발함
- 뇌혈관 침범: sagittal dural sinus thrombosis, 뇌졸중증후군
- 말초신경은 대부분 침범하지 않음

8. 위장관 침범

1) 극동아시아의 경우 베체트 장염의 유병률(약 10%)도 상대적으로 높음
2) 증상: 복통, 혈변, 설사, 체중 감소, 천공, 복부 종괴 등 다양한 증상 유발(일반적으로 구강 궤양 발현 4.5~6년 후 발현)
3) 합병증: 협착, 장루, 농양 등
4) 크론병과 다른 점: 항문, 직장의 침범이 드물고, 합병증이 좀 더 흔하며, 혈관염에 의한 허혈성 손상을 보임
5) 불량한 예후를 시사

III. 진단

- 진단에 특이적인 검사는 없음. 혈액 검사는 다른 유사 질환을 배제하기 위해 실행함
- 진단은 임상 양상을 바탕으로 진단함(표 9-11-1)

표 9-11-1. International Study Group의 진단 기준: 반복적인 구강 궤양을 포함한 3가지 이상 만족

반복적인 구강 궤양	환자 및 의료진에 의해 관찰된 아프타성 궤양으로 1년에 3회 이상 반복되는 구강 궤양
반복되는 성기 궤양	환자 및 의료진에 의해 관찰된 성기부의 궤양이나 반흔
눈 병변	전방 포도막염, 후방 포도막염, 안과 슬릿램프검사에서 초자체 내에 세포가 있거나 혹은 망막혈관염
피부 병변	결절홍반, 가성 모낭염, 구진 농포, 여드름양 결절(사춘기 이후, 글루코코르티코이드와 관련이 없어야 함)
초과민 반응 (Pathegy test)	자극 후 24~48시간 내에 검사

Tip

베체트 장염(intestinal Behcet's disease)의 진단

1. 베체트병 환자에서 복통, 설사 등의 위장 증상과 함께 위장관에 전형적인 궤양성 병변이 있는 경우
2. 진단: 베체트병에 합당한 전신 증상+전형적인 장 궤양
3. 장 궤양이 베체트 장염에 전형적인지, 그리고 전신 베체트병의 증상 여부에 따라 확정형(definite type), 유력형(probable type), 의심형(suspected type)으로 분류
4. 베체트 장염의 전형적인 장 궤양을 가진 환자 중 처음에는 전신 베체트병 증상이 없다가 시간이 경과함에 따라 증상이 발현되는 환자가 있음
5. 베체트 장염의 전형적인 장 궤양
   - 회맹부(ileocecal area)에 국한
   - 단일 또는 소수의 큰 궤양
   - 원형 혹은 난원형의 깊은 궤양
   - 주변의 정상 점막과 경계가 명확하고 가장자리가 융기되어 있음
6. 진단적 검사
   - 대장내시경, 상부위장관내시경, CT 소장조영술(enterography) 또는 바륨 소장조영술
   - 대변검사: 대변 parasite, WBC, 세균 배양

IV. 검사

1. CBC, ESR, CRP
2. ANA, rheumatoid factor, anti-CCP 확인(다른 류마티스 질환의 감별에 유용함). HLA-B51는 베체트 환자에서 양성률이 높으나 진단에서 추가적 가치는 없음
3. Skin Pathergy test 고려(피부과 의뢰)
   - 한국인에서 민감도가 10~20% 정도여서 위음성 가능성이 높음
4. 침범되는 장기에 따른 검사
   - 안과검진: uveitis 및 retinal vasculitis 진단
   - 신경과적 소견: brain MRI/MRA
   - Vascular ischemia: CT angiography, 심장초음파 등

V. 치료

경미한 경우 vitamin B 보충 및 콜히친으로 시작하나 중증의 경우 스테로이드 및 면역억제제를 추가함

1. 구강 궤양, 성기 궤양

콜히친 (colchicine 0.6 mg QD~BID), 국소 (dexamethasone gargle) 또는 경구 글루코코르티코이드(prednisolone 10 mg QD 이하), 반응하지 않는 경우 아자티오프린, TNF-inhibitor (adalimumab, infliximab) 투여를 고려함

2. 결절홍반

콜히친, 글루코코르티코이드

3. 관절염, 관절통

비스테로이드 항염제, 콜히친, 설파살라진, 아자티오프린, 글루코코르티코이드

4. 눈 병변

1) 전방 포도막염: 글루코코르티코이드 점안액

2) 후방 포도막염: 시력저하/소실을 유발 가능하여 적극적으로 치료함

- High dose corticosteroid (prednisolone 1 mg/kg/day), cyclosporine, interferon-alpha, azathioprine, infliximab, adalimumab (etanercept는 오히려 포도막염 발생 위험을 증가함)

5. 혈관병변, 신경병변

High dose prednisolone (1 mg/kg/day), cyclophosphamide, TNF inhibitor (infliximab), azathioprine 등. 신경병증은 응급상황이며 조속한 치료가 필요함.

••• 참고문헌 •••

1. Primer on the Rheumatic Diseases 13th Edition Chapter 21.
2. Yazici H et al. EULAR Compendium on Rheumatic Diseases. 1st ed, London, BMJ Publishing Group, 2009:357-64.
3. 대한류마티스학회 류마티스학 제3판.
4. Cheon JH et al, Am J Gastroenterol 2009;104:2492-9.
5. 대한장연구학회. 염증성장질환. 48-52장.

CHAPTER 12

성인발병성 스틸병

Adult onset Still's disease (AOSD)

김민정

I. 정의

고열, 피부발진, 다발성 관절염, 림프절병증, 인후통, 백혈구 증가증을 동반하는 전신성 자가염증 질환임. 주로 16~35세의 젊은 연령에서 발병함

II. 임상양상

수주, 수개월에 걸쳐 여러 장기에 염증을 유발하여 고열, 관절통, 피부발진, 인후통, 림프절병증, 간비대, 비장비대, 근육통, 흉막염, 심막염 등 다양한 임상양상이 나타남

1. 발열

39℃ 이상의 고열이 매일 주로 오후 또는 밤에 발생한 뒤(치료 없이) 정상 체온으로 내려가는 것이 특징임. 약 환자의 20%에서는 정상 체온으로 돌아가지 않음

2. 관절통

주로 손목, 무릎, 발목을 침범하며 하루 중 발열이 있을 때 심해짐

3. 피부발진(Salmon-pink skin rash)

- 연어 빛깔의 소실성 반구진(maculopapular) 발진으로 대개 열이 나면 나타났다가 사라짐. 간혹 심한 소양증이 동반됨. 주로 사지와 체간에 발생함
- 약물로 인한 발진과 감별 필요함

4. 인후통

인후통이 환자의 70%에서 나타나며 원인은 뚜렷하지 않음. URI와 감별 필요함

5. 그 외

근육통(45%), 림프절병증(50%), 비장비대(40%), 간비대(30%), 흉막염(21%), 심근염(16%), 체중 감소(27%), 복통(18%)이 동반될 수 있음

III. 진단

성인발병성 스틸병는 병력청취, 신체검진, 검사실 검사를 종합하여 특징적인 임상양상에 부합하고 다른 발열성 질환을 배제한 후에 진단함. Yamaguchi 분류기준이 가장 흔히 사용됨(표 9-12-1)

표 9-12-1. Yamaguchi's criteria

2개 이상의 주기준을 만족하면서 총 5개 이상 만족 시 진단	
주기준 • 1주 이상 지속되는 39도 이상의 발열 • 2주 이상 지속되는 관절통 또는 관절염 • 전형적인 발진 • WBC >10,000/mm³ with > 80% polymorphonuclear cells 배제 진단 • 감염 • 악성 종양 • 결체조직질환결체조직질환, 혈관염 등 다른 류마티스 질환	부기준 • 인후통 • 최근 발생한 림프절 병증 • 간비대 또는 비장 비대 • 간수치 이상 • Antinuclear antibody와 rheumatoid factor 음성

출처: J Rheumatol. 1992,19:424-30.

1. 임상 증상 및 병력

특징적인 증상(daily spiking fever, 연어색 피부발진, 관절통) 이 있는지 확인

- 비슷한 임상증상을 일으킬 수 있는 감염(예 EBV, 감염성심내막염, 결핵), 종양(백혈병, lymphoma, primary hemophagocytic lymphohistiocytosis) 및 다른 류마티스 질환(SLE, vasculitis) 등을 배제해야 함

2. 신체검진

전신 상태, 맥박 수, 체온, 혈압, 피부(특히 발열 시), 관절 침범, 림프절종대, 복부검진(간비대, 비장비대) 등을 조사

3. 검사실 검사

1) 현재 AOSD에 특이적인 검사는 없음
2) 기본: CBC, ESR, CRP, ferritin, LFT, BUN/Cr, coagulation panel, D-dimer, urinalysis, 혈액배양검사, 요배양검사
   - 혈청 CRP, ESR 및 ferritin (>1,000 ng/mL)이 매우 높음
   - 백혈구증가증(특히 호중구), 빈혈, AST, ALT 상승 소견이 흔히 발견됨

3) 추가

(1) Rheumatoid factor, anti-CCP antibody, antinuclear antibody이 대부분 음성임. 일부 자가항체가 양성으로 나타나도 대개 그 역가가 낮아 임상적 의미가 없음

(2) 발열을 일으키는 다른 질환을 배제하기 위한 검사: 심초음파, hepatitis serology 등

IV. 치료 및 경과(그림 9-12-1)

1) AOSD의 1차 치료는 주로 스테로이드(prednisolone 0.5~1.0 mg/kg/일)로 시작하며 환자 상태가 안정화되면 서서히 감량함
2) AOSD가 중증이거나 합병증(macrophage activation syndrome 등)이 동반될 경우 IV methylprednisolone pulse (500 mg~1,000 mg/일 × 3일) 투여 후 고용량의 스테로이드(prednisolone >1 mg/kg/일)로 유지함
3) 스테로이드에 불응할 경우 IL-6 blockade (tocilizumab), intravenous immunoglobulin, IL-1 blockade (i.e. anakinra) 등을 고려
4) 스테로이드 감량 중 증상이 악화 시 methotrexate, leflunomide, cyclosporine, tocilizumab 등 병용 고려
5) NSAID는 약 환자의 20% 이하에서 효과가 있으며 급성기에서 단독 치료제로 한계가 있음

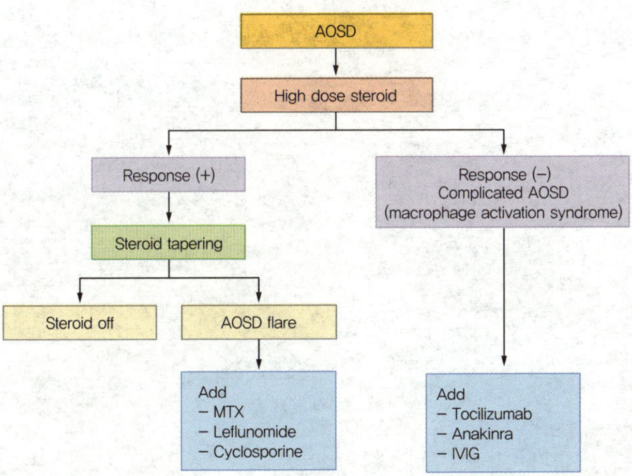

그림 9-12-1. Therapeutic strategy in AOSD

V. 예후

환자의 약 절반에서 재발하며, 재발 시 처음 약제에 대개 좋은 반응을 보임

••• 참고문헌 •••

1. Gerfaud-Valentin M. et al. Autoimmunity Reviews 2014:13:708.722.
2. Efthimiou P. et al. Ann Rheum Dis 2006;65:564.572.
3. 대한류마티스학 3rd edition
4. Ravelli A, et al. Ann Rheum Dis 2016;75:481.489.

Part 10

Critical Care Medicine
중환자

CONTENTS

CHAPTER 01

기계환기
Mechanical ventilation

임성윤

I. 기계환기 위상 변수(Phase variable)

- 호흡 중 흡기 단계를 (1) 유지: 제한(limit), (2) 시작: 유발(trigger), (3) 종료: 주기(cycle) 시키는 변수

1. 제한 변수: 흡기 동안 유지하고 하는 흡기 목표

- 압력 제한: 압력조절환기(pressure control ventilation, PCV)
  목표압력을 달성하기 위해 흡기 시 압력을 제한
- 유량 제한: 용적조절환기(volume control ventilation, VCV)
  목표용적을 달성하기 위한 흡기 시 유량을 제한

2. 유발 변수: 흡기의 시작(호기에서 흡기로 전환)

- 시간 유발: 정해진 시간 내에 환자의 흡기 노력 없을 경우 기계가 흡기를 시작
- 환자 유발: 환자의 흡기 노력이 있을 때 기계가 신호를 받아 흡기를 시작
  ① 유량 유발(flow triggered): 압력 유발에 비해 신속한 반응 가능
  ② 압력 유발(pressure triggered)

3. 주기 변수: 흡기의 종료(흡기에서 호기로 전환)

- 시간 주기(time cycled): 정해진 흡기 시간이 종료되면 흡기를 종료
- 유량 주기(flow cycled): 흡기 기류가 최대 흡기 기류 속도의 일정 %로 떨어지면 흡기를 종료

II. 기계 환기 구동방식

1. 환자유발/기계 필수환기(Assisted/controlled mandatory ventilation, A/CMV)

- 압력/유량 제한, 환자/시간 유발, 시간주기
- 일정시간 동안 환자의 환기 노력이 있으면(환자유발) assisted mandatory ventilation, 환자의 흡기노력이 없으면 기계가(시간유발) controlled mandatory ventilation 을 하는 방식

* 환자유발을 무시하는 기계필수환기(CMV) 양식은 최근 사용하지 않음

2. 동조간헐필수환기(Synchronized intermittent mandatory ventilation, SIMV)

- 설정된 일정한 수의 필수환기를 환자의 노력에 맞추어 (assisted mandatory breath) 제공되며, 설정한 수를 초과하는 환자의 자발 호흡 (spontaneous breath)을 허용

3. 자발환기(Spontaneous ventilation): 입력보조환기(pressure support ventilation, PSV)

- 압력 제한, 환자유발, 유량 주기
- 환자가 흡기를 시작하고(환자 유발) 환자가 흡기를 종료(유량 종료)

* 지속기도양압(continuous positive airway pressure, CPAP)은 기도내압을 지속적으로 양압으로 유지한 상태에서 기계의 도움 없이 자발호흡을 하는 방식

III. 기계 환기 실제 설정

1. VCV (A/CMV-유량제한) 또는 PCV (A/CMV-압력제한) 결정

- VCV: 유량을 설정(제한)하면 기도저항과 폐유순도에 따라 기도압력 결정(일회 호흡량 확보가 용이하지만 높은 기도압력에 의한 압력손상 가능)
- PCV: 기도압력을 설정(제한)하면 기도 저항과 폐유순도에 따라 일회 호흡량이 결정 (일회 호흡량이 다양하지만 압력제한으로 압력손상 가능성 감소)

2. VCV와 PCV 공통 설정

1) 흡입 산소 농도(FiO_2)

- 저산소증 개선에 필요한 최소한의 산소 농도 적용
- 기계 환기 시작 단계에서는 FiO_2 1.0으로 시작해서 산소포화도(SpO_2) 88~95%, 동맥혈산소분압(PaO_2) 55~80 mmHg 유지할 수 있는 최소 FiO_2로 감량

2) 호흡수

- 12~20회로 설정, 폐질환이 있는 경우 16~20회 정도로 시작

3) 유발 민감도 (trigger sensitivity)

- 압력 유발: −1~−2 cmH_2O
- 유량 유발: 기저 유량(base flow) 3~5 L/min 아래

4) 호기말양압(Positive end expiratory pressure, PEEP)

- 적절한 PaO_2를 유지할 수 있는 최소한의 호기말양압 적용을 권유
- 기도삽관 환자의 기능잔기용량(functional residual capacity) 감소를 막기 위해 3~5 cmH_2O을 초기에 적용
- 급성호흡곤란증후군의 경우 환자 상태에 따라 15~20 cmH_2O까지 증량 가능 Chapter 02. 참고

3. 용적조절환기 (VCV) 설정

- 일회 호흡량: 6~8 mL/kg 예측 체중(predicted body weight, PBW)로 최대 흡기압력 < 30~35 cmH_2O으로 유지(단 급성호흡곤란증후군에서는 6 mL/kg 이하)

*PBW 계산

남자: 50 + 0.91 × (신장−152.4); 여자: 45.5 + 0.91 × (신장−152.4)

*분당 환기량(minute ventilation, VE) = 일회 호흡량 × 호흡수

• 기저값 남자: VE = 4 × 체표면적 (body surface area)

• 기저값 여자: VE = 3.5 × 체표면적

(발열, 대사 상태에 따라 달라짐)

  - ① 흡기유량(inspiratory flow) ② 휴지시간 (pause time) ③ 흡기: 호기 비율(I: E ratio) 세 가지 중 두 가지를 설정하면 나머지는 자동으로 결정
  - 흡기: 호기 비율은 일반적으로 1:2로 함

4. 압력조절환기 (PCV) 설정

- 흡기 압력(inspiratory pressure): 목표 일회 호흡량에 도달하는 압력을 설정하되 최대 흡기압력은 35 cmH_2O 미만으로 설정
- ① 흡기시간, ② 흡기: 호기 비율 두 가지 중에서 한 가지를 설정하면 나머지는 자동으로 결정
- ① 흡기 시간은 일반적으로 1초 이내로 설정
- ② 흡기: 호기 비율은 일반적으로 1 : 2로 함
- 흡기 상승시간(inspiratory rise time): 기계환기 화면에서 숫자가 클수록 상승시간은 느림. 즉, 압력이 천천히 올라감

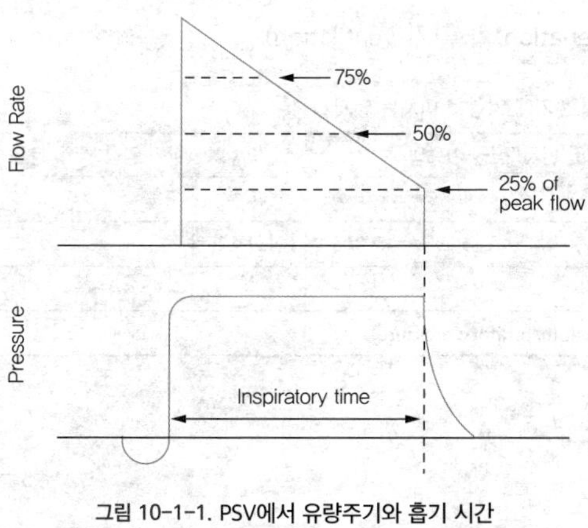

그림 10-1-1. PSV에서 유량주기와 흡기 시간
출처: Pilbeam's Mechanical Ventilation, 8th edition

5. 압력보조환기 (PSV) 설정

- 유량 주기: 최대 흡기 기류 속도의(peak flow) 일정 %로 떨어지면 흡기를 종료. 흡기시간을 길게 하려면 %를 낮추고, 흡기 시간을 짧게 하려면 %를 올림

IV. 기계환기 적용 중 감시

1. 파형

- 스칼라 (scalar): ① 압력-시간 ② 유량-시간 ③ 용적-시간
- 고리 (loop): ① 용적-압력 ② 유량-용적
- VCV를 포함하는 유량제한 환기 방식은 압력을, PCV를 포함하는 압력제한 환기 방식은 용적(그리고 호흡수)을 특히 주의 깊게 감시해야 함

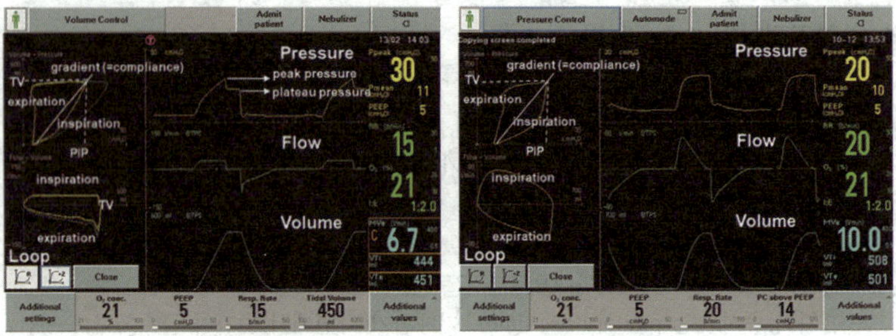

그림 10-1-2. G사의 기계환기기 파형 (A) VCV (B) PCV

2. 산소화(oxygenation)와 환기(ventilation)

표 10-1-1. 산소화 및 환기에 영향을 미치는 인자들

산소화 영향 인자: 평균 기도압	환기 영향 인자: 분당환기량
흡입산소농도 (FiO_2)	호흡수
호기말양압 (PEEP)	일회호흡량
흡기시간	
최고 기도압력 (peak inspiratory pressure)	

3. 최고기도압력(peak inspiratory pressure, PIP)과 안정기압력(plateau pressure, Pplat)

1) 최고기도압력(PIP)

- 폐유순도와 기도 저항에 의해 결정

2) 안정기압력(Pplat)

- 폐유순도에 의해 결정
- 기계환기기 흡기 정지(inspiratory hold) 버튼을 누를 때 (end inspiratory pause) 측정되는 압력

3) Driving pressure = 안정기압력-호기말양압

4. 순응도(compliance = 탄성도[elastance]의 역수)

1) 정적순응도(Static compliance) = 일회 환기량/(안정기 압력−호기말양압) (정상 범위 50~80 mL/cmH_2O)
2) 동적순응도(Dynamic compliance) = 일회 환기량/(최고기도압력−호기말양압)

표 10-1-2. 최고기도압력과 안정기압력의 변화에 따른 임상 상황

최고기도압력 증가, 안정기 압력 변화없음 (기도저항증가)	삽관 튜브 폐쇄
	기도분비물에 의한 기도막힘
	급성 기관지 경련
최고기도압력 증가, 안정기 압력 증가 (유순도 감소)	기흉
	대엽성 무기폐
	급성 폐부종
	폐렴 악화
	급성호흡곤란증후군
	복부 압력 증가
	환자 기계환기 부조화
최고기도압력 감소	튜브 분리
	삽관튜브 기낭(커프) 누출

5. 트러블 슈팅(Troubleshooting)

1) 자가호기말양압(Auto PEEP, intrinsic PEEP, Air trapping)

- 만성폐쇄성폐질환, 천식과 같은 폐쇄성 폐질환자에서 호기 유량 제한(expiratory flow limitation)으로 인해 흡기량이 호기량보다 많아 발생하는 현상

- 진단방법: ① 유량-시간 곡선에서 호기 유량이 기저로 돌아오지 않음; ② 기계 환기기 호기 정지(expiratory hold) 버튼을 누를 때 (end expiratory pause) 측정되는 압력
- 해결방법: ① 호기 시간을 늘림 ②분당 환기량 (호흡수 또는 일회 환기량)을 낮춤 ③ 호기말양압 올림

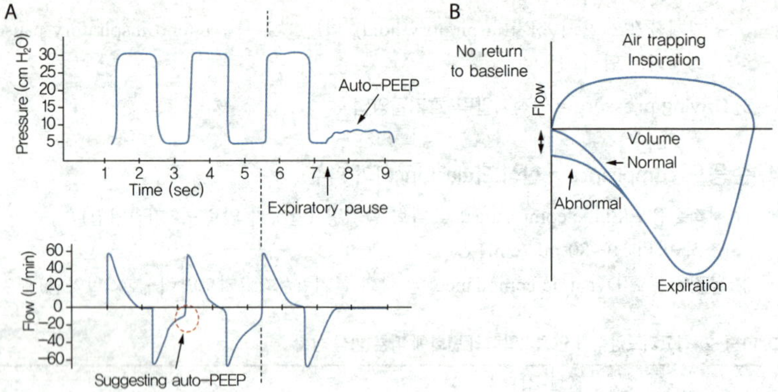

그림 10-1-3. PCV 에서 자가호기말양압 (A) 호기 정지 (B) 유량-용적 곡선
출처: Pilbeam's Mechanical Ventilation, 8th edition

2) 공기 누출(Air leak)

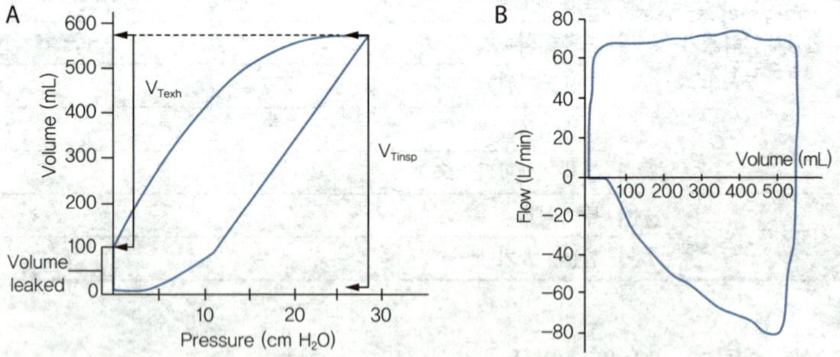

그림 10-1-4. 공기 누출(air leak) (A) 압력-용적 곡선 (B) 유량-용적 곡선
출처: Pilbeam's Mechanical Ventilation, 8th edition

6. 환자 기계환기 부조화 (Patient ventilator dyssynchrony)

표 10-1-3. 환자 기계환기 부조화

유발 (Triggering phase)	Ineffective triggering
	이중 유발 (Double triggering)
	자동 유발 (Autotriggering)
유량 (압력) 전달	환자의 흡기 노력
	흡기 상승 시간 (rise time)
주기 (Cycling phase)	조기 호기 전환 (Premature opening)
	호기 전환 지연 (Delayed opening)

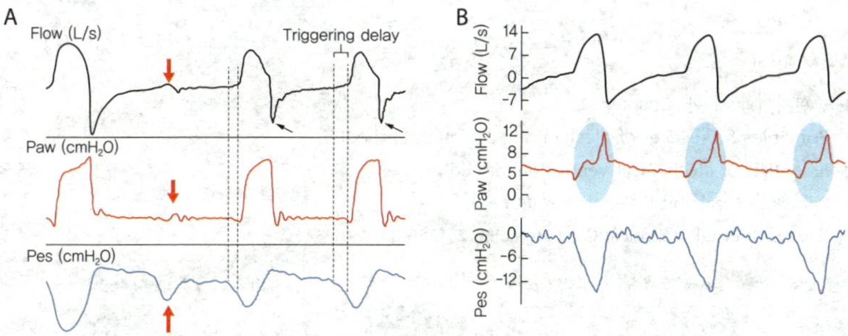

그림 10-1-5. PSV에서 (A) Ineffective triggering (B) Inadequate assist level
출처: Korean Journal of Critical Care Medicine 2017; 32(4): 307-322.

V. 기계환기기 연관 폐손상(Ventilator associated lung injury, VILI)

1. 발생 기전

1) 용적손상(volutrauma)

- 고용적 일회호흡량은 폐포의 과팽창을 유발시킴
- 용적손상은 폐포-모세혈관 경계면 파괴로 폐의 염증성 침윤 및 투과성 폐부종 (permeability edema)을 유발

2) 압력손상(barotrauma)

- 과도한 양압 환기로 인해 발생한 소기도 및 폐포의 파열이 공기누출로 이어짐
- 긴장성 기흉, 종격동기종, 피부밑공기증 등으로 나타남

3) 무기폐손상(atelectrauma)

- 소기도의 반복적인 개방과 폐쇄는 과도한 전단력(shear force)을 생성하여 폐포 상피세포의 손상 유발
- 적절한 호기말양압을 적용해서 무기폐손상을 억제

4) 생물손상(biotrauma)

- 양압 환기로 폐포상피세포가 자극되어 염증세포를 동원하고 전염증성 사이토카인 분비를 촉진시킴
- 폐 외의 다른 장기에도 영향을 주어 다장기부전을 유발할 수 있음

2. 예방법

폐보호 환기전략 Chapter 02. 참고

Part 1. 호흡기 Chapter 08. 참고

••• 참고문헌 •••

1. 중환자의학 제4판. Chapter 21.
2. Principles & Practices of Mechanical ventilation (3rd ed).
3. Essentials of Mechanical Ventilation (4th ed).
4. Pilbeam's Mechanical Ventilation (8th ed).
5. Korean Journal of Critical Care Medicine 2017; 32(4): 307-322.

CHAPTER 02

급성호흡곤란증후군
Acute respiratory distress syndrome, ARDS

이홍열

I. 정의 및 표현형 UPDATE

감염성 및 비감염성 유발인자를 포함한 다양한 내 · 외과적 질환들과 연관되어 호흡부전, 심한 동맥혈 저산소혈증, 흉부 X선상 양측성 미만성 폐침윤을 보이는 임상 증후군. ARDS 정의는 2023년 개정된 New Global Definition 정의를 따름. 개정된 정의에는 High-flow nasal oxygen (with ≥30 L/min), SpO_2/FiO_2 <315 (if SpO_2 ≤97%), 흉부초음파 검사 등의 기준이 새롭게 추가됨. 또한 환자의 임상 및 생물학적 지표를 기반으로 특정 치료에 더 잘 반응하는 하위표현형(subphenotype)에 따른 맞춤형 치료가 중요해지고 있음

표 10-2-1. 급성호흡곤란증후군의 정의(New Global Definition, 2023) UPDATE

시작		선행위험인자 또는 새롭게/악화되는 호흡기 증상의 발병이 1주 이내에 발생한 것으로 추정되는 저산소성 호흡부전의 급성 발병 또는 악화 –ARDS 선행위험인자: 폐렴, 비폐렴 감염, 외상, 수혈, 흡인, 쇼크
흉부 X-ray/CT/초음파		X-ray, CT: 양측 폐의 음영 증가 흉부 초음파: 양측 B-line 혹은/그리고 consolidation 관찰 (병변이 흉수, 엽/폐 허탈, 또는 결절로 충분히 설명할 수 없음)
폐부종의 기원		심부전 또는 체액과잉으로 완전히 혹은 주로 설명할 수 없는 폐부종이 있고, 폐허탈로 주로 설명할 수 없는 저산소혈증 및 가스교환 장애가 있음. 다만 ARDS의 선행위험인자가 있는 경우에는, 위와 같은 상황에서도 ARDS가 발생할 수 있음
Non-intubated ARDS		High-flow nasal oxygen (≥30 L/min) 혹은 NIV/CPAP (PEEP ≥ 5 cmH_2O)을 사용 중이면서 PaO_2/FiO_2 ≤ 300 혹은 SpO_2/FiO_2 ≤ 315 (if SpO_2 ≤ 97%)
Intubated ARDS	경증(mild)	최소한 PEEP ≥ 5 cmH_2O 이면서 200 < PaO_2/FiO_2 ≤ 300 혹은 235 < SpO_2/FiO_2 ≤ 315 (if SpO_2 ≤ 97%)
	중등도(moderate)	최소한 PEEP ≥ 5 cmH_2O 이면서 100 < PaO_2/FiO_2 ≤ 200 혹은 148 < SpO_2/FiO_2 ≤ 235 (if SpO_2 ≤ 97%)
	중증(severe)	최소한 PEEP ≥ 5 cmH_2O 이면서 PaO_2/FiO_2 ≤ 100 혹은 SpO_2/FiO_2 ≤ 148 (if SpO_2 ≤ 97%)

II. 원인

표 10-2-2. 급성호흡곤란증후군의 주요 원인 UPDATE

폐의 원인(직접 원인)	폐 외의 원인(간접 원인)
폐렴 위 내용물 흡인, 흡입손상 환기기유발폐손상 폐좌상 흉부 외상 익수, 흡연, 전자담배 흡연	폐외 패혈증 췌장염, 중증외상, 지방색전증 심폐우회술 후의 재관류 수혈관련급성폐손상 화상, 마약 혹은 기타 약물중독 두개내압의 상승(외상성 뇌손상, 뇌내출혈)

출처: Lancet. 2022; 400(10358): 1145-1156.

III. 급성호흡곤란증후군의 병인론 UPDATE

급성호흡곤란증후군의 기전에는 폐와 전신에서 발생한 여러 손상반응경로 활성화 및 조절장애, 염증, 응고 등이 포함됨. 이는 일반적으로 감염이나 손상에 대한 정상적인 숙주반응이지만, 과다하고 광범위한 활성화는 인체에 해로움. 이러한 반응은 개별 환자마다 다양하게 나타남. 이는 급성호흡곤란증후군의 임상적 및 생물학적 비균질성(heterogeneity)에 기여함

IV. 치료

1. 기계 환기의 치료 전략 및 구조 요법

1) 폐 보호 환기전략(Lung protective ventilation strategy) UPDATE

- 낮은 일회호흡량(low tidal volume): 일회호흡량 4~8 mL/kg 예측체중(PBW)으로 유지
  - → 낮은 일회호흡량을 적용 시 고이산화탄소혈증이 발생할 수 있음. 최소 pH 7.20~ 7.30 이상은 유지할 것(permissive hypercapnia).
- 중등도/중증 ARDS에서 높은 호기말양압(PEEP) > 10 cmH_2O 을 고려(압력손상 및 저혈압에 대한 주의 필요)
  - → 효과: 허탈된 폐단위의 모집, 기능적 잔기용량의 증가, 단락의 감소
- 안정기압력(Pplat) 30 cmH_2O 미만을 권고
- Driving pressure(ΔP = Pplat − PEEP)를 15 cmH_2O 미만으로 낮게 유지

표 10-2-3. 급성호흡곤란증후군의 흡입 산소 농도와 호기말양압의 조합

FiO_2	0.3	0.4	0.4	0.5	0.5	0.6	0.7	0.7	0.7	0.8	0.9	0.9	0.9	1.0	1.0	1.0	1.0
PEEP	5	5	8	8	10	10	10	12	14	14	14	16	18	18	20	22	24

목표는 SpO_2 혹은 SaO_2 92~98%임. 만약 목표에 도달하지 못했다면 table 우측으로, 이동 목표를 넘어섰다면 table 좌측으로 이동함
출처: N Engl J Med 2004; 351: 327-336.

급성호흡곤란증후군의 폐보호환기 프로토콜 UPDATE

I. 예측체중 계산 및 일회호흡량

1. 환자의 예측체중(predicted body weight, PBW)을 계산
   - 남자 = 50 + 0.91 × [키(cm)-152.4]
   - 여자 = 45.5 + 0.91 × [키(cm)-152.4]
2. 초기 일회호흡량(tidal volume, VT)을 8 mL/kg PBW로 설정(PCV or VCV mode)
3. 최소 5 cmH_2O 이상의 호기말양압(PEEP)을 추가 표 10-2-3 참조
4. 산소포화도 92~98%를 달성할 수 있는 가장 낮은 FiO_2를 선택
5. VT를 6 mL/kg까지 1~2시간마다 1 mL/kg씩 감량
6. Pplat > 30 cmH_2O이면, Pplat < 30 cmH_2O을 목표로 VT= 4 mL/kg까지 VT를 1 mL/kg씩 감량
7. 추후 환자가 안정화되면, driving pressure는 < 15 cmH_2O를 목표로 감량
8. ARDS 치료 기간 동안 VT는 4~8 ml/kg PBW를 목표로 조절하면 됨

II. 호흡수 및 pH 조절

1. 최초에는 호흡수를 보통 분당 20~25회로 설정. 이후 적절한 동맥혈 pH 유지를 목표로 호흡수를 결정함
2. 이상적 pH의 목표는 7.30~7.45이나, 이를 위해 VT가 8 ml/kg PBW 초과할 필요 없음. 초기 ARDS에서는 pH 7.20~7.30 이상만 유지되면 충분함
3. pH < 7.15~7.20이면 호흡수 분당 35 회까지 증량할 수 있음
   다만, 이때는 inspiratory time이 0.6초 이상은 되게 I:E ratio 조절할 것
4. 호흡수가 지속적으로 분당 25회 이상 노출되면 환기기유발폐손상 위험이 높음. 추후 pH가 안정화되면, 호흡수는 가능한 감량하는 것이 도움 됨

III. 호흡구동 및 호흡노력

1. 추후 자발호흡이 있는 기계환기 상태가 되면, 환자의 호흡구동(drive)과 호흡노력(effort)에 대한 monitor가 필요함
   → P0.1 (airway occlusion pressure)는 1~5 cmH_2O 사이로 유지
   → Pocc (expiratory occlusion pressure)는 -7~-15 cmH_2O 사이로 유지
   → PMI (pressure muscle index)는 6 cmH_2O 이하로 유지

2) 신경근 차단제의 사용(cisatracurium 추천) UPDATE

- 중등도/중증 ARDS에서 폐 보호 환기전략을 유지하기 위해 필요한 경우에만 간헐적으로 투여(as-needed intermittent boluses)
- 지속적 투여를 고려하는 경우(continuous, up to 48 hr): 지속적인 환자-환기기 비동조, 지속적인 깊은 진정, 지속적인 높은 안정기 압력 혹은 복와위 체위를 하는 경우
- 효과: 환자-환기기 동조 향상, 기계환기 관련 및 환자 자해 폐손상 감소(patient self-inflicted lung injury, P-SILI), PEEP에 의한 폐모집 효과의 향상, 산소소비량 감소
- 신경근 차단제를 사용하기 전에 리치몬드 불안-진정척도(RASS)를 기준으로 −4~−5의 진정수준을 만들어야함. 또한 신경근 차단제를 사용하는 동안에는 Bispectral index를 40~60사이로 유지

3) 복와위(Prone position) UPDATE

(1) 폐포과잉확장 감소, 환기/관류 불일치, 폐포모집 개선을 통한 산소화 및 비균질성 개선

(2) 중등도 이상의 ARDS (P/F ratio < 150 mmHg and PEEP >5 cmH_2O, despite optimization of ventilation setting)에서 생존율 향상에 도움, 금기가 아닌 경우 적극적으로 복와위 적용이 필요함

(3) 기계 환기를 시행함에도 불구하고 산소화 호전이 없는 ARDS 환자의 경우 조기 적용 권장 (ARDS 진단 24~36시간 이내)

(4) 24시간마다 복와위 자세는 16~20시간 이상 유지하고, 앙와위(supine) 자세 변경 4시간 이후 P/F ratio < 150 mmHg인 경우에는 복와위 자세를 재시행할 것

(5) 합병증: 기관내관/카테터의 문제, 욕창, 환자 평가 및 소생술의 어려움

(6) 절대금기증: 불안정한 척추 골절
상대금기증: 복부의 개방성 상처/화상, 불안정한 골절, 두개내압의 상승, 혈역학적 불안정, 임신부(late term)

4) 폐포모집술(Lung recruitment maneuver) UPDATE

(1) 허탈된 원위부 기도 및 폐포를 개방하여 산소화를 개선하려는 시도

(2) FiO_2 100%, CPAP 30~40 cmH_2O, 30~40초 유지 후 원래 양식으로 전환

(3) 2023년 ARDS 진료지침에 따르면 일상적으로(routine) 사용하지 않을 것을 권고

5) 체외막산소화장치(Extracorporeal membrane oxygenation, ECMO) UPDATE

- 2023년 ARDS 진료지침에는 적응증에 해당하는 환자들에게 veno-venous ECMO (VV-ECMO) 사용을 권고
- Chapter 7. ECMO & IABP 참고

2. 보존적 치료

1) 적정 산소화 유지(SpO_2 92~98%), 혈역학적 기능을 유지

2) 수액요법: ARDS로 손상된 폐는 폐부종의 악화에 취약하므로 수액을 가급적 제한

3) 중환자실 치료 중 발생할 수 있는 합병증 예방 Chapter 05. 참고

3. 약물치료

1) 스테로이드 요법

(1) 중증/위중 COVID-19 환자에서는 단기간의 전신 스테로이드 요법 (Dexamethasone 6 mg/day IV for 10 days)을 권고함

(2) 중등도/중증 ARDS에서 Dexamethasone (Day 1~5: 20 mg/day, Day 6~10: 10 mg/day) 조기에 시도해 볼 수 있음

2) 흡입 일산화질소(Inhaled nitric oxide)

(1) 선택적 폐혈관 확장 유도: 환기/관류 불일치의 개선, 사용 후 첫 24시간 이내 산소화의 개선효과(생존율 향상 효과는 없음)

(2) 신손상 위험 증가, 통상적인 치료법으로 사용하지 않을 것을 권고

(3) 근거 있는 다른 치료들을 모두 적용하였으나 저산소증이 지속되는 경우에는 구제요법(rescue therapy)로 사용해 볼 수 있음. 다만, 사용 이후 산소화 개선 효과가 없는 경우에는 점진적으로 감량하여 중단해야 함

••• 참고문헌 •••

1. ESICM guidelines on acute respiratory distress syndrome: definition, phenotyping and respiratory support strategies. Intensive Care Med. 2023;49(7):727-759.
2. A New Global Definition of Acute Respiratory Distress Syndrome. Am J Respir Crit Care Med. 2023 Jul 24. doi: 10.1164/rccm.202303-0558WS.
3. Acute respiratory distress syndrome in adults: diagnosis, outcomes, long-term sequelae, and management. Lancet. 2022;400(10358):1157-1170.
4. How to manage anticoagulation during extracorporeal membrane oxygenation. Intensive Care Med. 2022;48(8):1076-1079.
5. Management of Adult Patients Supported with Venovenous Extracorporeal Membrane Oxygenation (VV ECMO): Guideline from the Extracorporeal Life Support Organization (ELSO). ASAIO J. 2021;67(6):601-610.
6. Alhazzani W, et al. Surviving Sepsis Campaign Guidelines on the Management of Adults With Coronavirus Disease 2019 (COVID-19) in the ICU: First Update. Crit Care Med. 2021 Mar 1;49(3):e219-e234.
7. National Heart, Lung, and Blood Institute PETAL Clinical Trials Network, et al. Early Neuromuscular Blockade in the Acute Respiratory Distress Syndrome. N Engl J Med. 2019 May 23;380(21):1997-2008.
8. Lung- and Diaphragm-Protective Ventilation. Am J Respir Crit Care Med. 2020;202(7):950-961.
9. Guérin C, et al. Prone position in ARDS patients: why, when, how and for whom. Intensive Care Med. 2020 Dec;46(12):2385-2396.
10. Alhazzani W, et al. Neuromuscular blockade in patients with ARDS: a rapid practice guideline. Intensive Care Med. 2020 Nov;46(11):1977-1986.
11. RECOVERY Collaborative Group, et al. Dexamethasone in Hospitalized Patients with Covid-19. N Engl J Med. 2021 Feb 25;384(8):693-704.
12. Villar J, et al. Dexamethasone treatment for the acute respiratory distress syndrome: a multicentre, randomised controlled trial. Lancet Respir Med. 2020 Mar;8(3):267-276.
13. Combes A, et al. Extracorporeal Membrane Oxygenation for Severe Acute Respiratory Distress Syndrome. N Engl J Med. 2018 May 24;378(21):1965-1975.

CHAPTER 03

진통제와 진정제
Analgosedation

박태연

I. 중환자실의 진통제

1. 중환자실 환자의 통증 평가 Tool

1) 의사 표현이 가능한 경우

Numeric Rating Scale (NRS), Verbal Descriptor Scale(VDS), Faces Pain Scale (FPS)

2) 의사 표현이 불가능한 경우

Behavioral Pain Scale (BPS) or Critical-Care Pain Observation Tool (CPOT)

2. 중환자실 영역의 진통 조절

1) 중환자의 비신경병증 통증 조절에는 정맥내 주입 마약성 진통제가 추천됨.
2) NSAID, acetaminophen 등은 마약성 진통제의 보조로 사용 가능
3) 신경병증 통증에는 마약성 진통제 + gabapentin 혹은 carbamazepine, pregabalin

표 10-3-1. 중환자실에서 사용하는 마약성 진통제

아편제제	발현 시간	제거반감기	간헐적 투약	IV 지속 주입 속도	부작용	기타 정보
Remifentanil	1~3분	3~10분	–	Loading dose: 1.5 μg/kg Maintenance dose: 0.5~15 μg/kg/hr	저혈압, 서맥, 호흡 억제	간 및 신장 장애와 상관 없이 사용 가능
Hydromorphone	5~15분	2~3시간	0.2~0.6 mg IV q1~2 hr	0.5~3 mg/hr	호흡억제, 졸림, 구역, 구토, 가려움	간 및 신장 장애 환자의 약물 축적
Fentanyl	1~2분	2~4시간	0.35~0.5 μg/kg IV q0.5~1 hr	0.7~10 μg/kg/hr	저혈압, 서맥, 호흡 억제 반복투여 시 약물 체내 축적, 작용 시간 연장, 고용량 사용 시 chest wall rigidity	간 장애 환자의 약물 축적
Morphine	5~10분	3~4시간	2~4 mg IV q1~2hr	2~30 mg/hr	저혈압, 서맥, 호흡 억제 히스타민 분비	간 및 신장기능 장애 환자에서의 약물 축적

*Morphine 및 Hydromorphone은 작용 시간이 길어 주로 간헐적 투약, Remifentanil은 주로 지속 정주로 사용

II. 중환자실의 진정제

1. 가능한 깊은 진정보다는 얕은 진정이 유지되도록 조절
2. 불필요한 장기 진정을 피하고 일일 목표 진정 수준에 도달하기 위해 진정제 용량을 체계적으로 감량 혹은 조정
3. 진정 수준 평가: Richmond Agitation-Sedation Scale (RASS) (표 10-3-2) 또는 Sedation-Agitation Scale (SAS)을 사용(RASS −2~0, SAS 3~4 target)
4. 깊은 수면이나 근육 이완제로 인해 진정 평가 척도를 사용할 수 없는 경우 bispectral index (BIS)에 기반한 진정 모니터링 가능 UPDATE
5. 진정제로 benzodiazepine (midazolam 또는 lorazepam)보다는 non-benzodiazepine (propofol 또는 dexmedetomidine)의 사용이 추천됨
   1) 미다졸람은 48~72시간 이상 사용할 경우 회복 시간이나 발관 시간을 예측하기 어렵기 때문에 단기간 사용을 권장. 그러나 알콜 금단 증후군의 경우는 benzodiazepine 이 권장됨 UPDATE
   2) 프로포폴은 신경학적 평가 또는 기관 삽관을 위해 신속하고 빈번한 각성이 필요한 환자에게 유용함. 프로포폴 투여 2일 후부터 혈청 중성지방 농도를 모니터링하고 에멀젼의 지방 칼로리를 총 칼로리에 포함. 고용량의 프로포폴을 장기간 사용하는 경우 propofol infusion syndrome이 발생하므로 주의(4~5 mg/kg/hr 이상의 주입 속도로 48시간 이상 사용하는 것은 권장되지 않음) UPDATE
   3) Dexmedetomidine은 진정 및 진통 효과를 동시에 가지고 있으며 다른 진정제와 달리 호흡 억제 효과가 작고, 협조적 진정이 가능하나, 깊은 수준의 진정이 필요한 경우는 효과가 약할 수 있음

표 10-3-2. Richmond Agitation-Sedation Scale (RASS)

점수(용어)	특징
+4 (Combative)	공격적이고 폭력적, 의료진에게 위협적
+3 (Very agitated)	각종 튜브나 카테터를 당기거나 제거하려는 상태
+2 (Agitated)	잦은 무의미한 행동, 인공호흡기에 저항
+1 (Restless)	불안해하나 움직임이 과격하지는 않은 상태
0 (Alert and Calm)	
−1 (Drowsy)	완전히 깨어 있지는 않으나 목소리에 반응하여 눈을 뜨고 눈맞춤을 10초 이상 유지하는 상태
−2 (Light sedation)	목소리에 반응하여 10초 이내로 눈을 맞추는 상태
−3 (Moderate sedation)	목소리에 반응하여 눈을 뜨지만 눈맞춤은 불가능
−4 (Deep sedation)	목소리에 반응 없음. 신체 자극에 눈을 뜨거나 움직임
−5 (Unarousable)	목소리나 신체 자극에 반응 없음

출처: Am J Respir Crit Care Med 2002;166:1338-1344.

표 10-3-3. 중환자실에서 사용하는 진정제 비교

진정제	IV loading 후 시작시간	반감기	부작용	부하용량	유지용량	활성 대사 산물
Dexmede-tomidine	5~10분	2~3시간	저혈압, 서맥	1 μg/kg over 10 min	0.2~0.7 μg/kg/hr	없음
Propofol	1~2분	단시간 사용: 3~12시간 장시간 사용: 50±16시간	고중성 지방혈증, 급성 췌장염, propofol infusion syndrome, 서맥, 심부전, 호흡억제, 저혈압	5 μg/kg/min over 5 min	5~50 μg/kg/min	없음
Midazolam	2~5분	3~11시간	호흡억제, 저혈압, 신기능이 떨어진 경우 체내에 축적 가능	0.01~0.05 mg/kg	0.02~0.1 mg/kg/hr	있음
Lorazepam	15~20분	8~15시간	호흡억제, 저혈압, 대사성 산증	0.02~0.04 mg/kg (≤2 mg)	0.01~0.1 mg/kg/hr (≤10 mg/hr)	없음

출처: Crit Care Med. 2013; 41(1): 263-3

III. 섬망

- 갑작스러운 의식의 변화와 함께 주의력 · 인지기능 장애가 생기는 상태
- 평가를 위해 Confusion Assessment Method for the ICU (CAM-ICU) 또는 Intensive Care Delirium Screening Checklist (ICDSC) 사용

1. 섬망의 일반적 예방 및 치료 원칙

1) 비약물적 방법

(1) 낮시간 의료진이나 가족 구성원이 지속적으로 지남력을 주지

(2) 중환자실 내 적절한 수면 환경 조성(밤에 등 끄기) 및 수면 질 향상

(3) 시각, 청각 장애 줄여주기: 안경, 보청기 등

(4) 불필요한 신체 억제대 및 카테터 제거

(5) 조기 운동 및 재활

(6) 다학제 회진: ABCDEF 번들과 같은 비약물적 개입 전략을 권장

05. 중환자실에서의 지지요법 참조

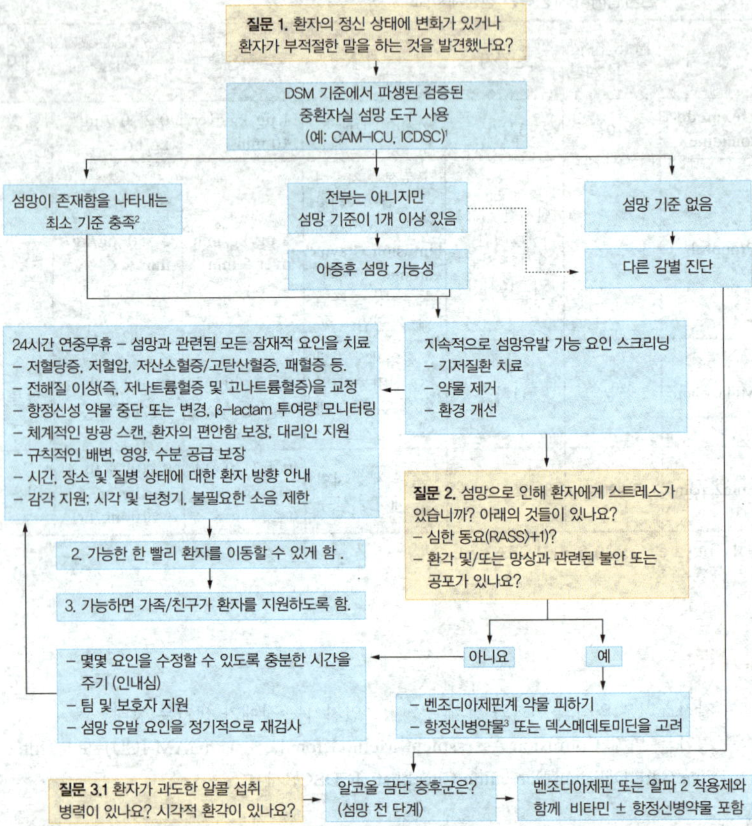

그림 10-3-1. 중환자를 위한 진단 및 치료 알고리즘. 부적절한 언행 등 갑작스러운 정신 상태 변화를 보이는 경우

1. CAM-ICU: Confusion Assessment Method for Intensive Care Unit; DSM: Diagnostic and Statistical Manual of Mental Disorders; RASS: Richmond Agitation Sedation Scale
2. 중환자실 섬망 선별 체크리스트(ICDSC) 점수가 4점 이상인 CAM-ICU feature 의 최소 ¾
3. 환자, 가족 또는 직원을 위험에 빠뜨릴 수 있는 불안/동요에 대해 최단 기간의 치료로 최저 용량부터 시작

출처: Intensive Care Med . 2021 Oct;47(10):1089-1103.

2. 약물적 방법

섬망 치료에 haloperidol, 비정형 항정신병약물, dexmedetomidine 등의 일상적인 사용은 권장되지 않으나, 섬망 증상이 환자에게 해로울 수 있는 경우 약물을 사용한 섬망 치료를 고려할 수 있음

1) 매일 진정제를 줄이거나 중단. 가급적 얕은 진정을 목표
2) benzodiazepine보다 dexmedetomidine 사용
3) 진정보다 진통 조절이 우선
4) 섬망 증상으로 인해 본인 혹은 타인의 피해가 우려될 시는 haloperidol 또는 atypical antipsychotics 짧은 기간 사용 가능: QT prolongation 생기지 않는지 ECG 모니터 필요

표 10-3-4. 섬망 약물의 약리 작용 및 용량

약물	제거 반감기	약물 용량 유지용량
Haloperidol (IV)	18 hr	0.5~10 mg IV, depending on degree of agitation; if inadequate response, may repeat bolus dose every 15~30 minutes
Risperidone (PO)	3 hr	0.5~1 mg PO every 12 hr
Olanzapine (PO)	30 hr	5 mg/day PO
Quetiapine (PO)	6 hr	12.5~50 mg PO every 12 - 24 hr max dose: 400 mg/day
Dexmedetomidine (IV)	1.8-3.1 hr	0.2~0.7 μg/kg/hr

출처: Acute Crit Care. 2022 Feb;37(1):1-25

••• 참고문헌 •••

1. 중환자의학 제4판. Chapter 08.
2. Murray M, et al. Crit Care Med. 2002;30(1):142-156.
3. Barr J et al. Crit Care Med. 2013;41(1):263-306.
4. Heo et al. BMC Psychiatry. 2011;11(1):1-4.
5. PADIS guideline, Devlin et al. Crit Care Med. 2018;46(9):e825-e873.
6. Acute Crit Care. 2022;37(1):1-25
7. Intensive Care Med . 2021 Oct;47(10):1089-1103.

CHAPTER 04

기관내삽관과 발관
Intubation and Extubation

이연주

I. 빠른 연속 기관내삽관(Rapid Sequence Intubation, RSI)

1. RSI

1) 응급상황에서 안전한 기도를 확보하는 방법
2) 전산소화 후 기관내삽관을 위한 무의식과 근이완 상태를 만든 이후에 동시에 신속히 작용하는 신경근육차단제를 투여하여 응급 기관내삽관을 용이하게 하고 흡인의 위험을 최소화

2. 6P's (RSI의 6단계)

1) Preparation: 모니터링 장비와 혈관을 확보, 약물 준비
2) Preoxygenation: 100% 산소로 마스크 환기
3) Premedicate: Etomidate 0.2~0.3 mg/kg
4) Paralysis: Succinylcholine 1.5 mg/kg (onset 1 min, duration 3~5 min) 또는 rocuronium 1 mg/kg (onset 1~1.5 min, duration 30~110 min)
5) Placement of the tube(삽관)
6) Post-intubation management: 튜브의 고정 및 환자 진정

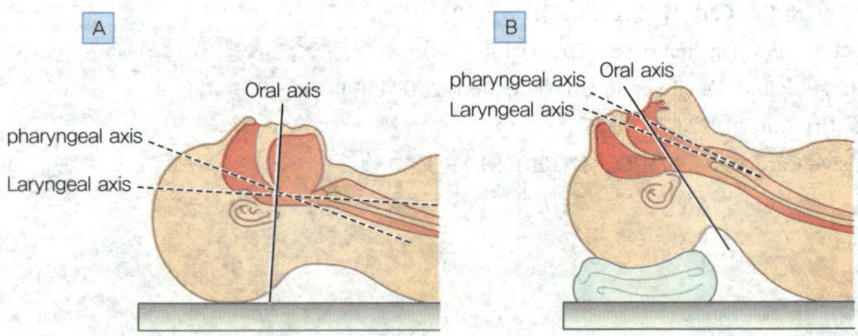

그림 10-4-1. A: 중립자세 B: 냄새맡기 자세
(구강, 인두, 후두축이 일직선상으로 배열된다)

II. 발관 프로토콜

1. 기계 호흡장치로부터의 이탈 과정시 주의사항

1) 자발호흡 시도(spontaneous breathing trial, SBT): 기계호흡 24시간 이상 지속한 환자의 경우, 첫 SBT는 바로 T-piece or CPAP을 시도하기보다는, PS 5~8 cmH_2O 정도로 흡기시 압력을 어느 정도 주면서 시도
2) 기계호흡을 유지 중인 환자는 최소한의 진정요법을 시행(예외: 불안정한 환자 혹은 심한 ARDS 로 깊은 진정이 필요한 환자)
3) 발관 실패의 가능성이 높은 경우, 발관 후 예방적으로 NIV 혹은 high flow nasal cannula를 고려
4) 24시간 이상 기계호흡을 하는 경우, 조기 재활 프로그램을 시작
5) cuff leak test를 통과하지 못했으나, SBT를 통과하여 cuff leak test를 제외한 다른 발관 준비가 다 된 환자의 경우는 발관 전, 적어도 4시간 전에 스테로이드를 사용

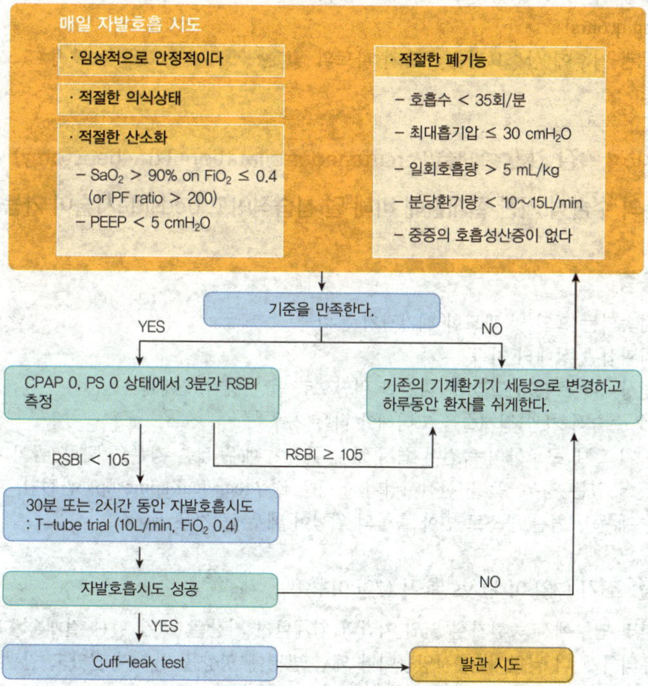

그림 10-4-2. 발관 프로토콜

*Rapid shallow breathing index(RSBI) = 1분당 호흡수/1회 호흡량

III. 발관 후 후두부종(Postextubation laryngeal edema)

1. 보고된 발생률 5~55% → 이로 인한 재삽관 1~10%
2. 위험요인: 장기간 삽관(6일 이상), 큰 튜브, 높은 커프 압력, 어려운 삽관 과정 등
3. 발관 전 Cuff leak test로 기도 열림 상태 확인 가능함
   1) Volume-cycle ventilation으로 변경
   2) Cuff에서 공기를 빼기 전 흡기와 호기의 일회호흡량이 비슷한지 확인
   3) Cuff에서 공기를 뺌
   4) 6회의 일회호흡량을 기록하고 낮은 값 3회를 평균을 냄
   5) Cuff에서 공기를 빼기 전 흡기 일회호흡량과 평균 호기 일회호흡량을 뺀 값이 cuff leak volume
   6) Cuff leak volume 110 mL 또는 일회호흡량 10% 이상을 기준으로 함
   7) Cuff leak volume이 적다고 발관을 못하는 것은 아님. 스테로이드 투약 후 발관 추천
4. 예방: 발관 전 IV 스테로이드(methylprednisolone 60 mg qd or dexamethasone 4 mg q 6hrs)
5. 발관 이후에 산소요법은 호흡기 파트의 '11.산소요법과 비침습적 기계 환기"를 참고

IV. 경피적 확장 기관 절개술(Percutaneous dilatational tracheostomy)

1. 기존의 수술적 기관 절개술에 비해 덜 침습적이고 bedside시술이 가능 UPDATE

2. 적응증

1) 지속되는 흡인 및 과도한 폐기관지 분비물
2) 기관삽관 상태의 지속
3) 외상이나 호흡기 질환 등 다양한 원인으로 인한 상기도 폐쇄

** 수술적 기관 절개술을 고려해야 하는 경우

- 기도 내 구조물의 촉진이 쉽지 않거나 목이 매우 짧은 경우, 기관 연골이 매우 휘어 있는 경우, 목을 신전시키기 어려운 경우(cervical spine op, 관절염, 경추 문제 등), 혈관 구조로 인한 출혈의 위험이 매우 큰 경우 등

3. 시점: 조기 (7일 이내) vs 후기 (7일 이후)

- 몇몇 연구에서 중환자실 입원 기간과 기계환기 기간은 '조기 기관 절개술' 그룹에서 유의하게 더 낮았지만, 사망률이나 폐렴 발병에 영향을 미치지 않았고 일관된 결과는 아님. 기관 절개 시기에 대한 충분한 검증이 필요함

4. 합병증 (대부분 경미)

1) 초기- 출혈, 감염, 기흉, 삽관 실패, 시술 중 튜브가 막히거나 예상치 못한 발관으로 인한 저산소증/일시적 저혈압 등
2) 후기- 육아조직의 형성으로 인한 기도 협착, 발관 실패, 발관 후 기도 폐색으로 인한 호흡 장애, 기관 연화증, 기관 협착 및 기관 동맥루 형성 등

5. 주의사항

1) 시술 후 환자의 자발호흡여부, 흉부 X선. ABGA f/u및 cuff pressure 확인
2) 환자의 통증 사정, 필요시 적절한 진통제 투여
3) stoma 치유에 최소한 1주일 정도의 시간이 걸리므로, 1주 이내에 T-tube가 이탈되거나 부주의로 빠진다면 stoma가 급격히 막히게 되어 재 삽입이 어려울 수 있음을 반드시 염두에 두어야 함. 이러한 경우에는 oral intubation을 고려

••• 참고문헌 •••

1. Boles J-M et al. Eur Respir J. 2007; 29(5): 1033-56.
2. Reynolds S-F et al. Chest. 2005; 127: 1397-1412.
3. Pluijms et al. Critical Care 2015; 19; 295.
4. Girard el al. AJRCCM 2017; 195:120
5. Mariam et al. Critical Care 2006; 10:202

CHAPTER 05

중환자실에서의 지지요법
Supportive care in the ICU

이효진

Common misconceptions in ICU

1. 기계환기 중인 환자는 모두 ventolin, atrovent, acetylcysteine nebulization?

- 기저에 폐쇄성 폐질환이 있거나 임상적으로 의심될 때에만 할 것

출처: JAMA 2018;319(10): 993-1001)

2. 중환자실에서의 bleeding vs. coaulation disorders에서 수혈 기준 UPDATE

1) 혈소판 감소증

- DIC, HIT (heparin-induced thrombocytopenia), TTP (thrombotic thrombocytopenic purpura) 등에서는 출혈 위험을 평가 후 수혈 권장함
- Threshold
  - Stable, nonbleeding: >10,000/mm^3
  - Active bleeding: >50,000/mm^3
  - Massive bleeding: >100,000/mm^3
  - Risk for bleeding in CNS: >100,000/mm^3
- Dose: 6 unit(또는 1 unit of single donor PLT)를 수혈하면 PLT level 20,000/mm^3을 상승시킴

2) 적혈구 수혈

- 자유 수혈(목표 Hb > 10 g/dL)과 제한 수혈(목표 Hb 7~8 g/dL)군을 비교 → 자유 수혈 군의 사망률이 더 높은 경향
- 허혈성 심질환, 심한 저산소혈증, 급성 출혈의 경우는 Hb 9~10 g/dL 목표
- 패혈증, 패혈증 쇼크, 장기간의 기계 환기, 심장수술 후의 경우 Hb 7~9 g/dL 목표
- 급성 신경계 손상, ECMO 환자: no recommendation

출처:Crit Care Med. 2009 Dec;37(12):3124-57.,Intensive Care Med. 2020 Apr;46(4):673-696.

3. 중환자에서 rapid ACTH stimulation test?

결과를 해석하기 어려우며 뚜렷한 적응증이 있을 때만 해야 함. 수액과 승압제의 치료에도 불구하고 교정되지 않는 저혈압의 경우, steroid를 사용해볼 수 있으나 이럴 때도 rapid ACTH stimulation test를 할 필요 없음

출처: CORTICUS study, N Engl J Med 2008; 358(2) 111-24, Surviving Sepsis Campaign 2021

4. 심부정맥혈전증(deep vein thrombosis, DVT) 예방을 하면 혈전이 안 생긴다?

- 중환자실에 입실하여 혈전예방을 하는 환자 대상 → 23.6%의 환자에서 DVT가 새로 발생함

  출처: Crit Care Med 2002: 30: 771-774

5. 근이완제(neuromuscular blocker, NMB) 사용 시와 복와위(prone position) 시 경장 영양의 지속? UPDATE

- 중환자에서 NMB 사용 자체가 경장영양의 금기는 아님. 심각한 질병 중증도, 고용량의 혈관수축제 등의 상태가 아니라면 NMB 사용만으로 경장영양의 금기는 아니며, 대부분의 중환자들은 골격근 마비 상태에서도 경장영양을 성공적으로 시행할 수 있음. 이때 prokinetic 약물요법을 병행하면 경장영양에 도움을 받을 수 있음

  출처: Nutr Clin Pract. 2023; 38(2): 340-349.
- 정립된 바는 없으나, 소수의 전향적 연구 결과들은 대부분 복와위 자세에서도 경장영양이 비교적 안전한 쪽으로 제시하고 있고, supine 자세보다 기계환기 연관 폐렴(VAP) 위험을 올린다는 근거는 뚜렷이 없음. 복와위에서 환자 상태가 안정적이라면 장음, 구토 발생 여부 등을 면밀히 관찰하면서 경장 영양을 할 수 있음

I. 혈당조절

Part 5. 내분비 Chapter 4-IV. 참고

II. 스트레스궤양 예방

1. 스트레스궤양에 대한 위험인자

1) 주요 위험인자

- 48시간 이상의 기계환기
- 응고장애: platelet < 50,000/μL, PT INR > 1.5, aPTT > 2 times

2) 기타 위험인자

- 저혈압, 패혈증, 다장기 손상, 심한 두부 손상, 체표면 30% 이상의 화상, 신부전증, 간기능 부전
- 고용량의 부신피질 호르몬제 (hydrocortisone > 250 mg or Pd > 62.5 mg or mPd > 50 mg)

2. 치료원칙

1) 금기사항이 없는 한 가능한 한 일찍 경장영양 시행

2) 위장관 출혈 위험인자가 있는 환자는 스트레스궤양 예방법 시행. 모든 중환자실 환

자에게 할 필요 없음
3) 사용 약제는 H-blocker와 PPI 중에서 선택
4) 단, 폐렴 및 C. difficile infection의 위험이 커질 우려가 있음

III. 심부정맥혈전증 예방

1. 심부정맥혈전증을 예방하기 위해서 약물적 예방요법을 추천
2. 저용량 UFH (unfractionated heparin) 혹은 LMWH(저분자량 헤파린 low molecular weight heparin) 사용
3. 환자 상태에 따라 약제 선택: LMWH은 가격이 비싸지만, 투여가 간편한 장점, UFH은 중등도 이상의 신부전이 동반된 환자에서 추천됨
4. 고위험군에서는 UFH보다는 LMWH 사용을 추천
5. 고위험군에서는 약물적 예방법과 기계적 예방법을 함께 할 수 있음
6. 헤파린금기(예 혈소판감소증, 심한 응고장애, 출혈 등) 상황에서는 기계적 예방(압박 스타킹, intermittent compression device) 추천

IV. 기계환기기 연관 폐렴 예방 다발 (VAP prophylaxis bundle) UPDATE

- **항생제 투약은 언제 어떻게?**
  - 적극적인 진단적 접근 vs 경험적 치료: VAP가 의심되면 경험적 치료보다는 호흡기 검체를 통한 균 동정결과에 따른 치료를 권고
  - 바이오마커 vs. 임상적 진단 기준: 임상적으로 HAP/VAP이 의심되면 serum procalcitonin과 같은 바이오마커 결과 보다는 임상적 진단 기준에 따라 항생제 투약 시기를 정해야함 (출처: IDSA/ATS 2016 guidelines for HAP and VAP)
- **기계환기 연관 폐렴 예방 다발 (VAP prophylaxis bundle)**
  1) 환자 침상 머리 부분 거상(30~45도)
  2) 진정제 투약 최소화
  3) HFNO 또는 NIV를 사용하여 기관삽관 예방, 기관발관 촉진, 그리고 재삽관 예방
  4) 구강 청결 관리 및 소독
  5) 성대문밑 분비물을 제거(subglottic suction)

출처: Crit Care Med 2012;40:271-277.

V. 영양 UPDATE

1) 경장영양이 정맥영양에 비해 이환율, 감염성 합병증, 재원 기간 감소에 도움이 됨
2) 조기 경장영양(Early enteral nutrition): 가능한 한 빨리 시작하는 것을 권고하며, Fluid resuscitation이 끝나고 혈역학적으로 안정적일 경우 바로 시작하며, 중환자실 입실 후 24~48시간 이내 시작할 것을 권고함. 그러나 혈역학적 불안정 상태거나 고용량 혈관수축제를 사용하고 많은 양의 수액 치료 또는 대량수혈을 받는 환자는 경장영양이 위장관의 관류 장애에 의한 허혈성 손상과 재관류에 의한 손상을 일으킬 수 있어 주의해야 함
   - VA-ECMO 환자에서도 early EN vs. delayed EN 군을 비교시 원내 사망률, 28일째 사망률이 조기 경장영양 환자군에서 유의하게 더 낮음

   출처: Intensive Care Med 2018;44:1258 - 1265.
3) 첫 주에 full caloric feeding을 주려 하지 말고, 하루 500 kcal씩 증가시키는 low dose feeding을 하여 영양지원 일주일 내에 최소한 총 에너지 요구량의 50~65% 이상이 되도록 할 것
4) 정맥영양의 시점: 중환자실 입실 48시간 이내 시작하는 조기 방법과 7일 이후에 시작하는 지연방법 중에서는 환자 평소 영양 상태가 괜찮다면 지연방법을 권고함. 영양 상태 불량하거나 경장영양이 장기간 불가능할 경우 3~7일 사이 시작을 권고함
5) 경장 영양지원의 합병증: 흡인(예방법: 위잔류량 측정: 200~500 mL까지는 허용, 30~45도 상체거상체위, 위장관촉진제 투약), 설사(추천: 연속적 주입 > 간헐적 주입, C.difficile 검사)

   * 위 잔류량이 500 mL 이하여야 한다는 기준만으로 경장영양을 중단하는 것은 피해야 함. 위 잔류량 측정은 VAP prevention에 도움을 주지 못하였음
6) 정맥영양지원의 합병증: 고탄산혈증(전체 에너지원 공급 과다), 장점막 위축, 지방간, 저인산혈증, 고혈당증

VI. 중환자 치료 후 증후군 (Post-Intensive Care Syndrome, PICS)

1) 중환자 치료 후 인지기능장애, 중환자 치료 후 정신과적 문제가 있을 수 있음
2) 병 전 인지기능장애를 가진 노인이 중환자실 치료 후 섬망을 경험하면 퇴원 후 인지기능 저하가 더욱 빠르게 진행됨
3) 이외 저산소증, 저혈압, 패혈증, 이상혈당증, 섬망, 수면장애가 중환자실 치료와 관련한 인지기능저하 위험요소임
4) 섬망 관리 및 PICS 예방을 위해 ABCDEF bundle을 시행해야 함. 적절한 통증 사정을 통해 불필요한 진통제, 진정제 사용을 줄이고 자발호흡 가능 여부 평가해야 함

VII. 중환자실 획득 쇠약(Neuromuscular weakness related to critical illness)

1) 중환자실 획득 쇠약은 중환자실 및 병원 입원기간 증가, 기계환기 치료 시간의 증가, 호흡근 약화, 인두 기능이상, 삼킴장애로 인한 기도 흡인으로 사망률 및 이환율을 높임
2) 패혈증, 다발성 장기손상, 고혈당과 밀접한 관계
3) 평가: 각 12개 근육마다 Medical research council (MRC) sum score를 평가하여 60점 중 48점 미만일 경우 진단(MRC – 평가 근육: 손목 폄, 팔꿈치 굽힘, 어깨 벌림, 발등 굽힘, 무릎 폄, 고관절 굽힘 / 지정된 점수 0: 근수축 전혀 없음, 1: 근수축 있으나 움직임 없음, 2: 움직임 있으나 중력 이기지 못함, 3: 중력에 맞서 움직임 가능, 4: 중력과 일부 저항에 맞서 움직임 가능, 5: 정상)
4) 가장 중요한 예방책은 중환자실을 벗어나는 것이고, 이외 예방법은 적극적인 인슐린 치료하여 정상 혈당 유지하고 불필요한 진정제 사용을 줄이면서 안정적인 각성 상태 유지, 조기 물리치료를 도입하는 것임

VIII. Fever in the ICU

- 체온 38.3~38.8℃: 감염 or 비감염성 원인 모두 가능, 38.9~41.0℃: 감염원일 가능성 높음, 41.1℃: 약제 혹은 수혈 의한 발열을 포함한 비감염원인 가능성 높음
  1) **감염에 의한 원인**: 폐렴, 장염(C.difficile 포함), 카테터감염, 창상감염 (수술 후 1~4주 사이 흔함), 신경계 감염, 요로감염
  2) **비감염성 원인**: 수혈(적혈구 혹은 혈소판 수혈 후 1~6시간 사이 흔함), 약제에 의한 열, 무결석 담낭염, 장간막경색증, 급성췌장염, 정맥혈전증, 부신피질기능저하증, 갑상선 발작, 수술 후 발열(수술 후 72시간 이내)
- 중환자실에서 발열을 조절하는 것이 도움이 된다는 근거는 부족함

IX. 치료 목표의 설정

1. 치료의 목표는 항상 환자 및 가족과 함께 정하고 예후를 논의해야 함
2. 치료 목표의 설정은 가급적 조기에(입실 72시간 이내) 설정
3. 중환자 치료 수준에 대한 결정 시 가장 중요한 것은 해당 환자에게 무엇이 최선 인지이며, 가족이나 사회의 부담 회피가 아님에 유의할 것
4. 생명 유지 치료의 중단에 대한 논의는 환자의 기저질환의 예후가 매우 불량하거나, 치료에 동반되어 환자에게 부가되는 신체적 · 정신적 부담이 치료로 얻을 수 있는 효과보다 훨씬 더 클 때 및 회복된 후 환자가 삶의 질을 받아들이지 못할 것으로 판단될 경우 등에 환자나 그 대리인과 시작할 수 있음

5. 환자의 삶의 질은 환자의 평소 관심사와 가치로 판단되어야 하며 생명 유지 치료의 지속 혹은 중지를 결정할 때 가장 중요한 결정인자로 고려되어야 함

Tip

ABCDEF bundle

1. Assess, prevent, and manage pain
   중환자실 환자들의 50% 이상이 통증을 경험함. 특히 흉관 삽입 및 제거, wound drain removal, 동맥관 삽입 시 통증 강도가 2배로 심하다는 연구가 있음. 따라서 중환자실에서의 처치 시 통증을 사정하고 적절히 진통제를 사용해야 함
2. Both spontaneous awakening trials and spontaneous breathing trials
   진통, 진정제를 투여하고 있는 환자는 하루에 한 번은 약제를 중단하고 의식을 확인, 기계환기기의 이탈이 가능한지 확인해야 함. 이러한 조치로 환자의 기계환기기 유지 기간이 짧아지고 환자의 생존율을 개선시킴
3. Choice of sedation and analgesia
   깊은 진정을 피하고, 조기 발관을 할 수 있는 얕은 진정 수준을 목표로 해야 함
   benzodiazepine 계열의 진정제보다는 dexmedetomidine을 사용했을 때 ICU 재원 기간, 섬망의 발생빈도를 줄인다는 보고가 있음
4. Delirium assessment, prevention, and management
   중환자실에서 기계환기를 하는 환자들의 50~70% 정도에서 섬망이 발생함. 매일 규칙적으로 섬망을 사정하고 의심해야 예방하고 진단할 수 있음. CAM-ICU, ICDSC 등이 가장 흔히 쓰이는 섬망의 사정 방법임
5. Early mobility and exercise
   입실 초기 재활운동은 섬망, 기계환기기 유지기간, 중환자실 재원 일수를 감소시키고, 퇴실 이후에도 독립적인 기능으로 더 빠르게 회복하는 데 도움이 됨
6. Family communication and involvement
   중환자실 환자들의 가족은 환자를 대신해서 의학적 상황에 관해 설명을 듣고, 중요한 결정을 대신 내려야 하는 경우가 빈번함. 또한, 환자들이 겪는 고통만큼 그 가족들 역시 윤리적, 정신적으로 고통스러운 상황에 직면하는 경우가 많음. 따라서 의료진은 중환자실 가족들과 긴밀하게 의사소통을 하고 진료 과정에 적극적으로 참여시키려는 노력이 필요함(예, 중환자실 컨퍼런스 혹은 회진에 참여)

••• 참고문헌 •••

1. Alexander P Vlaar et al. Intensive Care Med. 2020 Apr;46(4):673-696.
2. Hiroyuki Ohbe et al. Intensive Care Med. 2018 Aug;44(8):1258-1265.
3. Kim M Sabino et al. Nutr Clin Pract. 2023; 38(2): 340-349.
4. Marin H Kollef. Crit Care Med 2012;40:271-277.
5. Management of Adults With Hospital-acquired and Ventilator-associated Pneumonia: 2016 Clinical Practice Guidelines by the Infectious Diseases Society of America and the American Thoracic Society. Clin Infect Dis. 2016 Sep 1;63(5):e61-e111.
6. Surviving Sepsis Campaign: International Guidelines for Management of Sepsis and Septic Shock 2021. Critical Care Medicine 49(11):p e1063-e1143, November 2021.

CHAPTER 06

패혈증
Sepsis

송명진

I. 정의와 진단

1. 패혈증

1) **정의**: 감염에 대한 조절되지 않은(dysregulated) 숙주 반응으로 인해 생명을 위협받는 장기 부전 상태. 장기부전 상태는 감염으로 인해 SOFA 점수 2점 이상 상승한 것으로 정의[감염이 발생하기 전 알려진 장기부전(급성 또는 만성)이 없는 환자의 기저 SOFA 점수는 0점으로 간주함]

표 10-6-1. 장기 부전 평가점수(Sequential [Sepsis-Related] Organ Failure Assessment [SOFA] Score)

계통	점수				
	0	1	2	3	4
호흡기계					
PaO_2/ FiO_2 mmHg	≥400	< 400	< 300	호흡 보조 요법 시행 중 < 200	호흡 보조 요법 시행 중 < 100
혈액응고					
혈소판, ×10/μL	≥150	< 150	< 100	< 50	< 20
간					
빌리루빈, mg/dL	< 1.2	1.2~1.9	2.0~5.9	6.0~11.9	>12.0
심혈관계					
평균동맥압, 승압제	평균동맥압 ≥70 mmHg	평균동맥압 ≥70 mmHg	Dopamine < 5 or dobutamine (용량 관계없이)*	Dopamine 5.1~15 or epinephrine ≤ 0.1 or norepinephrine ≤ 0.1*	Dopamine >15 or epinephrine > 0.1 or norepinephrine > 0.1*
뇌신경계					
Glasgow 혼수척도	15	13~14	10~12	6~9	< 6
신장					
크레아티닌, mg/dL	< 1.2	1.2~1.9	2.0~3.4	3.5~4.9	> 5.0
소변량, mL/day				< 500	< 200

*Catecholamine을 해당 용량으로 최소 한 시간 이상 투약한 경우
출처: JAMA 315, 801-810(2016).

Tip Sepsis 정의: 감염으로 인한 장기부전 (SOFA 점수가 2점 이상 증가)

2. 패혈성 쇼크(Septic Shock)

1) 정의: 패혈증으로 (1) 혈압 저하 및 (2) 세포성/대사성 장애가 발생한 상태. 패혈증보다 사망률이 더 높아짐

Tip 진단 기준: 패혈증 환자 중 충분한 수액 치료에도 불구하고 (1) 지속적인 저혈압이 있어 평균 동맥압을 65 mmHg 이상 유지하기 위해 승압제가 필요하면서 (2) 혈청 젖산농도 (lactate) > 2 mmol/L

3. 패혈증 환자에서 혈청 lactate 임상적 의미

1) 패혈증에서 조직 저관류를 의미하는 젖산 농도는 진단과 예후 예측의 바이오마커임. 48시간 이내에 젖산 농도가 정상화되지 않는 경우 나쁜 예후 예측 인자임
2) 단, 젖산농도 증가가 무조건 조직 저관류를 뜻하는 것은 아님. 호기성 해당과정(aerobic glycolysis)의 증가, 과도한 베타 아드레날린 수용체 자극, 간부전, epinephrine 투약 등도 젖산 농도 상승과 관련 있음

II. 패혈증 및 패혈성 쇼크의 치료

1. 초기 소생술(Initial resuscitation): 1시간 묶음 치료(Hour−1 Bundle) (그림 10-6-1)

2. 수액 치료

1) 패혈증으로 인한 저관류 혹은 패혈성 쇼크 환자를 인지한 즉시 시작하여 첫 3시간 동안 최소 30 mL/kg 의 crystalloid 수액 정주
2) 초기 소생술 후 추가적인 수액치료는 환자의 반복적인 혈역학적 상태 평가를 통해 시행하며, 정적 지표(중심정맥압, 폐모세혈관 쐐기압 측정)보다는 동적 지표(수동적 하지 거상법, 맥압 변화, 일회 심박출량 변화)를 통해 수액 치료에 대한 반응 여부를 평가하는 것을 추천
3) 젖산 농도가 상승되어 있는 패혈증, 패혈성 쇼크 환자에서는 젖산 농도의 감소를 수액치료 지표로 사용하는 것을 추천
4) 초기 소생술 시 그리고 이후 혈관내 용적 보충을 위한 수액치료 시 balanced crystalloid 수액을 사용하고, 상당한 양의 crystalloid 수액 정주가 필요할 경우 알부민을 추가로 사용할 수 있음
5) 그 외 hydroxyethyl starches (HES), Gelatin 등과 같은 colloid 사용은 피할 것

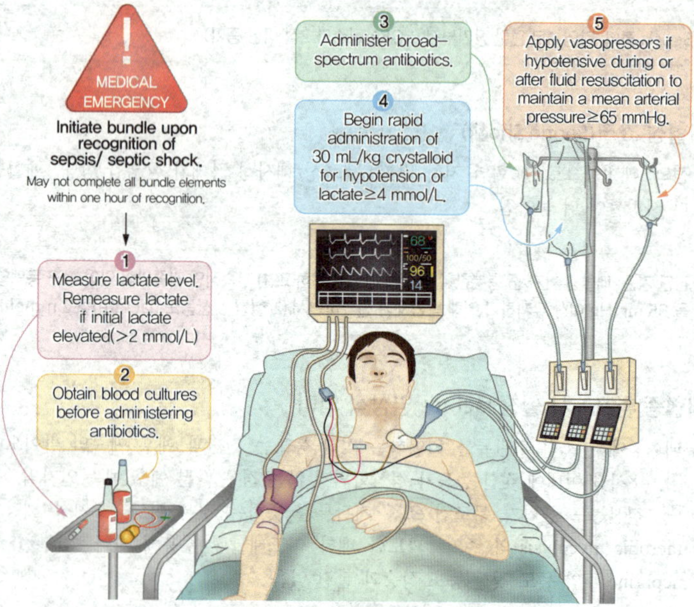

그림 10-6-1. 초기소생술의 1시간 묶음치료
출처: SCCM Hompage (https://www.sccm.org/SurvivingSepsisCampaign/Guidelines/Adult-Patients)

3. 혈관작용 약제 (vasoactive medications)

1) 초기 수액요법에 반응하지 않는 경우, 평균 동맥압 ≥65 mmHg 유지를 위해 승압제 투여
2) 승압제는 norepinephrine을 우선적으로 사용하되 0.25~0.5 μg/kg/min 까지 증량했음에도 목표 평균 동맥압에 도달하지 못할 때, vasopressin → epinephrine 순으로 추가
3) Dopamine은 빈맥성 부정맥의 발생 위험성 때문에 일차적인 사용은 추천하지 않음
4) 심기능 저하가 동반된 패혈성 쇼크 환자에서 적절한 수액 요법 및 승압제 치료에도 불구하고 조직의 저관류가 계속 진행되는 경우, dobutamine을 사용하는 것을 고려. 단, 저혈압이 악화되거나 부정맥이 발생할 경우에는 중단
5) 승압제 투여하는 환자는 가능한 동맥 내 라인 잡는 것을 추천
6) 패혈성 쇼크 환자에서 중심정맥관을 잡기 위해 승압제 투약을 지연하는 것보다는 말초혈관을 통해 승압제 투약을 시작하는 것을 추천(말초혈관 사용 시 팔오금 근위부에 라인을 잡아야 하며 단기간 사용해야 함)

4. 항균제 치료

1) 패혈증 혹은 패혈성 쇼크가 의심되지만 감염이 확인되지 않은 환자의 경우 지속적으로 대안 진단의 가능성을 재평가해야 하며 감염이 아닌 다른 진단이 강력히 의심될 시에는 경험적 항생제를 중단할 것을 권고
2) 항생제 투약 시점: 패혈증 가능성이 높거나 쇼크가 동반된 환자는 패혈증 또는 패혈성 쇼크 인지 후 1시간 이내에 투여. 패혈증 가능성이 낮고 쇼크가 동반되지 않은 환자는 대안 진단에 대한 빠른 평가를 우선 진행하고 여전히 감염을 배제할 수 없다면 3시간 이내에 투여
3) Procalcitonin: 적절한 원발 병소 조절이 이루어진 패혈증 혹은 패혈성 쇼크 환자에서 임상적 평가와 함께 항균제 중단 결정을 위해 제한적 사용하는 것을 추천

*** Procalcitonin**

- 감염 후 4~6시간 이내에 상승하며, 치료가 적절한 경우 1일 경과할 때마다 약 50%씩 감소
- 주로 감염되었을 때 증가하는 표지자로 감염이 동반되지 않은 전신적 염증 반응을 감별할 수 있으나 반복 측정에 대해서는 현재 권고사항이 없음

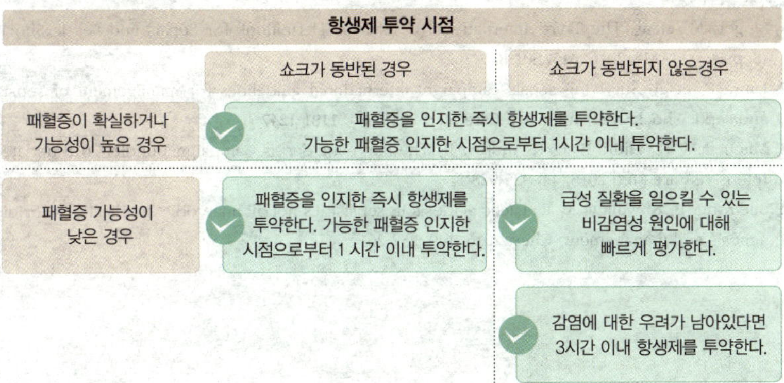

그림 10-6-2. 항생제 투약 시점에 대한 권고

5. 감염 원발 병소 조절

1) 감염의 원발 병소에 대한 해부학적 진단이 빨리 이뤄져야 하고, 가능하면 빠른 시간 내 원발 병소에 대한 치료를 해야 함
2) 혈관 내 삽입된 기구가 원발 병소로 의심된다면 가능한 다른 혈관에 접근 경로를 확보한 후 감염원 제거

6. Corticosteroid

승압제 요구량이 지속적으로 증가하는 패혈성 쇼크 환자에서 하루 200 mg 용량의 hydrocortisone 정주를 사용할 수 있음. 투여방법은 반복적인 일시주사(bolous injection)보다는 연속주입 요법이 고혈당 발생률이 낮음

7. 수혈

1) 심근허혈, 심각한 저산소혈증 또는 급성 출혈 같은 상황이 없는 이상 적혈구 수혈은 헤모글로빈이 7.0 g/dL 미만일 때 시행 권고
2) 출혈이 있거나 침습적 처치가 예정된 경우가 아닌 이상 단순 응고 장애 교정을 위해 신선냉동혈장을 수혈하는 것은 권고하지 않음
3) 혈소판이 10,000/mm^3 이하이거나 20,000/mm^3 이하이면서 출혈 위험이 매우 높을 때 혈소판 수혈 시행 권고. 활동성 출혈이 있거나 수술 혹은 침습적 시술 예정일 경우 혈소판 50,000/mm^3 이상으로 수혈

••• 참고문헌 •••

1. Singer, M. et al. The Third International Consensus Definitions for Sepsis and Septic Shock (Sepsis-3). JAMA 2016; 315: 801-810
2. Laura E. et al. Surviving sepsis campaign: international guidelines for management of sepsis and septic shock 2021. Intensive Care Med 2021; 47: 1181-1247
3. Mitchell M. L., Laura E. E. & Andrew R. The Surviving Sepsis Campaign Bundle: 2018 update. Intensive Care Med 2018; 44: 925-928
4. Suetrong, B. & Walley, K. R. Lactic acidosis in sepsis: It's not all anaerobic: implications for diagnosis and management. Chest 2016; 149: 252-261

CHAPTER 07

ECMO & IABP

이홍열/강지훈

I. ECMO 적용 방식의 명칭

심각한 중증의 호흡부전이나 순환부전이 있는 환자에서 기존의 알려진 치료 방법으로 호전이 불가능한 경우, 심폐기능이 회복될 때까지 혹은 장기이식 전까지 수일에서 수주 동안 생명 유지를 도와주는 체외순환의 한 형태.

1. Venoarterial ECMO (VA-ECMO) : 좌심실 혹은 우심실 기능 부전에 의한 쇼크가 주인 경우
2. Venovenous ECMO (VV-ECMO) : 폐기능 저하에 의한 급성 호흡부전 환자의 경우
3. Extracorporeal lung assist (ECLA) or Extracorporeal CO_2 Removal ($ECCO_2R$) : 호흡부전 환자 중 선택적으로 CO_2만을 제거

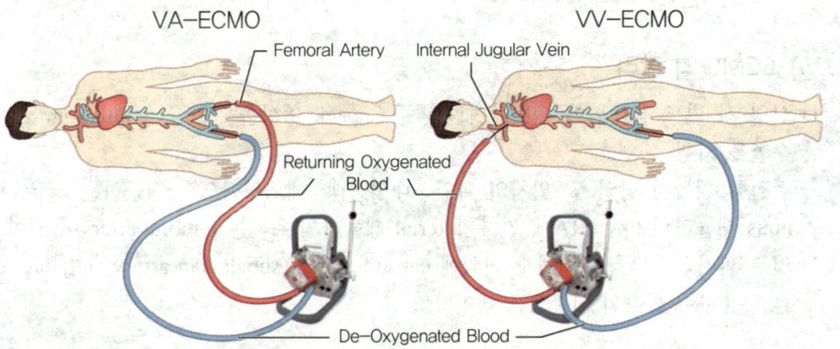

그림 10-7-1. VA-ECMO 및 VV-ECMO의 모식도

II. 정맥-동맥 간 체외막산소화요법 (Veno-Arterial Extracorporeal Membrane Oxygenation, VA-ECMO)

ECMO 기기는 i) circuit, pump, ii) oxygenator, iii) arterial cannula, iv) venous cannula로 구성되며 대퇴정맥을 통해 우심방에 거치한 정맥관에서 정맥피를 뽑아 체외에서 oxygenation/ventilation을 시킨 후 대퇴동맥을 통해 장골동맥에 거치한 동맥관으로 역순환(retrograde circulation)을 시킴

1. VA-ECMO의 적용

1) 적응증

(1) 아래 질환으로 기인한 조절되지 않는 심인성쇼크(Cardiogenic shock)

① 급성관동맥증후군

② 급성 심부전

③ 심근염

④ 심장수술 후 회복 과정

⑤ 급성 감염이나 약물 부작용으로 인한 심장기능 저하

⑥ 대량 폐색전증

(2) 원인은 교정된 불응성 패혈성 쇼크

(3) 기타(외상, 가역성 저혈량 쇼크, 상기도폐쇄 등)

2) 부적응증

(1) 절대 부적응증

① 치료 계획이 없는 전이성 암

② 중증의 비가역적 뇌손상

③ 중증 대동맥 폐쇄 부전

④ 심장 이식 혹은 VAD의 후보가 아니면서 심근 회복 가능성이 낮은 경우

⑤ 조절되지 않은 중증의 비가역적 다장기부전

2. VA-ECMO의 관리

1) 시행 전 반드시 출혈에 대비하여 적혈구 2 pack 이상을 준비, cannulation과 함께 수혈을 시행

2) 적절한 캐뉼라 삽입 및 위치의 확인: 대퇴동맥, 대퇴정맥으로 접근하는 경우, venous 캐뉼라의 tip은 RA에 위치, arterial 캐뉼라의 위치는 femoral artery에 위치

3) 일부 환자의 경우, 대퇴혈관 이외에 carotid artery, subclavian artery, jugular vein를 사용하여 환자의 이동성을 높이기도 함

3. ECMO Consol

1) Sweep gas: oxygenator membrane을 통과하는 gas flow를 조절함으로써 PCO_2 removal을 조절

2) FDO_2 (Fraction of delivered oxygen): 엄밀한 의미에서 “inspired”라는 표현은 맞지 않으므로 “FiO_2”라는 표현은 적절치 않음. ECMO blood flow와 함께 oxygenation 정도를 결정함

3) ECMO blood flow: Pump의 RPM 조절을 통해 ECMO blood flow를 조절하며 일반적으로 성인에서는 50~60 mL/kg/min 정도가 권장

4. VA-ECMO 적용 중 환자 관리

1) 폐부종

좌심실기능이 저하되어 있는 환자 및 ECMO 적용으로 안한 후부하 증가로 인해 확장기 말압(LVEDP)이 상승될 수 있으며, 이로 인해 폐부종이 발생, 악화될 수 있음. 약물치료로 효과적으로 조절되지 않을 경우, 좌심실 감압을 위해 추가적인 심방중격천자 또는 IABP 삽입을 고려해 볼 수 있음

2) 하지 허혈

대퇴동맥을 통해 큰 도관이 삽입되므로 동측 하지에 심각한 허혈을 초래할 수 있음. 대퇴동맥의 캐뉼라 삽입위치보다 distal 부위에 추가적인 catheter을 삽입하여 antegrade flow를 유지하는 distal perfusion을 시행해볼 수 있음

3) 뇌에 산소가 적절히 공급되는지 평가

(1) 좌심실에서 나오는 antegrade flow와 ECMO 동맥관에서 나오는 retrograde flow 사이의 균형을 고려

(2) Antegrade flow의 산소량: 좌심실기능 및 폐기능으로 결정됨

(3) Antegrade flow와 retrograde flow가 만나는 지점은 환자의 좌심실기능에 의해 좌우됨

(4) 좌심실 기능이 매우 저하된 경우

① retrograde flow에 의한 right, left cerebral perfusion이 가능

② 기계환기기는 폐보호에 초점을 맞추어 흡입 산소 농도, 일회호흡량, 호흡수를 낮게 설정(폐보호환기, Pplat < 25~30 cmH_2O, PEEP 10~20 cmH_2O, RR 10회/분 전후, tidal volume 4~6 mL/kg PBW)

(5) 좌심실 기능이 회복되기 시작하면 환자 본인의 antegrade flow가 회복되고, ECMO retrograde flow와 충돌하게 됨. 환자 본인의 antegrade flow의 oxygenation과 decarboxylation은 본인의 폐기능에 따라 결정되기 때문에, 인공호흡기 조정을 통해 폐를 통한 산소공급을 증가시켜야 허혈성 뇌 손상을 막을 수 있음

(6) 산소공급 적절성을 평가하기 위해서

① 오른쪽 요골동맥, 중심정맥관 및 ECMO 동맥관 세 군데에서 동시에 ABGA 시행

② 오른쪽 요골동맥의 ABGA가 환자 본인의 antegrade flow와 ECMO retrograde flow 사이의 충돌을 가장 민감하게 반영함

③ 목표 산소포화도는 mixed venous saturation > 70%, ECMO arterial line PaO_2 > 300 mmHg, Patient right arterial saturation > 90%

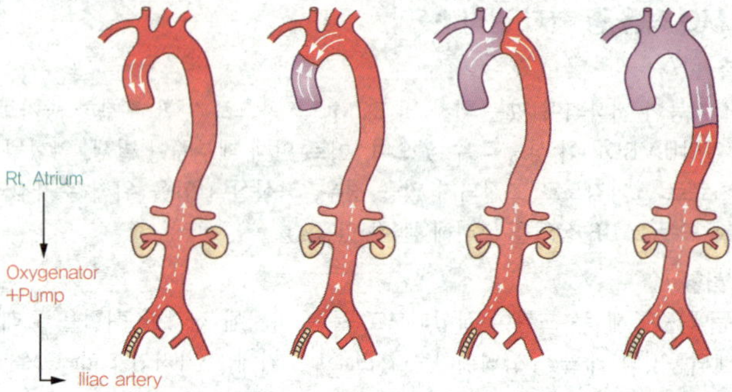

그림 10-7-2. VA-ECMO 적용환자에서 anterograde flow와 retrograde flow의 충돌

4) 심박출 지수 및 혈압 조절

(1) 심박출 지수가 2.2 L/min/1.73 m^2 유지된다고 하여도 조직 관류를 유지하기 위해 평균동맥혈압을 65~75 mmHg 유지되도록 강심제 및 승압제를 적절하게 사용해야 함

(2) 혈압이 너무 높으면 두개골 내 출혈의 위험성이 높아짐

5) 항응고요법이 적절히 유지되고 있는지 지속적으로 평가

ⓐ 현재까지는 unfractionated heparin (UFH)이 표준요법임. Heparin-induced thrombocytopenia(HIT)가 발생한 경우에는 대체요법으로 direct thrombin inhibitors (Agatroban, Bivalirudin) 사용함
→ HIT가 의심되는 경우에는 4Ts score 및 PF4 antibody 확인 필요함

ⓑ 초기 heparin bolus 주입: UFH 50~100 IU/kg, 지속주입: 7.5~20 IU/kg/hour (aPTT, anti-Xa level 확인 후 조절) → Heparin 요구량이 20 IU/kg/hour 혹은 하루 35,000 IU/day 이상 필요한 경우에는 heparin resistance를 의심해야하며, anti-Xa level을 측정함

ⓒ 목표치: aPTT 기준으로 40~55 sec, anti-Xa 기준으로 0.3~0.7 IU/mL(환자의 thrombosis/bleeding risk에 따라 개별화하여 조절)

6) 수혈 & 용혈

ⓐ 수혈 목표치: 절대적 목표치가 확립되어 있지는 않고 일반적인 중환자에서의 기준을 따르되 실제 환자 상태에 따라 고려하는 것이 필요(Hb ≥7 mg/dL, platelet >50,000 10^9/L, fibrinogen >100 mg/dL)

ⓑ 용혈: ECMO 관련 발생하는 경우가 많고, 이는 나쁜 예후와 관련이 있음. 주기적으로 plasma hemoglobin, LDH, haptoglobin을 측정해야 함

5. 기타 지지요법

1) 적극적인 이뇨: 특히 호흡부전에 의한 VV-ECMO 환자들의 경우 체액량이 과적되지 않도록 관리에 주의하며 필요시 early CRRT 고려
2) 감염 감시: 특히 catheter-related infection에 주의
3) 표 10-7-1와 같은 다양한 부작용이 발생할 수 있어서 이에 대한 감시가 필요함

표 10-7-1. ECMO 관련 부작용

<table>
<tr><th>Event directly related to the ECMO circuit</th><th>Rate %</th><th>Event not directly related to the ECMO circuit</th><th>Rate %</th></tr>
<tr><td>Oxygenator failure</td><td>17.5</td><td rowspan="3">Bleeding
Surgical-site bleeding
Cannulation-site bleeding
Pulmonary hemorrhage
Gastrointestinal hemorrhage
Intracranial hemorrhage</td><td rowspan="3">19.0
17.1
8.1
5.1
3.8</td></tr>
<tr><td>Blood clots
Oxygenator
Other circuit</td><td>
12.2
17.8</td></tr>
<tr><td>Cannula-related problems</td><td>8.4</td></tr>
<tr><td rowspan="3">Other mechanical complications</td><td rowspan="3">7.9</td><td>Hemolysis</td><td>6.9</td></tr>
<tr><td>Disseminate intravascular coagulation</td><td>3.7</td></tr>
<tr><td>Culture-confirmed infection at any site (related or unrelated to ECMO)</td><td>21.3</td></tr>
</table>

출처 : N Engl J Med 2011; 365: 1905-14.

6. VA-ECMO weaning

1) Myocardial recovery를 확인한 후 weaning을 시도. Inotropic과 vasopressor는 사용하지 않거나 최소한의 용량만 사용하고 있는 상태에서 단계적으로 blood flow를 1.0 L/min까지 줄여봄
2) ECMO support을 최소화하고 있는 상태에서 혈역학적으로 안정화 여부를 판단하고, 심장초음파과 같은 검사로 좌심실과 우심실의 기능을 평가하는 것도 weaning 성공 여부를 예측하는데 도움이 됨
3) 환자의 혈역학적 상태가 호전되어 ECMO를 제거해야 하는 시점이 되면 동맥관 삽입부위에 수술적 봉합이나 Proglide를 사용해서 봉합. 정맥관 삽입 부위는 manual compression과 단순 피부 봉합을 하게 됨

III. 정맥-정맥 간 체외막산소화요법 (Veno-Venous Extracorporeal Membrane Oxygenation, VV-ECMO)

- 난치성 저산소혈증 및 고탄산혈증에 대한 구조요법, 기계환기 연관 폐손상의 예방 또는 구조요법으로 사용됨
- 2023년 ARDS 진료지침에는 적응증에 해당하는 환자들에게 veno-venous ECMO (VV-ECMO) 사용을 권고

1. VV-ECMO의 적용

1) 적응증: 아래의 한 가지 기준이라도 충족되면 VV-ECMO 시행 권고

ⓐ 3시간 이상 P/F ratio < 50 mmHg
ⓑ 6시간 이상 P/F ratio < 80 mmHg
ⓒ 6시간 이상 중증의 고이산화탄소혈증 호흡부전($PaCO_2 \geq$ 60mmHg & pH <7.25)
ⓓ 폐이식 대기환자에서 bridge to lung transplantation → 다만, ECMO는 환자의 연령, 기저질환, 기계환기기 치료 기간, 다장기부전 여부, 회복 가능성 등을 종합적으로 고려하여 선별적으로 적용

2) 부적응증

절대적 부적응증은 아니며 환자 상태에 따라 손익을 판단하여 시행

(1) 높은 수준의 기계환기(FiO_2 > 0.9, Pplat > 30)를 7일 이상 시행
(2) 항응고요법이 제한되는 환자
(3) 악성 예후 인자 또는 회복 불가능한 동반 질환(전이암, 이식 적응증이 아닌 질환)
(4) 심한 신경학적 손상(뇌출혈, 뇌경색)
(5) 고령

2. VV-ECMO 의 관리

국내에서 대부분 single lumen cannula를 이용한 double cannulation이 시행되며 dual lumen cannula는 아직 국내 시판되지 않음

1) Single lumen cannulae

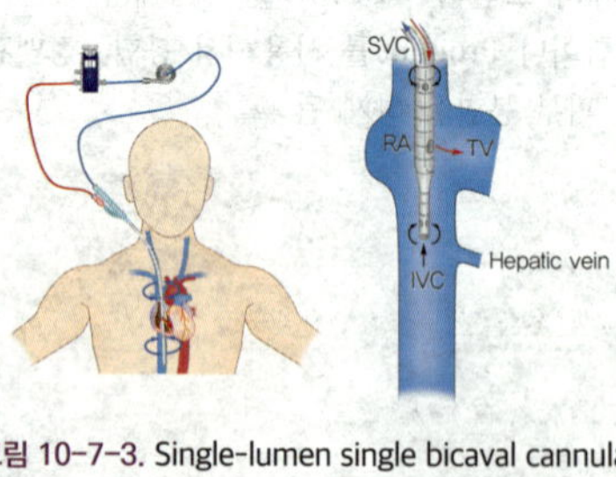

그림 10-7-3. Single-lumen single bicaval cannulation

2) Double lumen cannulae

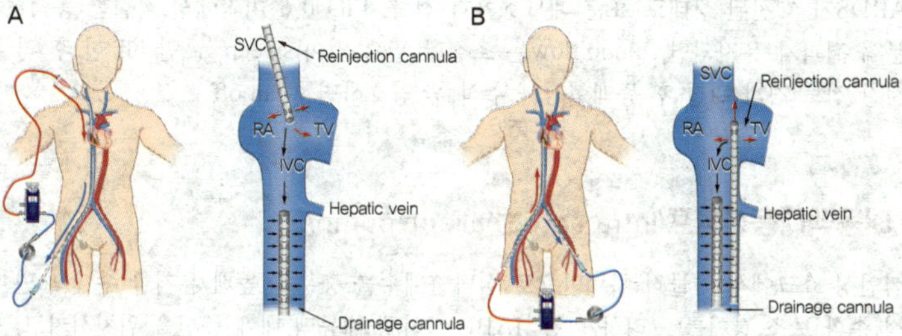

그림 10-7-4. Double lumen cannulae: Femoro-jugular VV-ECMO (A) 및 femoro-femoral VV-ECMO (B) 모식도

3. ECMO Consol

1) ECMO console setting

ⓐ Sweep gas: oxygenator membrane을 통과하는 gas flow를 조절함으로써 PCO_2 removal을 조절. 일반적으로 심박출량의 25% 정도 필요하며 15~20 mL/g/min 정도 권장되며 조건에 따라 조절

ⓑ FDO_2 (Fraction of delivered oxygen): ECMO blood flow와 함께 oxygenation 정도를 결정함

ⓒ ECMO blood flow: Pump의 RPM 조절을 통해 ECMO blood flow를 조절하며 일반 성인은 50~60 mL/kg/min 정도가 권장됨. VV-ECMO에서는 심박출량의 60% 이상만 유지되면 큰 문제는 없으나 환자의 조건에 따라 달라짐.

4. VV-ECMO 적용 중 환자 관리

1) 기계환기 setting (ultra-protective ventilation)

폐 허탈 방지 및 폐 손상 방지를 위해 PEEP ($\geq$10 cmH_2O), Pplat $\leq$ 25 cmH_2O, driving pressure <15 cmH_2O, 호흡수 = 4~15회/분), FiO_2 $\leq$0.5 권장됨

2) Recirculation

Cannula 위치에 의해 산소화된 혈액이 전신순환을 거치지 않고 즉시 ECMO circuit으로 돌아오는 경우를 말하며 ECMO 순환 시작 후에도 산소화 개선이 되지 않는 경우나 유출되는 관의 혈액 색상이 산소화된 혈액과 비슷할 정도로 붉은 색깔을 띠는 경우 의심함. 초음파혈류계를 이용한 장비로 recirculation의 직접 측정이 가능함. 영상학적으로 삽관된 관의 tip 위치를 재확인 후 위치를 재조정하거나 필요시 configuration 전환

3) 항응고치료, 수혈 & 용혈 관리: VA-ECMO와 동일

4. VV-ECMO weaning

ARDS가 호전된 상태로 표준 폐보호환기 전략, FiO 0.6 미만에서 적절한 동맥혈가스 분석 결과가 유지되면, blood flow는 조절할 필요 없이 sweep gas만 off 한 후 약 4~6 시간 정도 경과 관찰 후 동맥혈검사 추적 후 양호하면 wean off

IV. 대동맥내풍선펌프(Intra-aortic balloon pump)

심인성 쇼크에서 약물적 치료만으로 심박출계수를 충분히 높게 유지할 수 없으면 기계적 순환 보조 장치를 고려하게 됨. IABP는 하행 대동맥 내에 풍선을 위치시키고, 풍선을 이완기에 확장 및 수축기에 감압시킴으로서 관상동맥 혈류와 뇌혈관 혈류를 증가시키고, 후부하를 감소시키는 기전으로 좌심실을 보조함. 혈류역학적으로 IABP는 심박출량은 약 0.5~1 L/min, 심구출률은 약 20~30%가량 증가시킬 수 있음

1. IABP의 적응증 및 금기증

표 10-7-2. IABP의 적응증 및 금기증

적응증	금기증	
급성 심근경색과 관련된 심인성 쇼크 Revascularization 전후 고위험 환자의 안정 좌심실부전(EF < 40%), culprit vessel supplying > 40% of myocardial territory 심근경색으로 인한 심장의 기계적 손상	절대적	대동맥판막역류 대동맥류 대동맥박리
급성 승모판막 역류 급성 심실사이막결손	상대적	중증말초동맥질환

Shock을 동반한 STEMI 환자에서 일관적인 IABP 삽입은 추천되지 않음

2. IABP 삽입

1) 대퇴동맥을 천자하여 풍선을 삽입
2) 풍선의 끝은 왼쪽 쇄골하 동맥 직하부에 위치
3) 흉부단순촬영에서 2~3번째 늑간에 풍선 마커가 보이도록 함
4) 풍선의 끝이 신동맥의 직상부에 위치해야 함
5) 삽입 후 대부분 항응고요법을 시행하나 출혈 위험이 클 경우 하지 않기도 함

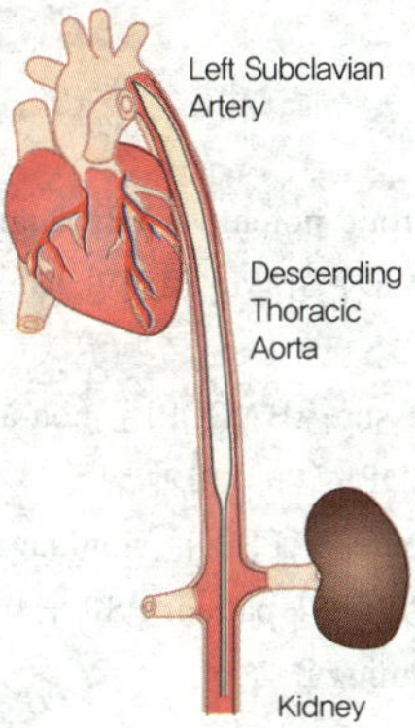

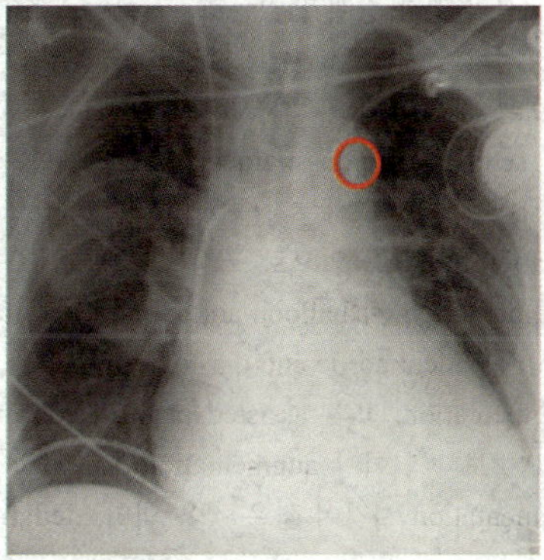

2nd–3rd intercostal space

그림 10-7-5. IABP 풍선의 적절한 위치

3. IABP 적용

1) 풍선의 팽창은 이완기의 시작 시점에 시작하여 감압은 수축기 직전 시행되도록 함
2) 작동(triggering) 방법으로 심전도 R-wave를 기준으로 하는 방법이 가장 흔함
3) 동맥압 커브(arterial pressure curve)나 pacing spike를 인식하는 방법도 있음
4) 삽입 직후 1:2 counterpulsation 실시하여 팽창/감압 시기가 적절하게 설정되었는지 확인하고 이후 필요에 따라 counter-pulsation setting을 1:1~1:4까지 조절

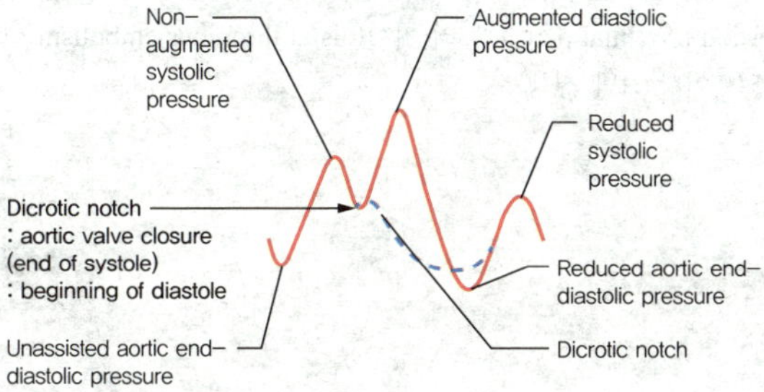

그림 10-7-6. 이상적인 counter-pulsation에 의한 대동맥압 커브(aorta pressure curve)

4. IABP 적용 시 유의해야 할 점

1) IABP augmentation에 의한 peak diastolic pressure (PDP)는 peak systolic pressure (PSP)보다 높게 유지되어야 함. 만일 PDP가 PSP보다 낮다면
   (1) 환자의 크기에 비해 풍선의 크기가 상대적으로 작은지

(2) 풍선의 팽창 장애가 있는지
(3) 풍선의 위치가 너무 밑으로 내려오지는 않는지
(4) 혈관 내 용적이 부족한지 확인

2) 1:2 setting에서 non-augmentation시 보이는 dicrotic notch가 IABP augmentation 시 보일 듯 말 듯 하는지를 확인하여 dicrotic notch가 확실히 보이면 late inflation, inflation timing을 앞으로 조정
3) Augmentation 시 balloon aortic end diastolic pressure (BAEDP)는 non-augmentation 시 patient aortic end diastolic pressure (PAEDP)보다 낮아야 함
4) Augmentation 직후 assisted peak systolic pressure (APSP)는 non-augmentation 시 PSP보다 낮아야 augmentation이 효과적임. APSP와 patient PSP가 비슷하다면 augmentation 시간이 짧은 것을 의미, deflation timing을 조절

5. IABP 제거 UPDATE

환자 상태가 호전되면 1 : 1 → 1 : 2 → 1 : 4로 2시간 정도마다 support weaning 후 환자의 hemodynamic status가 안정적이면 제거를 고려할 수 있으며 2시간 이상 1 : 4을 지속할 경우 thromboembolism이 발생할 수 있어 제거가 지연될 경우 1 : 2 이상으로 다시 mode 변경이 필요함

1) Anticoagulation 중단
2) balloon을 disconnect한 후 syringe를 이용하여 완전히 deflation 시행
3) insertion site보다 distal을 누른 상태에서 balloon의 distal part가 sheath에 걸리는 지점까지 뒤로 당긴 후 sheath와 함께 removal 시행
4) Removal 직후 2~3회 이상 heart beat동안 피가 gush out 되도록 함
5) 이후 insertion proximal part를 눌러 지혈(distal thrombus embolism 방지)
6) 약 30~45분 이상 압박 진행

••• 참고문헌 •••

1. Richardson A et al. ASAIO Journal 2021;67:221-228.
2. Tonna J et al. ASAIO Journal 2021;67:601-610.
3. Thiele H et al. N Engl J Med. 2023;389:1286-97.
4. Thiele H et al. N Engl J Med. 2012;367:1287-96.
5. Badulak J et al. Intensive Care Med. 2024.
6. Kang J et al. ESC Heart Fail. 2024;11:338-348.
7. Ventetuolo C et al. Am J Respir Crit Care med. 2014; 190(5): 497-508.
8. Fan E et al. Intensive Care Med 2016; 42: 712-724.
9. Banfi C et al. J Thoracic Dis 2016; 8: 3762-3773.
10. Sklar MC et al. Ann Am Thorac Soc 2016; 13: 2242-2250.
11. Jayaraman AL et al. Ann Cardiac Anaesthesia 2017; 20: S11-s18.
12. Park J et al. Korean J Med 2015; 88: 142-149.
13. Premraj L et al. Crit Care Med. 2024;52(4):637-648.

11

Geriatrics
노인병

11

CONTENTS

CHAPTER 01

노쇠와 노인포괄평가
Frailty and Comprehensive Geriatric Assessment

김광일

I. 노쇠(Frailty)

1. 노쇠의 정의와 임상적 중요성

- 노쇠는 노화에 의해 생리적인 예비능력이 감소하여 외부 자극에 대한 반응이 저하됨으로써 항상성을 유지할 수 있는 능력이 감소된 상태임
- 노쇠한 노인 환자는 입원하여 낙상, 섬망, 욕창, 배뇨장애, 기능저하 등의 노인 증후군 발생위험이 높은 고위험군으로 이로 인해 시설입소의 가능성도 높아짐
- 따라서 포괄적 평가를 기반으로 다면적 중재를 수행하면 기능저하를 예방하고 예후를 개선시킬 수 있어 적절한 평가와 중재방법에 대한 관심이 필요함

2. 노쇠 평가

체중감소, 피로감, 허약, 보행속도 감소, 신체활동 감소의 5가지 항목 중 3가지 이상 문제가 있는 경우 진단하는 Fried의 진단기준이 표준이나 임상에서 적용하기 쉽지 않아 아래와 같은 설문 위주의 도구를 임상에서 적용해 볼 수 있음

1) Korean version of the FRAIL scale (K-FRAIL scale)

- 노쇠를 평가하는데 노인 포괄 평가가 가장 좋은 도구이지만, 시행하기 어려운 경우 K-FRAIL 등의 선별 검사를 통해 환자가 얼마나 노쇠한지 알아볼 수 있음(표 11-1-1)
- 총점 3점 이상: 노쇠(frail) / 1~2점: 전노쇠(pre-frail) / 0점: 건강단계(robust)
- 선별 검사에서 노쇠 또는 전노쇠에 해당하는 경우 노인 포괄 평가 실시를 권유함

2) Clinical frailty scale (CFS)

임상적 판단으로 노쇠 정도를 평가하는 것으로 임상에서 적용이 쉽고 환자의 예후를 예측하는 데에도 유용함이 밝혀져 있음. CFS 5 이상인 경우 노쇠로 정의할 수 있음(그림 11-1-1).

표 11-1-1. Korean version of the FRAIL scale (K-FRAIL scale)

(1) Fatigue(피로): 지난 한 달 동안 피곤하다고 느낀 적이 있습니까?
□ 1 항상 그렇다. □ 1 거의 대부분 그렇다. □ 1 종종 그렇다. □ 0 가끔씩 그렇다. □ 0 전혀 그렇지 않다.

(2) Resistance(저항): 도움이 없이 혼자서 쉬지 않고 10개의 계단을 오르는 데 힘이 듭니까?
□ 1 예 □ 0 아니오
(3) Ambulation(이동): 도움이 없이 300미터를 혼자서 이동하는데 힘이 듭니까?
□ 1 예 □ 0 아니오
(4) Illness(지병): 의사에게 다음 질병이 있다고 들은 적이 있습니까? (고혈압, 당뇨, 암, 만성 폐 질환, 심근 경색, 심부전, 협심증, 천식, 관절염, 뇌경색, 신장 질환)
□ 0: 0~4개 □ 1: 5~11개
(5) Loss of weight(체중 감소): 현재와 1년 전의 체중은 몇 kg이었습니까?
□ 1: 1년 간 5% 이상 감소한 경우에 1점 □ 0: 5% 미만 감소한 경우

출처: Korean J Intern Med. 2016;31(3):594-600.

Category		Clinical frailty scale	Clinical frailty scale-Korean
1		**Very Fit** – People who are robust, active, energetic and motivated. These people commonly exercise regularly. They are among the fittest for their age.	**매우 건강함** – 원기 왕성하고, 활동적이며, 활기차고, 의욕적입니다. 여기에 속하는 사람들은 규칙적으로 운동을 합니다. 또래 중에는 가장 건강한 편에 속합니다.
2		**Well** – People who have no active disease symptoms but are less fit than category 1. Often, they exercise or are very active occasionally, e.g. seasonally.	**건강함** – 현재 질병으로 인한 증상이 없는 사람들이지만 1번 범주의 사람들보다는 덜 건강합니다. 이들은 가끔 운동을 하거나 활동적인 일을 할 수 있습니다.(예를 들어, 계절적으로)
3	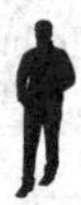	**Managing Well** – People whose medical problems are well controlled, but are not regularly active beyond routine walking.	**잘 관리됨** – 의학적인 문제들은 있으나 잘 조절이 되고 있는 상태입니다. 일상적인 걷기 이상의 규칙적인 활동은 하지 않는 사람들입니다.
4	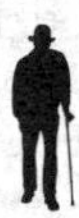	**Vulnerable** – While not dependent on others for daily help, often symptoms limit activities. A common complaint is being "slowed up", and/or being tired during the day.	**취약함** – 일상생활에 다른 사람의 도움이 필요하지는 않지만 질병에 의한 증상으로 인해 종종 활동에 제한을 받습니다. 흔히 움직임이 느려지거나 낮에 피곤함을 느낍니다.
5	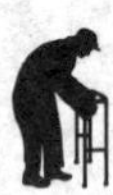	**Mildly Frail** – These people often have more evident slowing, and need help in high order IADLS (finances, transportation, heavy housework, medica- tions). Typically, mild frailty progressively impairs shopping and walking outside alone, meal preparation and housework.	**경증 쇠약** – 여기 속한 사람들은 더욱 움직임이 느려지며, 높은 단계의 일상생활(돈 관리, 교통수단 이용, 힘든 집안일, 약 복용) 등에 도움이 필요합니다. 보통 경증 쇠약은 혼자 장보고 외출하기, 식사 준비와 집안 일 하는 것을 점차 어렵게 합니다.

6	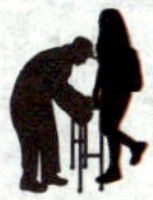	**Moderately Frail** – People need help with all outside activities and with keeping house. Inside, they often have problems with stairs and need help with bathing and might need minimal assistance (cuing, standby) with dressing.	**중등도 쇠약** – 모든 바깥 활동과 집안일을 하는데 도움이 필요합니다. 실내에서는 일반적으로 계단을 오르거나 목욕을 하는데 어려움이 있고, 씻고 옷을 갈아 입을 때 다른 사람의 도움이 필요합니다.
7	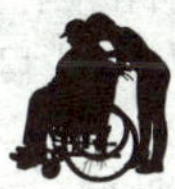	**Severely Frail** – Completely dependent for personal care, from whatever cause (physical or cognitive). Even so, they seem stable and not at high risk of dying (within 6 months).	**중증 쇠약** – 어떤 이유(신체 장애 혹은 인지 장애)로든 개인위생(목욕, 양치, 세수)까지 완전히 남에게 의존적인 삶이 된 상태입니다. 그렇지만 안정적이여서 곧(6개월 이내에) 사망할 위험성은 높지 않은 사람들입니다.
8	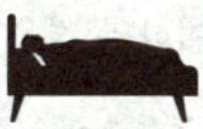	**Very Severely Frail** – Completely dependent, approaching the end of life. Typically, they could not recover even from a minor illness.	**고도 중증 쇠약** – 완전히 의존적이며 임종기로 진행중인 상태입니다. 보통, 이들은 경미한 질병이라도 회복하기 어렵습니다.
9	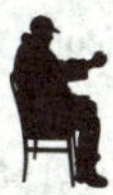	**Terminally Ill** – Approaching the end of life. This category applies to people with a life expectancy <6 months, who are not otherwise evidently frail.	**말기** – 임종기로 진행하는 사람들입니다. 눈에 띄게 쇠약하지 않지만 기대 여명이 6개월 미만인 사람들이 이 범주에 해당합니다.

그림 11-1-1. Clinical frailty scale (CFS)

출처: BMC Geriatr. 2021;21(1):47.

II. 노인포괄평가

노인포괄평가는 문제목록을 파악하고, 치료 방침을 설정하며, 기능 회복을 돕고, 예후를 호전시키기 위한 진단적 과정임. 의학적, 약제, 영양, 기능 상태, 정신건강 그리고 사회환경적 평가가 포함됨

1. 의학적 평가

동반질환, 질환 중증도, 약물(다약제, potentially inappropriate medication, 항콜린 약제)

2. 기능평가

일상생활능력(activities of daily living, ADL), 도구적 일상생활능력(instrumental activities of daily living, IADL), 보행능력, 균형감각 및 근력 평가

1) 시력, 청력 등 기본적인 감각검사
2) 일상생활능력: 옷입기/세수 · 양치질/목욕/식사/가정내 이동/대소변 조절
3) 도구적 일상생활능력: 전화걸기/물건사기/교통수단이용/약제관리/금전관리/가사일

4) 신체 기능 평가(보행능력, 균형감각 및 근력 평가, 근감소증 진단)

(1) **낙상 관련**: 최근 6개월간 낙상 경험, 인지장애, 시력장애, 기립성 저혈압 확인

(2) **근력**: 악력계를 사용하여 주로 사용하는 손에서 최소 3분 간격으로 2회 측정함 남성 28 kg, 여성 18 kg 미만인 경우 근력 감소로 판단

(3) **신체기능 평가**

① Timed up and go test: 의자에서 손을 쓰지 않고 일어서 3 m 지점까지 걸어간 뒤 돌아와 다시 의자에 앉기까지 소요된 시간. 10초 미만이 정상이며 12초 이상 소요되는 경우 신체기능 감소로 평가

② 보행 속도: 보행속도가 0.8 m/s 이하인 경우 신체기능 감소로 평가

③ SPPB (short physical performance battery): 3가지 자세에서의 정적 균형, 보행속도, 의자에서 5회 일어나기 검사를 종합하여 평가 9점 이하의 경우 신체기능의 저하로 평가

(4) **근육량의 측정(근감소증의 진단)**

- 사지 근육량을 키의 제곱으로 나누거나(kg/ht) 표현함(Appendicular skeletal muscle mass, ASM)
- DXA (Dual-energy X-ray Absorptiometry): 비교적 정확하며 방사선 조사량이 낮아 널리 사용. 고관절 등 관절 교체시 정확한 평가가 어려움(남 < 7.0 kg/m, 여 < 5.4 kg/m)
- BIA (Bio-impedance analysis): 빠르고 손쉽게 근육량을 측정할 수 있으나 나이와 탈수 정도에 따라 근육량 값이 영향을 받음(남 < 7.0 kg/m, 여 < 5.7 kg/m)
- 근육량이 감소 해있으면서 근력이 감소해 있거나 또는 신체기능이 감소한 경우 근감소증(Sarcopenia) 로 진단하고, 근육량, 근력, 신체기능 모두 저하된 경우 심한 근감소증(Severe Sarcopenia) 로 진단하여 영양과 운동 중재의 대상이 되며, 노인포괄평가 시행이 권고됨

3. 인지기능, 정서상태의 평가

1) **인지기능 평가**: MMSE, MoCA, Mini-cog 등을 사용. 인지기능 검사는 치매의 선별일 뿐 아니라, 급성 입원이나 스트레스 상황에서의 섬망 위험도를 평가할수 있음

2) **정서 상태 평가**: GDS (Geriatric Depression Scale), SGDS-K (Korean Version of Short Form Geriatric Depression Scale), CES-D 등의 선별 도구를 사용하여 우울을 평가

4. 영양 평가

1) Body mass index, albumin, pre-albumin, total cholesterol, total lymphocyte count, skin-folds thickness, mid-arm-circumference, calf-circumference 등이 영양 상태를 반영함

2) Mini Nutritional Assessment (MNA)으로 평가하여 영양 불량 상태 혹은 영양 불량의 위험이 있으면서 체중감소가 동반된 경우 적절한 영양 상담 및 교육, Oral Nutritional Supplement (ONS) 등 영양 중재가 필요함(그림 11-1-2)

5. 사회 환경적 평가

동거 가족(배우자, 자녀), 가까이에 자녀 혹은 도움을 줄 수 있는 사람이 의사 결정권자, 친척 친구 관계, 종교 활동 유무, 경제적 상태

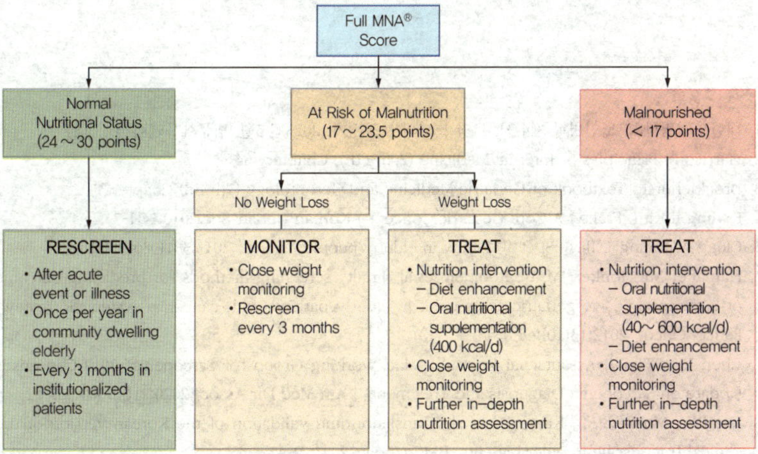

그림 11-1-2. MNA 검사 결과에 따른 중재방법

출처: Cochrane Database Sys Rev. 2009;2:CD003299, Am J Med. 2006;119:693-9

6. 임상적 중재

- 노인포괄평가에서 발견된 소견(만성질환, 다약제/부적절 약제, 근감소증, 낙상/섬망 위험증가, 영양 불량, 인지기능저하 등)들에 대한 추가 평가와 중재
- 질병, 기능, 사회경제적 상황등을 고려하여 최적의 치료, 돌봄 계획을 수립
- 근감소증에 대한 적절한 영양/단백/아미노산 공급(적절한 칼로리 공급 여부 확인, 하루 단백질 섭취 1.2 g/kg/day 이상, 필수 아미노산 20 g/day), vitamin D 결핍에 대한 보충
- 운동 교육(근력 운동, 균형 운동, 유산소 운동, 유연성 운동)

노쇠와 근감소증 평가

Tip

- 노쇠선별 검사 시행: 피로, 저항, 이동, 지병, 체중 감소의 5가지 항목 확인
- 근감소증 평가 시행: 근육량, 근력, 신체기능을 측정하여 확인

→ 노쇠, 노쇠 전단계, 근감소증으로 진단된 경우 노인포괄평가(CGA)를 시행

→ 노인포괄평가 결과에 따라 개별적인 중재 시행(노인 포괄 평가가 어려운 경우라도 기능, 인지, 정서, 영양, 사회 환경적인 부분을 최대한 파악하여 진료에 반영하도록 함)

예 노쇠, 인지 기능 저하, 다중질환을 가지고 있는 노인이 입원한 경우 섬망에 유의하며, 친한 가족이 간병하게 하고 불필요한 약제와 처치를 줄이며, 수면 위생을 지켜 섬망을 미리 예방

••• 참고문헌 •••

1. 대한노인병학회, 노인병학(제4판), 11장 노인의 포괄평가, 2023년 5월, 범문에듀케이션
2. Harrison's Principles of Internal Medicine (20th ed.), Chapter 464.
3. Brocklehurst's Textbook of Geriatric Medicine and Gerontology (7th Ed) Chapter 35.
4. Kwang-il Kim. Frailty: A Core Geriatric Concept J Korean Geriatr Soc 2010;14:1-7
5. Clegg A, Young J, Iliffe S, et al. Frailty in elderly people. Lancet. 2013;381(9868):752-62.
6. Hamaker ME, Jonker JM, de Rooij SE, et al. Frailty screening methods for predicting outcome of a comprehensive geriatric assessment in elderly patients with cancer: a systematic review. Lancet Oncol. 2012;13(10):e437-44.
7. Chen LK, Woo J, Assantachai P, et al. Asian Working Group for Sarcopenia: 2019 Consensus Update on Sarcopenia Diagnosis and Treatment. J Am Med Dir Assoc. 2020;21(3):300-307.e2.
8. Ko, RE., Moon, S.M., Kang, D. et al. Translation and validation of the Korean version of the clinical frailty scale in older patients. BMC Geriatr 2021;21,47.
9. Gariballa S, Forster S, Walters S, et al. A randomized, double-blind, placebo-controlled trial of nutritional supplementation during acute illness. Am J Med. 2006;119(8):693-9.

CHAPTER 02

삼킴 장애와 경관영양
Dysphagia and tube feeding

최정연

I. 삼킴 장애

1. 삼킴 장애의 평가

뇌졸중, 치매, 파킨슨 등 중추신경계 이상이 동반되거나, 노쇠/근감소증과 동반하여 삼킴 장애가 있어 흡인성 폐렴으로 내원하는 환자가 증가되면서, 임상적으로 삼킴 장애 평가는 더욱 중요해짐

1) 문진 및 이학적 검사

(1) 원인질환에 대한 평가: 뇌졸중 기왕력(뇌졸중 환자의 30~60%가 삼킴 장애를 동반하며 그중 30%에서는 흡인이 있음), 삼키기 힘든 음식의 종류 및 양을 확인. 보통 연하기능 장애시 고형식보다 물에 흡인이 더 쉽게됨

(2) 이학적 검사: 입 안을 살펴보며 침이 고여 있는지, 혀의 움직임은 적절한지, 능동적 기침이 가능한지 확인

(3) 3-once swallowing test: 90 ml 정도의 물을 먹여 흡인 여부를 확인함

2) 진단적 검사

(1) Gugging Swallowing Screen (GUSS) test: bedside에서 의식이 15분 이상 명료한 경우 기침 하기, 침 삼키기가 가능한지 확인하고 semifluid, liquid, solid 음식을 섭취 하면서 삼킴, 기침, 침흘림, 목소리 변화를 확인하여 연하 기능 장애를 평가함

(2) Videofluoroscopy (VFS): 앉은 자세에서 정면과 측면 영상을 모두 확인하며, 여러 성상과 다양한 양의 음식을 사용하여 구강 및 인두의 해부학적 구조 그리고 삼킴 과정의 현상을 관찰함. 삼킴 중 발생하는 구강이나 인두의 운동장애를 평가할 수 있고, 섭취한 음식물이 흡인되는지, 어떠한 음식물에서 흡인이 주로 발생하는지 알 수 있음. 또한 검사 중 다양한 자세 변화 및 연하 운동법을 시도하며 결과를 직접 평가할 수 있음

(3) Videoendoscopy: 굴곡형 경비강 후두 내시경을 이용하여 다양한 성상의 음식물을 가지고 검사를 진행하며 삼킴 전과 삼킴 후의 인두와 후두를 관찰함. 방사선에 대한 노출이 없고 성대의 움직임과 인두의 구조를 직접 관찰할 수 있으며 후두의 감각을 평가할 수 있으나 구강기 및 식도기의 삼킴 과정을 평가하기 어려움

(4) Electromyogram (EMG): 선택적인 근육의 크기와 수축 시간을 측정할 수 있으며 연하의 시작점을 측정하고 치료에 대한 biofeedback으로 활용함

2. 삼킴 재활

1) 감각 자극

(1) 삼킴 장애가 심하지 않을 경우, 감각 자극 증강을 통해 중추신경계를 자극하여 치료 시도

(2) 음식의 맛, 온도, 부피를 변화시켜 구강을 자극함으로써 삼킴을 촉진할 수 있음

2) 자세 변화: 턱 당기기(chin tuck), 머리 돌리기(head rotation), 머리 기울이기(head tilt)

(1) **턱 당기기**: 목을 최대한 세우고 턱을 목에 붙이는 자세로 인두 앞벽을 뒤로 밀어 혓바닥과 후두개가 인두 뒷벽에 가까워지게 하면 기도 입구를 좁혀주어 흡인을 줄여줄 수 있음

(2) **머리 돌리기/기울이기**: 한쪽의 인두벽 장애나 성대의 위약이 있을 때 이상이 있는 쪽으로 고개를 돌리고, 정상 쪽으로 고개를 기울이면 문제가 있는 쪽의 인두가 좁아지며 마비된 성대가 중앙으로 밀려나 잘 모아지게 됨

3) 기도 보호: Supraglottal swallow

(1) Supraglottal swallow: 삼키기 전에 성대를 닫아 기도를 보호하는 방법으로 숨을 들이마신 뒤 숨을 참으며, 참은 상태에서 침을 들이 마신 뒤, 삼킨 후 기침을 시킴

4) 식괴(bolus) 통과 향상: 설근 강화 운동, 노력 삼킴, Mendelsohn maneuver

(1) 혀로 볼 밀기, 혀 좌우로 움직이기 등을 이용해 설근 강화 운동을 해 볼 수 있음

(2) Mendelsohn maneuver: 삼킴 과정에서 후두의 운동성이 감소되어 있는 경우 후두의 상방 운동을 촉진시키기 위한 방법임. 침을 삼킬 때 후두골(Adam's apple)이 위로 올라갔다 다시 내려가는 움직임을 환자 스스로 관찰하게 함. 삼키면서 후두골이 올라가면 중간에 멈추고 근육을 긴장시켜 후두골이 2~3초간 밑으로 내려가지 않도록 함

3. 식사 처방과 점도증진제 사용

1) 연하곤란식(Dysphasia Diet)

연하곤란 정도에 따라 3단계의 점도를 제공하고 있으며 식사형태는 죽식만 가능. Step 1, 2, 3가 있으며 증가할수록 식사량이 늘어남. 주스 등 점도가 낮은 음료는 흡인의 위험이 있으므로 별도의 농후제(thickening material)를 첨가하여 섭취함

2) 점도증진제

점도 증진제란 액체식품의 흡인 위험성을 감소시키기 위해 첨가하여 액체의 점도를 증진 시키는 기능을 한다. 제조사별 사용량 차이가 있을 수 있으나 1단계(가장 걸쭉, 마요네즈, 푸딩 농도, 흐르지 않고 떨어지는 정도), 2단계(중간 단계의 걸쭉함, 꿀, 요플레 농도), 3단계(토마토 주스 농도) 로 조절하여 원하는 농도를 맞춤

II. 경관영양

1. 비위관(levin tube, L-tube)

삼킴 재활, 식사 처방, 점도증진제 사용으로도 경구 식이가 불가능한 경우 경관 식이를 시작. 경관식이를 처음 시작 하거나, 단기간 경관식이 후 경구 식이를 다시 시작 할 수 있는 가능성이 높은 경우 비위관을 삽입하여 경관영양을 시작

2. Percutaneous Endoscopic Gastrostomy (PEG) (그림 11-2-1)

비위관 삽입 후에도 흡인이 지속되거나, 장기간 경관영양이 필요하면(6주 이상) PEG가 요구됨. 비위관은 미세흡인의 위험을 줄여주지는 못하나 PEG는 30~50% 정도의 위험을 줄여줄 수 있음. Endoscopy를 위해 입이 최소한 2.5 cm 이상 벌어지는 않는 경우 Percutaneous Radiographic Gastrostomy를 시행

1) 시술 전후 관리

(1) 시술 30분 전 Cefazolin 1 g 투여. 다른 합병증이 없다면 추가 항생제는 불필요함
(2) PEG를 시행하고 simple x-ray를 촬영하고 tube 위치를 확인
(3) 경관 식이를 해도 역류에 의한 흡인이 가능하므로 30도 이상 상체를 세워 식사
(4) 첫 식이로 50 mL의 따뜻한(체온과 유사한) 물을 투여하여 보고, 4시간 이후 주사기로 흡인하여 50% 이하가 남아 있다면 양을 조금씩 늘려보고 이후 식사로 변경(표 11-2-1)
(5) 튜브가 막히지 않도록 물로 관류하고, 시술 전후로 관 삽입 부위 감염 발생여부를 관찰

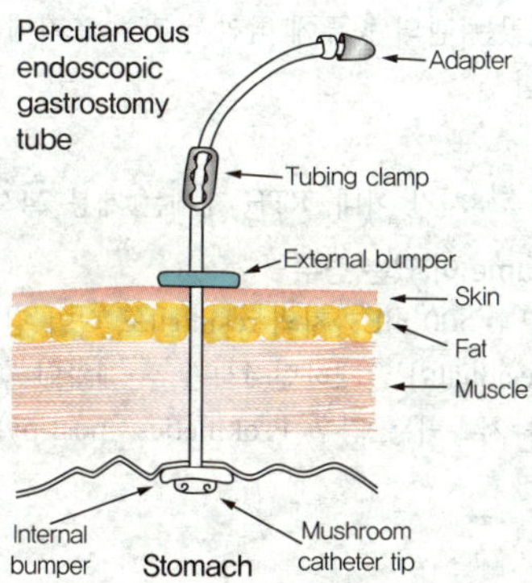

그림 11-2-1. PEG의 구조

표 11-2-1. PEG 시술 직후 프로토콜

시술 후 식이 처방 예시
시술 24시간까지 금식 1. Half saline 50 mL 주입 2. 1시간 뒤 주사기로 Aspiration 해서 수액이 잘 내려갔는지 확인 3. 3회 주입 후 괜찮으면 SFD 50 mL (1 mL/kcal) 천천히 주입하고 물 50 mL 주입 4. 괜찮으면 4시간마다 50 mL씩 늘려가며 250 mL까지 증량 매번 투입 전후로 물 50 mL를 투여하여 위루관이 막히는 것을 예방

3. 경관 영양 실전 Q&A UPDATE

1) 경관 영양시 자세와 유지 시간

경관 영양시 역류에 의한 흡인을 방지하기 위해 최소한 45도 이상으로 식사시 자세를 유지하고 식이 종료 후 1시간동안 세운 자세를 유지할 것을 권함

2) 경관 영양 주입의 속도와 continuous feeding

경관 영양시 주입 속도가 빠르면 설사 혹은 구토를 할 수 있어 초당 1방울 정도의 속도를 권장함. 설사 혹은 구토가 잘 조절되지 않으면 간헐적 식이 진행에서 횟수를 늘리면서 1회 투여량을 줄여 보거나, feeding pump(혹은 infusion pump)로 연속적 식이 진행(continuous feeding) 시도해 볼 수 있음. 16시간 feeding-8시간 휴식으로 주로 진행하나 다양한 protocol 로 진행 가능함. feeding pump 의 비용은 100만원 전후임

3) tube 교체 주기

비위관은 1달에 한번, PEG, PRG는 6개월~1년에 한번 교체를 권장. 복용하는 약제의 종류, 삽입되어있는 관의 종류에 따라서 관이 조기에 막히는 경우에는 더 짧은 주기로 교체하기도 함

4) 경관 영양 주입 시간

액상 캔 제제는 개봉후 8시간 이내, RTH 제제는 개봉 24시간 이내 사용을 권장

5) 식사 전 residual volume 이 있는 경우

- ESPEN기준 6시간후 500 mL까지의 residual도 식이 진행의 금기가 아님을 제시
- 250 mL 이상의 residual이 존재하면 4시간 후 재확인 후 식이 재개 가능
- 위내 식사 잔류가 지속되는 경우 Prokinetics, post-pyloric feeding, continuous feeding 시도

6) 경관 영양시의 설사

경관 식이 중 설사를 하면 우선 금식부터 시키거나 Clostridium difficile-associated diarrhea 의심하여 새로운 항생제를 시작하는 경우가 많으나, 경관식이와 연관된 설사는 다양한 원인이 존재하며, 그중 feeding을 중단시켜야 하는 경우는 극히 적음 (그림 11-2-2). 항생제 연관 설사, 다른 약제의 사용, 미량 원소 부족(Zn 등)에 의한

장 점막 기능 저하, fecal impaction에 의한 물설사 등을 평가하고, 제제의 osmolarity, fiber 함량 등을 영양사와 상의 후 여러 원인을 교정하였음에도 설사가 지속되면 continuous feeding을 고려할 수 있음

7) 경관영양액의 종류

표준영양액은 1 mL 당 1 kcal 열량을 공급. 수분제한 필요시 1 mL 당 1.5~2 kcal 농축 영약액을 공급할 수 있음(뉴케어 칼로리 1.5, 그린비아 1.5). 설사 조절 위해 섬유소 포함 제품을 공급하는 것이 도움이 될 수 있으며 신부전이 있어 단백질, 인, 칼륨 등 전해질 제한 필요시 뉴케어 케이디나 그린비아 알디, 투석 시행시 전해질 함량은 낮으나 단백질을 포함하는 뉴케어 케이디 플러스나 그린비아 알디 플러스가 이용될 수 있음. 외상 · 수술 · 암 · 중환자에서 글루타민, 아르기닌, 오메가-3 지방산, 항산화영양소 등 면역 영양소 강화하면 염증반응을 줄일 수 있으며 크론병 등 소화 흡수 기능 저하시 모노웰과 같이 가수분해된 형태를 공급할 수 있음

표 11-2-2. 국내 경장영양액의 종류

	표준 영양액	섬유소 함유	당뇨 환자	신부전	면역 영양소 강화
용량 및 열량	200 mL (1 kcal/mL)	200 mL (1 kcal/mL)	200 mL (1 kcal/mL)	200 mL (2 kcal/mL)	200 mL (1 kcal/mL)
대상	뉴케어 300	뉴케어 화이바 뉴케어 칼로리 1.5	뉴케어당뇨식	뉴케어케이디 플러스 뉴케어케이디	뉴케어인핸서
정식품	그린비아 TF	그린비아 화이바 그린비아 장솔루션	그린비아디엠 그린비아당뇨 솔루션	그린비아알디 플러스 그린비아알디	그린비아이뮨 포르테
한국 메디칼푸드		메디푸드LD 메디푸드1.5	메디푸드글루 트롤 메디푸드글루 트롤1.5		
엠디웰	메디웰 TF 화이버리스	메디웰 화이바 메디웰RTH 에이디	메디웰당뇨식		
한국 엔테랄푸드		케어웰어드밴스화 이바 케어웰1.5플러스	케어웰디엠		케어웰 인텐 시브

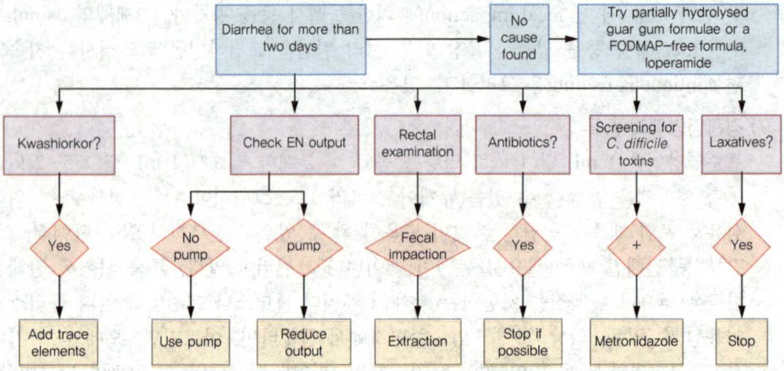

그림 11-2-2. 경관 영양시의 설사

••• 참고문헌 •••

1. Cook IJ, Kahrilas PJ. AGA technical review on management of oropharyngeal dysphagia. Gastroenterology. 1999 Feb;116(2):455-78.
2. Marik PE, Kaplan D. Aspiration pneumonia and dysphagia in the elderly. Chest. 2003 Jul; 124 (1):328-36.
3. Singer P, Blaser AR, Berger MM, et al. ESPEN guideline on clinical nutrition in the intensive care unit. Clin Nutr. 2019 Feb;38(1):48-79.
4. Whelan K, Schneider SM. Mechanisms, prevention, and management of diarrhea in enteral nutrition. Curr Opin Gastroenterol. 2011 Mar;27(2):152-9.
5. Trapl M, Enderle P, Nowotny M, et al. Dysphagia bedside screening for acute-stroke patients: the Gugging Swallowing Screen. Stroke. 2007 Nov;38(11):2948-52.
6. Bischoff SC, Austin P, Boeykens K, et al. ESPEN practical guideline: Home enteral nutrition. Clin Nutr. 2022 Feb;41(2):468-488.

CHAPTER 03

다약제, 노인 부적절 약제, 항콜린 약제와 약제 조정하기

최정연

I. 노인 환자의 약동학적, 약력학적 변화

1. 약동학적 변화

1) 흡수

⑴ 위산분비 감소로 위내 pH 증가: ketoconazol, ampicillin, iron의 흡수 저하

⑵ 위배출 시간(gastric emptying time) 연장 및 흡수 저하

2) 분포

⑴ 연령이 증가할수록 지방조직 증가, 근육량 및 체내 수분량 감소

⑵ 수용성 약제는 분포용적 감소로 초기 농도 상승으로 loading dose 감량 필요

⑶ 지용성 약제는 분포용적 증가로 효과가 늦어지고 반감기가 연장되어 유지용량 감량 필요

3) 대사

⑴ First pass metabolism 감소: codeine, propranolol, perindopril, simvastatin 사용시 주의

4) 배설

⑴ 신기능은 연령증가에 따라 감소되나 근육량의 감소가 동반되기 때문에 혈중 크레아티닌 농도만으로는 신기능을 정확하게 평가하지 못함 → 근육량과 관계없이 신기능을 평가하는 cystatin C를 확인을 고려

⑵ 신장이 배설의 주된 경로인 약제의 경우 용량 조절이 필요: digoxin, aminoglycoside, vancomycin, cimetidine, gabapentin, pregabalin, ciprofloxacin, trimethoprim-sulfamethoxazole, NOAC, duloxetine, levetricetam, colchicine, probenecid 등

2. 약력학적 변화

1) 베타 차단제에 대한 반응이 감소됨

2) Benzodiazepines, narcotics, dihydropyridine CCBs (amlodipine, felodipine, nifedipine 등)에 대한 민감성이 증가되어 약물이상반응의 위험이 증가

II. 노인에서 약물처방과 관리의 기본원칙

- 노화에 따른 약리학적 반응, 다른 의사의 약물 처방, 약제간, 약제-질병과의 상호작용, 노인증후군, 복약 순응도에 대한 고려가 필요
- 비처방 약물(일반의약품), 한약을 포함한 환자의 모든 복용 약제를 파악
- 약제 이외의 방법을 고려(non-drug alternatives)
- 반드시 필요한 경우에만 약제를 사용(증상이 비전형적이거나 특이성이 없어 정확한 진단을 할 수 없거나, 약제사용으로 인한 이득이 의심스러운 경우에는 약제 처방을 피함. 또한 해당 증상이 없어진 경우에는 즉시 약을 중단)
- 처방 약제에 대한 약리학적 특성, 잠재적 유해반응과 독성을 파악하고 약제 관련 기능적 지표를 충분히 모니터링
- 저용량부터 시작하고, 천천히 증량함("Start low & go slow")
- 가능하면 therapeutic window 가 넓은 약물을 사용
- 충분히 치료해야 함(Treat adequately): 약물을 시작하였다면 치료 목표를 달성하기에 충분한 용량까지 증량하고, 충분한 기간 동안 사용
- 복용법을 단순화하여 복약 순응도를 높이고, 주기적으로 약제를 잘 복용하고 있는지 평가
- 신약 사용시 특히 주의: 노인에서 신약에 대한 평가가 충분히 이루어지지 않아 risk/benefit ratio를 알 수 없는 경우가 많음

III. 다약제(Polypharmacy)

1. 정의: 보통 5가지 이상(혹은 10가지 또는 21가지) 약제를 동시에 복용하는 경우로 정의함
2. 약물유해반응, 약제간 상호작용 및 약제-질병간 상호작용이 증가하며 부작용으로 인한 입원, 기능 저하, 삶의 질 저하와 의료비용 증가, 약물에 대한 순응도 저하의 원인이 됨

IV. 노인 부적절 약제(potentially inappropriate medications, PIM)

- 노인 환자에서 명확한 적응증이 없거나, 현저히 약물유해반응 발생 위험이 높아지는 약제, 비용 효과적이지 않으며 투여로 얻는 이득보다 위험 부담이 큰 약제이면서 효과적인 대체 약제가 있는 약제목록을 말함
- Beers criteria와 STOPP/START criteria 이 대표적인 기준으로 노인 환자의 약제 처방시 참조가 필요함

표 11-3-1. 노인 환자에서 흔히 관찰되는 약물유해반응과 관련된 약제목록

Manifestation of effect	Adverse effect	Possible drug classes
혼돈, 현기증, 구갈, 변비, 소변 저류, 땀 분비 감소, 흐려 보임 (blurred vision)	항콜린 작용	1st generation anti-histamines (chlorpheniramine, hydroxyzine, triprolidine) Anti-psychotics/Anti-depressants Anti-Parkinson agent (benztropine, trihexyphenidyl) Anti-spasmodics (buscopan, clidinium-chloridazepoxide) Oral muscarinics for urinary incontinence (fesoterodine, oxybutynin, trospium) Tertiary TCAs (amitriptyline, clomipramine, imipramine)
섬망, 기억력 저하, 인지기능 저하 혹은 소실	의식 변화	All anti-cholinergics (above) Muscle relaxants Diuretics Benzodiazepines Meperidine (demerol) Chlorpromazine Corticosteroid Histamine receptor antagonists
현기증, 낙상, 고관절 골절, 실신	기립성 저혈압	All anti-cholinergics (above) All antihypertensives (especially alpha blocker: doxazocin, terazocin) Sedative-hypnotics (zolpidem) Narcotics (long-term opiate) Acetylcholinesterase inhibitors (donepezil, rivastigmine, galantamine)
변비	장운동 이상	All anti-cholinergics (above) Nondihydropyridine CCBs (diltiazem, verapamil) Antipsychotics Anti-spasmodics (above)
QTc 간격 연장	심전도 변화	All anti-cholinergics (above) Anti-psychotics (typical and atypical) Some antibiotics (macrolide, quinolone)
저혈당 증상(불안, 떨림, 어지러움, 오심, 의식저하 등)	저혈당	Long acting sulfonylureas (glibenclamide) Sliding insulin Beta blocker (hypoglycemic symptom masking)

표 11-3-2. 노인 부적절약물

계열	약물	근거	대체약물 및 비고
1. Absolute avoid(노인 절대금기약물)			
Anticholinergics	1세대 항히스타민제 – Chlorpheniramine – Dimenhydrinate – Hydroxyzine – Triprolidine (액티피드)	• 노인에서 청소율이 감소하여 confusion, dry mouth, constipation 등 항콜린성 부작용 증가 • 수면 유도목적으로 사용 시 내성이 발생할 수 있음	2~3세대 항히스타민제 – Levocetirizine – Fexofenadine 등
	Anti-Parkinson agents – Benztropine (oral) – Trihexyphenidyl	• Antipsychotics에 의한 extrapyramidal symptoms 예방목적으로는 추천하지 않음 • 파킨슨병 치료에도 더 효과적인 대체약 사용 가능	부작용은 더 적으면서 효과적인 대체약 사용 고려 (L-dopa/carbidopa 제제)
	Antispasmodics – Atropine(안약 제외) – Belladonna alkaloids Clidinium-Chlordiazepoxide(리브락스) – Hyoscyamine (부스코판)	항콜린성 부작용 강하고 효능 명확하지 않음	다른 antispasmodics 추천 – Tiropramide – Trimebutine – Pinaverium 등
Antithrombotics	Ticlopidine	• 부작용 발생 및 출혈의 위험성이 증가할 수 있음 • 안전하고 효과적인 대체약 있음	Clopidogrel, Ticagrelor, Prasugrel(75세 미만)
Cardiovascular	Peripheral alpha-1 blockers – Doxazosin – Terazosin Prazocin	• 기립성 저혈압 위험성 높음 • Superior risk-benefit profile 있는 대체약 있음	BPH 치료를 위해서는 α1-selective blocker – Tamsulosin – Alfuzosin – Naftopidil – Silodosin 등
CNS	Antidepressants – Amitriptyline – Clomipramine – Doxepin > 6 mg/day – Imipramine – Nortriptyline – Paroxetine	• 항콜린성 부작용 증가 • 진정, 기립성 저혈압 유발	항콜린성 부작용 적은 대체약 – Escitalopram – Sertraline – Mirtazapine
	Barbiturates – Phenobarbital Pentobarbital	신체적 의존성, 수면조절 내성률이 높으면서, 낮은 용량에서도 부작용 위험성이 높음	간질 치료제로는 다른 종류의 항 경련제 사용 권장 (Lamotrigine, Levotiracetam)

	Nonbenzodiazepine, hypnotics – Zolpidem	• 섬망, 낙상, 골절, 교통사고, 응급실 방문율 · 입원율 증가, • Sleep latency와 duration에 개선효과 미미	– Melatonin – Doxepin(≤6 mg) – Trazodone 등
	Ergonoid mesylates	노인에서는 효과가 미비	
Gastrointestinal	Metoclopramide Levosulpiride	Tardive dyskinesia를 포함한 extrapyramidal effects 유발	– Mosapride – Motilitone(Metoclopramide: 12주를 초과하지 않는 위마비 치료 목적으로는 사용 가능)
Genitourinary	Desmopressin	Hyponatremia의 위험 높음	배뇨장애 조절 목적으로 안전한 대체약 변경(Fesoterodine, Solifenacin, Mirabegron)
Pain	Meperidine (Demerol, Pethidine)	• Delirium을 포함한 neurotoxicity 위험 증가 • 안전한 대체약 있음	Morphine
	Indomethacin Ketorolac (includes parenteral)	GI bleeding, peptic ulcer disease, acute kidney injury 위험 증가	COX-2 selective NSAIDs – Celecoxib – Etoricoxib – Polmacoxib
2. Potentially Inappropriate(경우에 따라 사용가능)			
Cardiovascular	Amiodarone, Dronedarone, Digoxin,	• Thyroid disease, pulmonary disorders, QTc– interval prolongation • Digoxin의 경우에는 좁은 치료 범위, 1일 0.125 mg 이상 용량 사용하지 말 것	심방세동의 1차 치료제로 대체약 고려 • 예외 – Amiodarone: Rhythm control이 rate control보다 선호될 경우나 심부전 또는 심한 좌심실 비대가 동반된 경우
Endocrine	Androgen – Testosterone	심질환 위험 증가	전립선암 남성에서 금기 임상적 징후를 동반한 hypogonadism에만 사용가능
Endocrine	Estrogens with or without progestins	• 유방 및 자궁내막에 대한 발암성 입증 • 여성 노인에서 심장보호 효과, 인지기능 보존에 대한 근거 부족	Oral & patch 금기 질정이나 질에 적용하는 크림은 비뇨기계 감염증 및 기타 질 증상을 호소할 때 저용량으로 사용 가능

	Growth hormone	Edema, arthralgia, carpal tunnel syndrome, gynecomastia, impaired fasting glucose와 연관 있음	• 예외 – 뇌하수체 제거 수술 후 보충 목적
Endocrine	Megestrol	폐색전증, 심부정맥혈전증의 위험도를 증가시킬 수 있음	주의
CNS	Antipsychotics – 1st (conventional) – 2nd (atypical)	• 치매환자에서 stroke 위험 증가 • 인지기능 저하	• 예외 – Schizophrenia – Bipolar disorder – Short-term use
	Long acting Benzodiazepines – Chlordiazepoxide – Clonazepam – Diazepam	• benzodiazepines sensitivity 증가, 대사 감소 • Cognitive impairment, delirium, falls, fractures, motor vehicle crash 위험 증가	• 예외 – Seizure disorder – REM sleep disorder – Benzodiazepines withdrawal – Ethanol withdrawal – Severe generalized anxiety disorder – Periprocedural anesthesia
Gastrointestinal	Proton-pump inhibitors (PPIs)	Clostridium difficile 감염, 골밀도 감소 및 골절 위험 증가	8주 초과한 사용은 금기 • 예외 – 경구 스테로이드 및 만성 NSAIDs 사용할 때 – Erosive esophagitis – Barrett's esophagitis – Pathological hypersecretory condition – H-blocker failure
Pain	Non-COX-selective NSAIDs – Aceclofenac – Ketoprofen – Meloxicam 등	GI bleeding, peptic ulcer disease 위험 증가 PPI 또는 misoprostol 병용은 위험을 감소시키나, 없애지는 못함 • 고위험군: 다음 세 가지 중 하나 이상에 해당되는 경우 ① 75세 이상 ② oral/parenteral corticosteroids 병용 ③ anticoagulants, antiplatelet agents 병용	장기간 투여 금기 Celecoxib 등 COX-2 selective NSAIDs로 대체 • 예외 – 대체약이 효과 없거나 PPI, misoprostol 병용한 경우

표 11-3-3. 고령 환자에서 사용에 주의가 필요한 약제 UPDATE

Drugs	Rationale
Dabigatran, Rivaroxaban	75세 이상 고령자에서 Venous Thromboembolism의 치료나 심방세동에서 사용 시 warfarin과 비교하였을 때 위장관계 출혈 위험성이 증가 하여 사용에 주의가 필요함
Aspirin	70세 이상에서 primary prevention 으로 사용 하는 경우 major bleeding risk 가 예방효과를 상회할 수 있으 주의가 필요함
Prasugrel	75세 이상 고령자에서는 출혈 위험성이 증가할 수 있어 주의가 필요함
Carbamazepine Diuretics Mirtazapine Oxcarbazepine SNRIs SSRIs TCAs Tramadol Antipsychotics	SIADH나 저나트륨 혈증을 유발할 수 있어 고령자에서 사용 시 주기적으로 혈중 나트륨 농도 측정 권고
Dextromethorphan, Quinidine	고령자에서 치매 행동 장애를 조절하는 데 효과가 제한적이며 낙상을 유발하거나 임상적으로 의미 있는 drug-interaction 유발할 가능성이 높음
Trimethoprim-Sulfamethoxazole (Bactrim)	신기능 저하 환자에서 ACE inhibitor나 ARB와 병용투여시 고칼륨혈증의 위험성이 높음

V. 항콜린 약제 (Anticholinergic Medication)

1. 정의

항콜린성(anticholinergic) 약물은 우리 신경계에서 메시지를 전송하는 화학물질인 아세틸콜린을 차단함으로써 근육의 수축과 이완에 도움을 줌. 주로 방광질환, 알레르기, 위장장애 및 파킨슨병을 포함한 다양한 뇌신경계 질환 약물들이 항콜린 작용을 함께 하고 있음

2. 흔한 항콜린 약제의 부작용

항콜린 약제의 흔한 부작용으로는 입마름, 변비, 위산역류와 관련된 증상, 요폐색, 기립성 저혈압, 어지럼증, 빈맥 등이 있으며 폐쇄각 녹내장 환자의 경우 안압이 상승하거나 흐리게 보일 수 있으며 장기간 사용시 인지기능 저하를 유발함

3. 흔한 항콜린 약제의 종류

대표적인 항콜린 작용 강도와 약제는 하기와 같음. 각 약제의 항콜린 점수의 합이 높을수록 항콜린 부담이 높아짐

표 11-3-4. 대표적인 항콜린 약제 예시

Category	Score	drugs
Analgesics	2	pethidine, tramadol
	1	codeine, fentanyl hydrocodone, morphine, oxycodone
Antidepressants	3	Amitriptyline, amoxapine, clomipramine, doxepin, imipramine, nortriptyline
	2	Paroxetine
	1	Bupropion, citalopram, desvenlafaxine, escitalopram, fluoxetine, fluvoxamine, mirtazapine, trazodone, venlafaxine
Antihistamines	3	Brompheniramine, carbinoxamine, chlorpheniramine, clemastine, dexbrompheniramine, dexchlorpheniramine, diphenhydramine, doxylamine, homochlorcyclizine, hydroxyzine, mequitazine, pheniramine, piprinhydrinate (diphenylpyraline), pyrilamine (mepiramine)
	2	Cyproheptadine
	1	cetirizine, desloratadine, emedastine, ketotifen, levocetirizine †, loratadine†
Antiepileptic	2	oxcarbezepine
	1	carbamazepine
Antiparkinson	3	Benzatropine, biperiden, procyclidine, trihexyphenidyl
	2	Amantadine
Antipsychotics	3	Chlorpromazine, chlorprothixene, clozapine, olanzapine
	2	Levomepromazine (methotrimeprazine), loxapine, molindone, perphenazine, pimozide, quetiapine, zotepine†, zuclopenthixol
	1	Amisulpride, aripiprazole, blonanserin, bromperidol, flupentixol, haloperidol, Paliperidone, risperidone, thiothixene, ziprasidone
Antivertigo	3	Dimenhydrinate, meclizine
Anxiolytic	1	Alprazolam, chlordiazepoxide, clonazepam, clorazepate, diazepam, estazolam, flunitrazepam, flurazepam, lorazepam, midazolam, temazepam, triazolam
Cardiovascular	1	Digoxin, furosemide, hydralazine
Gastrointestinal	3	Atropine, belladone alkaloids, cimetropium, dicyclomine (dicycloverine), difemerine, hyoscyamine, octylonium bromide †, oxapium iodide (cyclonium), scopolamine, scopolamine butylbromide, scopolia extract, tiemonium, timepidium, tiquizium, valethamate bromide
	2	Cimetidine, clidinium, glycopyrrolate
	1	Loperamide, mebeverine †, ranitidine, trimebutine

Genitourinary	3	Festerodine, flavoxate, imidafenacin, oxybutynin, propiverine, solifenacin, tolterodine, trospium
Musculoskeletal	3	Orphenadrine, pridinol
	2	Cyclobenzaprine, tizanidine
	1	Baclofen, methocarbamol
Respiratory	2	Cloperastine
	1	Dextromethorphan, guaifenesin, theophylline

VI. 약제 줄이기(Deprescribing)

노인 환자의 급성 악화, 급성 입원에 약제 부작용은 많은 기여를 함. 따라서 다약제, 부적절 약제가 의심되는 경우 약제를 줄이는(deprescribing)것이 중요함

1. 복용중인 전체 약제(처방약, 약국 구입약, 건강기능식품 포함)를 파악
2. 불필요하거나, 현재 환자의 질병/기능 상태에서 부적절하거나 해로울 수 있는 약제를 파악
3. 환자와 면담을 통하여 해당 약제의 적응증을 재확인하거나 명확하지 않거나 확인이 어려운 경우 처방 의료진과 상의
4. 감량, 중단할 약제를 선별하고 환자 및 보호자와 감량, 중단 계획을 세움
5. 주기적으로 복용중인 전체 약제를 확인, 평가, 감량/중단을 반복함
6. 약물 중재를 통하여 약물 투약의 적정성과 삶의 질이 향상되며 부적절약제를 감량하고 부적절하게 빠져 있는 약제를 추가하며 병원 입원이 감소한다는 것이 증명 되었음

••• 참고문헌 •••

1. By the 2023 American Geriatrics Society Beers Criteria® Update Expert Panel. American Geriatrics Society 2023 updated AGS Beers Criteria® for potentially inappropriate medication use in older adults. J Am Geriatr Soc. 2023 Jul;71(7):2052-2081.
2. Hamilton H, Gallagher P, Ryan C, et al. Potentially inappropriate medications defined by STOPP criteria and the risk of adverse drug events in older hospitalized patients. Arch Intern Med. 2011 Jun 13;171(11):1013-9.
3. Mallet L, Spinewine A, Huang A. The challenge of managing drug interactions in elderly people. Lancet. 2007 Jul 14;370(9582):185-191.
4. McLean AJ, Le Couteur DG. Aging biology and geriatric clinical pharmacology. Pharmacol Rev. 2004 Jun;56(2):163-84.
5. 분당서울대학교병원 약제부, 2017 분당서울대학교병원 노인부적절약물.
6. Jun K, Hwang S, Ah YM, et al. Development of an Anticholinergic Burden Scale specific for Korean older adults. Geriatr Gerontol Int. 2019 Jul;19(7):628-634.
7. Rankin A, Cadogan CA, Patterson SM, et al. Interventions to improve the appropriate use of polypharmacy for older people. Cochrane Database Syst Rev. 2018 Sep 3;9(9):CD008165.
8. Pretorius RW, Gataric G, Swedlund SK, et al. Reducing the risk of adverse drug events in older adults. Am Fam Physician. 2013 Mar 1;87(5):331-6.

CHAPTER 04

의식 변화, 섬망, 낙상과 욕창
Altered mentality, Delirium, Falls and Pressure sore

김광일

I. 의식 변화 핵심역량

노인 환자의 의식 변화는 매우 흔하지만 원인이 매우 다양하여 다양한 의학적 원인을 포괄적으로 평가해야 하는 중요한 징후임

표 11-4-1. 의식 변화 환자의 주요 감별 진단 및 치료 핵심역량

	감별 진단	병력	신체 검진	진단 계획	치료 계획
1	출혈성 뇌혈관 질환	고혈압, 심장질환, 이전 뇌졸중 과거력, 출혈성 경향, 두통, 오심, 구토	유두부종, 경부강직 등 뇌압 상승 징후	Brain CT, CSF tapping	혈압조절, 뇌척수압 강하제, 혈종 제거 및 감압술
2	감염성 뇌질환	이전 선행 감염력 (URI, AGE 등), 발열, 오한	경부강직, Kernig sign, Brudzinski sign	CSF tapping	항생제, 항바이러스제
3	간질중첩증	열성 경련 과거력, 간질의 양상 및 시간, 항경련제 복용	Todd's palsy	EEG, Brain imaging	항경련제
4	섬망	치매, 파킨슨 등 뇌신경질환의 과거력, wake-sleep cycle 의 반복, fluctuating confusion	의식상태 평가, fluctuating pattern 확인	Careful history taking, blood test, urine test	원인 제거 혹은 치료, 비약물적 섬망 예방/치료 지지정신치료, haloperidol 등 약물 치료
5	간성 혼수	이전 만성 간염 질환력, 간독성 물질 복용력, 알코올 중독	복수, asterixis	Liver function test, 혈중 ammonia level, Prothrombin time 확인	Lactulose 경구 투여 및 enema, 금주 교육
6	당뇨병성 케톤산증	당뇨의 과거력	케톤향 숨결, 피부와 혀의 탈수 소견	Serum glucose, electrolyte, urine glucose, ketone	Hydration, insulin, 당뇨 관련 기본 교육

II. 섬망(Delirium)

1. 섬망의 특성

1) 의식 수준과 인지기능의 변화를 특징적으로 보이며 주의력, 집중력의 장애가 흔히 동반
2) 증상이 갑자기 발생하며 하루 중 증상의 기복이 심함
3) 병력, 이학적 검사, 검사실 소견에서 전신질환의 악화, 수술 등의 스트레스 상황에 의해 섬망이 발생 가능

2. 섬망의 임상적 의의

1) 예후 불량: 입원기간 중 사망률 증가, 입원기간 연장, 퇴원 후 인지기능 저하 위험 증가
2) 내과질환의 초기증상: 심부전, 감염(요로감염, 폐렴), 뇌졸중 등의 유일한 증상일 수 있음
3) 노쇠와 연관: 낙상, 요실금, 욕창 등이 있는 노쇠한 노인에서 발생위험이 높음
4) 예방 가능: 30~40%의 섬망은 위험인자의 관리를 통해 예방 가능함

3. 섬망의 임상양상과 분류

1) Hyperactive delirium: 흥분, 공격성향, 환시, 환청, 망상, 불안, 초조 등의 증상이 특징적으로 나타나며 야간, 일조량 감소 시 증상이 악화되는 특징을 가짐("sundowning")
2) Hypoactive delirium: 말과 움직임이 줄거나 느려지며, 의식 저하가 발생하거나 침상에서 계속 잠을 잠. 보다 고령의 노쇠한 노인에서 흔하며 진단이 어렵고 예후가 불량함
3) Mixed delirium: Hyperactive type과 hypoactive type의 증상이 번갈아 나타남

4. 섬망의 진단

DSM-V, CAM (confusion assessment method), DRS-R−98 (delirium rating scale revised−98) 등을 이용하여 진단함

표 11-4-2. Confusion Assessment Method (CAM)

A와 B의 양상을 동시에 보이며, C나 D 중 한 가지에 해당하면 섬망으로 진단함
A. 급성 발병과 변동하는 경과: 의식의 변동이 갑자기 발생하며 하루 동안에도 그 정도가 변동하는 모습을 보임
B. 주의력 결핍: 쉽게 산만해지거나 대화를 이어나가기가 어려움
C. 혼란스러운 사고: 환자의 사고가 산만하고 앞뒤가 맞지 않아, 엉뚱하고 일관성 없는 대화를 함
D. 의식 수준의 변화

5. 섬망의 위험인자

1) 예방 가능한 위험인자

- 감각박탈(Sensory deprivation): 시력 및 청력의 저하
- 부동(Immobilization): 불필요한 도뇨관, IV line, 억제대(restraint)
- 약제: 수면제, 항콜린성 약제, 진정제, 스테로이드제
- 통증, 감염, 수면 부족 또는 수면 주기 이상
- 전해질, 대사 이상: dehydration, hyponatremia, hypernatremia, hyperglycemia

2) 예방 불가능한 위험인자

- 나이(고령), 성별(남자)
- 치매, 인지기능 저하, 섬망의 과거력
- 중증질환, 다중이환(multimorbidity): sepsis, multiple trauma, hip fracture 등
- 노쇠: 기능 의존상태, 장기간 와상상태

6. 섬망의 예방과 치료

1) 위험인자 관리 (비약물적 예방과 치료)

입원 24시간 내에 섬망 위험인자를 파악하고, 고위험군 환자에게 예방적 조치를 수행

(1) 인지기능 저하, 지남력 장애

- 적당한 조명 유지, 수면 주기 유지위해 낮에는 TV 등을 켜놓고 대화
- 기존에 사용하던 보청기, 안경 등을 계속 사용함
- 환자에게 지속적인 지남력 제공: 현재 시간, 장소에 대해 주기적으로 환기
- 옛날이야기(회상) 등 인지기능 자극, 가족과 친지 방문, 가능하면 친숙한 사람이 간병

(2) 탈수 및 영양

- 충분한 수분 섭취, 필요하다면 정맥 수액 제공으로 탈수되지 않도록 주의
- 적절한 영양 공급이 되는지 확인: body weight, I/O monitoring

(3) 감염 및 기타 급성기 질환 조절

- 폐렴, 복강내 감염(담낭염, 충수염, 게실염 등), 요로감염, 욕창 및 피부감염 여부 확인
- 감염 뿐만 아니라 심부전, 수술 등 급성기 질환, 통증 유발 기타 질환의 조절이 중요

(4) 약제 확인: 다약제 복용 환자에서 부적절 또는 불필요한 약제를 사용 중단. 특히 항콜린 효과 약제나 섬망을 악화시키는 것으로 알려진 중추신경 약제(zolpidem, benzodiazepines), 노인부적절 약제들은 정리

(5) 부동(immobilization)

- 보행기 등을 이용한 보행이 조기에 이루어질 수 있도록 함

- immobilization을 유발할 수 있는 불필요한 혈관 및 도관 카테터 제거
- 걷지 못하는 경우에도 관절운동(active range-of-motion) 또는 휠체어를 타도록 함

(6) 수면유지: 수면 시간에 불필요한 처치와 투약을 제한하고 야간의 소음을 최소화하여 수면위생을 유지. 불면은 zolpidem, benzodiazepine 투여보다는 수면 위생을 우선 개선해 보고, 보조적으로 melatonin 등의 섬망 악화를 초래하지 않는 약제를 우선 시작해 봄

2) 섬망의 약물적 치료

(1) 비약물적 치료에 반응하지 않거나 환자 자신에게 위해를 가할 위험이 높은 경우에 사용

(2) 저용량 haloperidol (0.5~1 mg IM, 15~30분후 반응 평가하여 필요시 반복 투여) 또는 olanzapine 우선 사용. 추체외로(extrapyramidal) 증상, 심전도 QTc 간격 연장에 주의

(3) 약제나 알코올 중단에 의한 섬망은 저용량 benzodiazepine (lorazepam 0.5~1.0 mg, 4시간마다 반복 투여 가능)을 사용할 수 있음

(4) 비정형 항정신병 약제인 risperidone, olanzapine, quetiapine은 추체외로 증상 등 이상반응의 위험은 낮으나 치매 환자의 사망률 증가와 관련된 우려가 있음

(5) 파킨슨병 또는 Lewy-body dementia 환자의 경우 항정신병 약제의 사용에 의해 증상의 악화를 초래할 수 있어 주의가 필요함

Tip

갑작스러운 의식 변화 환자 대처법

1. 병력 확인
   1) 언제 어떠한 상황에서 의식 변화가 발생하였는지 확인
   2) 이전에도 의식을 잃은 경우가 있었는지 확인
   3) 심장질환, 간경변, 당뇨, 고혈압, 뇌졸중, 경련성 질환, 두부 손상 등 기존 병력 확인
   4) 복용 약물 확인
   5) 의식 변화시 동반 증상 확인
      (1) 심한 두통, 오심, 구토, 발열, 오한, 경구 경직, 경련의 동반 유무
      (2) 어지럼증, 복시, 운동 마비, 감각 이상, 안면 마비 등 신경학적 증상 유무
2. 신체 검진
   1) 기도의 patency 여부와 호흡 평가(흉부 청진, 안정적이고 규칙적인지 여부, 호흡 패턴)
   2) 순환 평가: 심음 청진, 동맥 촉진, 혈압 및 맥박수 확인
   3) 의식 수준의 평가: Glasgow coma scale
   4) 뇌줄기반사 평가: 동공 크기, light reflex, 각막 반사, 안구두부반사 확인
   5) 전체 신경학적 검진 및 이외 신체 검진

III. 낙상

1. 낙상의 임상적 특성과 의의

1) 의식의 소실 없이, 예기치 않게 바닥 또는 기타 낮은 위치로 떨어지는 일
2) 노인에서 손상의 가장 중요한 원인으로 손상의 직접적인 원인일 뿐 아니라 삶의 질을 낮추며, 낙상에 대한 두려움으로 인해 운동성을 감퇴시키고, 사망의 위험성을 증가시킴
3) 고위험군 노인을 선별하고, 낙상의 위험인자를 적절하게 관리해 낙상을 예방하는 것은 노인의 건강수준을 향상시키며, 사회 전체 의료비를 감소시킴

2. 낙상 위험도 평가

이전 낙상 과거력, 신체 검진, 검사실 검사를 통해 급성 병증이나 감염, 전해질 불균형 등을 점검. 실신에 의한 것인지 감별하고 보행 및 균형감각 문제는 없는지 검사하는 것이 필요함

1) 병력 청취

⑴ 낙상 당시의 상황을 물어보는 것이 중요함(낙상시 활동여부, 당시 신고 있던 신발, 위치, 시간, 장소)
⑵ 동반 증상(어지럼증, 실신, 위약감, 혼돈, 심계항진, 관절통 및 안정성, 던지는 느낌-파킨슨병에서 흔함, 발의 통증)
⑶ 동반 질환(뇌졸중, 파킨슨병, 심장 질환, 당뇨, 발작장애, 우울증, 불안, 빈혈, 골수종, 감각 결손, 골관절염, 골다공증, 갑상선 기능항진증, 소화기 질환, 신장 질환)
⑷ 복용 약제(일반의약품, 술 포함: 특히 최근 약제 변화 확인)

2) 신체 검진

⑴ **활력 징후**: 혈압과 맥박을 앉아서 측정하고, 기립 후 측정함
⑵ **두경부**: 시력 장애(명암 구분, 시야, 백내장), 안구진탕(Dix-Hallpike test), 경동맥잡음
⑶ **근골격**: 움직임이나 관절 장애(특히 하지), 자세불안정, 근골격 장애, 근력
⑷ **신경계**: 반사, 고유감각, 의식상태, 국소장애, 말초신경병증, 보행 및 균형 감각 장애, 진전, 강직
⑸ **심혈관계**: 부정맥, 판막질환

3) 검사실 검사

⑴ CBC, electrolytes, BUN/Cr, Glucose, Vitamin B_{12}, TSH/free T4, 25-OH Vit. D 등
⑵ 골절 위험도 평가 및 골다공증 확인을 위한 골밀도 검사 포함
⑶ 실신이나 전실신이 의심되는 경우 ECG 등 심혈관계 검사
⑷ 두부 손상, 국소장애, 또는 다른 중추신경계 이상이 있으면 뇌 영상 촬영
⑸ 보행 장애, 하지의 경직, 반사항진이 있는 경우 척추 영상 촬영

4) 보행, 균형 그리고 움직임 평가

(1) **기능적 보행:** 환자가 의자에서 일어나 걷고(보폭, 속도, 좌우 대칭), 돌고, 다시 앉는 것을 관찰(Timed get up and go test)

(2) **균형:** 반 일자서기(semi-tandem), 일자서기(tandem), Performance-oriented mobility assessment, Berg Balance Scale

(3) **움직임 평가:** 환자가 보조기구를 어떻게 쓰는지 관찰하고 그 보조기구가 환자에게 맞는지 확인, 개인적인 도움이나 걸을 수 있는 범위, 신발에 대한 평가 포함

(4) **지팡이 적합도:** 지팡이의 꼭대기가 큰돌기(Greater trochanter) 높이이거나 손목 높이여야 함. 환자가 지팡이를 잡을 때 팔목은 약 15도 구부러져야 함

(5) **보행기 적합도:** 지팡이로 충분한 안정성을 제공할 수 없을 때 필요. 앞쪽 바퀴 보행기는 더 자연스러운 보행을 도와주며, 인지 기능 저하자들이 사용하기 편함. 4륜 바퀴 보행기는 브레이크를 사용해야 하므로 통합적 능력이 필요하지만 더 부드럽고 빠른 보행이 가능

(6) **일상생활능력:** 보행 기구들을 사용하는 능력을 포함하여 일상생활능력을 평가해야 함

3. 낙상의 예방

1) 낙상 위험군 선별을 위하여 '낙상병력청취'와 '보행과 균형에 대한 평가'를 실시할 수 있으며, 낙상 병력이 있는 경우 원인 규명을 위하여 '다면적 낙상평가' 실시(그림 11-4-1)

2) 낙상 위험군 환자에게 골절 예방을 위하여 비타민 D와 칼슘 병합 투여를 권장하거나 골다공증에 대하여 평가 후 적극적으로 치료 할 수 있으며, 낙상 예방을 위하여 균형 증진 운동, 근력 강화 운동, 유산소 운동 등 규칙적인 운동을 권장함

3) 다양한 약물에 대해서 철저히 검토: 어지럼증을 유발하거나 낙상 위험을 높일 가능성이 있는 고혈압, 당뇨병 약제, 항불안제, 항우울제, 항히스타민제 등은 감량, 중단을 고려

4) 환경적 요인들을 제거하거나 보완: 야간에도 병실의 적절한 조명이 필요하며, 환자가 침대에서 일어나기 쉽도록 매트리스 높이를 조절. 야간에 화장실 가면서 낙상이 많으므로, 저녁 수분 섭취를 제한하며, 자기 전에 화장실을 다녀오고, 침대 옆 이동식 변기 비치 고려

5) 적절한 운동과 영양이 필요: 하지 근력 강화를 위한 근력 운동 및 균형감각 유지를 위한 훈련을 시행할 수 있으며, 충분한 단백질 섭취를 할 수 있도록 식이 조절이 필요함 근감소증 파트 참고

6) 기립성 저혈압이 있는 경우: 눕거나 앉은 자세에서 기립할 때 혈압 저하를 막기 위해, 침대 머리맡을 높이거나, 탄력스타킹을 신도록 하고, 급격한 자세 변화를 피하도록 교육

7) 동반질환에 의하여 낙상이 나타난 경우: 관상동맥질환, 뇌혈관질환, 부정맥, 경련 발작 등이나 파킨슨병과 같은 낙상 관련 질환이 발견될 경우, 해당 전문의에게 의뢰하여 낙상의 원인 질환을 치료함

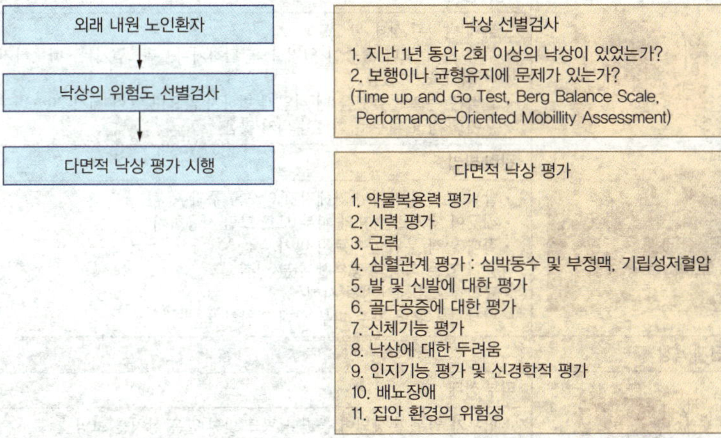

그림 11-4-1. 지역사회 거주노인에서 낙상 위험성 평가를 위한 알고리즘
출처: Korean J Med. 2015; 89(6): 752-780.

IV. 욕창(Pressure sore)

욕창은 주로 뼈 돌출 부위에 압력 또는 압력과 전단력이 결합된 힘에 의해 피부 또는 피부 밑의 조직의 국소적 손상을 의미

1. 욕창의 단계

욕창의 심각성(단계)은 조직이 어느 정도까지 손상 되었는지에 따라 나뉘게 되고 손상 정도에 따라 관리 방법이 달라지기 때문에 이를 정확히 파악하는 것이 중요

2. 욕창의 예방

1) **주기적인 피부 상태 관찰**: 최소 하루 2번 보고 만져 봐서 발적, 열감, 물집 여부 확인. 발적이 있으면 자세를 변경하며 30분 후 발적이 없어지지 않으면 더 주의하여 관찰
2) **피부 관리**: 지나치게 습하거나 건조한 경우 욕창이 발생 가능. 소/대변은 즉시 닦아내고 옷이 젖으면 즉시 갈아 입힘. 실변/실금이 있는 경우 오염물을 즉시 제거하고 피부 세척제, 피부 보습제, 피부 보호제를 적용할 것을 권함(표 11-4-4)

표 11-4-3. 욕창의 단계와 관리 방법

욕창 단계	
1단계 욕창	
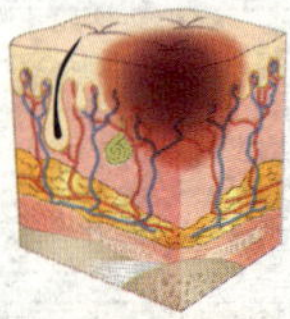 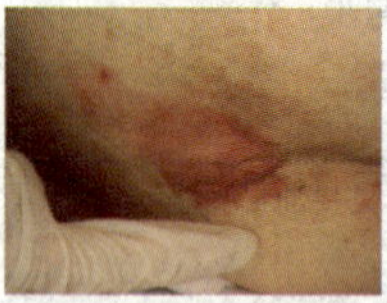	**피부 상태** • 붉게 발적된 상태 • 주변 조직 보다 통증이 있거나, 단단하거나, 부드럽거나, 따뜻하거나 차가울 수 있음 • 발적은 손으로 눌렀을 때 하얗게 변하지 않으며 압력 제거 20~30분 후에도 정상 피부로 회복이 되지 않음 **관리 방법** • 발적 부위에 압력이 가해지지 않도록 주의 • 깨끗이 닦고 보습제와 피부 보호 크림 사용하기 • 절대 발적 부위 문지르지 않기 • 균형 있는 식사와 충분한 수분 섭취 • 규칙적으로 자세변경 시행 • 평상시보다 더 자주 피부 상태 관찰하기
2단계 욕창	
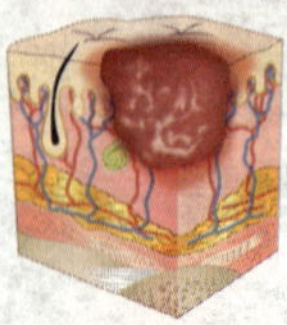 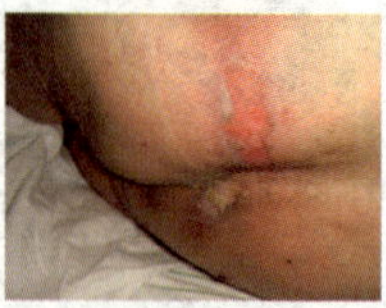	**피부 상태** • 피부가 일부 손상되어 붉거나 핑크 빛의 얕은 상처를 보임 **관리 방법** • 1단계에서 제시한 관리법 적용 • 드레싱 및 관리를 위해 병원 방문 • 감염 증상(진물 증가, 악취, 진물 색깔 변화: 녹색, 화농색, 상처 크기 증가)을 관찰하고 발견 시 병원 방문
3단계 욕창	
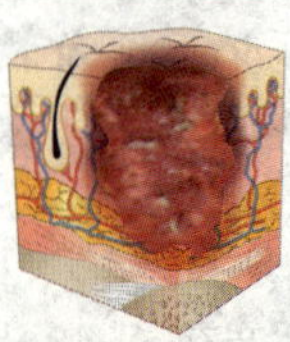 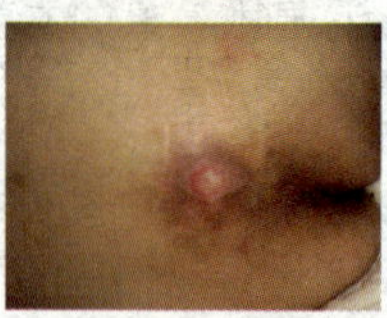	**피부 상태** • 지방조직이 드러나 있지만 뼈나 근육은 노출되지 않은 상태 • 보이는 것보다 상처 크기가 훨씬 크고, 상처 안쪽으로 연결된 통로도 있을 수 있음 • 지방이 많지 않은 부위나 환자의 경우 얕은 손상에도 3단계 욕창 가능성 있음 **관리 방법** • 즉각적으로 의료진을 방문 • 수술적 치료 필요 가능성 • 욕창 상태에 따른 적합한 드레싱 필요

4단계 욕창

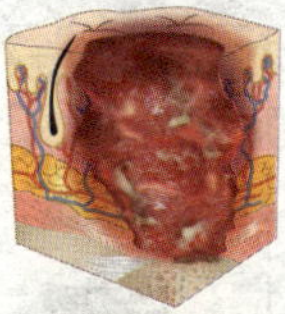

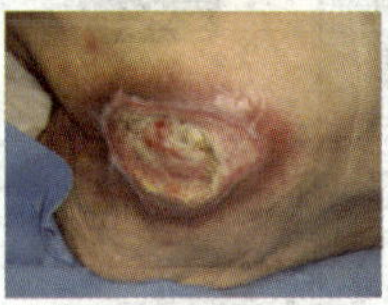

피부 상태

- 뼈, 인대, 근육층까지 손상된 상태로 죽은 조직들이 상처 바닥에 있을 수 있음
- 상처 크기가 훨씬 클 수 있고 상처 안쪽으로 연결된 통로도 있을 수 있음

관리 방법

- 1단계에서 제시한 관리법을 따름
- 즉각적으로 의료진을 방문
- 수술적 치료 필요 가능성
- 욕창 상태에 따른 적합한 드레싱 필요

심부조직손상

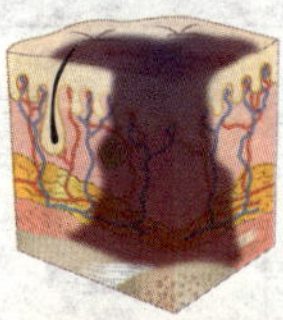

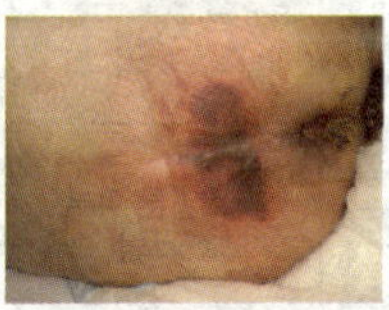

피부 상태

- 국소 부위에 보라색이나 갈색의 변색은 있으나 피부 손상이 없는 피부
- 혈액이 찬 물집이 관찰될 수 있음
- 통증이 있고, 단단하고 약하거나 습하거나 따뜻하거나 차가울 수 있음
- 진행이 빠르며 적절한 치료에도 불구하고 깊은 손상이 나타날 수 있음

관리 방법

- 1단계에서 제시한 관리법을 따름
- 즉각적으로 의료진을 방문
- 수술적 치료 필요 가능성
- 욕창 상태에 따른 적합한 드레싱 필요

미분류 단계

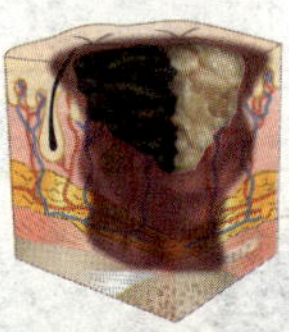

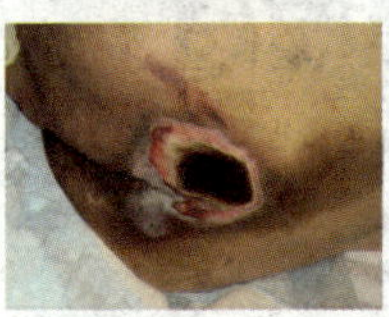

피부 상태

- 상처 바닥이 죽은 조직으로 덮여 있어 조직 손상의 깊이를 정확히 알 수 없는 상태
- 죽은 조직이 제거된 후에는 3~4단계의 욕창이 되는 경우가 많음

관리 방법

- 1단계에서 제시한 관리법을 따름
- 즉각적으로 의료진을 방문
- 수술적 치료 필요 가능성
- 욕창 상태에 따른 적합한 드레싱 필요

표 11-4-4. 피부 세척제와 보호제의 종류

피부 세척제				
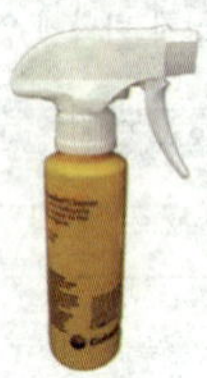	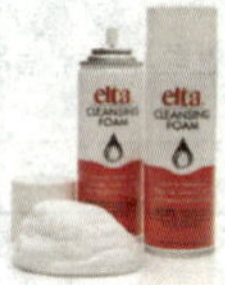	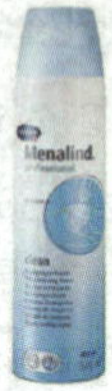	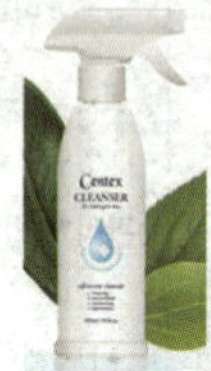	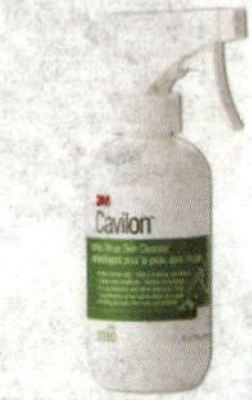
컴필 클린저 (콜로플라스트)	엘타 클린징 폼 (아모젠)	프로페셔날클린징폼 (나음)	센텍스 클린저 (㈜파마엠디)	캐빌론클린저(3M)
세척, 보습			세척, 향균, 보습, 재생	• 세척, 보습 • 저-알러지 성분
피부 보호제				
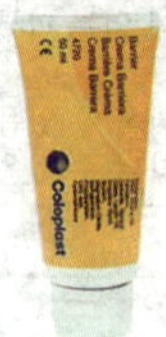	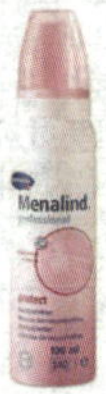	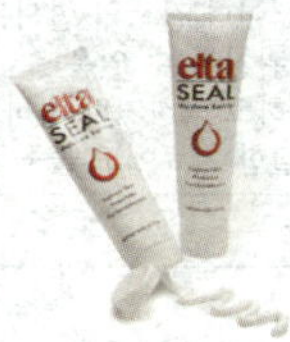	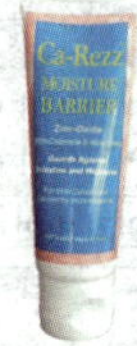	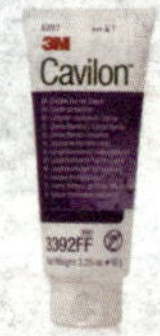
컴필베리어크림 (콜로플라스트)	메날린 프로페셔날 피부 보호 폼(나음)	엘타 피부 보호 크림(아모젠)	카레츠 피부 보호 크림 (세호)	캐빌론 피부 보호 크림(3M)
대소변으로부터 보호		• 징크 성분 함유, • 대소변으로부터 보호 • 긴 작용시간	• 징크 성분 함유 • 항진균 물질 함유 • 대소변으로부터 보호	• 피부 보호를 위한 디메치콘 성 분 함유 • 저 알러지성
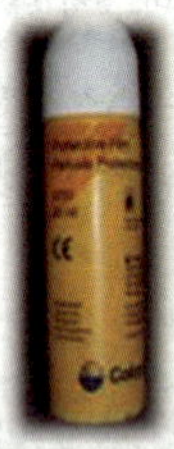		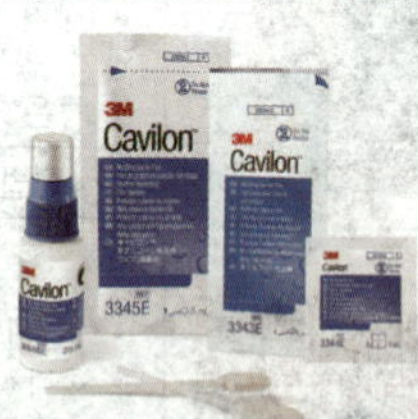		
컴필보호필름(콜로플라스트)		캐빌론 보호 필름(3M)		
• 피부 연화 예방 • 피부 차단막 역할 • 알콜 함유제품은 알콜로 인해 따가움을 느낄 수 있음				

3) **올바른 자세, 체위변경, 이동시 주의**

뼈가 돌출되는 부위에 쿠션이나 폼을 대어(침대 시트, 수건 등의 경우 너무 단단하여 오히려 피부 손상의 원인이 될 수 있음) 올바른 자세를 취해주고, 욕창 발생 위험이 높은 환자의 경우 최소 매 2시간마다 자세변경을 시행함. 체위변경 혹은 이동시 환자를 끌어서 옮기지 말고 여러명이서 옮기거나 이송을 도와주는 제품이나 도구를 사용하도록 함

3. 욕창의 관리와 드레싱

1) **욕창 드레싱 원칙**: 상처는 과도하게 축축하거나 마르지 않도록 유지. 상처가 깊으면 가볍게 공간을 채워 주어야 함. 상처에 이물질이 있는 경우 제거하고 외부 손상으로부터 보호해야 함

2) **상처세척**: 드레싱 교환시마다 욕창과 주변 피부를 세척. 치유되고 있는 깨끗한 욕창은 생리식염수로 세척하고 감염이 의심되거나 감염이 있는 경우 소독제를 사용하여 세척

3) **욕창 상태에 따른 드레싱 방법**: 욕창의 깊이와 삼출물의 종류에 따라 채우는 드레싱과 덮는 드레싱을 활용하여 시행(표 11-4-5, 11-4-6)

표 11-4-5. 욕창 상태에 따른 드레싱 방법

욕창의 형태	목표	채우는 드레싱	덮는 드레싱
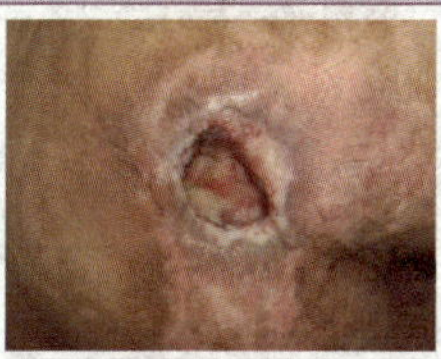 깊고 축축한 욕창	욕창 기저부로부터 삼출물 흡수 및 습윤 상태 유지	흡수 드레싱: 칼슘알지네이트, 하이드로 화이버, 거즈	거즈/테입 폴리우레탄 폼
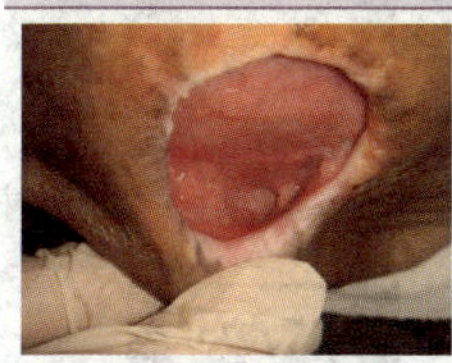 깊고 마른 욕창	욕창 기저부에 습윤 상태 유지, 보호	습윤 드레싱: 하이드로 겔	거즈/테입 폴리우레탄 폼

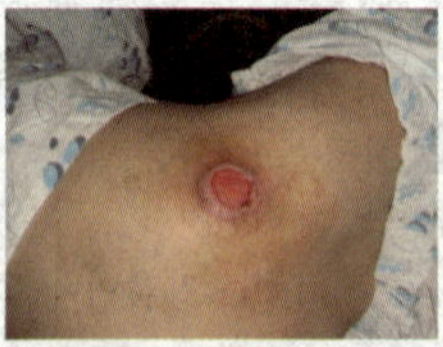 얕고 축축한 욕창	삼출물 흡수, 습윤 상태 유지, 보온, 보호	흡수 드레싱: 칼슘알지네이트, 하이드로 화이버	거즈/테입 폴리우레탄 폼
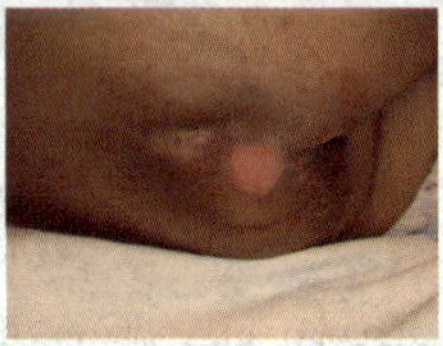 얕고 마른 욕창	습윤 상태 유지, 보온, 보호		하이드로 콜로이드

표 11-4-6. 드레싱 제품

흡수성 드레싱(채우는 드레싱)			
하이드로화이버	킬숨알지	네이트	
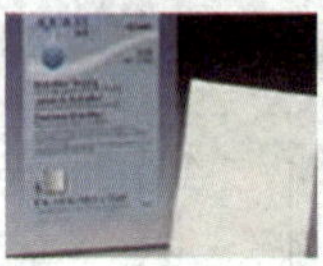	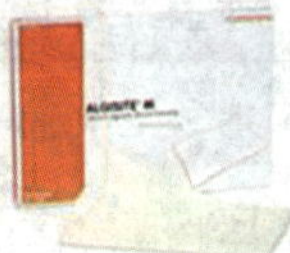	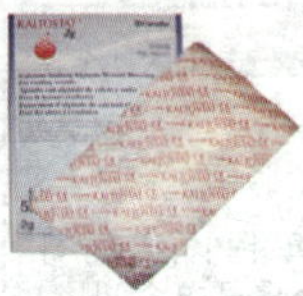	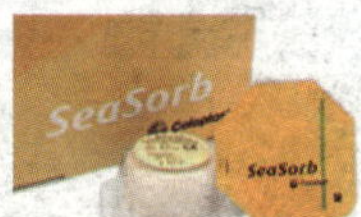
아쿠아셀 (Aquacel: ConvaTec)	알지사이트(Algisite M : Smith &Nephew)	칼토스탯 (Kaltostat: ConvaTec)	바이아테인 알지네이트 (Biatain Alginate: Coloplast)

• 중등 이상의 삼출물이 있는 상처에 적용
• 상처가 깊은 빈 공간을 채우는데 유용
• 상처표면 습윤하게 유지
• 위에 덮을 수 있는 2차 드레싱 필요
• 건조한 상처에 적용하지 않음

습윤 드레싱 (하이드로겔)		
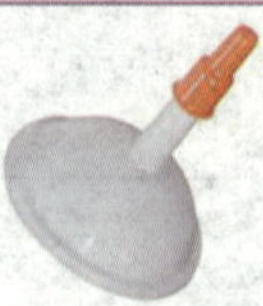	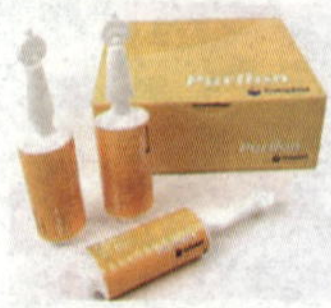	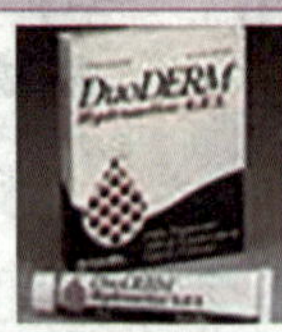
인트라 사이트 겔(IntraSite Gel: Smith &Nephew)	퓨리온 겔 (Purilon Gel: Coloplast)	듀오덤 겔(DuoDERM Hydroactive gel: ConvaTec)

- 고수분 함유
- 새로운 조직 형성촉진
- 건조한 상처에 습윤 환경 조성
- 통증 감소에 도움

덮는 드레싱 (하이드로 콜로이드)		
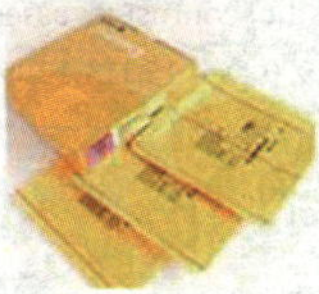	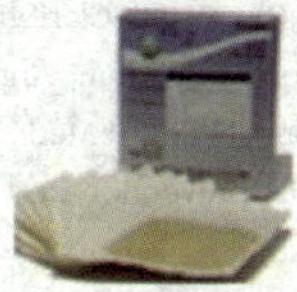	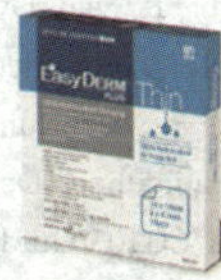
컴필(Comfeel plus ulcer,Comfeel transparent: Coloplast)	듀오덤(Duoderm CGF, Duoderm extra thin: ConvaTec)	이지덤(Easyderm: 대웅제약)

- 소량에서 중간정도의 삼출물 흡수
- 1~2단계 욕창
- 제품과 삼출물이 섞여 노란색 분비물이 상처 감염과 혼동 가능성.
- 감염 상처나 허혈성 상처에 적용시 주의

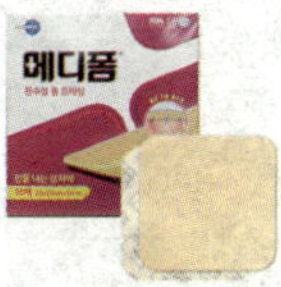	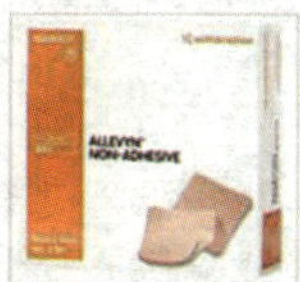	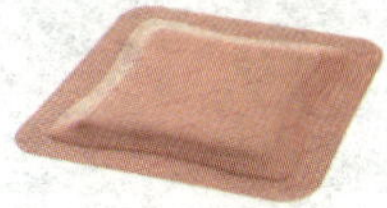
메디폼(Medifoam: Mundipharma)	알레빈(Allevyn Standard, Allevyn Adhesive: Smith&Nephew)	알레빈(Allevyn Gentle border: Smith &Nephew)
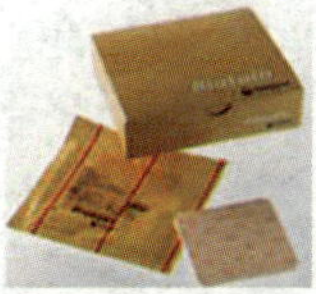	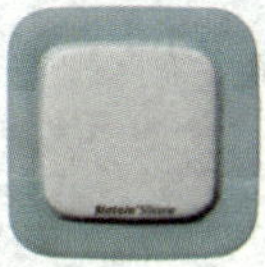	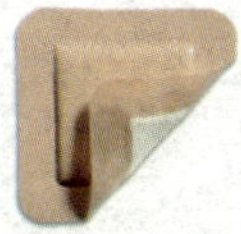
바이아테인(Biatain Adhesive, Biatain Non-adhesive: Coloplast)	바이아테인 실리콘 (Biatain silicone: Coloplast)	메필렉스(Mepilex, Mepilex lite, Mepilex Border: Molnlycke Health Care)

- 삼출물 흡수 능력 뛰어남
- 2~4단계 욕창
- 새로운 조직이 자라는 욕창

••• 참고문헌 •••

1. 김광일 등, 낙상예방 진료지침, 대한내과학회지, 제89권 제6호, 2015.
2. 대한노인병학회, 노인병학(제4판), 21장 낙상, 2023년 5월, 범문에듀케이션
3. Falls: Assessment and prevention of falls in older people. Center for Clinical Practice at NICE (UK). 2013: https://www.nice.org.uk/guidance/cg161
4. Inouye SK, van Dyck CH, Alessi CA, et al. Clarifying confusion: the confusion assessment method. A new method for detection of delirium. Ann Intern Med. 1990 Dec 15;113(12):941-8.
5. Inouye SK. Delirium in older persons. N Engl J Med. 2006 Mar 16;354(11):1157-65.
6. NICE guideline, Delirium: diagnosis, prevention and management (URL: http://guidance.nice.org.uk/CG103/Guidance/pdf/English)
7. 분당서울대병원 노인의료센터, 노인을 위한 치료백과, 2021년 1월, 알에이치코리아(RHK)
8. 김정윤 등 병원상처장루실금간호사회, 상처 시각화 사전, 2017년 10월, 군자출판사
9. 분당서울대학교병원 욕창 자문단(2010, 2011, 2012, 2013, 2014), 욕창 가이드라인

Part 12
수술전 컨설트

CONTENTS

CHAPTER 01

수술 전 호흡기계 평가
Preoperative pulmonary evaluation

박희문

I. 수술 전 평가의 목적

수술 후 폐합병증 발생의 위험도를 예측하고 가능한 처치를 통해 합병증 발생을 줄이고자 함

II. 수술 전 평가 항목

1. 병력 및 신체검진

1) 가장 중요
2) 흡연력, 호흡곤란 유무, 이전 입원력 및 최근 감염력, 전신 질환 유무 및 상태(American Society of Anesthesiologists' physical status classification, ASA class)
3) 호흡음 감소, 천명음(wheezing), 수포음(rale): 수술 후 폐합병증 빈도가 6배 이상 증가

2. 흉부 X-ray

1) 수술 전 흉부 X-ray 이상 소견이 폐합병증을 예측할 수 있는 인자는 아님
2) 폐절제술이 예정된 환자에서는 반드시 수술 전 확인 필요
3) 그 이외 경우에는 임상적으로 설명되지 않는 호흡곤란 등의 증상이 있는 경우 확인

3. 폐기능검사(Spirometry)

1) 폐절제술 예정인 환자에서는 수술 후 남는 폐기능을 예측하기 위해 반드시 수술 전 확인
2) 그 외에 폐기능이 나쁠수록 수술 후 폐합병증 증가 여부에 대해 명확한 근거가 없음
3) 운동능력저하 또는 호흡곤란, 또는 만성 폐쇄성 폐질환/천식 환자들이 최적의 폐기능 상태인지 확인이 필요한 경우 시행

III. 흔히 받게 되는 수술 전 호흡기내과 자문

1. 흉부 X선 이상

1) 폐결절

(1) 우연히 발견된 육아종 등의 결절은 수술 진행에 영향을 주지 않음

(2) 폐암이 의심되는 경우: 폐암 진단이 수술 여부에 영향을 줄 경우에는 폐암 진단이 우선

2) 폐렴: 가능한 폐렴 치료를 먼저 시행하고 호전된 후 수술

2. 폐기능검사 이상

1) 폐절제술일 경우: PFT + BDR, DLCO 측정하여 수술 후 남는 폐기능 예측이 매우 중요

2) 폐절제술이 아닐 경우

(1) 제한성 장애: 보통 문제되지 않음

(2) 폐쇄성 장애: 천명음이 들리는지 확인이 필요하며 기도 폐색 정도에 따라 기관지 확장제 사용 여부를 결정

3. COPD 환자

1) 안정적일 경우: 기존의 자가약을 유지한 상태로 수술

2) 불안정적일 경우: 기관지 확장제, 스테로이드 사용하면서 안정적 상태로 유지된 이후 수술

4. 천식 환자

알레르기내과 파트 참조

IV. 수술 전후 폐합병증

1) 수술 후 폐합병증의 종류: 무기폐, 저산소증, 폐렴, 호흡부전, COPD 또는 천식 급성악화

2) 수술 후 폐합병증 기전: 마취제 및 수술 후 opioid계 진통제로 인한 호흡저하, 횡격막 기능이상 → 폐용적 감소(약 30%의 functional residual capacity 감소) → 무기폐 → V/Q mismatch, 저산소증, 폐렴

3) 수술 전후 폐합병증 위험도 예측

(1) ARISCAT (Assess Respiratory Risk in Surgical Patients in Catalonia) index: 전반적인 수술 전후 폐합병증 위험도 예측에 유리함.

① 나이: ≤50세(0점), 51~80세(3점), >80세(16점)

② 수술 전 산소포화도(SpO_2): ≥96%(0점), 91~95%(8점), ≤90%(24점)
③ 최근 한 달 내 호흡기 감염(17점), 수술 전 Hb ≤10 g/dL(11점), 응급 수술(8점)
④ 수술 부위: 상복부(15점), 흉강 내(24점)
⑤ 수술 시간: <2시간(0점), 2~3시간(16점), >3시간(23점)
0~25점(Low risk, 폐합병증 비율 1.6%), 26~44점(Intermediate risk, 폐합병증 비율 13.3%), 45~123점(High risk, 폐합병증 비율 42.1%)

4) 수술 전후 폐합병증 예방법

표 12-1-1. Risk modification to reduce perioperative pulmonary complications

Preoperatively
• Cessation of smoking for at least 8 weeks before and until at least 10 days after surgenry • Training in proper lung expansion techniques • Inhalation of bronchodilator and/or steroid therapy, when indicated • Control of infection and/or secretion, when indicated • Weight reduction, when appropriate
Intraoperatively
• Limited duration of anesthesia • Avoidance of long-acting neuromuscular blocking drugs, when indicated • Prevention of aspiration and maintenance of optimal bronchodilation
Postoperatively
• Optimization of inspiratory capacity maneuvers, with attention to: – Mobilization of secretions – Early ambulation – Encouragement of coughing – Selective use of a nasogastric tube – Adequate pain control without excessive narcotics

Ann Intern Med 2006;144:596-608

••• 참고문헌 •••

1. Canet J et al. Anesthesiology 2010:113;1338-50
2. Smetana G et al. Ann Intern Med 2006;144:581-595.
3. Licker M et al. Int J COPD 2007;2:493-515.
4. Bapoje S et al. Chest 2007;132:1637-1645.
5. Harrison's Principles of Internal Medicine (21th ed.) Chapter 480.

CHAPTER 02

비심장 수술의 수술 전 심혈관계 평가

Perioperative cardiovascular evaluation of patients undergoing non-cardiac surgery

권순일

I. 2022 ESC 진료 지침에 따른 단계적 접근 방법

1. 2022 ESC 진료 지침에 따른 비심장 수술 환자의 수술 전 평가

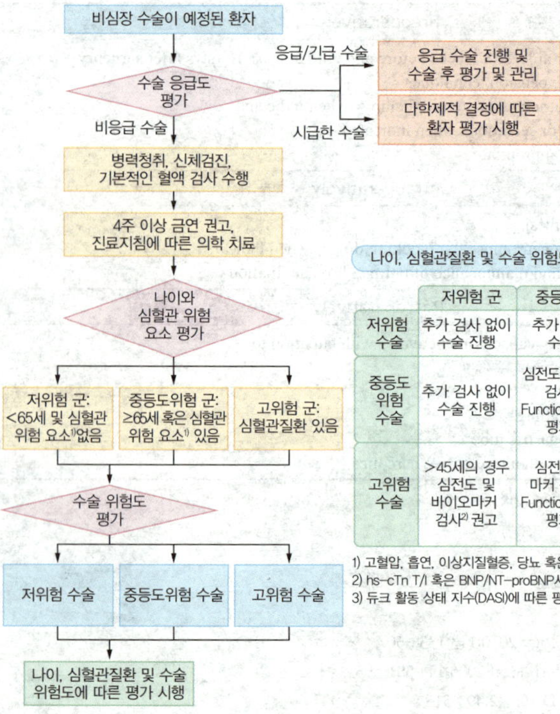

나이, 심혈관질환 및 수술 위험도 평가에 따른 개별화된 권고

	저위험 군	중등도위험 군	고위험 군
저위험 수술	추가 검사 없이 수술 진행	추가 검사 없이 수술 진행	추가 검사 없이 수술 진행
중등도 위험 수술	추가 검사 없이 수술 진행	심전도, 바이오마커 검사2) 시행, Functional capacity 평가3) 권고	심전도, 바이오마커 검사2) 시행, Functional capacity 평가3) 권고
고위험 수술	>45세의 경우 심전도 및 바이오마커 검사2) 권고	심전도, 바이오마커 검사2) 시행, Functional capacity 평가3) 권고	심전도, 바이오마커 검사2) 시행, Functional capacity 평가3) 권고 순환기내과 상의

1) 고혈압, 흡연, 이상지질혈증, 당뇨 혹은 심혈관질환의 가족력
2) hs-cTn T/I 혹은 BNP/NT-proBNP시행, 이상 시 순환기내과 상의
3) 듀크 활동 상태 지수(DASI)에 따른 평가, 두 층의 계단을 오를 수 있는 능력

그림 12-2-1. 비심장 수술 환자의 수술 전 평가 흐름도(2022 ESC guideline)

II. 수술 전 환자 평가 시 고려할 항목들

1. 수술의 응급도

1) **응급(immediate) 수술**: 생명이나 장기를 구하기 위해 지체 없이 시행되어야 하는 수술. 대체로 6시간 이내에 수술이 필요한 경우가 이에 해당. 수술 전 컨설트 결과를 기다릴 필요 없이 바로 수술이 필요하며, 수술 전 평가가 불가능 하다면 수술을 먼저 진행한 후에 심혈관 평가 및 관리가 필요함

2) **긴급(urgent) 수술**: 생명이나 장기 혹은 사지를 구하기 위해 불필요한 지체 없이 시행되어야 하는 수술. 대체로 24시간 이내 수술이 필요한 경우가 이에 해당. 제한된 시간 내 평가 후 수술을 진행하고 필요 시 평가 결과를 수술 계획에 반영

3) **시급한(time-sensitive) 수술**: 시간에 따라 장기나 사지를 잃을 위험이 증가하는 수술. 암과 관련된 수술이 대체로 이에 해당함. 환자에 영향을 미칠 수 있는 요인을 평가하고 이러한 요인을 1~6주 정도 기간에 걸쳐 조절할 수 있는 경우

4) **비응급(elective) 수술**: 필요에 따라 일정을 연기할 수 있으며 이로 인해 장기나 사지를 잃을 위험이 유의하게 증가하지 않는 수술. 필요에 따라 1년 가량 미룰 수 있는 수술이 이에 해당

2. 수술 위험도

표 12-2-1. 수술의 종류에 따른 위험도(2022 유럽심장학회 가이드라인)

저위험 (<1%)	중등도위험 (1~5%)	고위험 (≥ 5%)
• Breast • Dental • Endocrine: thyroid • Eye • Gynecological minor • Orthopedic minor (meniscectomy) • Reconstructive • Superficial surgery • Urological minor (transurethral resection of the prostate) • VATS minor lung resection	• Carotid asymptomatic (CEA or CAS) • Carotid symptomatic (CEA) • Endovascular aortic aneurysm repair • Head or neck surgery • Intraperitoneal: splenectomy, hiatal hernia repair, cholecystectomy • Intrathoracic non-major • Neurological or orthopedic major (hip and spine surgery) • Peripheral arterial angioplasty • Renal transplants • Urological or gynecological major	• Adrenal resection • Aortic and major vascular surgery • Carotid symptomatic (CAS) • Duodenal-pancreatic surgery • Liver resection, bile duct surgery • Esophagectomy • Open lower limb revascularization for acute limb ischemia or amputation • Pneumonectomy (VATS or open surgery) • Pulmonary or liver transplant • Repair of perforated bowel • Total cystectomy

CAS = carotid artery stenting; CEA = carotid endarterectomy; VATS = video-assisted thoracic surgery. Surgical risk estimate is a broad approximation of 30 day risk of cardiovascular death, myocardial infarction, and stroke that takes into account only the specific surgical intervention, without considering the patient's comorbidities.

3. 환자의 위험요소 평가

환자의 나이, 심혈관질환 유무, 심혈관질환 위험 요소를 평가하여 아래와 같이 세 가지 분류로 환자군을 나누고, 각 환자군 별로 수술 위험도를 고려하여 수술 전 평가 수준을 결정함

1) 저위험 군: < 65세 및 심혈관 위험 요소 없음
2) 중등도위험 군: ≥65세 혹은 심혈관 위험 요소 있음
3) 고위험 군: 심혈관 질환 있음

심혈관 질환이 있는 경우 아래와 같은 중대한 심질환에 해당하는지 확인하며, 증상이 심하거나 조절되지 않는 경우에는 응급 수술이 아니라면 선 치료 후 수술 진행을 권고

1) 관상동맥 증후군(발생 1개월 이내 심근경색 포함)
2) 조절되지 않는 심부전
3) 조절되지 않는 증상성 부정맥(심방세동, 서맥, 심실성 빈맥 등)
4) 중증의 판막질환

4. 수술 전후 위험도 평가

수술 전후 주요 심장 사건 발생 위험도를 수술의 위험도와 임상적 위험요인 등을 종합한 RCRI 혹은 ACS NSQIP 점수를 이용하여 평가할 수 있음. PCRI 점수를 예로 들면, 위험요인이 없거나, 1개만 있을 경우 저위험군으로 분류하고, 2개 이상의 위험요인이 있으면 증가된 위험군으로 분류함

표 12-2-2. 개정된 심장 위험색인(revised cardiac risk index, RCRI)

1	허혈성 심질환(ischemic heart disease)의 병력
2	심부전(congestive heart failure)의 병력
3	일과성 허혈 발작(transient ischemic attack)을 포함한 뇌혈관질환의 병력
4	당뇨병 진단 이력(반드시 수술 전 인슐린을 사용하는 수준이 아니라도)
5	만성 콩팥병(혈청 크레아티닌 > 2 mg/dL)
6	장골 동맥(iliac artery) 및 상부의 대혈관 수술, 또는 흉강/복강 내 장기 수술

※ 심장 사망(cardiac death), 심근경색 및 심정지의 발생 위험도
상기 요인의 합이 0개: 0.4%, 1개: 0.9%, 2개: 6.6%, 3개 이상: > 11%

1) 주요 심장 사건 발생 위험 < 1% 미만 저위험군은 별도 추가 검사 없이 수술 진행
2) 임상적 위험 요인이 여러 개 있더라도 백내장 수술이나 대부분의 성형 수술과 같이 주요 심장 사건 발생 위험이 낮은 수술의 경우에는 불필요한 검사를 지양

5. Functional capacity 평가

1) Functional capacity를 평가하여 수술 전 추가 검사 필요를 결정
2) 저위험 수술이나 저위험 군에서는 평가 생략 가능
3) 2층 이상 계단을 오를 수 있거나 경사진 길을 쉬지 않고 오를 수 있으면 4 METs 이상의 functional capacity가 있는 것으로 간주하여 위험도가 1% 이상으로 높다 하더라도 추가 검사 없이 수술 고려 가능

III. 수술 전 평가를 위한 검사

1. 심전도 검사

저위험 군은 >45세 인 경우, 중등도/고위험 환자는 중등도/고위험 수술 예정 시 심전도 시행

2. 바이오마커 검사 그림 12-2-1 참조

해당하는 경우 수술 전후 심혈관 합병증을 예방하기 위해 바이오마커 검사를 시행할 수 있음. hs-cTn T/I 검사는 수술 전, 수술 후 1일, 수술 후 2일 째 시행하는 것을 권고. 부종이나 호흡곤란을 호소하는 환자는 BNP 혹은 NT-proBNP 검사 시행 가능. 검사 결과에 이상이 있을 시 순환기내과와 상의할 것을 권고. 다만 수술 전후 바이오마커 검사는 저위험 환자에서 일괄적으로 시행할 필요 없음

3. 경흉부심초음파 검사

고위험 수술 예정이며 functional capacity가 나쁘거나 BNP/NT-proBNP가 높거나 심잡음이 있을 경우 고려. 혹은 심혈관 질환이 새로 발생 의심될 경우 고려 가능

4. Stress imaging

고위험 수술 예정이며 functional capacity가 나쁘고 심혈관 위험이 높을 것으로 예상될 경우 고려(도부타민 부하 심초음파검사, 심근 SPECT 검사 등). Functional capacity 평가가 필요하나 평가하기에 곤란한 경우(예: 뇌졸중으로 인한 하지 위약) 고려 가능

5. 심혈관 조영술

수술과 상관없이 관상동맥조영술 검사의 적응증에 해당하는 경우 시행. 관상동맥 재관류술이 필요할 경우 수술 팀과 긴밀한 상의 필요

IV. 수술 전후 환자 관리

1. 수술 전 관상동맥 재관류술의 시행

1) 단지 수술 위험을 줄이기 위해 재관류술을 먼저 진행하는 것은 분명한 이득이 없음.
2) 비심장 수술 전에 관상동맥우회술(coronary artery bypass graft, CABG)을 해야 한다면, 수술에 따르는 위험, 환자의 임상상과 활동 능력, 예후 등을 전반적으로 평가하여 CABG 시행을 결정
3) 수술 전 경피적 관상동맥중재술(percutaneous coronary intervention, PCI)을 시행하는 것은 ① 좌주간지 병변이 있으나 CABG 수술을 진행하기 어려운 동반 문제가 있는 경우와 ② 급성 심근경색과 같이 응급/긴급 재개통술을 요하는 불안정 관상동맥 증후군에 한정함
4) 고위험 환자에서 시급한 시술/수술을 계획하고 있다면 약물 용출 스텐트(drug eluting stent, DES)를 삽입하는 대신, 스텐트를 삽입하지 않는 관상동맥풍선 성형술(balloon angioplasty) 또는 일반 금속 스텐트(bare metal stent, BMS)를 이용한 PCI를 고려할 수 있음

2. 항혈소판제 사용 관리

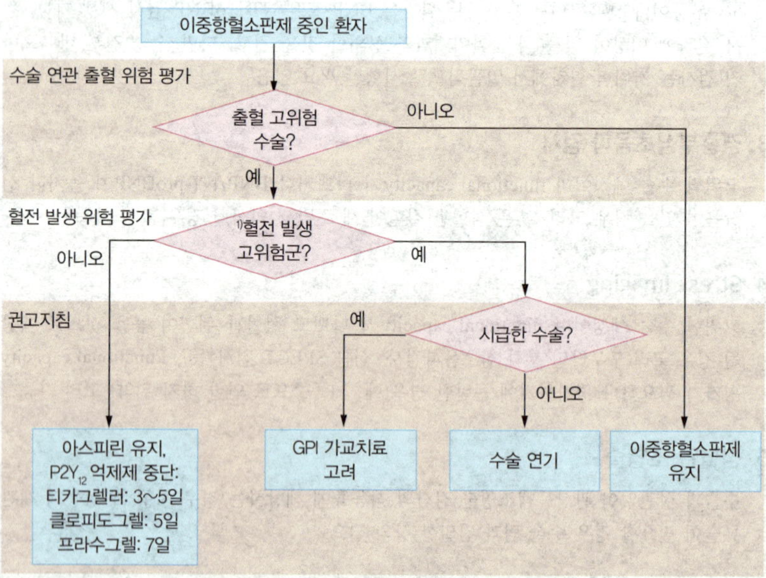

그림 12-2-2. 이중항혈소판제 중인 환자의 비심장 수술 전 관리(2022 ESC guideline)

1) PCI 시행 1개월 이내, 급성 관상동맥 증후군 발생 3개월 이내, 혹은 스텐트내 혈전 발생 고위험군.

1) 풍선성형술(balloon angioplasty)만 했다면 시술 14일 이후, BMS로 스텐트 시술한 경우라면 시술 30일 이후, DES를 사용한 경우에는 시술 6개월 이후에(최신 스텐트이며 수술 지연의 위험이 크다면 3개월 이후에도 고려 가능) 수술을 시행하는 것을 권유
2) 스텐트 혈전증의 발생 위험이 높은 BMS/DES 시술 후 4~6주 이내 수술이 필요하고, 스텐트 혈전증 예방 이점보다 출혈 위험이 더 크지 않다면 이중항혈소판제를 지속하며 수술 진행을 권장
3) 이중항혈소판제 중인 환자는 (1) 수술 연관 출혈 위험과 (2) 혈전 발생 위험을 평가하여 수술 전후 관리 계획을 수립함. 가능하다면 아스피린은 유지하고 $P2Y_{12}$는 약제별 기간에 따라 중단하고 수술(그림 12-2-2)
4) 수술 전후 항혈소판제의 복용/중단과 관련해서 수술 의사와 마취과 의사 그리고 순환기내과 의사 사이에 긴밀한 협의가 필요하며, 예상되는 출혈 및 스텐트 혈전증 위험에 대해 환자와도 상의가 필요
5) 관상동맥 스텐트 삽입술을 시행한 적이 없는 환자에서 비심장 비응급 수술을 진행할 때, 잠재적 심장 문제의 예방효과가 출혈 위험보다 더 중요하다고 판단될 때는 수술 전후 아스피린을 유지할 수 있음. 비응급 수술로 심장이나 경동맥의 수술이 아니며 허혈성 질환의 위험이 출혈 위험보다 더 중요하지 않으면 아스피린을 새로 시작하거나 유지하는 것은 권장되지 않음

3. 경구항응고제 사용 관리

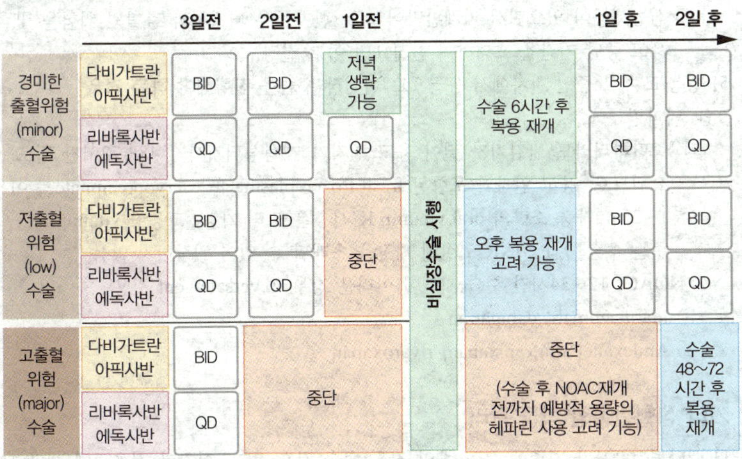

그림 12-2-3. 경구항응고제 사용 중인 환자의 비심장 수술 전 관리(2022 ESC guideline)
NOAC = non-vitamin K oral anticoagulant.

1) 백내장/녹내장 수술이나 간단한 피부과 시술, 또는 스케일링/발치 등 일반적인 치과 치료 등, 출혈 위험이 크지 않고 쉽게 지혈이 가능한 경미한(minor) 출혈위험 시술/수술이라면 항응고 치료를 지속하면서 진행
2) 와파린은 수술 도중 지혈에 어려움을 겪게 되므로 수술 2~4일 전 중단. 출혈 위험이 높은 시술/수술의 경우, PT-INR <1.5가 되면 수술을 진행
3) Non-vitamin K antagonist oral anticoagulant (NOAC)를 사용하는 경우, 정상 신기능이라면 대개 수술 48시간 전 중단하고 수술 48시간 후에 재개(간단한 수술은 24시간 전 중단, 24시간 후 재개). NOAC은 가교치료가 필요하지 않음
4) 와파린을 사용하는 환자들에서 헤파린을 이용한 가교치료
  (1) 혈전 발생 위험이 높아 수술을 앞두고 항응고 치료를 장시간 중단하기 어렵다면 수술 전 와파린을 중단하고 PT-INR <2.0으로 감소하면(대개 수술 48시간 전부터) unfractionated heparin (UFH) 또는 low-molecular-weight heparin (LMWH)을 이용한 연결요법을 진행. UFH은 술 전 4~6시간, LMWH은 술 전 12시간 중단. 일반적으로 수술 후 12~24시간 이내 가교치료를 재개하지만 출혈 고위험군은 48~72시간 후 재개하기도 함
  (2) 가교치료가 반드시 필요한 경우
    ① 인공 판막 수술 환자
      a. 기계판막으로 승모판막 치환술을 시행한 환자
      b. 기계판막으로 대동맥판막 치환술을 시행하였으며 혈전증의 위험 인자가 있는 환자: 심방세동, 혈전색전증의 병력, 응고항진상태, 구세대 기계 판막인 경우, 좌심실 구혈률 < 30%, 한 부위 이상 기계 판막으로 치환술을 받은 경우.
    ② 심방세동이 있으면서 기계판막이 없는 환자들은 뇌경색과 출혈의 위험을 및 항응고 중단 기간을 고려하여 연결요법 여부 결정
5) 항응고 치료 중인 환자에서 응급으로 비심장 수술을 진행해야 하는 경우
  (1) 와파린
    ① 중단하더라도 반감기가 길어 응고 인자가 재형성되기까지 48~72시간 정도 소요되므로, 응고 인자가 포함된 fresh frozen plasma 또는 cryoprecipitate를 이용
    ② 1~2 mg가량 소량의 oral vitamin K 사용은 고려 가능. 고용량 vitamin K를 정주는 수술 후 PT-INR 조절에 지장을 초래할 수 있어 권장하지 않음
  (2) NOAC: 12~24시간 수술 지연이 어려운 경우, reversal agent 사용
    ① Idarucizumab: dabigatran
    ② Andexanet alfa: apixaban, rivaroxaban

4. 기타 심혈관질환 약물 관리

1) 스타틴: 환자가 기존에 복약 중인 경우 수술 전후 유지. 환자가 적응증에 해당하나 이전에 사용하지 경우 수술 전 개시 고려

2) 베타 차단제: 환자가 기존에 복약 중인 경우 수술 전후 유지. 단 서맥이 있거나 혈압이 낮은 경우 일시적 중단 고려
3) RAAS 억제제: 심부전이 없는 경우 저혈압 예방위해 수술 당일 중단 고려.
4) 이뇨제: 고혈압으로 기존에 복약 중인 경우 수술 당일 중단 고려. SGLT-2 억제제는 중등도 위험 이상의 수술에서 최소 수술 3일 전부터 중단 고려

5. 이식형 심장 전자장치(cardiovascular implantable electronic devices, CIEDs) 관리

1) 수술 전부터 퇴원 계획 수립 단계까지 부정맥 전문가의 자문 필요
2) 심박동기 또는 삽입형 제세동기(implantable cardioverter defibrillator, ICD)를 가지고 있는 환자는 수술 중 전자기 간섭을 최소화하기 위해 단극성(monopolar) 대신 양극성 전기소작기 사용을 권유하며, 수술 전에 심박동기의 박동 모드를 asynchronous mode (VOO 또는 DOO mode)로 변경하고, ICD의 tachytherapy 를 불활성화 시키는 조치 필요
3) 수술 후 CIED의 프로그램을 원래대로 전환하기 전까지는 제세동기)를 항상 환자 옆에 갖추어 놓은 상태에서 심전도 모니터링을 지속해야 함

••• 참고문헌 •••

1. Halvorsen S, et al. 2022 ESC Guidelines on cardiovascular assessment and management of patients undergoing non-cardiac surgery. Eur Heart J. 2022;43(39):3826-3924.
2. Fleisher LA, et al. 2014 AHA/ACC guideline on perioperative cardiovascular evaluation and management of patients undergoing noncardiac surgery. J Am Coll Cardiol. 2014;64:e77-137.
3. Otto CM, et al. 2020 ACC/AHA Guideline for the Management of Patients With Valvular Heart Disease: A Report of the American College of Cardiology/American Heart Association Joint Committee on Clinical Practice Guidelines. J Am Coll Cardiol. 2021 Feb 2;77(4):e25-e197.
4. January CT, et al. 2019 AHA/ACC/HRS Focused Update of the 2014 AHA/ACC/HRS Guideline for the Management of Patients With Atrial Fibrillation: A Report of the American College of Cardiology/American Heart Association Task Force on Clinical Practice Guidelines and the Heart Rhythm Society in Collaboration With the Society of Thoracic Surgeons. Circulation. 2019 Jul 9;140(2):e125-e151.
5. Levine GN, etl al. 2016 ACC/AHA Guideline Focused Update on Duration of Dual Antiplatelet Therapy in Patients With Coronary Artery Disease: A Report of the American College of Cardiology/American Heart Association Task Force on Clinical Practice Guidelines. J Am Coll Cardiol. 2016 Sep 6;68(10):1082-115.
6. Steffel J et al. 2021 European Heart Rhythm Association Practical Guide on the Use of Non-Vitamin K Antagonist Oral Anticoagulants in Patients with Atrial Fibrillation. Europace. 2021 Oct 9;23(10):1612-1676.

CHAPTER 03

간질환 환자의 수술 전 위험도 평가

Preoperative risk evaluation in the patient with liver disease

이동현

I. 수술 전 환자 평가 시 고려할 항목들

1. 동반된 간질환의 특성

1) 기저 간질환의 종류에 따른 영향

(1) **급성 간염 환자**: 수술 후 사망률은 30% 내외이고 중증 합병증도 60% 내외에서 발생하지만 대부분 시간이 경과함에 따라 좋아지므로 수술 연기를 권고함

(2) **폐쇄성 황달**: 간 외 담관폐쇄로 수술을 받은 환자의 사망률은 10% 내외이고 중증 합병증도 10% 내외에서 발생함. 특히 고령, 악성 종양, 중증 간수치 이상, 신장 기능 이상이 동반된 경우 그 위험도가 증가함

(3) **만성 간염**: 원인에 상관없이 증상이 없고 조직학적 검사에서 경한 염증을 보이면 큰 위험 없이 수술은 안전하게 시행될 수 있음. 알코올 및 비알코올지방간질환인 경우 중등도 이상의 지방증(steatosis), 체질량 지수가 30 kg/m^2, 총 빌리루빈치가 2.2 mg/dL 이상인 경우에는 수술에 따른 위험성이 증가함

(4) **간경변증**: 출혈의 합병증, 간부전, 신부전, 감염 및 수술부위 상처 등으로 수술 이후 이환과 사망이 높으며, 수술 중에 사용되는 마취제나 항불안제, 진통제 등은 간성뇌증을 유발하거나 악화시킴. 수술 후 복수가 생기게 되면 복부 수술부위 상처 파열, 복벽 탈장, 호흡곤란 등을 유발하게 됨

2) 기저 간질환의 중증도에 따른 영향

(1) Child-Pugh class(표 12-3-1): 간경변증 환자들의 수술 후 30일 사망률은 A등급 10%, B등급 30%, C등급 76~82%임. 그러나 이 점수체계는 주관적 요소를 포함하고, 모든 요소들이 가중치 없이 동일하게 취급되고 있고, 차단치(cut-off value)가 통계적인 근거 없이 임의로 설정되어 있으며, 같은 등급 내의 환자들이 균일하지 않다는 등의 한계를 가지고 있음

(2) MELD score(표 12-3-2): 객관적 변수를 이용해 점수를 산출한 것으로 간경변증 환자들에서 1주, 3개월 및 1년 사망률 예측에 Child-Pugh class보다 우수한 결과를 보여 간이식 우선순위 기준을 Child-Pugh class 대신 MELD score로 대체함. 중요도에 따라 변수들에 가중치를 두고 있으며, 임의적인 차단치(cut-off value)를 사용하지 않고, 연속적이라는 장점으로 최근에는 수술을 받는 간경변증 환자의 예후 판정에서 이용하는 경우가 증가하고 있음

표 12-3-1. Child-Pugh class

Parameter	Points assigned		
	1	2	3
Ascites	Absent	Slight	Moderate
Bilirubin (mg/dL)	< 2	2~3	> 3
Albumin (g/dL)	> 3.5	2.8~3.5	< 2.8
Prothrombin time Seconds over control INR	< 4 < 1.7	4~6 1.7~2.3	> 6 > 2.3
Encephalopathy	None	Grade 1~2	Grade 3~4

* Class A (5~6), Class B (7~9), Class C (10~15)

표 12-3-2. Model for End-stage Liver Disease (MELD) score

MELD score
3.78 × log serum bilirubin (mg/dL) + 11.20 × log INR + 9.57 × log serum creatinine (mg/dL) + 6.43 × etiology (0: cholestatic or alcoholic, 1: otherwise)

환자가 7일 이내 2회 이상 투석을 한 경우 serum creatinine은 4.0으로 대입
Serum bilirubin, INR, creatinine 값이 1 미만인 경우 1로 대입

3) 계획 수술의 금기증에 해당하는 간질환

(1) 급성 알코올성 간염
(2) 급성 바이러스 간염
(3) Child-Pugh class C의 간경변증
(4) 중증 만성 간염
(5) 중증 혈액 응고 기능 장애(비타민 K 투약 이후에도 지속되는 3초 이상의 prothrombin time 연장, 혈소판 50,000/μL 미만)

2. 수술의 특성

1) 수술 응급도에 따른 영향

(1) 응급 수술: 즉각적인 수술 조치 외에는 성공적인 구명을 기대할 수 없는 상황에 시행되는 수술로 계획 수술보다 이환율이나 사망률이 더 높음
(2) 계획 수술

2) 수술 종류에 따른 영향(표 12-3-3)

표 12-3-3. 수술별 위험도

Low risk	Moderate risk	High risk
Eye	Intracranial surgery	Lung resection
ENT	Laminectomy/disc surgery	Heart surgery
Dental	Endocrine surgery	AAA repair
Chest tube/thoracentesis	Head and neck surgery	Porto-systemic shunt
Brocho/laryngoscopy	Major vessels surgery	Splenectomy
Tracheostomy	Peripheral artery surgery	Laparotomy
Venous procedures	Embolectomy	Esophagus/stomach surgery
Vein stripping	Rectal/anal surgery	Liver/biliary/pancreas surgery
Pacemaker insertion	Herniorrhaphy	Small bowel/large bowel surgery
LN biopsy/resection	Bladder/prostate procedures	Renal surgery
GI/GU endoscopy	Hysterectomy/oophorectomy	Hip surgery
Laparoscopy	Amputations	Back fusion
GU procedures	Hand, foot, knee surgery	Long bone fracture
	Breast biopsy/mastectomy	

3. 동반 질환

1) 간질환 환자에서 계획 수술의 금기증에 해당하는 동반 질환

(1) 급성 신부전

(2) 심근병증, 심부전

(3) 저산소증

II. 수술 전 간질환 환자의 평가

1) 수술 전 간질환 환자의 평가 진행 흐름도(그림 12-3-1)

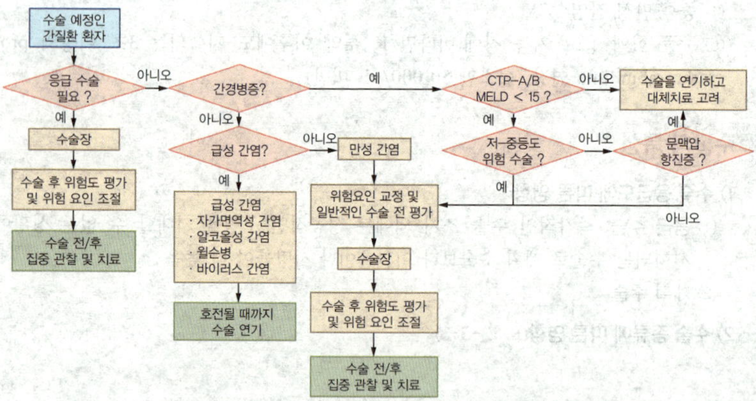

그림 12-3-1. 수술 전 간질환 환자의 평가 진행 흐름도

2) 간경변증 환자에서 수술 예후 예측 인자(표 12-3-4)

표 12-3-4. 간경변증 환자에서 수술의 합병증과 사망률의 독립 예측 인자

Predictors of complications	Predictors of mortality
Child-Pugh class B or C Ascites Etiology of cirrhosis other than PBC Elevated creatinine Pre-operative infection COPD Pre-operative upper GI bleeding Invasiveness of surgical procedure Intra-operative hypotension ASA physical status 4-5	Male gender Child-Pugh class B or C Ascites Etiology of cirrhosis other than PBC Pre-operative infection ASA physical status 4-5 Respiratory surgery

The cumulative effect of these risk factors increased the probability of developing a peri-operative complication is as follows:
9.3% risk of complications with 1 risk factor.
14.5% risk with 2 factors.
33.5% risk with 3 factors.
63% risk with 4 or 5 factors.
73.3% risk with 6 factors.
100% risk with 7 or 8 factors.
* ASA: American Society of Anesthesiologist

III. 간질환 환자의 수술 전 관리

1. 응고병증(Coagulopathy)

1) 계획 수술인 경우 비타민 K 투여(10 mg × 1)
2) 응급 수술이나 비타민 K 투여로 응고장애가 개선되지 않으면 신선냉동혈장(fresh frozen plasma)을 주입하여 수술 전이나 수술 도중에 프로트롬빈 시간이 정상치보다 3초 이내가 되도록 조절
3) 이에도 개선되지 않으면 동결침전제제(cryoprecipitate)를 정맥주사, desmopressin acetate, 혈장교환(plasma exchange)을 고려
4) 혈소판 수는 50,000/μL 이상 유지

2. 콩팥기능 이상(Renal dysfunction)

1) 신독성 약물(NSAID, aminoglycoside, 정맥 주입용 조영제 등) 사용 금지
2) 혈액제제나 콜로이드 성분을 주입하여 콩팥관류가 감소하지 않도록 유지
3) 동반 감염을 예방하거나 치료하여 쇼크 예방

3. 복수(Ascites)

1) 저염식과 이뇨제를 사용하여 복수 조절
2) 난치성 복수의 경우, 수술 전, 중 및 후에 대용량 복수천자 시행하고 복수 1 L당 8 g의 알부민을 투여

4. 저나트륨혈증(Hyponatremia)

1) 하루 1 L 이내로 수분 제한
2) 증상이 있는 저나트륨혈증인 경우 3% 식염수를 이용하여 교정

신장내과 Chapter 03. 전해질장애 - I. 저나트륨혈증 파트 참조

5. 간성뇌증(Hepatic encephalopathy)

1) 유발 요인 교정
2) 수액이나 전해질 균형을 철저히 조절하여 혼수 예방
3) 락툴로스나 경구용 rifaximin 등을 투여하여 혼수 치료

6. 영양실조(Malnutrition)

1) 35~40 kcal/kg/일의 에너지 섭취량과 1.2~1.5 g/kg/일의 단백질 섭취량을 유지
2) 알코올성 질환인 경우, 비타민 B_1 공급

7. 원인에 따른 요인

1) **급성 담관염(Acute cholangitis)**: 수술 전 담관배액술과 항생제 투여. 감염이 조절될 때까지 수술 연기
2) **지속적인 음주**: 1주 이상의 금주. 아세트아미노펜에 의한 독성 간염의 위험도가 높아 진통제 사용에 유의
3) **자가면역간염(Autoimmune hepatitis)**: 부신피질호르몬을 투여 중인 환자에서는 수술 전, 후에 고농도의 하이드로코티손을 투여(100 mg just before induction of anesthesia → 50~100 mg IV q8hr for 24hrs → 50 mg q8~12hr for 24~48hrs → 25 mg q8~12hr for 24~48hrs)
4) **윌슨씨병(Wilson disease)**: 페니실라민을 사용 중인 경우, 수술 후 창상회복에 문제가 되므로 수술 1~2주 전부터 감량하고 창상회복이 원활하면 원래 용량으로 증량

IV. 간질환 환자의 수술 후 모니터링

1. 간 기능 부전 징후 모니터링

황달, 간성 혼수 및 복수 등의 증상 발생 및 악화 여부 관찰

2. 검사 결과 모니터링

1) **혈청 빌리루빈**: 수술 직후 다중 수혈, 과도한 출혈, 혈역학적 불안전성, 또는 전신 감염증으로 인해 일시적 상승 가능. 수술 후 간 기능의 가장 좋은 척도 중 하나

2) **프로트롬빈 시간**: 수술 후 간 기능의 가장 좋은 척도 중 하나

3) **신장 기능**: 수술 이후 간신증후군 발생을 확인할 수 있는 척도

4) **혈청 포도당**: 수술 이후 간 부전이 발생하는 경우, 저혈당 유발 가능

••• 참고문헌 •••

1. Millwala F, Nguyen GC, Thuluvath PJ. Outcomes of patients with cirrhosis undergoing non-hepatic surgery: risk assessment and management. World J Gastroenterol. 2007 Aug 14;13(30):4056-63.
2. Newman KL, Johnson KM, Cornia PB, et al. Perioperative Evaluation and Management of Patients With Cirrhosis: Risk Assessment, Surgical Outcomes, and Future Directions. Clin Gastroenterol Hepatol. 2020 Oct;18(11):2398-2414.e3.
3. Kaltenbach MG, Mahmud N. Assessing the risk of surgery in patients with cirrhosis. Hepatol Commun. 2023 Mar 30;7(4):e0086.
4. Rai R, Nagral S, Nagral A. Surgery in a patient with liver disease. J Clin Exp Hepatol. 2012 Sep;2(3):238-46.

CHAPTER 04

출혈 경향 환자의 수술 전 평가 및 처치

Preoperative evaluation and management of patients with bleeding tendency

김상아

I. 병력청취

- 평소 출혈증상: 잦은 멍, 잇몸출혈, 혈변, 혈뇨, 월경과다 등
- 과거 시술/수술 후 출혈 병력: 발치, 포경수술, 편도선수술, 출산 등
- 지혈장애 병력: 혈우병 등 응고장애, 혈소판감소증, 간기능장애, 신기능장애 등
- 출혈 질환 가족력: 혈우병, 폰빌레브란트병 등
- 출혈경향을 야기하는 약물력: 혈소판 기능억제제, 경구항응고제, 혈액순환개선 건강식품 등

II. 수술 전 검사

- 일반혈액검사: 혈소판 수 확인
- 응고기능검사: 지혈 장애 환자, 항응고제 치료 중인 환자, 병력 청취가 어려운 환자

III. 혈소판감소증 환자의 수술

일반적인 안정적 상태에서 혈소판 수 10,000/μL 이상이고 출혈 증상이 없는 경우 예방적 수혈이 필요하지는 않으나, 수술을 받는 경우에는 50,000/μL 미만인 경우 수혈이 필요함. 수술 위험도에 따른 최소 혈소판수의 권장 사항은 다음과 같음

표 12-4-1. 최소 혈소판수의 권장 사항

	목표치
출혈 없는 안정 상태: 예방적 수혈	> 10,000 /μL
출혈 없는 불안정 상태: Fever, Infection, DIC, Splenomegaly	> 20,000 /μL
활동성 출혈 침습적 처치: Lumbar puncture, Biopsy, Laparotomy	> 50,000 /μL
고위험 부위의 출혈, 수술: Brain, eye	> 100,000 /μL

수술 후 혈소판 수혈을 유지하는 기간은 정해져 있지 않으나, 대부분 안정적으로 지혈되고 나면 중단할 수 있으며 고위험 수술이라 하더라도 1주일 이상 유지할 필요는 없음. 면역혈소판감소증과 같이 혈소판 파괴가 증가하는 질환에서는 수혈의 효과가 떨어지는 것이 보통이므로, 미리 혈액내과와 상의하여 면역글로불린이나 스테로이드의 병용이 필요함

IV. 수술시기의 항응고치료

장기간 항응고제 투여 받던 환자의 수술시 고려 사항

- 수술과 연관된 출혈 위험성
- 항응고제 치료의 적응증이 되었던 기저 질환
- 이차적인 혈전 생성 예방일 경우 혈전관련성 문제의 발생 시기
- 혈전유발 위험을 증가시키는 동반질환과 항응고치료를 중단할 때의 혈전 재발 가능성
- 항응고제의 반감기

일반적으로 출혈 위험도가 중등도 이상인 수술 또는 시술을 위해서 약제는 수술 전 제거반감기의 4~5배 되는 시간에 중단해야 하며, 출혈 위험도가 낮은 수술을 받는 경우에는 수술 1일 전에 중단할 수 있음. 단, 이런 권장 사항은 고령이거나 신기능이 저하된 환자에서는 보정이 필요함

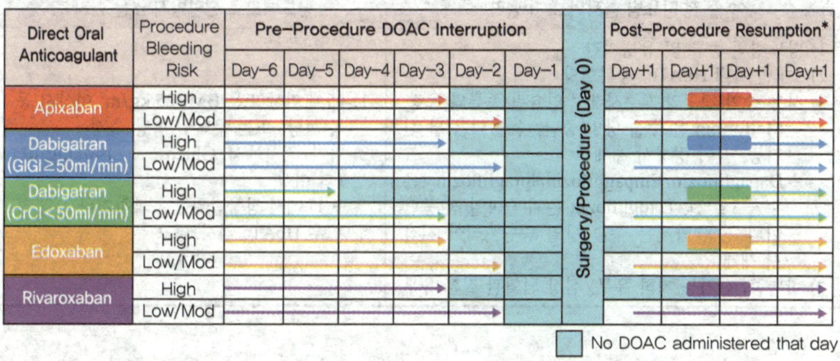

그림 12-4-1. 수술 전후 direct oral anticoagulant의 중단 및 재개 시점

··· 참고문헌 ···

1. 혈액학 3판, 대한혈액학회, 2018
2. Williams hematology 10th edition, 2021
3. American College of Chest Physicians Clinical Practice Guideline, 2022

CHAPTER 05

수술 전 내분비내과에 자주하는 타과 의뢰

Common endocrinology consultations before surgery

김민주

I. 당뇨병 환자 수술(검사 및 시술 포함) 전후 혈당 조절

1. 수술 전후 혈당 조절 목적

고혈당에 따른 탈수, 고삼투압, 케톤산증, 전해질 불균형 등의 합병증을 예방하고 감염증 및 창상 치유 지연을 예방하기 위해 수술 전후 혈당 조절이 필요함.

2. 수술 전 혈당 평가

표 12-5-1. 수술 전 혈당 평가

수술 전 당뇨병 환자의 초기 평가	당뇨병으로 진단받지 않은 환자
1) 당뇨병의 종류 및 유병기간 2) 3개월 이내 HbA1c, 공복혈당 3) 사용 중인 경구약 / 주사제 / 인슐린 종류와 용량 – Metformin 은 수술 당일 중단, 수술 다음 날 신기능, 식이 정상시 재개 – Dapagliflozin/Empagliflozin/Ipragliflozin 은 수술 3일 전, Ertugliflozin 은 수술 4일 전 중단 – 이외 경구 약제는 수술 당일 중단, 식이 시작시 재개 4) 합병증: 신기능 저하 유무, 심장 뇌혈관 질환 유무	1) 45세 이상 또는 BMI 25 kg/m^2 이상시 공복 혈당 또는 무작위 혈당 측정 2) 과거 검사에서 Glucose > 140 mg/dL 1회 이상 → 1) 에서 정상범위를 초과하거나 2)의 경우 HbA1c 검사 권고

3. 수술 전 혈당 조절 목표와 적절한 혈당 조절이 필요한 기간

1) 수술 전 혈당 180 mg/dL 이하, HbA1C 8.0% 이하를 목표로 조절.
2) 수술 전 12~16시간 동안은 목표 혈당 범위(120~180 mg/dL)에 들도록 조절할 것을 추천함. Diabetic ketoacidosis 또는 hyperosmolar hyperglycemic state 환자에서 응급 수술이 필요한 경우 적어도 6~8시간 동안은 집중적인 수액요법과 인슐린을 이용한 혈당 안정화가 필요함.

4. 수술 시 인슐린요법이 필요한 적응증

1) 모든 제1형 당뇨병 환자
2) 인슐린으로 치료 중인 제2형 당뇨병 환자
3) 식사요법이나 경구제제로 조절이 불량한 제2형 당뇨병 환자
4) 식사요법이나 경구제제로 조절이 잘 된 제2형 당뇨병 환자는 금식기간 동안 포도당

을 포함하지 않은 수액을 사용할 경우 인슐린을 투여하지 않아도 될 수 있으나, 이 경우에도 면밀히 관찰하여 지속적으로 혈당이 180 mg/dL를 넘으면 인슐린 치료를 시작하는 것이 좋음

표 12-5-2. 수술 전후 혈당 조절 방법

<table>
<tr><th colspan="2" rowspan="2">수술 전 혈당 조절 상태에 따른 분류</th><th rowspan="2">고혈당에 의한 수술 시 위험도</th><th colspan="2">혈당 조절 방법</th><th rowspan="2">퇴원계획</th></tr>
<tr><th>1끼니 이내 금식의 minor surgery 또는 검사
예: 백내장 수술 또는 대장내시경
※ 가급적 오전 이른 시간에 수술 또는 검사를 계획하여 금식 시간을 최소화함</th><th>Major surgery</th></tr>
<tr><td colspan="2">Severe dehydration/ Ketoacidosis/ Hyperosmolar hyperglycemic state</td><td>매우 높음
임상증상 및 검사 안정화될 때까지 수술 연기</td><td colspan="2" rowspan="3">GIK 법 (Alberti's regimen) 또는 Piggyback 법
수술 직후 안정화 시까지 다회 인슐린 주사 요법 (Basal Bolus Insulin Therapy, MSII) 치료</td><td>인슐린 요법 개별화 및 재발 방지 교육</td></tr>
<tr><td colspan="2">HbA1c ≥9.0% or random glucose ≥250 mg/dL</td><td>높음
입원 전 내분비내과 협진 필요
비응급 수술 연기 고려
수술 전 12~16시간 인슐린을 이용한 철저한 혈당 조절</td><td rowspan="2">기존 항당뇨병약제 및 재원 중 기저 인슐린 용량의 50~80%</td></tr>
<tr><td colspan="2">HbA1c 8.0~9.0% or random glucose 180~250 mg/dL</td><td>중등도
입원 전 내분비내과 협진 필요
수술 전 12~16시간 인슐린을 이용한 철저한 혈당 조절</td></tr>
<tr><td>HbA1c <8.0% and random glucose <180 mg/dL</td><td>모든 1형 당뇨병 환자</td><td>낮음</td><td>• 수술 전후 절대로 기저 인슐린이 중단되는 일이 없도록 주의함
• 기저 인슐린(Lantus, Levemir, Tresiba, Toujeo)은 80% 감량하여 SC 투여
• 1~2시간마다 BST → 고혈당시 rapid acting 또는 short acting 인슐린 SC 투여
• 저혈당 시 포도당 수액 주입
• 혈당 조절 불안정 → GIK 또는 Piggyback 이용한 정맥 인슐린 주입
• 인슐린 펌프 사용 시 basal rate 80% 감량하여 유지
• 수술 후 안정화 시 기존 다회 인슐린 주사 요법(Basal Bolus Insulin Therapy, MSII) 유지</td><td>GIK 법 (Alberti's regimen) 또는 Piggyback 법</td><td>기존 항당뇨병약제 유지</td></tr>
</table>

<table>
<tr>
<td rowspan="2">HbA1c <8.0% and random glucose <180 mg/dL</td>
<td>인슐린 투여 중인 2형 당뇨병 환자</td>
<td>낮음</td>
<td>• 기저 인슐린을 투여하는 경우 평소 용량 그대로 SC 투여(공복혈당 100 mg/dL 미만시 20% 감량)
• Basal insulin 기반 Premixed 인슐린 (Ryzodec) 투여하는 경우 기저 인슐린 성분만 투여(공복 혈당 100 mg/dL 미만 시 20% 감량)
• 아침 식전 NPH 기반 Premixed 인슐린 투여하는 경우 NPH 성분만 50%로 투여
• 아침 식전 NPH 투여하는 경우 50%만 투여
• Short acting 인슐린은 투여하지 않음
• 인슐린 펌프 사용 시 basal rate 유지
• 대부분의 경구약은 수술 전날까지 복용 가능하고 수술 당일 오전에는 투여하지 않음</td>
<td rowspan="2">GIK 법(Alberti's regimen) 또는 Piggyback법</td>
<td rowspan="2">기존 항당뇨병약제 유지</td>
</tr>
<tr>
<td>식사요법만 시행중인 환자 또는 경구약만 사용하는 환자</td>
<td>낮음</td>
<td>• 포도당이 없는 수액 사용 시 인슐린 투여 없이 혈당 조절 가능한 경우가 대부분임
• 지속적으로 180 mg/dL 이상이면 인슐린 투여 고려
• 대부분의 경구약은 수술 전날까지 복용 가능하고 수술 당일 오전에는 투여하지 않음
• SGLT2 inhibitor의 경우 수술 3~4일 전 복용 중단
• 수술 후 식사 가능하면 경구약 재개
• 수술 후 신기능 장애가 없으며 조영제를 사용하는 영상 검사가 예정되지 않았다면 Metformin도 재개 가능</td>
</tr>
</table>

Part 5. 내분비 Chapter 04. 참고

5. 정맥을 통한 인슐린 주입법

1) GIK 법(glucose-insulin-potassium infusion 또는 Alberti's regimen이라 부름)

2) Piggyback 법(포도당 포함 수액과 인슐린 주사를 각각 따로 투여)

※ 자세한 용법은 Part 5. 내분비 Chapter 04. 참고

6. 피하 인슐린 주사법(소위 sliding scale insulin injection 법)(표 12-5-3)

2~4시간 간격으로 아래 제시된 인슐린 용량을 short acting 혹은 rapid acting 인슐린으로 투여하여 목표치를 벗어난 고혈당을 교정하는 방법. 간단한 시술이나 minor surgery의 경우 단기간에 한해 사용해 볼 수는 있으나 다른 임상 상황에서는 전혀 도움이 되지 않으므로 사용을 추천하지 않음

표 12-5-3. 피하 인슐린 주사법의 예

혈당(mg/dL)	Low dose	Medium dose	High dose
151~200	1	1	2
201~250	2	3	4
251~300	3	5	7
300~350	4	7	10
≥ 350	5	8	12

Low dose algorithm: 하루 인슐린 용량 40단위 이하로 조절하던 경우
Medium dose algorithm: 하루 인슐린 용량 40~80단위로 조절하던 경우
High dose algorithm: 하루 인슐린 용량 80단위 이상으로 조절하던 경우
Individualized: 인슐린 투여에 따른 반응에 따라 개별화된 용량으로 algorithm 변경 가능함

7. 수술 후 혈당 조절

식사를 하게 되면 기존의 경구약 혹은 인슐린요법을 시행함. 수술 전 혈당 조절이 양호하지 않았던 환자는 기존 항당뇨병 약제를 유지하며 금식 기간 중 투여된 인슐린 용량의 50~80%를 기저 인슐린으로 함께 투여할 수 있음

II. 수술 전후 갑상선기능 조절

모든 환자에서 수술 전 갑상선기능 평가가 필요하지는 않음. 갑상선질환이 있다고 알고 있는 환자가 갑상선기능 이상이 의심되는 환자에서 갑상선기능 평가를 시행함

1. 갑상선기능이 정상인 경우(free T4와 TSH 모두 정상) 예정대로 수술 진행함.

갑상선기능항진증이나 갑상선기능저하증이 있더라도 약물 치료로 잘 조절되고 있다면 예정대로 수술 진행함

2. 갑상선기능항진증이 새로 발견되거나 조절되지 않는 경우

1) 갑상선기능항진증이 심한 경우 심박수가 빨라지고 심박출량이 증가하며 심부전을 유발할 수 있고 호흡저하를 동반하기 때문에 수술 위험성이 높음. 수술 중 갑상선중독위기(Thyrotoxic crisis)이 발생할 수도 있음. 따라서 심한 갑상선기능항진증이 있는 경우 수술을 연기하고, 항갑상선제를 복용하여 갑상선기능이 정상화된 후 수술을 하는 것이 안전함. 갑상선기능이 안정화되는 데는 1~2개월이 소요될 수 있음.
2) 응급 수술인 경우 갑상선중독위기에 준하여 치료하면서 수술 진행함
   ① 베타차단제: Propranolol 40~80 mg 6~8시간 간격 경구 투약, 경구 투약이 어렵다면 Propranolol 또는 Esmolol 정맥(0.25~0.5 mg/kg over 10 min (bolus) 0.05~0.1 mg/kg/min (maintenance) 주사
   ② 항갑상선제: Propylthiouracil (PTU, 상품명 안티로이드) 100 mg 6~8시간 간

격으로 경구 투여(임상경과에 따라 200~250 mg 6~8시간 간격으로 증량가능), 경구 투약이 어렵다면 직장 투여

③ 요오드: 요오드 용액(상품명 젬스테인) 5방울을 물 200~240 cc에 희석하여 6~8시간 간격으로 경구 투여, 경구 투약이 어려운 경우 요오드가 포함된 조영제 정맥 주사. PTU 사용 한시간 후에 사용할 것

④ 스테로이드: Hydrocortisone 300 mg loading 후 100 mg 8시간 간격 정맥 주사 또는 Dexamethasone 2 mg 6시간 간격 정맥 주사

3. 갑상선기능저하증이 새로 발견되거나 조절되지 않는 경우

1) 갑상선기능저하증이 심한 경우 심박출량이 감소하고 호흡저하를 유발하는 등 수술 위험성을 높이기 때문에 점액부종(myxedema)과 같은 심한 갑상선기능저하증이 있는 경우 수술을 연기하고 갑상선호르몬제를 복용하고 갑상선기능이 정상화된 후 수술을 하는 것이 안전함. 갑상선기능이 안정화되는 데는 1~2개월이 소요될 수 있음.
2) 증상이 심하지 않은 갑상선기능저하증인 경우 예정 수술(elective surgery)이라면 수술을 연기하고 갑상선호르몬제 복용 후 갑상선기능을 안정화하고 수술을 하는 것을 권장함. 그러나 응급 수술이라면 수술을 연기하지 않고 갑상선호르몬제 복용하면서 수술 진행함.
3) free T4 정상이나 TSH가 높은 불현성 갑상선기능저하증(subclinical hypothyroidism)이라면 수술을 연기하지 않고 수술 진행함.

4. 갑상선호르몬 복용 중 갑상선호르몬이 상승한 경우(주로 갑상선암 환자)

수술 2~4주 전부터 기존 복용량에서 25~50 μg을 감량하고, freeT4가 정상이라면 수술 진행함.

III. 부신기능저하증 환자 수술 전후 스테로이드 치료

부신기능저하증 환자에서 수술 전후 스테로이드 요법(표 12-5-4)

표 12-5-4. 부신기능저하증 환자에서 수술 전후 스테로이드 요법

수술 및 시술 종류	초기 용법	유지 용법
Minor procedure (예. 국소마취, 영상검사)	추가적인 약물 필요하지 않음.	• 복용하던 용량대로 복용
Moderately stressful surgical procedure (예. 내시경, 혈관조영술)	시술 직전 Hydrocortisone 100 mg IV	• 이후 복용하던 용량대로 복용 • 스트레스 상황 지속 시 25~50 mg 12시간마다 추가 투약
Major surgery	수술 직전 Hydrocortisone 100 mg IV → 50~100 mg IV q8hrs for 24hrs → 50 mg q8~12hrs for 24~48hrs → 25 mg q8~12hrs for 24~48hrs	• 이후 복용하던 용량대로 복용 • Hydrocortisone 15~20 mg/day (10~15 mg 아침 복용, 5~10 mg 오후 복용) • Prednisolone 3.75~5 mg/day 아침 복용

••• 참고문헌 •••

1. Lingvay I, Aviles-Santa L, Raskin P. Management of Surgry and Anesthesia. in Therapy for Diabetes Mellitus And Related Disorders. 5th Ed. 350-361.
2. Dhatariya K, Levy N, Kilvert A, et al. NIH Diabetes guideline for the perioperative management of the adult patient with diabetes. Diabet Med. 2012;29(4):420-433.
3. ElSayed NA, Aleppo G, Aroda VR et al. 16. Diabetes Care in the Hospital: Standards of Care in Diabetes-2023. Diabetes Care. 2023;46(Suppl 1):S267-S278.
4. Malhotra B, Bhadada SK. Perioperative Management for Non-Thyroidal Surgery in Thyroid Dysfunction. Indian J Endocrinol Metab. 2022;26(5):428-434.
5. Vogt AP, Bally L. Perioperative glucose management: Current status and future directions. Best Pract Res Clin Anaesthesiol. 2020;34(2):213-224.
6. Duggan EW, Carlson K, Umpierrez GE. Perioperative Hyperglycemia Management: An Update. Anesthesiology. 2017;126(3):547-560.

CHAPTER 06

천식 환자의 수술 전후 관리

Perioperative evaluation and management of asthma patients

이서영

천식 환자에서 수술시 합병증이 발생할 수 있는데, 마취 방법과 무관하게 기관지 수축, 후두 경련, 기도폐쇄와 점액 과다 분비로 인한 무기폐, 수술 후 폐렴의 위험이 있음. 3개월 동안 조절되지 않는 천식이 있었던 경우 수술 후 사망 위험이 두 배에 달하며 수술 후 폐렴 발병 위험이 3배 증가함. 따라서 수술을 앞두고 있는 천식 환자에서는 수술 중 호흡기 부작용 위험을 최소화하기 위해 병력을 자세히 청취하고 폐기능 검사를 시행하여 위험도를 평가하고 예방을 위한 적절한 전, 후처치를 시행해야 함

I. 수술 전 평가 항목

병력 청취, 폐기능 검사 등을 통해 수술 전 위험을 평가함. 최근 6개월~1년 사이의 천식 조절 정도가 수술에 따른 위험 평가에 가장 중요(표 12-6-1)

표 12-6-1. 천식 조절정도 평가

임상적 평가	조절 잘 됨	부분 조절됨	조절 안됨
천명, 호흡곤란, 가슴답답함 증상	주 2회 이하	주 2회 초과	매일
야간 증상으로 수면 방해	월 2회 이하	월 3~4회	주 2회 이상
증상 경감 위해 속효성 기관지확장제 사용	주 2회 이하	주 2회 초과	매일
정상적인 일상생활 저해	없음	약간 제한	심한 제한
전신 스테로이드 사용이 필요한 급성악화	연 1회 이하	연 2-3회	연 4회 이상
FEV_1 정상예측치	>80%	60~80%	< 60%
FEV_1/FVC	0.8	0.75~0.80	< 0.75

1. 병력 청취: 최근 1년 이내의 천식 약물 투약력, 전신 스테로이드 사용력, 과거 천식으로 인한 입원, 응급실 방문 이력, 천식 증상(호흡곤란, 천명, 가슴 답답함), 흡연력(8주 이상 금연 권고), Aspirin/NSAIDs 과민반응 병력을 조사

2. 신체 검진: 기류 제한에 의한 이상호흡음, 천명음 유무 등

3. 수술 전 검사

- 기관지 확장제 반응검사: FEV1 값이 정상예측치의 80% 이하인 경우 조절되지 않는 천식으로 평가. 기관지확장제를 사용한 후 기류 제한이 가역적인지 여부를 평가

(FEV1이 기저치에서 12% 이상(최소 200 mL 이상) 증가하면 가역성이 있다고 판정)

- Chest PA: 천식에서는 기관지 비후(bronchial thickening), 폐 음영(lung markings) 증가를 흔히 볼 수 있으며 폐렴이나 심부전으로 인한 변화를 감별해야 함
- ECG: 우심방/우심실 비대, right axis deviation, right bundle branch block이 관찰될 수 있으며 수술 전, 후 변화를 확인하기 위해 시행함

4. 수술 및 마취의 종류: 복부/흉부 수술, 전신마취/기도삽관/장시간 수술시 천식악화 위험 상승

II. 수술 전 천식 치료

– 천식 조절 정도는 '현재의 증상 조절 정도'와 '미래의 악화 위험'을 평가함

표 12-6-2. 천식 조절 정도에 따른 수술 전 치료 단계적 접근

천식의 중증도	증상	치료
치료 없이 조절 잘 됨	• 현재 무증상 • 최근 6개월 이내 무증상 • 최근 6개월 이내 천식 약제 사용하지 않음	약물 없이 진행
조절됨	• 현재 무증상 • 최근 6개월 이내 무증상 • ICS 사용 • LABA 사용	사용 중인 ICS/LABA 지속 사용하면서 진행
최근 증상이 있는 천식	• 수술 직전 천식 증상의 악화 • 증상 악화로 SABA 사용 • 전신 스테로이드 사용하지 않음	• 수술 전 ICS/LABA를 시작 • LABA 사용하지 않으면 수술 전 SABA 사용 • 수술 전 3~5일 전신 스테로이드
중등도 천식	• 매일 천식 증상이 있음 • ICS/LABA를 사용 중 • 최근 6개월 이내 경구 스테로이드 사용력	• ICS/LABA 지속 사용 • LABA를 사용하지 않으면 수술 전 SABA 사용 • 수술 전 3~5일 전신 스테로이드
중증 천식	• 매일 심한 천식 증상이 있음 • ICS/LABA를 사용 중 • 경구 스테로이드 매일 사용	• ICS/LABA 지속 사용 • LABA를 사용하지 않으면 수술 전 SABA 사용 • 수술 전 3~5일간 전신 스테로이드 용량을 평소보다 증량

ICS, inhaled corticosteroid; LABA, long-acting beta2-agonist; SABA, short-acting beta2-agonist

- 현재 조절되지 않는 심한 천식 증상이 있으면 천식이 조절될 때까지 수술 일정을 연기
- 응급 수술인 경우 다음의 전처치를 시행함
  (1) Hydrocortisone 100 mg(또는 methylprednisolone 0.5 mg/kg) 8시간마다 정주: 즉시 시작하여 수술 후 24시간까지 유지
  (2) SABA (salbutamol) 2.5 mg nebulization: 수술장 on call, 이후 6~8시간마다 반복(흡입기 사용이 어려울 경우 budesonide 0.5 mg 2 amp nebulization q12hr)
- 장기간 고용량 흡입용 스테로이드를 사용하였거나 최근 6개월 동안 2주 이상의 경구 스테로이드를 복용한 경우, 천식 조절여부와 관계없이 부신기능부전(adrenal crisis)의 위험이 있으므로 수술하는 동안 hydrocortisone 100 mg ivs q8hr을 투약하고 수술 후 24시간 이내 빠르게 감량함.

III. 수술 후 천식 치료

1. 모든 천식 환자들에게 수술 전후로 지속적인 천식 유지치료를 하는 것이 중요
2. 평소 흡입약제(스테로이드제 및 기관지확장제)는 수술 전후 천식 악화/합병증 예방에 도움이 되므로 금식 기간에도 유지 권고
3. Montelukast, theophylline/doxofylline 등 경구 약제는 금식 해제 후 재복용 권고
4. 수술 후 호흡관리: 심호흡 운동, 가래배출, 자발적인 기침 및 적극적인 통증 관리 필요
5. 수술 전 6개월 이내 전신 스테로이드제 투약력이 있거나 수술 전 고위험군으로 평가된 경우, 수술 후 폐기능 평가 및 약제조절 위해 F/U consult 시행

••• 참고문헌 •••

1. Global Strategy for Asthma Management and Prevention (2022 update)
2. 한국 천식진료지침. 대한천식알레르기학회 2021
3. Samuel Debas et al., Annals of Medicine and Surgery 70 (2021)

CHAPTER 07

신질환 환자의 수술 전 평가 및 전처치
Perioperative evaluation and management of patients with kidney diseases

박세훈

I. 수술 후 급성콩팥손상

1. 급성콩팥손상의 정의

2012년 KDIGO guideline 적용 Part 7. 신장 Chapter 05. 참고

2. 역학

비심장 수술은 1%, 심장 수술은 ~15%까지 발생함(수술의 응급도와 기저 환자의 중증도 및 기저 신기능에 의해 달라짐)

3. 만성 콩팥병 환자의 수술 후 급성 신손상의 예방

1) **체액상태**: 신전성 급성콩팥손상이 가장 많음(30~60%). 체액량 부족과 용적 과다 모두 신손상의 위험도를 증가시키므로 기저 신기능을 평가하고 적정 체액량을 유지해야 함.

2) **빈혈**: 10~12 g/dL를 목표로 철분 보충 및 조혈호르몬을 투여해볼 수 있음. 응급 수술, 특히 심장 수술일 경우에는 적혈구 수혈이 필요할 수 있음

3) **출혈 경향에 대한 예방**: 기저 신질환에 의해 출혈경향이 있는 경우, 빈혈을 교정하여 Hct > 30% 유지하고, DDAVP (desmopressin, 0.3 mcg/kg을 생리식염수 50~100 cc에 섞어 수술 전 30분~1시간에 약 30분에 걸쳐 투여), estrogen(경구 estrogen 0.6 mg/kg/d 5일 동안 투여), cryoprecipitate (10 unit 투여) 및 필요시 적극적인 투석(요독에 의한 혈소판 기능 부전을 교정) 치료를 시도할 수 있음

4) **신독성 약물 사용 금지**

(1) NSAIDs: 급성콩팥손상을 일으킬 수 있어 만성콩팥병 환자에서는 가급적 사용을 금함

(2) ACEi/ARB: 급성콩팥손상 발생 고위험군인 경우, 수술 전후 RAS 차단제 사용을 중단하고 혈압이 안정화되면 재개하도록 함

(3) 항생제의 신장 독성은 종류에 따라 빈도에 차이가 있으나 aminoglycoside, vancomycin, colistin 등 신독성이 잘 알려진 약제는 신기능 측면에서 가급적 사용을 피하고 사용하더라도 용량 설정에 있어 주의할 것

II. 말기신부전/투석 환자의 수술 전 평가 및 전 처치

1. 유지 혈액투석 환자의 수술 전후 고려사항

1) **체액 상태**: 수술 시점까지 건체중을 정상 체액량으로 유지.
2) **수액 치료**: 0.9% saline를 등장성 수액 또는 balanced crytalloid (hartmann, plasma-lyte) 수액이 사용이 권고되나 체액량 과다, 대사성 산증, 칼륨/소듐 이상이 쉽게 발생하므로 주의
3) **고칼륨혈증**: 수술 시 사용하는 succinylcholine은 고칼륨혈증을 유발할 수 있으며, 그 외 다른 약제와 수술 중 조직손상에 의해 고칼륨혈증이 흔히 발생함. 투석 환자에서 수술 전후 고칼륨혈증(K >5.5 mmol/L)이 있는 경우 응급투석을 고려
4) **출혈 경향**: 요독이 있는 환자에서 수술 전 desmopressin 투약을 고려할 수 있으며 수술 전/후 투석의 경우에는 heparin free로 투석 시행
5) **진통제**: Fentanyl 계열은 비교적 안전하고, morphine도 용량과 간격에 주의하여 사용 가능. Meperidine (pethidine), tramadol은 seizure의 역치를 낮추고, 만성콩팥병 환자에서 축적되므로 주의하되 저용량으로 사용 가능. NSAID는 가급적 사용하지 않음

2. 유지 복막투석 환자에서 수술 전후 주의사항

1) 수술 전까지 복막투석을 시행하고, 수술 전에 복막액은 최대한 배액시킴
2) 복강 외 수술에서는 수술 후 복막투석을 바로 재개할 수 있음
3) 복강 내 수술의 경우 수술 범위와 수술부위 상태에 따라 2~3일 뒤부터 측와위 상태에서 0.9 L 미만의 저용량 복막투석을 시작할 수 있음(기계 투석을 활용하는 것이 도움; 복막투석 중 수술 부위로 minor leak이 발생할 경우 1~2일간 투석 중단이 필요할 수 있음). 수술 후 14일까지 평소 복막투석액의 양까지 천천히 증량함
4) 수술 시 예방적 항생제로 gram-positive 피부상재균 감염을 예방할 수 있는 cefazolin 또는 vancomycin을 투여하는 것이 권고됨
5) 복강 내 배액관 거치, 감염, 수술 부위 회복 지연 등 수술 전후 1주일 이상의 복막투석 중단이 예상될 경우에는 단기간 혈관카테터를 통한 혈액투석을 시행해야 함
6) 요독이 잘 조절되지 않는 환자는 혈액 응고 관련 지표가 모두 정상이더라도 출혈경향이 잠복해 있을 수 있어 2~3일 전부터 추가투석 또는 혈액투석을 통한 추가적인 출혈성 경향의 교정을 고려해야 함

••• 참고문헌 •••

1. Calvert and Shaw. Perioperative medicine 2012;1:6.
2. Dominic Trainor, et al. Seminars in Dialysis 2011;24:314-326.
3. Charles Hobson, et al. Critical care clinics 2017;33(2):379-396.
4. Susie Q. Lew, Peritoneal dialysis international 2018;38:5-8.
5. 임상신장학 3판 PART 13, 대한신장학회, 2022

CHAPTER 08

수술 전 감염내과에 자주하는 타과 의뢰

Common Infectious Disease Consultations Before Surgery

이찬미

I. Rapid plasma reagin (RPR) test reactive

1. RPR test reactive의 의미

1) RPR test는 *T. pallidum*에 특이적인 검사가 아닌 비트레포네마 검사임
2) 양성 반응은 매독 외에도 위양성 반응일 수 있음

2. 필요한 평가

1) 현성 매독 감염을 의심할 만한 병력이나 증상이 있는지 확인
 - 병력: 성 접촉력, 성병(매독)으로 진단받거나 치료받은 병력
 - 증상: 성기 주위 병변, 피부/골/관절 증상, 중추신경계 증상, 심혈관계 증상, 안과, 이비인후과 증상
2) *T. pallidum*에 특이적인 검사인 트레포네마 검사 시행
 - FTA-ABS, Syphilis TP Ab
3) RPR 항체가 확인
 - VDRL 또는 RPR 정량(serum)
4) 신경계 매독이 의심되면 뇌척수액 검사를 하여 뇌척수액에서 VDRL 검사를 시행 (Syphilis TP Ab는 CSF를 통과할 수 있으나, VDRL은 통과하지 못하여, CSF VDRL 양성이면 신경 매독으로 진단할 수 있으나, 민감도가 떨어져 해석에 주의를 요함)

3. 필요한 치료

1) RPR reactive이면서 FTA-ABS 또는 Syphilis TP Ab reactive인 경우 병력과 증상에 따라 구분
 (1) 1, 2기 매독 또는 조기잠복매독(감염 후 1년 이내)
  : Benzathine penicillin G 240만 Units IM 1회 투약
  : Doxycycline 100 mg PO bid를 2주간 투약
   → 치료 후 6개월, 12개월 추적(RPR titer 시행)
 (2) 후기잠복매독(무증상이면서 감염 후 1년 이상 경과 또는 감염 시기 모르는 경우) 또는 3기 매독
  : Benzathine penicillin G 240만 Units IM 1회/주, 3주 동안 투약
  : Doxycycline 100 mg PO bid를 4주간 투약
   → 치료 후 6개월, 12개월, 24개월 추적(RPR titer 시행)

(3) 신경계 매독인 경우

: Aqueous penicillin G 300~400만 Units을 4시간마다 정주, 10~14일 동안 투약하는 것이 표준 치료임

: Aqueous penicillin을 현재 희귀의약품 센터를 통해 구해야 하고, 사용 어려워 대개 ceftriaxone 2 g qd 정주, 10~14일 동안 투약

→ 치료 후 3~6개월 째 CSF 검사, 이후 CSF WBC count 정상화되고 CSF VDRL nonreactive 될 때까지 6개월 마다 CSF 추적 검사

2) RPR reactive이면서 FTA-ABS, syphilis TP Ab 둘 다 nonreactive

: RPR 위양성으로 판단, 특별한 조치 필요 없음

4. 수술 시점

1) 증상 없이 수술 전 선별검사에서 양성인 경우 매독의 치료를 위해 수술 미룰 필요 없음

2) 수술 시에는 표준감염관리지침만 준수하는 것으로 충분함

5. Syphilis TP Ab

최근에는 트레포네마 테스트를 선별검사로 시행하고 양성일 경우 RPR 검사를 확인하는 reverse algorithm으로 바뀌는 추세

- Syphilis TP Ab 양성 → RPR 확인

1) RPR 양성: I-3-1)에 따라 치료

2) RPR 음성: treated syphilis 또는 syphilis TP Ab 위양성 감별 위해 과거 매독 치료력과 FTA-ABS 확인

(1) 과거 매독 치료력이 있으면 treated syphilis로 판단하여 추가 조치가 필요 없음

(2) 과거 매독 치료력이 없고 FTA-ABS 양성이면 I-3-1)과 같이 치료

II. 수술 전 예방적 항균제(이미 항균제 치료를 받는 환자도 포함)

1. 수술 전 예방적 항균 요법

1) **목적**: 수술 부위에 오염된 내인성 미생물의 수를 줄여 감염을 일으킬 수 있는 수준 이하로 낮추기 위해 투여[미생물을 박멸(eradication)하기 위해 사용하는 치료적 항균제와는 차이가 있음]

2) **투여시기**: 절개 전 30~60분 사이, 수술시간이 길고 항균제의 반감기가 짧은 경우, 수술 도중에 항균제 재투여가 필요함

3) **투여기간**: 수술 후 24시간 이내에 중단 권고

2. 수술 전 예방적 항균제의 투약

1) 이미 감염증의 치료를 위해 항균제 투약 중이라도 수술의 종류에 따라 흔한 수술 부위 감염의 원인균들에 대한 예방적 항균제는 필요함
2) 투약 받고 있는 항균제의 항균 범위 확인
   (1) 수술부위 감염의 원인균들에 대하여 적절한 경우
   : 수술 시작 30~60분 전에 항균제를 투약
   (2) 수술부위 감염의 원인균들에 대하여 적절하지 않은 경우
   : 수술 종류에 맞추어 추가적으로 수술 시작 30~60분 전에 예방적 항균제를 투약 (예방적 항균제의 종류는 수술에 따라 미리 결정된 것들이 있으므로, 수술하는 과에 이를 미리 확인)

표 12-8-1. 건강보험심사평가원 선정 수술의 예방적 항생제 선택(서울대학교병원 보유 항생제 기준)

수술명	권고하는 항생제		수술명	권고하는 항생제
대장	Cefazolin		고관절	Cefazolin
	Cefazolin + Metronidazole			Cefotetan, Flomoxef, Cefoxitin, Cefuroxime
	Cefotetan, Flomoxef, Cefoxitin, Cefuroxime		슬관절	Cefazolin
	Ampicillin/sulbactam, Piperacillin/tazobactam			Cefotetan, Flomoxef, Cefoxitin, Cefuroxime
복강경하 담낭	미투여		견부	Cefazolin
	Cefazolin			Cefotetan, Flomoxef, Cefoxitin, Cefuroxime
	Cefotetan, Flomoxef, Cefoxitin, Cefuroxime		골절	Cefazolin
	Ampicillin/sulbactam, Piperacillin/tazobactam		척추	Cefazolin
개두술	Cefazolin			Cefotetan, Flomoxef, Cefoxitin, Cefuroxime
허니아	미투여		유방	미투여
	Cefazolin			Cefazolin
충수	Cefazolin		제왕절개	Cefazolin
	Cefazolin + Metronidazole			Cefotetan, Flomoxef, Cefoxitin, Cefuroxime
	Cefotetan, Flomoxef, Cefoxitin, Cefuroxime			Ampicillin
후두	Cefazolin		자궁적출	Cefazolin
	Cefotetan, Flomoxef, Cefoxitin, Cefuroxime			Cefotetan, Flomoxef, Cefoxitin, Cefuroxime

폐절제	Cefazolin	자궁적출	Ampicillin/sulbactam, Piperacillin/tazobactam
	Cefotetan, Flomoxef, Cefoxitin, Cefuroxime		Clindamycin
혈관	Cefazolin	전립선절제	Cefazolin
	Cefotetan, Flomoxef, Cefoxitin, Cefuroxime		Cefotetan, Flomoxef, Cefoxitin, Cefuroxime
인공 심박동기	Cefazolin		ciprofloxacin, levofloxacin, moxifloxacin
	Cefotetan, Flomoxef, Cefoxitin, Cefuroxime		Sulfamethoxazole/trimethoprim

– 항생제의 선택은 각 수술마다 수술 부위 감염의 흔한 원인균, 수술별 국내학회의 의견 수렴 및 제외국 지침을 고려하여 선정하며, 두 가지 이상의 예방적 항생제의 병용투여는 권장하지 않음.

••• 참고문헌 •••

1. Mandell's Principles and Practice of Infectious Diseases (9th ed.) Chapter 237.
2. Bratzler DW et al. Clinical practice guidelines for antimicrobial prophylaxis in surgery. Am J Health Syst Pharm 2013;70:195-283.
3. 건강보험심사평가원, 2023년 2주기 2차 수술의 예방적 항생제 사용 적정성 평가 설명회, 2022.

CHAPTER 09

수술 전 류마티스 내과에 자주하는 타과 의뢰

Common rheumatology consultations before surgery

정지인

I. 수술 전후 약제 조절

1. 비스테로이드소염제(NSAIDs)

- 수술 전 비선택적 NSAIDs의 사용은 혈소판응집을 방해하고, 출혈시간(bleeding time)이 지연되어, 수술 중 출혈량이 증가될 수 있음
- 수술 이후 위장관 출혈, 신장 혹은 간 기능의 저하, 심혈관계 등이 문제될 수 있음
- NSAIDs는 반감기의 3~5배 기간 동안 중단하는 것이 권장됨. COX-2 억제제(celecoxib)는 혈소판에 대한 영향이 적어 수술 중 과다출혈을 예방하기 위해 굳이 중단할 필요는 없음(표 12-9-1)

표 12-9-1. 흔히 사용되는 NSAID의 반감기

Short acting		Long acting	
NSAIDs	Half life (hours)	NSAIDs	Half life (hours)
Ibuprofen	1.6~1.9	Celecoxib	11
Diclofenac	2	Naproxen	12~15
Indomethacin	4.5	Nabumeton	24~29
Etodorac	6~7	Piroxicam	30

출처: 『류마티스학』 2판 대한류마티스학회, 2018.

2. 글루코코르티코이드제(glucocorticoids)

- 장기간 글루코코르티코이드를 사용하던 환자에서 갑자기 중단할 경우 부신기능 저하로 인한 혈역학적 불안정과 수술 후 감염에 대한 우려가 있음
- 보충하는 글루코코르티코이드 용량은 수술 종류와 회복 기간에 따른 스트레스 수준을 고려 내분비 파트 '부신피질기능저하증', 수술전 컨설트 '내분비내과에 자주하는 타과 의뢰' 부분 참고

3. 전통적인 항류마티스약제(conventional disease-modifying anti-rheumatic drugs, cDMARDs)

1) 류마티스관절염, 척추관절염, 소아기 특발성관절염, 전신홍반루푸스 환자가 예정된 무릎 혹은 고관절 수술을 받는 경우 cDMARDs는 중단 없이 유지할 수 있음
2) 보통 methotrexate를 중단하게 되면 4주 정도 전후에 증상 악화를 경험하며 이후 관절통, 부종, 경직으로 재활을 어렵게 하는 결과를 낳을 수 있음

3) 수술 시 wound healing에 문제 된다고 판단되면 수술 전 혹은 후 1~2주 정도 중단 권고
4) Mycophenolate mofetil, azathioprine, cyclosporine, tacrolimus 등: 수술 전후 전신 홍반루푸스 환자에서 중단 없이 지속. 중증이 아닌 전신홍반루푸스는 수술 1주 전 이 약제들의 중단을 고려함

4. 생물학적 제제(Biologic DMARDs, bDMARDs)

1) TNF inhibitors: 수술 전후 일정기간 TNF-α 억제제 중단 권고. 각 약제의 반감기를 고려하여 etanercept는 수술 1주전에 중단, infliximab (6~8주 간격)과 adalimumab (2주 간격)은 마지막 투여 후 수술까지 투여 간격만큼의 시간차를 두는 것을 권고. 이들 약제의 사용은 수술 후 10~14일이 경과하고, 상처에 문제없을 때 재개
2) Tocilizumab: 수술 전 4주 정도 중단 고려
3) Abatacept: 수술 전 4주 정도 중단 고려
4) Rituximab: 긴 반감기를 고려하여 수술 전후 2~3주 동안 사용 중단 권장

5. 통풍 치료제

- 수술 전후 금식 및 수액 투여로 혈청 요산 농도 변동되어 통풍관절염 유발 가능
- 혈청 요산 농도 변화를 최소화하기 위해 요산저하제(febuxostat/allopurinol/benzbromarone)는 계속 유지함. 요산강하제가 중지되거나 복용하지 않은 상태라면 요산강하제를 수술 2~3주 후 식이가 안정되면서 시작 고려
- Colchicine은 수술 후 나타날 수 있는 신기능 저하 때문에 단기간 중단

II. 수술 전 평가

1. RA 환자에서 atlantoaxial subluxation/instability (1~2 경추 관절 부분탈구) 확인이 반드시 필요함
   - C-spine AP, lat (flex) view를 촬영하여, atlantoaxial subluxation (그림 12-9-1)이 확인된 경우 수술 전 마취 전문의와 상의가 필요함

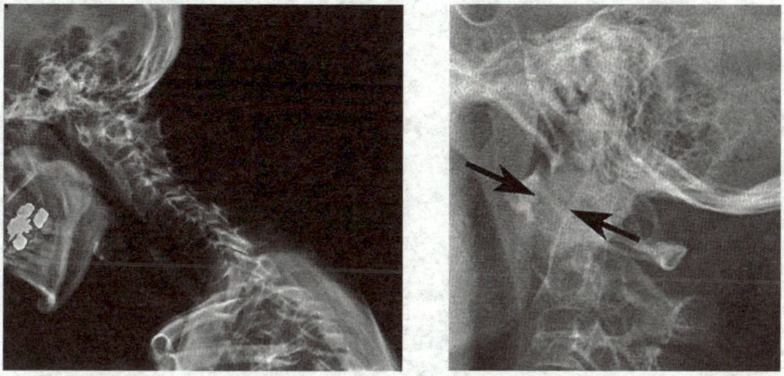

그림 12-9-1. Atlantoaxial subluxation. Odontoid process (C2)와 C1 arch 간 거리 (화살표 사이의 거리)가 3 mm 이상 시 진단

••• 참고문헌 •••

1. Primer on the Rheumatic Diseases 13th Edition Chapter 40-44.
2. 류마티스학 2판, 대한류마티스학회, 2018

Part 13

Palliative Care

완화의료

CONTENTS

CHAPTER 01

완화의료와 호스피스

유신혜

I. 정의

- 완화의료(palliative care): 생명을 위협하는 질환 또는 만성 질환과 관련하여 문제를 가진 환자와 가족의 삶의 질 향상에 목적을 둔 접근으로, 통증이나 신체적 · 심리사회적 · 영적 문제를 조기 발견, 평가와 치료를 함으로써 고통을 예방 · 완화시키는 것
- 호스피스(hospice care): 머지 않아 임종이 예견되는 환자와 가족들이 가지고 있는 신체적 · 심리사회적 · 영적 문제의 해결을 돕기 위해 여러 분야의 전문가가 팀을 이루어 돌보는 것
- 완화의료와 호스피스의 비교
  - 공통점: 목적(고통의 예방 · 완화를 통하여 삶의 질 향상), 대상(환자와 가족), 제공자(다학제 팀) 측면에서는 같음
  - 차이점: 완화의료는 질병 진행 단계와 관계 없이 제공되나, 호스피스는 국내에서는 특정 질환의 말기 환자와 그 가족에게 제공되도록 제도화 되어 있음

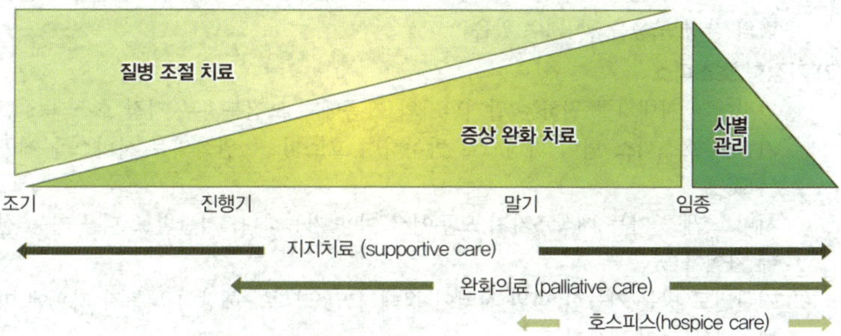

그림 13-1-1. **지지치료, 완화의료, 호스피스 개념 간 모식도**

II. 국내의 호스피스·완화의료 서비스 제도

1. 호스피스·완화의료 서비스 제공 가능 대상(2023년 기준)

- 기대여명이 수개월 이내로 예상되어 표 13-1-1의 질환 중 하나 이상에 대해 담당의사 및 해당분야 전문의 1명에게 말기로 판단을 받은 환자

표 13-1-1. 호스피스·완화의료 서비스 대상 질환

질환 분류	ICD-10 코드명
암	C00~C97, D00~D09, D32~D33, D37~D48
후천성면역결핍증	B20~B24
만성 폐쇄성 호흡기질환	J43~J44
만성 간경화	K74.3
만성 호흡부전	J42, J45~J47, J60~J62, J64~J65, J80, J84, J96, J98

2. 호스피스·완화의료 서비스의 종류별 특징

1) 입원형 호스피스

(1) 보건복지부 지정 호스피스 전문기관 병동에 입원한 말기환자와 그 가족을 대상으로 호스피스 · 완화의료 서비스를 제공하는 것

(2) 서비스 제공 가능 대상 중 말기암에서만 이용 가능함

(3) 말기환자임을 나타내는 의사소견서 또는 진료 의뢰서, 의무기록 사본, 영상검사 CD 등을 지참하여 환자 또는 가족이 직접 호스피스 기관 외래 진료를 보고 입원 여부를 결정하게 됨

(4) 건강보험이 적용되어 본인부담금만 지불하면 되므로, 비용이 많이 들지 않음.

(5) 보통 가족이 간병하며 환자와 함께 지낼 수 있으나, 기관에 따라서는 보조활동인력의 간병 도움을 받을 수 있음

2) 가정형 호스피스

(1) 가정에게 지내기를 원하는 말기환자와 가족에게 보건복지부 지정 호스피스 전문기관의 호스피스 팀이 가정으로 방문하여 호스피스 · 완화의료 서비스를 제공하는 것

(2) 서비스 제공 가능 대상 5가지 모두에서 이용 가능하나, 기관별로 제공 가능 질환에 차이가 있음

(3) 기관별로 방문 가능한 범위 지역이 정해져 있으므로, 해당이 되는지 기관에 미리 확인하는 것이 필요함

3) 자문형 호스피스

(1) 일반 병동과 외래에서 진료를 받는 말기환자와 가족을 대상으로 보건복지부 지정 호스피스 전문기관의 호스피스 팀이 담당의사와 함께 호스피스 · 완화의료 서비스를 제공하는 것

(2) 서비스 제공 가능 대상 5가지 모두에서 이용 가능하나, 기관별로 제공 가능 질환에 차이가 있음

(3) 자문형 호스피스 서비스를 받다가 상태가 악화되어 호스피스 전문기관이 아닌 일반 병동의 1인실에서 임종 시, 1인실 비용에 대해 최대 4일까지 건강보험 적용이 가능함

3. 호스피스·완화의료 서비스의 역할(*주로 입원형, †주로 가정형, ‡주로 자문형 해당)

– 전인적 초기평가를 통한 환자 · 가족의 돌봄 목표 확인하여 돌봄계획 수립과 상담
– 통증 및 신체 증상 완화
– 환자 및 가족의 심리 · 사회 · 영적 문제 상담
– 자원 연계 및 돌봄행사 프로그램 운영
– 임종관리
– 지역사회 의료기관 연계‡
– 음악 · 미술 요법 등 프로그램 운영하여 환자 · 가족의 정서적 안녕 도모*
– 사별가족 돌봄 서비스*
– 호스피스 · 완화의료 자원봉사자의 돌봄 봉사*
– 주 · 야간 전화상담 및 응급 입원 서비스†
– 환자와 가족 대상 교육
– 원내 의료진 대상 호스피스 교육

••• 참고문헌 •••

1. 한국호스피스·완화의료학회. 호스피스·완화의료. 군자출판사. 2023.
2. 고윤석 외. 죽음학 교실. 허원미디어. 2022.
3. 중앙호스피스센터. 2022 국가 호스피스 완화의료 연례보고. 2022.
4. World Health Organization. National Cancer Control Programmes. Policies and managerial guidelines (2nd/ed.), World Health Organization, Geneva. 2002.
5. Radbruch L, De Lima L, Knaul F, et al. Redefining Palliative Care-A New Consensus-Based Definition. J Pain Symptom Manage. 2020;60(4):754-764.

CHAPTER 02

연명의료결정제도

유신혜

I. 개요

- 정식명칭: 호스피스 · 완화의료 및 임종과정에 있는 환자의 연명의료결정에 관한 법률 (약칭 "연명의료결정법")
- 2016년 2월 제정, 2018년 2월 4일부터 시행
- 목적(제1조): 호스피스 · 완화의료와 임종과정에 있는 환자의 연명의료와 연명의료중단등결정 및 그 이행에 필요한 사항을 규정함으로써 환자의 최선의 이익을 보장하고 자기결정을 존중하여 인간으로서의 존엄과 가치를 보호하는 것

II. 주요 용어

- 말기환자: 적극적인 치료에도 불구하고 근원적인 회복의 가능성이 없고 점차 증상이 악화되어 수개월 이내에 사망할 것으로 예상되는 진단을 받은 환자(담당의사 및 해당 분야 전문의 1명의 판단 필요)
- 임종과정: 회생의 가능성이 없고, 치료에도 불구하고 회복되지 아니하며, 급속도로 증상이 악화되어 사망에 임박한 상태(담당의사 및 해당 분야 전문의 1명의 판단 필요)
- 연명의료: 임종과정에 있는 환자에게 하는 심폐소생술, 혈액 투석, 항암제 투여, 인공호흡기 착용, 체외생명유지술, 수혈, 혈압 상승제 투여 및 그 밖의 의학적 시술로서 치료효과 없이 임종과정의 기간만을 연장하는 것
- 연명의료중단등결정(이하 '연명의료결정'): 임종과정에 있는 환자에 대한 연명의료를 시행하지 아니하거나(유보) 중단하기로 하는 결정

III. 연명의료 법정서식

- 사전연명의료의향서[별지 제6호]

- 19세 이상인 사람이 자신의 연명의료결정 및 호스피스에 관한 의사를 직접 작성한 문서
- 의사결정능력이 있는 사람 본인이 사전연명의료의향서 등록기관의 상담사와 상담 후 직접 작성하고, 의학적 판단은 불필요하므로 의사의 참여 필요 없음

- 연명의료계획서[별지 제1호]

- 말기환자 혹은 임종과정에 있는 것으로 판단되는 환자에 대해 담당의사가 환자와

연명의료결정 및 호스피스에 관한 사항을 계획하여 작성한 문서

• 의사결정능력이 있는 환자 본인이 의료기관윤리위원회가 설치된 의료기관의 담당 의사와 작성함

- 임종과정에 있는 환자 판단서[별지 제9호]
- 연명의료중단등결정에 대한 환자의사 확인서(사전연명의료의향서)[별지 제10호]
- 연명의료중단등결정에 대한 환자의사 확인서(환자가족 진술)[별지 제11호]
- 연명의료중단등결정에 대한 친권자 및 환자가족 의사 확인서[별지 제12호]
- 연명의료중단등결정 이행서[별지 제13호]

IV. 연명의료결정 이행 과정

1. 개념

① 연명의료를 원치 않는 환자 또는 환자 가족의 의사에 따라, ② 임종과정으로 담당 의사와 전문의 1인에 의해 판단을 받은 환자에서, ③ 연명의료가 되는 의학적 시술에 대한 구체적 의사결정(유보/중단/지속)을 하는 과정

2. 연명의료결정 절차

1) 전체 이행 절차(표 13-2-1)

표 13-2-1. 이행의 3단계 및 조건과 단계별 작성 서식

단계	조건	작성 서식
(1단계) 임종과정에 있는지 판단	의사 2인의 임상적 판단	[별지 제9호] 임종과정에 있는 환자 판단서
(2단계) 환자 또는 환자 가족의 의사 확인	의사결정능력 (+) & 기존 작성 사전연명의료의향서 혹은 연명의료계획서 (−) ※ 환자가 말기판단 시점에서 작성한 연명의료계획서 (+) → 추가 작성 필요 없음	[별지 제1호] 연명의료계획서
(2단계) 환자 또는 환자 가족의 의사 확인	• 기존 작성한 사전연명의료의향서 (+) • 환자의 의사결정능력 여부에 따라 의사결정능력 (+) → 의사 1인의 확인 의사결정능력 (−) → 의사 2인의 확인	[별지 제10호] 연명의료중단등결정에 대한 환자의사 확인서(사전연명의료의향서)
(2단계) 환자 또는 환자 가족의 의사 확인	• 의사결정능력 (−) & 기존 작성 사전연명의료의향서 혹은 연명의료계획서 (−) • 평소에 연명의료를 원치 않았다는 환자의 의사 가 있었고 이를 가족들이 알고 있는 경우 • 환자 직계가족 중 2인 이상이 진술, 직계가족 1명인 경우 1인만 진술 가능 ※ 환자기준 가족관계증명서 확인 필요	[별지 제11호] 연명의료중단등결정에 대한 환자의사 확인서(환자가족 진술)

(2단계) 환자 또는 환자 가족의 의사 확인	• 의사결정능력 (–) & 기존 작성 사전연명의료의향서 혹은 연명의료계획서 (–) • 환자가 평소에 연명의료를 원치 않았다는 의사를 밝힌 적이 없을 때 • 환자 직계가족 전원의 동의 필요 ※ 환자기준 가족관계증명서 확인 필요	[별지 제12호] 연명의료중단등결정에 대한 친권자 및 환자가족 의사 확인서
(3단계) 연명의료중단등결정 이행	• 1단계, 2단계의 요건이 동시에 갖추어질 때 • 연명의료를 유보 · 중단 혹은 지속할 의료행위에 대한 결정	[별지 제13호] 연명의료중단등결정 이행서

2) [표 13-2-1의 2단계]환자 또는 환자 가족의 연명의료에 대한 의사 확인 흐름도(그림 13-2-1)

STEP 1

사전연명의료의향서

미리 작성한 사전연명의료의향서가 있는 경우

– 환자가 의사결정능력이 있으면 담당의사가 환자에게 내용을 재확인

– 환자가 의사결정능력이 없으면 담당의사 및 해당분야 전문의 1인이 적법하게 작성되었는지 확인

확인되지 않으면

STEP 2

연명의료계획서

미리 작성한 연명의료계획서가 있는 경우

– 환자가 의사결정능력이 있으면 담당의사가 환자에게 기존 의사 확인 가능

– 환자가 의사결정능력이 없으면 기작성된 연명의료계획서를 환자의 명시적 의사로 인정

작성한 연명의료계획서가 없고, 환자가 의사결정능력이 있다면 담당의사와 환자가 함께 작성

확인되지 않으면

STEP 3

환자가족 2인이상 진술

환자가 의사결정능력이 없는 경우, 평소 연명의료에 관한 환자의 의향을 환자가족 2인 이상이 동일하게 진술하고, 그 내용을 담당의사와 해당분야 전문의 1인이 함께 확인

확인되지 않으면

STEP 4

환자가족 전원 합의

위의 모든 경우가 불가능하다면, 환자가족 전원이 합의하여 환자에게 연명의료를 하지 않는 것이 최선이라는 결정을 하고, 이를 담당의사와 해당분야 전문의가 함께 확인

(미성년자의 경우 친권자가 이 단계의 결정을 할 수 있음)

그림 13-2-1. 환자 또는 환자 가족의 연명의료에 대한 의사 확인 흐름도

V. 연명의료결정 논의 시 고려점

1. 전반적 과정

– 연명의료결정 논의 과정은 단순한 서식 작성 완료를 목적으로 하는 것보다, 환자가 본인이 직접 결정하기 어려울 때를 대비하여 향후 의료 행위 및 돌봄에 대해 미리 논의하고 계획하는 사전돌봄계획(advance care planning)의 과정임을 기억해야 함

- 연명의료결정 논의 시 환자·가족·의료진이 함께 참여하여 환자의 선호와 가치를 확인하여 이를 존중한 권고를 제시하는 '함께하는 의사결정(shared decision making)'이 되는 것이 바람직함
- 임종과정 판단은 의사의 고유한 의학적 판단이며 환자의 실제 사망여부와 관계 없이 연명의료결정법에 따라 존중되는 판단임. 의학적 불확실성으로 인해 임종과정 판단에 어려움이 있을 수 있으며 표 13-2-2를 참고하여 임상적 판단을 할 수 있음

표 13-2-2. 임종과정의 임상 판단기준 (말기와 임종과정에 대한 정의 및 의학적 판단 지침. 2018)

환자 구분	임종과정
급성 및 만성질환 환자	담당의사의 판단으로 수일 내지 수주 내에 환자의 상태가 악화되고 사망이 예상되어 환자와 환자가족과 임종 돌봄에 관한 논의가 구체적으로 시행되는 시점
만성중증질환 환자	담당의사의 판단으로 더 이상 환자가 생존하기 어려워 환자와 환자가족과 연명의료중단등결정에 대하여 구체적인 논의를 하는 시점
체외생명유지술 시행 환자	담당의사의 판단으로 기저질환의 회복 소견이 없으면서, 다발성장기부전이 진행되거나 장기이식의 대상자 또는 기계적 생명보조장치의 대상자가 되지 않는 경우, 환자와 환자가족과 체외순환막형산화요법의 지속 또는 중지를 논의하는 시점

- 임종과정 판단이 죽음에 임박하여 이루어지면 적절한 임종돌봄을 받을 기회를 놓칠 수 있고, 판단을 서두르면 필요한 회복 기회를 잃을 수 있으므로, 환자의 최선의 이익을 고려하여 적절한 시점에 임종과정 판단을 준비해야 함

2. 서식별 특징

- 연명의료계획서(별지 제1호), 환자가족 진술(별지 제11호), 환자가족 의사 확인서(별지 제12호 서식)의 경우 이름+서명 외에도 녹화 혹은 녹취를 통하여 서명을 대신할 수 있음
- 사전연명의료의향서(별지 제6호), 연명의료계획서(별지 제1호)에는 구체적인 의료행위에 대한 가부가 없이 포괄적 의미의 연명의료에 대한 동의 여부만 존재하므로, 해당 문서 작성 시점에서 구체적 의료행위에 대한 선호는 의무기록에 남길 수 있음
- 사전연명의료의향서를 기존 작성한 환자의 이행 시 환자의사 확인서(별지 제10호)는 가족의 서명 없이 의사 1인 혹은 2인이 작성하면 됨. 그러나, 환자의 사전연명의료의향서 작성 사실을 가족이 알고 있는지, 이에 대해 어떻게 받아들이는지, 환자가 어떤 선호와 가치를 바탕으로 사전연명의료의향서를 남겨놓고자 하였는지를 가족 면담을 통하여 논의하는 것이 원활한 이행과정에 도움이 됨
- 대리의사결정 가능한 가족의 범위: 1) 배우자; 2) 직계비속; 3) 직계존속; 4) 형제자매(1~3이 없는 경우)

••• 참고문헌 •••

1. 이상민 외. 말기와 임종과정에 대한 정의 및 의학적 판단지침. 2018. 대한의사협회지, 61(8), 509-521.
2. 국립연명의료관리기관 홈페이지 (http://www.lst.go.kr)
3. 국립연명의료관리기관. 의료인을 위한 연명의료결정 상담·돌봄 매뉴얼. 2020.

CHAPTER 03

임종돌봄

유신혜

I. 개요

– 임종돌봄의 대상: 암, 만성 장기부전 환자 등의 급성 악화로 회생 · 회복 가능성 없이 급속도로 증상이 악화되어 임종이 임박해지거나, 노쇠 및 치매 환자의 서서히 진행되는 임종을 포함해 수일 혹은 해당 입원기간 내 사망이 예측되는 환자
– 의료진은 임종돌봄을 제공함으로써, 임종기 환자의 총체적 고통을 완화하여 전인적 안녕을 얻게 하며, 임종과정 동안 가족이 함께 할 수 있도록 지지하고 준비하여, 임종 과정이 현재의 삶을 완성하여 가장 의미 있는 순간이 되도록 도와야 함

II. 의학적 치료의 전환

환자-가족과의 논의를 통하여 개별적 치료 목표(goal of care) 설정

통상적으로 권고되는 임종돌봄의 목표는 편안하고 존엄한 임종이나 환자가족이 우선하는 가치, 선호, 우선순위 등에 대해 탐색하여 개별성을 존중하여 설정

연명의료로 판단되는 (혹은 곧 판단하게 될) 항목에 대해 논의

적절한 연명의료 법정서식 작성이 이루어졌는지 확인

증상 완화를 위한 약물 투여 및 처치 강화

흔한 임종기 신체증상(통증, 호흡곤란, 구역구토 등) 및 정신증상(섬망, 불안, 초조 등)에 대한 평가 및 중재

불필요한 약제와 처치를 중단

예방적 목적의 약제는 가급적 중단, 침습적 처치가 증상 완화에 도움이 되지 않으면 지양

임종 증상에 대한 보다 적극적인 조절

그림 13-3-1. 급성기·만성기에서 임종기로 넘어갈 때 의학적 치료의 전환 과정

III. 임종기 증상 관리

1. 지속적 마약성 진통제 정주 투여

1) **적응증:** 경구 혹은 경피 제제로 조절이 어려운 통증 혹은 호흡곤란

- 지속적 마약성 진통제 정주 투여는 상기 적응증에 따라 빠른 적정이 필요할 때 사용할 수 있으며, 임종기에만 가능한 것은 아니나 임종기 증상에 준해 설명하고자 함
- 기본적인 마약성 진통제 전환(opioid rotation) 방법은 Part 4-chap 5를 참고

2) **실질적인 증상 조절 방법(통증에 준하여)**

① 현재 환자에게 들어가는 진통제 용량(이전 24시간 총 용량)을 morphine equivalent dose로 변경(정맥 morphine 용량 = 경구 morphine 용량의 1/3)

② 경구 혹은 경피 제제 중 해당 경로로 투여 어려운 약제 및 주사 제제만큼의 용량을 morphine continuous infusion을 시행할 용량으로 변경

- 첫 투여 용량은 동등진통용량의 50~75%로 하여 시간당 용량을 정함
- 통증 조절이 불충분한 경우 동등진통용량의 75~100%로 함

③ 제제 선택: morphine (m/c), fentanyl(간 · 신기능 저하 시 유리), oxycodone

④ 안정적 적정 전까지 2시간마다 기저 통증 평가: 중등도 이상(NRS≥5) 통증 시 25~50%씩 continuous infusion의 용량을 증량

⑤ 용량 적정 중 심한(NRS≥7) 돌발통 발생 시 총 용량의 10~20%를 bolus 투여

⑥ 안정적 적정 목표: 기저통증이 NRS 0~3점이며, 돌발통이 하루 4회 미만

> Tip
>
> **약물 적정 예시**
>
> 적정 전 진통제 투여력
> - 지속형: oxycodone CR 30 mg q12hr, fentanyl patch 25 mcg/hr
> - 속효성(24시간 이내): oxycodone IR 5 mg 3회, IV morphine 5 mg 3회
>
> 정맥 morphine equivalent dose = 72.5 mg (24hr)
>
> 지속형 경구·경피 제제 모두 제거 후 정맥 morphine 투여로 변환 계획
> - 첫 투여용량(조절 불충분하여 75% 적용): 54.375 mg/24hr = 2.265 mg/hr morphine continuous infusion
> - 2.5 mg/hr로 시작 → 2시간 후 NRS 6점으로 3 mg/hr로 증량
> - 2시간 후 NRS 3점 → 3 mg/hr 유지
> - 갑자기 NRS 7점의 돌발통 발생 → IV morphine 7.5 mg bolus 투여

2. 완화적 진정(palliative sedation)

1) 정의

- 말기환자에서 증상 완화를 위한 적극적인 치료 방법에도 불구하고 지속되는 난치성 고통을 완화시키고자 진정 약물을 투여하여 수면을 유도하고 진정을 유지하

는 의료 행위

- 통증 완화를 위해 사용한 약의 효과로 의도하지 않은 진정 효과가 나타나거나, 회복 가능한 환자에서 일시적으로 진정을 유도하는 것과는 다름

2) 적용되는 의료윤리 원칙: 이중효과의 원칙(principle of double effect)

3) 대상 및 전제 조건

표 13-3-1. 완화적 진정의 대상 및 전제조건(모두 만족해야 함)

생명을 위협하는 비가역적인 만성 중증질환을 가짐
환자에게 1가지 이상의 심각한 고통을 수반하는 증상이 있음
환자의 고통이 가능한 완화적 치료를 시행함에도 불구하고 조절되지 않아 명백히 난치성임(refractory)
환자 돌봄의 목표에서 증상조절이 가장 중요하다는 것에 환자 · 가족 · 의료진의 의견이 일치함
환자 · 가족이 가슴 압박, 기관 삽관 등의 연명의료를 원치 않음
완화적 진정으로 의도치 않게 사망이 앞당겨질 수 있음을 환자 · 가족이 이해하고 동의서를 작성(예정)함
완화적 진정을 시행하는 것을 가능하면 모든 의료진(간호사, 약사 포함)이 알고 있어야 함

4) 적응증: 조절되지 않는 증상(섬망, 호흡곤란, 통증, 오심 · 구토, 경련 등)

5) 진정 과정

(1) **진정 계획**

- 강도[경도(mild) vs. 강한(deep) 진정), 진정 기간(지속(continuous) vs. 간헐적(intermittent)]에 따라 계획을 세움
- 진정제는 환자의 증상이 완화되는 진정 수준을 유지하는 최소 용량으로 투여

(2) **약제 선택(표 13-3-2)**

- benzodiazepine 계열(midazolam, lorazepam 등)을 일차적으로 사용
- benzodiazepine 계열 약물로 적절한 진정이 유지되지 않으면 phenobarbital 혹은 propofol을 추가할 수 있음
- morphine 등의 opioid는 진정을 목표로 하여 단독으로 사용하지는 않음
- 진정 전 투여하던 opioid 등의 다른 증상 조절 약물은 진정 효과를 감소시키거나 부작용을 유발하지 않는 한 유지
- 과활동성 섬망이 주증상인 경우 haloperidol을 병용 투여할 수 있음

(3) **평가**

- 진정 단계: Richmond Agitation Sedation Scale (RASS) score ≤ -1의 진정 단계 중 증상이 조절되는 가장 상위의 진정 단계로 유지하는 것을 권장
- 활력징후: 혈압, 맥박, 호흡수, 산소포화도
- 활력징후 측정의 목표는 안정적인 진정 상태에 도달하게 하려는 것이며, 임종기 환자에서 활력징후를 안정적으로 유지하기는 어려우므로 급격한 변화가 아니라면 이로 인해 진정을 중단하지는 않도록 함

표 13-3-2. 완화적 진정에 사용되는 약물 및 용량

약제	일회 용량	정맥 내 점적 용량
Midazolam	0.03~0.05 mg/kg (over 2~5 min)	0.02~0.1 mg/kg/hr로 시작 최대 1~20 mg/hr
Lorazepam	1~2 mg	시작용량 0.5~1 mg/hr 유지용량 4~40 mg/hr
Propofol	20~50 mg, 반복 가능	5~10 mg/hr 20분 간격으로 10 mg씩 증량 가능
Thiopental	2~3 mg/kr	20~80 mg/hr
Pentobarbital	1~2 mg/kg	1~2 mg/kg/hr

IV. 환자·가족 교육과 지지

1. 임종 전에 나타나는 증상과 징후에 대한 교육

– 임종 임박 시 나타나는 대표적 증상과 징후에 대해 알림(표 13-3-3)

표 13-3-3. 임종 임박 시 나타나는 증상과 징후 및 조절 방법

증상과 징후	조절 방법
허약, 피로감	자세 변경 횟수 줄임, 시트에 의한 피부 손상 방지, 부드러운 피부 마사지
식욕 감소, 섭취량 감소	억지로 먹이지 않기(흡인위험, 긴장 증가), 가족 교육
탈수, 소변량 감소	과도한 수액 공급은 말초부종, 폐부종 유발하므로 감량 고려 점막/결막 관리
신경학적 기능 장애	의식 감소, 말기섬망, 연하곤란, 괄약근 조절의 상실 등 가족 교육, 회음부/항문 위생 관리
통증	무의식 환자의 통증 평가 시 말기 섬망과 구분 필요 임종 임박 환자에서 필요한 만큼의 마약성 진통제 사용
눈을 감는 능력 상실	결막 노출 관리(안구건조에 생리식염수, 인공누액 등 사용)
호흡 분비물 증가, 호흡양상 변화	가족 교육, 분비물 생성 억제 약물 사용, 과도한 suctioning은 비효과적

– 자연스러운 임종과정에서 나타나는 증상과 징후를 무리한 의학적 처치로 개선하려고 하는 것은 환자에게 도움이 되지 않음을 교육
– 불필요한 모니터링을 줄이고, 가급적 객관적 검사보다는 신체증상과 징후 위주로 상태의 변화를 평가하는 것이 바람직함을 교육

2. 임종 전 돌봄 교육

- 환자가 의식이 흐려지기 전 하고 싶은 말을 할 수 있도록 도움
- 환자를 돌볼 수 없다는 무력감을 느끼는 가족들이 환자돌봄에 참여할 수 있도록 간단한 위생간호나 돌봄방법 제시(예 입술에 바셀린 발라주기, 젖은 거즈 덮어주기, 손발 마사지 등)
- 환자의 의미 있는 사람들에게 알려, 가족과 사랑하는 사람들이 한 명씩 환자에게 하고 싶은 말(사랑, 감사, 용서, 인사, 안심시켜주는 말 등)을 하도록 함
- 청각이 마지막까지 남아있는 감각임을 알리고 무의식 환자이더라도 가족의 음성을 듣고 분위기를 느낄 수 있으므로, 편안하고 차분한 분위기에서 얘기하거나 스킨십을 할 수 있도록 함
- 임종 후 가족이 할 일에 대해 미리 알려주기(영정사진, 장례, 장지 준비 등)

●●● 참고문헌 ●●●

1. 한국호스피스완화의료학회·중앙호스피스센터. 임종돌봄 임상진료지침. 2019.
2. 한국호스피스·완화의료학회. 호스피스·완화의료. 군자출판사. 2023.
3. 중앙호스피스센터. 호스피스·완화의료 표준교육과정: 임종돌봄. 2023.
4. 고윤석 외. 죽음학 교실. 허원미디어. 2022.
5. National Comprehensive Cancer Network. Palliative care. (Version 2.2023).
6. Nathan Cherny et al. Oxford Textbook of Palliative Medicine. (5th/ed.) Oxford University Press.
7. Surges SM, Garralda E, Jaspers B, et al. Review of European Guidelines on Palliative Sedation: A Foundation for the Updating of the European Association for Palliative Care Framework. J Palliat Med 2022;25(11):1721-1731.

찾아보기
Index

국문색인

ㄱ

ㄹ

ㅁ

ㅂ

ㅅ

ㅈ

영문색인

A

I

J

K

L

M

N

O

SNUH MANUAL of Medicine (7th Edition)

2012년 1월 10일 1판 발행
2014년 1월 10일 2판 발행
2016년 1월 10일 3판 발행
2018년 1월 10일 4판 발행
2020년 2월 5일 5판 발행
2022년 2월 25일 6판 발행
2022년 12월 1일 6판 2쇄 발행
2025년 2월 25일 7판 인쇄
2025년 3월 1일 7판 발행

저 자 : 서울대학교 의과대학 내과학교실 편
발 행 자 : 남 학 순

발 행 처 : 도서출판 **고 려 의 학**
(02880) 서울 성북구 성북로9길 1 보문빌딩 3층
전화 : (02) 765-0333, 0337
팩스 : (02) 743-2288
이 메 일 : kmedbook@daum.net
홈페이지 : www.komb.co.kr
신고번호 : 제 2022-000006호
※ 검인은 저자와의 합의하에 생략합니다.
※ 낙장 및 파본은 교환해 드립니다.

ISBN 979-11-92422-71-8
정가 : 45,000원